파워, 스피드 그리고 지구력

Power Speed Endurance

지구력 트레이닝을 위한 기술적 접근

브라이언 맥켄지, 글렌 코르도자 지음
김성균 옮김

대성의학사

이 책은 교육적 목적으로 씌어졌다.
이 책의 출판사나 저자는 이 책에서 제공되는 정보의 결과가 직 · 간접적으로 야기하는 다양한 효과에 대해 무엇이든 책임이 없다.
안전하지 못하거나 주의 없이 연습했다면 여러분들에게 위험한 결과가 나올 수도 있다.
이 책에서 제공되는 훈련을 시작하기 전에 전문 피트니스 강사와 충분한 상의를 하는 것이 중요할 것이다.
또한 이 책에서 제공되는 기술들의 강력하고 격렬한 특성으로 인하여 훈련 전에 의사와 먼저 상담하는 것 또한 중요할 것이다.

추천사

"저서 『포 아워 바디(4-Hour Body)』를 쓰는 동안, 나는 수천 번의 테스트와 실험을 했으며, 100명 이상의 과학자, 의사 및 세계 최상급 운동 코치들과 상담을 했다. 그것은 최소한의 투입으로 최대의 결과를 내기 위한 3년 간의 모험이었다. 가장 큰 출력을 생성하는 가장 작은 입력을 찾기 위한 3년 간의 여정이었다. 지구력 트레이닝 현장에서 끊임없이 회자되는 이름이 있으니, 브라이언 맥켄지(Brian MacKenzie)다. 만약 당신이 마라톤 문외한이면서 12주만의 훈련으로 마라톤을 완주하고 싶다면, 또는 100마일을 달리고 당신 몸무게의 2~3배 무게를 데드리프트 하고 싶다면, 그를 찾아가는 것이 최고의 선택이다."

– 티모시 페리스(Timothy Ferriss), 《뉴욕타임즈》에 보도된 베스트셀러 『포 아워 바디』의 저자

* * *

"브라이언 맥켄지의 책 제목인 『파워 스피드 엔듀런스(Power Speed Endurance)』는 올림픽의 유명한 표어인 '보다 빠르게, 보다 높게, 보다 강하게(Citius, Altius, Fortius)'와 유사하며, 저자의 목표 또한 오늘날 육상에서 퍼포먼스를 향상시키는 다기능 동작들로 개선된 조화(harmony)에 도달하는 것과 유사하다. 지난 수년 간 브라이언이 운동선수 및 코치로서 성장하는 것을 멘토로서 지켜볼 수 있어서 영광이었다. 독자들은 이 책을 통해 저자가 알려주는 스포츠과학의 최신 내용을 접할 수 있을 것이다."

– 니콜라스 로마노프(Nicholas Romanov) 박사, 포즈메소드(Pose Method)의 창립자

* * *

"크로스핏 엔듀런스(CrossFit Endurance)의 식구들은 잘 알고 있다. 그들은 전통적인 주기화 운동을 크로스핏과 병행한다. 피트니스를 유지하거나 개선하는 동안 퍼포먼스를 극대화시키고자 하는 사람에게 이 책을 권한다."

– 조쉬 에버렛(Josh Everett), 크로스핏 레벨 1, 역도 익스트럭터, NCAA 디비전 1 스트렝스 및 컨디셔닝 코치

* * *

"간단히 말해, 브라이언 맥켄지는 내가 더 나은 운동선수로 발전하도록 도움을 줬다. 그의 직관적인 생각, 세부적인 정성 및 해박한 지식은 당신의 스포츠나 경쟁하는 수준과 무관하게 아주 유능한 코치 역할을 한다. 그는 정신적으로나 육체적으로 항상 목표를 바꾸고 적응하는 것이 중요하다는 것을 일깨워줬고, 그로 인해 나는 트레이닝의 초점을 다시 정할 수 있었다. 브라이언은 지난 3년 이상 세계대회 및 올림픽 무대에서 나의 경쟁력을 유지시켜 준 진정한 코치였다."

– 에린 카파로(Erin Cafaro), 미국 조정 국가대표 5회, 올림픽 금메달 2회

"나는 브라이언의 가르침을 대단히 존경한다. 달리기를 배우고 탄탄한 몸매를 가지고자 하는 일반적인 사람들과 함께 그를 관찰할 수 있었던 것은 내게 행운이었다. 단 하루아침의 가르침으로 얻은 발전은 인상적이었다. 이 책은 그의 세미나에 참석할 수 없는 사람들에게 더 나은 달리기와 지구력의 비결을 알려줄 것이다."

– 론 킬고어(Lon Kilgore) 박사, 웨스트오브스코트랜드(West of Scotland)대학교 과학학부 스포츠, 운동 및 건강학과 선임강사

* * *

"나는 브라이언의 책을 읽으며 짜릿함과 흥분을 느낀다. 지난 수년 간 브라이언은 산호세주립대(San Jose State University)에서 트레이닝 프로그램을 빠르게 개선시키는 데 큰 영향을 미쳤다. 브라이언과 나의 밀접한 관계, 그리고 이 책에 소개된 트레이닝 방법의 구현 및 개발은 우리의 성공에 있어 필수적인 부분이었다. 크로스핏 및 크로스핏 엔듀런스는 우리 프로그램의 경쟁력을 전반적으로 크게 강화시켰다. CFE(크로스핏 엔듀런스) 프로토콜 덕분에 산호세주립대 여자 수영 대표팀은 WAC지구대회를 처음으로 우승했으며, 학교 기록을 11번 갱신하고 대회장 기록도 2번 갱신했으며 WAC 챔피언십 기록 2번, WAC 기록을 1번 갱신했다. 뿐만 아니라 WAC '올해의 코치' 상도 수상했다."

– 세이지 홉킨스(Sage Hopkins), 산호세주립대 여자 수영 및 다이빙 팀 감독

* * *

"2010년 6월 18일. 나는 망상의 도로에 누워 있었고, 내 몸의 오른쪽은 통증으로 가득했으며 얼굴과 다리에서는 피가 흘러내리고 있었다. 움직일 수 없고 숨도 쉴 수가 없었다. 수개월 간의 트레이닝이 무위로 끝났던 것이다. 골절된 쇄골을 수술받고 나서 10일 후에, 미드웨스트 최고의 어깨 전문가는 내게 '오른쪽 팔은 잘해야 75%밖에 사용할 수 없을 것'이라고 말했다. 그러나 그를 포함해서 누구도 예상하지 못한 것이 있다. 그로부터 몇 주 후에 내 인생이 뒤바뀌었다는 사실이다. 2010년 8월 12일에 나는 브라이언 맥켄지를 만났고, 스포츠와 관련된 내 인생뿐 아니라 스포츠 외적으로도 나는 더 강해져서 돌아왔다.

그 운명의 8월 이후로 나는 리디아드법(Lydiard method)의 신봉자가 됐으며 매주 30시간의 트레이닝을 하면서 최소 그 정도의 훈련을 해야(물론 스트렝스 훈련은 제외) 더 강하고 빠르고 단단한 운동선수로 변모할 수 있다고 생각했다. 트레이닝 시간을 절반으로 줄였지만 매 순간을 목적 있고 의미 있게 만들었으며, 식이요법도 병행했다. 결국 나는 팔을 100% 사용할 수 있도록 완전히 회복했을 뿐 아니라, 그걸 절반의 시간에 해내는 쾌거까지 이뤄냈다. 구체적으로 설명하자면, 나는 20주 코스의 PT 프로토콜을 진행했고 그것을 2010년 10월 시합에 맞춰서 9주 내에 끝냈다. 내 의사는 물론이고 그의 동료들조차도 이런 일은 처음이라고 했다.

프로 트라이애슬론 또는 2종경기 선수로서, 나는 이보다 나은 트레이닝 방법을 상상할 수 없다. 회복이 빠르다는 것만 가지고 얘기하는 게 아니라, 매일 더 빠르고 강해진다는 사실이 중요하다. 나는 38세지만 내 능력을 완전히 신뢰하면서 어떤 거리에서 어떤 선수를 상대로도 경기할 준비가 되어 있다. 상대 선수를 추월하고 격차를 벌리는 것이야말로 내겐 가장 행복한 일이다. CFE는 나를 더 나은 선수로 만들었을 뿐 아니라 더 나은 사람으로 만들었다. 이제 나는 겸손하고 감사할 줄 알며, 인간 능력의 한계에 끊임없이 도전하고 있다."

– 기 페트루첼리(Guy Petruzzelli), 프로 트라이애슬론 선수. 2종경기 분야에서 세계 10위권

차례

역자 서문

크로스핏이 우리나라에 소개되고 대중화된 지도 오랜 시간이 지났다. 좋은 코치도 많이 양성되었고 여러 교육과 프로그램이 많이 보급되고 있다. 하지만 현실적인 문제로 많은 박스에서 지구력에 관련된 훈련에서 달리기나 사이클, 수영은 WOD에서 찾기가 쉽지 않고 따로 공부하거나 훈련하기도 마땅치가 않다. 하지만 여러 동호회 활동도 많고, 취미로, 아니면 더 나은 지구력을 만들기 위하여 스스로 찾아서 하는 사람들도 많아졌다.

이 책은 달리기, 사이클, 수영 등에 있어서 원칙적으로는 코치를 통해 배워야 하지만, 더 나아가 본인이 하는 운동이나 종목의 지구력에 도움이 될 것을 찾는 사람들에게 도움이 될 것이다.

또한 켈리 스탈렛의 파트에는 부상 예방을 위한 모빌리티 활동에 대한 이야기도 충분히 풀어놓아서 부상 없는 건강한 운동 생활에도 기여할 것으로 기대한다.

- 김성균

역자 약력

- 경희대학교 한의과 대학 졸업
- 한국체육대학교 대학원
- 정성과 건강 한의원 원장
- HealtHuman. Lab. 대표
- Crossfit Level 1 Trainer
- FMS Level 2 Certification
- 안양한라 아이스하키단 컨디셔닝 닥터

감사의 말

무엇보다 먼저, 나를 키워주고 감당해준 부모님께 감사드린다. 현재 나를 움직이고 있는 열정의 단서를 찾는 데 약 25년이 걸렸지만, 이 모든 것은 부모님 덕분에 가능했다. 나와 잘 지냈으며, 계속 어린아이로 있을 수 있도록 나를 도와준 남동생과 여동생에게도 고맙다는 말을 전한다.

그간 나를 도와준 코치, 트레이너 및 선수들에게도 큰 감사의 말을 전한다. 우리가 시도했던 최초의 실험이었던 제네틱 포텐셜(Genetic Potential)은 다들 소용이 없을 것이라고 했지만 결국 성공했다.

내 멘토이자 동료인 니콜라스 로마노프 박사에게 감사한다. 당신은 내가 지구력과 달리기에 대해 생각하는 방식을 10년 전에 바꿔주었고, 오늘날까지도 계속 영감을 주고 있다.

그렉 글래스만(Greg Glassman)에게도 고맙다는 말을 하지 않을 수 없다. 이것은 당신이 만든 플랫폼이며, 그로 인해 우리는 큰 혜택을 누리고 있다. 데이빗 카스트로에게도 계속적인 도움과 성실한 활동에 감사의 마음을 전한다.

나를 이 세계에 있게 해준 켈리 스타렛(Kelly Starrett)에게 감사한다. 당신은 내 최고의 친구로, 당신이 없었더라면 이 책을 쓸 수 없었을 것이다.

CFE 내의 모든 코치들에게 감사한다. 이 책은 나의 작품일 뿐 아니라, 여러분의 작품이기도 하다.

내 파트너이며 친구인 더그 카토나(Doug Katona)에게 감사한다. 당신의 도움이 없었더라면 이 책의 출판은 불가능했을 것이다. 함께 있어서 행복하다.

케이틀린, 엘리 등 CFE 직원들과 인턴들에게도 큰 감사의 마음을 전한다.

CFE 세미나에 참석한 모든 사람들에게 감사의 인사를 하고 싶다.

달리기 선수, 트라이애슬론 선수, 크로스핏 선수, 조정 선수 등 트레이닝 경험을 공유하고 이 프로그램의 장단점을 지적해준 모든 선수들에게 감사의 마음을 전한다. 당신들 덕분에 나는 매일 새로운 것을 배우고 있다.

이 책을 완성하는 데 많은 도움을 줬을 뿐 아니라 세미나, 대회, 트레이닝 등에서 큰 도움을 준 이들이 워낙 많다. 그들 중에 내가 감사의 인사를 깜빡한 사람이 있을 수도 있다. 우리가 함께한 노력과 경험이 아니었다면 이 책은 불가능했을 것이다. 진심으로 감사한다!

T.J. 머피의 서문

내가 《트라이애슬릿(Triathlete)》 잡지에서 브라이언 매캔지에 대한 취재를 처음 시작했을 때, 나는 그가 극단적인 인물이라는 사실을 알게 되었다. 한편으로는 Letsrun.com과 Slowtwitch.com의 네티즌들이 그를 '적그리스도'라며 힐난하고 있었다. 당시 그는 '결코 이뤄질 수 없는 퍼포먼스를 향한 지름길을 제시하면서 운동선수들을 홀리고 있다'는 비난을 받고 있었다. 다른 한편으로는, 예전에 했던 훈련 시간의 일부만을 하고서도 개인 기록을 갱신했다는 선수들의 찬사의 목소리도 있었다.

그 논쟁(사실 술집 싸움과도 같았다)의 중심에는 높은 볼륨 트레이닝의 가치(입장에 따라 생산적일 수도 있고 파괴적일 수도 있음)에 대한 오랜 논의가 있었다. 이 논의는 종교적인 격렬함을 가지고 있으며, 과거에는 나 역시 높은 볼륨 트레이닝의 강력한 지지자였다.

내가 그런 생각을 가진 데에는 이유가 있었다. 대부분의 높은 볼륨 트레이닝 지지자들과 마찬가지로, 위대한 장거리 달리기 선수들은 그 방식에 의존해왔다. 매주 100마일 이상을 지속적으로 달리는 것이야말로 그 사람이 달리기를 진지하게 받아들인다는 신호였다. 왜냐하면 진지한 선수들이 그런 방식의 훈련을 하기 때문이다.

높은 볼륨 트레이닝이 효과적이라는 사실에는 논란의 여지가 없다. 크로스핏 동영상을 봤을 때, 나는 그들이 LSD(느린 장거리) 트레이닝을 높게 평가하지 않으며 전통적인 달리기 및 트라이애슬론 트레이닝법에 부정적이라는 사실을 확인했다. 높은 볼륨 트레이닝과 기본-스트렝스-스피드(base-strength-speed) 계획이 아서 리디아드(1917~2004)의 생각 및 코칭에서 비롯됐다는 것을 인정한다면, 그의 트레이닝의 기반이 느린 달리기가 아니라는 것을 알 것이다. 절대로 장거리 조깅은 아니다.

리디아드의 트레이닝 계획은 까다롭고 엄격하며 빠른 달리기가 많이 필요하다. 아담스주립대학(Adams State College)의 위대한 크로스컨트리 코치이며 가장 존경받는 달리기 코치 중 한 사람인 조 버질(Joe Vigil)은 리디아드의 프로그램을 현대적으로 표현한 사람이다. 그의 프로그램에서는 시즌이 진행됨에 따라 장거리 및 중거리 회복 달리기를 더 빨리 달려야 한다. 인터벌 및 템포 데이는 잔인할 정도로 어렵다. 그리고 버질은 과거에 은퇴하기 전에 7천피트 이상의 고도(알라모사. 콜로라도, 매머드 레이크, 캘리포니아)에서 1차 훈련 캠프를 열었다. 그곳에서 훈련자들이 번뇌를 잊은 마음 상태로 8분 또는 그보다 느린 달리기 훈련을 하면서 풍경을 즐긴다고 하면, 그건 모욕에 가까웠다. 따라서 LSD 스타일의 트레이닝 프로그램이 쉽다는 주장은 나를 포함한 달리기 선수들을 분노하게 했다.

모든 트레이닝 프로그램에 대한 감정적인 연결은 일반적으로 해당 프로그램의 개인적인 성공에 달려 있다. 내 경우에는 더욱 그랬다. 나는 1988년에 달리기를 시작했고, 아주 기본적인 리디아드 트레이닝 모델을 사용해 첫 마라톤에서 3시간 24분의 기록을 세웠다. 매일 20마일 이상을 꾸준히 달리고 빨리 달리고 긴 인터벌 및 언덕 트레이닝을 하는 것이 그 프로그램의 일부였다. 트레이닝을 꾸준히 유지하면서 달리기 거리를 늘리는 것만으로도 나는 1991년에 칼 국제마라톤(Cal International Marathon)에서 2시간 38분 47초의 기록을 세웠다. 이것은 내가 장거리 달리기 선수로서의 인생 초반부에 높은 볼륨 트레이닝의 열렬한 지지자가 된 이유 중 하나다. 고강도 트레이닝이 종교가 된 것이다.

나는 목표를 상향 조정하면서 달리는 거리를 늘렸다. 어느 시점에서 나는 매주 90~100마일을 달리고 있었고 일요일에는 22~24마일을, 금요일에는 16마일을 달렸다. 이 스케줄엔 두 번의 강한 10마일 달리기가 포함되어 있었다. 나의 속도가 향상되고 있다는 것에는 거의 의심의 여지가 없었다. 10마일 달리기를 6분 이내에 성공했고 장거리 달리기는 7분대에 끊었다. 나는 대회에서의 성공을 생각하며 한껏 고무되었다.

바로 그때부터 문제가 생겼다. 햄스트링, 힘줄, 신경 등 모든 것이 부상에 취약해졌다. 나는 물리치료사와 카이로프랙터들을 찾아갔고 모든 '코어' 또는 '기능성' 운동들을 했으며 리프팅 운동을 했지만, 부상은 더 악화되기만 했다.

나보다 나은 선수들이 많이 있었지만, 나는 트라이애슬론 경기를 중단했다. 그리고 그 스포츠에 참여한 동안 내가 10년 근본적으로 어떻게든 망가졌다는 것이 분명했다. 나는 시합에서 완주는 했지만 느렸다. 트레이닝 세션과 및 철인 경기를 간신히 완주하는 수준이었다. 다양한 통증과 불편함으로 인해 트레이닝에 대한 내 애착이 변질됐다. 허리, 무릎, 목의 급성 통증은 트레이닝뿐 아니라 일상생활에서도 나를 괴롭혔다. 나는 이것이 지구력 종목 선수가 나이를 먹으면서 나타나는 현상이라고 여겼다.

맥켄지에 대한 글을 쓰기 직전까지의 3년은 특히 끔찍했다. 매일 아침에 일어날 때마다 전날 먼데이나이트 풋볼(Monday Night Football) 게임을 한 느낌이었고, 부상으로 인해 의미 있는 트레이닝을 할 수 없었으며 체중이 증가했다. 2009년 후반부터 2010년 10월까지 나는 하프마라톤 참가를 위해 할 수 있는 모든 것을 다했으며, 온라인 달리기 프로그램을 따라하기도 했다. 통증, 고통, 부상에도 불구하고 주 50~60마일을 계속 달렸다. 2010년 10월말에는 하프마라톤을 조심스럽게 달렸고, 실망스러운 1시간 38분의 기록을 세웠다. 무릎이 워낙 아팠기에 결승선 통과 후에 바로 주저앉았다. 2주 후에 오른쪽 무릎은 예전에 단 한번도 경험해보지 못한 방식으로 무력화됐다. 나는 그때 맥켄지를 처음 만났다. 당시 그는 샌디에고에서 크로스핏 엔듀런스 프로그램을 진행하고 있었다. 그때까지 나는 맥켄지 등의 고강도-낮은 볼륨 트레이닝 프로그램에 대해 비판하는 입장이었다. 하지만 나는 거울을 보면서 그것이 편견일 수도 있겠다는 생각을 했다.

그가 말하는 내용을 듣기 시작했을 때, 나는 비록 그의 접근법이 이단적으로 들리기는 하더라도 크로스핏 엔듀런스에 대해서는 논리적이라는 사실을 인정하게 됐다. 그의 조언 중 내가 가장 먼저 받아들인 것은 겸손에 대한 기본적인 교훈이었다. 나는 자만심을 버리고 그의 말을 듣기 시작했다. 그러자 엄청난 자유를 느꼈고 간단한 사실을 인식하게 됐다. '밑져야 본전 아닐까?' 시도하지도 않고서 비난하는 것보다는, 한번 해보자고 결심한 것이다. 그래서 크로스핏 엔듀런스를 시행하게 됐다.

내 몸이 워낙 만신창이 상태였기에, 크로스핏 엔듀런스를 완전히 받아들이기까지는 시간이 필요했다. 사실 아직도 갈 길이 멀다는 게 내 생각이다.

하지만 내가 충격적인 만큼 성공적인 변화를 겪었다는 것을 부인할 수는 없다. 이제 나는 지난 수년 간 달릴 수 없었던 방식으로 고통 없이 달릴 수 있다. 믿기 힘들지만, 나의 스트렝스, 파워, 기동성 및 스태미나는 두 가지 종목에서 활약하던 30년 전 고교 시절에 버금가는 수준이다. 비록 정확한 기록으로 비교할 수는 없지만, 나는 17세였던 그때에 비해 지금이 더 강하고 균형 잡힌 상태라고 확신한다. 크로스핏 엔듀런스와 표준 유산소 또는 회복 달리기를 크로스핏 스트렝스 트레이닝과 신진대사 컨디셔닝으로 대체하는 것이 모든 이들에게 권장할 만한 일인 것은 당연히 아니다. 하지만 내게는 이것이 효과가 있었다. 나는 예전에 훈련하던 방식으로는 절대로 돌아가지 않을 것이다. 내가 2시간 38분의 기록을 세운 28세 마라토너 시절로 돌아갈 수 있다면, 크로스핏 엔듀런스를 트레이닝 프로그램으로 사용할 것이다. 목표를 위해 건강을 희생하겠다는 장거리 달리기 선수들이 많다. 누군가 내게 "하지만 강도 높은 트레이닝을 했기 때문에 2시간 38분에 마라톤을 완주할 수 있지 않았나?"라고 물어본다면, 나는 두 가지 답변을 하겠다. 첫째, 나는 근골격계의 손상을 감수하지 않고서도 그 기록을 세울 수 있었을 것이다. 둘째, 1991년 칼 국제마라톤에서 내가 2시간 38분 기록을 세우긴 했지만, 그렇다고 내가 우승이나 입상을 했나? 아니다. 나는 81위로 들어왔다. 81위를 하겠다고 건강을 망가뜨릴 가치가 있을까?

브라이언 맥켄지의 방식이 진리라는 말은 하지 않겠다. 또한 누군가 모든 답을 가지고 있다고도 하지 않겠다. 하지만 맥켄지의 주장을 경청하는 것은 중요하다. 그의 말대로 하면서 내 선수 인생이 변했을 뿐 아니라, 그는 모든 옳은 이유를 위해 전력을 기울이는 코치 중 한

명이다. 그의 열정, 지성 및 거친 방식과 24/7 프로그램은 큰 영감을 준다.

또한 그는 전통적인 트레이닝 방식의 지혜를 살펴보고 의문을 제기할 용기를 가지고 있다. 리디아드를 포함한 모든 위대한 코치들과 마찬가지로, 그는 자신의 아이디어를 먼저 스스로에게 시험해본 후 선수들에게 시도한다. 그는 또한 건강과 퍼포먼스에 대한 모든 부수적인 기여를 고려하여 적절한 시기에 자신의 프로그램과 결합시킨다.

이것이 내가 위대한 달리기 선수가 되기 위한 방법으로써 높은 볼륨 트레이닝을 거부했다는 의미일까? 전혀 그렇지 않다. 높은 볼륨 트레이닝은 분명히 효과가 있다. 하지만 그것이 모든 이들에게 항상 정답인지를 살펴볼 필요는 있다. 단기적인 퍼포먼스 개선이 높은 볼륨 트레이닝으로 인한 장기적 손실을 감수할 가치가 있는지에 대해서도 질문을 던져야 한다.

이 질문을 하는 과정에서, 나는 모든 달리기 선수들과 트라이애슬론 선수들에게(초보자 또는 숙련자인지 여부와 무관하게) 맥켄지가 이 책에서 논의하는 개념과 원칙들을 고려해볼 것을 제안하고 싶다. 그들 중 일부 또는 전부를 채택함으로써 퍼포먼스를 개선할 수 있다. 또한 이 방법을 통해서 건강과 선수생명 연장도 꾀할 수 있다고 본다.

- T.J. 머피

편집주간

선수

트라이애슬론 선수

사이클 선수

인사이드 트라이애슬론(Inside Triathlon)

머리말

운동선수 및 코치로서 10년 이상 활동하면서, 나는 지구력 종목에서 유행을 탔던 모든 종류의 트레이닝 방식을 봐왔고 트레이닝 프로그램에도 상당수를 채택했으며, 내가 지도한 선수들에게도 그 방식을 시도한 바 있다. 많은 시행착오를 통해 나는 그들이 외견적으로는 훌륭한 과학에 기반하고 있음에도 대부분 중요한 '무언가'를 놓치고 있음을 알게 되었다. 그러나 니콜라스 로마노프 박사와 그렉 글래스만 코치를 만났을 때 모든 것이 제자리를 찾았다. 그렇게 해서 나는 『파워, 스피드 그리고 지구력』을 집필하게 된 것이다. 이 책에서 여러분은 로마노프 박사가 고안한 포즈 메소드와 그렉 글래스만이 만든 크로스핏이 나의 트레이닝 프로그램에 어떤 복합적인 영향을 미쳤는지를 확인할 수 있다. 더 나아가, 이 코치들과 나의 경험 및 많은 프로 선수들과 트레이너들의 시너지 효과로 인해 크로스핏 엔듀런스가 탄생한 과정을 알게 될 것이다.

비록 이 책이 수년 간의 예리한 관찰과 과학적 과정을 거쳐 편집된 탄탄한 데이터에 기초를 두기는 했지만, 당신을 괴짜 과학자가 아닌 더 나은 운동선수 또는 조련사로 만드는 교과서 역할을 할 것이다. 하지만 여러분의 관찰과 직관력을 과소평가할 필요는 없다. 내 방식을 복음처럼 받아들이는 것도 곤란하다. 우선 시도해보고 그 장점을 측정해보라. 당신은 부상을 덜 당하고, 지구력 트레이닝으로 인한 좌절감을 덜 느낄 것이며, 퍼포먼스를 개선시킬 것이다. 그렇지 않다면 내가 굳이 이 책을 쓸 필요가 없지 않겠는가?

개요

패러다임의 전환

내가 2001년에 지구력 종목 선수들을 처음 가르치고 지구력 종목에 출전하기 시작했을 때, 나의 트레이닝 및 코칭 프로토콜은 꽤 명확했다. 나는 전형적인 LSD 지구력 주기화 프로그램을 따랐다. 3주 동안 매주 시간과 거리를 10%씩 증가시키는 방식이었고, 마지막 주에는 15%를 늘리면서 이것을 반복했다. 중요한 것은 항상 볼륨이었다. 하루, 한 주, 1년 내에 얼마나 많은 거리를 달릴 것이냐가 관건이었다. 이 프로그램은 상당히 타당해 보였다. 장거리를 빨리 달리고 싶다는 목표를 달성하기 위해서는 긴 워크아웃이 필요했다. 이는 많은 지구력 종목 선수들에게 효과를 냈다. 하지만 나는 이 방식에 허점이 있다는 것을 알아차리고 의문을 가지기 시작했다. '과연 이것이 지구력 스포츠 종목에서 가장 효율적인 트레이닝 방식인가?'

대다수의 운동선수는 세 가지 요소, 즉 그들이 어떻게 느끼고, 어떻게 보이고, 무엇이 가장 중요한지와 어떤 퍼포먼스를 내는지에 따라 자신의 몸 상태를 측정한다. 내가 시합에 참가하기 시작했을 때, 나는 기분이 좋았고 유산소 능력이 꾸준히 증가한 것을 경험했다. 그리고 비록 조악한 식습관과 스트렝스 트레이닝 부족으로 인해 내 체중이 감소하기는 했지만, 나는 꽤 건강해 보였고 괜찮은 상태였다. 내가 가르치던 지구력 종목 선수들 역시 마찬가지였다. 우리는 모두 긍정적인 결과를 내고 있었기에, 계속 스태미나를 확충했다. 하지만 결국에는 대가를 치르게 됐다.

이는 수년 간 지속됐다. 나는 울트라마라톤, 트라이애슬론, 철인경기 등에 참가했고 괜찮은 성적을 냈다. 하지만 막대한 트레이닝 볼륨이 몸을 파괴하기 시작했다. 2004년에 캐나다 철인경기 참가를 위해 트레이닝 중이었을 때, 나는 족저근막염이 생겼고 다른 부상들도 앓게 됐다. 간단히 말해서, 내 몸은 파업에 돌입했다. 나는 오버트레이닝 상태가 됐고, 근육을 잃었으며 지속적으로 통증을 느끼고 만성피로를 겪었다. 설상가상으로 나는 긴 시간이 소요되는 트레이닝에 진절머리가 나고 있었다.

상황을 재평가하면서 나는 중요한 질문을 스스로에게 던졌다. '내 트레이닝 및 코칭의 목적은 무엇이었나?' '왜 내가 LSD 프로그램에 집착했을까?'

첫 질문에 대한 대답은 꽤 간단했다. 나는 내가 좋아하는 스포츠를 즐기고 싶었고, 고객들에겐 현존하는 가장 효율적인 트레이닝 프로그램을 제공해 그들이 부상 없이 무병장수하며 좋은 퍼포먼스를 내도록 돕고 싶었다. 두 번째 질문에 대한 답변을 하자면, 나는 우선 LSD 트레이닝 프로토콜을 설명해야 한다. 참고로 그 프로토콜은 다음과 같다.

- **볼륨**(Volume)이란 주어진 트레이닝 세션 또는 일과에 투입하는 거리 또는 운동량과 연관이 있다. 전통적인 모델을 따르는 대부분의 지구력 종목 선수들에겐 이것이 트레이닝의 80%다.
- **강도**(Intensity)는 원하는 목표를 달성하기 위해 발휘해야 하는 힘 또는 파워를 말한다. 지구력 종목 선수는 장거리(또는 주어진 거리)를 빨리 달려야 하기에, 강도는 항상 70~80% 이상의 노력이라고 정의된다. 인터벌 또는 속

도에서 80% 이상의 강도로 트레이닝을 하는 것은 전통적인 LSD 프로그램의 약 20%를 차지한다.

- **기술(테크닉)**은 동작의 효율성과 직결된다. 트레이닝의 이 측면은 전통적인 LSD 모델에서는 좀처럼 강조되지 않는다. 동작의 실제 메커니즘을 설명하고 훈련을 통해 더 효율적으로 하는 방법을 배우는 대신, 반복이 당신의 스승이 된다. 그리고 그 반복이 당신에게 무엇을 가르치는지는 논외가 된다.

따라서 LSD 트레이닝의 일반적인 방식은 최대한 많은 거리를 달리고, 스프린트 인터벌에서 던지고 스트렝스 및 컨디셔닝 또는 '코어' 세션을 자주 하는 것이다. 그리고 지겨울 정도의 반복을 통해서 능력을 획득한다. 나는 낮은 강도의 긴 트레이닝 세션이 스포츠 특화적인 관점에서 일리가 있다고 여겼지만, 테크닉 발달에 중점을 두는 고강도 훈련의 경우에는 동의하지 않았다. 결국 거의 모든 스포츠에서는 전통적인 지구력 트레이닝 구조를 뒤집고 있으며, 테크닉을 가장 중요하게 여기고 있으며, 워크아웃의 강도를 점진적으로 늘려나가서 적응 반응이 있을 수 있도록 하고 있다. 고강도에서 실수 없이 능력을 실행하면, 거리 또는 반복횟수를 늘리면서 볼륨을 증가시킨다.

그렇다면 지구력 종목 선수들은 왜 정상적인 길에서 어긋나고 있을까? 달리기, 사이클, 수영에 너무 몰두했기 때문에 효율이라는 것을 잊은 것일까?

비록 나는 달리기에서 테크닉이 얼마나 중요한지를 이미 알고 있었지만, 나는 내가 뭔가를 하고 있다는 것을 깨달았다. 그래서 길고 느린 장거리 훈련을 인터벌 및 템포 워크아웃 형태의 저볼륨 트레이닝으로 교체했다. 나는 새로운 다이어트를 시도했고 스쿼트나 데드리프트 같은 파워리프트를 실행하기 시작했다. 이것은 내가 어린 시절에 아버지의 소개로 알게 된 운동들이다. 또한 케틀벨과 같은 기능적인 동작들과 기본 체조들을 추가해서 좋은 결과를 냈다. 이 새로운 접근법을 통해서 나는 그간 내 몸이 얼마나 퇴화했는지 알 수 있었다.

내가 90년대에 아버지와 함께 트레이닝을 할 때, 나는 300파운드 이상의 스쿼트를 할 수 있었고 모든 동작 범위가 다 가능했다. 이제 지구력 종목 선수인 나는 자세가 흐트러지지 않고서는 무릎 아래 깊이까지 그 절반의 무게도 스쿼트를 할 수 없다. '지금이 내 인생의 정점인데도 내 몸무게만큼의 스쿼트도 할 수 없다니, 대체 무슨 일이 일어난 것인가?'

전통적인 지구력 프로그램의 틀에서 나가기 전에 내가 한 모든 것은 본질적으로 유산소 운동이었다. 많은 지구력 종목 선수들과 마찬가지로 나는 무산소 트레이닝(스피드 운동, 스프린트 인터벌)과 기능적 리프트가 중요하지 않다는 생각을 했다. 하지만 트레이닝 결과에 따르면 나는 중요한 것을 간과하고 있었다. 나는 목표를 다듬었다. 내 목표는 인생의 현실에서 효과를 거둘 수 있는 시스템을 찾는 것이었다. 그것은 결혼생활을 손상시키거나 가족과의 시간을 희생하지 않고서도 가능한 일이었다. 우울증에 걸릴 정도로 부서지고 탈진하지 않아도 되는 일이었다. 점진적 하강이 아닌 지속적인 향상을 가능하게 하는 트레이닝 방식이었다. 나 자신을 위해서만이 아니라, 내가 가르치던 선수들을 위해서도 그것은 아주 중요했다.

나는 새로운 트레이닝 방식들을 계속 실험했지만, 근육을 많이 키우지 않으면서 스트렝스를 향상시키는 것과 스태미나를 유지하고 부상을 줄이는 것 사이의 완벽한 균형을 찾기는 어려웠다. 그때 나는 지구력 트레이닝에 대한 내 접근법을 다듬어줄 코치를 다시 소개받았다. 그가 바로 니콜라스 로마노프 박사였다. 그는 세계적으로 유명한 올림픽 코치이며 저자(『포즈 메소드 오브 러닝(Pose Method of Running)』)이자 포즈 메소드 오브 트라이애슬론 테크닉(Pose Method of Triathlon Techniques) 교육자 및 스포츠과학자다. 로마노프 박사는 포즈 메소드를 개발했고 성공적으로 실현시켰는데, 포즈 메소드는 테크닉을 교정하고 동작 효율성을 개선시키기 위한 것이다.

로마노프 박사를 만난 게 그때가 처음은 아니다. 2001년에 친구와 함께 그의 포즈 메소드 오브 러닝 세미나에 참석한 바 있다. 그때 나는 그의 시스템이 가진 잠재력을 알지 못했지만, 새로운 시각으로 달리기를 보기 시작한 계기가 됐다. 비록 내가 그의 포즈 메소드를 받아들이고 올바른 달리기 자세로 인한 혜택을 인식하기는 했지만, 그 프로그램의 방법론 또는 기타 트레이닝 실습에 대해서는 큰 관심을 가지지 않았다.

로마노프를 두 번째로 만났을 때, 나는 그에게 내 멘토가 되어줄 것을 요청했다. 달리기, 사이클, 수영을 위한 포즈 메소드를 가르쳐주는 것에 더해서 로마노프는 운동선수의 프로필에서 약점을 파악하는 방법을 내게 알려줬고, 그 약점을 교정하는 프로그램도 개발했다. 그리고 그는 주어진 날에 운동선수가 할 수 있는 것을 결정하는 방법을 내게 가르쳐주었다. 구체적인 목표를 위한 프로그램을 짜는 방법과 트레이닝(또는 대회) 이전, 도중 및 이후에 있어 회복 프로토콜의 중요성도 알려줬다. 내가 극적인 결과를 거두기까지는 그리 오랜 시간이 걸리지 않았다. 불과 몇 달 만에 나는 더 강해졌고, 더 빨리 회복되었고, 이전보다 더 많은 스태미나가 생겼다. 그뿐만이 아니다. 트레이닝 스케줄에 삽입한 4시간 동안의 꾸준한 페이스의 달리기 및 장거리 사이클링으로 내가 뭘해야 할지 알았던 것보다 더 많은 시간을 보냈다. 나는 내가 코치하던 선수들에게도 동일한 전략을 사용하기 시작했고, 그들도 유사한 결과를 냈다. 비록 내 마음으로는 이것이 더 효과적인 길임을 알고 있었지만, 실제로 그 효과를 목도하니 상당히 놀랐다. 나는 스스로에게 '왜 다들 이걸 하지 않지?'라는 질문을 할 수밖에 없었다. 나중에 알게 된 사실이지만, 이 프로그램이 모든 이들에게 있어 정답은 아니다.

나는 수년 간 로마노프와 함께 연구했고(결국 레벨 5 포즈 인증을 받았다), 수영, 사이클, 달리기를 위한 포즈 메소드를 배웠으며 지구력 종목의 프로그램 구축 능력도 배웠다. 그러면서 지구력 종목에 대한 내 사고방식은 완전히 전환됐다. 나중에 알고 보니, 전통적 모델에 대해 의문을 가졌던 내 원초적 직관이 중요한 역할을 했다. 효과적인 지구력 트레이닝 프로그램을 실행하기 위한 열쇠는 다음과 같았다. 첫째는 동작의 효율성을 개선시키기 위해 동작 스킬을 숙달하는 것이다. 둘째는 스트렝스 발달을 위해 더 강도가 높은 워크아웃을 천천히 추가하고, 테크닉의 한계를 시험하는 것이다. 그 강도로 테크닉을 유지할 수 있다면, 그때 볼륨을 추가한다.

크로스핏 입문

로마노프와의 연구는 계몽적이었다. 하지만 나는 여전히 기능적 스트렝스 및 컨디셔닝과 유산소/무산소 스포츠에 특화된 트레이닝의 완벽한 조합을 찾아내지 못하고 있었다. 나는 프로그램에 뭔가를 추가해야 한다는 것을 알았지만 콕 집어서 말할 수는 없었다. 나중에 알게 된 사실이지만, 그건 바로 크로스핏(CrossFit)이었다.

그렉 글래스만이 만든 크로스핏은 아주 효과적인 스트렝스-컨디셔닝 시스템으로 파워리프트, 올림픽 역도, 체조 등의 기능적 동작들을 활용한다. 그러고는 그들을 끊임없이 다양한 방식으로 혼합한다. 크로스핏은 '고강도에서 지속적으로 변화하는 기능적 동작'이라고 정의되며, '광범위한 시간과 모달 영역에서 운동 능력을 향상시키는 것'이 목표다.

크로스핏은 단일 동작(바이셉 컬, 트라이셉 익스텐션 및 레그 프레스)에 기반을 둔 관습적인 스트렝스와 컨디셔닝의 패러다임을 거역했다. 크로스핏은 부상을 당하지 않으면서도 높은 수준의 경쟁력 있는 스태미나를 가진 만능 운동선수를 양성하기 위해 고안됐다. 글래스만에 따르면 유능한 운동선수는 모든 일반적인 신체 능력에 유능하며, 스태미나가 강할 뿐 아니라 강하고 빠르고 민첩하고 조정되어 있으며 유연하다. 이를 기반으로, 마라톤부터 격투기까지 해당 스포츠에 특화된 트레이닝을 추가할 수 있다.

보다 효율적이고 균형 잡힌 운동선수를 양성하는 목표를 가졌다는 점에서, 크로스핏은 로마노프의 접근법과 유사했다. 하지만 크로스핏은 모든 연령대와 다양한 능력을 가진 사람들에게 적합한 강도와 컨디셔닝 워크아웃과 트레이닝 방법론을 통합했다. 크로스핏을 탐구한 후에 나는 이것이 대부분의 지구력 종목 선수들에게 부족한 스트렝스-컨디셔닝 요소를 다루기 위한 최상의 모델이라는 확신을 가지게 됐다. 크로스핏은 선수들의 모든 신진대사 경로를 훈련시켰다. 만약 선수의 프로필에 약점이 있다면 크로스핏은 그걸 노출시켰다. 느리고 중간 수준의 노력을 짧고 긴 인터벌 및 크로스핏으로 대체했다면, 나는 당신이 극도로 강한 선수를 양성해낼 것이라고 생각한다. 나는 주 10시간의 트레이닝만 하고서 울트라마라톤에 참가하면서 이 이론을 실험했다. 마라톤을 부상 없이 완주했을 뿐 아니라 나는 기존 개인 기록을 갱신했다. 새로운 트레이닝 방법을 위한 토대를 마련한 후, 나는 고객과 함께 시스템을 구현하기 시작했고 비슷한 결과를 얻었다.

로마노프와 글래스만에게 배운 것을 지구력 종목 선수들과 관련한 나의 개인적 경험 및 지식과 결합한 결과, 스태미나를 희생하지 않고서도 시간을 최대화시키고 퍼포먼스 증가를 최적화시키는 시스템을 개발해냈다. 능력 획득, 스마트 프로그래밍, 지속적인 변화(constant variance), 기능적 동작 및 스포츠에 특화된 트레이닝에 중점을 두고 고강도로 진행한 결과 크로스핏 엔듀런스(CrossFit Endurance)가 탄생한 것이다.

크로스핏 엔듀런스 이해하기

크로스핏 엔듀런스(CFE) 프로그램의 목표는 다음과 같다. 1) 트레이닝에 소비하는 시간을 줄여서 인생을 즐길 수 있게 해주는 것 - 트레이닝의 질보다는 양을 추구 2) 당신의 몸을 파괴할 수 있는 길고 지루한 워크아웃을 하지 않고서도 퍼포먼스 증가를 촉진. 다시 말하면 우리는 당신이 테크닉에 더 많은 시간을 투자하고 유산소 워크아웃을 줄이며 지속적으로 변동된 프로그램을 통해 10개의 일반적인 육체적 능력을 익히기를 원한다. CFE 프로그램을 제대로 이행한다면, 부상 가능성을 감소시킬 뿐 아니라 더 효율적으로 움직일 수 있고 빠른 회복이 가능해진다. 그러면서도 퍼포먼스가 좋아지며 몸 상태와 기분이 나아질 수 있다.

CFE 시스템과 프로그램 방법론을 더 잘 이해하기 위해서는 크로스핏의 정의를 다시 살펴볼 필요가 있다. 그것은 '고강도에서 지속적으로 변화하는 기능적 동작'이다.

- 하지만 CFE에서 기능적 동작은 달리기, 사이클, 수영, 조정 등 스포츠에 특화된 동작으로 대체된다.
- 그렇기에 CFE는 '고강도에서 지속적으로 변화하는 스포츠 특화 동작'이라고 정의된다.
- 크로스핏은 신진대사 컨디셔닝, 체조 및 역도 사이에서 균형을 찾으려고 하기에, CFE는 크로스핏과 달리기, 사이클, 수영(또는 당신이 하고자 하는 지구력 종목) 사이에서 추는 섬세한 춤이라고 할 수 있다. 약간 되돌아가서 LSD 트레이닝과 CFE를 비교해보자.

LSD(저속 장거리 지구력 훈련)	CFE(크로스핏 지구력 훈련)
1. 훈련량	1. 기술과 훈련(테크닉)
2. 강도	2. 강도
3. 기술	3. 스태미나(훈련량)

기술과 훈련

앞에서 언급했듯이, 올바른 테크닉(리프팅, 달리기, 사이클, 수영 등)을 배우는 것은 부상 예방을 위해서 중요할 뿐 아니라 퍼포먼스의 극대화를 위해서도 필수적이다. 다양한 테크닉을 훈련하는 데 시간을 투자하지 않으면, 해당 동작을 결코 마스터할 수 없다. 이를테면 로드 바이크를 타면서 자세를 제대로 잡는 법을 배운다고 가정하자. 이때 페달링 능력을 제대로 익히지 못하면 잘못된 동작 패턴으로 인해 자세가 흐트러질 것이다. LSD 또는 CFE 중 어느 프로그램을 하는지와 무관하게, 당신의 몸에는 무리가 가해질 것이고 결국 부상을 당하게 된다.

크로스핏의 일반적인 육체적 능력

2002년 10월, 글래스만은 《크로스핏》 저널에 〈피트니스란 무엇인가?(What Is Fitness?)〉라는 제목의 칼럼을 썼다. 이는 크로스핏 접근법의 기초를 닦는 것뿐만 아니라 논리를 정의하는 데 도움이 됐다. 그 글에서 글래스만은 트레이닝과 퍼포먼스를 극대화시키는 데 필수적인 크로스핏의 10가지 일반적 육체적 능력을 언급했다. 이 10가지 능력은 짐 콜리(Jim Cawley)가 편집한 것으로, 콜리는 다이나맥스(Dynamax) 메디슨 볼을 발명한 사람이다.

1. **심혈관/호흡기 지구력:** 산소를 모으고 처리하고 전달하는 인체 시스템의 능력
2. **스태미나:** 에너지를 처리하고 전달하고 저장하고 활용하는 인체 시스템의 능력
3. **스트렝스:** 힘을 가하기 위한 단일 근육 유닛 또는 근육 유닛 조합의 능력
4. **유연성:** 주어진 관절에서 동작 범위를 최대화시키는 능력
5. **파워:** 최소 시간 내에 최대의 힘을 가하기 위한 근육 유닉 또는 근육 유닛 조합의 능력
6. **스피드:** 반복된 동작을 하는 시간의 주기를 최소화시키는 능력
7. **조정:** 별개의 여러 동작 패턴을 하나의 동작으로 조합하는 능력
8. **민첩성:** 하나의 동작 패턴에서 다른 동작 패턴으로 전환하는 시간을 최소화시키는 능력
9. **균형:** 몸의 무게중심의 위치를 그 지지 기반과 관련해서 제어하는 능력
10. **정확성:** 주어진 방향 또는 강도에서 동작을 제어하는 능력

출처: http://library.crossfit.com/free/pdf/CFJ-trial.pdf

강도

강도는 스포츠에 특화된 인터벌 트레이닝으로 구성되는데, 이는 운동-휴식 비율에 기반을 둔다. 또한 크로스핏의 일일 스트렝스-컨디셔닝 워크아웃(WODs)도 여기 해당된다. 이는 신진대사 컨디셔닝을 형성하며, 열린 평면을 따라 지구력을 향상시키는데, 당신이 선택한 스포츠에서 뿐만이 아니라 다른 모든 활동에도 적용된다. 이를테면 친구들과 농구를 하거나 스노우보드를 타는 경우도 여기 해당된다.

당신의 능력이 노력의 강도에 의해 손상되는 순간, 다시 후퇴해야 한다는 사실을 명심해야 한다. 예를 들어 만약 당신이 400미터 스프린트 인터벌을 쉬지 않고 달릴 수 없다면, 당신은 거리 또는 인터벌의 양을 줄여야 한다. 반대로 만약 당신이 특정 워크아웃을 노력 없이 수행할 수 있거나 숨이 차지 않으면서 인터벌을 달릴 수 있다면, 노력의 강도를 증가시키거나 주어진 거리에서의 인터벌 숫자를 늘릴 필요가 있다는 의미다.

훈련량

스태미나는 느린 장거리에 해당된다. 훈련량은 주어진 트레이닝 스케줄 내에서 당신이 하는 운동량이다. 이를테면 CFE 프로그램의 목표는 매주 3~4회의 CFE 워크아웃을 크로스핏 WOD 또는 CFE 스트렝스 바이어스 WOD의 형태로 하는 것이다(이것이 이상적이지만 모든 이들에게 필수적이지는 않다). 그리고 이것을 인터벌이나 템포 등 스포츠에

특화된 트레이닝 세션 3~4회와 함께한다. 낮은 강도의 달리기를 제안하는 기존 패러다임과는 달리, 스태미나 운동의 대부분은 80% 이상의 힘을 쏟아야 한다. 그래서 대부분의 선수들은 일요일에 20마일을 달리는 대신에, 10마일을 타임트라이얼로 달리거나 100미터 인터벌을 8번 달린다. 인터벌 워크아웃은 20마일을 조깅으로 달릴 경우에 달성할 수 있는 모든 것을 달성하면서도, 몸에 주는 스트레스와 무리는 훨씬 적다.

훈련량은 스태미나 형성의 다른 방법인 장거리 훈련을 수반한다. 그런데 CFE 프로그램을 잘못 이해하는 경우가 많다. 비록 내가 LSD 방식에 반대되는 주장을 하기는 했지만 '장거리 달리기나 사이클이나 수영을 하지 말아야 한다'는 주장은 전혀 한 적이 없으며 이는 앞으로도 마찬가지일 것이다. 만약 당신이 지구력 트레이닝을 한다면, 테크닉을 수정하고 리듬을 조정하고 페이스 전략을 공식화시키기 위해서는 70초 이상 지속될 수 있는 스태미나 운동 또는 인터벌이 필요하다. 그러나 퍼포먼스 획득을 가속시키기 위해서는 이런 종류의 트레이닝을 최소로 하고 느린 장거리 훈련을 통해 스킬 운동과 강도에 주안점을 둬야 한다.

명심하라. 볼륨은 다른 것과 마찬가지로 훈련자에 따라 다르다. 예를 들어 장거리 훈련은 드물지만 20마일이 될 수도 있다. 트레이닝을 얼마나 요령 있게 하고 일상생활을 얼마나 잘 관리하는지와는 무관하게, 유전적 잠재력으로 인해 당신은 트레이닝으로 인한 역효과가 나기 전에 특정한 양의 운동만을 하게 된다. 지속적인 개선을 위해 테크닉을 손상시키지 않는 방법으로 장거리 훈련을 당신의 프로그램에 통합시켜야 하며, 잘못된 동작 패턴을 서서히 제거해야 한다. 그렇지 않으면 다음 트레이닝 세션까지 회복할 수 없을 것이다. 이것이 당신의 몸을 알고 이 훈련 패러다임에서 당신이 처리할 수 있는 것과 할 수 없는 것을 이해하는 기술이다.

리디아드 모델

수년 간 느린 장거리 훈련식 접근법은 지구력 트레이닝의 기본이었고, 전세계 운동선수들 및 코치들의 트레이닝 방식을 지배했다. 이 유명한 방식은 뉴질랜드 출신의 아서 리디아드(Arthur Lydiard)가 만들었다. 그는 1940년대에 지구력 종목에서 자가 훈련을 했고, 자신과 일부 동료 선수들을 대상으로 이 방식을 세심하게 시험한 바 있다. 그 당시에는 고볼륨 주기화 트레이닝에 기반을 둔 LSD 방식이 프로 선수 및 동호인들에게 놀라울 정도로 효과적인 트레이닝 모델로 여겨졌다. 사실, 리디아드는 올림픽 육상 금메달 3회에 빛나는 피터 스넬(Peter Snell)을 포함해 수많은 세계적인 지구력 종목 선수들을 훈련시키기 위해 일련의 레이스에서 선수의 컨디션을 정점으로 끌어올리는 특성화 트레이닝의 연속 단계에 기반을 둔 주기화 프로그램을 사용한 바 있다. 트레이닝의 단계는 일반적으로 다음과 같다.

- **기본 단계:** 느리고 쉬운 장거리 달리기의 형태로 지구력 기반을 구축하는 데 초점을 둔다. 목표는 주당 100마일 이상이다.
- **스트렝스 단계:** 언덕 달리기 또는 스프린트 등 무산소 인터벌 기본 트레이닝
- **스피드/시합 단계:** 무산소 운동 및 볼륨을 줄여서, 시합을 앞두고 컨디션을 정점에 달하게 한다.

비록 리디아드는 무산소 운동의 중요성을 강조하고 지지했지만, 일반적인 지구력 종목 선수들은 이 중 상당 부분을 폐기했다. 대신 기본 단계에서 요구되는 매주 100마일 이상을 축적한다는 개념은 대부분의 지구력 종목 선수들에게 강한 인상을 남겼다. 이 도그마(dogma)로 인해 지구력 스포츠계에서 성공과 고볼륨-저강도 트레이닝 사이에 깊은 관계가 생성됐다.

지구력이란?

지구력은 긴 시간 또는 거리에 걸쳐서 에너지를 발휘하는 능력을 의미한다. 대부분의 사람들은 지구력을 개선시키기 위해 목표에 도달할 때까지 특정한 과제를 해야 한다고 믿어왔다. 이를테면 당신이 전반적인 건강과 함께 지구력을 향상시키고자 한다고 가정하자. LSD(유산소) 트레이닝 철학을 가진 사람들의 경우에는 달리기만 하면 된다고 할 것

이다. 그리고 저강도 달리기라도 괜찮으며, 오랫동안 달리기만 하면 선수 생명에 걸쳐서 퍼포먼스가 개선될 것이라고 생각할 것이다.

만약 당신이 앉아서 주로 생활한다면, 밖에 나가서 느린 장거리 달리기를 하는 것은 확실히 피트니스, 특히 지구력을 향상시키는 적응 반응을 일으킬 것이다. 하지만 어느 시점이 되면 느린 장거리 훈련이 주는 스트레스에 적응할 것이며 퍼포먼스는 결국 정체될 것이다.

만약 당신이 트레이닝을 자주 하는 지구력 종목 선수라면, 아무 향상이 없을 수도 있다. 그런 상황에서는 훈련의 강도를 올려야 하며, 스프린트 등 더 짧은 고강도 인터벌을 가진 트레이닝 프로그램을 선택해야 한다. 이는 인체의 자연적인 적응 반응에 도전하기 위한 것이다. 다시 말하면 산소 항상성을 교란(숨이 차고 근육이 뜨겁게 느껴지는 상태) 시키지 못한다면 강해지거나 빨라질 수 없으며 당신의 유산소 기반을 넘어서는 스태미나를 가질 수도 없다. 이는 리디아드의 2단계에 힘을 실어준다.

꾸준한 트레이닝 방식의 결점을 이해하고 더 살펴보기 위해 간단한 사례를 제시하겠다. 멈추지 않고 1마일을 간신히 뛰는 사람을 찾아보라. 그에게 1마일을 꾸준하게 뛰라고 하면 그의 기본 피트니스를 감안할 때 의심의 여지없이 긍정적인 결과를 얻을 것이다. 하지만 그가 느린 속도로 동일한 거리를 문제없이 달릴 수 있을 때까지 얼마나 걸릴까? 개인에 따라 다르겠지만 그리 오랜 시간이 걸리지는 않을 것이다. 그런 경우 관습적인 이론에 따르면, 더 빠른 속도로 같은 마일을 달리기보다는 저강도를 유지하면서 거리를 늘리는 것이 옳다. 목표로 잡은 거리에 도달하거나 원하는 지구력이 형성될 때까지 뛰는 거리를 2마일, 3마일, 4마일 등으로 늘려가는 것이다.

여기 중요한 질문이 있다. '지구력과 유산소 능력을 개선시키는 수준을 넘어서 회복을 저해하고 심지어 부상까지 초래하는 시점은 언제일까?'

이 역시 개인에 따라 다르지만, 대부분의 경우 10km 이상 달리면 스포츠에 특화된 인터벌 트레이닝 및 균형 잡힌 스트렝스-컨디셔닝 프로그램이 주는 혜택을 누릴 수 없다. 장거리 달리기는 지구력을 개선시키고 더 나은 운동선수가 되기 위한 가장 효율적인 방법이 아니다. 그뿐 아니라 특정 시점이 되면 더 많이 달리고 더 많이 사이클링을 하고 더 많이 수영을 하는 것으로는 몸에 불필요한 스트레스만 더할 뿐 아무 혜택도 없다. 그걸 하는 이유가 무엇인가? 더 빨라지기 위해서? 탄탄한 근육을 위해서? 체중 감량을 위해서? 심혈관계의 건강을 위해서?

이런 관점에서 LSD 모델은 본질적으로 결함이 있는데, 광범위한 목표를 충족시키지 못하기 때문이다. 그뿐만이 아니다. 느린 트레이닝을 계속하면 경기에서도 느리게 달리게 된다. 결과적으로 이 프로토콜은 스피드, 파워, 조정, 스트렝스, 민첩성 및 기동성을 길러주지 못한다. 추가로 LSD를 트레이닝의 바이블로 삼는 선수들은 근육량이 적고 동작 패턴이 좋지 못하며 선수생명이 짧은 경향이 있다. 리스크는 많고 얻을 것은 적은 모델이다.

인간은 1차원적 생명체가 아니다. 우리는 오랜 기간 동안 계속 훈련을 할 수 있지만. 동시에 들어올리고, 기어오르고, 빨리 달리고, 운반하고, 점프하도록 설계되었다. 인간의 진정한 본질을 표현하고 지구력 획득을 극대화시키기 위해서는 이들 다른 특성들을 반드시 모두 발달시켜야 한다. 앞에서 언급했듯이, 느리고 긴 훈련이 아예 쓸모 없다는 얘기를 하려는 게 아니다. 일부 훈련자들에겐 야외에서 장거리를 달리는 것이 일상으로부터의 탈출이다. 명상의 형태라고 할 수 있으며 건강을 유지하기 위해서도 필요하다. 더 나아가 당신이 마라톤을 위한 트레이닝을 하거나 긴 시간(2~3시간) 동안 페이스를 유지하는 것이 목표라면 장거리 달리기를 트레이닝 프로그램에 넣는 것은 나쁘지 않다. 사실 그건 크로스핏 엔듀런스 프로그램에도 포함되어 있다. 하지만 그 대가가 있다는 점을 명심해야 한다. 반복된 볼륨 트레이닝은 필연적으로 당신의 몸을 망가뜨릴 것이다. 당신의 잠재력을 인식하고 부상을 피하기 위해서는 몸이 트레이닝에 어떻게 적응하는지 살펴볼 필요가 있다.

모든 트레이닝 프로그램의 목표는 해당 스포츠의 요구사항을 충족할 수 있도록 에너지 생산 시스템을 개발하는 것이다. LSD 트레이닝 모델의 근본적인 약점은 하나의 에너지 생산 시스템(유산소)만을 목표로 한다는 것이다. 지구력 활동을 잘 수행하기 위해서는 하나뿐 아니라 모든 에너지 시스템을 훈련해야 한다. 그러나 그 이유를 설명하기 전에 이러한 경로가 어떻게 작동하는지 이해하는 것이 중요하다.

무산소와 유산소 에너지 시스템

무산소 에너지 시스템: 산소를 사용하지 않으면서 에너지를 위한 ATP를 형성하는 영양소의 신속하고 즉각적인 분해. 예) 리프팅, 100미터 달리기

포스파겐 시스템(ATP-CP): ATP 레벨을 빠르게 보충하기 위해 근육 세포는 크레아틴 인산염(CP)이라고 불리는 고에너지 인산염 화합물을 함유하고 있다. 인산염 그룹은 크레아틴 카이네이스(creatine kinase)라는 효소에 의해 크레아틴 인산염에서 제거되고 ATP를 형성하기 위해 아데노신 이인산염(ADP)으로 전달된다. 세포는 ATP를 ADP로 전환시키고, 포스파겐은 ADP를 신속하게 ATP로 바꾼다. 근육이 계속 일을 하면, 크레아틴 인산염의 수치는 감소하기 시작한다. 포스파겐 시스템은 작동 근육의 에너지 요구량을 높은 속도로 공급하지만, 그건 최대 10초까지만 가능하다. 이보다 더 길게 계속하면 몸은 에너지를 위한 ATP를 생성하기 위해 당분해(glycolytic), 젖산 또는 유산소 시스템을 사용해야 한다.

당분해 시스템: 당분해는 탄수화물(당 또는 포도당)이 산소를 사용하지 않고 ATP로 분해된 후 에너지로 전환되는 과정이다.

젖산 순환: 크레아틴 인산염이 없어지면 신체는 ATP에 포도당과 글리코겐을 저장한다. 이 과정은 여전히 무산소인데, 피루브산(포도당을 분해하는 데 사용되는 효소)을 분해하여 젖산을 생성하기에 충분한 산소가 없기 때문이다.. 그 다음에 젖산은 근육 세포와 혈액에 들어가고, 즉시 연료(ATP)로 분해되거나 글리코겐 생성에 사용된다.

유산소 시스템: 유산소 시스템은 탄수화물과 지방을 연료로 사용할 수 있다. 탄수화물을 사용하면 분자마다 36ATP가 생성된다. 베타 산화 또는 지방 산화는 이 양의 약 3배를 산출한다. 베타 산화는 에너지 시스템의 오버 드라이브라고 생각할 수 있다. 거기에 도달하는 데는 시간이 오래 걸리며, 일단 도달하면 몸은 긴 여행을 위해 적응한다. 예) 장기간 걷기, 달리기, 사이클, 수영

요약: 포스파겐 시스템은 CP를 사용하여 에너지를 ATP로 변환시킨다. 당분해 시스템은 포도당을 ATP로 전환시킨다. 젖산 순환 시스템은 젖산을 ATP로 분해하고, 베타 산화는 지방을 ATP로 분해한다.

이렇게 볼 수도 있다.

- 빠른 당분해는 탄수화물을 사용하며 젖산을 부산물로 생성한다.
- 느린 당분해는 탄수화물 또는 지방을 연료로 사용한다.
- LSD 패러다임의 주된 장애물 중 하나인 주요 에너지원으로 지방을 연소시키기 위해서는 더 긴 지속시간(이 시스템을 시작하기 위해 30분 이상이 소요)과 낮은 강도가 필요하다.

에너지 경로

어떤 동작을 수행하기 위해서는 신체에서 탄수화물, 지방 및 단백질과 같은 영양소를 사용하여 ATP(아데노신-인산염) 형태의 에너지를 생성해야 한다.

- **탄수화물**은 중간 강도에서 고강도까지의 운동(스프린트, 크로스핏 WOD)을 위한 연료를 제공한다.
- **지방**은 저강도 운동(걷기, 장거리 달리기)을 위한 연료를 제공한다.
- **단백질**도 연료로 사용할 수 있지만(단백질은 포도당 신생 과정을 통해 포도당으로 전환된다), 주로 신체 조직의 성장을 촉진하고 유지하며 도움을 준다.

간단히 말하면, ATP는 이러한 필수 영양소(탄수화물, 지방 및 단백질)를 사용 가능한 에너지로 전환시킨다. 인체는 ATP를 몇 초 이상 보관할 수 없기 때문에, 근육의 활동을 유지하기 위해 ATP를 지속적으로 만들어야 한다. 그러나 당신이 선택한 스포츠 종목에 집중하는 한, 당신은 스트렝스, 스피드 및 파워를 향상시키는 역도, 스프린트 등 2분 미만의 고강도(무산소) 훈련을 함으로써 ATP를 만들 수 있다. 또는 지구력을 향상시키는 저강도 훈련(걷기 또는 조깅)으로도 가능하다. 운동의 강도 및 기간에 따라서, 당신은 무산소 시스템이나 유산소 시스템, 또는 양쪽 모두를 활용할 수 있다.

스포츠에서 계속해서 발전하고 싶다면, 당신의 성능을 저해하기보다는 향상시키는 에너지 시스템을 개발해야 한다. 당신이 올림픽 역도 선수라고 가정해보자. 당신의 유일한 목표는 한 번의 폭발적인 움직임으로 바닥에서 무거운 무게를 들어 머리 위까지 올리는 것이다(클린 동작일 경우에는 어깨까지). 각 동작에는 몇 초 미만의 시간이 걸리기 때문에, 당신은 포스파겐 에너지 시스템을 선호하게 된다.

그렇다면 400미터 스프린트를 달리면 역도의 1회 최대 무게가 증가할까? 그렇지 않다! 기억하라. 당신은 좁은 매개 변수 내에서만 실제로 훈련을 한다. 즉, 에너지 요구량에 따라 포스파겐 시스템만을 사용해야 할 필요가 있다는 것을 기억하라. 다른 시스템을 사용하는 워크아웃을 하면 폭발적인 움직임을 수행하는 스포츠에 특화된 임무를 수행하는 능력이 저하된다. 특화된 트레이닝의 원리는 몸이 스트레스와 자극에 적응한다는 것이다. 따라서 스트렝스와 파워가 필요한 경우 긴 시간의 워크아웃을 트레이닝 프로그램에 추가하면, 올림픽 역도에서 금메달을 따는 건 포기해야 한다.

만약 당신의 목표가 장거리를 뛰고, 사이클을 타고, 긴 거리를 수영하는 것이라면, 장거리 트레이닝이 의미가 있다. 올바른 테크닉을 사용해서 달리거나 사이클을 타거나 수영을 하면 LSD 또는 유산소 트레이닝은 지구력을 효과적으로 향상시킨다. 하지만 하나의 에너지 경로만을 겨냥하는 올림픽 역도와는 달리 지구력 종목들은 무산소 및 유산소 에너지 시스템을 활용한다.

지구력은 느린 장거리 훈련만 가지고는 형성되지 않는다. 그것은 확장된 시간 동안 세포조직을 방전시키고 효율적인 자세를 유지하기 위한 능력이다. 유산소 시스템을 분리시킴으로써 당신은 스트렝스, 스피드 등 세포조직의 방전을 막는 데 필수적인, 다른 전형적인 속성의 발달을 무시하게 된다. 모든 사람은 볼륨, 강도, 무게와 무관하게 어느 시점이 되면(사람에 따라 속도의 차이는 있지만) 방전된다. 그 과정을 느리게 만드는 열쇠는 필요할 때 폭발시키는 능력을 유지하는 것이다. 달리기 경주 도중 앞선 주자와의 거리를 좁히려고 하는 경우일 수도 있고, 피니시 라인에서 전력질주하는 경우일 수도 있다. 그리고 가장 중요한 것은 피로해진 후에도 올바른 자세를 유지하는 것이다.

이것을 달성하는 유일한 방법은 1) 트레이닝 최전선에 스킬과 훈련을 놓아서 테크닉을 숙달하고 2) 크로스핏 또는 CFE의 형태로 고강도 워크아웃을 통합해 스트렝스, 스피드 및 파워를 발달시키고 3) 장거리 워크아웃의 형태로 유산소 시스템을 계속 트레이닝하는 것이다. 하지만 당신의 자세 또는 회복을 손상시키는 수준까지 해서는 안 된다.

기술적인 달리기

"피로 또는 피로에 대한
공포보다 더 선수를
망가뜨리는 것은 없다"

토니 블라우어(Tony Blauer),

BLAUER TACTICAL SYSTEMS, S.P.E.A.R
SYSTEM, & HIGH GEAR 대표이사 및 창립자

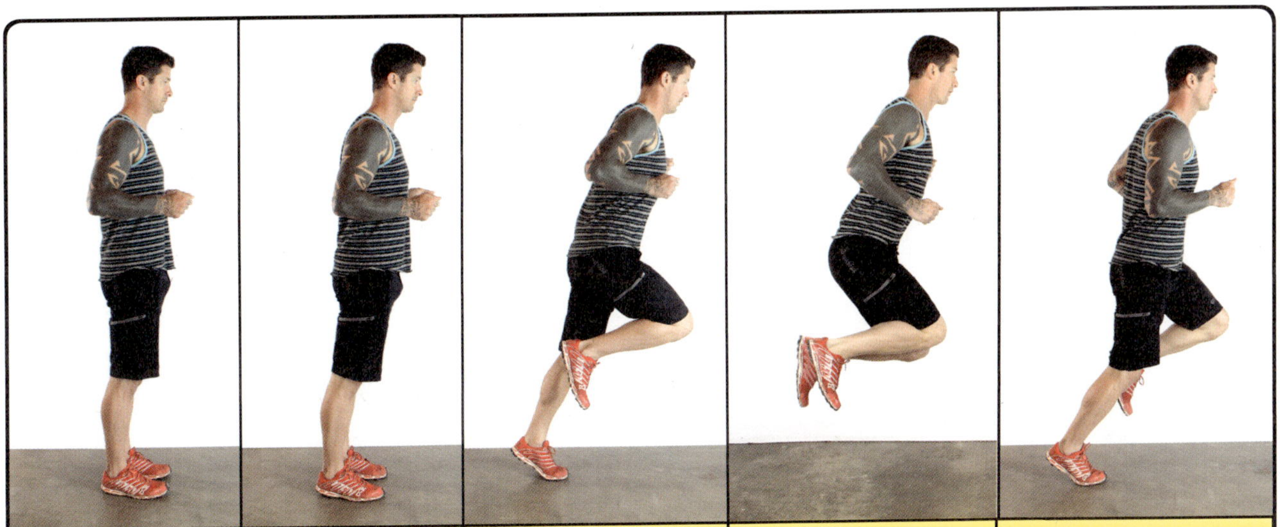

자세	상체 굽히기	당기기	시프트 지지	착지

땀흘리기와 달리기, 그것은 진화론적 경쟁에서 인간을 우위에 두게 했다. 장거리를 일정한 속도로 달리고 땀을 흘려 온도를 조절하는 우리의 능력은 우리 종의 생존에 결정적인 역할을 했다. 비록 인간은 느리고 약하며 이빨이나 발톱 같은 자연적인 무기가 없지만, 아프리카의 뜨거운 태양 아래에서 동물들이 지칠 때까지 추격해 사냥할 수 있었다. 포식자로부터 피할 때, 동물을 추적하고 사냥을 할 때, 신선한 먹이가 있는 새로운 곳으로 이동할 때, 이웃 마을에 메시지를 전달할 때, 스포츠의 형태로 게임을 할 때도 우리는 달렸다. 우리의 능력은 우리로 하여금 살아남을 뿐 아니라 번성하도록 했다. 인간이 달리도록 만들어졌다는 사실은 우리 종의 근본적인 진실과 연결되어 있다.

이제는 달리기가 인간의 생존에 필수적인 요소는 아니다. 하지만 우리의 몸이 달리도록 설계되어 있다는 사실은 변하지 않는다. 하지만 연구에 따르면 미국 내 440만 명의 달리기 선수 및 동호인 중 85%가 부상에 시달린다고 한다. 우리가 달리도록 설계되었다면 이 부상은 대체 왜 생긴 것일까?

잘못된 아이디어와 스스로의 성공으로 인한 희생양이 된 신발 산업에 대한 비난도 설득력이 있다. 하지만 신발이 문제의 본질은 아니다. 모든 달리기 관련 부상의 핵심은 메커니즘이다. 자연의 법칙에 따라 움직이는 대신, 우리는 몸을 법칙의 반대되는 방식으로 움직인다.

대부분의 사람들은 달리기가 자연스러운 본능이며, 따라서 훈련이 필요 없다고 생각한다. 결과적으로 선수들은 부적절한 기술이 부상의 이유라고 생각하는 경우가 드물다.

멕시코의 타라후마라(Tarahumara) 또는 이디오피아나 케냐의 고원에서 사는 사람들은 달리기가 보편화된 문화를 가진 사람들로, 이들은 자연스럽게 세뇌를 받는다. 우리 문화에서 달리기는 일상에서 차지하는 비중이 약하다. 교차로를 횡단하기 위해 달리는 이들이나 헬스클럽의 트레드밀에서 달리는 사람도 있지만, 이 정도다. 일반적인 사람들은 달리는 방법을 배워야 한다. 다행히도 인간이라는 종에게 아주 근본적이었던 이 기술을 아주 과학적으로 완벽하게 배울 수 있는 방법이 있다.

로마노프 박사가 개발한 포즈 메소드(The Pose Method)는 우리로 하여금 달리기를 다른 시각에서 보도록 해주었다. 광범위한 연구와 개인적인 실험을 통해서 로마노프 박사는 달리기 모델을 고안해냈다. 먼저 중력을 활용해 몸을 앞으로 나아가게 한다. 시프트 지지(shift support)를 한다. 그러고는 앞으로 움직이면서 발을 몸 바로 아래로 내린다. 몸이 앞으로 가면서 이 지지를 바꾸거나 한 포지션에서 다음 포지션으로 전환하는 것이 포즈 메소드의 기본이다.

로마노프 박사가 밝혀낸 이 달리기 메커니즘은 현재 세계적인 현상이다. 프로 선수들과 동호인들 모두 중력의 힘을 이용하는 이 달리기 테크닉을 받아들였다. 기(Chi) 러닝, 베어풋 러닝, 진화론적 러닝이라고 각기 다르게 부를 수는 있지만, 모두 달리기를 저절로 개발된 선천적인 본능이 아니라 인간의 정당한 능력으로 다루는 것이다.

나는 이 학설에 동의하고 로마노프 박사의 달리기 전략을 실행하지만, 운동선수와 코치로서의 내 진화는 포즈에서 끝나지 않았다. 나는 달리기를 위한 다양한 방법, 기술, 훈련 및 전략을 계속 실험해왔다. 다음 페이지에서는 기존의 달리기 지식을 살펴보면서 부상을 줄이는 데 도움이 될 뿐 아니라 잠재력을 최대한 발휘할 수 있는 자세를 기반으로 한 달리기 방법을 제시하겠다. 내 방식은 포즈 메소드 또는 기타 달리기 메커니즘과 크게 다르지 않다. 하지만 움직임을 구성하는 위치를 계층화하는 방식은 고유하다. 다시 말하면 내 의도는 바퀴를 재발명하는 것이 아니라 바퀴를 보다 효율적으로 회전시키는 것이다.

달리기 자세 체크리스트

달리기의 메커니즘을 탐구하기 전에 먼저 동작을 위한 자세를 잡는 방법을 반드시 이해해야 한다. 크로스핏샌프란시스코의 오너이며 스타렛 동작 및 모빌리티 메소드(Starrett Movement and Mobility Method)를 창시한 나의 좋은 친구 켈리 스타렛은 '자세가 파워다(Position is power)'라는 명언을 남겼다. 선수가 운동하기 전에 강한 자세를 취하는 것은 우리가 하는 모든 일의 핵심이다. 이를테면 구부러진 허리 자세로 데드리프트(몸을 숙여서 바벨을 잡고 들어올리는 파워리프팅 동작) 준비를 하는 경우는 없을 것이다. 왜냐하면 바닥에서 체중을 끌어당기면서 몸이 앞으로 움직일 수 있고, 파워가 손실되며 부상의 위험이 증가할 수 있기 때문이다. 그 대신에 몸통을 안정화시키고 몸을 탄탄하게 하며 데드리프트를 준비한다. 그러고는 그 자세의 본질을 유지하면서 무게를 바닥에서 들어올린다. 이렇게 하면 당신의 레버리지를 증가시켜 보다 적은 힘으로 무게를 들어올릴 수 있고, 부상 위험도 줄일 수 있다. 달리기도 마찬가지다. 구조적으로 약한 자세에서 달리기 준비를 하면 파워, 균형 및 안정성이 감소하면서 동작이 망가진다.

당신의 학습 곡선을 넓히고 가능한 가장 강한 자세를 취할 수 있도록, 달리기 자세 체크리스트를 준비했다. 달리기 전에 체크리스트의 각 단계를 확인해야 한다. 몸의 중심선이 안정되어 있는가? 체크하라. 중립 자세인가? 체크하라. 팔이 올바른 위치에 있나? 체크하라. 모든 것을 확인한 후에는 그 위치로 모션을 적용하는 다음 단계로 넘어갈 준비가 된 것이다.

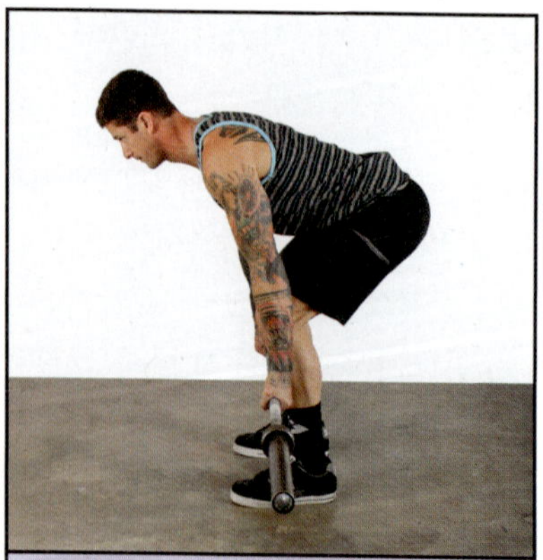

데드리프트 셋업

달리기 자세 체크리스트

- ☑ 중심선 안정화
- ☑ 머리 위치
- ☑ 팔의 위치

중심선 안정화

이 책에서 여러분은 '중심선 안정화(midline stabilization)'라는 단어를 계속 볼 것이다. 왜냐하면 모든 동작이 그것으로 시작해서 그것으로 끝나기 때문이다. 인간의 팔다리는 안정된 몸을 감싸도록 설계되었다. 그것은 우리가 한 위치에서 다른 위치로 부상 없이 이동하는 것을 가능하게 한다.

달리기는 안정된 몸 상태에서 앞으로 나아갈 수 있는 능력, 즉 한 위치에서 다른 위치로 떨어지는 것이다. 앞으로 나아갈 때 중심선이 안정화되지 않고 한쪽 발에서 다른 쪽 발로 몸무게가 옮겨지면, 몸에 전달되는 충격으로 인해 척추가 압박받고 구부러질 것이다. 이렇게 자세가 손상되면 팔다리에 추가 부담이 가해지고, 이로 인해 근육과 관절에 무리가 가거나 잘못 사용하는 결과로 이어질 수 있다. 결과적으로 당신은 더 느리게 움직이고 빨리 피로해지며 부상을 입게 된다.

이를 방지하려면 중립 자세(평평한 허리)를 취하고 복근을 활용해서 자세를 안정화시켜야 한다. 코어를 사용하지 않고 똑바로 서려고 하는 것은 실수다. 나는 어깨를 뒤로 당기고 가슴을 앞으로 움직여서 전방굴곡(굽은 등)을 교정하려고 시도하는 선수들을 본다. 그것은 구조적으로 약한, 지나친 확장으로 이어질 뿐이다.

가능한 효율적으로 달리고 착지할 때 몸에 가해지는 힘을 관리하기 위해서는, 등을 길고 평평하게 하려고 몸의 근육 조직을 활용할 뿐 아니라 엉덩이와 흉부의 자세를 어떻게 안정되게 해야 하는지에 대한 이해가 필요하다.

중립 자세 또는 평평한 허리 위치는 향후에 나오는 모든 기술에 대한 주요 설정이 된다. 이를 가르치기 위해 나는 할로우락(hollow rock) 운동을 자주 사용하겠다. 그 이유는 무게의 순서(단계별 설정)가 올바른 달리기 자세의 설정에서와 동일하기 때문이다. 먼저 허리를 펴고 둔근을 당기면서 엉덩이를 좋은 위치에 놓는다. 복근을 이용해 몸을 버티고 흉곽을 골반 앞으로 나오게 함으로써 척추를 편다. 그러고는 그 위치를 유지하기 위해 복근의 긴장을 증가시킨다. 할로우락 테스트는 빨리 움직이거나 무거운 무게를 들 때 중심선에서 중립 자세를 유지하는 데 필요한 긴장에 대한 전반적인 아이디어를 제공할 것이다.

중요: 당신의 코어 근육을 활용하는 정도는 상황의 강도에 달려 있다. 예를 들어 의자에 앉아 있거나 똑바로 서 있는 경우에는 안정된 자세를 유지하기 위해 15~20%의 긴장만 있으면 된다. 그러나 전속력으로 달리거나 무거운 무게를 백스쿼트할 때는 몸에 가해지는 힘에 맞추기 위해 그 강도를 증가시켜야 한다. 이 경우에는 80~100%의 수축이 필요할 수 있다.

할로우락(중심선 안정성 찾기)

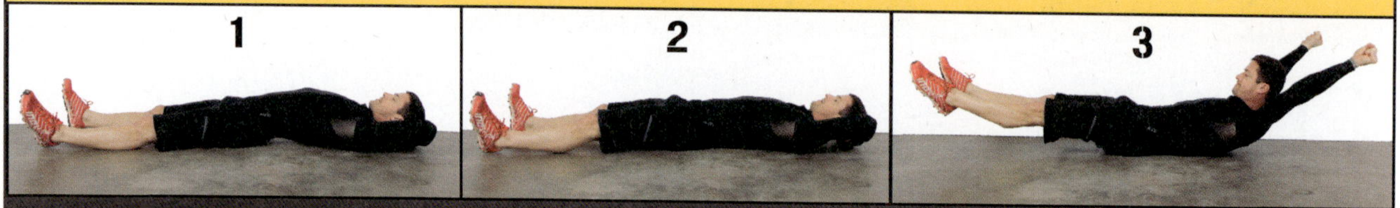

1. 할로우락을 하려면 몸의 긴장을 풀고 바닥에 눕는다. 사진을 자세히 보면 등이 굽어 있는 것이 보일 것이다. 이와 동일한 자세를 취하고 나를 똑바로 뒤집으면, 나는 과대확장 상태가 된다. 이는 망가진 위치다.

2. 안정된 자세를 취하기 위해 나는 배꼽을 척추 쪽으로 끌어당기면서 둔근을 사용하고 코어를 수축시킨다. 척추가 바닥에 평평하게 펴져 있다는 것을 확인하라. 이 자세는 똑바로 세우거나 의자에 앉아 있을 때 필요한 긴장 정도를 대략적으로 나타낸다. 이 자세는 똑바로 서거나 의자에 앉아 있을 때 필요한 긴장의 정도를 대략적으로 나타낸다. 코어는 15~20% 정도의 긴장을 가지고 있다. 상체를 안정화시키고 자세를 똑바로 유지하기에 충분한 정도다.

3. 할로우락 자세를 하기 위해서는 마치 크런치를 하듯이 다리를 들어올리고, 늑골을 당긴다. 그리고 팔을 머리 위로 뻗는다. 둔근을 사용해서 다리가 외부로 돌게 하고 어깨를 당기는 것을 보라. 제대로 할 경우, 이 자세를 유지하는 건 상당히 어렵다. 명심하라. 이 훈련의 목적은 몸에 힘을 가하기 전에 당신이 확보해야 하는 긴장의 수준을 파악하는 것이다. 그것이 달리기, 리프팅, 수영, 사이클인지는 무관하다. 또한 중립 자세를 위한 무게의 순서를 알려주기 위한 목적도 있다.

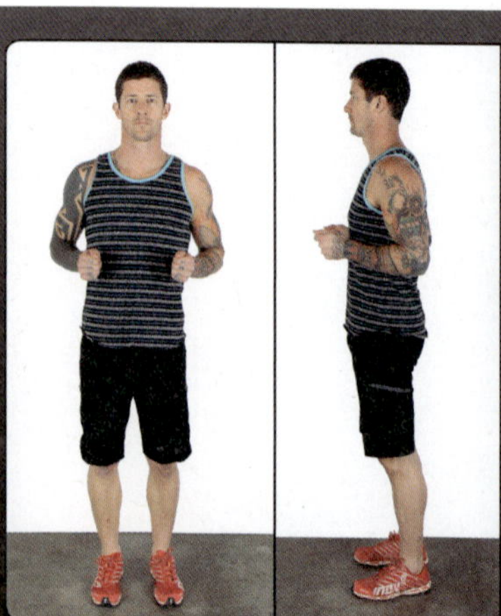

올바른 달리기 자세

1. 나는 둔근을 압박하고 코어를 사용해서 올바른 자세를 잡았다.

잘못된 중심선

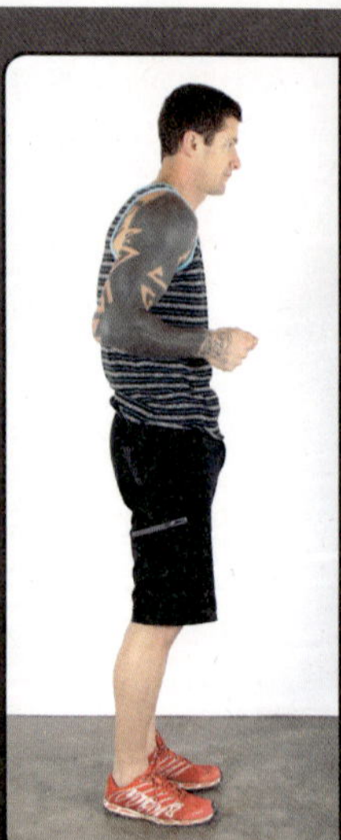

굴곡: 이건 굴곡이다. 중심선은 풀려 있으며 어깨는 앞으로 둥글게 말려 있다. 이러면 자세가 무너진다.

신전: 굴곡을 방지하기 위해 나는 가슴을 앞으로 내밀어서 확장 상태가 됐다. 등의 곡선을 보라. 이렇게 하면 파워와 효율성이 떨어질 뿐 아니라 부상 위험도 높아진다.

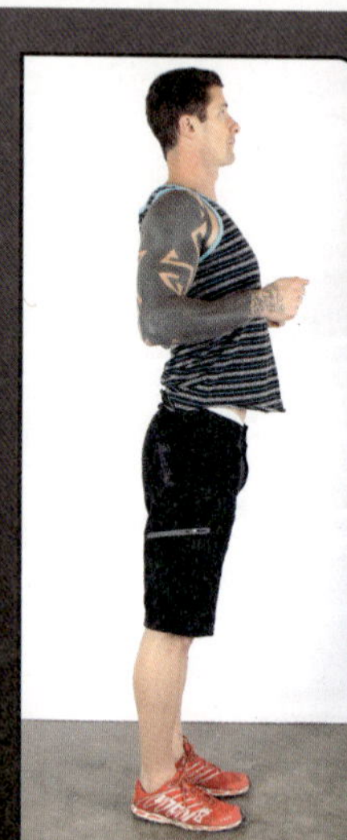

머리 위치

중심선과 둔근을 이용해 자세를 안정시키는 방법을 알아낸 후, 다음 단계는 중립적인 머리 위치를 설정하는 것이다. 사진을 보면 머리가 어깨 바로 위에 있으며 중심선 위 중앙에 있는 것을 확인할 수 있을 것이다. 머리가 완벽하게 균형 잡힌 상태에서, 나는 자세를 유지하면서 에너지를 거의 소모하지 않고 유지할 수 있다. 중립적인 머리 위치는 에너지를 덜 소모할 뿐 아니라 경추를 안정화시켜 달리기의 공격적인 단계에서 신체를 통해 전달되는 충격을 흡수하는 데 도움을 준다.

몸통과 머리의 선을 맞춘다는 개념은 간단해 보이지만, 많은 선수들이 여전히 머리를 위아래로 기울인다. 전자는 힘든 전력질주에서 흔히 발생하며, 후자는 선수가 달리면서 발을 내려다보거나 피로가 시작될 때 발생한다. 어느 경우에도 이 중립에서의 이탈은 경추에 추가적인 압력을 야기시켜서 몸통에 더 많은 스트레스를 가한다. 시간이 흐르면 중심선은 붕괴되고 도미노 효과로 계속 무너진다. 중심선의 안정성이 사라지면 메커니즘이 손상되고 피로가 생기며 부상 위험이 극적으로 증가한다. 중립 머리 위치에서의 이탈이 무너진 중심선 때문일 수 있다는 점을 명심해야 한다. 중심선이 무너지면 몸은 가능한 곳에서 안정을 찾기 때문이다.

중립적인 머리 위치를 만들려면 엄지손가락과 새끼손가락을 쇄골 위에 올려놓고 검지손가락을 들고 턱을 그 위에 놓는다(아래 '중립적 머리 위치 테스트' 참조).

중심선을 무너뜨리거나 목을 긴장시키고 뻣뻣하게 만들 수 있는 비대칭적 근육 하중을 피하려면, 달리는 동안 머리의 구부러짐, 늘어짐 또는 옆으로의 움직임을 제한해야 한다. 머리에서 움직이는 부분은 눈이 유일해야 한다.

중립적 머리 위치 테스트

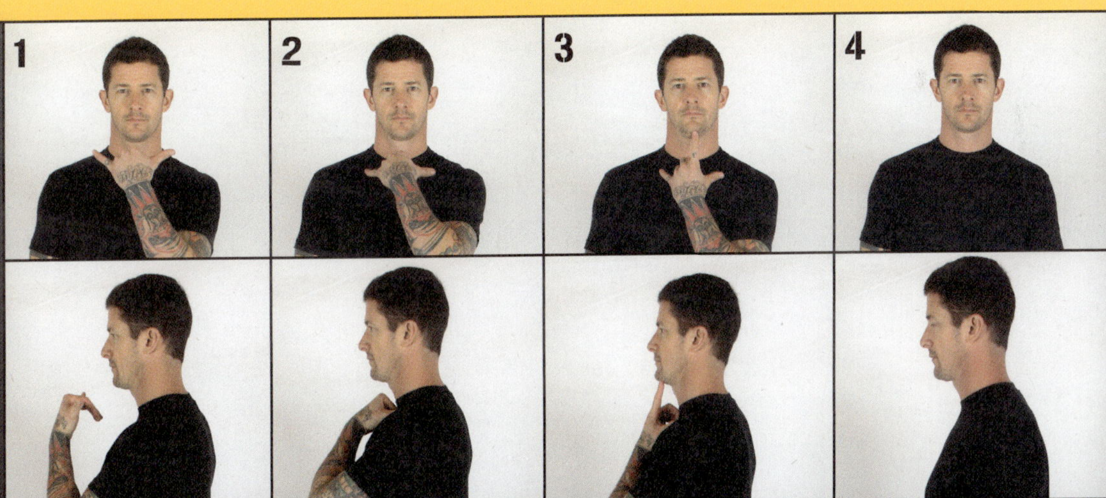

1. 중립적인 머리 위치를 찾기 위해서 나는 행루즈 사인(hang-loose sign)을 하면서 왼손을 가슴까지 들어올렸다.
2. 엄지손가락과 새끼손가락을 쇄골 위에 놓는다.
3. 집게손가락을 벌려서 턱을 그 위에 괸다. 이러면 머리는 올바른 중립 자세에 놓이게 된다.
4. 중립적인 머리 위치가 됐다. 내가 정면을 주시하고 있으며, 머리는 어깨 사이에서 중간에 위치했다는 점에 주목하라.

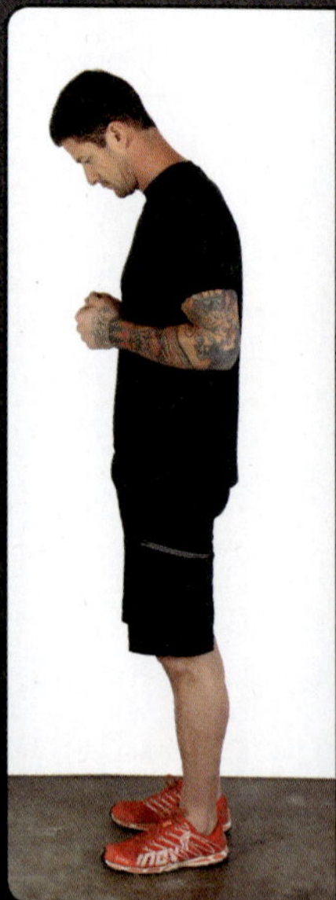

잘못된 머리 위치

목 굴곡: 머리가 아래로 기울어져 발밑을 응시하고 있다. 이것은 시각에 영향을 줄 뿐만 아니라 허리에 원치 않는 스트레스를 만들어내며 파워와 효율성을 감소시킨다.

목 확장: 머리가 위로 기울어져 하늘을 응시하고 있다. 이 자세는 허리에 원치 않는 스트레스를 만들고 코스를 보는 능력에 영향을 미치는 것 외에도, 척추 정렬에 문제가 생기면서 나의 중심선에 스트레스를 주며 자세를 왜곡시킨다.

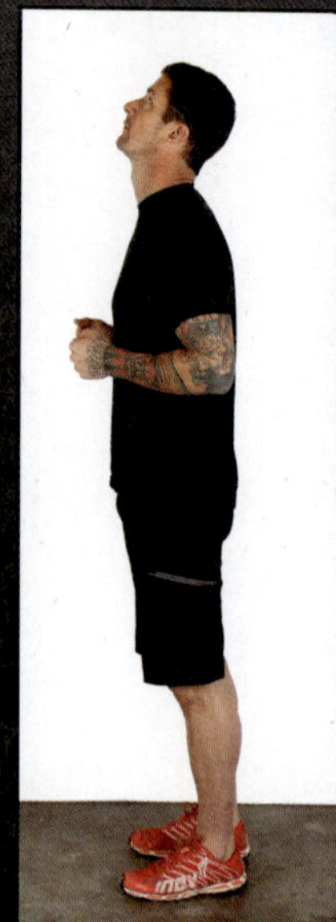

팔의 위치

중립 자세를 취하는 방법을 이해한 후 다음 단계는 팔을 올바른 위치에 두는 것이다. 이걸 위해서는 팔을 90도 이상 구부리고 어깨를 뒤로 당겨서 팔을 바깥쪽으로 돌려 엄지손가락이 하늘을 향하도록 한다. 그리고 엄지손가락과 검지손가락의 바깥쪽 관절 사이에 종이를 쥐고 있는 것처럼 손을 닫는다.

중요한 것은 가능한 한 편안한 상태로 있는 것이다. 달릴 때 팔은 힘을 쓰지 않지만 균형과 안정성을 제공한다. 예를 들어 오른발을 땅에서 들어올리면 왼쪽 팔이 앞으로 움직이면서 체중 이동-대측성 운동을 보완한다. 팔이 움직이는 거리는 당신이 달리는 속도에 달려 있다. 만약 당신이 단거리를 전력을 다해 달리면, 마라톤을 뛰는 경우에 비해 운동량을 만들고 더 높은 발당김 동작을 보상하기 위해 팔을 더 많이 움직여야 한다. 반면 마라톤의 경우 당신의 팔은 빠른 박자를 유지하기 위해 약간만 움직일 것이다.

달리기의 강도와 무관하게, 당신의 팔은 몸에 가까운 상태여야 하며 팔꿈치를 무리하게 흔들 필요는 없다. 달리면서 팔꿈치를 밖으로 내밀거나 좌우로 팔을 흔들면 에너지가 낭비될 뿐 아니라 추가 토크가 척추에 가해져 자세의 구조적 무결성이 손상된다. 팔의 위치와 관련된 또 다른 일반적인 실수는 어깨가 앞뒤로 움직이는 동작을 바꾸는 것이다. 이상적으로 보면, 어깨는 사각형 상태에서 고정되어 있어야 한다. 당신이 몸을 돌리면 코어가 풀리거나 당신의 발이 반대쪽 엉덩이 앞에서 교차한다. 이렇게 되면 당신은 어깨를 비틀어서 체중의 균형을 맞춰야 한다. 이 문제를 해결하려면 몸통의 안정성을 재검토하고 잠시 후에 설명할 적절한 작동 메커니즘을 배워야 한다. 지금은 체크리스트를 숙달하는 것이 필수적이다. 코어가 안정적이지 못하면 중립 자세를 만들 수 없거나, 팔이 올바른 위치에 있지 못하게 되므로 뭘 가르쳐도 소용이 없다.

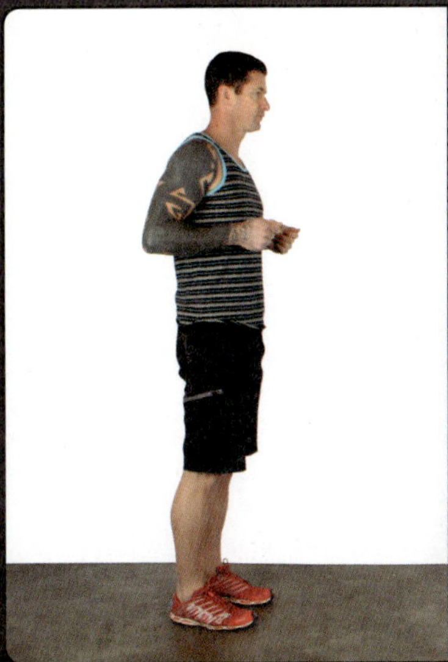

팔의 위치
(상체 메커니즘)

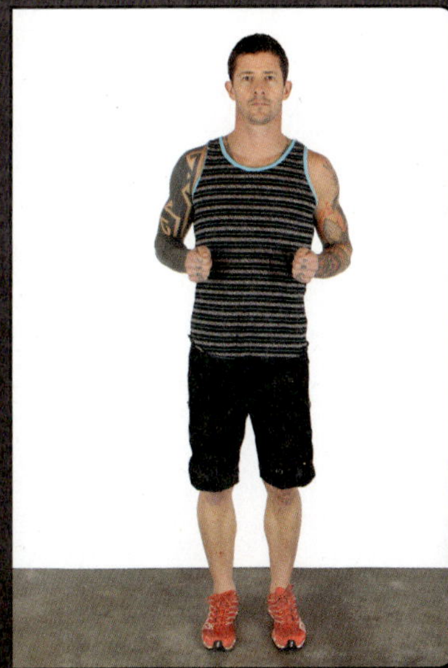

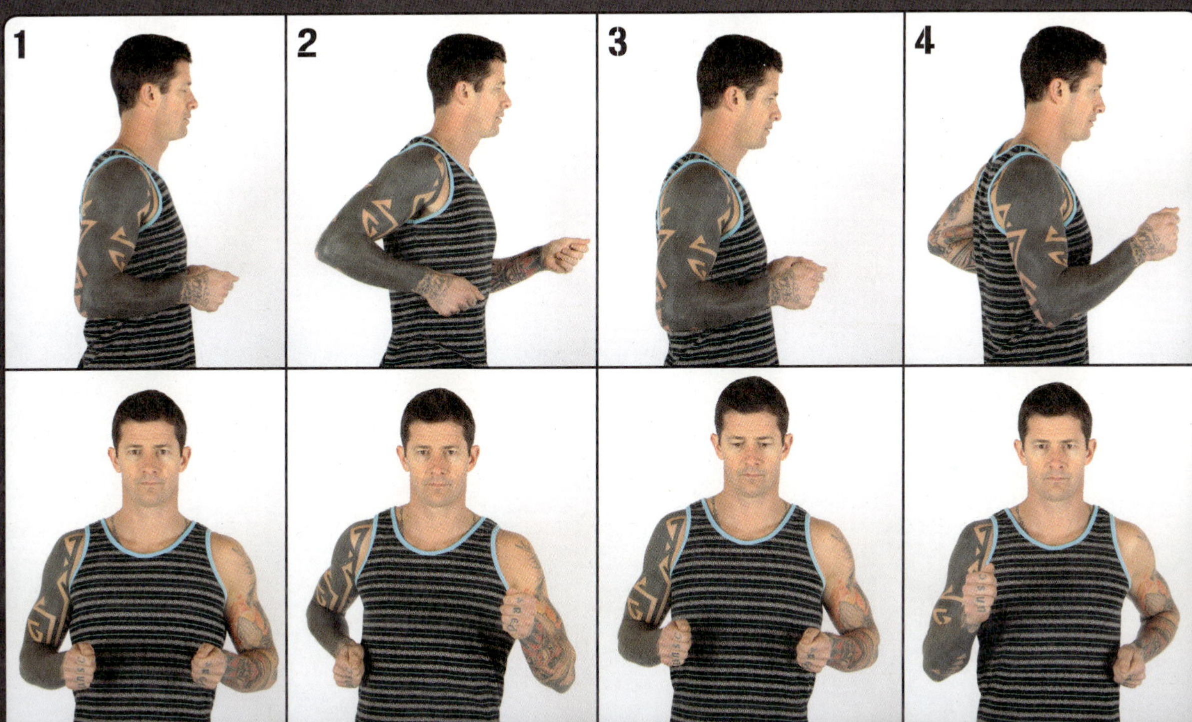

1. 올바른 팔 자세를 취하기 위해 팔을 90도 정도 구부리고 어깨를 뒤로 당겨서(어깨뼈를 서로 잡아당김) 팔을 외부로 돌려 엄지손가락을 위쪽으로 향하게 하고 마치 엄지손가락과 검지손가락 사이에 종이를 넣은 듯한 부드러운 주먹을 만든다. 여기서 팔이 몸에 꼭 붙어 있어야 하며 중심선이 안정되어야 하고 머리는 중립적인 위치에 있어야 한다.
2. 팔을 편안하게 한 채로(자세를 유지할 정도의 긴장 상태만 있으면 됨) 마치 오른쪽 다리로 착지하듯이 오른쪽 팔꿈치를 당기고 왼쪽 팔을 앞으로 흔든다. 어깨가 정사각형을 유지하고 뒤로 당겨야 한다는 점에 유의하라. 어깨의 내부 회전을 방지하거나 어깨가 앞으로 굴러가지 않도록 하려면, 팔꿈치를 몸에 단단히 고정시키고 엄지손가락이 하늘을 향하도록 해야 한다.
3. 마치 지지대를 바꾸듯이 중립적인 달리기 자세로 잠시 돌아간다.
4. 왼쪽 팔꿈치를 뒤로 당기고 왼쪽 다리로 착륙하는 것처럼 오른팔을 앞으로 흔든다.

달리기의 6대 요소

올바른 달리기 메커니즘에는 6가지 핵심 요소가 있다. 각 카테고리의 세부사항으로 가기 전에 여기서 실행과 관련된 각 요소를 요약했다. 동작의 효율성(economy of motion)에 영향을 미치는 자연 법칙이 존재한다. 이 법칙을 준수하고, 법칙을 거스르기 보다는 그에 순응한다면 달리기 효율을 개선시키는 데 있어서 엄청난 성과를 거둘 것이다. 다음 개념의 더 상세한 분석을 위해서는 로마노프 박사의 『포즈 메소드 오브 러닝(Pose Method of Running)』 또는 『포즈 메소드 오브 트라이애슬론 테크닉(Pose Method of Triathlon Techniques)』을 읽으면 된다.

1 중력

중력은 모든 사람과 모든 것에 같은 방식으로 영향을 준다. 중력에 관한 한 누구도 특별하거나 독특하지 않다. 운동선수는 적절한 달리기 메커니즘을 통해 이 자연적인 가속력을 활용할 수 있다. 지면을 밀고 전진 운동을 하기 위해 근력을 사용하는 대신 일반적인 무게중심을 지지대 위로 이동시키면(예: 낙하), 전진 동작을 시작하고 유지하는 데 중력을 사용할 수 있다.

2 지면 반력

지면 반력은 달리기에서 치는 단계에 해당한다. 예를 들어 일반적인 무게중심에서 앞꿈치로 착지를 하면 충격을 최소화하고 추진력을 높일 수 있다. 이로 인해 몸을 기울이는 자세를 유지하면서 앞으로 향하는 움직임을 계속 하게 된다. 그러나 다리를 몸 앞에서 펴 뒤꿈치로 착지하고 필요한 것보다 많은 힘을 생성하게 된다. 그리고 앞으로 계속 나아가기 위해서는 몸을 땅바닥으로 밀어야 한다. 전자는 근육의 활성화를 줄이고 불필요한 충격으로부터 몸을 보호해준다. 반면 후자는 신체에 더 많은 충격을 주며, 앞으로 나아가기 위해 더 많은 근력을 요구하게 된다.

3 근육탄력성

근육탄력성은 힘이 가해졌을 때 늘어나거나 줄어드는 근육의 힘으로, 그 힘이 풀리면 자연 상태로 되돌아간다. 줄넘기는 작동하는 근육탄력성의 근본적인 사례다. 몸을 공중으로 띄워야 하고, 착지할 때는 체중을 흡수하기 위해 앞꿈치로 내려와야 한다. 뒤꿈치로 착지하면서 줄넘기를 한다고 상상해보라. 그건 불가능하다. 몸 어느 곳에 비해서도 무릎 아래 부위, 특히 발에 근육탄력성이 풍부하다. 종아리에 있는 아킬레스건과 인근의 모든 복잡한 근육, 인대 및 힘줄은 신체에 가해지는 충격을 흡수하는 데 도움을 준다.

4 근육 수축

근육 수축과 근육 탄력은 서로 연결되어 작동한다. 근육의 탄력성이 높을수록 근육 수축은 줄어든다. 예를 들어 달릴 때 앞꿈치로 착지하고 뒤꿈치가 땅에 가볍게 닿을 수 있다면, 근육 탄력이 근육 수축을 감소시켜서 충격을 완화시킨다. 하지만 뒤꿈치로 먼저 착지하고서 발의 앞꿈치를 굴리면, 발 근육에 가해지는 충격이 완화되지 않기 때문에 근육탄력성이 제거된다. 이 경우에는 발목, 무릎 및 골반에 더 많은 충격을 전달할 뿐 아니라 동작을 수행하는 데 있어서 더 많은 근육을 사용하게 된다.

5 토크

무게중심이 지지 기반을 초과하면 토크가 생성된다. 얼굴부터 넘어지고 싶지 않다면 당신은 앞으로 계속 움직여야 한다. 예를 들어 야구 방망이를 손바닥에 얹으면 손이 떨어지지 않도록 손을 방망이의 무게중심 아래에 두어야 한다. 대상물에 적용되는 가속력이 토크다. 즉, 바닥에 토크를 생성해서 배트 상단에 생성되는 토크를 보상해야 한다. 인체도 같은 방식으로 작동한다. 우리가 달리기 위해 앞으로 나아갈 때, 우리는 상단에 토크를 생성한다. 땅에 떨어지는 것을 막기 위해 우리는 한 발에서 다른 발로 이동하는 사이클에 의해 제공되는 발의 가속력을 적용하여 몸의 평형을 유지해야 한다. 발을 번갈아가며 생성되는 가속(또는 감속)은 몸에 적용하는 토크다.

6 추진력

정지 상태에서 시속 60마일로 가속해야 하는 자동차를 생각해보자. 가속하는 동안 RPM은 증가하고, 차의 스피드를 끌어올리려면 추가 연료가 필요하다. 일단 그 차가 시간당 60마일에 도달하면, 더 높은 기어로 변속되고 RPM은 떨어지며 가속하는 동안보다 적은 연료를 사용해서 그 속도를 유지할 수 있다. 그 추진력이 차를 계속 움직이는 데 도움이 된다. 달리기, 사이클 및 수영에서도 마찬가지 원리가 적용된다. 일단 움직이고 있으면 페이스를 유지하기가 쉽다. 몸의 추진력을 활용할 수 있기 때문이다.

올바른 달리기 메커니즘

전통적인 달리기 관련 지혜에 따르면, 우리는 긴 보폭으로 땅을 밀고, 무릎을 들어올리고, 몸 앞에서 발을 땅에 대고, 뒤꿈치로 땅을 딛으면서, 발바닥이 앞쪽부터 뒤꿈치까지 땅에 닫는 과정을 반복해야 한다. 엘리트 지구력 종목 선수들 사이에서조차 흔하게 볼 수 있는 이 달리기 모델은 매우 비효율적이다. 중력에 거슬러서 움직이는 것 외에도 근육 수축을 높이고 근육의 탄력을 제거하고 토크를 줄이며 매 단계마다 몸의 기세를 멈춘다. 느린 속도로 짧은 거리를 달리는 이 방식이 몸에 해로운 영향을 미치지는 않는다. 해를 끼칠 만큼 충분한 볼륨은 아니다. 하지만 고강도 트레이닝과 장거리 달리기에 추가해서 이것을 한다면 문제가 생길 것이다.

효율적으로 달리면서 부상의 위험을 줄이려면 중력을 활용하고 토크를 극대화시켜서 추진력을 유지하고 근육의 수축을 줄이기 위해 근육탄력성을 사용해야 한다. 요약하자면, 자연의 힘을 활용해 달리는 방법을 배우는 것이 중요하다.

전진 동작

앞으로 움직이려고 할 때 가장 먼저 하는 일은 무엇일까? 대부분의 사람들은 한 발로 땅을 밀면서 다른 발을 앞쪽으로 내딛는다. 이렇게 하면 움직일 수는 있지만, 움직일 때마다 중력과의 싸움을 해야 한다. 추진력을 얻기 위해 자신의 에너지를 사용해야 하는 것이다. 불필요한 에너지를 쓸 뿐 아니라, 이는 우리의 우선적 목표인 '자연의 힘을 최대한 사용하는 것'에 정면으로 위배된다.

앞으로 움직이는 훨씬 나은 방법은 당신의 지지대 기반 위로 무게중심을 단순히 전환시키는 것이다. 이렇게 하면 중력의 힘이 당신을 앞으로 밀어준다.

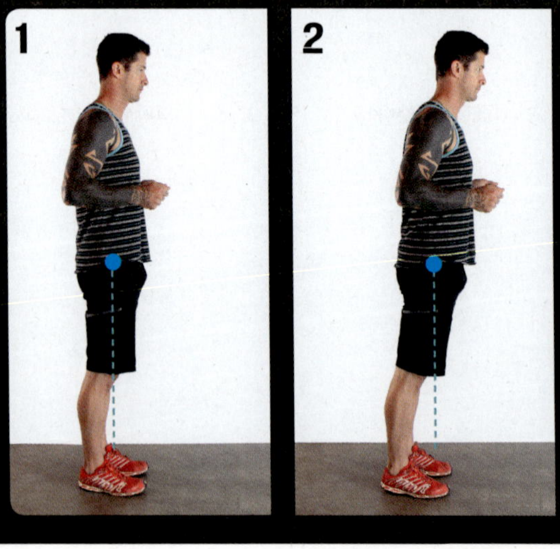

앞으로 몸 기울이기 테스트

1. 올바른 자세를 취한다.
2. 자세를 그대로 유지하면서, 지지하는 시점에서 앞으로 몸을 움직이고 엉덩이를 발 위에 위치시킨다.

이 개념을 이해하려면 잠시 시간을 내서 이 테스트를 해보기 바란다. 앞서 보여준 적절한 자세를 취한 다음, 숲에서 쓰러지는 나무처럼 엉덩이부터 앞으로 몸을 숙인다(앞으로 몸 기울이기 테스트 참조). 지지점(발목)을 구부리고 엉덩이를 구부리지 않도록 하라.

어떻게 됐는가?

얼굴부터 넘어지는 것을 막기 위해 주로 사용하는 발을 앞으로 내딛었다면, 당신은 중력을 이용해 가속한 것이다. 땅을 밀어내지도 않고 에너지를 사용하지도 않았다. 이 경우 자연이 당신을 위해 일해준 셈이다.

전진 동작 유지

방금 경험했듯이, 전방 이동은 앞으로 넘어지는 도중에 균형을 잃는 것이다. 땅을 밀어내고 앞으로 가는 동작을 위해 에너지를 사용하는 대신에, 당신은 앞으로 몸을 기울이면서 넘어지는 것을 막기 위해 발을 사용했다. 전진 동작 유지에 필요한 추진력을 유지하려면, 발을 바꾸고 무게중심 아래에 착지해야 한다.

완벽하게 평평한 표면 위에 완전히 팽창한 공이 놓인 모습을 상상해도 좋다, 무게중심이 그 중앙에 있다면 땅과 닿는 부분은 무게중심 바로 아래가 된다. 공을 밀어서 강제로 움직이지 않으면 같은 위치에 고정된 채로 있을 것이다.

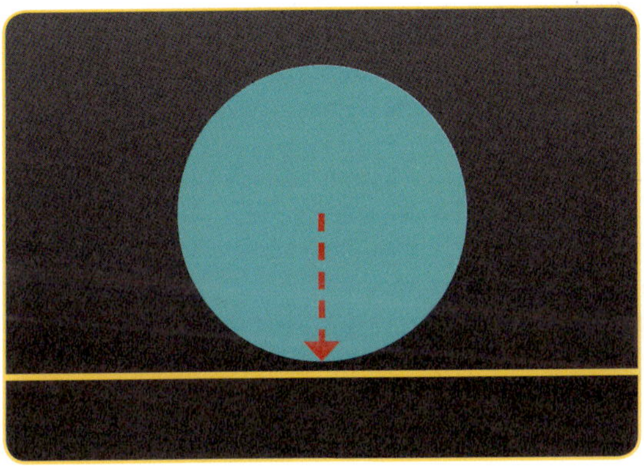

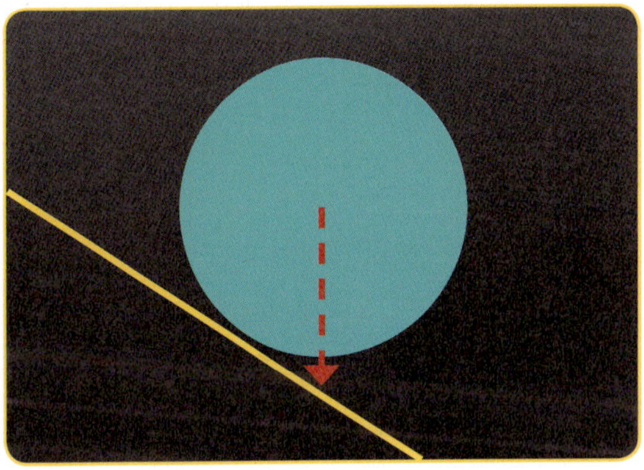

이제 완전히 팽창된, 똑같은 공을 잡아서 약간 아래쪽으로 기울인다. 볼의 무게중심은 여전히 가운데 있지만 바닥과의 접촉점은 무게중심보다 약간 뒤쪽에 있다. 무게중심이 공의 지지대 앞쪽에 있기 때문에 중력의 힘에 의해 내려간다. 중력의 힘이 아닌 다른 외부의 힘은 볼을 굴리는 데 필요하지 않다.

달리기에서의 전진 동작은 완전히 팽창한 공과 유사하다. 지지대를 지나쳐서 엉덩이를 움직이면 중력에 의해 앞으로 나아갈 수 있다. 땅으로 넘어지는 것을 막고 추진력을 유지하기 위해서는 발을 바꾸고 지지하는 발을 무게중심 아래에 두어 계속 전진하도록 해야 한다. 이렇게 생각하면 된다. 당신의 몸은 완전히 팽창한 볼과 같고, 당신이 넘어지는 동작이 경사면이다. 경사가 가파를수록 공은 빠르게 굴러간다. 달리기의 경우에도 마찬가지다. 더 멀리 넘어질수록 무게중심을 유지하기 위해 발을 더 빨리 움직여야 하고, 더 빠른 속도로 달리게 되는 것이다.

아직도 이 개념을 이해하기 어렵다면, 야구배트나 빗자루처럼 완전히 일직선 형태를 가진 물건을 찾아 손바닥 안에서 균형을 잡아보라. 완전히 균형을 잡은 채로 유지할 수 있다면 평형점이 유지될 것이다. 하지만 그것이 한쪽으로 저절로 쏠린다면 당신은 그것이 떨어지지 않도록 손을 써야 할 것이다. 떨어지는 정도가 강하면 당신의 손도 그만큼 빨리 움직여야 한다. 이 간단한 테스트는 달리기를 할 때 당신이 앞으로 나아가는 경우와 유사하다. 앞으로 쓰러지는 정도에 따라서 발을 움직여야 하는 속도가 달라지기 때문이다.

전진 동작 중단(잘못된 동작)

쓰러지는 메커니즘과 관련해서 잘못된 동작들이 있다. 대표적으로는 엉덩이 자세가 무너지거나 가슴이 먼저 나가거나 발이 몸 앞쪽에서 착지하는 것이다. 앞의 두 가지 동작 및 관련된 자세는 체크리스트와 쓰러지기 메커니즘을 보고서 수정해야 한다. 하지만 세 번째는 일반적으로 자연에서 지각적이다. 앞으로 움직인다는 의미에서 넘어지는 것은 대부분의 성인들에게는 본능적이지 않다. 자연스럽게 숨을 쉬고 걷고 달리는 것으로 보이는 아이들과 달리, 어른들은 타고난 동작 패턴의 메커니즘을 바꾼다. 길고 부드러운 복식호흡 대신에 흉식호흡으로 짧고 고르지 못한 호흡을 시작한다. 똑바로 걷지 않고 오리처럼 팔자걸음을 걷는다. 또한 안정된 몸을 앞으로 기울이면서 중력을 활용하지 못하고, 발로 땅을 밀고 발뒤꿈치로 착지한다.

이 동작 패턴을 역설계하기 위해서는 동작 스킬을 훈련하는 데 충분한 시간을 투자해야 한다. 달리기의 경우에는 발을 몸 아래에 위치시키면서 마치 다리가 골반 아래 상상의 바퀴 주위를 돌고 있는 것처럼 지지대를 바꾸는 것을 의미한다. 무게중심 앞에서 벗어나는 순간, 당신은 앞으로 넘어지는 동작을 멈추고 느려진다. 계속 전진 동작을 하려면 당신은 속도를 재가속시켜야 하는데, 이는 발을 땅바닥에 내딛어야만 가능하다. 이것은 차를 시속 60마일까지 가속시켰다가 급브레이크를 밟아서 속도를 늦춘 다음 이 과정을 계속 반복하는 것과 마찬가지다. 엄청난 양의 연료를 소모할 뿐 아니라 차의 엔진이 마모된다. 이 경우 인간의 몸도 에너지를 소모하고 몸을 망가뜨린다는 점에서는 자동차와 유사한 결과가 될 것이다. 그건 비싸고 잔인한 과정이다. 만약 당신이 공이라면 바람이 빠진 채 울퉁불퉁한 표면을 굴러가게 될 것이다. 당신의 무게중심은 여전히 중앙에 있지만 바닥과 닿는 부분은 앞쪽에 있다. 결국 구르는 추진력은 감소하게 된다.

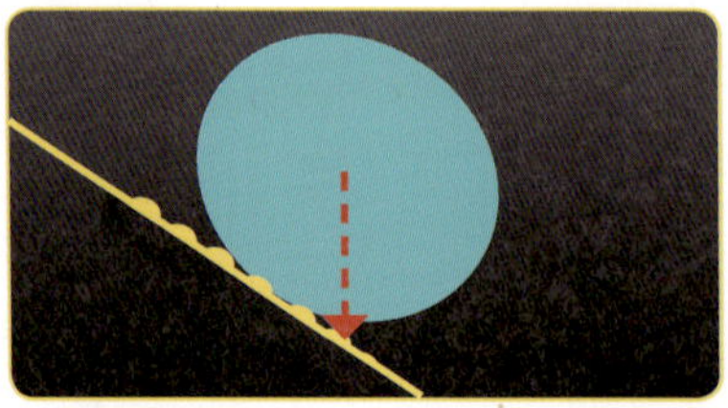

넘어지는 것의 인식

달리기의 실제 실행과 마찬가지로, 넘어지는 것에 대한 두려움은 타고난 것이다. 그래서 우리는 서로 대립하는 두 가지 본능을 가지고 있다. 걷는 방법을 배울 때는 넘어지는 것에 대한 두려움으로 인해 전진 동작을 멈추지 않는다. 안정성 부족으로 인해 계속 움직이기 때문이다. 바닥에 넘어지는 것은 학습 과정의 일부일 뿐이다. 하지만 나이가 들수록 넘어지는 것을 피하고 싫어하게 된다. 넘어지는 것은 잠재적으로 해로운 동작이라고 인식하게 되므로, 넘어져서 바닥에 부딪치는 충돌 방지를 위해 본능적으로 몸 앞에서 나간다. 하지만 넘어지는 것을 좋아하게 될수록 올바른 달리기 메커니즘을 빨리 배우게 된다.

그렇다면 넘어지는 것에 대한 두려움을 극복하고 본능적인 반응을 역설계해서 학습 곡선을 가속화하는 방법은 무엇일까?

아주 간단하다. 자전거를 타는 방법을 처음 배운 시기를 기억하는가? 대부분의 사람들은 훈련용 바퀴를 이용해서 자신감을 얻고 균형과 조정 능력을 개선시킨다. 무리 없이 탈 수 있게 되면 훈련용 바퀴를 버리고 바퀴 두 개로 탄다. 초반에는 실패가 예정되어 있지만 몸을 안정시키는 방법을 금방 배우고 똑바로 가기 위한 전진 추진력을 사용할 것이다. 시간이 지나면서 점점 더 실력이 좋아지고, 머지않아 코너링이 가능해지며 언덕에서 빠르게 내려올 수도 있게 되고 좌석에서 뛰어내리는 능력도 가지게 된다.

달리기도 비슷하다. 두려움을 없애 기술을 개발할 수 있도록 많은 연습이 필요하다. 다시 말하면 만약 당신이 넘어지는 것에 생소하다면 당신은 벽을 향해 넘어지는 훈련을 하면서 자전거에서의 훈련용 바퀴와 같은 효과를 볼 수도 있다. 일단 안정된 몸으로 앞으로 넘어질 수 있게 되면, 벽에서 떨어져 무게중심 아래에서 발을 바꿔 넘어지는 연습을 하라. 자전거에서 훈련용 바퀴를 처음 제거했을 때처럼 실수를 저지를 수도 있다. 그러나 적절한 메커니즘을 배우고 테크닉을 연마하면 더 이상 넘어지는 데 대한 공포에 지배되지는 않을 것이다. 넘어지는 행위가 효율적인 동작을 위한 유용한 도구가 될 것이다.

벽을 이용한 훈련

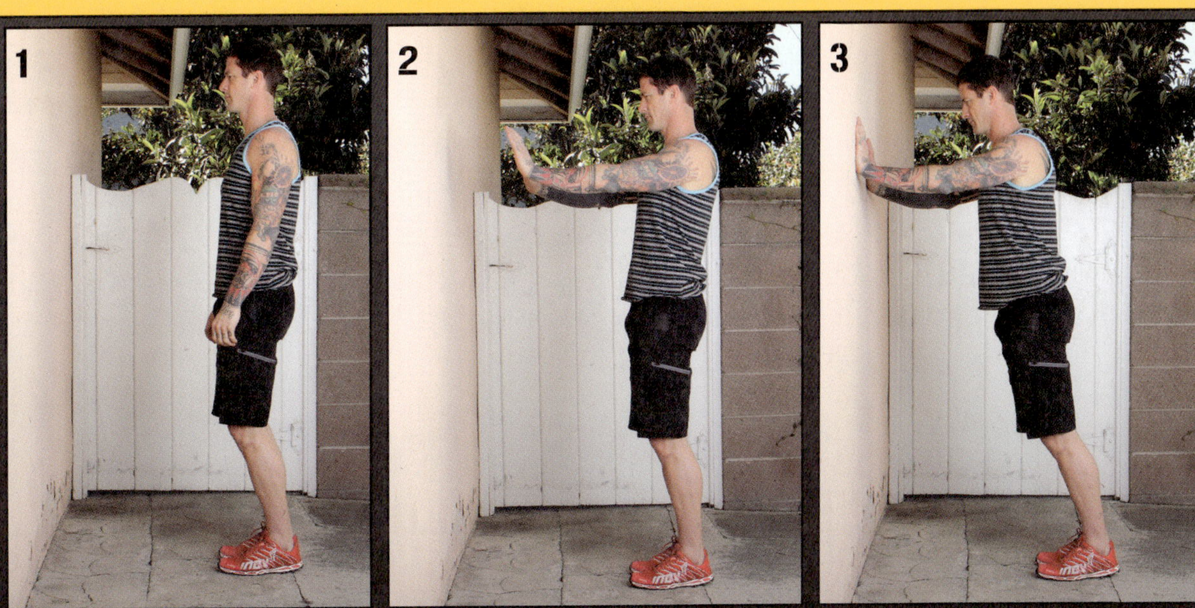

1. 달리기 스탠스를 취하고 있다.
2. 앞으로 직접 팔을 뻗는다.
3. 손이 벽에 부딪힐 때까지 조심스럽게 지지 지점에서 앞으로 떨어진다.

당기기 메커니즘, 지지대 전환 및 착지

- **당기기 메커니즘:** 땅에서 발을 떼는 동작
- **지지대 전환:** 한쪽 발에서 다른 발로의 전환
- **착지:** 발이 땅에 닿는 방식, 또는 숨을 돌리는 것

이제 동작이 생성되고 유지되는 방법을 이해했으므로, 올바른 테크닉을 살펴보고 효과적으로 달릴 수 없게 만드는 몇 가지 요인을 살펴보겠다. 명심하라. 전진 동작을 유지하기 위한 능력은 안정된 몸으로 앞을 향해 넘어지는 능력뿐 아니라 올바르게 당기고 지지대를 전환하고 착지하는 능력을 전제로 한다.

발 당기기

발 당기기를 제대로 수행하려면 중립적인 발 위치를 유지하면서 햄스트링의 힘을 사용하여 엉덩이 쪽으로 발뒤꿈치를 당겨야 한다. 그림 A를 보면 발이 반대쪽 다리와 일치하며 골반 아래(무게중심) 중앙에 위치한다는 것을 볼 수 있다. 피해야 할 것은 발등 굽힘(그림 B), 무릎 들기(그림 C), 다리를 몸 뒤로 빼기(그림 D)이다. 발을 굽히면 지지대에 긴장을 생성해서 앞꿈치로 착지하는 것을 방해한다. 무릎을 가슴까지 들어올리면 엉덩이굴곡근과 대퇴사두근을 사용하게 되며, 둔근과 햄스트링은 작동하지 않는다. 이러면 무릎과 엉덩이에 무리가 갈 뿐 아니라 발이 무게중심 앞으로 오게 된다. 또한 다리를 몸 뒤로 움직이면 다리가 미끄러져서 다리를 무게중심 아래로 당기는 것이 어렵다. 이는 필요한 것보다 더 많은 에너지를 쓰고 부상에 대한 위험성을 크게 높인다. 이런 일반적인 실수를 피하려면, 햄스트링의 힘을 이용해서 뒤꿈치를 엉덩이 쪽으로 당겨라. 간단히 말하면, 발을 몸 뒤에 두지 말아야 한다. 에너지를 절약하는 것 외에도 무게중심 아래에 발을 직접 착지시켜서 넘어지는 것을 쉽게 잡을 수 있다.

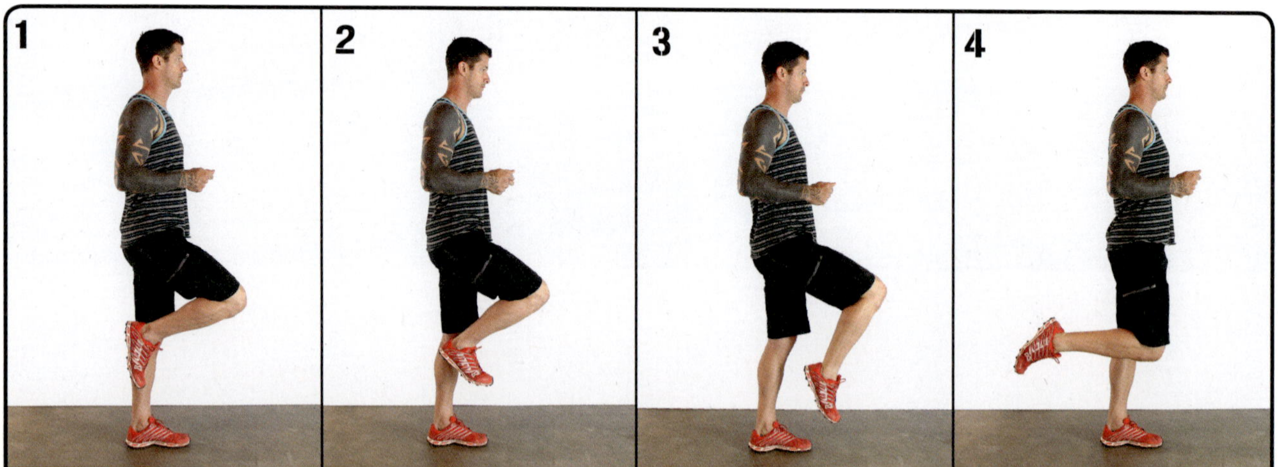

A: 올바른 발 당기기	B: 발등 굽힘	C: 무릎 들기	D: 다리를 몸 뒤로 빼기
정확	잘못된 당기기	잘못된 당기기	잘못된 당기기

1. 올바른 발 당기기를 위해서는 허벅지의 힘을 사용해서 오른쪽 다리를 땅에서 똑바로 들어올린다. 오른쪽 다리가 편안한 상태이며 왼쪽 다리와 일치한다는 것을 알 수 있다.
2. 이것이 발등 굽힘 상태로, 잘못된 동작이다. 나는 발목을 이용하여 오른발을 땅바닥으로 당길 수 있었지만, 발을 편안하게 유지하는 대신 정강이 근육을 사용해 위로 구부렸다.
3. 엉덩이굴곡근을 사용하여 무릎을 가슴 쪽으로 당겼다. 이제 발은 무게중심 앞에 있으며, 몸 앞에 착지할 가능성이 높아진다.
4. 지지하는 발로 바닥을 밀 경우 발생하는 일반적인 실수를 보여주고 있다. 오른쪽 발이 몸 뒤에서 따라오고 있는 것을 확인하라. 이는 부상을 당하기 쉽게 만들 뿐 아니라 앞으로 계속 움직일 때 발을 무게중심 아래에 놓기 어렵게 만든다.

속도에 따라 변하는 당기기 메커니즘

앞서 언급했듯이, 넘어지는 각도가 움직이는 속도를 결정한다. 또한 넘어지는 동작이 발을 당기는 높이를 좌우한다(잠시 후에 배우겠지만, 착지하는 방식도 이것에 의해 좌우된다). 예를 들어 만약 당신이 마라톤을 뛸 경우라면 발을 약간만 당기면 된다. 당신의 몸상태에 따라 발목에서 종아리까지 또는 발목에서 무릎까지 정도면 된다. 하지만 만약 당신이 몸을 17도 이상 기울이는 전력질주를 한다면 발뒤꿈치를 엉덩이까지 끌어올려야 한다. 발을 무게중심 아래에 빠르게 가져다놓는 것에 더하여 발을 높이 당기면 더 많은 힘을 발휘할 수 있으며 당신의 보폭으로 더 많은 거리를 감당할 수 있다.

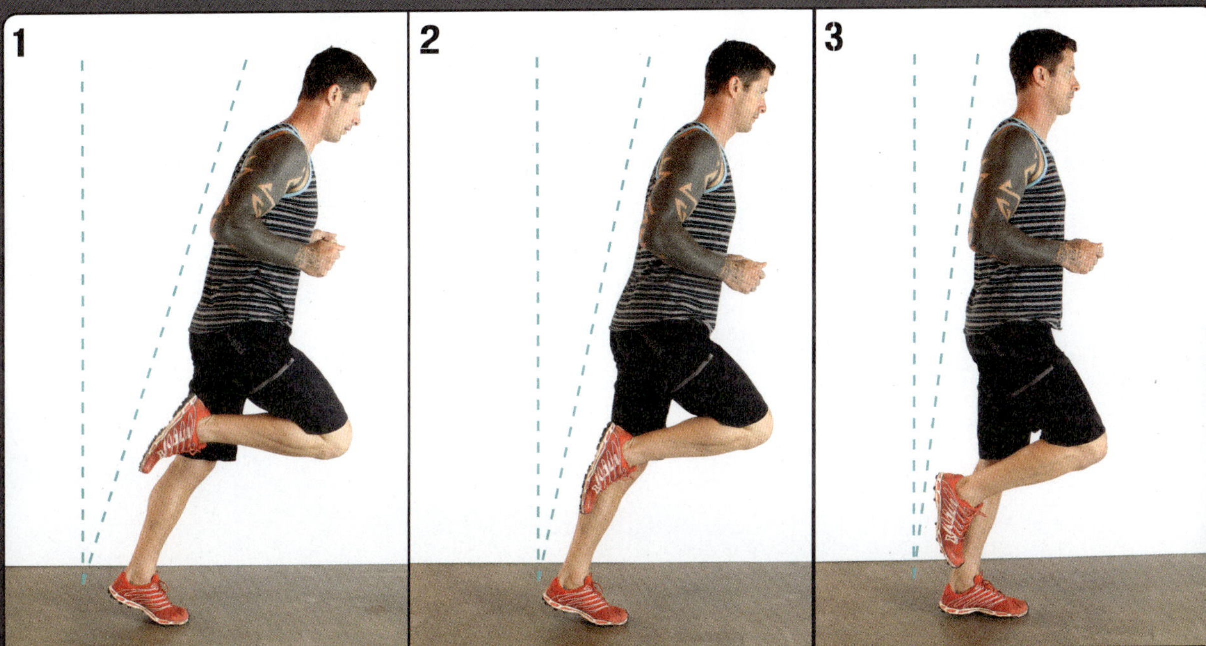

A: 스프린트(발목에서 엉덩이까지) | B: 1마일 또는 5km(발목에서 무릎까지) | C: 마라톤 또는 조깅(발목에서 종아리까지)

1. 전진하는 추진력을 효과적으로 유지하고 앞으로 넘어지는 각도를 유지하기 위해서는 발을 엉덩이까지 끌어당겨야 한다. 높이 당겼음에도 불구하고 오른발이 편안한 상태이며 지지하는 발과 일치하고 있다는 점을 주목하라. 왼쪽 발 앞꿈치로 착지하고 있다는 사실도 중요하다.
2. 무릎 높이까지 발을 당겨서 중간/강력한 스피드를 냈는데, 5km 또는 1마일 달리기에 어울리는 수준이다. 오른발은 편안하고 왼쪽 다리와 일치한다. 여전히 앞꿈치로 착지를 하지만, 발뒤꿈치를 약간 기울게 해서 기울기를 보정할 수 있다.
3. 전진 추진력을 유지하기 위해 앞으로 약간 넘어지면서 발을 종아리까지 끌어올린다. 이는 느리거나 중간 속도 조깅의 특성이다. 다른 발 당기기에서와 마찬가지로, 오른발은 편안하고 지지 다리와 일치한다. 나는 여전히 앞꿈치로 착지하지만, 발을 바꾸기 전에 뒤꿈치가 바닥에 살짝 닿는다는 사실도 간과하지 말아야 한다.

지지대 전환

지지대를 전환할 때는 양쪽 발이 동시에 공중에 떠 있는 짧은 순간이 있다. 이 공중에서의 보폭이 걷기와 달리기를 구분하는 요소다. 만약 당신이 제대로 넘어지며 발을 끌어당기고 있다면, 그림에 나온 것처럼 당신의 발은 경로를 가로지르고 다리는 몸 아래에 유지되어야 한다. 만약 당신의 캐치풋(catch foot)이 몸 앞에서 밟히거나 반대쪽 다리가 몸 뒤에서 흔들리는 경우, 발을 당기는 메커니즘을 다시 생각해보는 것이 좋다.

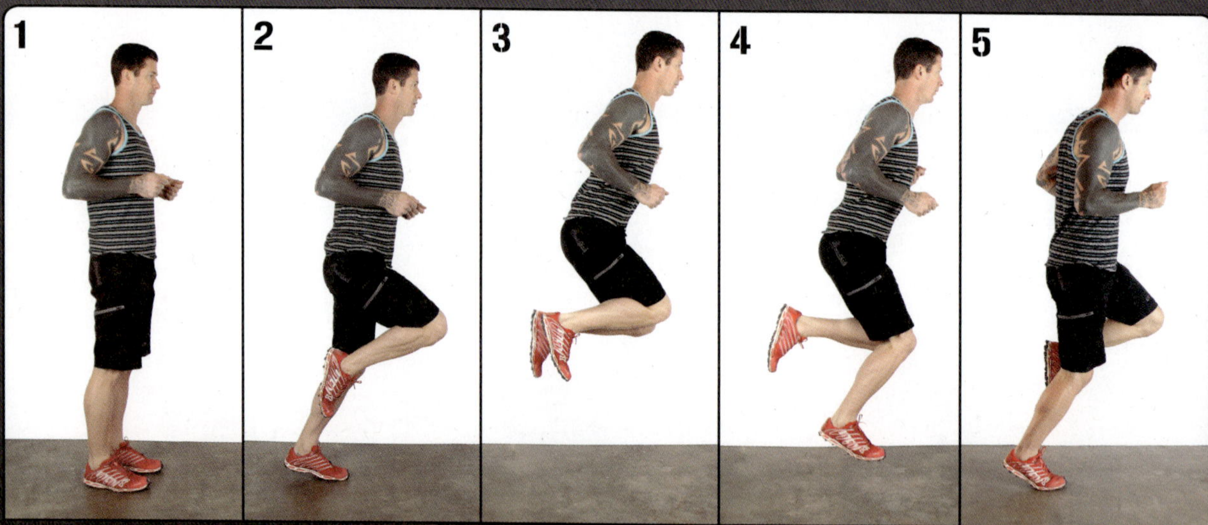

1. 올바른 달리기 스탠스를 취했다.
2. 자세를 그대로 유지하면서, 지지 지점 앞으로 넘어지고 햄스트링의 힘을 사용해서 오른발을 땅으로부터 똑바로 당긴다.
3. 오른발을 땅바닥에서 당길 때, 왼발을 엉덩이까지 당겨서 지지대를 바꾼다. 발이 경로를 가로지를 때 같은 수평면에 있음을 주목하라.
4. 왼발을 당길 때 오른쪽 다리를 펴고 무게중심 아래에 오른발을 위치시켜서 숨을 돌린다.
5. 몸을 곧게 펴고 전방으로 기대면서, 오른발의 앞꿈치로 착지하고 계속 전진한다.

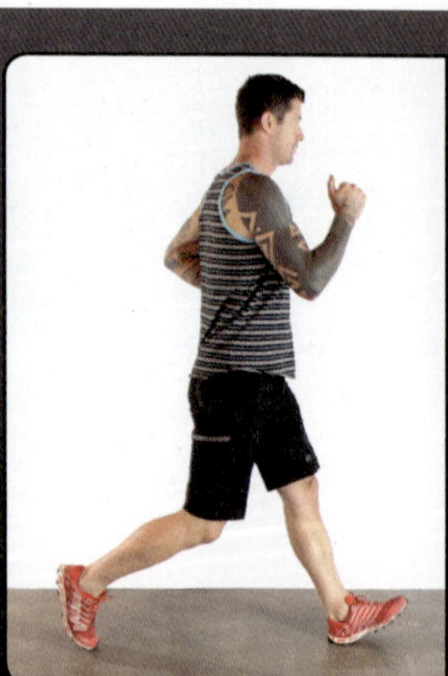

일반적인 실수: 전진 다리 스윙으로 땅을 미는 것

이 사진에서 나는 전진 다리 스윙으로 땅을 밀어내고 있다. 왼발이 몸 뒤에서 따라오고 있으며, 그로 인해 왼쪽 뒷꿈치로 착지하게 된다. 이 메커니즘은 추진력을 늦출 뿐 아니라 보폭의 효율성을 제한하고 부상 가능성을 높인다.

착지(숨 돌리기)

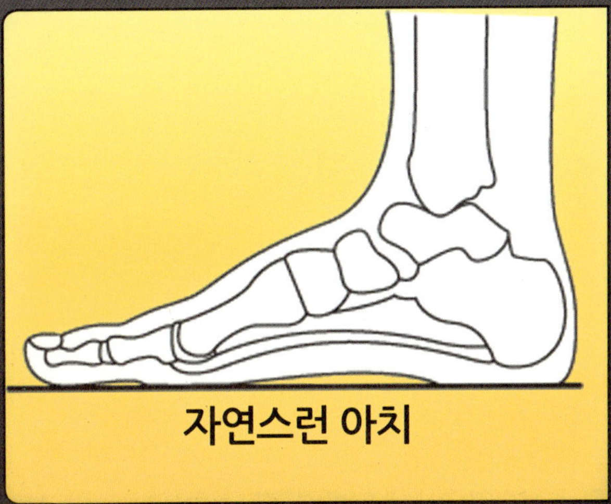

발의 내측

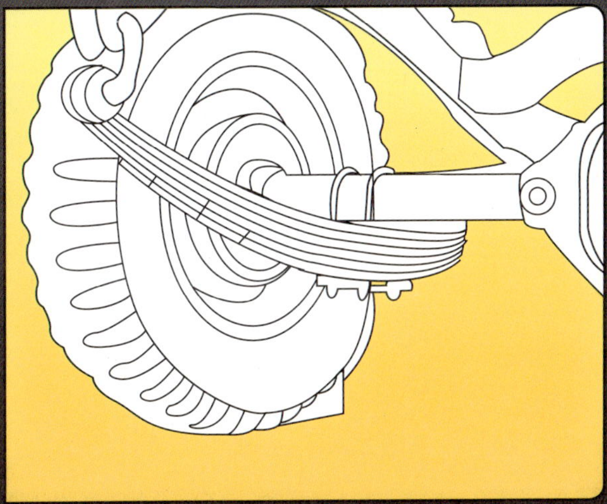

리프 스프링(Leaf spring)

발은 복잡한 충격 흡수 시스템이다. 수많은 뼈 외에도 발에는 다양한 인대(뼈와 뼈를 붙임)와 힘줄(근육과 뼈를 붙임)과 근육이 있어 발을 자연스럽게 아치(arch) 모양으로 만든다. 이 아치는 바닥에 닿으면 신체의 압력을 흡수하는 데 도움이 된다는 점에서 마치 자동차의 리프 스프링처럼 작용한다. 그러나 리프 스프링의 아치를 자동차의 차축 바로 밑에 놓는 바퀴 달린 차량의 서스펜션과는 달리, 다리(경골과 비골)는 발뒤꿈치 바로 위에 위치하여 하중을 대체한다. 이 해부학적 설계로 인해 우리는 접촉하는 곳에 따라 발의 어느 지점에나 체중을 분배할 수 있다. 다시 말해서 발뒤꿈치로 착지할 수 있고, 앞꿈치와 뒤꿈치로 동시에 착지도 가능하며 앞꿈치로 착지할 수도 있다. 분명히 알 수 있듯이, 설계된 대로 아치를 사용하려면 바닥에 닿을 때마다 앞꿈치로 착지해야 한다. 앞꿈치로 착지하면 체중으로 인한 충격을 2~3배까지 흡수하는 것 외에도 근육과 힘줄의 탄력 시스템이 작용하여 충격과 에너지 소비를 줄일 수 있다. 간단히 말해서 뼈, 인대, 힘줄, 조직, 관절 및 근육이 단단히 결합된 시스템은 신체의 정지 시스템이다. 뒤꿈치 또는 발바닥으로 착지하는 경우에는 인체의 충격 흡수 시스템(아치)을 활용하지 못하며, 이는 부상으로 이어진다. 이것은 서스펜션이 없는 자동차를 운전하는 것과 유사하다. 주행 속도와 효율성에 영향을 미치고 엔진과 부품에 원치 않는 마모가 생길 수 있기 때문이다.

앞꿈치로 착지하는 메커니즘

발의 근육, 힘줄 및 인대의 탄력성을 극대화하려면, 발의 패드(pad) 부위가 땅에 닿아서 아치가 신체의 충격을 흡수할 수 있도록 해야 한다. 이것을 '앞꿈치 착지'라고 한다. 그러나 앞꿈치로 착지한다고 해서 발의 나머지 부분을 염두에 두지 말아야 한다는 의미는 아니다. 올바른 달리기 기술을 가진 선수들도 속도에 관계없이, 달릴 때 발목에 힘을 주고 발뒤꿈치를 바닥에 아예 닿지 않게 하는 경우가 많다. 이건 실수다.

1마일 이상을 달릴 경우에는 이것이 종아리, 발목 및 발을 망가뜨릴 수 있다. 앞꿈치로만 달리는 건 짧은 거리를 전력질주하거나 가파른 언덕을 올라가는 경우에만 필요하다. 다른 모든 경우에는 발에 힘을 빼고, 지지하는 발을 바꾸기 전에 뒤꿈치도 1초 정도는 땅에 닿아야 한다. 이 '뒤꿈치 키스(heel kiss)' 방식은 달리기 단계에서 종아리 근육, 아킬레스건 및 발목에 가해지는 편심 하중이 줄어들어서 앞꿈치 착지와 관련된 부상을 최소화할 수 있다. 만약 당신이 잘못된 메커니즘을 가지고 있거나 당신의 몸이 새로운 테크닉을 실행할 수 있을 정도로 강하지 못하다면, 문제가 생길 가능성이 높다. 따라서 당신의 발이 더 강해질 수 있도록 기다려야 하며, 시합에 나가기 전에 몸이 새로운 동작 패턴에 적응할 시간을 확보해야 한다.

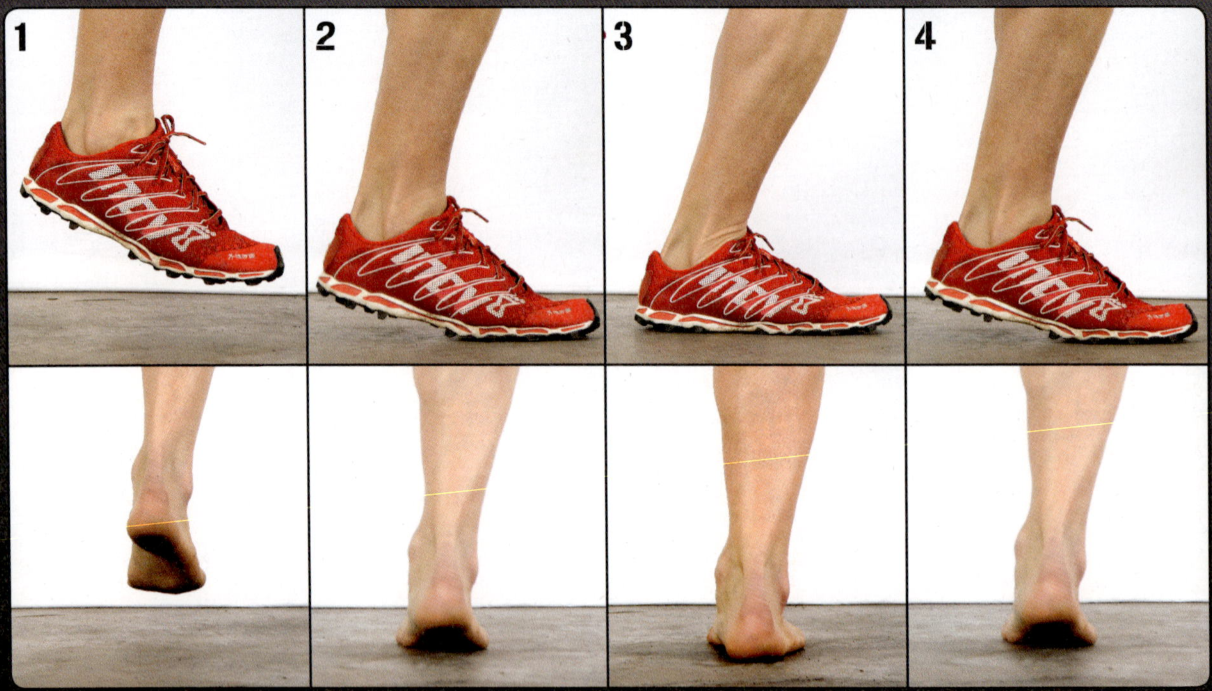

1. 앞꿈치부터 내려온다.
2. 앞꿈치 착지를 한다.
3. 뒤꿈치도 땅에 살짝 닿는다.
4. 다시 발을 든다.

뒤꿈치 충돌 및 중간발 착지(잘못된 착지)

앞꿈치 착지가 좋다는 압도적인 수많은 근거에도 불구하고, 여전히 뒤꿈치를 땅에 충돌시키거나 중간발로 착지하는 것이 좋다고 주장하는 사람들이 있다. 발은 한쪽 발로 중간발 착지를 하는 경우의 충격을 흡수할 수 있도록 구조적으로 설계되지 않았다. 뒤꿈치로 착지하는 것 역시 전혀 이상적이지 않다. 뒤꿈치에는 완충 역할을 해줄 지방 조직과 피부를 감싸는 층이 얇기 때문에, 근육, 인대 및 힘줄의 탄력성을 포기해야 한다. 결과적으로 체중이 지면에 충돌할 때의 충격이 발목과 무릎 및 엉덩이 관절에 가해지기 때문에, 움직임이 느려지고 부상으로 이어질 수 있다.

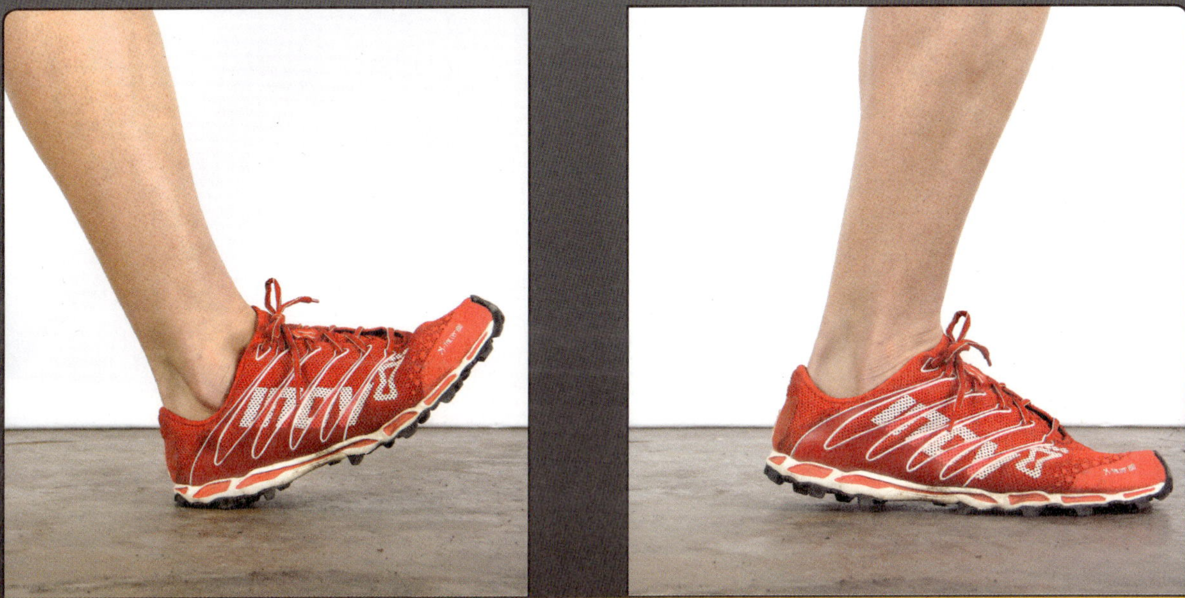

잘못된 착지: 뒤꿈치 충돌　　잘못된 착지: 중간발 착지

과도한 발 회내(잘못된 착지)

과도한 회내(overpronation)는 잘못된 달리기 메커니즘에서 비롯된 또 다른 착지 실수다. 이 경우에는 발뒤꿈치가 바닥과 충돌하면서 발의 바깥쪽으로 착지한 다음(회외), 지지하는 다리로 무게를 전달하면서 발목이 흐트러지고(과도한 회내) 무릎은 안쪽으로 비틀린다(외반슬이라고 함). 이 '기술'은 몸에 엄청난 부담을 준다고 확인됐지만, 일각에서는 이것이 자연스럽게 착지해서 발을 굴리는 방법이며, 착지 충격을 감소시킬 수 있다는 주장을 여전히 한다. 부상을 피하려면 추가 패딩이 있는 신발을 사면 된다는 게 그들의 논리다. 내가 반복해서 말했듯이, 부상을 예방하는 가장 좋은 방법은 역기능 운동 패턴을 바로 잡는 것이다. 기계적인 문제를 해결하기 위한 수단으로 신발을 구입하는 것은 당신의 은행 잔고를 감소시킬 뿐이다. 효율적으로 달리고 부상에 대한 감수성을 줄이려면 앞꿈치로 착지하는 법을 배워야 한다.

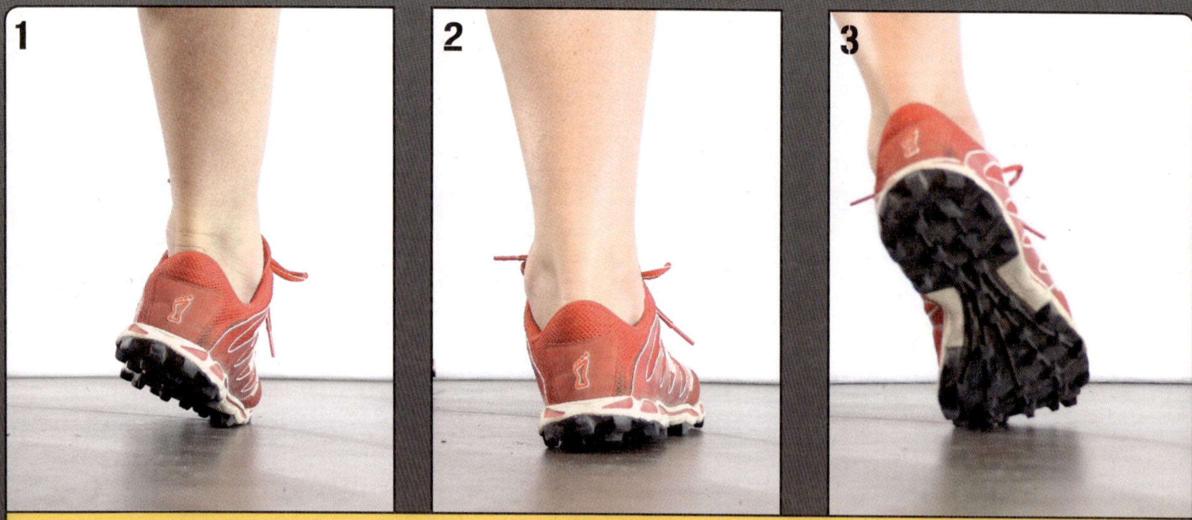

잘못된 착지: 과도한 회내

1. 발 바깥쪽으로 착지한다(회외).
2. 과도한 회내를 하면서 발목이 흐트러진다. 발목에 스트레스를 주면서 무릎 자세도 무너진다.
3. 과도한 회내로 인해 다리는 지지 다리를 바꾸려고 다리를 펼 때 외측 회전을 하게 된다. 그리고 이것이 반복된다.

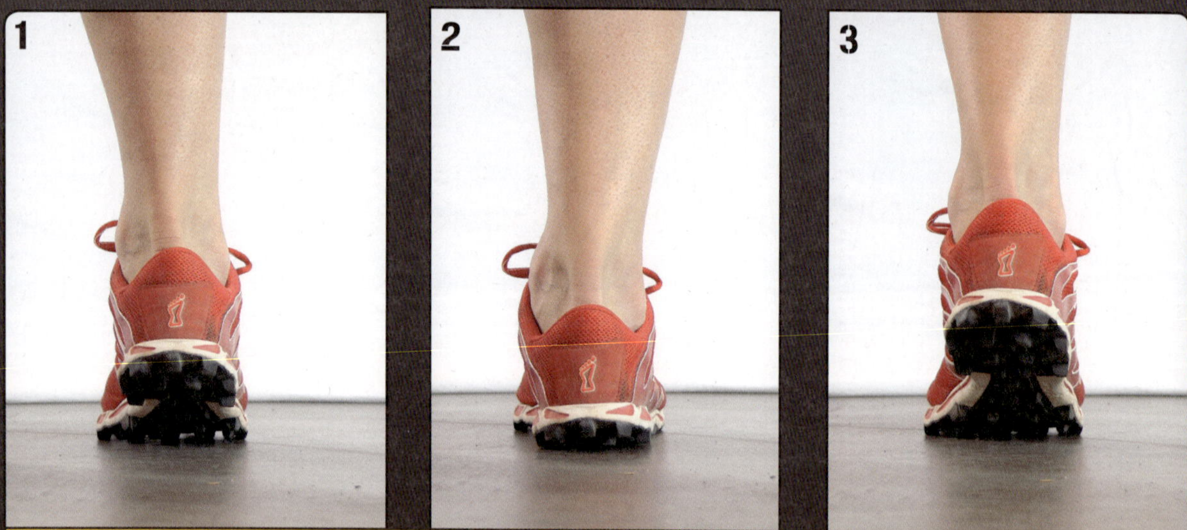

제대로 된 착지: 중립적 발 착지

1. 앞꿈치로 착지한다.
2. 뒤꿈치가 바닥을 살짝 건드리도록 한다. 발목이 중립 상태이며 어느 쪽으로도 기울어져 있지 않은 것을 주목하라.
3. 뒤꿈치가 자연스럽게 땅을 딛고 올라온다. 이때 발을 땅에서 떼고 지지 다리를 바꿀 때 발목과 무릎의 온전한 자세를 유지할 수 있다.

잘못된 착지: 외반슬

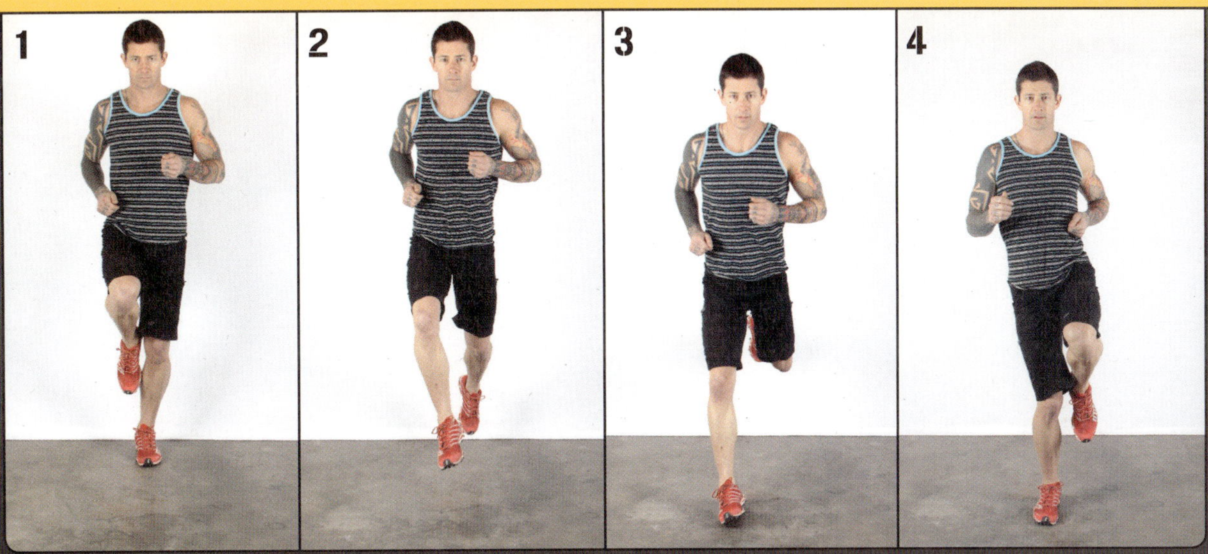

1. 오른발을 땅에서 들어올렸다.
2. 오른발을 몸 앞에서 뻗어 지지를 한다. 오른발이 중심선을 가로지른 것을 보라.
3. 몸 앞에서 착지하고 오른쪽 뒤꿈치 바깥쪽이 바닥에 닿는다(회외).
4. 발에 체중을 전달할 때 발목이 흐트러진다(과도한 회내). 이로 인해 무릎도 무너진다(외반슬). 발목과 무릎에 모두 스트레스가 가해져서 부상으로 이어질 뿐 아니라 중심선도 무너져서 동작이 느려지고 불필요한 에너지를 소비하게 된다.

베어풋 러닝

올바른 달리기 메커니즘을 확립하고 발을 강화시키며 좋은 착지 테크닉과 균형 및 고유수용성감각(proprioception)을 기르는 데 베어풋 러닝이 훌륭한 방법이라는 점에는 의심의 여지가 없다. 하지만 베어풋 러닝은 만병통치약이 아니며, 그것만으로는 충분하지 않다. 그것으로는 자세, 중력 또는 발 당기기 같은 핵심 요소들을 다룰 수 없다. 사실 당신이 장거리 경기에 참가하려는 지구력 종목 선수라면, 베어풋 러닝은 당신의 달리기 메커니즘을 손상시킬 수도 있다. 이를테면 대부분의 베어풋 러너들은 뒤꿈치를 엉덩이까지 끌어올리기 보다는 엉덩이굴곡근을 사용해서 무릎을 들어올린다. 무릎을 들어올리는 것은 앞꿈치 착지에 도움이 되고 발가락이 바위, 뿌리 및 기타 지형지물에 닿지 않도록 보호해야 하는 트레일 러닝에 이상적이지만, 가장 효율적인 방법이 달리기 방법은 아니다. 엉덩이굴곡근을 이용해서 다리를 들어올리고 햄스트링을 사용하지 않는 동작이기에 더 많은 에너지를 소모할 뿐 아니라, 신발을 신을 경우에는 무릎을 들어올리는 동작이 뒤꿈치 충돌의 가능성을 높인다. 나는 발목의 인대, 힘줄 및 근육을 강화하기 위해 맨발로 달리기를 권장하지만, 이 챕터에서 제시한 메커니즘에 계속 초점을 맞추고자 한다.

완벽한 신발

현대적인 신발로 인해 메커니즘에 문제가 생기는 경우가 많다. 바닥을 밀어내는 동작과 뒤꿈치 충돌 등이 여기에 해당한다. 하지만 신발은 아주 중요한 목적을 가지고 있다. 신발은 발바닥을 풀, 날카로운 돌 및 다른 위험한 물체들과 아스팔트 도로의 잔혹한 표면으로부터 보호한다. 수년 간 맨발로 달려서 발바닥에 거대한 굳은살이 있지 않다면, 달릴 때 신발을 신는 것이 좋다.

그러나 발을 보호 할 수 있는 신발을 선택하는 것이 중요하다. 그렇다고 여분의 패딩이나 지지대를 가지고 과도한 투자를 할 필요는 없다. 평평한 깔창이 있는 최소한의 신발이면 된다. 가능하다면 스킬 트레이닝을 통해 해결해야 하는 메커니즘 관련 문제를 대신 해결해 준다고 하는 신발은 피해야 한다. 이를테면 당신이 발 바깥쪽으로 착지를 한다고 가정해보자. 그러면 당신은 충격을 완화시켜 주는 쿠션 효과가 있는 신발을 사서는 안 된다. 대신에 중립 발 자세 착지를 연습하는 데 치중하고, 여기에 베어풋 러닝 훈련을 추가하라.

중요한 언급을 하겠다. 많은 지지를 해주는 신발을 신고 있거나 아치형 지지대 또는 교정기구를 사용하고 있다면, 평평한 신발로 바로 넘어가지 마라. 그러면 득보다 실이 더 많다. 뼈, 근육 및 관절이 몸의 요구와 운동 범위에 적응하는 데는 시간이 필요하다. 뒤꿈치가 10mm 올라간 신발을 신고 있다면, 먼저 7mm짜리로 바꿔라. 2개월 후에 5mm까지 떨어뜨린 다음에는 3mm로 내리고 결국 평평한 신발을 신으면 된다. 인내심을 가지고 점진적으로 진행해야 한다. 트레이닝 볼륨과 강도는 낮게 유지하면서 몸이 보내는 신호에 유의하라. 관절과 조직이 적응을 하려면 1년까지 걸릴 수도 있다. 일단 원래 목적대로 발을 지탱할 수 있는 적절한 신경근육 패턴을 만들면, 발바닥을 보호하면서도 베어풋 러닝의 모든 이점을 누릴 수 있다.

완벽한 신발

천천히 향상시켜라

당신이 이 달리기 시스템에 생소하다면 부상으로 이어질 수 있는 통증과 고통을 경험할 수도 있다. 이걸 피하기 위해서는 천천히 향상시킬 것을 권장한다. 단거리-저강도 달리기로 시작해서 스킬 향상에 중점을 둔다. 몸이 새로운 테크닉에 적응하는 데에는 시간이 걸리는데, 특히 종아리, 발목 및 다리의 경우에는 더욱 그렇다. 그들은 전통적인 달리기 메커니즘으로 인해 허약한 상태일 것이기 때문이다. 이 근육들을 강화시키기 위해서는 당신의 트레이닝과 베어풋 운동에 줄넘기를 추가하라. 고강도의 400미터 인터벌 달리기로 무리를 하지는 마라. 대신에 50미터나 100미터로 시작해서 점진적으로 거리를 늘려야 한다. 스킬과 자세를 연마하도록 시간을 투자하라. 당신이 인내심을 가지고 천천히 향상된다면 몸은 새로운 동작 패턴에 적응할 것이고 빠르게 회복할 것이며 더 효율적인 상태가 될 것이다.

빠른 달리기에 중점을(박자)

빠른 걸음은 땅 위에서 보내는 시간을 줄이고 접지반응(ground-reaction)을 감소시킨다. 이는 몸이 땅과 접촉할 때의 충격을 줄여줄 뿐 아니라(발을 당기는 높이가 낮기 때문에 발이 땅으로 내려올 때의 위치에너지도 낮음) 효율을 높이고 더 긴 거리를 달릴 수 있게 해준다. 어떤 훈련자들에겐 이것이 빠른 발 당기기와 앞꿈치 착지 등 다른 요인들을 개선시킬 수도 있다. 1분에 한 다리로 90걸음을 가는 것이 근육탄력성을 손상시키지 않으면서 할 수 있는 가장 느린 박자다.

최대한 조용히 뛰어라

'베어풋 러너가 오는 소리를 들을 수 없다'는 말이 있다. 왜냐하면 베어풋 러너는 무릎을 구부리면서 앞꿈치로 착지하기 때문이다. 매 걸음마다 근육탄력성을 활용하며, 러너는 발과 다리에 가해지는 충격을 줄이기 위해 최대한 부드럽게 달린다. 결국 그가 접근할 때는 아무 소리도 나지 않는다. 잘못된 달리기 메커니즘은 눈에도 띄지만 귀로도 들을 수 있다. 착지할 때 큰 소리가 난다면 발꿈치 또는 발 중앙으로 착지하는 것이며 근육탄력성을 사용하지 않는 것이다. 최대한 조용히 달리려고 시도한다면 부드럽고 빠르고 효율적인 걸음이 가능하다.

체크리스트를 명심하라

달리기를 준비할 때 중심선 안정화는 항상 첫 번째로 해야 하는 일이다. 그렇기에 당신은 자세 체크리스트에 나온 모든 단계를 유의해야 한다. 중심선이 안정적이고 중립 머리 자세를 취하고 있으며 어깨를 외측으로 돌리면서 팔이 90도로 굽어 있어야 한다는 점을 명심하라. 비록 메커니즘이 완전하지 않다고 해도 자세를 온전하게 유지하는 것만으로도 피로를 감소시키고 부상을 예방할 수 있다.

지지하는 지점에서 몸을 기울인다

중력의 가속력을 이용해서 전진 동작을 시작하는 유일한 방법은 안정된 몸을 가지고 발목에서부터 앞으로 넘어지는 것이다. 많은 운동선수들이 가슴을 기울이면서 엉덩이에서 앞으로 넘어지는 실수를 한다. 이것은 중심선선의 무결성을 손상시킬 뿐 아니라 중력을 거스르는 동작이다.

무게중심 아래에 착지

인체의 무게중심을 수직 투영한 부분에 최대한 가깝게 착지하는 것이 중요하다. 이것은 넘어지는 동작의 추진력을 유지할 뿐 아니라 신체의 지지 시스템에 과도한 충격을 주지 않도록 도와준다.

햄스트링의 힘으로 다리를 든다

지지하는 발을 바꾸면서 발을 끌어당길 때 항상 햄스트링을 사용하라. 에너지 소모를 줄일 뿐 아니라 햄스트링의 힘으로 발을 들면 전진 동작을 유지하기 위해 무게중심 아래에 발을 위치하는 것이 더 쉬워진다. 무릎을 들어올리면서 엉덩이굴곡근을 사용하면 후방사슬(posterior chain)은 사용하지 않고 대퇴사두근에 무리가 가며 몸 앞에 발을 착지할 가능성이 높아진다. 이는 알다시피 재앙으로 이어질 것이다. 물론 엉덩이굴곡근도 함께 사용해야 하지만, 햄스트링이 주된 역할을 해야 한다.

앞꿈치로 착지하면서 뒤꿈치는 바닥에 가볍게 닿기

근육 탄력을 최대화하고 근육 수축을 줄이려면 어떤 경우에도 앞꿈치로 착지하라. 하지만 항상 앞꿈치만이 바닥에 놓여 있어서는 안 된다. 스프린트 종목 선수가 아니라면 반드시 뒤꿈치가 땅에 가볍게 닿아서 아킬레스건, 종아리 근육 및 발의 손상을 방지해야 한다.

녹화

동영상을 보지 않으면 당신의 달리기 메커니즘이 어떤지 알 수 없다. 당신이 달리거나 사이클을 타거나 수영을 하거나 역도를 하는 모습을 누군가 녹화하도록 하라. 그러면 당신이 어떤 실수를 하는지 스스로 보고 이해할 수 있다. 이건 스스로 완벽한 동작을 하고 있다고 생각하는 대부분의 운동선수들의 눈을 뜨게 해주는 경험이다. 동영상은 거짓말을 하지 않는다. 동영상을 통해 당신의 자만과 오해를 확인할 수 있고, 당신으로 하여금 다시 결점을 수정하도록 해준다.

당신이 어떻게 달리는지를 정확하게 확인하기 위해서는 친구에게 부탁해서 당신이 10미터를 달리는 동영상을 녹화하도록 하라(트레드밀을 사용해도 좋다). 다양한 속도로 동영상을 몇 번 촬영해보라. 느린 속도는 결함 없이 달리는 것을 볼 수도 있다. 하지만 강도를 높일수록 결함이 나타날 가능성이 높다. 체력이 좋은 상태에서 동영상을 촬영하고 더불어 피로한 상태에서의 영상 역시 촬영하는 것이 좋다. 피로할 때 어디서부터 문제가 생기는지 볼 수 있기 때문이다. 예를 들어 5km 인터벌 워크아웃 또는 크로스핏 WOD를 시작할 때 동영상을 찍을 수 있다. 그러고 나서 끝난 후에 또 촬영해보면 된다. 이를 통해서 구조적으로 약한 부분이 무엇이며 스트레스와 피로가 밀려올 때 당신의 메커니즘에 어떤 변화가 생기는지를 확인할 수 있다. 동영상을 사용해 가능한 자주 테크닉과 진전 상황을 모니터링 하는 것이 좋다. 자신의 실제 행동을 직접 보는 것보다 현실성 있는 판단을 더 잘 제공하는 것은 없다.

언덕 달리기

만약 당신이 몸 기울이기와 착지 메커니즘을 훈련하고 있다면, 언덕 달리기는 아주 좋은 트레이닝이다. 경사진 언덕을 올라가기 위해서는 몸을 앞으로 기울이고 앞꿈치로 착지를 해야 한다. 몸이 땅과 직각을 이룬 채 뒤꿈치 착지를 하면서 언덕을 올라가는 것은 불가능하다. 뿐만 아니라 언덕 달리기는 당신의 동작을 느리게 만든다. 이는 전진을 위해 무게중심 아래에 착지하는 메커니즘을 이해하는 데 도움이 된다.

다양한 지형 사용

올바른 달리기 메커니즘을 익힌 후에는 달리는 곳의 지형을 계속 바꿔야 한다. 트랙 또는 평평한 도로에서 스포츠에 특화된 인터벌 또는 장거리 트레이닝만 하고 싶지는 않을 것이다. 물론 아스팔트에서 열리는 대회를 위해 훈련하는 경우에는 분명히 아스팔트에서 훈련하는 것이 좋다. 트레일 이벤트를 위해 훈련 중이라면, 단일 트랙 트레일에서 훈련하는 것이 좋다. 그러나 어떤 시나리오에서도 통할 수 있도록 대비하기 위해서는 단일 트랙, 소방도로, 아스팔트, 콘크리트, 잔디, 흙, 모래 및 트랙에서의 훈련을 혼합하는 것이 좋다. 이것은 당신을 새로운 상황, 등급 및 장애물에 적응하도록 함으로써 당신을 생생하고 집중된 상태로 만든다. 또한 주의력, 고유수용성감각, 균형, 조정, 민첩성 및 통제력을 길러준다.

트레드밀 달리기

트레드밀과 관련해서는 특별히 조언하고 싶은 내용이 없다. 하지만 항상 이 기계에서만 뛰는 것은 좋지 않다. 나는 일주일에 한 번 트레드밀에서 인터벌 러닝을 하는데, 이유는 거리, 시간, 에너지 소비(칼로리)를 정확하게 잴 수 있기 때문이다. 이는 향후 워크아웃을 위한 진단 도구로 사용될 수 있다. 트레드밀이 코치에게 좋은 점은, 훈련자가 트레드밀에서 달릴 때 코치 입장에서 테크닉을 수정하고 동작의 결함을 바로잡기가 쉽다는 것이다. 훈련자의 옆에서 동영상을 촬영하는 경우에도 트레드밀은 유용하다. 트레드밀에서 트레이닝을 하는 경우에는 항상 경사를 1% 이상으로 높이고 인체가 도로에 어떻게 반응하는지에 대한 물리학을 참고하는 것이 중요하다. 경사면이 0%인 트레드밀에서 달리면 벨트의 속도로 인해 몸을 정확히 기울이거나 똑바로 세울 필요가 없으므로 올바른 달리기 메커니즘을 익히는 데 별 도움이 되지 않는다.

모래밭 달리기

해변에서 달리는 것은 발과 종아리의 스트렝스를 기르는 훌륭한 방법이다. 하지만 이 경우 박자가 약간 바뀌어야 한다. 단단한 땅에서는 근육탄력성을 이용해서 바닥을 딛고 차오를 수 있지만 모래는 체중을 흡수하고 다음 발걸음으로의 전환 능력을 제한한다. 모래밭 달리기는 매 걸음마다 느려진다는 점에서 바람 빠진 타이어로 주행하는 것과도 같다. 견인력을 지면에서 상쇄하는 것을 돕기 위해 좋은 전략은, 발을 짧고 빠르게 당겨서 박자를 빠르게 하는 것이다. 이렇게 하면 모래 위에서 뛰어오르기 쉬울 뿐 아니라 많은 에너지를 절약할 수 있다.

레이스 향상

만약 당신이 달리기에 익숙하지 않은데 마라톤을 뛰고 싶다면, 5km 또는 10km 등 짧은 거리부터 시작해서 점차 거리를 늘려가야 한다. 이 짧은 거리를 뛰면서 영양공급과 달리기 메커니즘을 익히고 시합 스트레스에 적응할 수 있는 기회로 활용하라. 편안한 자세로 원하는 거리에 도달할 때까지 거리를 늘린다.

환경

각 환경마다 적응력과 구체적인 준비가 필요하다. 이를테면 사막에서 달리는 경우에는 건조한 기후가 몸에서 수분을 빨아들이고 당신을 건조하게 만들어서 실제로 손실된 수분을 파악하기 어렵다는 것을 명심해야 한다. 해발이 높은 곳에서 달리는 경우에는 산소 부족을 고려해서 그에 따른 훈련을 해야 한다. 아침, 저녁, 밤에 시간을 감안하는 것도 중요하다. 몸 상태가 경고 없이 신속하게 바뀔 수 있기 때문이다. 결론은 시합 상황에 맞게 준비하고 몸을 시합에 맞게 맞추기 위해 주의해야 한다는 것이다. 그래야 몸이 적절하게 적응할 수 있다.

복장

이상적으로는 갈아입을 필요가 없는 옷을 입는 것이 좋다. 달리기 시합은 상당히 괴롭고 힘들다. 피부 마찰로 인해 성가신 발진이 생긴다면 그건 최악의 시나리오다. 그것은 당신의 집중력을 저해하고 속도를 감소시킬 것이다. 환경 조건에 맞추고 적응해야 하는 것과 마찬가지로, 편안하고 문제를 일으키지 않을 복장을 입는 것이 현명하다.

언덕 올라가기 및 내려가기 메커니즘

많은 사람들이 언덕의 경사에 따라 달리기 메커니즘이 바뀌는지에 대해 궁금해 한다. 간단히 말하자면, 아니다. 넘어지는 힘을 이용해서 동작 및 속도를 좌우하고 햄스트링의 힘을 사용하여 발을 당기고 무게중심 아래에서 앞꿈치로 착지하는 것은 동일하다. 내리막길을 달리면 평평한 땅에서 달리는 경우만큼 멀리 앞으로 쏠릴 필요가 없다. 만약 오르막길을 달리고 있다면 기울기를 보정하기 위해 몸이 더 많이 앞으로 쏠려야 할 수 있다. 효율성을 개선하고 에너지 소비를 줄이기 위해서는 발을 끌어당기는 높이를 낮추고 박자를 더 빠르게 하라. 당신은 또한 얼마나 빨리 달리고 싶은지에 대해 계속 유의해야 하며, 앞으로 넘어지는 속도를 결정해야 한다. 이는 내리막길을 달릴 때 특히 중요하다. 만약 당신의 능력 이상으로 결정을 해서 원하지 않는 속도를 내게 됐다면, 무게중심 앞에서 발을 내디딤으로써 브레이크를 잡아야 하는데 이는 문제를 야기시킬 수 있다. 속도가 과하다고 느끼면 앞으로 몸이 넘어지는 각도를 바꾸고 최대한 빨리 지지대를 바꾼다.

기술 트레이닝

이 챕터에서 설명한 메커니즘을 개발하는 데 도움이 되도록 다가올 페이지에 몇 가지 기술 훈련을 계획했다. 이 훈련의 목표는 훈련이 부상으로 오염되지 않았던 시간으로 되돌아가는 것이다. 달리기는 즐거워야 하며, 인체에 끔찍한 대가를 치르게 하는 일이어서는 안 된다. 기술 개발 훈련을 통해서 이 문제를 해결할 수 있다.

알다시피 훈련과 중복되는 부분이 상당하다. 내가 많은 훈련을 포함시킨 이유는 사람들이 서로 다른 운동으로 인해 "오, 이런"이라는 말을 하는 순간이 생기기 때문이다. 모든 사람들이 각각 뭔가를 가지고 있다. 당신의 약점을 보강하고 가장 많은 혜택을 줄 수 있는 훈련을 계속해야 한다. 이를테면 만일 당신이 다리 들어올리기에 문제를 가지고 있다면 벽을 이용한 훈련은 도움이 되지 않는다. 번갈아서 발 들기 훈련 또는 높은 발 들기를 시도할 수 있다. 선택하면 된다.

앞으로 넘어지면서 한쪽 발로 뛰기

앞으로 넘어지면서 한쪽 발로 뛰는 것은 처음에 내가 선수들에게 시키는 훈련 중 하나다. 그것은 올바르게 넘어지는 방법을 알려주며, 앞으로 움직이기 위해서 넘어지는 동작이 그리 많이 필요하지 않다는 것을 가르쳐준다. 이 훈련을 하려면 당신의 달리기 스탠스에서 줄넘기를 하듯이 위로 점프하고 내려와야 한다. 그러고는 지지대 지점에서부터 앞으로 몸을 기울여서 넘어지는 동작을 시작한다. 여기서 핵심은 몸이 일직선을 유지하고 엉덩이가 발 위에 위치하도록 하는 것이다. 무게중심이 중심점을 지나가면서 당신은 나무처럼 쓰러지기 시작할 것이다. 넘어지지 않기 위해 발을 앞으로 내딛는 대신, 앞으로 깡충 뛰어서 발을 당신의 엉덩이 아래로 움직여 평형을 찾는다. 10~20회 넘어지기 동작을 끝낼 때까지 이를 반복한다. 엉덩이 부위에서 멈추면 중심선 안정성이 떨어진다. 이 훈련에서 최상의 결과를 얻으려면 코어를 계속 사용하면서 중립적인 머리 위치를 유지하며 지지대 지점에서 넘어지는 데 중점을 둔다.

핵심 포인트

- 지지대 지점에서부터 넘어진다.
- 코어를 사용해 척추를 곧게 유지한다.
- 동작을 시작하기 위해 필요한 만큼만 앞으로 넘어진다.

일반적인 오류

- 엉덩이부터 구부린다.
- 너무 과도하게 앞으로 기울인다.
- 기울이는 추진력을 멈추기 위해 몸 앞에 발을 내딛는다.

처방법

발달 초기 단계에서 필요한 만큼 이 훈련을 한다. 적어도 10~20회 또는 편안하게 넘어지고 균형을 제대로 잡을 수 있을 때까지 하면 된다.

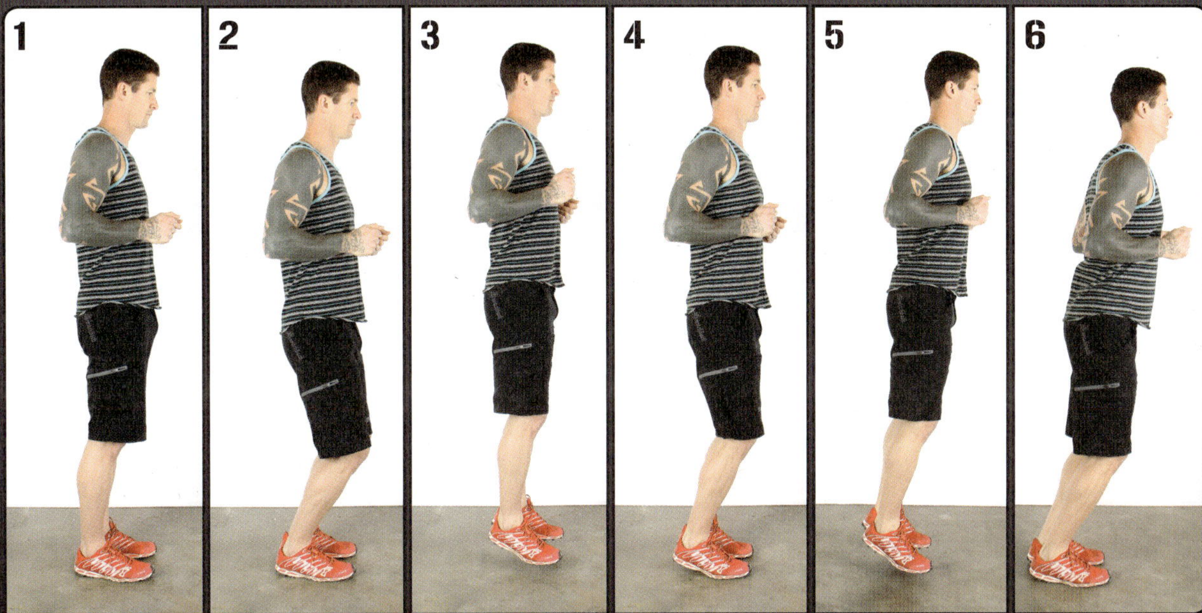

1. 달리기 스탠스를 취한다.
2. 허리를 곧게 유지하면서 무릎을 약간 굽힌다.
3. 다리를 뻗고 공중으로 똑바로 뛴다.
4. 충격을 줄이기 위해 무릎을 약간 굽히고 앞꿈치로 착지한다.
5. 착지하면서 지지대 지점에서부터 앞으로 넘어져서 전진 동작을 시작한다. 주의: 앞으로 기울이기 전에 리듬을 얻기 위해 몇 번 깡총 뛰었다가 내려온다.
6. 리듬을 끊지 않으면서 다시 뛴다. 하지만 넘어지는 각도로 인해 앞으로 점프를 한다. 여기서부터는 엉덩이를 뒤로 당겨서 수평을 유지하고 목표 반복횟수를 완료할 때까지 훈련을 반복할 것이다.

벽을 이용한 발 당기기 훈련

앞으로 움직이기 위해서 넘어지는 동작이 그리 많이 필요하지 않다는 것을 이해하고 나면, 다음 단계는 올바른 당기기 메커니즘을 배우는 것이다. 여기서는 벽을 이용한 발 당기기 훈련을 보여주겠다. 이는 달리기 메커니즘의 이 측면을 각인시키는 데 있어 최고의 훈련 중 하나다. 이 훈련을 실행하려면 발뒤꿈치를 벽에서 약 3~5인치 정도 떨어진 곳에 배치하고 달리기 자세를 취한 다음 햄스트링을 사용하여 발목을 엉덩이 쪽으로 당긴다. 최상의 결과를 얻으려면 반대쪽 다리로 전환하기 전에 한쪽 다리를 20번 이상 잡아당긴다. 이 훈련은 발을 올바르게 당기는 방법을 가르쳐줄 뿐 아니라 일반적인 실수를 보여줄 것이다. 이 훈련을 시작했을 때 발뒤꿈치가 벽에 충돌하거나 엉덩이굴곡근을 사용해서 무릎을 들어올리는 경우도 있을 것이다. 전자는 스스로를 앞으로 보내기 위해 땅을 밀어내려고 하다가 나오는 실수다. 후자는 늦은 발 당기기로, 몸을 너무 앞으로 기울여서 당기기 타이밍을 잘못 잡고 잃어버린 거리를 만회하려고 엉덩이굴곡근을 사용해서 무릎을 들어올릴 때 발생하는 실수다. 비록 무릎 들어올리기로 인해 전진 추진력을 따라잡을 수는 있지만, 그것은 비효율적인 운동 패턴을 주입하게 된다. 또한 더 효과적인 달리기 방식인 햄스트링을 사용하지 않는다.

핵심 포인트	일반적인 오류
□ 지지하는 다리의 무릎을 부드럽게 유지한다. □ 발목을 무릎 높이까지 끌어올린다. □ 중립 상태(편안한)의 발을 유지한다. □ 햄스트링의 힘을 이용해서 발을 엉덩이까지 끌어올린다.	□ 발뒤꿈치를 벽에 충돌시킨다. □ 엉덩이굴곡근을 사용해서 무릎을 들어올린다. □ 발을 구부린다.

처방법

다음 훈련으로 넘어가기 전에 각 다리마다 적어도 20번씩 당겨야 한다. 적절한 당기기 메커니즘을 구현할 때까지 이 훈련을 해야 한다. 능숙해지면 스포츠 특화 트레이닝을 하기 전 워밍업에 이 운동을 추가해도 좋다. 훈련의 강도를 증가시키기 위해, 저항밴드를 발목에 연결하고 그 힘에 대항해서 발을 들어올리는 방법도 있다.

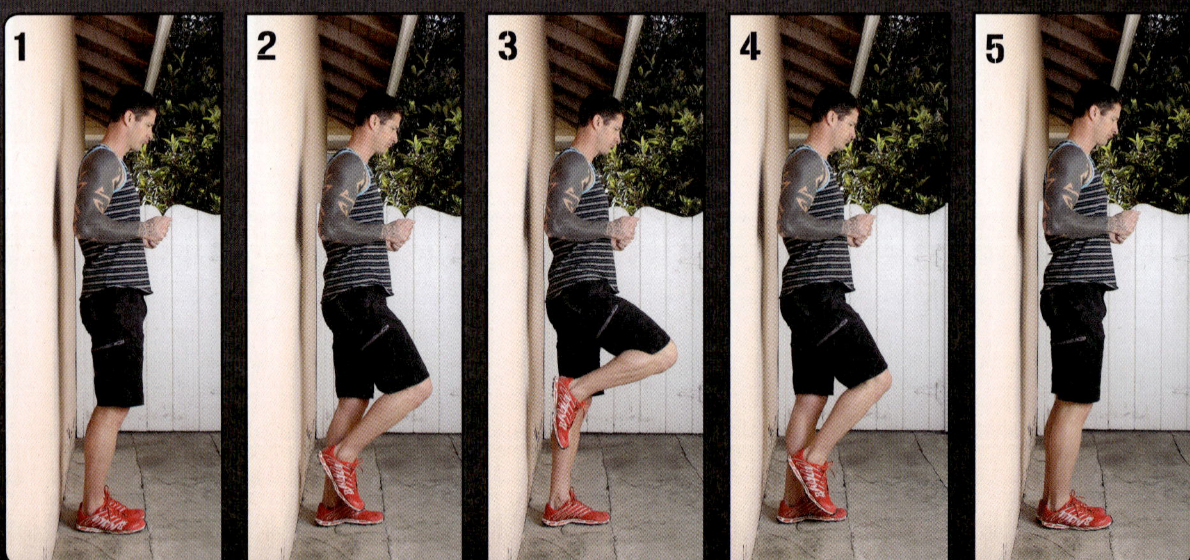

1. 달리기 자세를 취한다. 머리가 벽에서 3인치 정도 떨어져 있는 것을 확인하라.
2. 중심선을 안정시키고 척추를 곧게 펴고 왼쪽 무릎을 약간 구부린 상태에서 햄스트링의 힘으로 오른쪽 발을 엉덩이를 향해 들어올린다.
3. 오른발을 왼쪽 무릎까지 끌어올린다. 오른발이 편안한 상태이며 지지하는 다리와 일직선이라는 점에 유의하라.
4. 오른발을 중립 상태로 유지하고 왼발과 일직선 상태로 두면서, 발을 편안하게 땅으로 움직인다.
5. 오른발을 왼발 옆에 둔다. 오른발을 20번 들어올린 후에는 다리를 바꾸고 왼쪽으로 이 훈련을 한다.

벽을 이용한 달리기 훈련

넘어지는 방법과 발 당기기의 본질적 메커니즘을 이해하고 나면, 다음 단계는 벽을 이용한 달리기 훈련의 형태로 그 두 가지 원리를 결합하는 것이다. 사진을 보면 내가 벽에서 몇 피트 떨어져 있는 것이 보일 것이다. 팔을 앞으로 뻗고 자세를 안정시킨 상태에서 앞으로 몸을 기울이고 있다. 팔을 이용해서 몸이 미세한 전방 각도를 유지하도록 하면서 앞에서 보여준 것과 동일한 당기기 메커니즘을 이용해 제자리 달리기를 한다. 올바른 넘어지기 및 당기기 메커니즘을 각인하는 것에 추가로, 이 훈련은 당신이 전진할 때 몸이 만드는 각도로 당신의 당기기를 조절해준다. 각 다리마다 10~20회의 당기기를 한 후에는 몸을 돌려서 벽을 따라 달린다. 이 경우에도 벽에서 했던 몸 기울이기와 당기기 메커니즘을 사용한다.

핵심 포인트

- 발이 몸 바로 아래 위치에 오도록 한다.
- 달리기를 시작하고 멈출 때 안정된 몸을 유지한다.

일반적인 오류

- 달리려고 몸을 돌릴 때와 벽을 향해 몸을 앞으로 기울일 때 중심선을 사용한.
- 뒤꿈치로 벽을 치거나 무릎을 들어올린다.

처방법

최소 20개의 당기기, 또는 한 다리마다 적어도 10개의 당기기를 할 수 있을 때까지 한다.

1

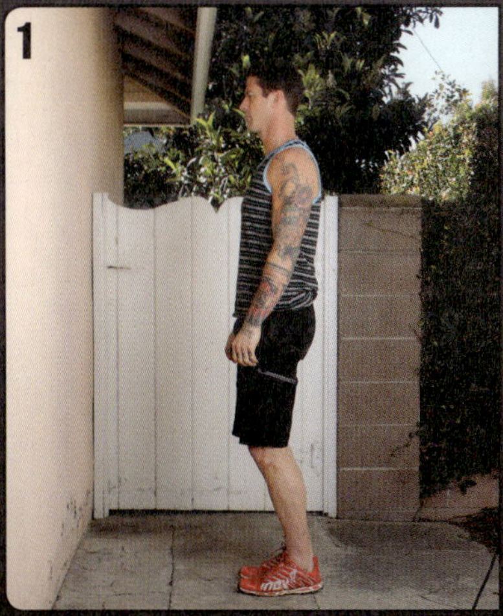

달리기 자세를 취한다.

2

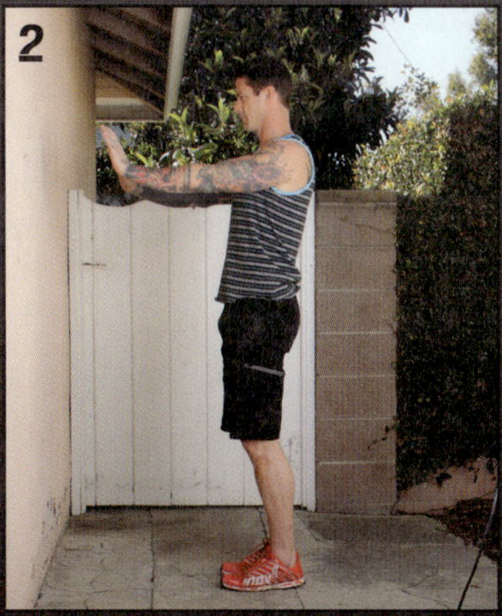

팔을 바로 앞으로 뻗는다.

3

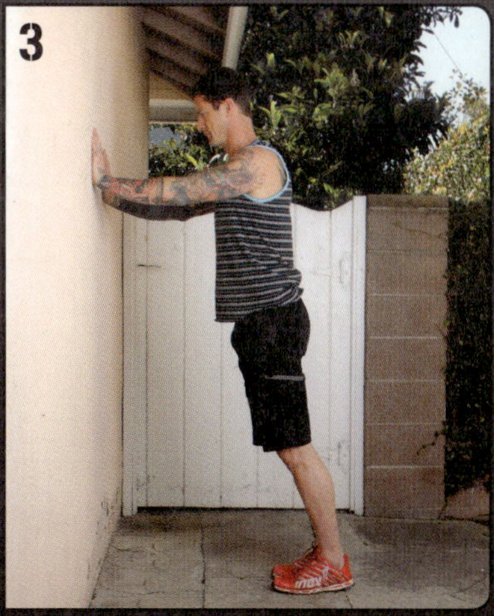

손이 벽에 닿을 때까지 지지 지점에서부터 서서히 앞으로 넘어진다. 몸의 미세한 각도를 확인하라.

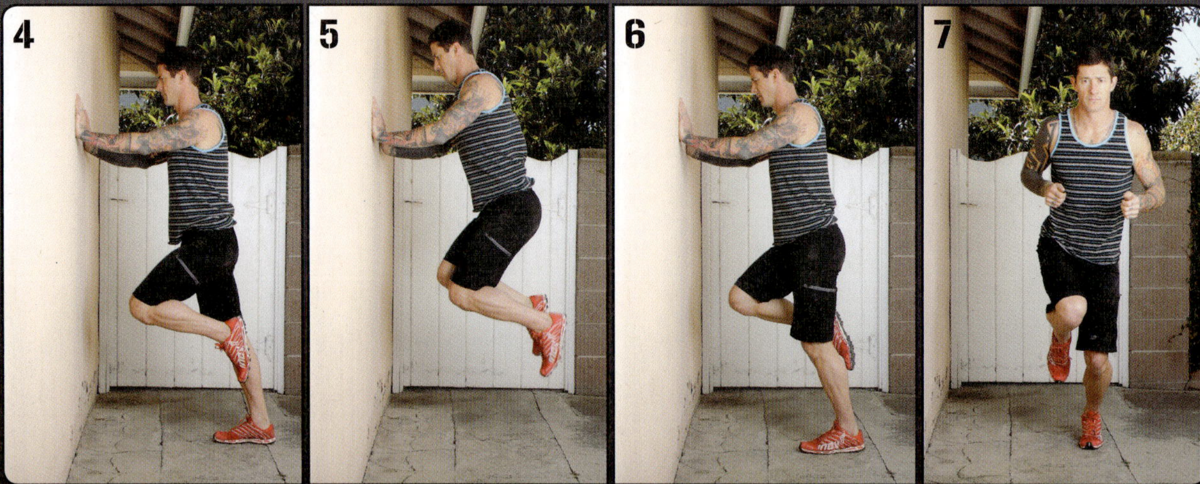

4) 햄스트링의 힘을 이용해서 왼발을 오른쪽 무릎까지 끌어당긴다. 5) 왼발을 땅에 내려놓으면서 오른발을 땅에서 들며 발을 교대하고 지지대를 바꾼다. 6) 왼발 앞꿈치로 착지한다. 7) 같은 기울기를 유지하면서 몸을 시계 반대 방향으로 돌리고 벽을 따라서 달린다.

발 당기기 교대

이 훈련은 앞선 훈련을 매우 효과적인 스킬 트레이닝 순서로 결합시킨다. 이 훈련을 수행하려면 boxer's shuffle처럼 한쪽 발에서 다른 발로 앞뒤로 뛰기를 시작하라. 더 구체적으로 말하면, 발을 교대하고 체중을 앞뒤로 전환시키면서 앞으로 약간 넘어져야 한다. 마치 가벼운 경보 또는 조깅을 한다고 생각하면 된다. 발의 리듬 또는 박자를 만든 후에는 오른쪽 발목을 왼쪽 무릎까지 끌어올린 후에 즉시 전방 셔플(forward shuffle)로 돌아간다. 이걸 5~10회 반복한 후에 다리를 교대한다. 각 발마다 약 10번의 당기기를 끝낸 후에는 앞선 훈련에서 했듯이 몸을 기울인 각도를 증가시켜 달린다. 조정력을 기르고 올바른 기울이기 및 당기기 메커니즘을 각인시키는 것 외에도, 이 훈련은 근육탄력성을 이용해 충격을 흡수하고 다시 튀어오르는 것을 배울 수 있다.

핵심 포인트

- 한쪽 발에서 다른 발로 앞뒤로 번갈아 뛰면서 발을 끌어올리기 전에 강한 리듬을 만든다.
- 발을 한 번 끌어당긴 후에는 가벼운 경보로 다시 돌아와서 다음 발 당기기를 하기 전까지 일관적인 리듬을 되찾아야 한다.
- 앞꿈치를 이용해 충격을 흡수하고 뒤꿈치는 바닥에 가볍게 닿도록 해서 근육 탄력을 극대화시킨다.

일반적인 오류

- 중심선에서 멈추고 엉덩이에서부터 구부린다.
- 앞뒤로 번갈아 뛰지 않고 양쪽 발로 같이 뛴다.
- 평평한 발 상태로 착지한다.
- 땅을 밀어내거나 무릎을 들어올리면서 잘못된 발 당기기를 실행한다.

처방법	다리를 교대하기 전에 한쪽 다리로 당기기를 적어도 5번 한다. 달리기로 전환하기 전에는 적어도 다리를 10번 당긴다. 필요한 조정력과 테크닉을 확보하기 전까지는 이 과정을 반복해야 한다.

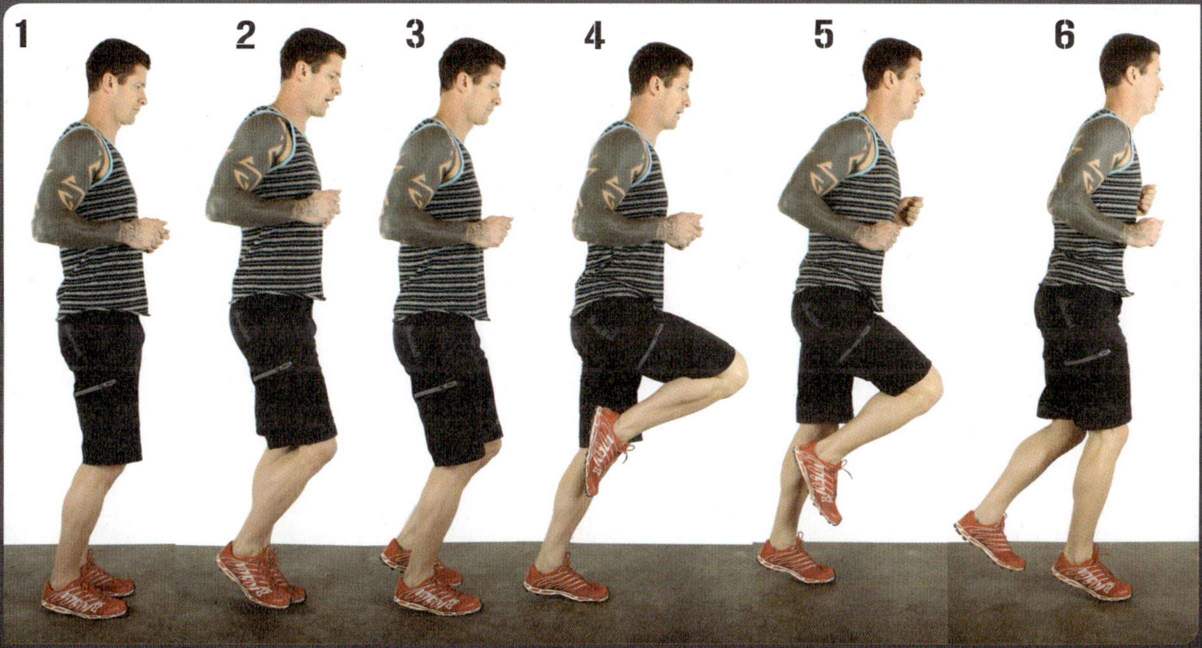

1. 무릎을 약간 굽히고서 올바른 달리기 자세를 취한다.
2. 앞으로 가기 위해 약간 앞으로 넘어지고, 순간적으로 체중을 오른발에 싣는다. 그리고 왼발은 땅에서 가볍게 뗀다.
3. 체중을 오른발로 전환하면서 계속 앞으로 간다.
4. 체중을 왼발로 보내며 햄스트링의 힘을 이용해서 엉덩이를 향해 오른발을 끌어올린다.
5. 지지대를 바꾸지 않은 채 땅을 향해 오른발을 뻗는다. 주의: 오른발을 몸 앞에 뻗어서는 안 된다. 대신에 발을 무게중심 아래에 두고 넘어지는 동작이 당신을 전진시키는 추진력이 되도록 하라.
6. 오른발 앞꿈치로 착지한다. 여기서부터 다시 움직이면서 일관된 리듬을 되찾고 오른쪽 다리로 다른 당기기 동작을 할 것이다.

안정된 팔 훈련

달리기 선수들은 넘어지는 동작을 숙달하고 발을 상대적으로 빨리 당기지만, 올바른 달리기 메커니즘의 가장 중요한 측면인 '안정된 자세'를 간과하는 경우가 많다. 당신의 안정성을 테스트하기 위해서는 양손을 깍지 끼고서 팔을 몸 앞으로 뻗는다. 제자리 달리기를 시작하고, 10번 또는 20번의 발 당기기 후에는 계속 제자리에서 달리면서 약간 앞으로 넘어지는 동작을 한다. 중심선이 안정적이라면 당신의 팔은 몸 앞에서 계속 곧게 뻗어 있을 것이다(순서 A). 코어를 사용하고 있지 않다면, 팔이 좌우로 흔들려서 균형을 잃고 달리기가 매우 어려워진다(순서 B). 앞선 훈련으로 실험을 한 후 앞으로 몸을 계속 기울이면서 편안한 지지대 변화를 느낀 다음에는 당신이 얼마나 안정적인지 확인하기 위해 안정된 팔 훈련을 한다. 중심선 안정화 메커니즘을 주입하는 것 외에도, 이 훈련은 달리기에 필요한 긴장 수준에 대한 귀중한 피드백을 제공한다. 다시 말해 더 빨리 달릴수록 균형을 유지하고 에너지 효율을 극대화하기 위해 코어를 더 활용해야 한다.

핵심 포인트

- 중심선을 안정시키고 제자리 달리기를 한다. 전진 동작을 위해 앞으로 넘어지는 동작을 한다.
- 달리면서 팔이 당신의 중심선을 따라 위치하도록 한다.
- 달리는 속도가 빠를수록 그만큼 안정화가 필요하다.

일반적인 오류

- 중심선이 안정적이지 않기에 팔을 앞뒤로 흔든다.

처방법

이 훈련을 이용해 중심선 안정화 여부를 테스트하라.

순서 A: 중심선을 활용한 안정된 팔 훈련

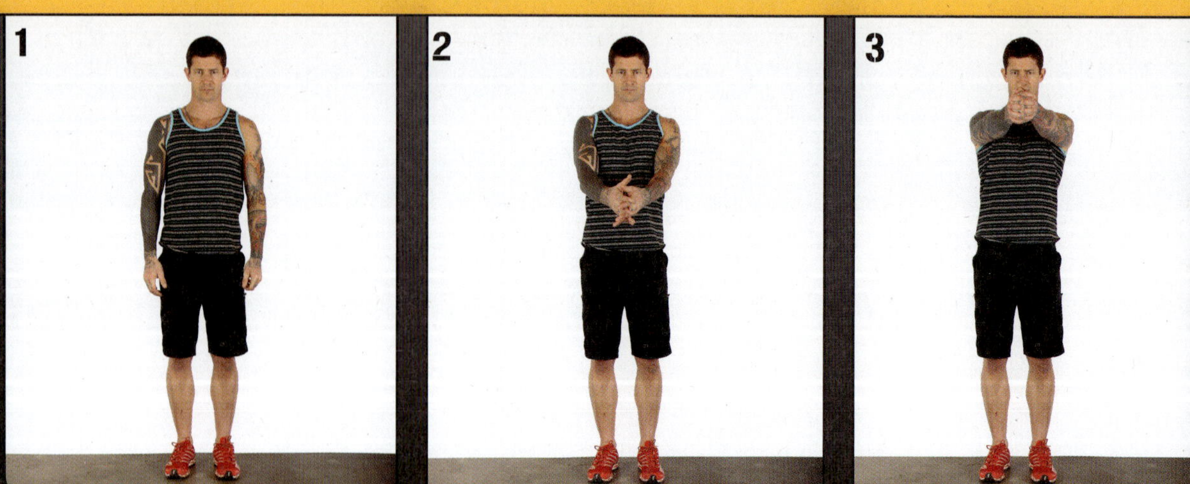

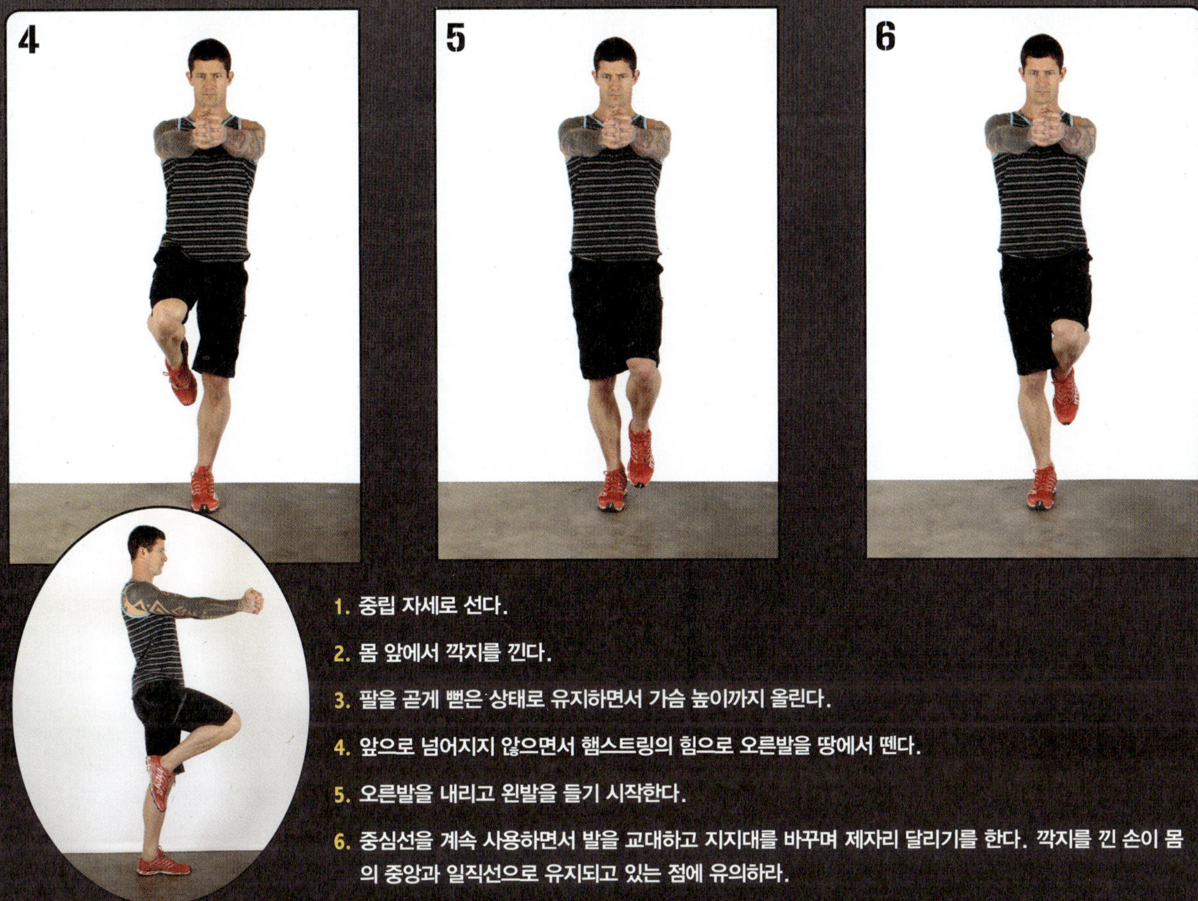

1. 중립 자세로 선다.
2. 몸 앞에서 깍지를 낀다.
3. 팔을 곧게 뻗은 상태로 유지하면서 가슴 높이까지 올린다.
4. 앞으로 넘어지지 않으면서 햄스트링의 힘으로 오른발을 땅에서 뗀다.
5. 오른발을 내리고 왼발을 들기 시작한다.
6. 중심선을 계속 사용하면서 발을 교대하고 지지대를 바꾸며 제자리 달리기를 한다. 깍지를 낀 손이 몸의 중앙과 일직선으로 유지되고 있는 점에 유의하라.

순서 B: 중심선을 활용하지 않은 팔 안정화 훈련

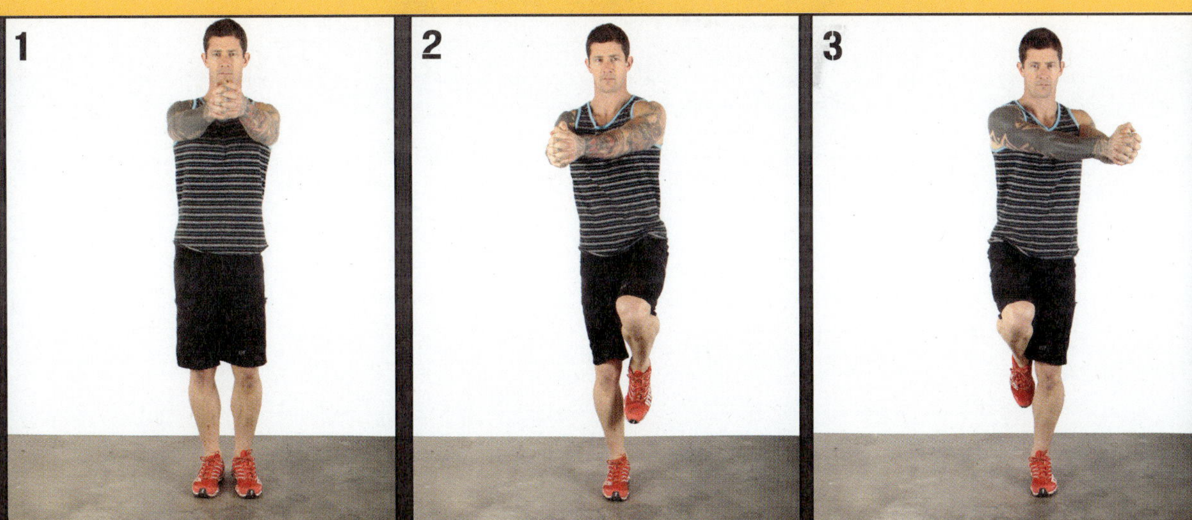

1. 손가락을 깍지 끼고 팔을 몸 앞 가슴 높이로 위치시킨다. 중심선을 사용하고 있지 않다.
2. 제자리 달리기를 하려고 왼발을 땅에서 떼면서, 몸무게를 상쇄시키기 위해 우측을 향해 팔을 흔든다.
3. 중심선을 사용하지 않은 상황에서는 발과 지지대를 바꿀 때 스스로를 안정화시킬 수가 없다. 결과적으로 팔을 몸의 왼쪽으로 흔들게 된다.

체포 자세 훈련

안정된 팔 훈련과 마찬가지로, 포박 훈련은 중심선의 안정 상태를 테스트하고 올바른 넘어지기 메커니즘을 각인시키기 위한 또 하나의 도구다. 이 훈련을 하려면 마치 수갑에 채워서 체포된 듯이 등 뒤로 깍지를 낀다. 등 뒤로 손을 고정하는 것은 어색하지만, 그로 인해 안정화, 넘어지기 및 지지대 전환에 집중할 수 있다. 이 훈련을 제대로 하는 열쇠는 넘어지는 동작을 엉덩이로 시작하는 것이다. 많은 선수들은 엉덩이에서 앞에서 굽히면서 가슴부터 넘어지는 실수를 한다. 이로 인해 안정된 중심선이 희생될 뿐 아니라 균형도 잃게 된다. 또 하나의 일반적인 실수는 팔을 과도하게 뻗는 것이다(순서 B). 만약 등 뒤에서 팔을 과도하게 뻗지 않고서 깍지를 편안하게 낄 수 없다면, 어깨 가동성 운동이 필요하다. 그런 상황이라면 몸을 앞으로 기울이면서 깡총 뛰는 훈련과 발 당기기 교대 훈련에 집중하는 것이 좋다.

핵심 포인트

- 어깨가 외측으로 돌게 하고(뒤로 당김) 척추는 중립 자세를 취한다.
- 무게중심(엉덩이)을 균형점(발목) 위에서 전환하는 데 집중한다.
- 엉덩이가 발목을 지나가면 바로 지지대 발을 바꾼다.

일반적인 오류

- 가슴을 함께 기울이면서 엉덩이에서 구부림.
- 수갑에 채워진 것처럼 팔을 과도하게 뻗음.
- 넘어지면서 추진력을 멈추기 위해 발을 앞으로 내딛으며 걸음.

처방법

올바른 넘어지기 메커니즘을 익힐 때까지 이 훈련을 한다. 보통은 넘어지는 자세 이후 몇 미터를 달려서 균형을 잡은 후에 넘어지는 동작에 익숙해질 때까지 이 과정을 반복하는 게 좋다.

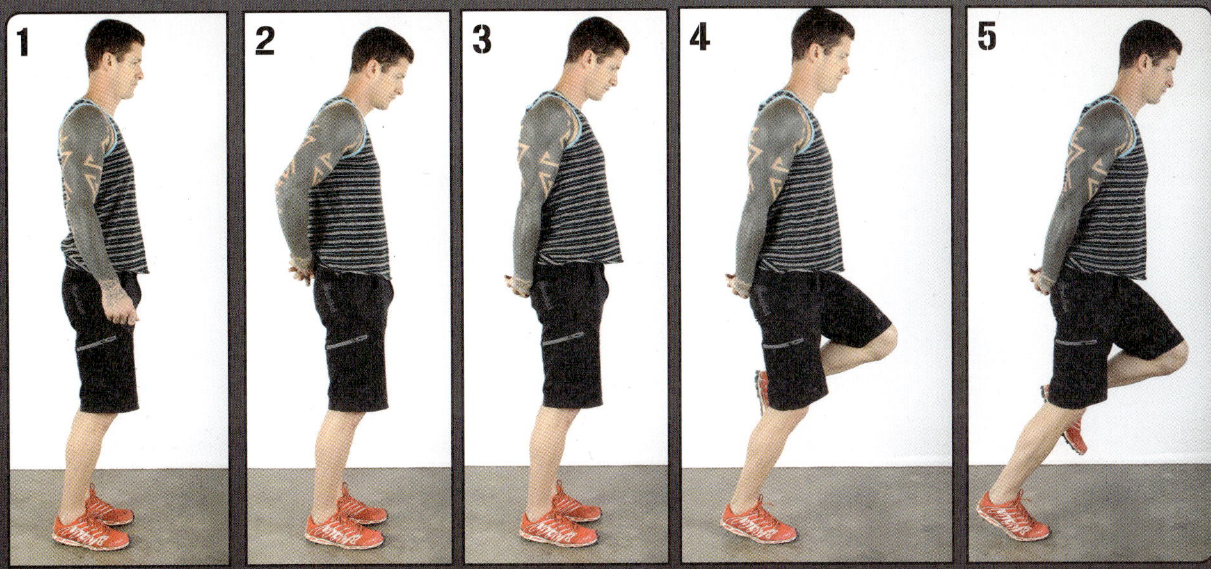

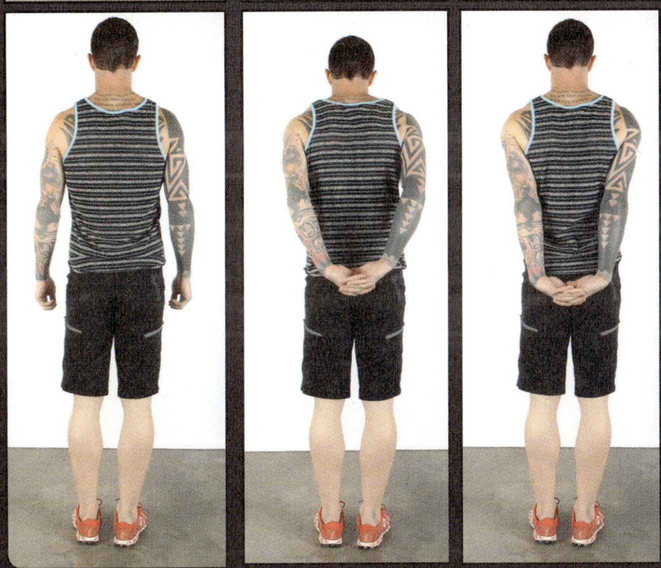

1. 중립 자세로 선다.
2. 수갑에 채워진 것처럼 등 뒤에서 깍지를 낀다.
3. 중심선을 이용해서 팔을 과도하게 뻗는 것을 막으며, 어깨를 외부로 돌리고 팔을 곧게 뻗는다.
4. 햄스트링의 힘을 이용해서 왼발을 땅에서 뗀다.
5. 몸을 곧게 세운 자세로 앞으로 넘어지며 전진 동작을 시작한다.

일반적인 실수: 굴곡

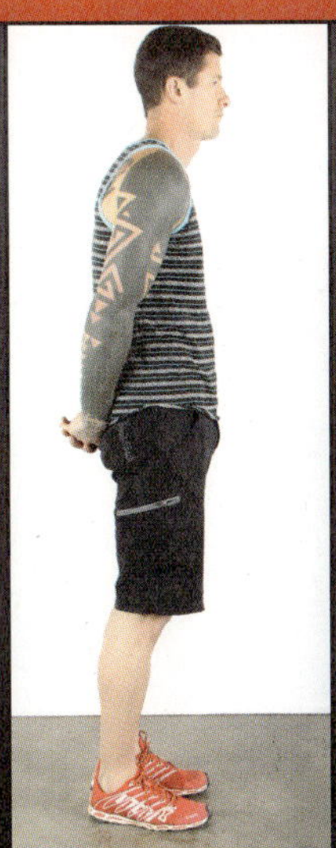

어깨가 안쪽으로 돌았고 등 위쪽이 앞으로 휘어 있다. 이렇게 되면 몸을 앞으로 기댈 때 가슴부터 넘어지게 되며, 중심선이 흐트러진다.

일반적인 실수: 과도한 뻗기

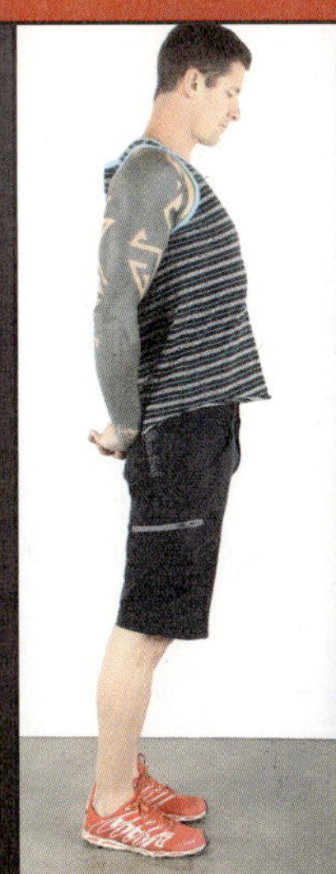

팔을 곧게 하고 어깨를 올바른 위치에 놓기 위해서 과도하게 뻗는다. 이 실수는 이 과정을 지나치게 강조하거나 어깨 기동성이 부족한 선수들에게서 자주 나타난다. 전자의 경우에는 자세를 곧게 해서 테크닉을 수정하면 된다. 후자의 경우는 가동성 관련 챕터를 참조하라.

줄넘기 훈련

줄넘기 훈련은 리듬, 조정력 및 근육탄력성을 기르기 위한 최고의 운동 중 하나다. 줄넘기를 제대로 하려면 올바른 달리기 메커니즘을 이용해서 제자리뛰기를 해야 한다. 만약 줄넘기가 처음이거나 조정력 및 타이밍 능력 결여로 줄넘기를 할 수가 없다면, 단순히 깡충뛰기를 하면서 필요한 리듬과 기술을 기르는 데 집중한다. 그 동안에는 이 세션에 나온 다른 훈련을 사용해서 올바른 달리기 메커니즘을 발달시키면 된다. 줄넘기를 문제없이 여러 번 할 수 있게 되면, 지지하는 다리를 바꾸는 동안 발목을 반대쪽 무릎으로 끌어당기면서 달리기 메커니즘을 추가하는 시도를 한다. 목표는 지지대를 바꾸면서 줄이 다리 아래로 성공적으로 지나가게 하는 것이다. 처음에는 일관성이 없고 느려 보이겠지만, 약간의 인내심을 가지고 연습을 많이 하면 마치 벽 훈련을 하듯이 제자리뛰기를 위한 조정력, 타이밍 및 리듬을 기를 수 있다.

문제없이 제자리뛰기를 할 수 있게 되면, 다음 단계에서는 전진 동작을 추가한다. 모든 동일한 원칙이 적용된다. 줄이 발 아래로 지나갈 때 안정적인 중심선을 유지하고 발목을 무릎까지 끌어올리고 지지하는 발을 교대한다. 하지만 이번에는 약간의 넘어지는 동작을 추가하고 앞으로 달려가기 시작한다. 발을 제대로 끌어당기고 있다면 무리 없이 전진할 것이다. 하지만 발로 땅을 밀어내고 엉덩이 부분에서 동작이 끊기거나 발이 몸 앞에서 착지한다면 줄이 당신의 발에 걸릴 것이다. 이 짜증나면서도 빈번한 상황을 줄이려면 메커니즘에 집중하고 일관적인 박자를 유지하라. 처음에는 줄넘기 훈련으로 인해 크게 낙담할 수도 있지만, 올바른 달리기 메커니즘을 배울 훌륭한 기회가 된다. 또한 잘못된 동작을 고치는 데도 매우 귀중한 도구다.

핵심 포인트

- 줄넘기를 하면서 전진 동작을 추가하기 전에 제자리뛰기를 먼저 배운다.
- 일관된 리듬을 유지하는 동안 지지하는 발을 교대하면서 발 아래로 줄이 지나가게 하는 데 집중한다. 성공의 열쇠는 시간, 연습, 인내심 및 테크닉이다.
- 전진 동작을 추가할 때는 엉덩이부터 앞으로 넘어지고 올바른 당기기 메커니즘을 사용한다.

일반적인 오류

- 처음 시작하는 경우에는 지지대를 바꿀 때마다 실수를 해서 박자가 고르지 못한 경우가 많다.
- 제자리뛰기를 할 때 발목을 무릎까지 끌어올리는 대신 무릎을 들어 올린다.
- 앞으로 달리는 동안 중심선이 흐트러지고 발로 땅을 밀어내거나 발이 몸 앞에서 착지한다.

처방법

제자리뛰기를 숙달하고 중단이나 어려움 없이 앞으로 달릴 수 있을 때까지 이 훈련에 최대한 많은 시간을 투자하라. 일단 숙달되고 나면 이 훈련을 스킬 트레이닝 운동으로 워밍업에 추가해도 좋다. 또는 리듬과 타이밍 조율에 사용해도 좋다.

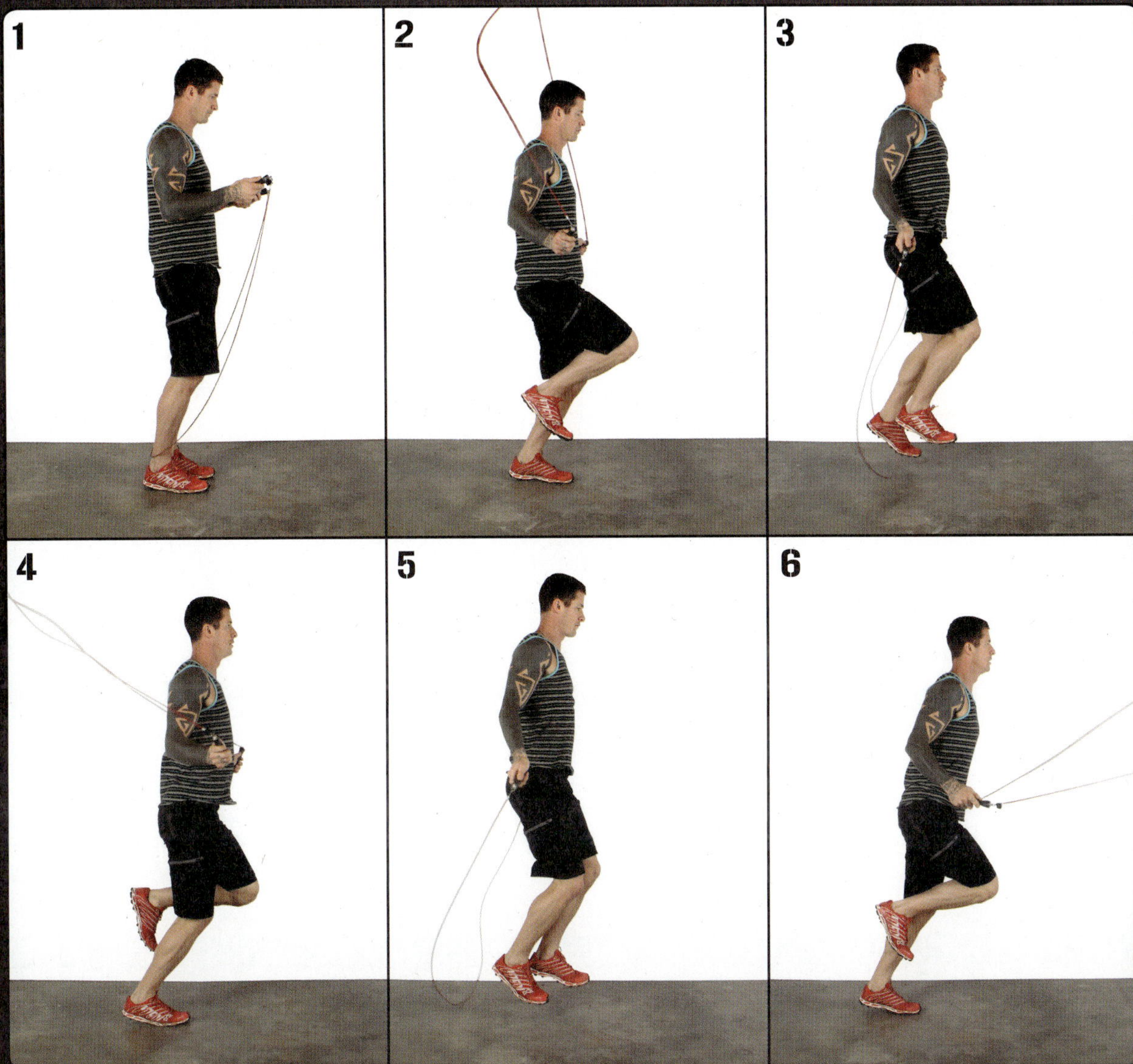

1. 줄넘기를 발 뒤에 놓은 채 중립 자세로 선다.
2. 줄넘기가 머리 위로 지나갈 때 올바른 당기기 메커니즘을 이용해서 오른쪽 발꿈치를 엉덩이까지 끌어올린다.
3. 줄이 아래로 지나갈 때 지지대를 전환하고 발을 바꾼다.
4. 오른발로 몸을 지탱하고 왼발을 끌어올린다.
5. 줄이 발 아래로 지나갈 때 다시 지지하는 발을 바꾼다.
6. 발을 바꾸고 두 번째로 멈춘다. 제자리뛰기를 성공적으로 하고 리듬을 만든 상황에서 나는 전진 동작을 시작하기 위해 약하게 넘어진다.

높은 곳에서 발 끌어올리기 훈련

이 챕터 개요에서 언급했듯이, 당신에게 맞는 운동을 찾아낼 때까지 최대한 많은 훈련을 실험해보는 것이 중요하다. 높은 곳에서 발 끌어올리기 훈련은 올바른 당기기 메커니즘을 각인시키는 또 하나의 기술 트레이닝이다. 이 트레이닝은 근육탄력성, 스트렝스 및 당기기 스피드도 길러준다. 이 훈련에서 놀라운 결과를 낸다면 계속 하면서 당기기 메커니즘 관련 훈련이 필요할 때마다 이걸 하면 된다. 이 챕터에 나온 모든 훈련을 해보는 것도 좋지만, 당신의 기술 발달에 가장 큰 영향을 미치는 훈련에 집중하는 것이 좋다.

핵심 포인트

- 충격을 흡수하고 근육탄력성을 극대화시키기 위해서는 부드러운 무릎 상태로 앞꿈치 착지를 해야 한다.
- 뒤꿈치를 엉덩이까지 끌어올린다.
- 동작의 속도와 효율성에 집중하라.

일반적인 오류

- 평평한 발과 곧게 뻗은 다리로 착지한다.
- 뒤꿈치를 엉덩이까지 끌어올리는 대신 무릎을 가슴까지 들어올리는 비효율적인 동작을 한다.
- 발을 당기면서 발바닥을 굽힌다.

처방법

이 훈련을 기술 트레이닝 운동에 추가할 경우, 당신은 각 다리마다 10~20회씩 해야 한다. 이 훈련은 당기기 속도를 개선시키고 달리기의 반복적인 충격에 대비해서 다리의 컨디션을 준비시키기 때문에, 언제라도 워밍업에 포함시키는 것이 좋다.

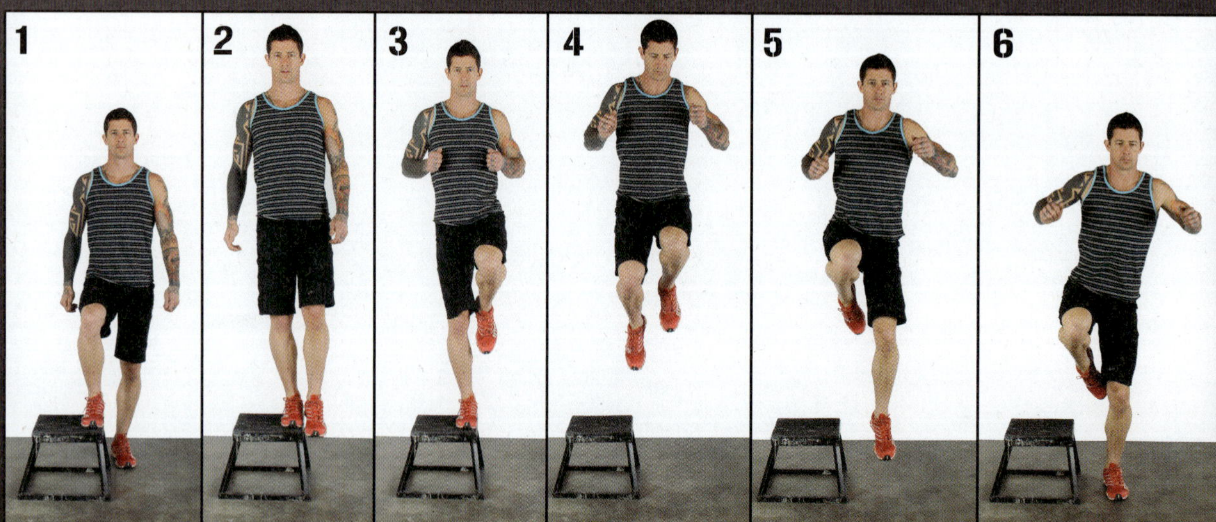

1. 오른발이 12인치 박스의 모서리를 밟고 있다.
2. 오른쪽 다리를 뻗고 똑바로 일어선다.
3. 오른쪽 다리를 약간 굽힌 채로 왼발을 오른쪽 무릎까지 끌어올린다.
4. 박스에서 점프하고 지지하는 발을 바꾸듯이 엉덩이를 향해 오른발을 끌어당긴다. 주의: 햄스트링의 힘을 이용해서 오른발을 최대한 빨리 끌어올려야 한다.
5. 오른발을 끌어올리면서 왼발은 바닥을 향해 뻗는다.
6. 내려올 때의 충격을 흡수하기 위해 왼발 앞꿈치로 착지하고, 오른쪽 다리는 굽힌 상태를 유지한다.

피벗 발 당기기

높은 곳에서 발 끌어올리기와 마찬가지로, 피벗 발 당기기는 올바른 당기기 메커니즘의 학습을 돕고 근육탄력성과 스피드를 개선시키며 햄스트링의 근육 조직을 키운다. 이 훈련에서 최고의 결과를 얻기 위해서는 지지하는 다리를 이용해 여러 번의 당기기 동작을 최대한 빨리 진행해야 한다. 착지한 발을 최대한 빨리 끌어올릴수록 좋다. 제대로 한다면 이 훈련을 통해 앞꿈치로 착지하는 방법과 근육탄력성을 이용해 바닥에 반응하는 방법과 햄스트링을 이용해 발을 당기는 방법을 배울 수 있다.

핵심 포인트

- 뒤꿈치를 엉덩이까지 끌어당겨서 완전한 동작 범위를 활용한다.
- 부상을 방지하고 근육탄력성을 최대화시키기 위해서는 부드러운 무릎으로 앞꿈치 착지를 한다.
- 주저하지 말고 즉시 다음 당기기 동작으로 전환한다. 바닥에 머무는 시간이 적을수록 좋다.

일반적인 오류

- 평평한 발 또는 곧게 뻗은 다리로 착지한다.
- 반복횟수 중간에 머뭇거린다.

처방법

각 다리로 10~20회의 당기기를 하고, 가능하면 언제라도 기술 트레이닝 운동에 포함시킨다.

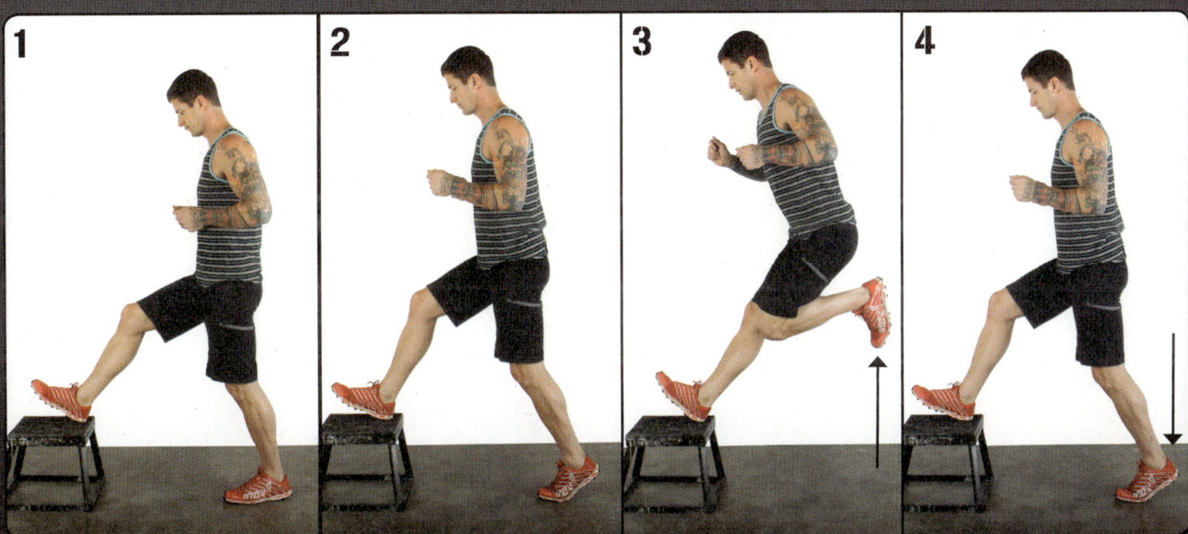

1. 달리기 스탠스를 취하고 오른쪽 뒤꿈치로 12인치 박스 모서리를 밟는다. 오른발이 약간 굽어 있으며 지지하는 발이 엉덩이 바로 아래에 위치해 있다는 것이 중요하다.
2. 곧은 자세를 유지하면서 체중을 약간 앞으로 보내고 왼쪽 앞꿈치를 들어올린다.
3. 햄스트링의 힘을 이용해서 왼쪽 발꿈치를 엉덩이까지 끌어올린다.
4. 왼쪽 앞꿈치로 착지하고 무릎을 굽혀서 체중이 주는 충격을 흡수한다. 발이 바닥에 닿는 순간에 최대한 빨리 다시 들어올린다. 그리고 설정한 반복횟수를 다 마칠 때까지 이 과정을 반복한다.

카리오카

카리오카 훈련은 몇 가지 혜택이 있는 측면 동작 훈련이다. 우선 이 훈련은 중력의 힘을 이용해서 어떻게 측면으로 넘어지는지를 가르쳐준다. 둘째, 이 훈련은 본질적으로 뒤꿈치 착지가 불가능하기 때문에 앞꿈치로 달리는 것이 익숙하지 않은 이들에게 올바른 착지 메커니즘을 길러주고 다리 아래쪽 근육을 키워준다(또한 다리와 엉덩이의 측면 근육을 길러준다. 이 근육은 스트렝스-컨디셔닝 트레이닝을 게을리한 선수들에게서는 발달되지 않은 경우가 많다). 셋째, 카리오카 훈련은 몸과 공간주의력을 길러준다. 그게 바로 조정력이다. 마지막으로 이 훈련은 근육과 관절을 위한 훌륭한 워밍업이며 역동적인 동작을 위해 몸을 준비시킨다. 당신이 팀 스포츠 경험이 있다면 연습 초반에 이 훈련을 해봤을 가능성이 높다.

핵심 포인트

- 동작을 시작할 때 엉덩이부터 측면으로 넘어지고 앞으로 달릴 때처럼 무게중심을 균형점 위로 전환한다. 엉덩이에서 굽히지 않는 것이 중요하다.
- 움직이면서 발을 무게중심 아래에 유지한다.

일반적인 오류

- 엉덩이에서 굽히지 않고 가슴을 함께 기울이지 않는다.
- 어깨를 앞뒤로 비틀거나 팔을 좌우로 흔들면서 상체 동작을 오버하지 마라. 대신에 팔을 굽혀서 몸에 가까이 둔다.
- 몸 앞에서 착지하지 않도록 하라. 달리기와 마찬가지로, 이렇게 하면 발로 땅을 밀어내고 메커니즘이 손상되며 몸이 느려진다.

처방법

스트렝스-컨디셔닝을 시작할 때 이 훈련을 하거나 스포츠 특화 인터벌 트레이닝의 워밍업으로 한다. 훈련의 균형을 잡기 위해서는 이 운동을 몸 양쪽으로 하는 것이 중요하다. 이를테면 카리오카를 왼쪽으로 10미터 하고 오른쪽으로도 같은 거리를 한다.

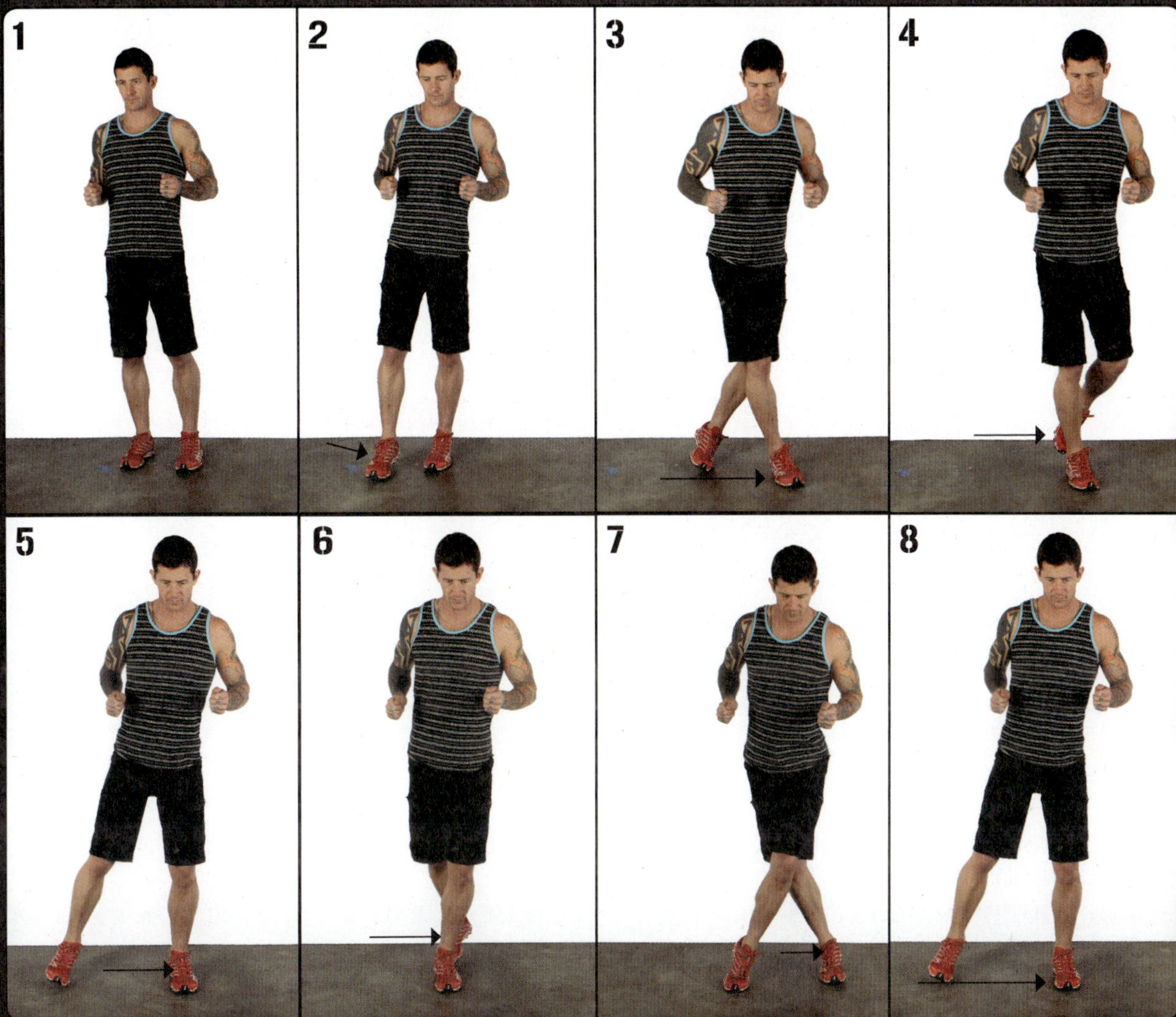

1. 올바른 달리기 스탠스를 취했다.
2. 몸을 곧게 유지하면서 무게중심을 왼발 위로 전환하며 왼쪽으로 기울인다. 체중을 왼쪽 다리로 전달하면서 오른쪽 다리가 왼쪽 다리 앞에 엇갈리게 한다.
3. 측면 동작을 시작하기 위해 넘어지는 추진력을 사용하면서 오른발을 왼발 위로 엇갈리게 해서 넘어지는 동작을 멈춘다.
4. 왼발을 땅에 내릴 때 왼발을 오른쪽 다리 뒤에서 흔든다.
5. 추진력 유지를 위해 자세를 원래대로 유지하며 왼쪽으로 넘어지면서, 왼발을 무게중심 바로 아래에 있는 땅에 둔다.
6. 상체가 과도하게 비틀리는 것을 막기 위해 중심선을 사용하면서 오른발을 왼쪽 다리 뒤에 둔다.
7. 넘어지는 동작을 멈추기 위해 오른발을 엉덩이 바로 아래 바닥에 놓는다.
8. 측면 이동을 위해 상체가 넘어지는 동작을 계속 사용하면서, 왼쪽 발꿈치로 착지하고 이 순서를 반복할 준비를 한다.

파트너를 동반한 밴드 훈련

파트너를 동반한 밴드 훈련은 두 가지 중요한 혜택을 제공한다. 올바른 넘어지기 메커니즘을 가르쳐주고 달리기에 익숙하게 해주며, 이로 인해 스피드와 폭발력 향상에 기여할 수 있다. 밴드가 체중을 순간적으로 지지해주면서, 넘어지는 동작을 멈추려고 지지대를 바꿀 필요 없이도 앞으로 천천히 기울일 수 있다(순서 A의 두 번째 사진). 그렇게 앞으로 넘어지는 것이 어색하고 자연스럽지 못한 듯 보이겠지만, 이를 통해서 느린 동작에서의 올바른 넘어지기 메커니즘을 경험할 수 있다. 또한 밴드를 통해서 넘어지는 동작과 관련된 일반적인 실수를 확인할 수 있는데, 여기엔 엉덩이에서 멈추기, 발로 땅 밀기, 몸 앞에서 발 딛기 등이 있다(순서 B). 이런 경향을 피하기 위해 몸을 약간 기울이면서 앞으로 넘어지는 훈련을 하라. 순간적으로 멈춘 후에 가벼운 달리기를 시작하듯이 지지하는 발을 교대한다. 당신의 파트너는 당신을 똑바로 세우고 앞으로 나아갈 수 있도록 충분한 저항을 제공해야 한다. 넘어지는 메커니즘에 익숙해지면 밴드를 사용하여 짧은 인터벌 스프린트에도 익숙해질 수 있다. 하지만 테크닉에 우선적으로 집중하는 것이 중요하다. 스피드를 추가함으로써 당신의 달리기 폼이 망가진다면, 속도를 늦추고 강도를 줄인다.

핵심 포인트

- 당기는 동작을 시작하고 지지하는 발을 바꾸기 전에 가볍게 앞으로 기대는 동작을 취한다.
- 밴드가 당신의 엉덩이에서 잡아당기고 있기에, 자유로운 무제한 달리기의 경우보다 당신의 코어를 더 안정화시켜야 한다.

일반적인 오류

- 넘어지는 동작을 할 때 가슴을 기울이지 않고 허리를 굽히지 않는다.
- 넘어지는 동작을 멈추려고 땅을 밀어내지 않고 몸 앞에 발을 딛지 않는다.
- 강도가 증가하면서 테크닉이 손상된다.

처방법

최고의 결과를 얻으려면 10~20미터의 거리를 설정한다. 거리를 짧게 유지하는 이유는 속도와 폭발력을 유지하기 위해서다. 일반적으로 거리는 폼을 손상시키지 않으면서 속도와 강도를 유지할 수 있는 정도여야 한다. 속도를 줄이기 시작하거나 메커니즘이 고장을 일으키면 멈추고 거리를 줄인다.

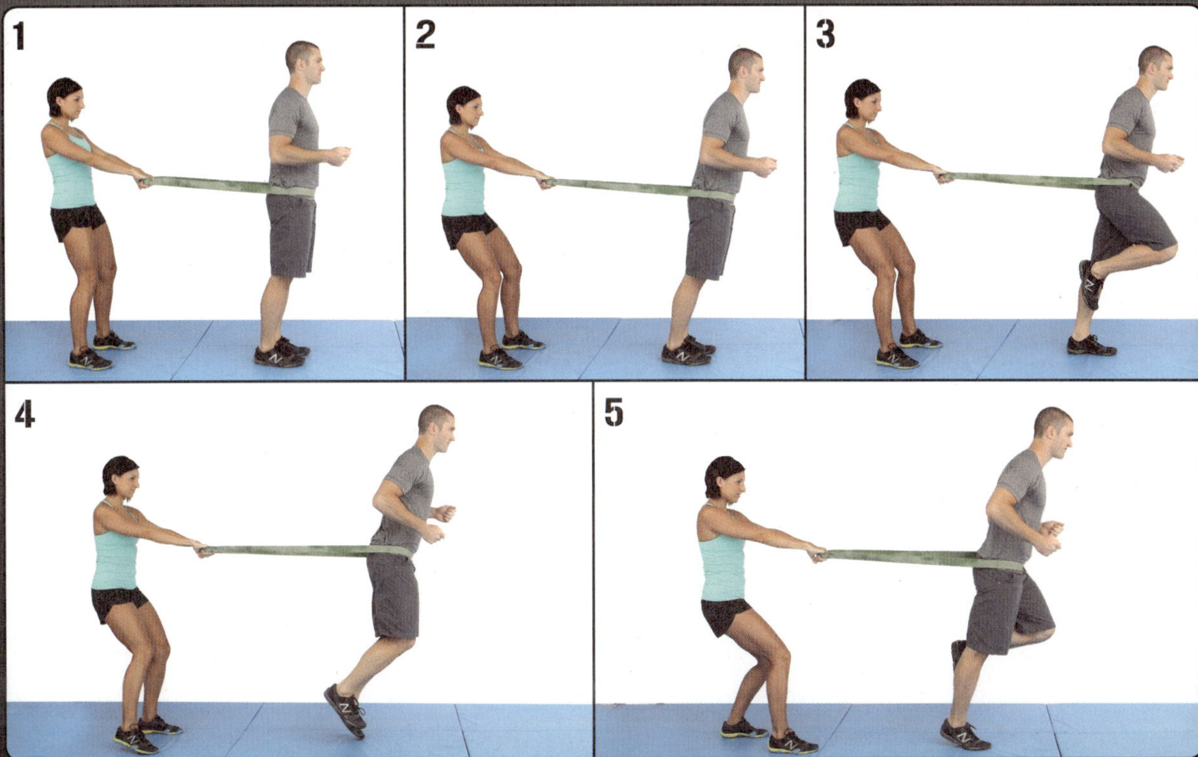

1. 글렌이 달리기 스탠스를 취하고 있다. 저항밴드를 엉덩이 주위에 감았다. 그리고 케이티는 몸을 약간 뒤로 기울이면서 밴드에 텐션을 생성하고 있다.
2. 글렌이 지지 지점에서부터 몸을 천천히 앞으로 기울인다.
3. 글렌이 몸을 앞으로 기울이면서 오른발을 끌어올린다.
4. 글렌이 지지하는 발을 바꿀 때 케이티는 저항을 유지하기 위해 계속 뒤로 기댄다.
5. 글렌은 올바른 달리기 메커니즘을 사용해 전방으로 가속한다. 이것을 늦추기 위해 케이티는 체중을 계속 뒤로 실으면서 밴드에 저항을 생성한다. 주의: 케이티는 글렌을 한 위치에 유지시키려는 게 아니다. 그녀는 밴드에 일관된 텐션을 유지하면서 글렌이 앞으로 가려고 할 때 자신도 전방으로 힘을 싣고 있다.

일반적인 실수: 밀어내기

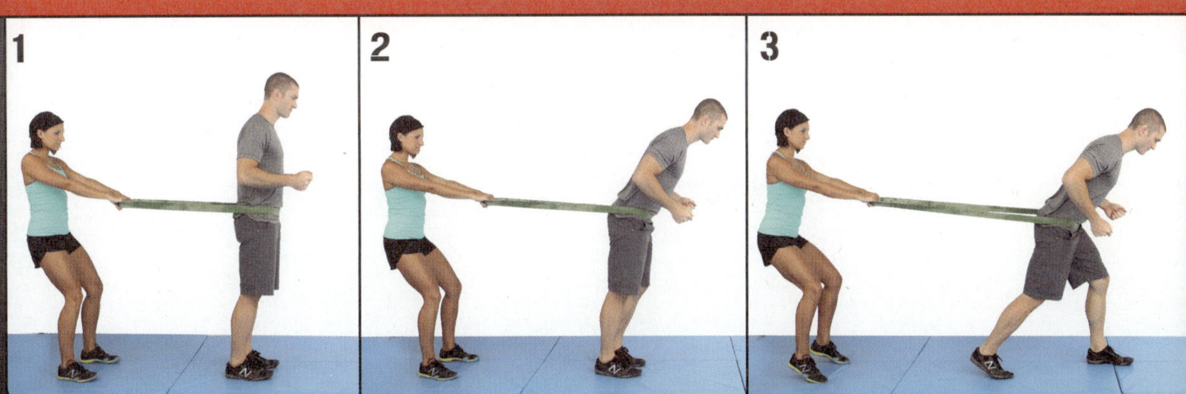

1. 글렌이 달리기 스탠스를 취하고 있다.
2. 글렌이 몸을 앞으로 기울이다가 엉덩이에서 멈춘다.
3. 글렌이 오른쪽 다리를 밀어내며 왼발을 몸 앞에 내려놓는다.

파트너를 동반한 넘어지기 훈련

제대로 넘어지는 방법을 배우는 것은 달리기가 기술임을 인식하기 시작할 때 가장 힘든 장애물이다. 이동을 돕기 위해 중력을 사용하는 것이 이론적으로는 이해하기 쉽지만, 본능적으로는 익숙하지 않기 때문이다. 기술을 처음 배울 때는 지지하는 다리를 바꾸는 동안 넘어지는 것에 익숙해지기가 쉽지 않다. 생각을 재정비하고 올바른 본능적 반응을 발달시키기 위해서는 다음 훈련과 같은 기술에 시간을 투자해야 한다. 올바른 넘어지기 메커니즘을 각인시킬 뿐 아니라 당신의 반응도 테스트할 것이다.

다음 훈련을 제대로 하려면, 당신이 지지하는 발을 바꾸고 제자리뛰기를 할 때 몸을 가볍게 기울인 상태에서 파트너가 당신을 지지하도록 한다. 당신의 파트너는 별다른 말없이 당신의 엉덩이를 놓아버리거나(순서 A) 당신의 달리기 경로 밖으로 신속하게 나아갈 것이다(순서 B). 이러면 다음의 두 가지 반응 중 하나가 나온다. 당신은 넘어지는 것을 멈추기 위해 본능적으로 몸 앞에 발을 딛거나, 올바른 달리기 메커니즘을 사용해서 계속 전진할 것이다. 전자의 경우에는 그렇게 하지 않으면서도 운동을 할 수 있을 때까지 재시작해서 훈련을 반복해야 한다. 후자의 경우에는 축하할 일이다. 당신은 '내가 앞에 무언가를 내놓지 않으면 나는 내 얼굴에 넘어질 것이다'라는 본능을 역설계하는 데 성공했기 때문이다.

핵심 포인트

- 이 훈련의 핵심은 파트너를 놀라게 하는 것이다. 당신이 그의 무게를 지탱하고 있다면, 놓아버리겠다고 미리 말하지 말아야 한다.
- 약간만 몸을 앞으로 기울인다. 동작을 시작하기에 충분한 정도여야만 한다. 몸을 앞으로 너무 기울인다면 파트너가 당신을 똑바로 유지시키기 힘들 뿐 아니라 지지하는 발을 빨리 바꾸기도 어렵다.

일반적인 오류

- 어떤 방식으로든 멈추거나, 땅을 밀거나, 넘어지는 동작을 중단하려고 몸 앞에 발을 딛는다.
- 과도한 기울이기를 피하라. 명심하라. 몸을 많이 기울일수록 지지하는 발을 그만큼 빨리 바꿔야 한다.

처방법

넘어지는 동작에 문제가 있는 경우, 당신은 본능적으로 몸 앞에서 몸무게를 상쇄시킬 것이다. 이 경우에는 가능한 한 자주 또는 본능을 성공적으로 역설계할 때까지 이 훈련을 해야 한다. 이미 넘어지는 동작에 능숙하다면 당신의 반응을 테스트하기 위해 이 훈련을 수시로 할 것을 권장한다.

순서 A: 파트너를 동반한 넘어지기 훈련과 후방 안정화

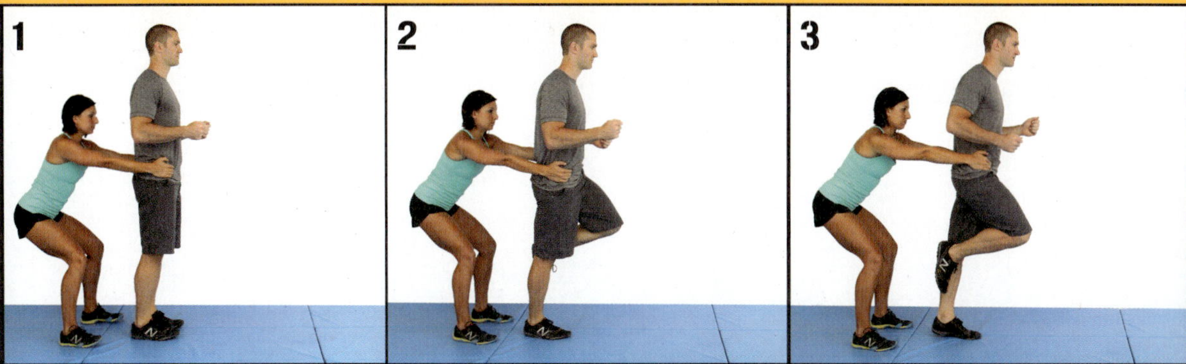

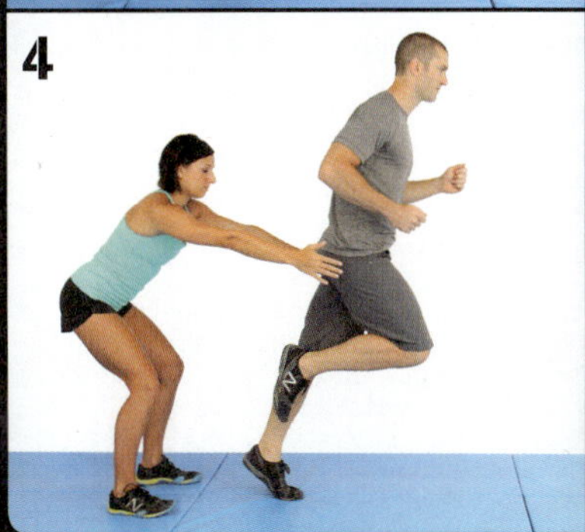

1. 글렌이 몸을 약간 앞으로 기울인 채로 달리기 스탠스를 취하고 있다. 글렌이 앞으로 넘어지지 않도록 케이티가 그의 엉덩이를 잡고 있다.
2. 글렌이 왼발을 끌어올리면서 제자리뛰기를 시작한다.
3. 글렌이 지지대를 바꾸면서 발을 교대한다.
4. 케이티는 아무 말 없이 글렌의 엉덩이를 잡은 손을 놓고, 글렌은 올바른 달리기 메커니즘을 이용해 앞으로 가속한다.

순서 B: 파트너를 동반한 넘어지기 훈련과 전방 안정화

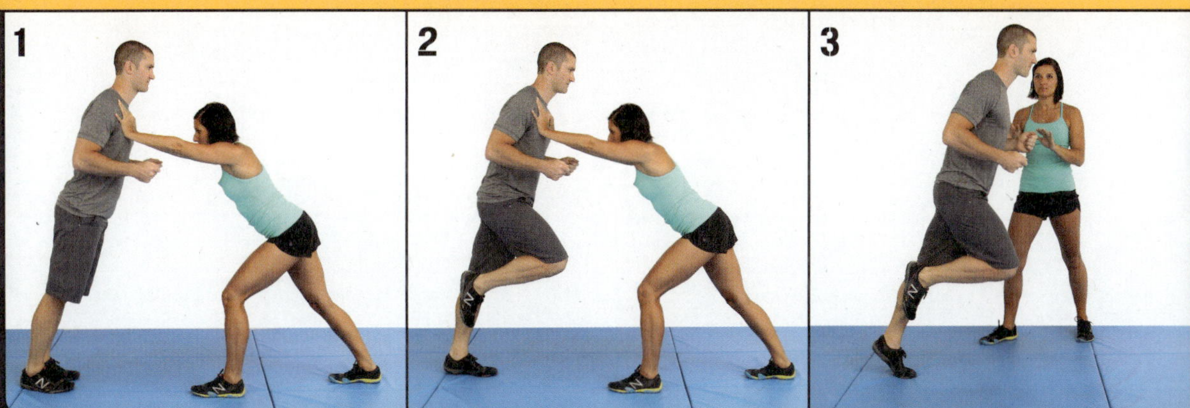

1. 글렌이 몸을 약간 앞으로 기울인 채 달리기 스탠스를 취하고 있다. 글렌이 앞으로 넘어지지 않도록 케이티가 글렌을 잡고 있다.
2. 글렌이 제자리뛰기를 시작한다.
3. 케이티는 아무 말 없이 그 자리에서 비키고, 글렌은 올바른 달리기 메커니즘을 이용해 앞으로 가속한다.

기술적인 사이클링

– 더그 카토나(Doug Katona)

"크로스핏 엔듀런스는 스트렝스와 지구력 모두를 최상으로 만들어준다."

마이클 마이저(Michael Myser)

자유기고가

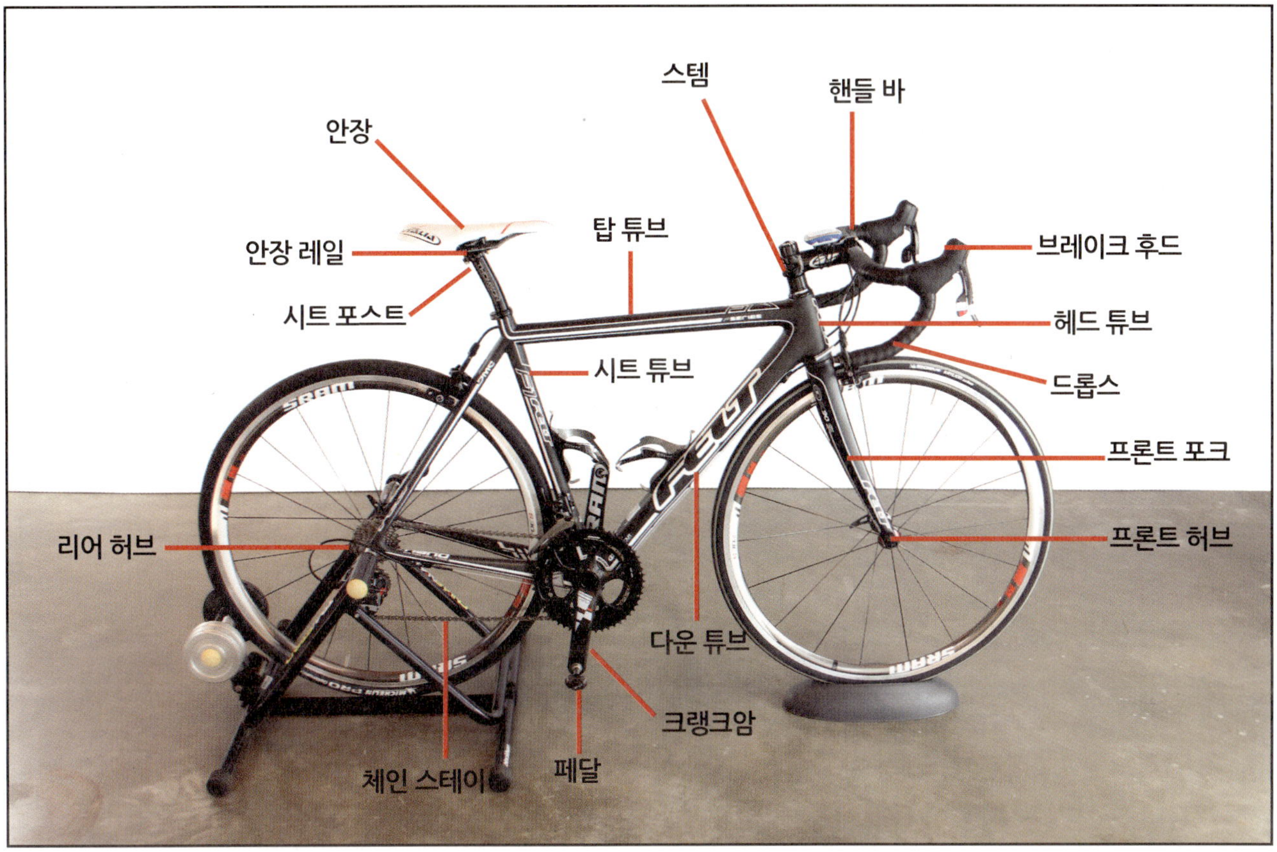

자전거는 놀랍도록 복잡하면서도 우아한 인간 중심 기계로, 다양한 기능을 제공한다. 결과적으로 자전거의 의미는 사람마다 다르다. 일부 사람들의 경우, 이것은 단지 저비용의 효율적인 운송 수단일 뿐이다. 다른 사람들의 경우 자전거는 레크리에이션 피트니스에 사용되는 도구다. 어린이에게 자전거는 통행권의 의미가 있으며, 독립을 도모하는 수단이 될 수 있다. 우리에게는 자전거가 그 이상의 의미를 가진다. 그것은 자유, 운송 및 피트니스를 나타내며, 무엇보다도 자전거는 운동선수의 결심, 마음 및 성공 의지로 표현되는 경쟁의 시련으로 가는 연결고리다.

오늘날 자전거를 생각할 때, 아마 당신은 바람 터널에서 우주시대의 재료로 만든 경량의 인체친화적이고 인체공학적인 자전거를 떠올릴 것이다. 하지만 처음부터 이렇지는 않았다.

초창기의 자전거는 곤충과 같은 애매한 이름(이륜차) 또는 약간 당혹스러운 이름(Boneshaker)을 가지고 있었다. 초창기의 자동차와 마찬가지로 초기 자전거 역시 무게가 1톤 정도였으며 무거운 강철을 재료로 썼고 조종하기가 어렵고 위험했다. 도로용 자전거의 기본적인 결합 구조 및 외관은 1800년대에 이후 크게 변경되지 않았지만, 현대 기술로 인해 훨씬 우수한 기계를 생산해냈다. 강철에서 티타늄으로, 그리고 알루미늄에서 탄소섬유로 발전했으며, 앞으로 더 정교한 합성물이 외계에서 발견될 것이다. 이 모든 발전의 목적은 단순히 제조업자의 솜씨를 뽐내는 것이 아니다. 편안함을 희생하지 않으면서 가장 효율적이고 가장 강력하며 가장 빠른 기계를 제공하는 것이 목표다.

기술의 진보는 자전거를 계속 개선하는 한편, 자전거의 고유한 전통은 자전거를 많은 사람들에게 사랑받게 만들고 있다. 스포츠과학의 시대에 자전거 문화는 차가운 과학과 별개로 정체성을 유지해왔다. 바론 칼 본 드라이스(Baron Karl von Drais)가 1818년에 처음으로 신뢰할 만한 자전거를 소개한 이후로, 사람과 이 기계 사이에는 강력한 관계가 존재해왔다.

자전거는 직업 선수 및 동호인들 모두에게 있어서 자전거는 몸의 연장이라고 볼 수 있다. 사무라이의 검을 생각하면 된다. 자전거 문화의 매력을 생각해보자. 공기역학적 기어, TV에서 중계되는 프로 투어, 그란 폰도스(Gran Fondos), 지역 경주, 지역별 단체 사이클링 등으로 인해 워크아웃은 사회적 이벤트가 된다. 자전거가 삶의 방식으로 자리잡은 것은 신기한 일이 아니다. 멀리서 관람은 하지만, 팬들이 직접 참가하지 못하는 많은 다른 스포츠와 달리, 자전거 동호인들은 원하면 언제라도 자신들이 응원하는 선수처럼 도로에서 페달을 밟을 수 있다. 피트니스 상태에 관계없이 모든 연령층에 호소할 수 있는 열정적인 소문화 집단을 만들어낸 것이다.

그 공동체와 전통의 모든 것들이 훌륭하지만, 나는 당신이 자전거를 타거나 일몰에 페달을 밟는 것이 프로들이 하는 일이라고 생각하지 않기를 바란다. 실제로도 그렇지 않다. 기술이라고 알려진 난해한 능력은 엘리트 선수들과 일반인을 구분지으며, 이 책에서 그것에 대해 다룰 것이다. 단순히 자전거를 구입하고 올라탄다고 해서 타는 법을 배울 수 있다고 생각한다면 그건 실수다. 신발 한 켤레를 사고 트랙을 타면서 달리기를 배울 수 있다고 말하는 것과 같다. 동작과 위치를 분리함으로써 적절한 메커니즘을 배워야 한다.

프로 사이클 선수 또는 지구력 종목 선수가 아니라면, 당신은 위치 잡기, 시프팅, 브레이크, 오르막길, 내리막길, 스티어링 등의 테크닉 중 상당수를 스스로 독학할 것이다. 혼자 배워서 타는 사이클 선수라면 적절한 기술 발달을 염두에 둘 가능성은 낮다. 그러고는 안장에서 수천 마일을 타면서 미숙한 기술이 정착되어 고치기 힘든 지경까지 될 수 있다. 달리거나 수영하는 법을 배우는 것과 마찬가지로, 자전거 타는 법을 배우는 것은 즐거움과 퍼포먼스를 극대화하는 데도 중요하다.

이 챕터의 목적은 자전거 맞춤, 적절한 위치 설정, 페달링 메커니즘, 오르막길, 내리막길 및 코너링(선회)을 포함하여 자전거를 성공적으로 타기 위해 필요한 원칙을 가르침으로써 당신과 자전거의 관계를 되찾거나 강화시키는 것이다. 자전거는 까다로운 스포츠임을 기억하라. 오류가 허용될 여지는 적다. 경주 도중에는 100분의 1초라도 문제가 될 수 있다. 스프린트에서 성공했다고 해도 자전거의 경우는 다를 수 있다. 자전거를 오랫동안 잘 타기 위해서는(도로, 타임트라이얼, 산악자전거 등과 무관하게) 기술의 과학에 계속 집중해야 한다.

20년 이상 사이클 경주에 참가하고 코치로 일하면서, 나는 트레이닝, 자전거 맞춤, 정신적 준비 및 포지셔닝의 섬세한 균형을 이해할 수 있게 됐다. 사이클링은 수학, 기하학, 물리학, 공기역학 및 인간 동작을 실용적으로 학습시켜 준다. 달리기와는 달리, 원하는 목표를 최대화하거나 달성하기 위해서는 협력해야 하는 두 가지 주요 요소가 있다. 자전거와 인체가 그것이다. 자전거의 크기와 치수는 조정할 수 있지만 당신의 뼈의 길이와 크기를 변경할 수는 없다. 그 이유 때문에 자전거를 몸에 맞추는 방법을 먼저 이해해야 한다. 자전거를 몸에 꼭 맞춰야 파워, 속도, 효율성, 위치 및 제어력를 극대화시킬 수 있다. 그리고 나야 이 챕터 후반에서 다룰 기술 트레이닝에 집중할 수 있을 것이다.

자전거 맞추기

자전거 맞추기 체크리스트

올바른 자전거 맞추기는 자전거의 파워, 스피드, 효율, 편안함, 지속 가능성, 회복 및 즐거움을 위한 첫 번째 단계다. 그러나 자전거 맞추기가 가랑이 길이를 측정하고 이에 해당하는 자전거를 고르는 것만큼 간단하지는 않다(그것이 중요한 단계임에도 불구하고). 다리와 몸통 길이, 골격 구조, 개인적 경험과 이동성 및 운동 능력 등 고려해야 할 몇 가지가 있다.

자전거를 고를 때 고려해야 할 또 한 가지 중요한 사실은 다양한 제조사와 모델이다. 프레임의 크기가 동일하다고 해도 똑같이 만들어진 자전거라고 할 수는 없다. 이를테면 54cm의 A브랜드는 같은 54cm의 B브랜드와 다를 수 있다. 자동차를 고를 때와 마찬가지로, 최대한 다양한 제조사와 모델의 자전거를 시승해서 본인에게 맞는 자전거를 찾아야 한다. 자전거마다 가속력, 반응 및 승차감에 큰 차이가 있다. 스타일, 색깔 및 디자인도 중요하다. 사이클은 패션과 외관이 중요한 스포츠다!

당신이 좋아하는 사이클 선수가 타는 자전거라고 해서 무턱대고 그 자전거를 고르는 일은 없어야 한다. 모든 사람은 각각 다르다. 연구를 많이 해야 한다. 프로 선수에게 좋은 것이 당신에게는 좋지 않을 수도 있다. 프로들은 특정 자전거를 타는 조건으로 돈을 받으며, 그 자전거는 해당 선수만을 위해 맞춤형 생산을 하는 경우가 대부분이다. 또한 그들은 퍼포먼스 극대화를 위해 몸의 위치와 각도를 상세하게 분석하는 혜택까지 누린다.

가능하다면 당신에게 과정을 안내해줄 자격을 갖춘 코치나 자전거 전문가를 찾으라, 이상적으로는 자전거 타기와 자전거 맞추기 모두 경험을 가진 사람이 좋다. 당신이 맞춤형 옷을 구입한다고 상상해보라. 재봉사는 당신을 측정할 뿐 아니라 왜 당신이 그 옷을 구매하는지를 알아야 한다. 결혼식 혹은 장례식에 가는가? 사업적 미팅에서 입을 것인가? 자전거도 다르지 않다. 자전거를 맞추는 사람은 자신이 시합에 나가려고 하는지, 그냥 취미생활로 타려고 하는지를 알아야 한다. 또한 당신이 그간 자전거를 얼마나 탔는지도 고려 대상이다.

자전거 맞춤 과정에 적용될 수 있는 접근법, 의견, 이론 및 시스템이 수없이 많다는 사실을 알아야 한다. 혼돈을 피하기 위해서는 먼저 연구를 하고, 이 챕터에 요약된 요점들을 다루는 방법을 아는, 자격 있는 코치와 면담을 하는 것이 좋다.

다음 세션에서는 올바른 자전거 맞춤을 위한 세 가지 과정을 요약하겠다. 혼자서 자전거 맞춤을 시도하거나 자전거 맞춤 전문가를 만나기 전에 먼저 공부를 하려는지와 무관하게, 각 단계가 어떻게 진행되고 왜 필요한지를 이해하는 것이 중요하다. 이 중요한 과정을 간과한다면 승차감, 자세, 효율성 및 제어력이 손상될 뿐 아니라 부상의 위험도 높아진다.

도구

자전거 맞추기를 직접 하기 전에 다음의 도구들이 필요하다. 고니오미터(각도 측정), 다림줄(볼트가 달린 끈/무게가 실림), 앨런 렌치 세트, 자전거의 라이더 및 구성품에 표시를 할 샤피펜(Sharpie pen)을 준비하는 것도 좋다. 추가로 당신이 자전거 맞춤 과정을 모두 수행할 수 있도록 하기 위해서는 자전거 스탠드 또는 트레이너(자전거를 세울 물건)가 필요하다. 그래야 균형을 잃지 않고 안장에 앉아서 페달을 밟아볼 수 있다.

1. **자전거 맞춤 고니오미터:** 무릎의 각도를 측정한다. bikefit.com에서 구입할 수 있다.
2. **앨런 렌치:** 안장, 핸들 및 시트 포스트를 조정한다.
3. **다림줄:** 무릎이 잘 맞춰지도록 한다.

자전거의 위치적 강도(positional strength)와 안정성을 결정하는 데 도움이 되는 3가지 주요 접촉점이 있다. 안장 위에 있는 몸의 후방, 페달 위에 있는 발, 핸들 위에 있는 손이 그것이다. 이러한 접촉점은 자전거가 효과적으로 움직이고, 회전하고, 상승하고, 가속하고, 정지할 수 있도록 만드는 지지 구조다.

이것은 자전거 맞춤을 위한 세 가지 주요 측정이 진행되는 곳이기도 하다. 중요성의 순서에 따라 안장 높이, 안장의 앞뒤 위치 및 핸들의 높이와 너비를 측정해야 한다. 자전거 맞추기 시스템은 3가지 유형의 자전거(도로용 자전거, 타임트라이얼 및 산악자전거) 모두에 사용할 수 있다는 점에 유의해야 한다. 모든 변형에 주목해야 한다.

올바른 크기의 자전거 프레임을 정하는 방법

가랑이쪽 프레임	프레임 크기 범위(도로용)	프레임 크기 범위(MTB)
28cm 미만	46cm 이하	17인치 미만
28~32cm	46~54	17~18
32~36cm	54~60	18~20
36+cm	60+	20+

주의: 산악자전거는 보통 인치 단위로 측정하며, 도로용 자전거는 센티미터로 측정한다.

위 도표는 구매할 프레임과 자전거의 크기를 결정하는 데 도움이 되는 일반적인 지침이다. 주의: 당신의 가랑이 측정에만 기반해서 자전거를 산다고 해서 반드시 가장 정확한 프레임을 얻는 것은 아니다. 바지 사이즈가 똑같은 사람들의 경우에도 팔과 몸통의 길이는 완전히 다를 수 있다. 따라서 가랑이 측정만 가지고는 프레임의 크기를 정밀하게 결정하기가 어려울 수 있다. 그러나 당장 자전거 맞추기 전문가가 없다면 이 도표를 참고해서 시작하는 것이 좋다.

또 한 가지 명심할 사실이 있다. A브랜드 제품과 B브랜드 제품의 프레임이 모두 54cm라고 해도, 동일하게 맞다는 의미는 아니다. 시트 튜브, 탑 튜브 및 헤드 튜브의 각도가 다양하기 때문에, 자전거 맞춤에 영향을 미칠 것이다. 추가로 탑 튜브의 길이는 일반적으로 상체가 상대적으로 긴 남성들을 위해 설계된다. 따라서 여성들은 약간 짧은 탑 튜브를 가진 여성 특화 프레임 또는 브랜드를 찾아야 한다.

가장 정확한 정보를 얻으려면 체크리스트에 나와 있는 가이드라인을 따르라. 이 가이드는 매우 간단하며 완벽한 적합성을 제공한다.

1. 발을 엉덩이 바로 아래 두고 벽을 보며 선다. 이상적으로는 당신의 발이 자전거를 타는 것처럼 떨어져 있어야 한다. 이 책을 사타구니에 끼우고 책의 상단이 벽을 만나는 짧은 선이나 점을 만들어 책을 최대한 평평하게 유지하라. 이제 땅에서이 표식까지의 거리를 측정한다. 이것이 당신의 허벅지 측정이다. 도로자전거를 맞추고 있다면 일반적으로 센티미터 단위로 측정해야 하며, 산악자전거의 경우에는 인치로 측정해야 한다. 전통적인 방법도 있는데, 줄자를 사용하여 다리 안쪽을 측정하면 된다. 이렇게 하려면 뒤꿈치로 줄자의 끝부분을 밟고 다리 안쪽에서 사타구니까지 끌어올린다.
2. 허벅지를 측정한 수치에 0.65를 곱한다. 이것이 중심 간의(C-to-C) 크기 대 중심부터 꼭대기까지의(C-to-T) 크기다. 프레임 명세서를 읽을 때 주의하라. 자전거의 크기가 C to T로 측정된 경우에는 허벅지를 측정한 수치에 0.67을 곱한다. 주의: 산악자전거의 경우에는 허벅지 측정을 위한 동일한 과정을 마친다. 하지만 허벅지를 측정한 수치에 0.65를 곱한 후에(C-to-C) 3.9인치를 뺀다.

여기 예를 들겠다.

도로자전거/타임트라이얼자전거: 허벅지 측정 결과 84cm: 84×0.65=54.6(C to C)

산악자전거: 허벅지 측정 결과 33인치: 33×0.65 = 21.45; 21.45−3.9=17.55 인치

프레임의 크기를 결정하는 더 초보적인 방법은 스탠드 오버(stand-over) 테스트를 하는 것이다. 도로자전거의 경우, 다리 사이에 탑 튜브를 끼고 자전거 위에 바로 선다. 몸과 탑 튜브 사이에 최소 2.5인치의 여유 공간이 있어야 한다. 산악자전거의 경우 최소 4인치의 여유 공간이 필요하다. 그러나 자전거에 경사진 탑 튜브가 있는 경우는 스탠드 오버 테스트가 소용이 없다.

명심하라. 이 테스트는 시작일 뿐이다. 다음 체크리스트에 나오는 지침이 더 구체적인 측정법을 제공할 것이며, 이를 통해서 당신은 전문가를 찾아가지 않고서도 자전거를 정확하게 맞출 수 있다. 하지만 가능하다면 전문가의 도움을 받을 것을 추천한다.

자전거 맞춤 체크리스트

- ☑ 안장 높이
- ☑ 안장의 이물(FORE)-고물(AFT)
- ☑ 핸들바의 높이와 넓이
- ☑ 마지막 확인

안장 높이

안장의 높이를 결정하는 것은 가장 시급하고 중요한 측정이다. 이 단계를 올바르게 수행하지 않으면 후속 측정이 불가능하며 타는 사람이 이상적인 위치를 얻을 수 없다. 이 초기 설정에는 두 가지 단계가 있음을 기억하라. 첫 번째 단계는 타는 사람이 워밍업을 하고 안장에서 편안한 자세를 취하는 것이다. 두 번째 단계는 안장이 올바른 높이로 설정되어 있는지 보기 위해 이상적인 무릎 굽히기 정도를 찾아내는 것이다. 첫 번째 단계를 위해서는 자전거 옆에 서서 안장 높이가 당신의 벨트 라인보다 몇 인치 아래에 오도록 설정한다. 엄밀히 말하면, 대퇴골 상단에 위치한 대퇴골의 대전자 높이에 안장이 있어야 한다.

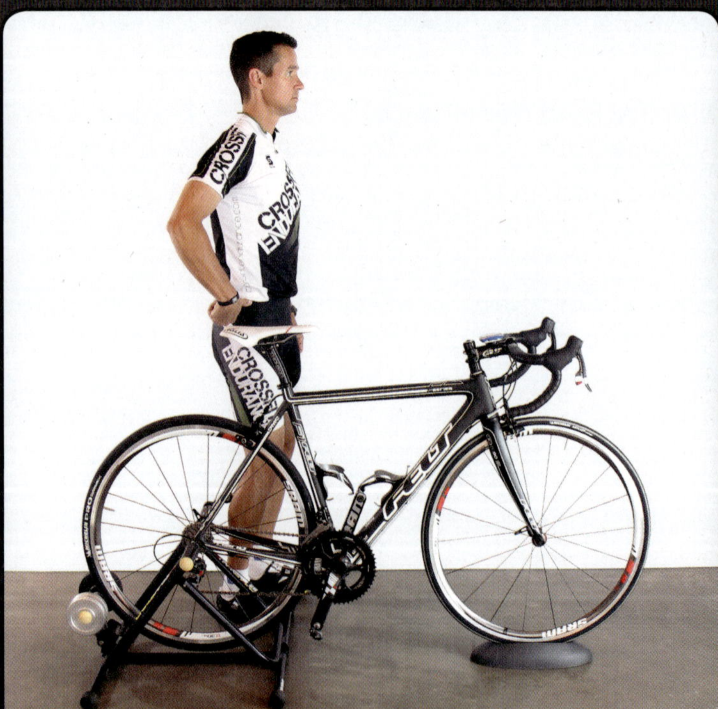

나는 오른손으로 골반을 짚고 자전거 옆에 서 있다. 이것이 안장의 높이다. 안장 높이를 설정한 후에 안장의 이물-고물 위치를 중립인 곳에 놓는다. 즉 동일한 양의 안장 레일이 앞뒤로 노출된다. 이제 자전거에 탑승하고 적어도 3분 동안 탄다. 이 가벼운 워밍업은 다리를 풀어주고 안장 위에서 스윗스팟(편안한 자세)을 찾을 수 있게 해준다.

올바른 앉는 위치

자전거 위에서의 위치 잡기는 안장에서부터 시작된다. 사진을 보면 안장이 넓어지기 시작하는 부위에 치골로 앉아 있는 것이 보일 것이다. 그곳이 스윗스팟이다.

1

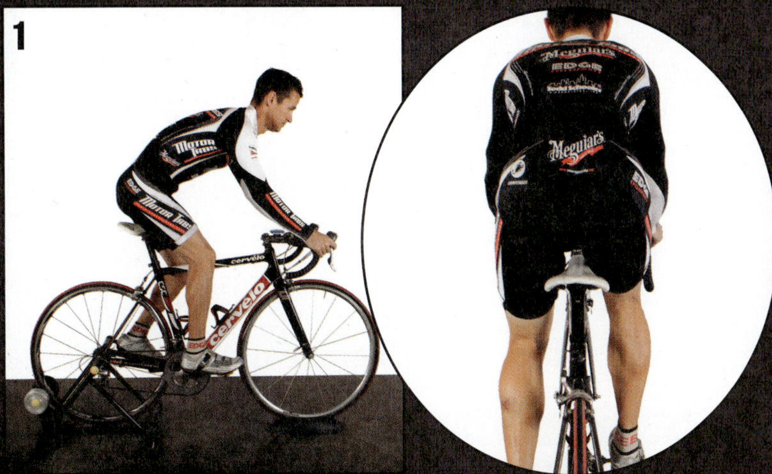

1. 나는 자전거의 중앙에 체중을 골고루 분산시키면서 안장 위로 몸을 떠올리고 있다.

2

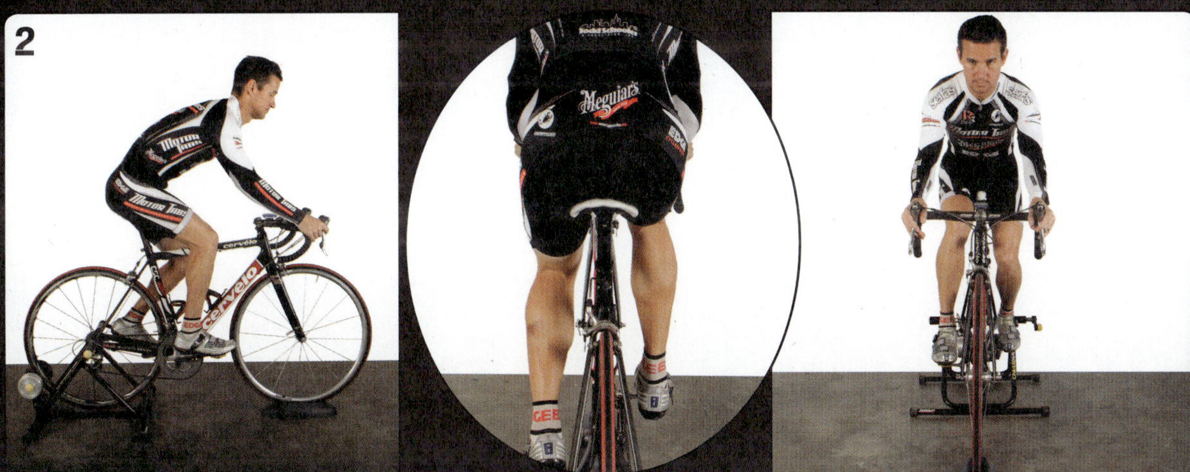

2. 안장이 넓어지기 시작하는 안장 중앙 부위에 치골로 앉는다. 이것은 안장의 브랜드에 따라 약간 다를 수 있으므로 타고자 하는 안장을 잘 맞춰서 골라야 한다.

첫 단계를 끝내고 나면 크랭크암을 6시 위치로 놓고 뒤꿈치를 페달에 올린다. 다리는 완전히 곧게 편 상태여야 한다. 뒤꿈치가 올라온 사이클용 신발을 신고 있다면 신발의 높이를 재고 그에 맞게 조정을 해야 한다. 이를테면 만약 당신이 뒤꿈치 높이 2mm인 신발을 신었다면 안장도 2mm 올려야 한다(불일치를 피하려면 당신의 자전거에 사용할 신발과 양말을 착용하라). 조정이 미미해 보일지라도 몇 mm가 큰 차이를 만들 수 있다. 예를 들어서 안장의 높이가 3mm 미만인 경우에는 페달을 밟을 때 무릎에 과장된 굽힘이 생기므로 무릎 관절의 무결성을 손상시킬 뿐 아니라 파워를 희생하여 덜 효율적인 페달 스트로크로 이어진다.

신발 높이를 상쇄하는 또 하나의 방법은 페달의 중앙을 신발의 아치 부분으로 밟는 것이다. 당신의 접근법과 무관하게, 여기서의 목표는 다음 페이지 사진에서 보듯이 발을 페달 중앙에 두고 발을 곧게 뻗은 자세를 만드는 것이다. 만약 당신이 다리를 곧게 뻗고 발이 바닥과 평행인 채로 페달에 닿을 수 없다면, 그게 가능할 때까지 안장 높이를 내려야 한다. 반대로, 만약 무릎이 굽은 상태라면 다리가 완전히 펴질 때까지 안장을 올린다. 이 이상적인 위치에서 변화를 주면 자전거 맞춤의 정확도가 손상된다.

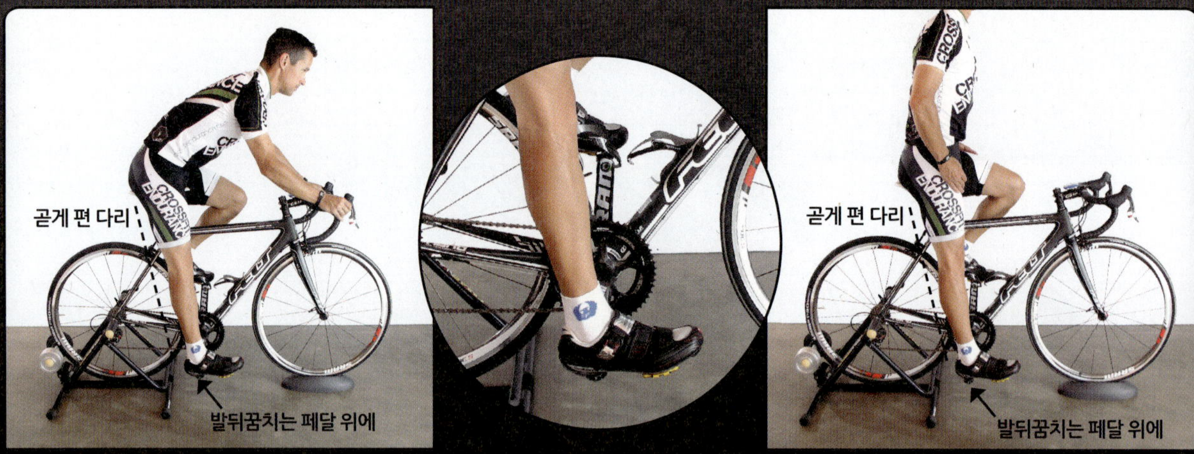

크랭크암을 6시 위치에 놓으며 뒤꿈치로 페달을 밟고 있다. 다리가 완전히 펴진 상태임에 주목하라.

일단 페달 스트로크 하단에 곧은 다리가 오도록 안장이 설정되면, 다음 단계는 발뒤꿈치를 페달에서 떼고 고정시키는 것이다. 앞선 단계를 제대로 수행했다면 무릎은 25~35도로 구부러져 있을 것이다. 페달 메커니즘의 효율성을 극대화하고 부상 감수성을 줄이는 데 추가로, 이 무릎 굽힘을 통해 대퇴사두근, 햄스트링, 둔근 등 다리의 근육 조직을 모두 활용할 수 있다.

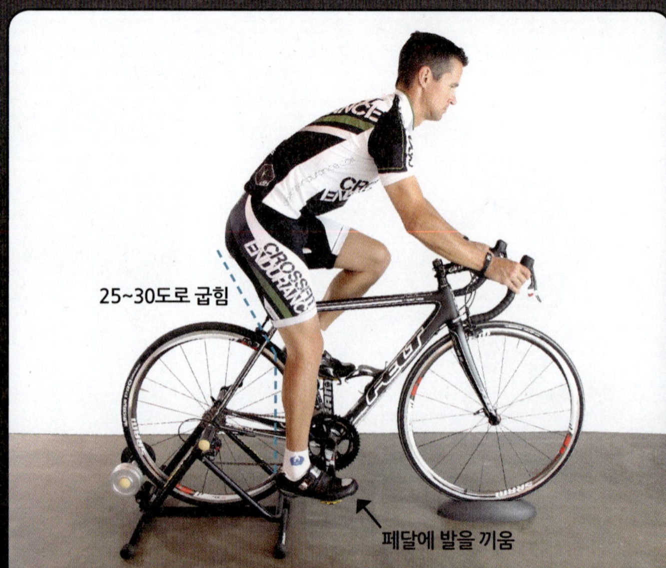

뒤꿈치를 페달에서 떼고 고정시켰다. 이러면 오른쪽 다리를 25~30도 굽히게 된다.

자전거를 세팅하는 동안 근육의 활성을 느끼는 것이 나에게 딱 맞는 자전거를 의미하지는 않는다. 주어진 시간에 어떤 근육이 페달을 밟아야 하는지에 영향을 미치는 많은 요소가 있다. 예를 들어 타고 있는 안장의 유형, 코의 각도, 올바른 자세에 대한 이해, 그리고 일반 신발 또는 클리트 착용 여부 등이 페달 시스템을 사용할 때 쓰이는 근육을 결정할 수 있다. 또한 앉아 있을 때의 운동성과 유연성 및 엉덩이 각도에 따라 다르다.

이 단계에서는 샤피펜을 가지고 무릎 슬개골의 중앙에 있는 무릎의 굴곡 지점과 평행한 다리 바깥 부분에 표시하라. 이것은 고니오미터의 위치를 표시할 뿐 아니라, 안장의 앞뒤 위치를 결정하는 자전거 맞춤의 후속 단계에도 도움이 된다.

표시를 한 후에는 고니오미터의 중앙을 그 위에 올려놓아 무릎에서 25~35도 굽힘을 이루었는지 확인한다. 고니오미터의 하단 부분은 측면 복사뼈(발목 뼈)와 일직선을 이루어야 하며, 윗부분은 대퇴골 뼈와 일직선이어야 한다.

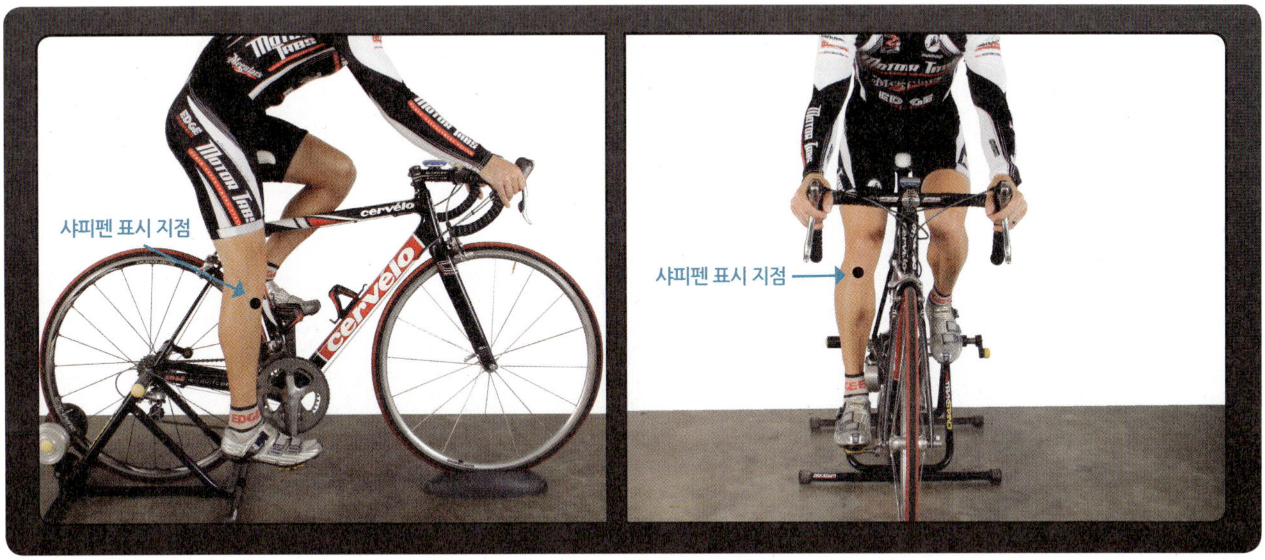

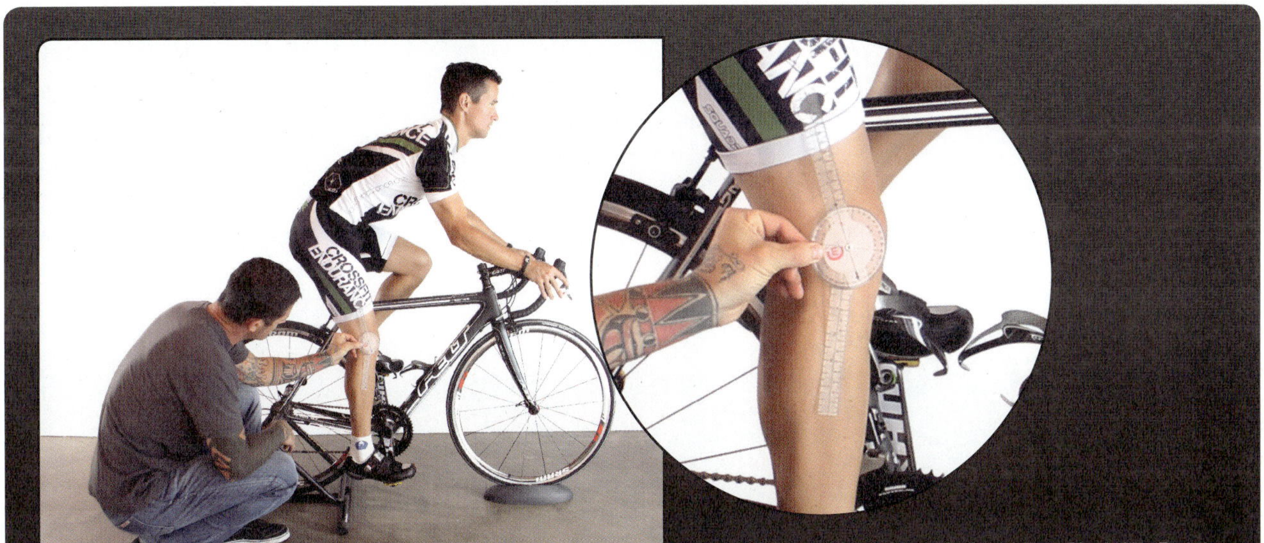

브라이언이 고니오미터를 이용해서 무릎 굽힘 상태를 측정하고 있다.

맞춤 조정: 만약 무릎이 40도 굽어 있다면 안장을 높인다. 반대로, 만약 무릎 각도가 20도라면 안장을 내린다.

키포인트

- 대퇴골의 위치에 기반해서 안장 높이를 측정한다.
- 몇 분 동안 안장과 페달의 스윗스팟을 찾아 워밍업을 한다. 올바른 앉은 위치와 페달 메커니즘을 확인하라.
- 크랭크암을 6시 방향에 오게 하고 다리를 곧게 펼 수 있도록 한다.
- 페달을 사용하기 시작한다.
- 고니오미터를 사용해서 무릎의 각도가 25~35도인지 확인한다,
- 만약 무릎 각도가 그보다 크다면 안장을 올린다. 무릎 각도가 그보다 작다면 안장을 내린다.

산악자전거 변형

산악자전거의 경우에는 도로자전거 또는 타임트라이얼자전거에 비해 안장을 약간 낮게 설정한다. 왜냐하면 지형이 계속 변하기 때문에 안장을 더 자주 올리거나 내려야 하고, 안장에서 내려야 하는 경우도 많기 때문이다. 따라서 자전거 맞추기 체크리스트의 첫 단계를 끝낸 후에 안장을 몇 mm 내려야 할 수도 있다. 이렇게 해서 더 편안하고 안전한 자세를 취할 수 있다. 이유는 장애물과 기복이 있는 지형을 탐색할 때 안정성이나 페달 효율성을 떨어뜨리지 않으면서 미끄러져 내려올 수 있고, 안장 주위를 움직일 수 있기 때문이다.

안장을 낮춰야 하는 정도는 사람에 따라 다르며, 자전거가 달리는 지형, 기술 및 편안함 수준에 따라 결정되어야 한다. 또한 평평한 소방도로를 달리는 경우에는 안장을 낮출 필요가 없다는 점에 유의해야 한다. 그런 경우에는 도로자전거와 마찬가지로 무릎이 25~35도 구부러지는 높이로 안장 높이를 설정한다.

조절 가능한 시트 포스트가 있어 버튼을 눌러 안장을 올리거나 내릴 수 있다. 이 옵션은 비싸지만, 단일 트랙에서 소방도로로 전환하는 트레일을 타는 경우에는 아주 좋다.

크랭크암의 길이에 대해서도 언급할 필요가 있다. 대부분의 산악자전거의 경우 크랭크암은 도로자전거 또는 타임트라이얼자전거에 비해 약간 짧다. 이를테면 만약 당신이 타는 도로자전거의 크랭크암이 175mm이고 산악자전거의 크랭크암이 170mm라면, 안장을 5mm 낮춰서 그 불일치를 해결할 수 있다.

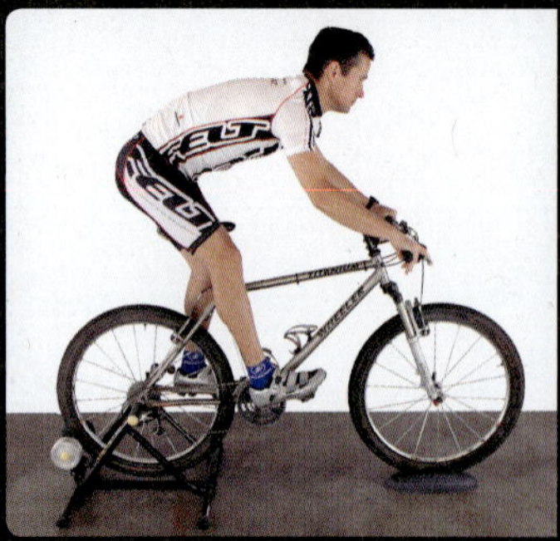

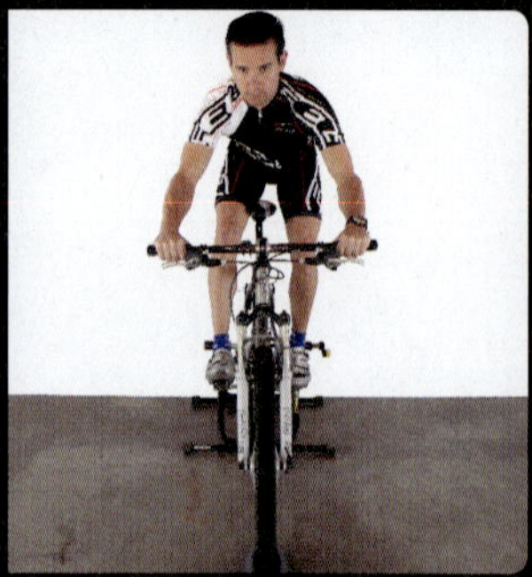

안장이 약간 낮아서 자전거를 더 잘 다룰 수 있다.

안장의 각도

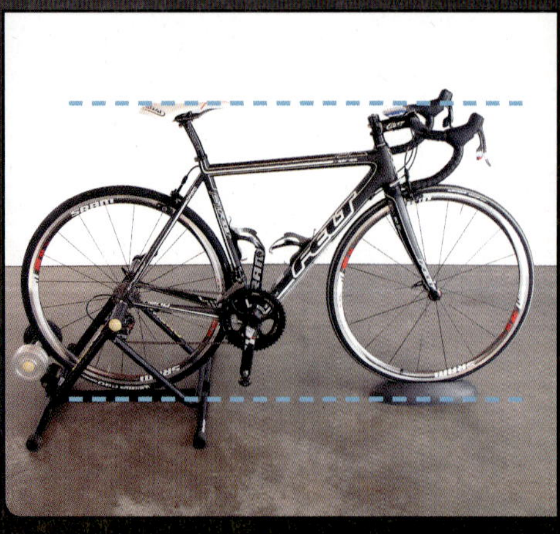

일반적으로 안장은 본질적으로 지면과 수평이 되어야 한다. 자전거 탑승자에게 신체적 이상이 없는 한, 안장의 코를 위아래로 기울이는 것이 퍼포먼스에 유리하다는 자료는 없다. 부적절한 기울임은 자전거의 안정성을 손상시킬 수 있으며, 페달 시스템과 관련하여 다리의 도달 범위에 영향을 미칠 수 있다. 주목할 가치가 있는 또 다른 요소는 안장 마모다. 대부분의 프로 사이클 선수나 아마추어 레이서는 매년 여러 번 안장을 바꾼다. 안장의 무결성을 확인하려면 곧게 뻗은 날을 안장 중앙에 배치하고 가운데에서 0.25인치 이상 떨어지는지 확인하라. 0.25인치 이상이라면 안장을 교체해야 한다.

안장의 이물-고물

올바른 안장 높이를 결정한 후, 다음 단계는 안장을 앞으로 또는 뒤로(이물-고물) 움직여서 다리를 적당한 위치에 놓는 것이다. 앞서 표시한 무릎의 중심 굴곡 지점이 페달 바로 위에 오도록 안장을 배치하는 것이 목표다. 이 과정을 시작하려면 3시 방향에 크랭크암을 놓은 다음 친구로 하여금 다림줄을 당신의 슬개골(무릎 관절)의 중심에 매어 끈이 매달리게 하라. 끈은 크랭크암의 전면과 완벽하게 일치해야 하며 페달의 중심을 이등분해야 한다. 끈이 크랭크암의 앞쪽에 걸려 있으면 안장을 앞으로 민다. 끈이 페달의 앞쪽에 걸려 있으면 안장을 뒤쪽으로 민다. 정확한 측정을 위해 발은 지면과 완전히 평행해야 한다.

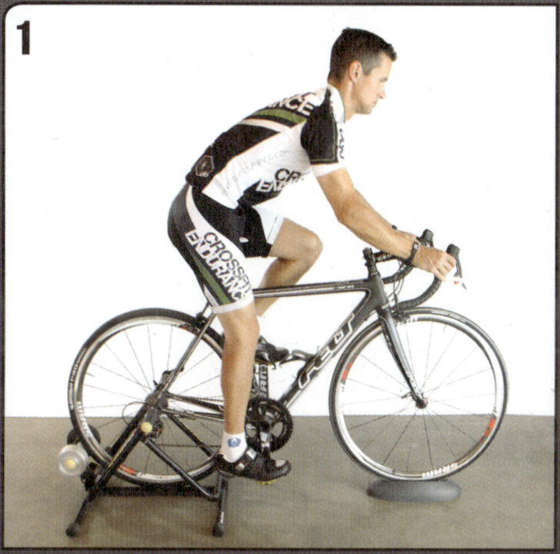

1

이상적인 25~35도 각도로 무릎을 굽힌다.

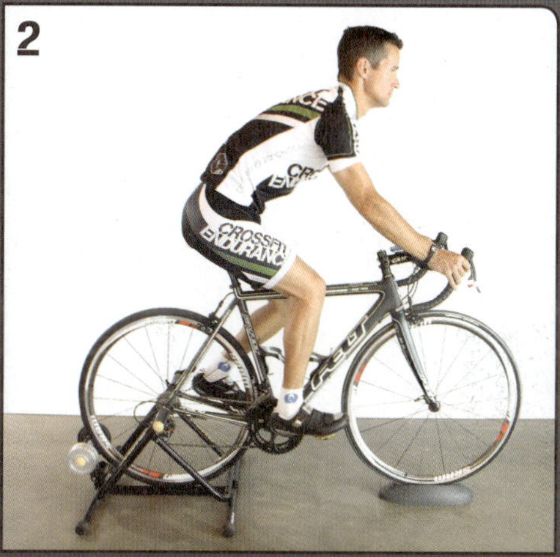

2

오른발을 3시 방향에 둔다.

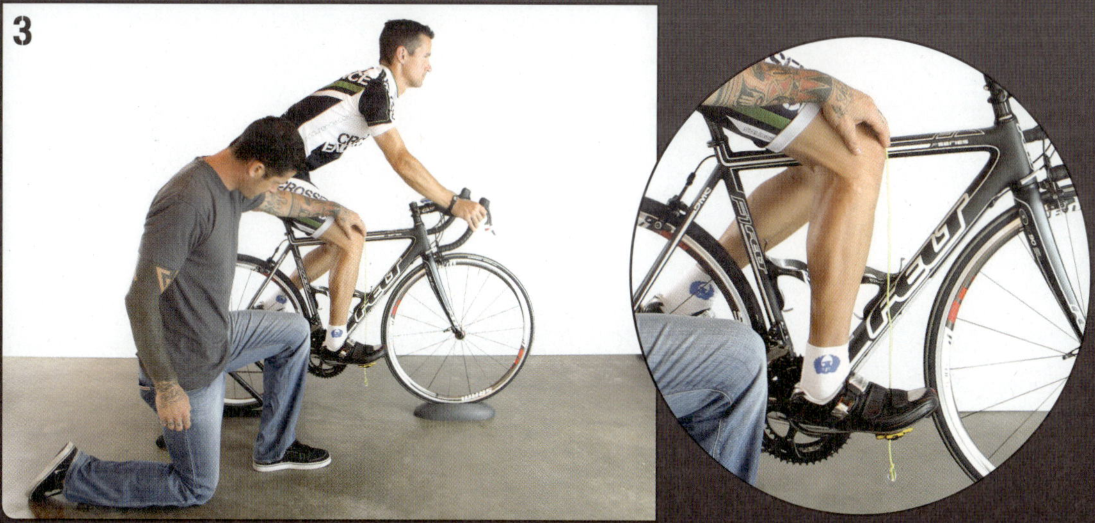

3

브라이언이 끈을 슬개골(샤피펜으로 표시한 부분)에 두고 다림줄을 매달리게 한다. 그것이 발의 중심과 페달 축을 양분하는 것을 주목하라.

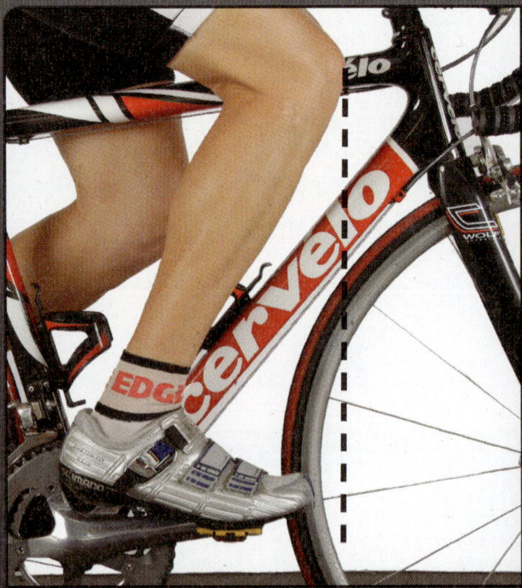

만약 끈이 페달 앞에 있다면 안장을 뒤로 밀어야 한다.

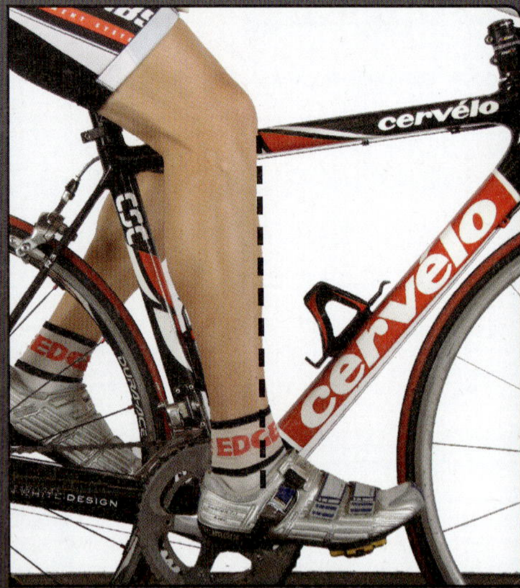

만약 끈이 크랭크암 뒤에 있다면 안장을 앞으로 밀어야 한다.

여기서 종종 무시되는 또 다른 중요한 단계가 있는데, 두 다리를 측정하여 길이에 불일치가 없는지 확인하는 것이다. 한쪽 다리가 다른 쪽 다리보다 약간 짧은 경우, 자전거에 올바르게 앉았는지 확인하라. 경우에 따라 근골격계 문제이기 때문에 '기술적인 모빌리티' 챕터에 나오는 기동성 테크닉을 사용하여 해결해야 한다. 두 다리 길이에 실제 차이가 있다면 정확한 클리트 조정을 할 수 있도록 의사의 조언을 구하라.

앞뒤가 설정되면 안장의 높이를 다시 확인하고 무릎 굽힘을 측정하는 것이 중요하다. 앞뒤의 미세 조정은 안장 높이에 영향을 줄 수 있으므로 이전 단계를 다시 실행해야 적절하게 조정할 수 있다. 모든 것이 설정되면 몇 분 동안 다시 페달을 밟아 자신의 위치를 확인해야 한다.

키포인트

- 앞뒤를 조정하기 전에 안장이 지면과 수평을 이루고 안장 높이가 올바른지 확인하라.
- 크랭크암을 3시 방향에 둔다.
- 친구에게 부탁해서 다림줄이 당신의 슬개골 앞에 오도록 하라.
- 끈이 크랭크암 앞에 매달려서 페달을 양분하도록 안장을 앞쪽으로 조정하라.
- 정확한 맞춤을 위해 안장의 높이를 확인하고 무릎을 구부린 각도를 측정하라.
- 위치를 확인하기 위해 몇 분 동안 페달을 밟는다.

핸들 높이 및 폭

대부분의 사람들에게 있어서 핸들바의 높이는 안장의 높이와 거의 같아야 한다(초반에는). 하지만 사이클링 자세에 익숙하지 않다면 당신의 기립근/요방형근 및 요추가 이 위치로 조절되지 않을 수 있으며, 적절한 위치를 확보하기 위한 기동성이 부족할 수도 있다. 이건 시간이 필요하다. 핸들을 들어올리기 위해 스템에 스페이서를 몇 개 추가해야 할 수도 있다. 데드리프트에 대한 설정을 테스트로 사용하면 위치적 결함 및 적응을 요구 사항을 알아낼 수 있다. 예를 들어 당신이 데드리프트를 제대로 할 수 없다면('기술적인 스트렝스 및 컨디셔닝' 챕터 참조), 아마도 정확한 위치를 확인할 수 없을 것이다. 이 경우에는 바닥에서 데드리프트(또는 행 클린으로 시작)가 가능한 기동성과 스트렝스가 생길 때까지 높은 위치에서 하는 데드리프트에 시간을 좀 투자해야 한다. 그 동안에 자전거의 올바른 위치를 유지하기 쉽도록 부족한 힘과 유연성을 보완하기 위해 핸들을 올려야 한다. 스트렝스 및 컨디셔닝 트레이닝과 함께 올바른 폼으로 자전거에 충분한 시간을 투자한다면 핸들을 공격적이고 공기역학적인 자세로 낮출 수 있다.

핸들은 38cm, 40cm, 42cm 및 44cm의 표준 너비로 제공되며 대다수의 사람들은 40cm 또는 42cm를 사용한다. 제어력, 편안함 및 안정성을 극대화하기 위해 핸들의 너비는 대략 어깨너비와 같아야 한다. 많은 이들은 그러한 좁은 너비가 호흡에 방해되고 비효율적이라고 생각한다. 당신이 정확하게 숨을 쉬고 있다면, 횡격막을 사용해서 숨을 들이마시고 내뿜고 있다는 의미다. 그 경우에는 어깨너비의 핸들이 좋다. 실제로 핸들 너비가 더 넓어지면 자전거에 대한 제어력이 감소할 것이고, 스프린트 경주를 하는 동안 다른 레이서와 핸들이 접촉할 가능성도 늘어난다. 이는 충돌 사고로 이어질 것이다. 이것은 결국 개인적인 느낌에 따라 다르다는 사실을 주목하자.

타임트라이얼의 경우

타임트라이얼자전거의 경우에는 일반적으로 핸들을 최대한 낮게 설정하는데, 매우 공기역학적인 위치에 대해 최소한의 정면 표면 영역을 생성하기 위한 것이다. 이것은 또한 중심선의 무결성, 스트렝스 및 경험의 함수이기도 하다. 타임트라이얼자전거 핸들의 이물-고물도 똑같이 중요하다. 페달 구동을 지원하기 위해 몸을 넘어지는 위치에 놓기 위해서는 팔이 구부러진 각도(팔꿈치에서 측정)가 90~100도 부근이어야 한다.

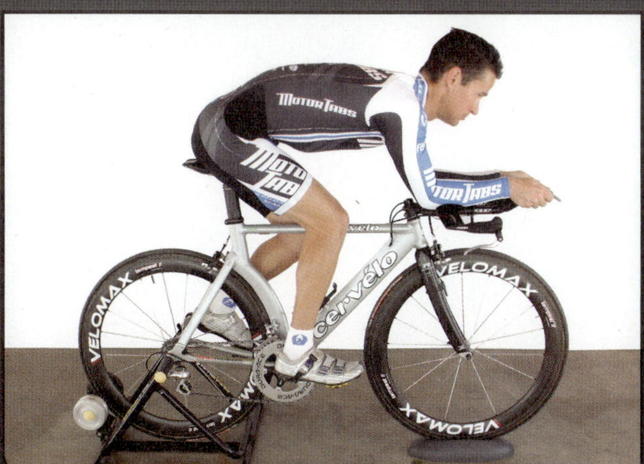

적절한 타임트라이얼자전거 자세를 취했다.
내 팔이 약 90~100도 각도로 굽혀 있는 것을 확인하라.

산악자전거 특징

대부분의 경우 핸들 높이를 안장과 수평이 되도록 하면 편안하게 시작할 수 있다. 거기에서 최적의 적합성을 찾기 위한 실험이 가능하다. 산악자전거의 특성인 다양한 지형에서 주행하는 동안 최대한의 레버리지를 허용하는 위치에 핸들을 설정하는 것이 목표다. 최종 조정을 할 때는 핸들을 너무 높게 올리지 않도록 유의하라. 핸들이 너무 높다면 가파른 언덕을 오를 때 자전거를 다루는 데 문제가 생길 것이다.

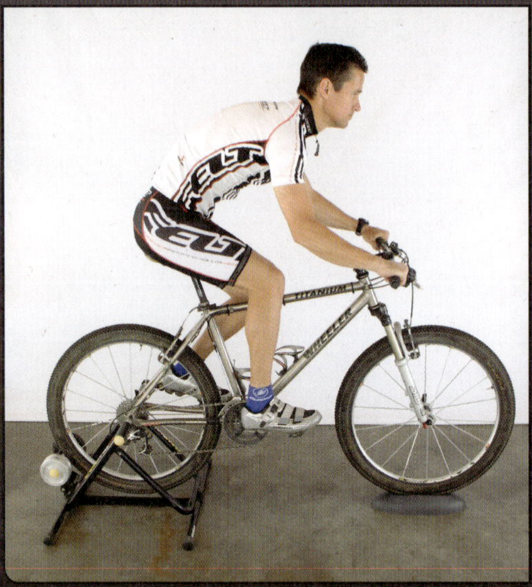

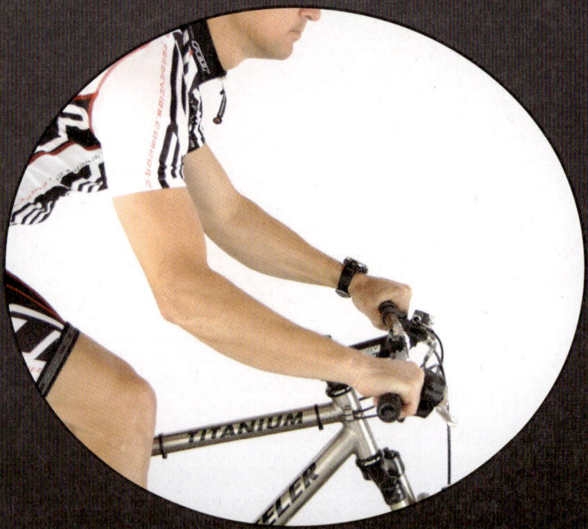

적절한 산악자전거 자세를 취했다.

최종 확인

자전거 맞춤에서 자주 간과되는 부분은 부피와 체중의 기계적 동작이다. 구체적으로 설명하자면 이렇다. 페달을 밟기 시작한 후에 메커니즘이 바뀔 수 있다. 자전거 맞춤의 마지막 확인 과정은 나가서 그 자전거를 타보는 것이다. 위치는 편안하고 효율적이어야 한다. 만약 당신이 안장에서 움직이고 페달 스트로크가 고르지 않거나 자전거를 효과적으로 조종할 수 없다면, 적절한 위치와 메커니즘을 재검토해야 할 수도 있다. 이에 대해서는 다음 페이지에서 다룰 것이다.

성능을 위한 묘책

자전거 맞추기 체크리스트를 준수한다

다시 말하지만 자전거를 올바르게 맞추지 않으면 타는 사람의 위치에서 메커니즘까지 모든 것이 손상된다. 최대한의 효율을 내지 못하는 것 외에도 부상 위험이 크게 높아진다.

자전거 및 장비 보존을 위해 다음을 명심하라

- 타이어의 사이드월을 아끼기 위해 주행 후에 타이어 공기압을 20~30 파운드씩 수축시킨다.
- 자전거를 타고 나서 매번 닦아준다. 청결하게 유지해야 할 3가지 부위는 체인, 체인링 및 도르래다.
- 윤활유를 공급하고 적어도 500마일마다 클리트를 청소하여 스프링의 수명을 연장하라.(speedplay 등)
- 여분의 튜브에 약간의 베이비 파우더를 넣는다. 그러면 플랫을 고칠 시기가 되었을 때 튜브와 타이어가 더 잘 미끄러질 것이다.

노력은 짧을수록, 워밍업은 길수록 좋다

짧은 스프린트나 타임트라이얼 이전에 제대로 워밍업을 하지 않아서 부상을 당하는 경우가 많다. 어떤 경주나 레이스에 앞서서, 안장에서 10초에서 15초 사이의 가속을 적어도 5회 하는 것이 좋다. 이는 몸을 덥혀주는 것 외에도 강도 높은 질주로 인한 충격을 방지하는 데 도움이 된다.

사용하는 근육이 아니라 동작을 생각하라

많은 사람들이 페달을 밟을 때 어떤 근육을 사용하는지 생각하는 경우가 있는데, 이건 실수다. 더 자주는 아니지만, 이것은 당신의 위치를 잊어버리게 하는 경우가 많을 것이며, 결과적으로 메커니즘이 무너진다. 이상적인 위치를 유지하고 적절한 메커니즘을 사용하는 데 집중하라. 그러면 근육은 알아서 따라올 것이다.

원하는 코스에 맞게 자전거를 조정한다

이를테면 만약 당신이 긴 오르막길을 오른다면 브레이크 후드를 약간 기울여보라. 서 있을 때 더 편안한 자세로 만들 수 있다. 이는 긴 오르막에서 흔히 볼 수 있다.

가능한 경우 팩서핑(pack-surf)을 하라

무리를 지어서 사이클을 타거나 레이싱을 할 때 편안함을 느낄 수 있는 좋은 기술은 당황하지 말고 '팩 서핑'을 하는 것이다. 이는 그룹에서 당신의 위치를 바꾸는 것을 의미한다. 후위 그룹의 세 번째에서 중간 그룹의 세 번째로 이동한 후 당신이 속한 그룹의 팩 앞쪽 세 번째로 이동하는 연습을 해보라.

자전거를 타기 전과 후에 항상 가동성 운동을 한다

자전거를 많이 타면 몸에 끔찍한 피해를 줄 수 있다. 특히 당신의 발, 발목, 다리 및 엉덩이를 위한 회복 프로토콜에 필요한 시간을 투자하지 않는다면 더욱 그렇다. 근육 뭉침과 부상을 피하려면 당신의 약한 부위를 찾아내고 각 이동의 전후에 필요한 이동성 운동을 실행하라.

깊은 호흡

횡격막 호흡을 연습하려면 등을 바닥에 평평하게 대고 누워서 배꼽에 책을 올린 후에 책이 올라가고 내려가도록 호흡을 한다. 이때 가슴은 제한적으로만 움직여야 한다.

미심쩍으면 무릎과 팔을 덮어라

추우면 퍼포먼스가 심각하게 제한될 수 있다. 팔과 무릎 소매를 착용하면 추운 환경에도 더 따뜻하게 지낼 수 있다. 명심하라. 날씨가 언제 변할지 절대 알 수 없으며, 더우면 그때 가서 옷을 벗으면 된다.

- 빠르고 곧게 뻗은 내리막길을 달리는 경우에는 무릎과 다리를 탑 튜브에 대고 자전거가 흔들리지 않도록 가슴을 아래로 유지하라.
- 가파른 내리막길에서는 코너링을 하기 전에 리어 브레이크를 사용하고 프론트 브레이크는 사용하지 않는다.
- 브레이크의 안정성, 제어력 및 쉬운 사용을 위해서는 손을 브레이크 후드 대신 드롭스에 위치시킨다.
- 오프 캠버(off camber)* 코너로 진입하는 경우에는 자전거 위에서 더 나은 몸무게를 확보하기 위해 안장에서 체중을 약간 뒤로 이동시킨다.

오르막길 요령

- 손바닥을 핸들에 약 4~6 인치 정도 벌려 놓으면 긴장을 풀고 리듬을 잡는 데 집중할 수 있다.
- 오르막길에서 유리한 스타트를 하려면, 오르막길이 시작되는 지점까지 가속한다. 이러면 관성으로 인해 오르막길 초반이 수월해질 것이다. 올라가는 동안 박자를 80 RPM 이상으로 유지한다.
- 길고 지속적인 오르막길에서는 유니폼 지퍼를 열어서 시원한 상태를 유지하거나 선글라스를 헬멧 위에 올려놓는 것도 좋다. 그러면 땀이 묻는 것을 피할 수 있다. 이렇게 하면 내리막길이 시작될 때 땀이 없는 상태가 유지되므로, 그때 안경을 다시 쓰지 않으면 잃어버릴 위험이 생긴다.
- 보통 언덕 꼭대기에 올라가서 멈추는 경우가 많다. 시합에서는 이런 일이 없다. 그 정도로는 부족하다. 현실적인 시합 시나리오를 시뮬레이션하고 훈련량을 늘리려면 언덕 꼭대기까지 올라간 후에 200미터 이상 가속하라.
- 지그재그 길이 다수인 오르막길에서는 기어를 1~2단 올린다(이를테면 21에서 19까지). 지그재그 길이 시작되면, 자세를 세우고 가속해서 코너링을 한 다음 원래의 템포와 기어링으로 복귀한다. 이 기술은 지그재그 길에서 속도를 유지하는 데 도움을 준다. 특히 오프 캠버인 경우 에 그렇다.
- 가끔 평평한 구간이 있거나 덜 가파른 오르막길(예: 7%에서 2%로)을 오르는 경우에는 다시 올라갈 시간을 들이지 않고 더 큰 기어(15단 대신 19단)를 사용해보라. 다시 말하면, 이것으로 올라가는 시간을 절약할 수 있다.

오프 캠버: 바닥이 바깥쪽으로 기울어져서 속도가 증가함에 따라 견인력을 유지하기 어렵게 만드는 회전

산악자전거를 타는 동안 항상 엄지손가락으로 핸들을 감는다

산악자전거를 타는 사람들은 소방 도로나 싱글 트랙을 달리는 경우에 긴장을 푸는 경우가 많다. 가장 흔한 실수는 엄지손가락을 핸들 위에 올리고 핸들을 당겨서 자전거에 대한 제어력을 스스로 감소시키는 행위다. 이 변형 그립은 심각한 문제로 이어질 수 있다. 울퉁불퉁한 도로와 장애물이 갑자기 나올 수 있으므로 항상 준비를 하고 있어야 한다. 엄지손가락으로 핸들을 감싸서 최적의 조종을 보장하고 충돌 가능성을 줄일 수 있다.

트랙 스탠딩(track-standing) 및 가속 훈련을 위해 빨간불 또는 정지 신호를 활용하라

신호등에 걸린 동안 트랙 스탠딩 훈련을 하기 위해서는 각 페달에 무게를 싣고 내리는 동안 앞바퀴를 비스듬히 돌린다. 녹색 신호로 바뀌거나 길이 뚫리면 교차점에 천천히 들어가지 말고 가속을 한다.

기술 트레이닝

자전거 맞춤 관련 체크리스트 확인을 다 끝내면 사이클 기술을 사용할 수 있다. 이 세션에서는 적절한 자세(자전거에서 신체로), 페달링 메커니즘, 오르막길, 내리막길, 코너링 및 각 테크닉과 관련된 공통적인 결함을 세분화시킬 것이다. 이 세션을 쉽게 볼 수 있도록 도로, 타임트라이얼 및 산악자전거의 세 가지 범주로 구분했다. 자전거가 올바르게 맞춰지지 않은 경우 적절한 폼을 얻기가 어렵다는 사실에 유의해야 한다.

도로자전거

도로자전거는 여러 면에서 모든 것의 시작이었다. 그것은 자동차로 진화한 말과 마차였다. 타임트라이얼자전거, 산악자전거 등 다른 자전거도 도로자전거에서 진화한 것이다. 기술적 진보로 인해 프레임(튜빙의 형상 및 크기)에 약간의 조정이 가해졌지만, 기본적인 기하학적 구조는 거의 변하지 않았다.

효율적인 디자인을 제외하더라도, 도로자전거가 인기 있는 이유는 다양성 때문이다. 특정 목적을 위해 설계된 타임트라이얼자전거, 산악자전거, 하이브리드자전거, 유틸리티자전거 및 여행용 자전거와 달리, 도로자전거는 도로에서 모든 것을 할 수 있도록 설계되었다. 포장도로(때로는 약간 비포장 상태)를 달리는 한 도로자전거는 오르막길, 내리막길, 코너링, 평평한 길에서의 주행, 전력질주 등을 해결할 수 있다.

도로자전거의 다용도성은 다양한 사이클 시합 및 상황에서 사용될 수 있다는 점에서 실제 적용 범위를 넘어서고 있다. 예를 들어 동호인들의 투어 또는 레이스에 사용할 수 있다. 그것은 크레테리움 레이스(일반적으로 1마일 이하의 밀폐된 짧은 코스)는 물론 서킷 레이스(일반적으로 2~8마일 랩)에서도 쓰일 수 있다.

도로자전거가 사용되는 가장 유명한 사례는 투르 드 프랑스(Tour de France)와 같은 스테이지 레이싱(stage racing)이지만, 보통 3일에서 7일 정도만 소요된다. 스테이지 레이싱은 오르막길, 내리막길, 전력질주 및 타임트라이얼 등 모든 것을 섞은 시합이기에, 사이클 선수의 피트니스를 전반적으로 측정하는 데 있어 가장 좋다. 물론 도로자전거를 가장 현실적으로 적용시키는 경우는 출퇴근 또는 A 지점에서 B 지점으로 이동할 때다.

각 기술에 대해 자세히 알아보려면 자전거를 들고 스테이지 레이싱에 출전하기 전에 각 기술을 배우는 데 시간을 투자는 것이 중요하다. 당신이 자전거 동호인인지 프로 선수인지와 관계없이, 도로자전거의 적절한 메커니즘을 배우면 다른 자전거를 타는 경우에도 도움이 될 것이다. 도로자전거는 특성이 다양하며 고정된 기하학을 가지고 있기 때문이다. 명심하라. 이 세션에 요약된 전략을 성공적으로 실행하는 열쇠는 각각의 테크닉을 분리하고 일반적인 실수가 뭔지를 파악하는 것이다. 올바른 테크닉만을 흡수하며 연습하고 싶겠지만, 도로에서 실수를 피하기 위해서는 잘못된 위치 및 잘못된 동작 패턴을 아는 것도 도움이 된다.

드래프트

드래프트를 하면 바람의 저항을 감소시키고 에너지를 보존한다. 자전거를 타는 사람들은 서로 앞뒤로 나란히 타며, 앞에 가는 사람이 바람을 막고 뒤에 오는 사람을 끌어준다. 소규모 그룹이거나 대규모 그룹인 경우를 불문하고 효율적으로 타려면 드래프팅 기술을 배워야 한다. 이것을 제대로 하면 에너지 소모를 15~30% 절약할 수 있다. 에너지를 절약하고 평균 속도를 높이는 것 외에도, 드래프트를 통해 균형을 유지하고 자전거가 일직선으로 가도록 제어하는 방법을 배울 수 있다. 앞쪽에 있는 사람에게 더 가까이 다가가면 당신의 앞바퀴가 상대방의 뒷바퀴에 가까워지는데, 그럴수록 드래프트 효과가 좋다. 숙련된 선수들은 앞쪽 바퀴에서 단지 1.5인치 떨어진 상태로 달릴 수 있다. 만약 앞의 자전거로부터 자전거 1개 길이 이상 떨어져 있다면, 드래프트를 하고 있다고 볼 수 없다.

드래프트의 기술은 세 가지로 요약된다. 먼저 앞서가는 선수와 바람의 방향을 알고서 자전거와 속도를 제어하는 데 자신감을 가지는 것이다. 예를 들어 나는 편한 훈련 파트너와 함께 자전거를 탈 경우에는 순간적으로 너무 가까이 접근해서 타이어를 잠시 문질러댈 수도 있다. 물론 이건 대단히 위험한 행동이며, 절대 권장할 일은 아니다. 하지만 서로의 달리는 스타일을 알고 경험이 풍부하다면 리스크는 감소될 수 있다. 중요한 사실은, 함께 타는 사람들과 편한 사이면서 자전거 경험이 많을수록, 드래프트도 편하게 할 수 있다는 것이다.

바람의 방향과 그룹의 위치에 따라 드래프트 위치가 결정된다는 점에 유의해야 한다. 맞바람이 강하게 불어온다면 당신 앞에 있는 바퀴의 바로 뒤에서 드래프트를 하는 것이 좋다. 옆바람이 불면 당신 앞에 있는 자전거의 뒷바퀴가 도는 방향으로 드래프트를 하면 된다. 그것을 에켈론(echelon)이라고 한다. 대규모 그룹과 함께 한 열에서 2명 이상이 나란히 달리는 경우, 최고의 드래프트 위치는 앞열 3번째 또는 중간이다. 왜냐하면 사방에서 보호를 받기 때문이다. 그렇기에 큰 사이클 대회에서는 뛰어난 선수들이 초반부터 선두로 나오는 일이 없다. 그들은 최대한 에너지를 아끼면서 가능한 한 모든 이들로부터 드래프트의 이점을 누리려고 하는 것이다. 이렇게 해서 승부를 걸 상황이 오면 모든 에너지를 다 쏟을 수 있는 것이다.

안전 관련 팁

- 그룹 내에서 드래프트를 하기 전에 한 사람 뒤에서 드래프트 하는 법을 배워야 한다. 이상적으로는 느린 속도로 달리는 경험 많은 선수 뒤에서 드래프트를 하는 것이 좋다.
- 드래프트 기술을 배울 때, 당신 앞에 있는 사람은 일관적인 페이스로 직선 주행을 하고 있어야 한다. 멈췄다가 재시작하는 일이 잦아서는 안 되며, 앞뒤로 움직여서도 안 된다.
- 처음에는 자전거 하나 또는 반 정도의 거리를 두고 드래프트를 시작한다. 익숙해지면 조금씩 더 가까이 간다.
- 드래프트할 때는 앞바퀴가 앞사람의 뒷바퀴와 닿아서는 안 된다. 충돌 사고가 보통 이 과정에서 발생한다.

올바른 도로자전거 위치(평평한 도로의 경우)

몸의 위치가 파워와 효율을 좌우한다는 점에서 사이클은 달리기, 수영 또는 리프팅과 다르지 않다. 만약 당신의 몸이 자전거 위에 잘못 위치해 있다면 파워는 가장 약한 지점에서 손실될 것이다. 예를 들어 페달 스트로크를 할 때 엉덩이를 좌우로 굴리면(보통 중심선의 안정성이 좋지 않거나 자전거 맞춤이 잘못되어 생긴 결과) 요추가 구부러지고 휠 것이다. 자전거에 무거운 것을 싣거나 무게를 줄인다면 페달 동작에 대한 응답으로 몸이 미묘하게 표류한다(아래 '엉덩이 및 무릎 정렬' 참조).

나쁜 자세로 달리거나 조악한 메커니즘으로 무거운 것을 들어올리는 것과 마찬가지로, 이 잘못된 자세로 인해 큰 근육 그룹이 안정성 부족을 보완하고자 더 열심히 일하게 만든다. 궁극적으로 동작이 느려지고 피로감이 더 빨리 오며, 부상 위험도 늘어난다. 중력을 활용하는 것은 고사하고 중력에 역행하는 운동을 하게 되는 것은 말할 필요도 없다.

도로자전거에서 이상적인 자세를 취하는 비결은 허리를 가능한 평평하게 유지하는 것이다. 이는 허리의 움직임을 효율적으로 하고 체중을 앞뒤 타이어 중간에 두며 엉덩이, 무릎 및 발목을 일렬로 유지시킬 수 있다. 또한 상체를 작고 편하게 유지할 수 있다. 이 연쇄가 끊어지면 곧바로 전력 및 효율이 저하된다. 또한 손가락 관절, 손목, 팔과 어깨가 일직선인 상태에서 상체를 가볍고 편하게 유지하는 것이 좋다. 이 선이 무너진다면 즉시 파워 및 효율 손실로 이어질 것이다.

엉덩이 및 무릎 정렬

발목, 무릎, 엉덩이 및 어깨가 정렬되지 않으면 효율, 파워 및 에너지를 희생하게 된다. 또한 몸에 추가 부담이 가해지면서 부상으로 이어질 수 있다.

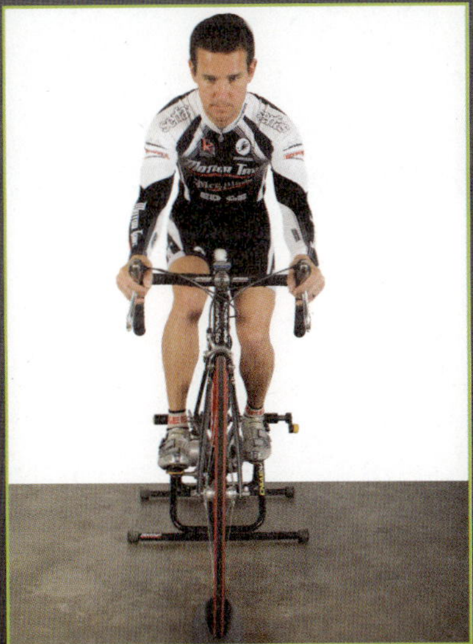

올바른 정렬
엉덩이, 무릎, 발목이 일렬이 된 이상적인 위치에서 타고 있다.

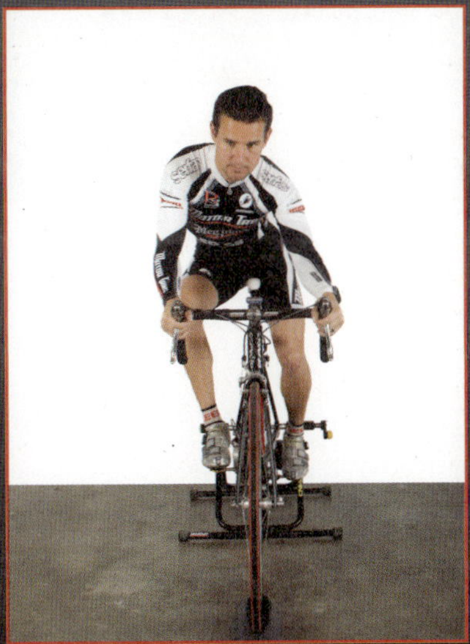

안에서 밖으로 기울어짐(Tilted Out)
오른쪽 무릎이 안에서 밖으로 기울어져 있으며, 엉덩이의 왼쪽이 몸 왼쪽으로 밀리고 있다. 그리고 힘을 만들기 위해 핸들을 이용하고 있다.

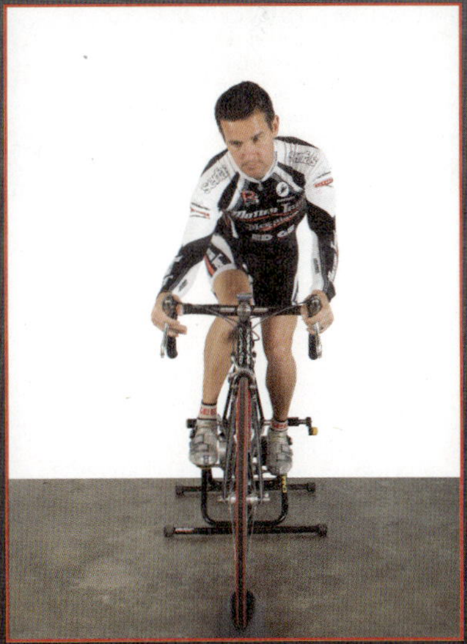

밖에서 안으로 인(Tilted In)
오른쪽 무릎이 밖에서 안으로 기울어져 있으며, 엉덩이의 왼쪽이 몸 왼쪽으로 밀리고 있다. 그리고 힘을 만들기 위해 핸들을 이용하고 있다.

상체가 자전거에서 안정되고 균형을 가져야만 하체가 페달 스트로크를 통해 힘을 생성할 수 있다는 점에 유의해야 한다. 사이클링은 허리 아래에서 일어나는 일에 관한 것임을 기억하라. 최대한의 힘을 발생시키려면 자전거 제어력을 희생하지 않고 상체의 움직임을 최소화해야 한다. 그래서 숙련된 선수 또는 프로 선수들을 보면, 상반신이 거의 움직이지 않아 그들이 얼마나 열심히 달리고 있는지 확인이 힘들다. 그들은 편평한 허리를 가진 상대적으로 이완된 위치를 유지하고, 코너링, 오르막길, 또는 내리막길을 갈 필요가 있을 때 적절한 위치에서 이탈한다. 그때조차도 그 편차는 경미하고 때로는 거의 눈에 띄지 않는다. 만약 상체가 어느 방향으로든 과도하게 움직인다면, 메커니즘이 잘못되어 있으며 자전거가 당신을 제어하고 있다는 강한 신호다. 비록 자전거 동작의 대부분은 강한 다리 근육이 담당하지만, 안정된 자세를 유지하고 핸들을 밀기 위해서는 강한 상체가 필요하다.

올바른 도로자전거 위치

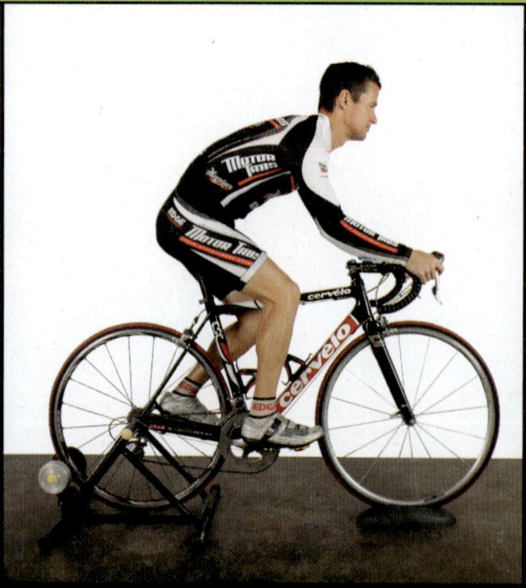

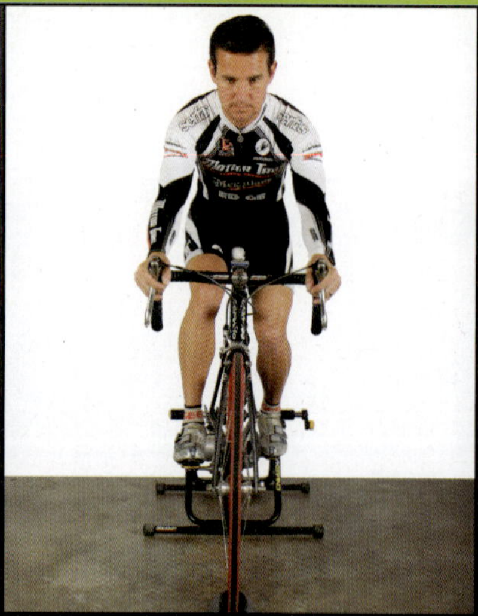

올바른 도로자전거 위치를 취하고 있다. 허리는 편평하고, 중심선을 사용하고 있으며 머리가 똑바로 되어 있고, 앞 타이어와 뒷 타이어 가운데에 체중이 있다. 손가락 관절, 손목, 팔, 어깨가 똑같은 수직면에 있다. 안정적이면서도 편안한 자세를 유지하기 위해 팔을 약간 구부리며, 몸통을 오그리지 않는다.

손의 위치

앞에서 언급했듯이 당신이 오르막길 달리기, 전속력 달리기, 평평한 길 또는 내리막길에서 달리거나, 핸들에서 목까지의 생체역학적 체인은 항상 일치해야 한다. 편차가 있으면 즉시 파워 손실이 발생한다. 다음 순서에 따라 도로자전거에 구현할 수 있는 모든 기본적인 손 위치를 보여주겠다.

후드 그립(Hoods grip)

후드를 잡는 그립은 도로자전거에서 가장 캐주얼하고 근본적이며 편안한 그립이다. 투어링을 하거나 트레이닝용으로 타거나 평평한 도로에서 달리면서, 세게 달리지 않는다면 아래에 설명된 대로 브레이크 후드에 손을 올리면 된다.

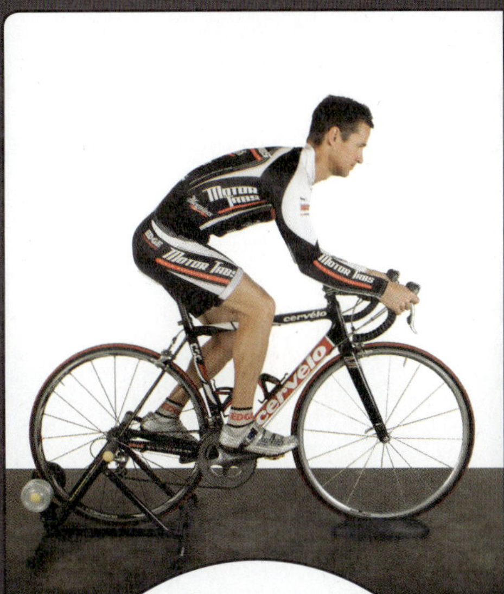

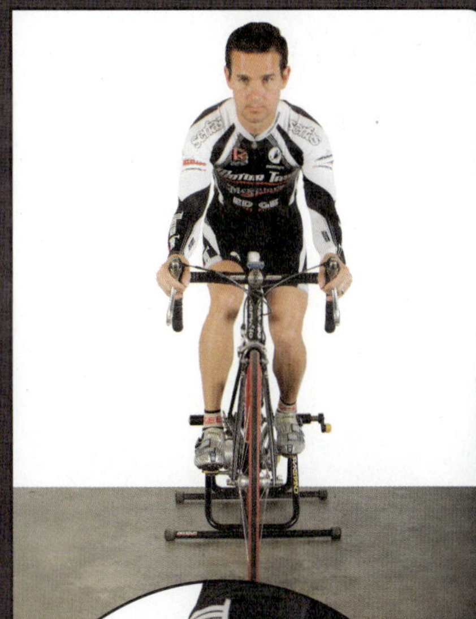

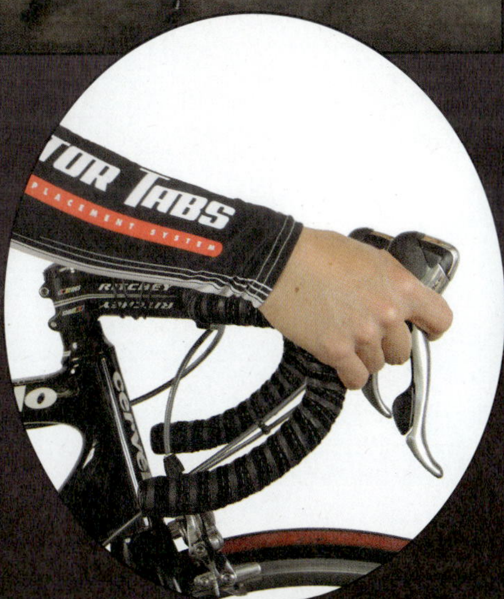

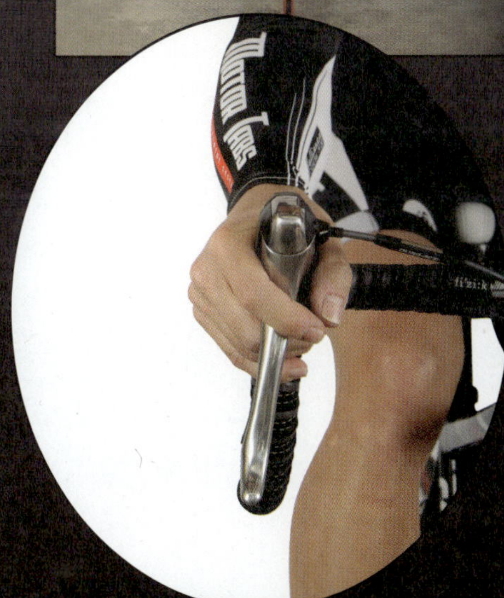

손으로 브레이크 후드를 편안하게 감싸고 있다. 검지손가락으로 브레이크 앞부분을 감고 있으며 손목, 팔, 어깨가 정렬되어 있는 것을 보라.

드롭스 그립

드롭스 그립은 레이스나 빠른 속도를 유지하려고 할 때 사용된다는 점에서 후드 그립에 비해 약간 더 공격적인 그립이다. 상체가 낮으면 안정감을 더 얻을 수 있으며, 달리거나 가속할 때 더 많은 힘을 얻기 위해 핸들을 사용할 수 있다. 효율을 극대화하려면 아래 그림과 같이 손을 높이 놓으면 된다. 더 많은 제어력이 생길 뿐 아니라 브레이크와 시프터 가까이에 손을 둘 수 있게 된다.

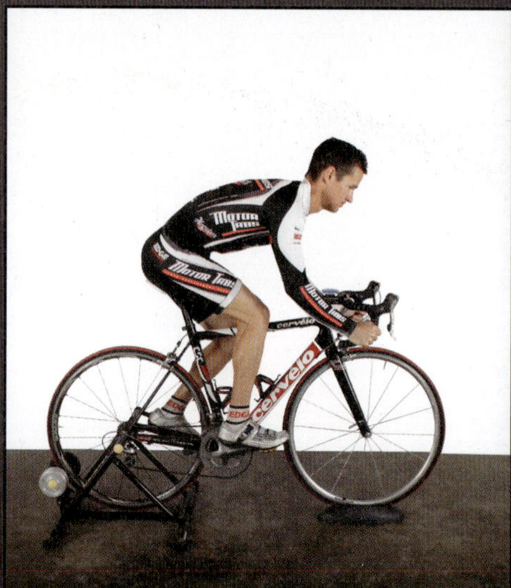

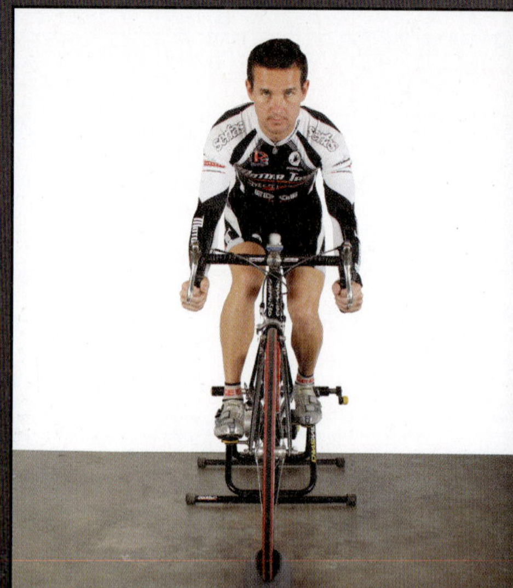

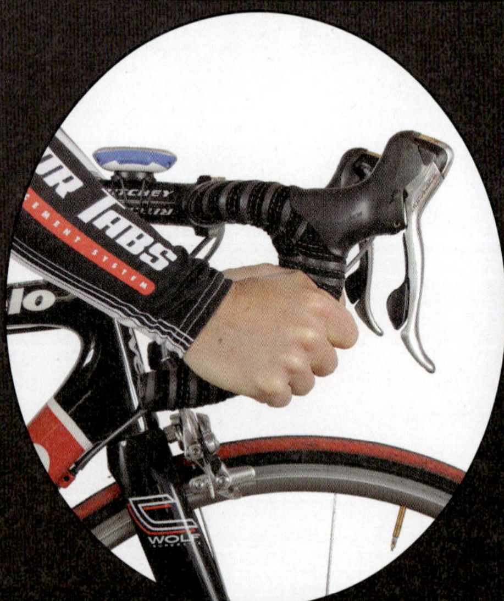

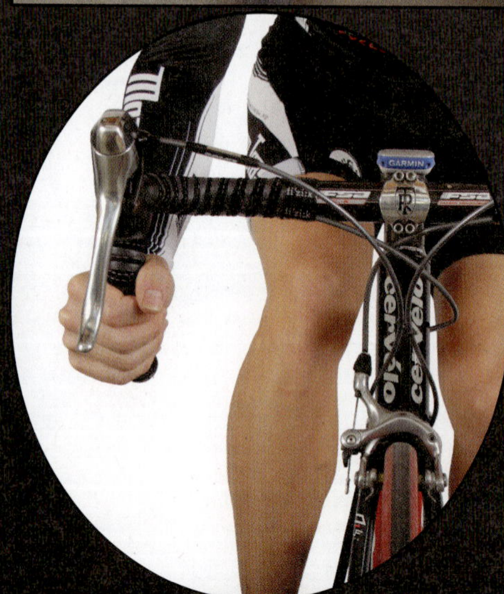

좀 더 강력한 위치를 확보하기 위해 약간 자세를 낮추고 드롭스에 손을 재배치했다. 이전 그립과 마찬가지로 손가락 관절, 손목 및 어깨가 일렬을 이루고 있다. 또한 손목이 중단되지 않는다는 것을 알아야 한다. 몸은 에너지나 힘의 손실 없이 하나의 통일된 도구여야 함을 기억하라.

가벼운 주행 또는 회복 주행 및 오르막길용 그립

핸들 그립은 오르막길에서 가장 일반적으로 쓰인다. 손을 핸들 맨 위쪽에 잡는 이 그립을 사용하면 편안한 위치를 확보할 수 있으며 다리의 힘과 리듬 있는 호흡 및 기어링에 집중해서 오르막길을 올라갈 수 있다. 워밍업, 쿨다운 또는 힘든 스프린트 인터벌 후 회복을 할 때 이 그립을 사용하는 것도 좋다. 하지만 당신이 인터벌 트레이닝 또는 가상 경주를 하는 경우에는 브레이크 후드 또는 드롭스 그립을 사용해야 한다. 경험이 없는 사람들 중에서 인터벌 트레이닝 때 핸들 위에 손을 올리고 타는 경우가 많다. 이건 시간낭비다. 아래 사진을 보면 그런 위치는 똑바로 앉은 위치를 만들어서 페달 운전 능력을 제한하고(평평한 지면에서) 페달의 활용 및 제어력을 감소시키며 바람의 저항을 증가시킨다. 요컨대 오르막길이 아닌 경우에는 아주 강력하고 효율적인 방식이 아니다.

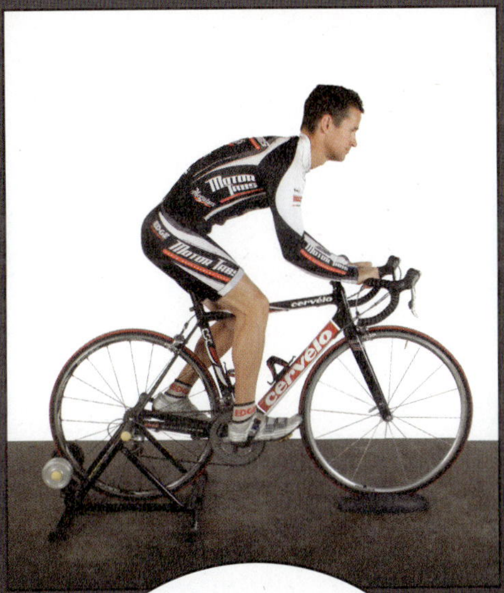

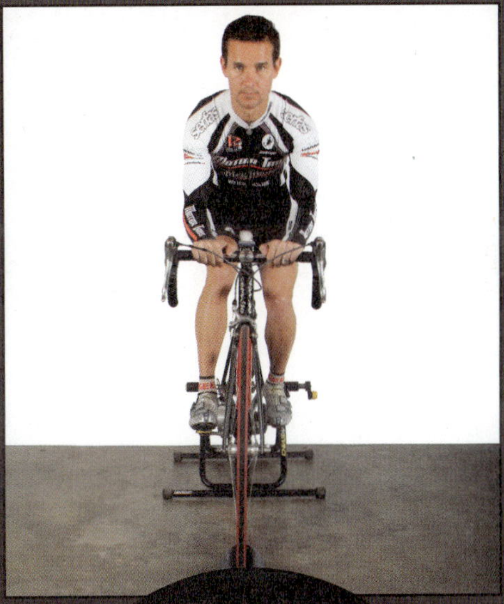

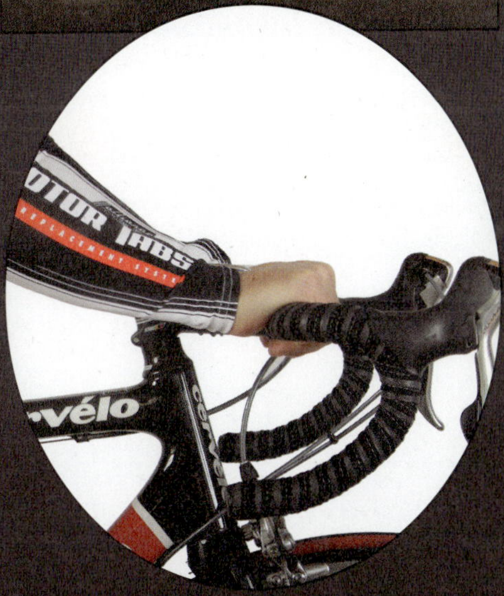

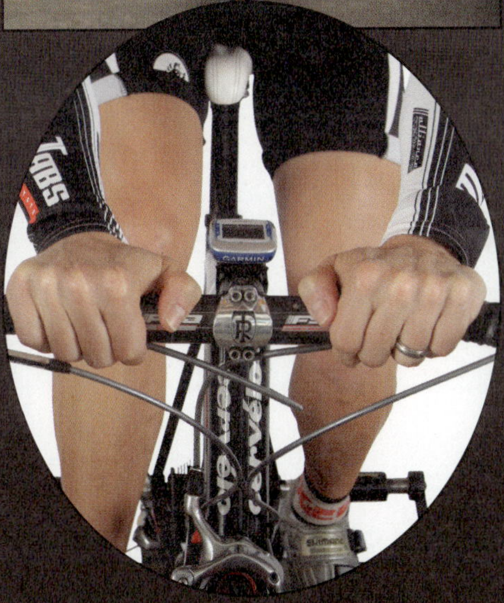

손을 핸들 위에 올렸다. 엄지손가락이 핸들 바 위에 있으며 손가락 관절, 손목 및 팔은 여전히 정렬되어 있다. 이 그립은 오르막길에서 힘을 내기 위한 것이므로 제어력이나 조향에는 관심을 가질 필요가 없다. 당신은 일반적으로 똑바로 갈 것이다. 이러한 이유로, 당신은 손을 편안하게 유지하고 최대한의 효율로 페달을 밟을 수 있도록 모든 것을 일관되게 유지해야 한다.

자세 오류

아래에 설명한 잘못된 위치의 대부분은(자전거 맞춤을 제대로 했다는 가정 아래) 타는 사람이 올바른 위치를 유지할 기술, 힘 또는 능력이 부족하기 때문에 비롯된 경우가 많다. 약하고 경험이 적은 사람은 더 편안해지기 위해 다른 위치로 전환하려고 할 것이다. 이는 일시적으로 위안을 주지만 결국에는 힘, 스피드 및 스태미나가 빠르게 손실되고 부상의 위험도 높아진다. 결론적으로 자전거와 같은 지구력 스포츠는 고생과 근육의 피로를 수반한다. 하지만 고생의 완화는 테크닉, 영리한 스트렝스 컨디셔닝 트레이닝 및 스포츠 특화 트레이닝을 진행해야 가능하다.

일반적인 실수: 너무 뒤로 앉음

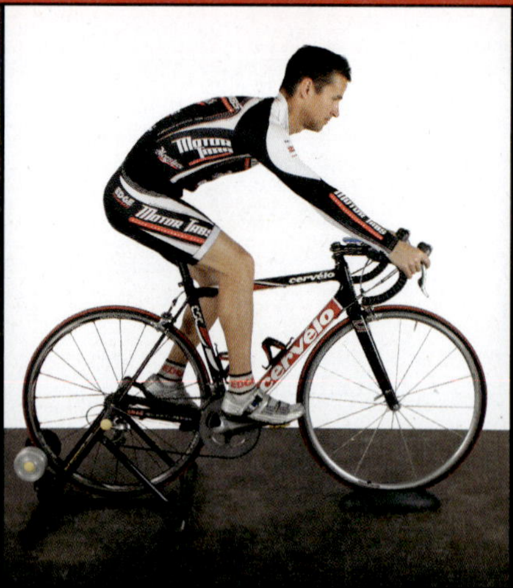

안장에서 너무 뒤쪽으로 밀려서 앉으면 팔을 길게 뻗게 되고, 이로 인해 자전거를 제어할 능력이 감소하며 요추가 앞으로 굽게 된다. 이 자세는 요추에 문제를 야기 시킬 뿐 아니라 다리를 뻗어서 페달을 밟아야 하므로 파워도 급감한다.

안장에서 너무 뒤에 앉아 있다. 팔이 뻗어 있고 허리의 무결성이 손상된다. 또한 무릎이 더 이상 페달 축의 중앙을 양분하지 않아서 페달을 제대로 밟을 수 없다.

일반적인 실수: 너무 앞으로 앉음

안장에서 너무 앞쪽에 앉을 경우에는 핸들에 더 많은 압박을 가함으로써 당신의 팔이 체중의 대부분을 지탱하게 된다. 이는 피로를 증가시키고 자전거를 제어하는 능력을 감소시킬 뿐 아니라 어깨와 팔꿈치의 충돌증후군으로 이어질 수도 있다. 몸을 이렇게 전방으로 옮기면 무릎에 추가 압박을 가해서 관절의 무결성을 손상시킨다. 유능한 선수들이 스퍼트를 하거나, 격차를 메우거나, 혼자서 치고 나가려고 할 때 앞으로 넘어지는 것처럼 보일 수 있다. 이 테크닉은 더 빠른 속도를 낼 수 있지만, 기술 수준에 따라 지속 가능성은 다소 제한된다.

1

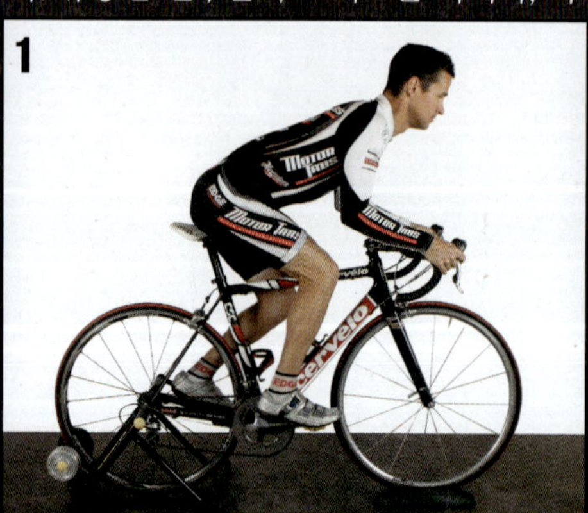

1. 안장에서 너무 앞쪽으로 앉았다. 팔이 체중의 대부분을 지탱하고 있으며 발 앞에 있는 것을 확인하라. 전자는 피로를 증가시키며, 후자는 페달을 밟을 때마다 무릎에 스트레스를 준다.

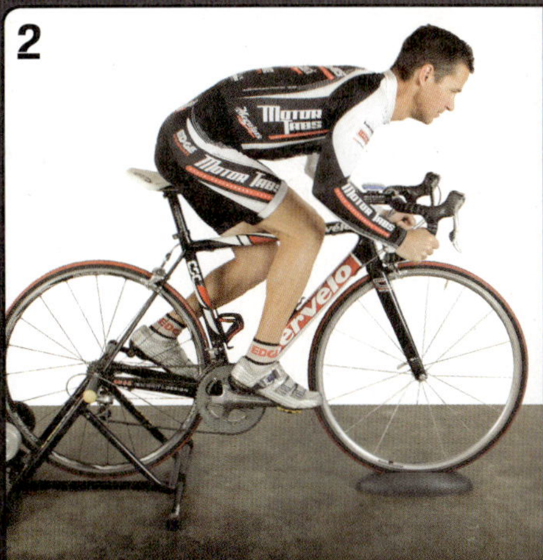

2. 팔로 체중의 대부분을 지탱하면서, 앞으로 넘어지기 시작한다.

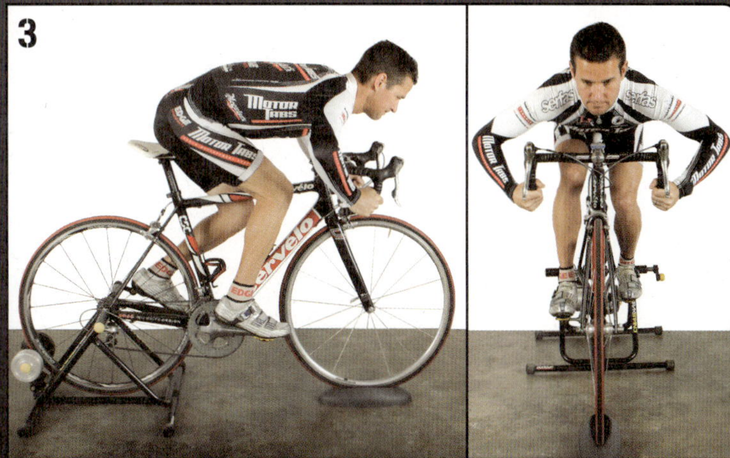

3. 체중의 압력을 지탱할 수 없기에 팔이 외부에서 회전하여 손목과 어깨에 스트레스를 준다.

일반적인 실수: 바깥쪽으로 회전

피로에 반응하는 방식은 사람에 따라 다르다. 일부는 안장 뒤로 몸이 밀리며, 어떤 이들은 안장 앞으로 위치를 옮긴다. 정렬 오류가 있는 경우에도 마찬가지다. 피로가 밀려오고 등이 굽기 시작하면 팔에 가해지는 무게가 늘어난다. 상체의 무게를 지탱할 수 없기에, 결국 팔이 팔꿈치, 손목 또는 양쪽에서 바깥쪽으로 돌 것이다. 근육을 강화하고 조절하여 정확한 자세를 연습함으로써 피로를 제거하고 피로로 인한 영향을 지연시킬 수 있다.

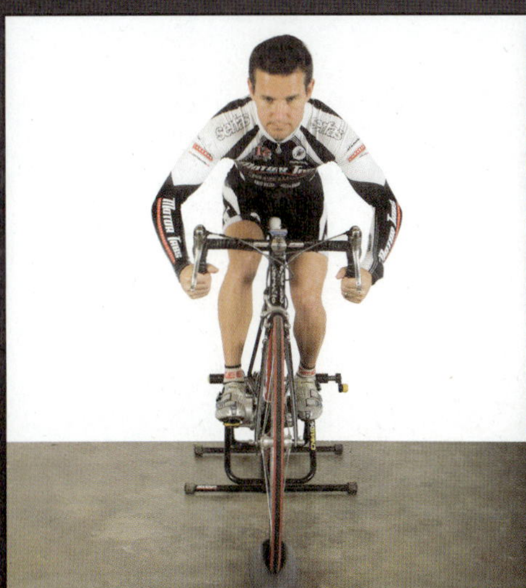

팔꿈치 문제
피로로 인해 몸이 약간 앞으로 둥글게 기울었고 팔로 체중의 압력을 지탱할 수 없다. 팔꿈치에서 외부로 돌고, 이로 인해 양쪽 어깨에 추가 스트레스가 가해진다. 이 때문에 중심선이 무너지고 턱이 올라가는 경우가 많은데, 이는 목과 어깨의 통증으로 이어질 수 있다.

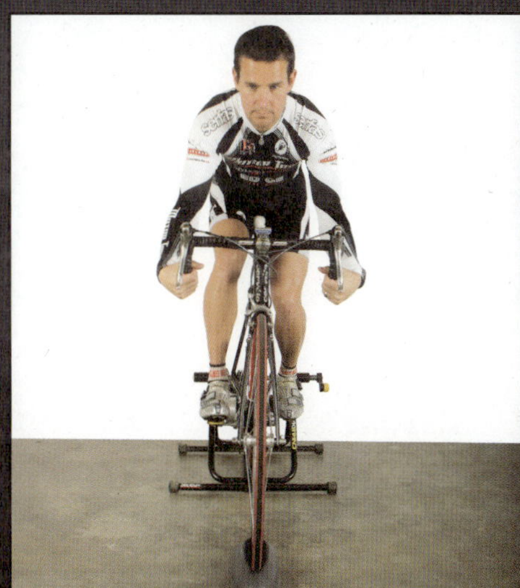

손목 문제
동일한 실수이며, 다른 점은 직선이 손목에서 끊어졌다는 것이다. 그립의 힘이 충분하지 않으며 상체의 무게가 모두 바깥쪽으로 돌아간 손목에 전해지고 있다. 이 위치에서 손이 미끄러지는 경우가 많은데, 그러면 낙상 사고로 이어진다.

일반적인 실수: 안쪽으로 회전

팔이 안쪽으로 도는 현상은 바깥쪽 회전에 비해 일반적이지는 않지만, 상체 힘이 부족한 경험 없는 사람들의 경우에 종종 발생한다. 앞서 설명한 실수와 마찬가지로, 이 실수는 팔의 힘을 잃게 만들고 페달을 힘껏 밟지 못하게 하고 자전거에 대한 제어력을 떨어뜨린다.

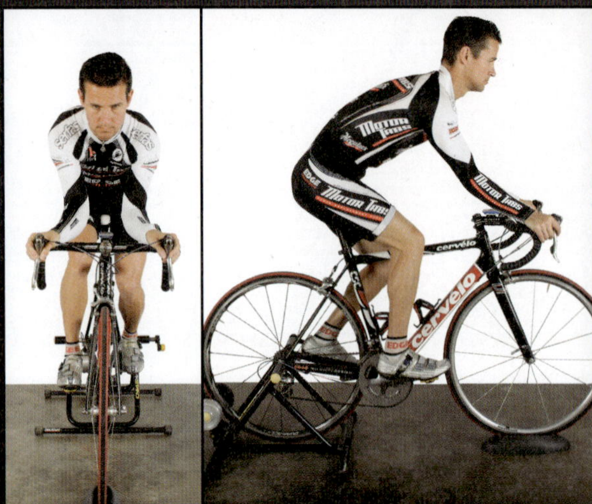

팔꿈치 문제
이상적인 않은 자세를 취하고 있지만 팔꿈치에 문제가 있다. 이 상태로 시간이 지나면 어깨충돌증후군의 가능성이 있으며 팔꿈치와 손목에 통증이 생길 수 있다.

손목 문제
같은 실수에 대해 설명하는 것이며, 차이점은 손목이 안쪽으로 회전한 채로 드롭스를 잡고 있다는 것이다. 손목, 팔꿈치 및 어깨가 정렬에서 벗어났다는 점에서 동일한 문제이며, 자전거를 제어할 능력이 위험한 수준까지 감소하게 된다.

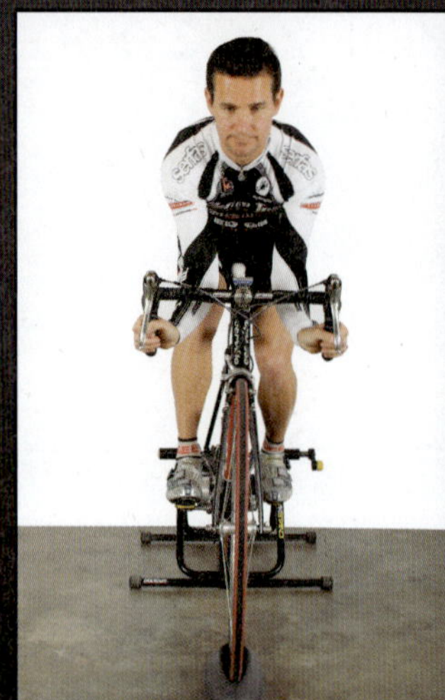

일반적인 실수: 곧게 뻗은 팔

자전거를 타다가 지치면 팔을 뻗고 어깨를 으쓱하고 등을 둥글게 굽히고 머리를 숙이는 경우가 많다. 레이스 중에 이런 자세를 한 선수를 본다면 스퍼트를 해서 추월하기 좋은 상황이다. 1차적으로 이 동작은 피로로 인한 것으로, 자전거 위에서 올바른 자세를 취할 힘이 없기 때문이다. 마치 앞바퀴의 축으로부터 자신을 밀어내고 있는 것처럼 보인다. 제어력이 제한되는 것 외에도 팔이라는 흡수 시스템을 사용할 수 없기에, 장애물과 충돌할 때 핸들 위쪽으로 충돌하거나 날아갈 확률이 높아진다.

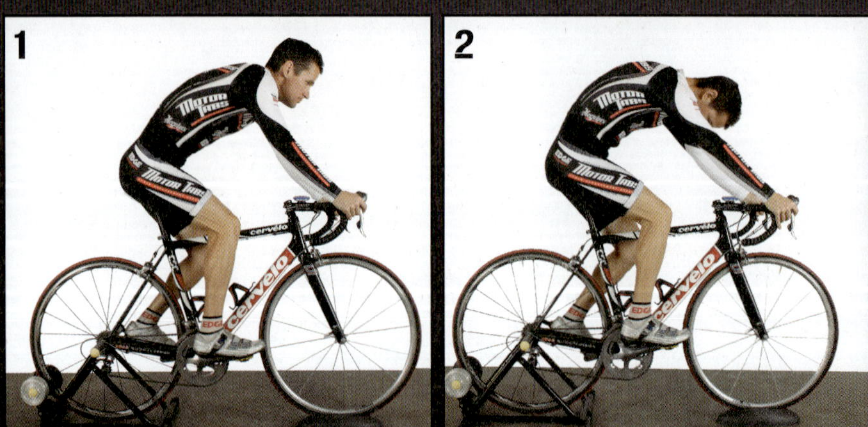

1. 상체가 피로해 무너지면서 팔을 뻗고 상체를 앞바퀴 축으로부터 밀어내기 시작한다.
2. 뻗은 팔로는 자세의 무결성을 유지할 수 없기에, 경추 부위에 둥근 굴곡이 생기고 머리를 숙이게 된다.

일반적인 실수: 낮은 드롭스 그립

초보자들 사이에서 볼 수 있는 또 다른 일반적인 실수는 드롭스에서 낮은 그립을 잡는 것이다. 손바닥이 땀으로 끈끈해지면 손이 드롭스에서 미끄러질 위험도 극적으로 증가한다. 뿐만 아니라 낮은 위치에서는 브레이크와 변속기에 발이 닿기도 어렵고 자전거를 효율적으로 조종할 수도 없다.

1

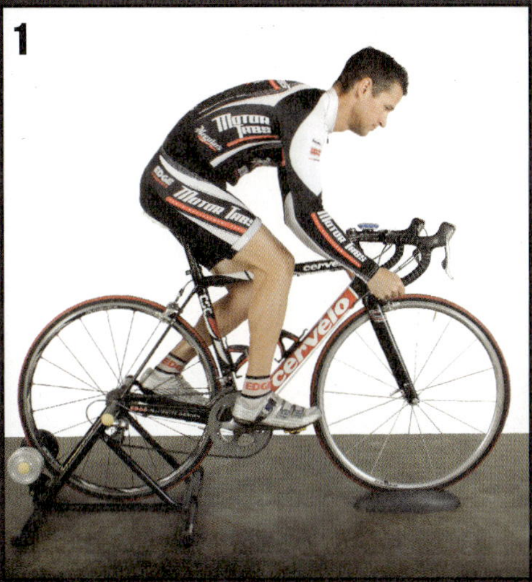

손이 드롭스에서 너무 낮은 위치에 있으며 브레이크 또는 변속기에 효율적으로 닿을 수 없다. 페달을 밟고 방향을 조종하면서 자전거를 제어하는 것도 어렵다.

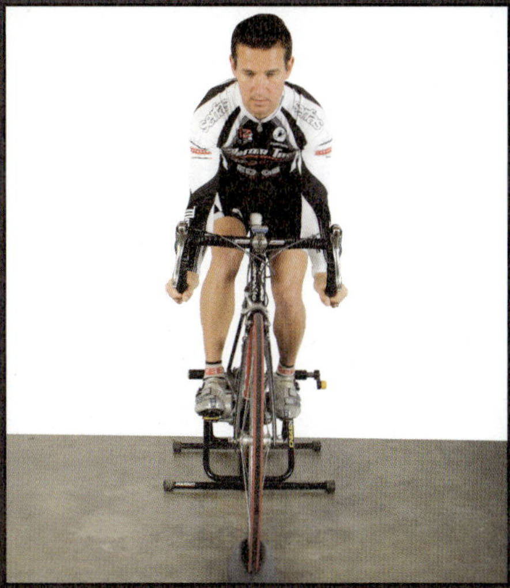

2

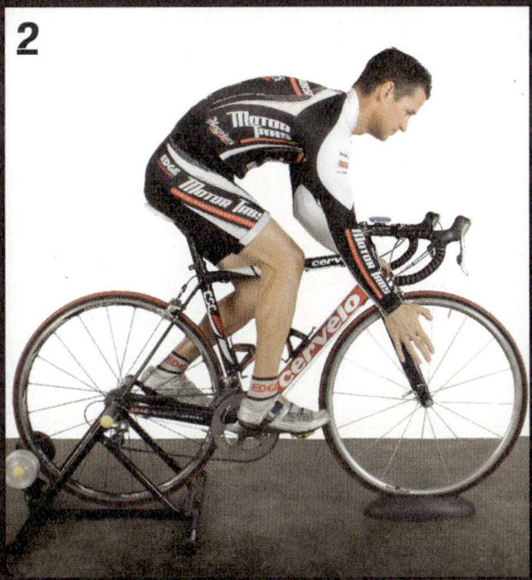

드롭스에서 탄탄한 그립을 유지할 수 없기에, 손이 미끄러진다(땀 또는 길의 장애물 때문에). 이는 끔찍한 사고로 이어질 수 있다.

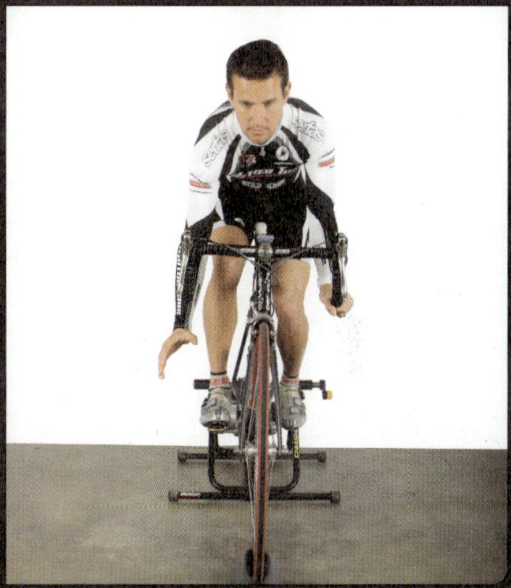

일반적인 실수: 탑 후드 그립

후드의 윗부분을 잡는 그립은 또 다른 실수로, 브레이크와 변속기에 닿을 능력과 자전거 조종 능력을 제한한다. 뭔가에 충돌하면 핸들 위로 슈퍼맨처럼 날아간다. 손바닥이 땀으로 끈끈해지면 손이 핸들에서 미끄러져서 사고가 날 수 있다.

1

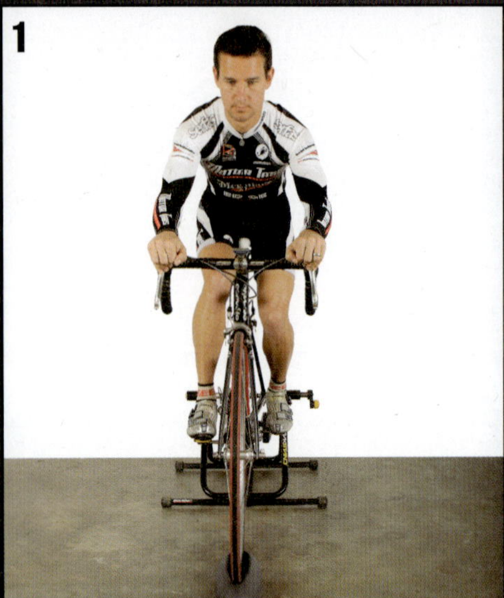

팔뚝에 휴식을 주기 위해 브레이크 후드의 윗부분을 쥐고 있다.

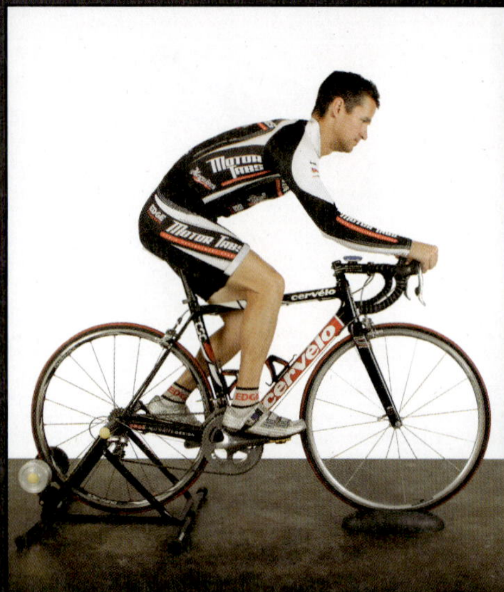

2

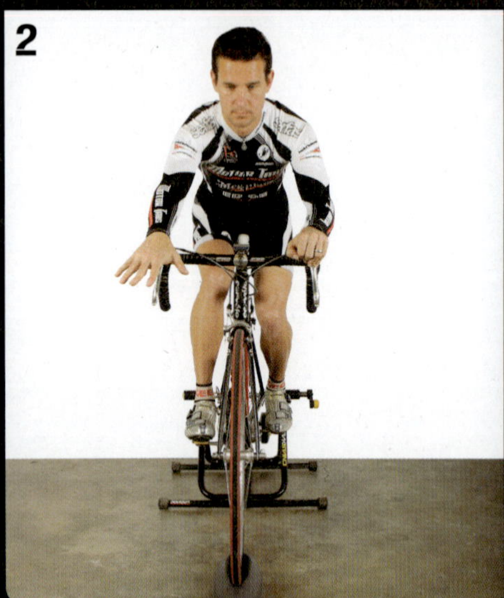

도로에서 장애물과 충돌하는 순간 손이 브레이크 후드의 윗부분에서 미끄러지고 큰 사고가 난다.

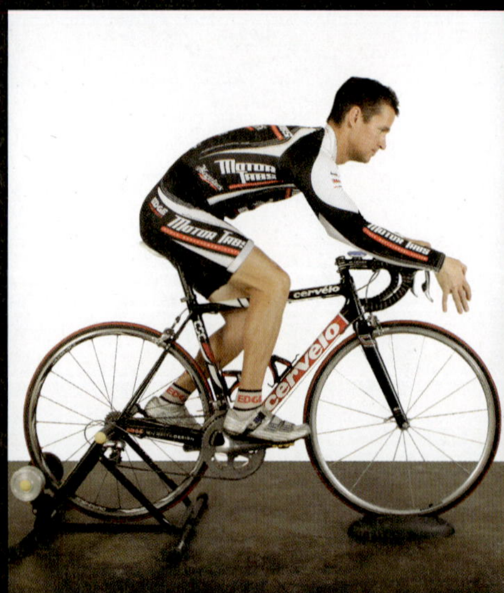

페달 스트로크

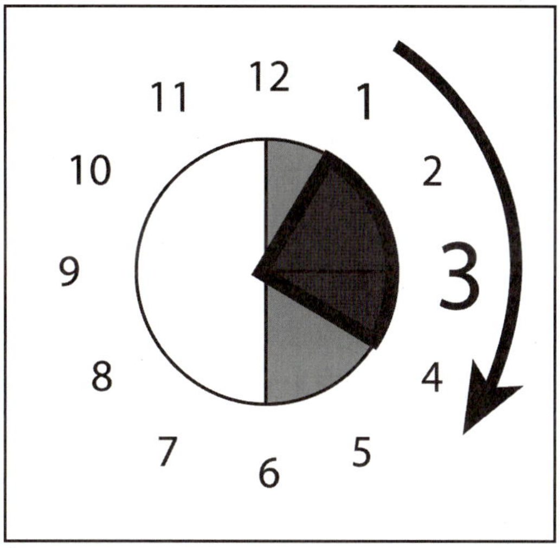

경험 많은 사이클 선수가 페달을 밟는 것을 보면 마치 공중에 떠 있는 것처럼 보인다. 그가 얼마나 힘을 쓰고 있으며 얼마나 열심히 달리고 있는지 분간하기도 어렵다. 다리는 피스톤처럼 빠르게 움직이며 페달 스트로크는 완벽하게 원형이고 유연하며 리드미컬하다. 반면 경험이 부족한 사람의 경우에는 발로 정사각형을 그리는 것처럼 보인다. 그의 페달 스트로크는 변동이 심하고 리드미컬하지 않다. 효율과 파워를 극대화하기 위해서는 움직임을 최소화하고 원형 리듬을 만들고 올바른 테크닉으로 페달 시스템을 사용해야 한다. 자연과 물리법칙의 도움을 받아야 한다.

올바른 페달 메커니즘을 이해하기 위해 페달 스트로크를 시계라고 생각해보자. 당신의 다리와 크랭크암에 해당하는 레버에서 최대의 힘과 토크를 생성하기 위해서는 3시 또는 4시라고 할 수 있는 파워 단계에서 페달을 밟아야 한다. 일반적인 믿음과는 달리, 페달 스트로크를 밀거나 당기는 것은 없다. 많은 사람들이 반대쪽에서 당기는 동안 한쪽을 눌러야 한다고 생각하는 실수를 한다. 항상 작동하는 한쪽 면(파워 단계)과 쉬고 있는 한쪽 면(휴식 단계)이 있다. 시계에 비유하자면 당신은 약 1시 방향에서 준비를 하고 2시에 페달을 사용하기 시작하고 3시와 4시에 최대의 힘을 투입시킨다. 파워 단계를 통과하면서 계속 힘을 쓰되 5시와 6시에는 힘을 빼기 시작해 7시에는 완전히 힘을 빼도 된다. 이 단계에서는 반대쪽 다리가 준비 단계에 돌입하며 주기가 반복된다.

파워 단계에 들어갈 때는 발 중앙으로 페달 중앙을 미는 것이 중요하다. 내부(무릎이 안쪽으로 접힘) 또는 외부(무릎이 바깥쪽으로 접힘)에 더 많은 압력을 가하면 즉시 파워가 손실된다. 최고의 파워와 토크를 만들려면 다리가 최소한의 수평 이동과 함께 완벽한 정렬을 하고서 위아래로 똑바로 움직여야 한다. 그것은 못을 밀어 넣는 망치와 같다. 각도를 주고서 못을 때리면 박히기는 하겠지만 못과 망치의 무결성이 손상된다. 충분한 힘을 가하면 도구가 부서질 수도 있다. 페달 스트로크의 경우도 마찬가지다. 엉덩이, 무릎 및 발목이 정렬되지 않으면 시스템이 망가질 수 있다. 요약하자면 엉덩이, 무릎 및 발목의 정렬이 깨지는 순간 힘을 잃고 부상 위험이 생긴다.

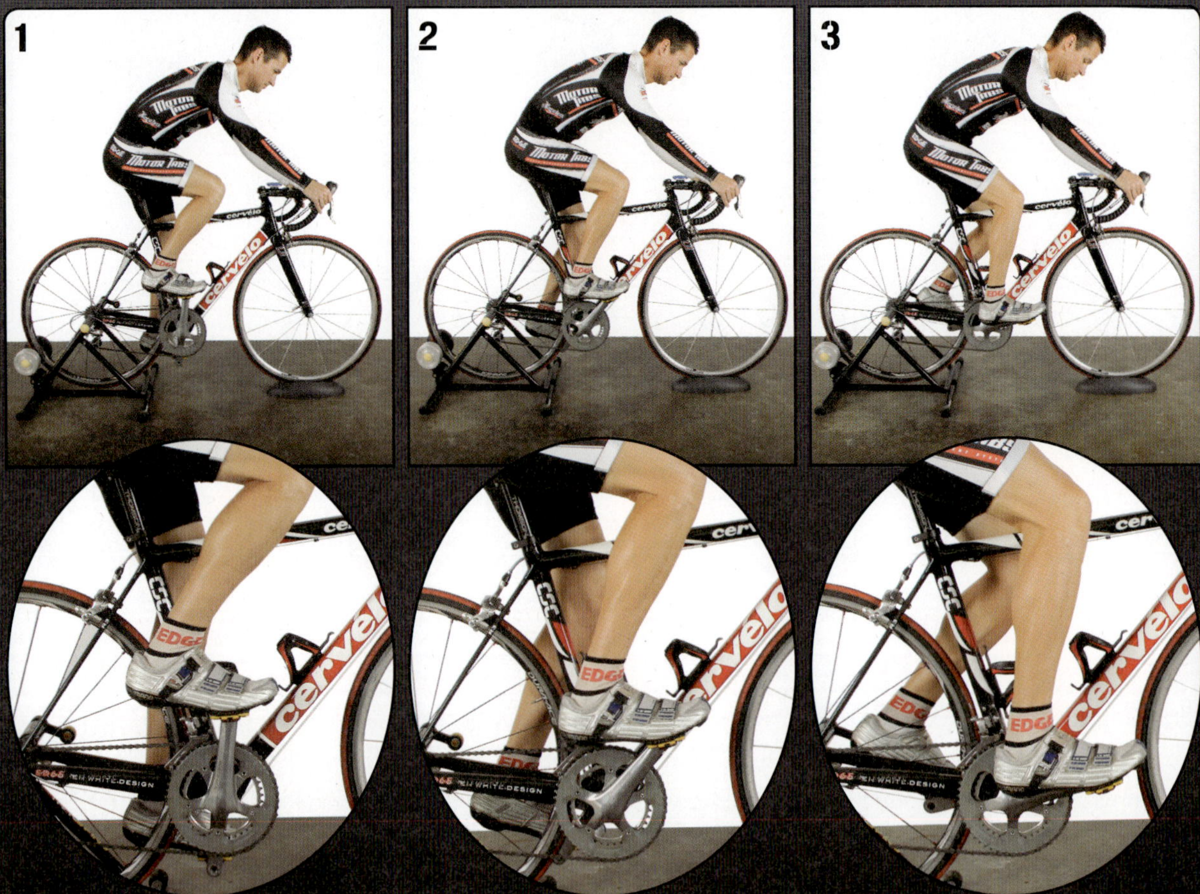

1. 오른발을 12시에 위치하고 올바른 자세를 취했다. 발이 바닥과 평행인 것을 확인하라.

2. 발이 땅과 평행을 이루도록 하면서 페달을 약 1시 방향에서 밟기 시작한다. 오른발이 준비 단계에 돌입하는 것이다.

3. 2시 방향를 지나면서 페달 스트로크의 파워 단계에 돌입한다. 왼발은 완전히 쉬고 있다는 것이 중요하다.

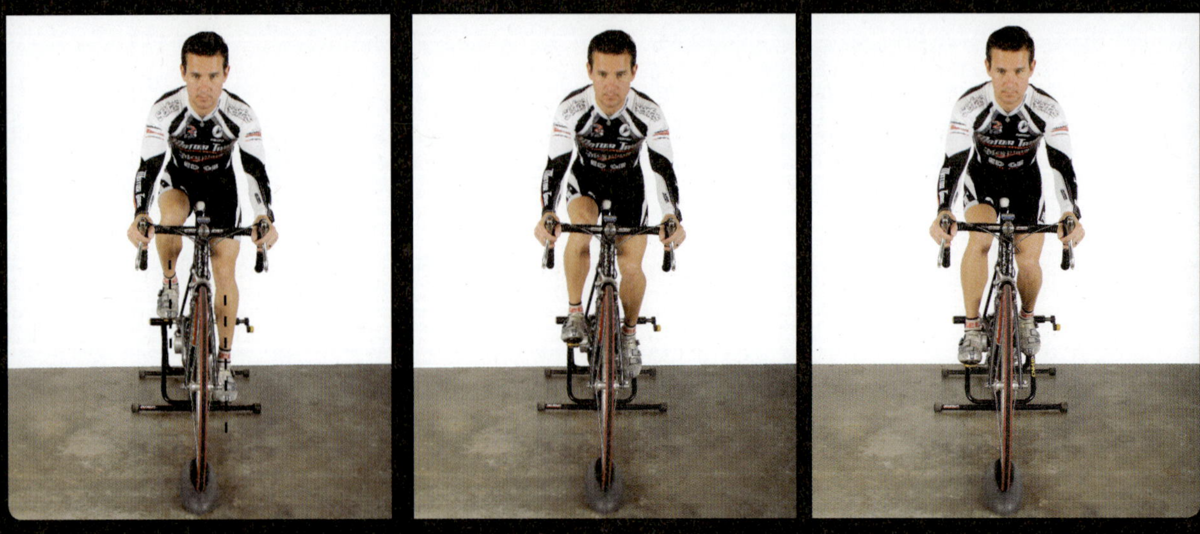

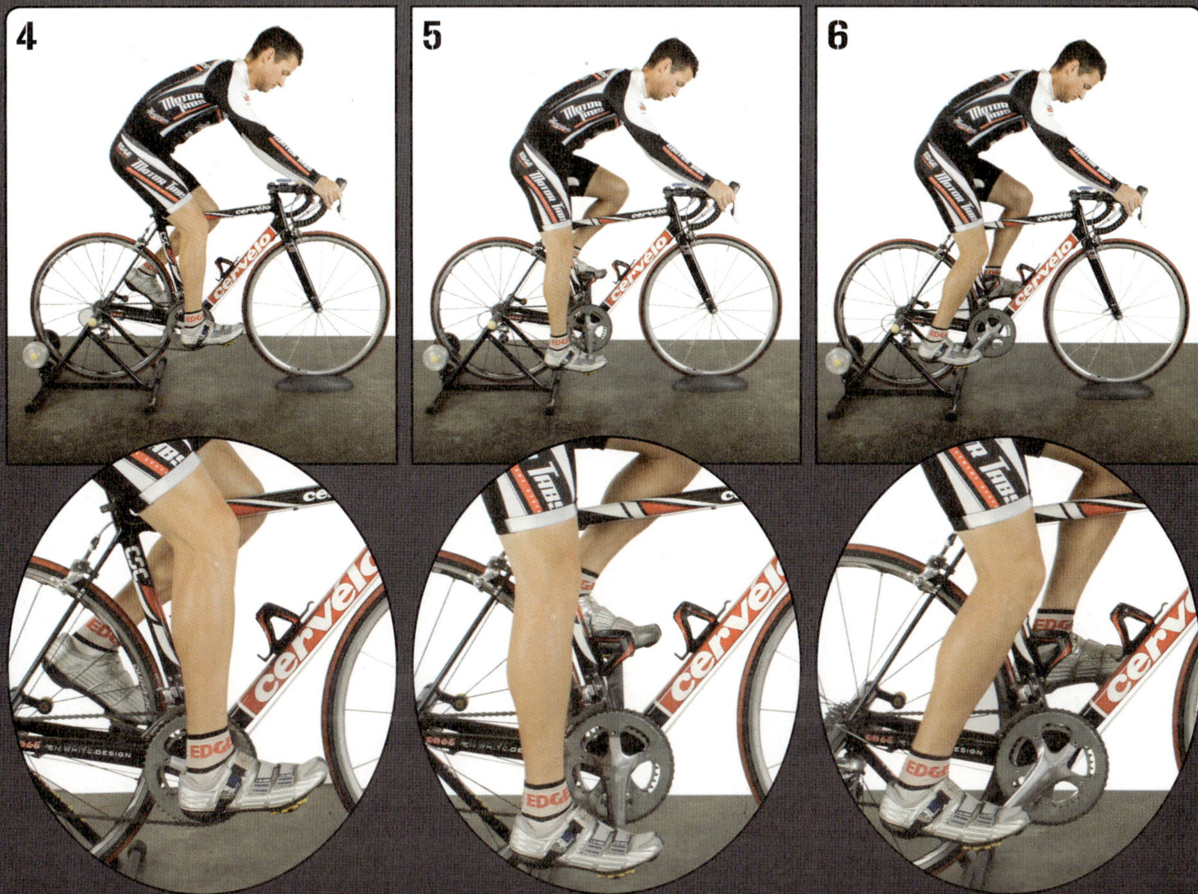

4. 3시와 4시 방향에서 최대의 힘을 쏟으면서, 페달을 밟는 힘을 줄이기 시작한다.

5. 발을 계속 바닥과 평행 상태로 유지하고 엉덩이, 무릎 및 발을 정렬시킨 상태에서 추진력을 이용해 페달을 6시 방향으로 밟는다.

6. 오른발이 6시 방향을 지나가면 왼발을 준비하고 왼쪽 페달 밟기에 대비한다.

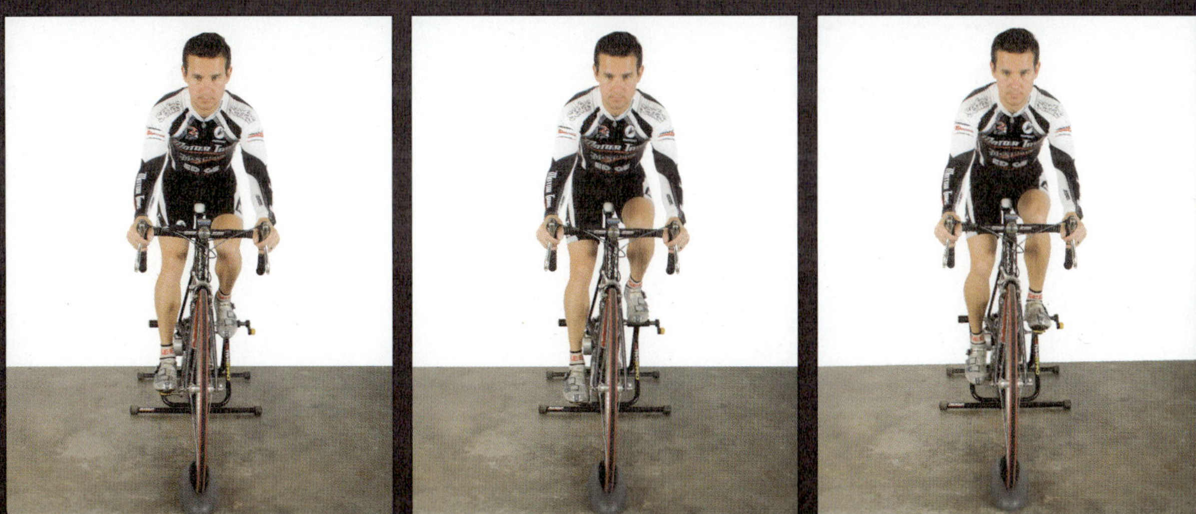

7

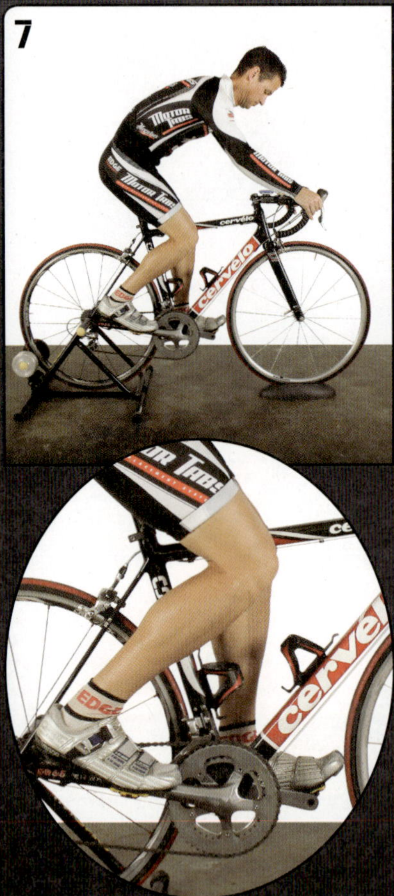

8

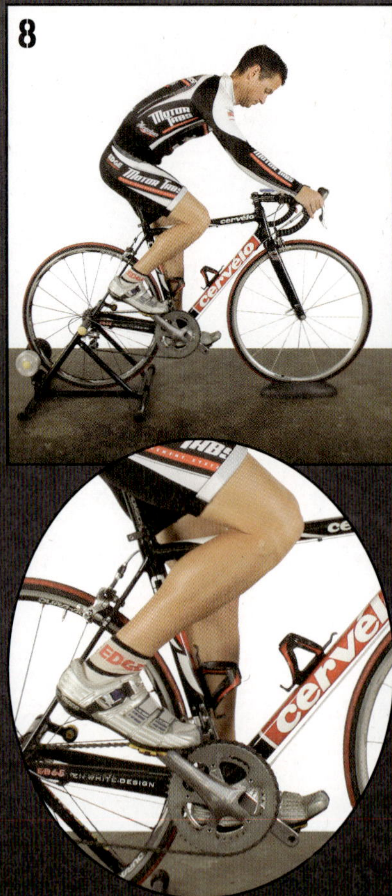

9

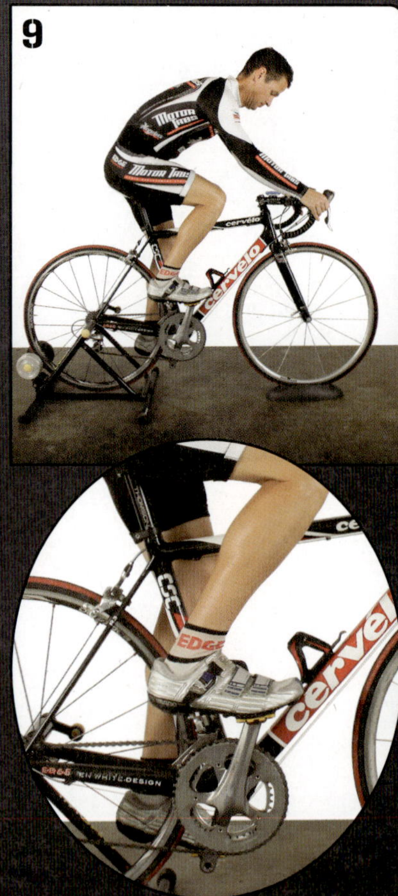

7. 왼발로 페달 스트로크의 파워 단계에 돌입하면 오른발은 휴식 단계에 들어간다. 오른발이 쉬고 있기는 하지만, 오른쪽 엉덩이를 원형 리듬으로 유지하고 발을 정렬시켜야 한다는 것이 중요하다.

8. 왼발로 계속 페달 스트로크의 파워 단계를 밟으면서, 오른발은 10시 방향으로 원형 경로를 간다. 오른발의 뒤꿈치가 자연스럽게 들리는 것에 주목하라. 이것은 오른발이 긴장을 풀고 있기 때문에 나타나는 현상일 뿐이며, 오른발로 페달을 끌어당기기 때문이 아니다.

9. 왼발을 파워 단계로 몰아가는 추진력이 오른발을 12시 방향으로 운반한다. 이제 오른발이 준비 단계에 있으며, 이 주기를 반복할 준비가 되어 있다.

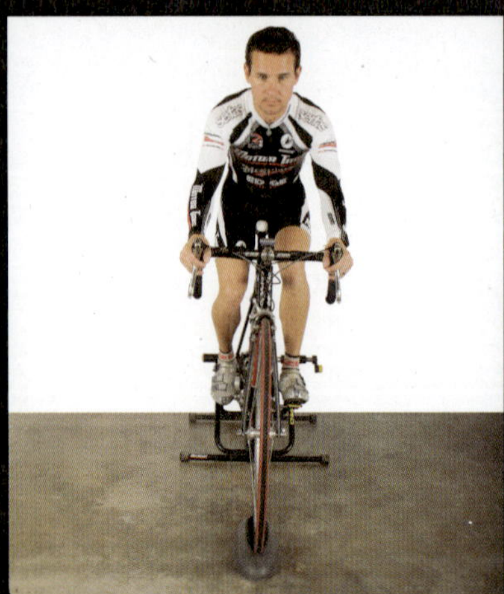

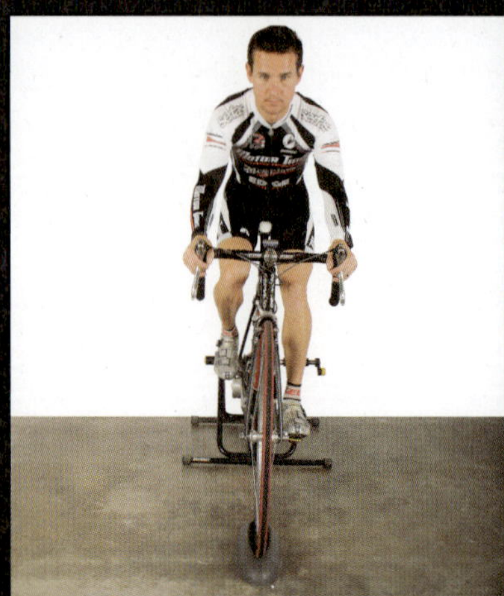

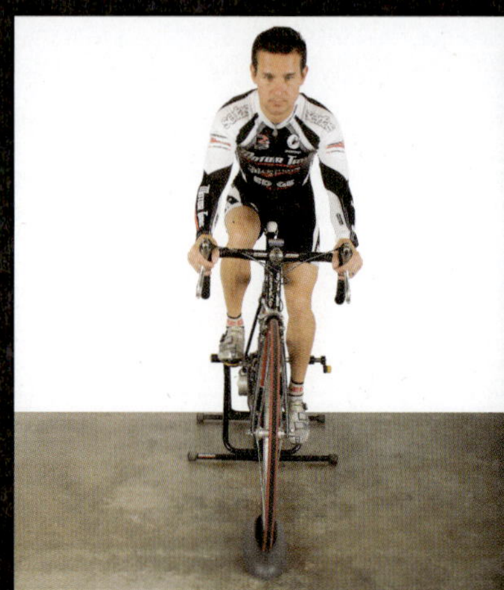

일반적인 실수: 뒤꿈치로 밟기

앞에서 보여줬듯이, 발은 본질적으로 항상 지면과 평행이어야 한다. 휴식 단계에서 발꿈치가 자연적으로 올라가는 경우를 제외하면 뒤꿈치로 페달을 밟는 일은 피해야 한다. 힘의 손실 외에도 상당한 불편과 부상의 위험이 높아진다. 당신이 뒤꿈치로 페달을 밟고 있다면, 안장이 너무 낮거나 중심선을 사용하고 있기 않기 때문일 수 있다. 그로 인해 엉덩이가 앞뒤로 움직이기 때문이다. 전자는 자전거 맞춤이 잘못된 경우이며 후자는 메커니즘에 문제가 있는 것으로, 엉덩이와 요추에 문제가 생길 수 있다. 뒤꿈치를 약간 사용해서 페달을 밟아도 되는 유일한 경우는 가파른 오르막길을 올라가는 경우다.

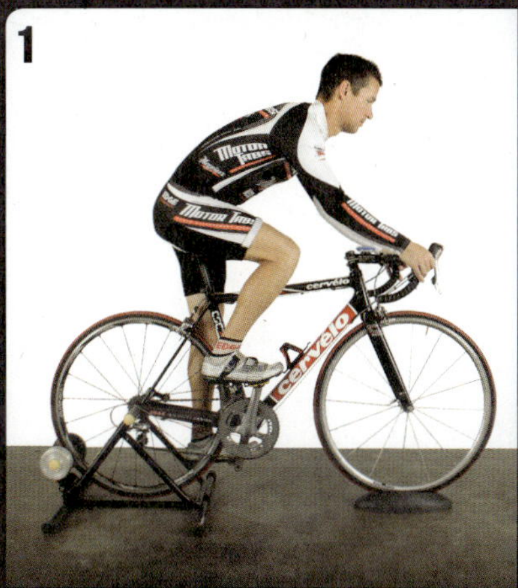
오른발이 12시 방향에 위치해 있다.

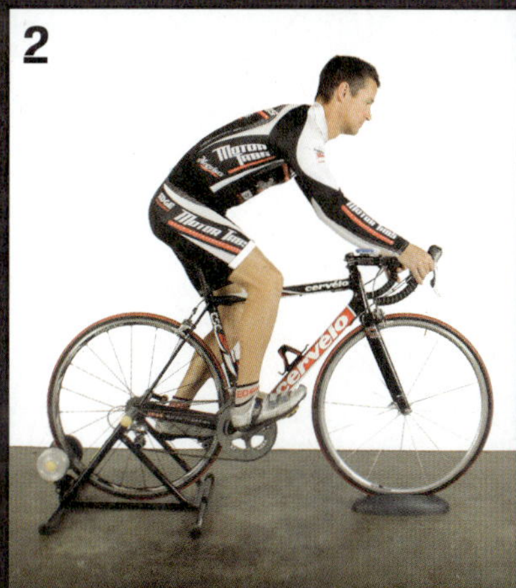
페달을 밟으면서 발꿈치로 누르는 실수를 한다. 파워 손실 외에도 무릎과 발목의 무결성이 손상되는 것을 주목하라.

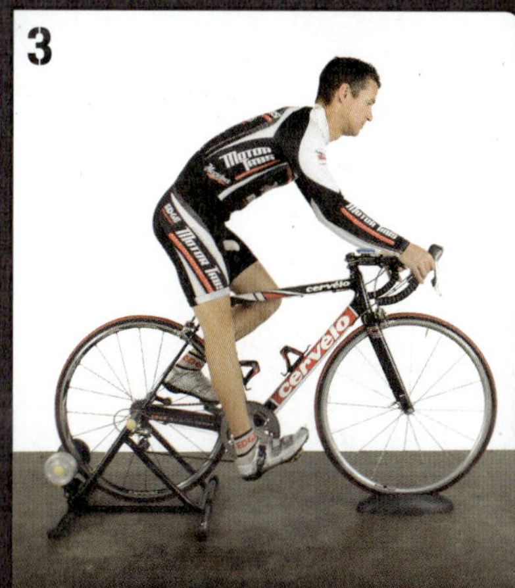
페달 스트로크의 아랫부분에서 발을 곧게 뻗는다. 이 과도한 동작으로 인해 유동적인 원형 리듬이 어려워질 뿐 아니라 부상 위험이 증가한다.

일반적인 실수: 뒤꿈치 들기

방금 설명한 실수와 마찬가지로, 발가락으로 페달을 밟는 동작 역시 조악한 메커니즘 또는 잘못된 자전거 맞춤의 결과일 수 있다. 만약 안장이 너무 높다면 당신은 페달을 밟으려고 발을 뻗을 것이고, 뒤꿈치를 들게 될 것이다. 이는 기립근, 둔근 및 햄스트링 단련에 시간을 투자하지 않는 라이더들 사이에서 흔히 보이는 문제이기도 하다. 거울에서 볼 수 없는 신체 부위가 강하지 않으면 발뒤꿈치를 들어올려 대퇴사두근으로 하중을 옮기려는 경향이 있다. 이는 파워 단계에서 페달을 효율적으로 밟을 능력을 제한시킬 뿐 아니라, 무릎 관절의 무결성까지 손상시킨다(안장 위에서 전방을 향해 일시적으로 미끄러지는 동작을 하는 경험이 많은 선수들의 경우에는 뒤꿈치가 약간 더 올라갈 수도 있다).

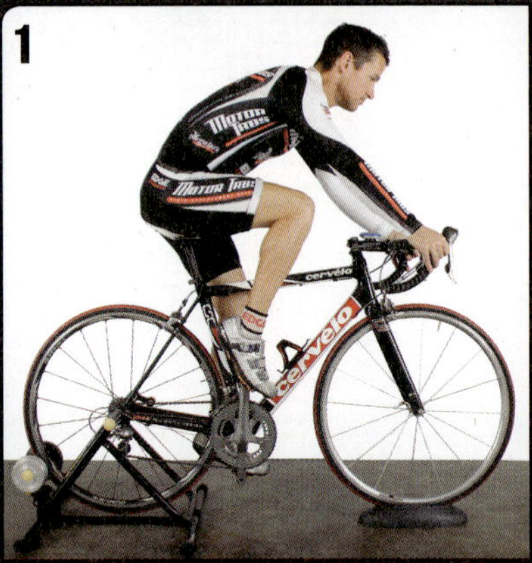
1
오른발이 12시 방향에 있다.

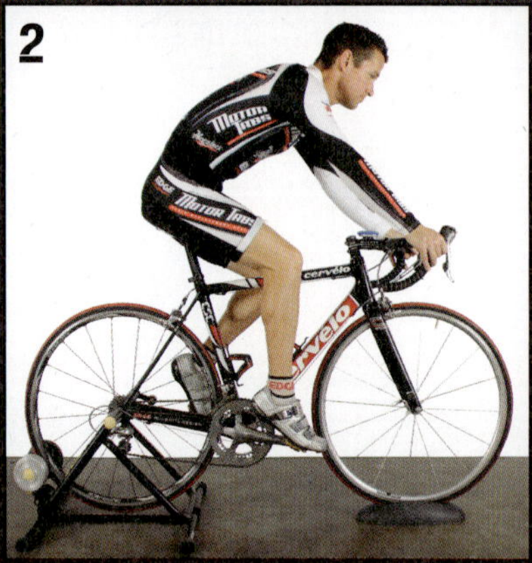
2
오른발 앞꿈치를 이용해 페달을 밟는다. 발목에 불필요한 스트레스를 줄 뿐 아니라 이 잘못된 메커니즘으로 인해 햄스트링과 둔근을 사용하지 못하고, 파워 손실이 발생한다.

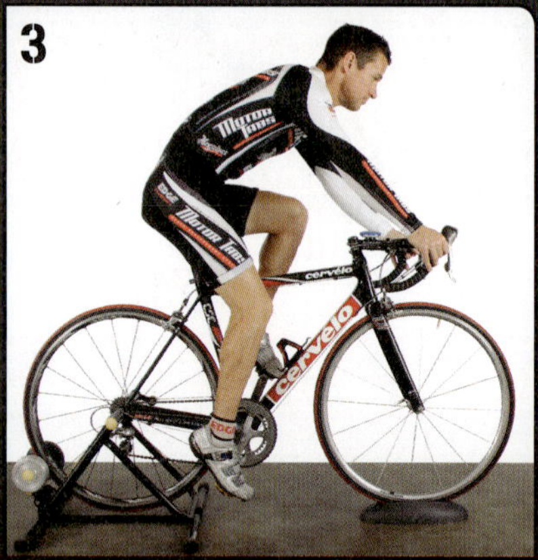
3
파워 단계에서 발가락으로 페달을 누르면서 밟는다. 이러면 무릎이 잘못된 위치에 놓일 뿐 아니라 페달 스트로크의 리듬에도 방해가 된다.

일반적인 실수: 무릎이 안쪽으로 쏠림

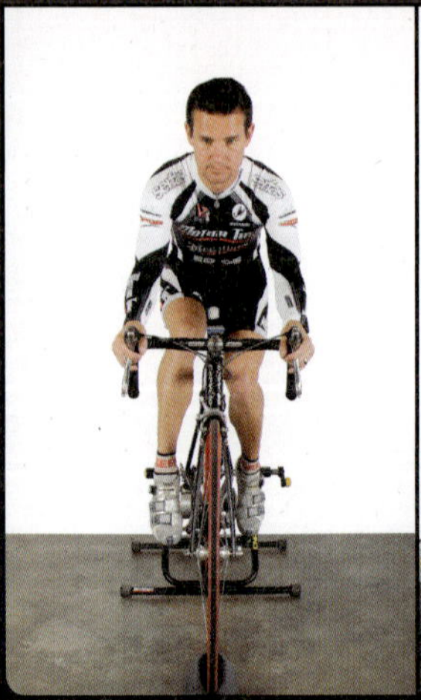

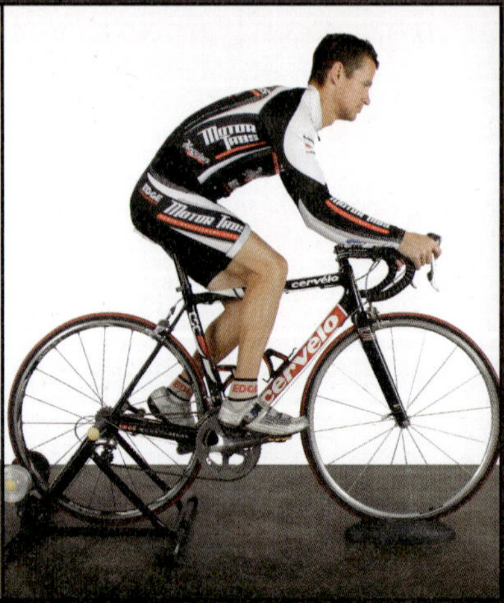

어떤 사람들은 공기역학적인 주행을 위해서 무릎이 안쪽으로 쏠리게 하고 발 안쪽을 이용해 페달을 밟는다. 이러면 외측 광근과 둔근을 사용하지 못하게 되므로 파워 손실이 발생하고, 내측 광근에서 대부분의 힘을 쓰게 되므로 부상으로 이어질 수 있다.

무릎이 안쪽으로 돌아가서 발목, 무릎, 엉덩이의 정렬이 깨졌다.

일반적인 실수: 무릎이 바깥쪽으로 쏠림

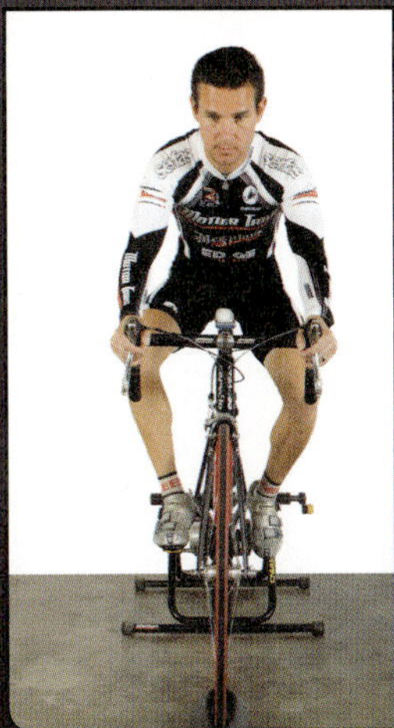
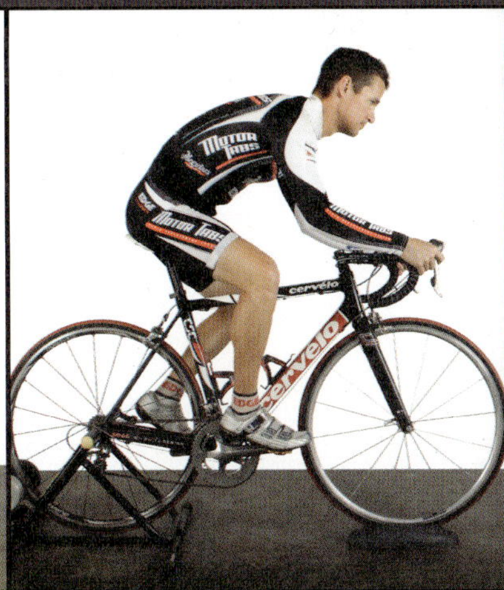

무릎이 바깥쪽으로 돌아가 있다. 이로 인해 발목, 무릎, 엉덩이의 정렬이 깨진다.

앞에서 언급했듯이 자세가 무너지고 피로해지기 시작하면 사람들은 에너지를 아끼기 위해 위치를 바꾼다. 하지만 보통은 역효과를 내는 경우가 대부분이다. 적절한 자세에서 벗어나면 힘과 효율성을 희생하게 된다. 예를 들어 무릎을 굽히고 발 바깥쪽으로 페달을 밟으면 내측광근을 사용하지 못하게 될 뿐 아니라 엉덩이, 무릎, 발목에 추가적인 스트레스가 가해진다. 그것은 비스듬한 각도에서 못을 박는 것과 같다. 각도에 따라서 그 못은 구부러질 것이다.

엉덩이와 무릎 정렬과 관련된 일반적인 실수

페달에서 더 많은 파워를 이끌어내기 위해 자전거와 씨름을 하는 경우도 있다. 잘못된 기어를 설정했거나 페달에 너무 많은 힘을 쏟고 있는 경우에도 발생할 수 있다. 이미 알고 있겠지만, 발목, 무릎, 엉덩이, 어깨의 정렬이 무너지면 효율성, 파워, 에너지를 잃는다. 또한 몸에 추가 부담이 가해져서 부상을 입을 수 있다.

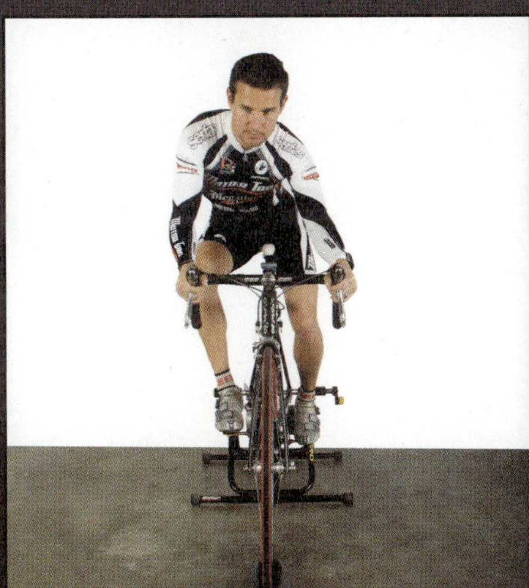

안에서 밖으로 기울어짐(Tilted Out)

오른쪽 무릎이 안에서 밖으로 기울어 있으며, 엉덩이의 왼쪽이 몸 왼쪽으로 밀리고 있다. 그리고 힘을 만들기 위해 핸들을 이용하고 있다.

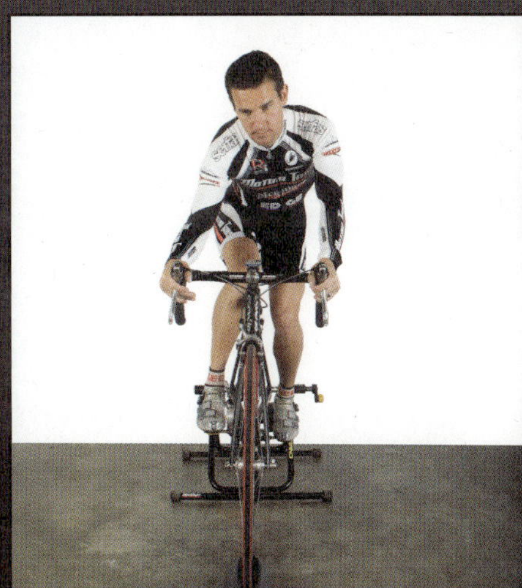

밖에서 안으로 기울어짐(Tilted In)

오른쪽 무릎이 밖에서 안으로 기울어져 있으며, 엉덩이 왼쪽이 몸 왼쪽으로 밀리고 있다. 그리고 힘을 만들기 위해 핸들을 이용하고 있다.

안장에 앉은 상태에서 오르막길 주행

일반적으로 안장에서 엉덩이를 들어올리려면 합당한 이유가 필요하다. 그렇지 않으면 계속 앉아 있어야 한다. 언덕이 가파른 경우에는 힘을 쓰기 위해 일어서야 한다. 하지만 오르막길을 오를 때 계속 앉아서 주행할 수 있다며 가장 효율적이고 효과적인 전략이다. 앉은 상태로 오르막길을 오르려면 안장에서 몸을 약간 뒤로 밀고 핸들 위의 손을 재배치해야 한다. 이렇게 하면 자전거 위에서 더 많은 안정성을 얻을 수 있고, 페달 스트로크를 통해 힘을 생성하는 능력을 향상시키며, 인체공학적이다.

뒤로 몸이 밀릴 때 브레이크 후드에 손을 대는 실수를 하면, 핸들을 향해 몸을 뻗게 된다. 결과적으로 큰 근육 그룹에서 생성할 수 있는 힘의 양을 제한시킨다. 그립에 관한 또 다른 일반적인 실수는 핸들을 너무 넓게 잡는 것이다. 힘의 손실이 발생하고 손목, 어깨 및 팔꿈치 관절에 추가 스트레스가 가해진다는 점에서, 이는 양팔을 너무 벌리고 푸시 프레스를 하는 것과도 같다.

1

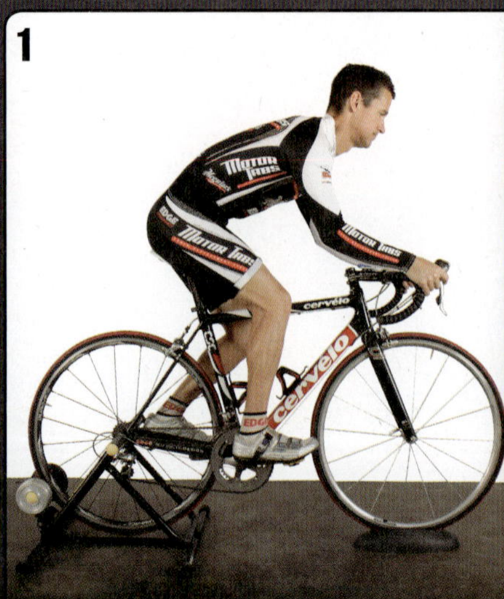

올바른 도로자전거 자세를 취했다.

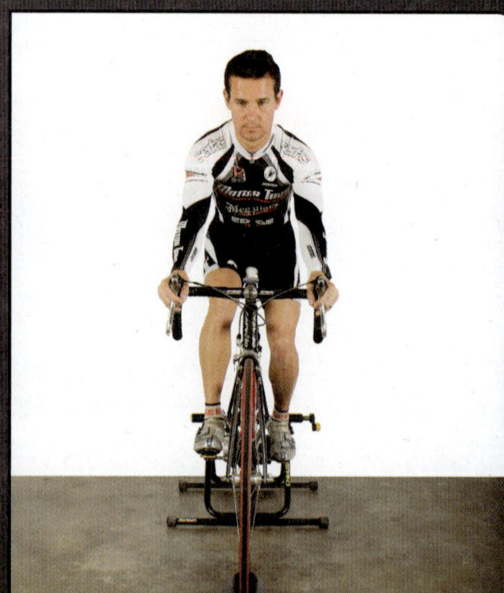

2

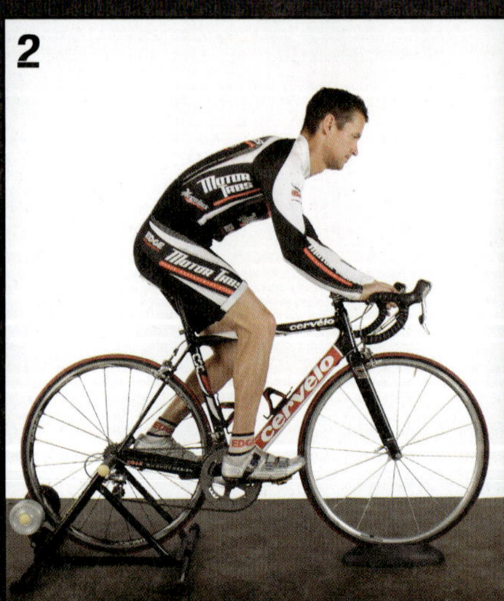

오르막길을 가상으로 오르면서 오른손을 핸들 위에 올린다.

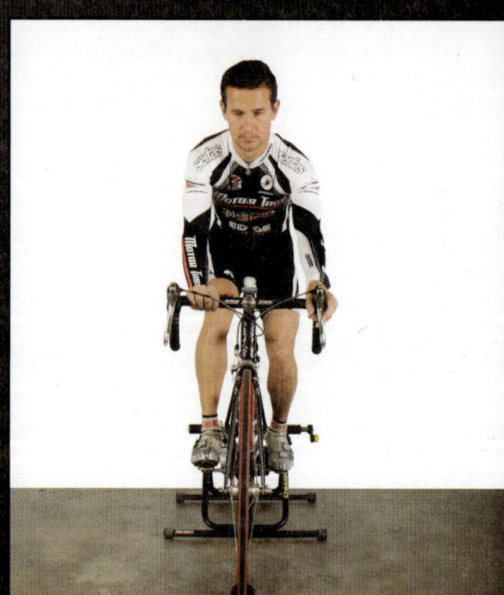

3

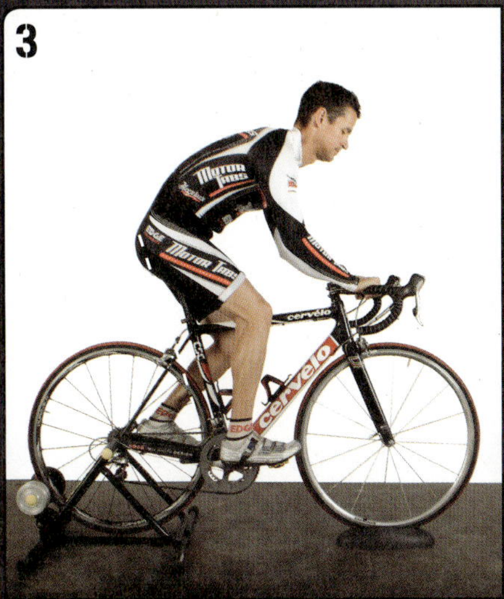

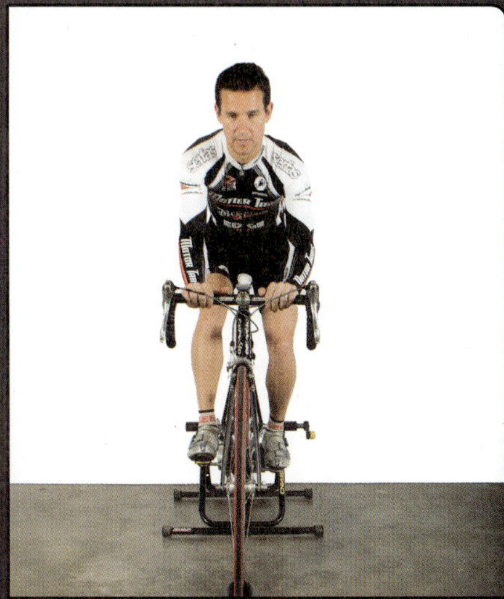

왼손을 핸들에 올리고 안장에 앉은 자세를 취한다. 손가락 관절, 손목 및 어깨가 일직선을 이루고 있다는 것이 중요하다.

4

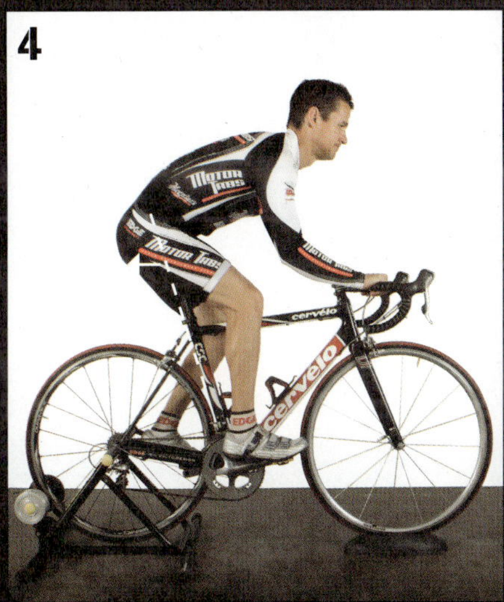

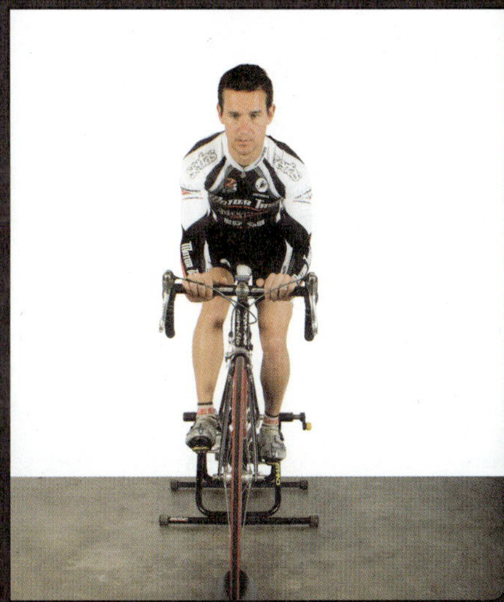

중력과 오르막길의 기울기를 상쇄시키기 위해 안장에서 몸을 약간 뒤로 민다.

일반적인 실수: 외부 회전

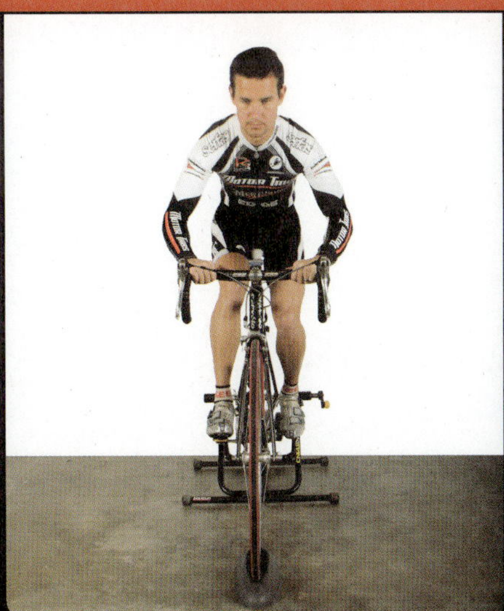

핸들을 너무 넓게 잡는 사람들이 많은데, 이러면 손가락 관절, 손목 및 어깨를 일직선으로 유지하기가 어려워진다. 이 챕터에 나온 모든 잘못된 위치와 마찬가지로, 이 실수는 당신을 더 빨리 피로하게 만들며 자전거를 제어할 능력을 제한한다.

브레이크 후드 옆에 있는 핸들을 잡았다. 넓은 그립으로 인해 손목과 팔을 일직선으로 유지할 수 없기 때문에 삼두근이 길어지고 팔꿈치가 밀려나간다.

가벼운 뒤꿈치 밟기

페달을 밟을 때 발뒤꿈치로 약간 밟으면 앉은 상태로 올라갈 때 좋은 테크닉이 될 수 있다. 후방사슬의 강력한 근육을 활용해서 파워를 극대화시킬 뿐 아니라 중력을 극복하는 데에도 도움이 된다. 하지만 무릎은 25~35도 굽힌 상태여야 한다는 점을 명심하라. 파워 손실을 막으려면 발뒤꿈치로 너무 심하게 밟아서 다리가 곧게 펴지는 일이 없어야 한다.

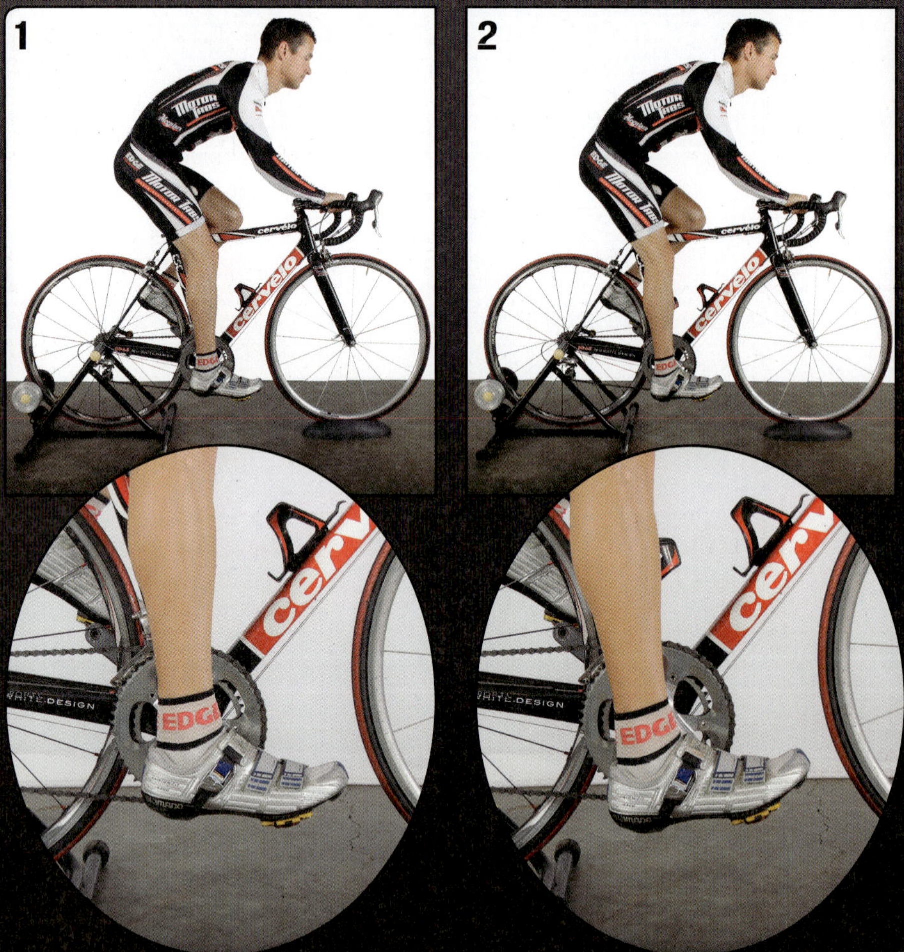

1. 마치 평평한 도로를 달리는 것처럼 발이 지표면과 평행을 이루고 있다.
2. 페달 스트로크의 마지막 바닥 부분이면서 앉은 자세로 오르막길을 오르는 것처럼 뒤꿈치를 가볍게 내린다.

서서 올라가기

앞에서 언급했듯이, 오르막길을 오를 때는 대부분 안장에 앉아 있어야 한다. 그것은 가장 지속 가능하면서 에너지를 덜 소모하는 자세다. 일어서는 순간 자전거를 안정화시키기 위해 상체를 사용하게 되며(무게중심 유지를 위해) 페달 스트로크에 더 많은 에너지를 투입하게 된다. 즉, 극단적으로 가파른 오르막길을 올라가면서 앉아 있는 동안 추진력을 유지할 수 없다면, 일어서는 것이 유일한 대안일 수 있다. 그런 상황에서는 일어서서 오르막길 꼭대기까지 힘을 쏟은 다음 가능한 한 빨리 앉은 상태로 돌아가야 한다. 타이밍이 대단히 중요하다. 추진력 손실을 피하거나 박자 있는 휴식을 포기하지 않으려면, 페달 스트로크에서 자세 변경 타이밍을 잡는 것이 필요하다. 크랭크암이 12시 방향을 지나고 페달의 파워 단계에 돌입하면, 일어서서 체중을 이용해 파워 단계를 진행시킨다. 크랭크암이 12시를 지나가기 전에 일어서면 몸이 뒤로 쏠릴 수 있고, 파워와 추진력을 잃을 것이다. 당신의 RPM과 박자를 측정하는 자전거 컴퓨터를 사용해 언제 일어서야 할지를 확인할 수도 있다. 이를테면 대부분의 오르막길에서 RPM은 60~80 사이여야 한다. 가파른 언덕을 올라가고 박자가 60 미만으로 떨어지면 일어서거나 더 효율적인 기어로의 변속이 필요하다.

안장에서 일어서야만 하는 또 다른 상황은 긴 오르막길을 올라가는 경우다. 예를 들어서 8도 경사진 오르막길을 10마일 달린다고 하자. 안장에 앉은 상태로 가는 것이 효율적이기는 하지만, 일어서서 10~20번의 페달 스트로크를 밟은 후에 다시 앉으면 리듬을 다시 만들고 다리를 재정비할 수 있다.

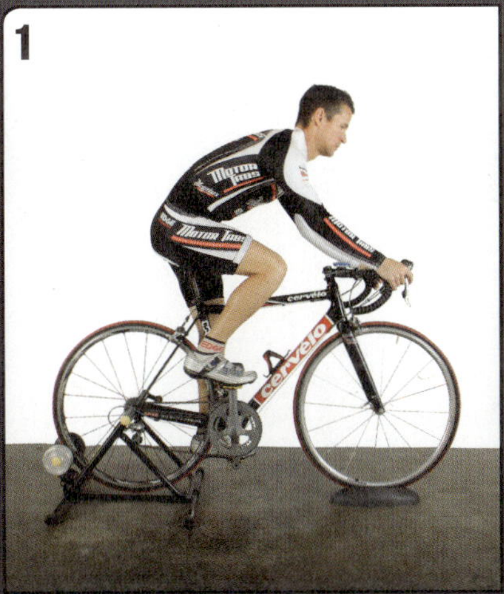

1

경사가 깊어지면 손을 브레이크 후드 위에 다시 놓고 일어설 준비를 한다.

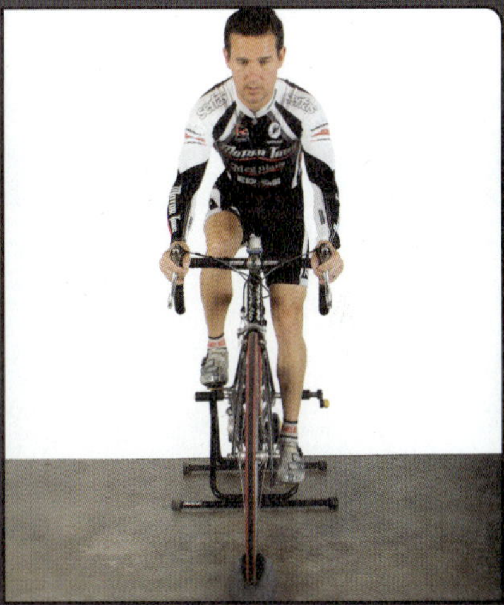

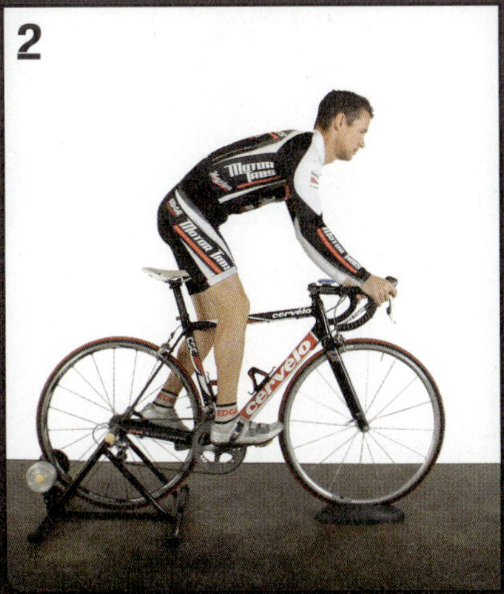

2

발이 12시 방향을 지나면 일어서서 엉덩이가 안장 위에 똑바로 올라와 있도록 한다. 그리고 체중을 이용해서 페달을 밟으며 파워 단계를 수행한다.

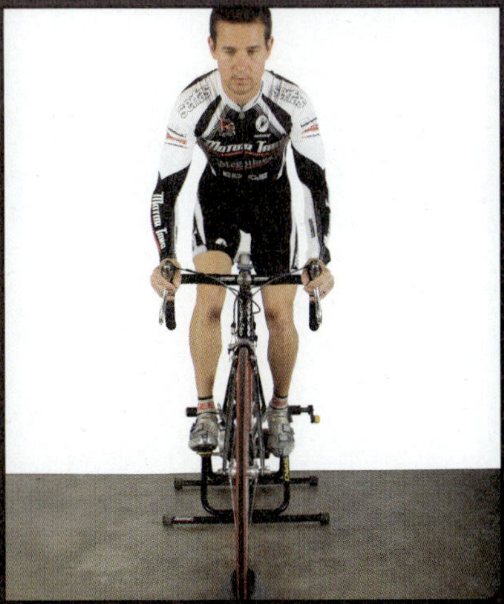

3

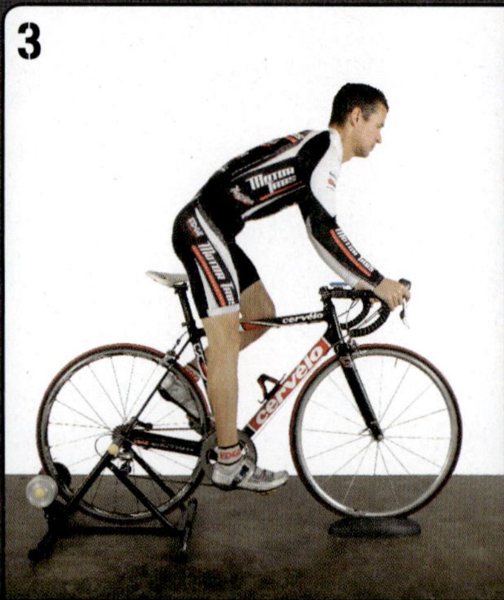

핸들을 계속 사용하면서 오른쪽 다리로 페달을 밟는다.

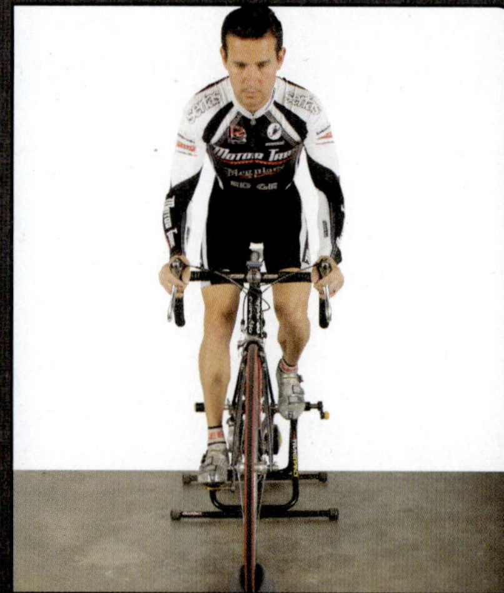

4

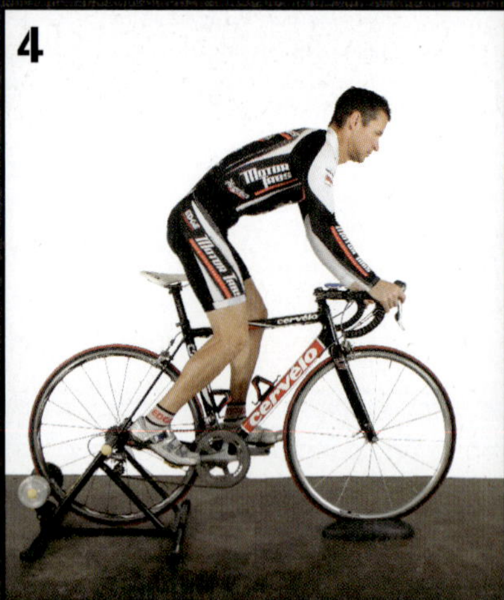

엉덩이, 무릎, 발목이 일직선이 되도록 유지하면서 왼쪽 다리를 활성화시키고 왼쪽 페달 밟기를 한다.

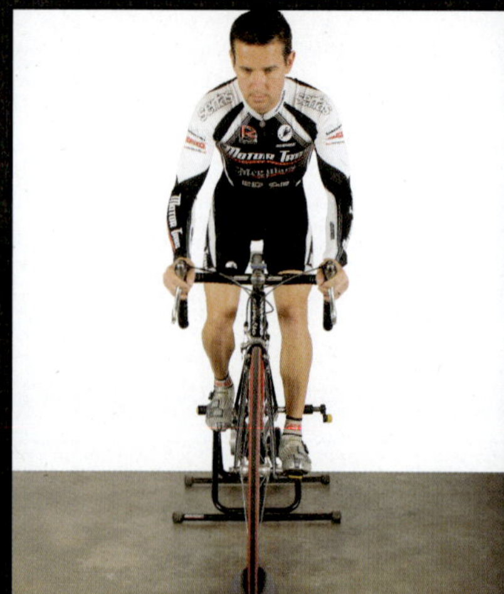

5

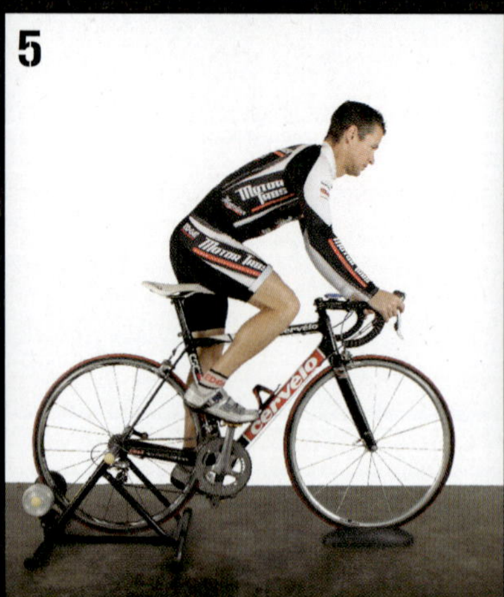

리듬 있는 원형으로 페달을 계속 밟고, 상체의 움직임은 최소화한다.

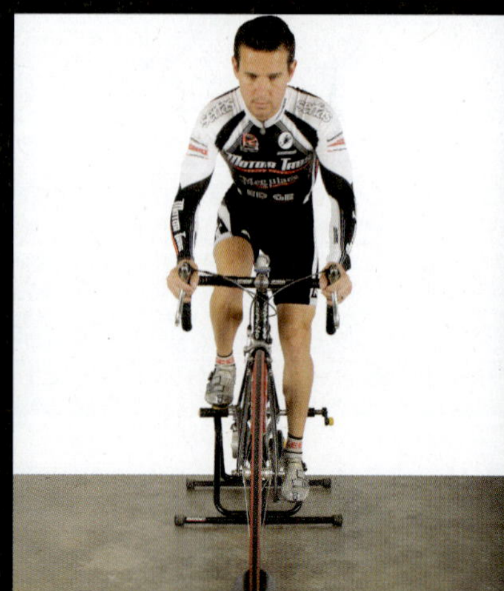

기술적 참고사항:

사진으로 설명하기는 어렵지만 가능한 상체의 움직임은 적어야 한다. 당신의 몸이 자전거를 움직이며, 자전거가 몸을 움직이는 게 아니라는 사실을 명심하라. 예를 들어 도로자전거로 오르막길을 오르는 경우에는 상체의 힘을 사용하여 핸들을 움직일 수 있다(손에서 손으로 체중이 이동함). 결과적으로 자전거는 좌우로 움직이지만 상체는 거의 움직이지 않는다. 이를 통해 보다 효율적으로 페달을 밟을 수 있을 뿐 아니라 파워 및 에너지 출력을 극대화할 수 있다. 반면 실내 트레이닝을 하는 경우에는 자전거의 기동성이 제한되기 때문에 상반신을 조금 더 움직여도 된다.

일반적인 실수: 너무 앞으로 나감

안장에서 일어설 때 몸은 자전거 중앙에 위치해야 하며 좋은 자세를 유지해야 한다. 많은 이들이 일반적으로 저지르는 실수는 핸들 위에 몸을 기울이는 것이다. 앞바퀴보다 체중을 더 앞으로 이동시키면 뒷바퀴의 견인력이 감소해 자전거를 제어하는 능력을 제한해 페달 스트로크를 통해 생성 할 수 있는 힘을 감소시킨다. 즉, 움직임이 느려지고 충돌의 위험이 커지며 에너지를 2배 정도 소비하게 된다.

1

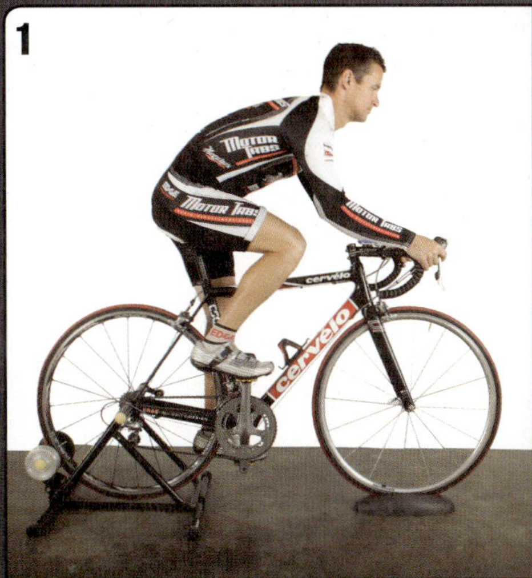

경사가 깊어지면 손을 브레이크 후드 위에 재배치하고 일어설 준비를 한다.

2

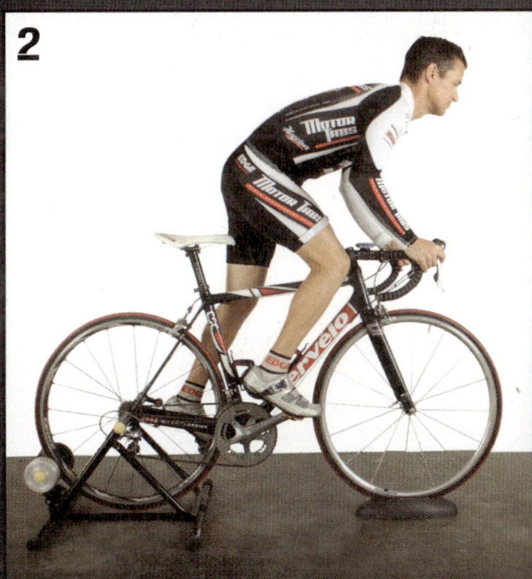

안장에서 일어서면서 몸을 앞으로 기울이는 실수를 한다. 머리가 프론트 허브 위에 있는 것을 보라. 팔로 상태의 압박을 모두 지탱하고 있는 상황으로, 자전거 조종이 어렵다.

3

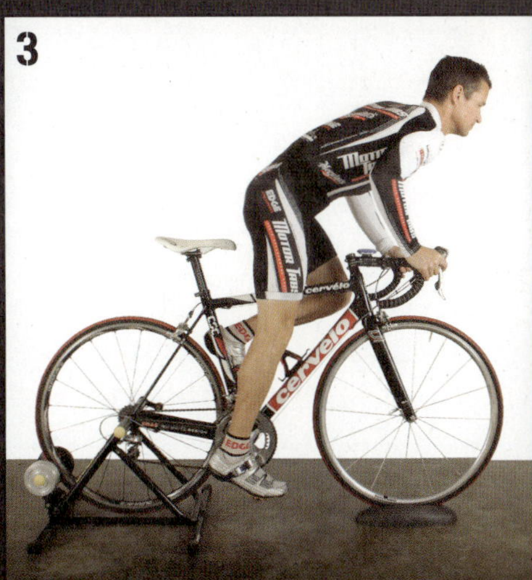

몸이 앞으로 기울어졌기 때문에 페달 메커니즘이 짧고 불규칙한 스트로크로 쪼개진다. 이로 인해 파워 손실이 발생하고 자전거 제어 능력을 잃게 된다.

단거리 가속

레이스 도중에는 상대방과의 격차를 좁히거나 페이스를 잃은 선수를 추월하거나 누군가 당신을 추월하는 것을 막아야 하는 경우가 있다. 이런 상황에서는 드롭스로 전환해서 전속력 주행으로 너무 많은 에너지를 소모하지 않는 편이 좋다. 그런 가속은 마지막 스퍼트를 위해 아껴두자. 대신에 약간 더 공기역학적이고 강력한 자세로 전환해야 한다. 그래야 힘을 아끼면서도 단거리 가속을 할 수 있다. 여기서의 단거리란 200미터 또는 30초 이상 걸리는 거리를 의미한다.

사진을 보면 내가 안장에서 몸을 앞으로 밀고 브레이크 후드를 변형 그립으로 잡아서 수정된 타임트라이얼 자세를 취했다는 것을 알 수 있다. 전자는 무릎을 약간 더 굽히게 하는데, 이로 인해 대퇴사두근 및 내측 광근을 더 활용할 수 있다. 후자는 더 공기역학적인 자세이며 더 많은 파워를 생성하기 위해 핸들을 활용할 수 있게 해준다. 이러한 방식으로 후방 사슬의 사용을 중단하는 것은 일반적으로 권장할 일이 아니지만, 단거리 가속의 경우에는 괜찮다. 페달을 밟으면서 대퇴사두근이 타는 듯한 느낌이 들 것이다. 따라서 안장에 다시 앉을 때 햄스트링과 둔근이 싱싱한 상태가 되고, 이를 활용할 수 있을 것이다.

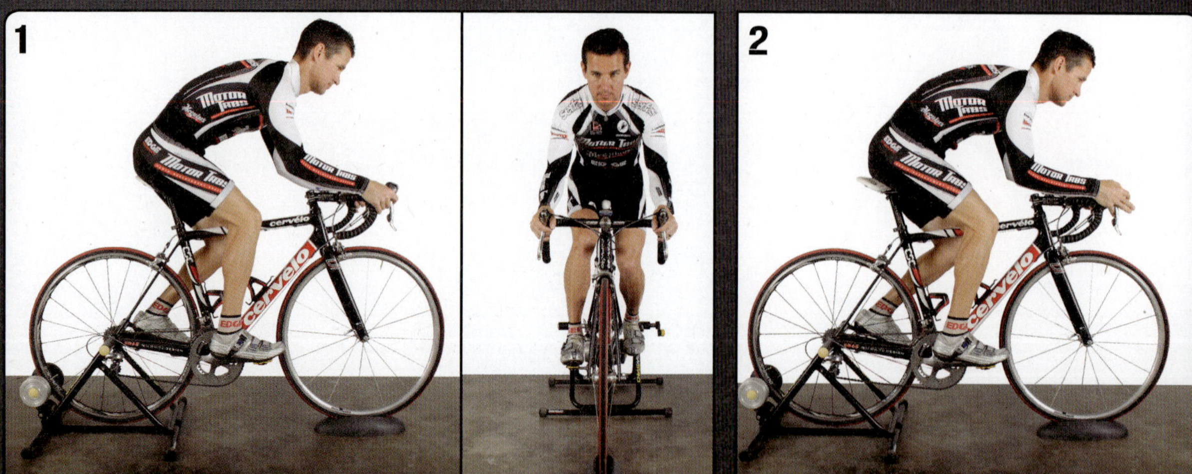

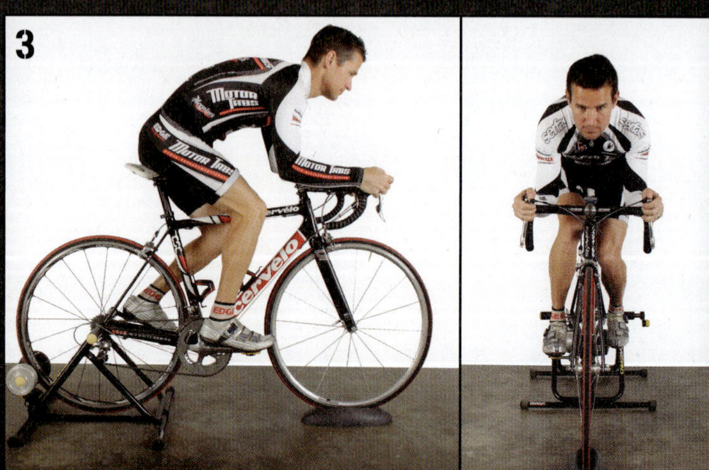

1. 올바른 도로자전거 자세를 취했다.
2. 단거리 가속 자세를 취하기 위해서 몸을 약간 앞으로 기울이고 브레이크 후드를 잡은 그립을 재조정한다. 손가락 관절, 손목 및 팔이 동일한 수직면에 있는 것이 중요하다.
3. 조금 더 공기역학적이고 타임트라이얼과 더 유사한 위치를 잡았기 때문에, 나는 핸들을 활용해 페달 스트로크를 하면서 앉은 상태에서 빠른 가속을 할 수 있다. 원하는 목표를 이룬 후에는 불필요한 에너지 낭비를 막기 위해 올바른 도로자전거 자세로 돌아가는 것이 중요하다.

선 자세로 막판 스퍼트

레이스의 마지막 부분에서 고요하면서도 강한 마음을 가져야 한는 것은 당연하다. 막판이 되면 결사적인 사투가 벌어진다. 결승선이 보이기 시작하면 선두그룹은 마지막 전력질주를 한다. 선수들은 몸을 기울이면서 서로 충돌까지 하며 유리한 위치를 차지하려고 한다. 피로와 아드레날린 및 무모한 포기의식이 유지되는 이 마지막 스퍼트가 바로 치명적인 실수가 발생하는 지점이다. 가장 일반적인 실수는 전력질주를 위해 너무 빨리 일어서는 것이다. 일찍 탈진할 수 있고 속도가 느려지며, 결국에는 밀려나게 된다. 명심하라. 일어선 행위의 대가는 에너지로 지불해야 한다. 일어선 시간이 길수록 더 많은 에너지를 소모한다. 결승선에 가기도 전에 탈진하는 일을 방지하려면 계속 앉은 상태를 유지하고 1,000미터가 남았다는 마크에 도달할 때까지 높은 기어를 사용하라. 일반적으로는 마지막 30초 동안에만 안장에서 몸을 일으켜 핸들을 활용해야 한다. 그러면 바람에 주의를 기울이면서 한 번의 화려한 스프린트에 전력을 다 쏟아낼 수 있다.

순서 A: 선 자세로 스퍼트

1

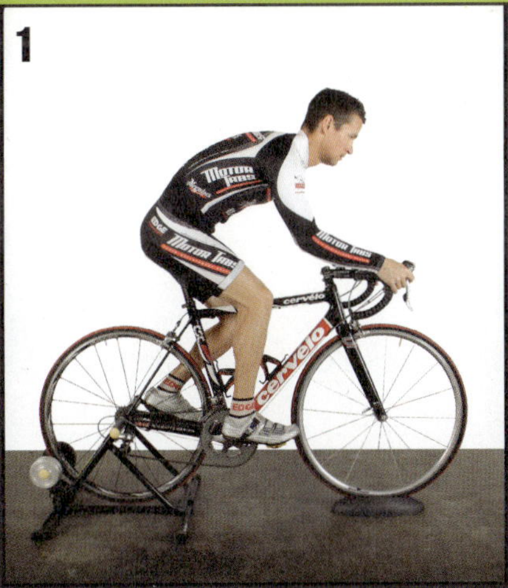

올바른 도로자전거 자세를 취했다.

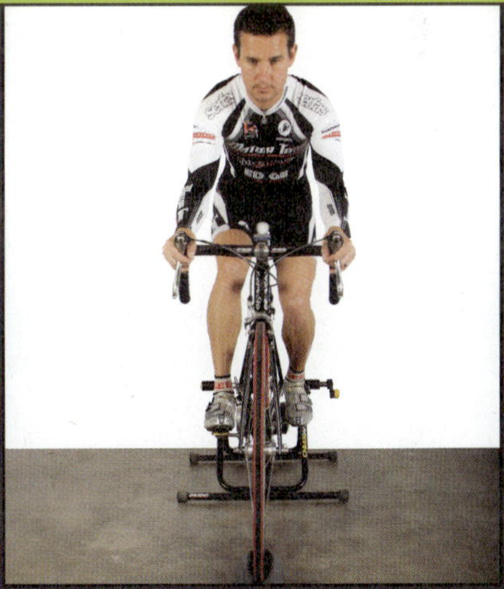

2

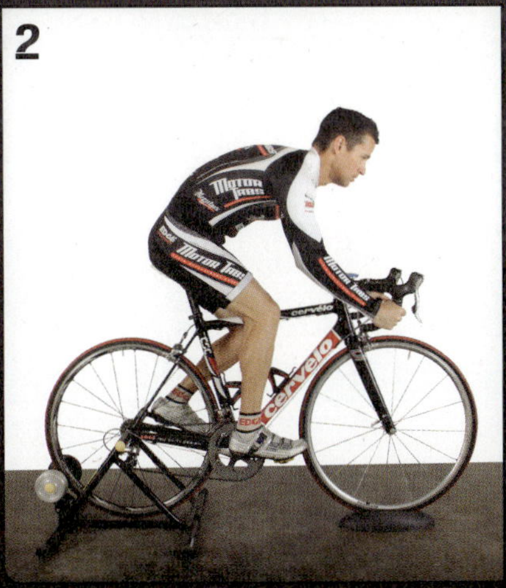

레이스 막판에 돌입하면 손을 드롭스 위에 재배치하고 더 높은 기어로 변속해 속도를 내기 시작한다.

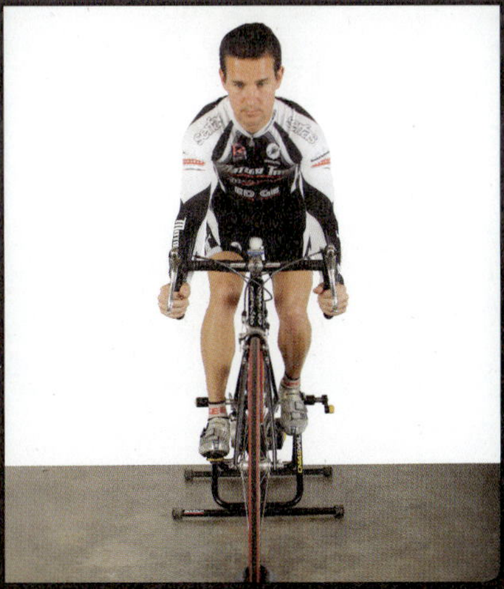

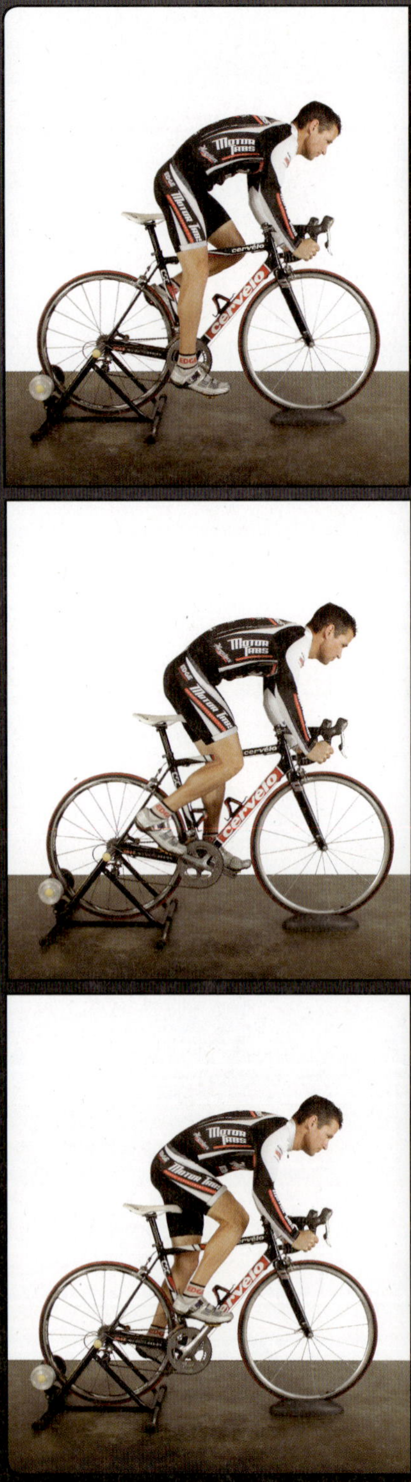

3

결승선을 향해 돌진하면서 안장에서 일어나 몸을 약간 앞으로 기울이며 체중을 이용해서 페달을 더 강하게 밟는다. 핸들을 사용하고는 있지만 몸을 한쪽으로 과도하게 움직이지 않는 게 중요하다. 오히려 거의 수직 자세를 취하고 있다(순서 B 참조). 서 있는 자세로 오르막길을 올라가는 것과 마찬가지로, 주요 다리가 12시를 지나기 전까지는 안장에서 일어나지 말아야 한다. 체중을 이용해서 페달을 더 가열차게 밟고 더 많은 파워를 낼 수 있기 때문이다.

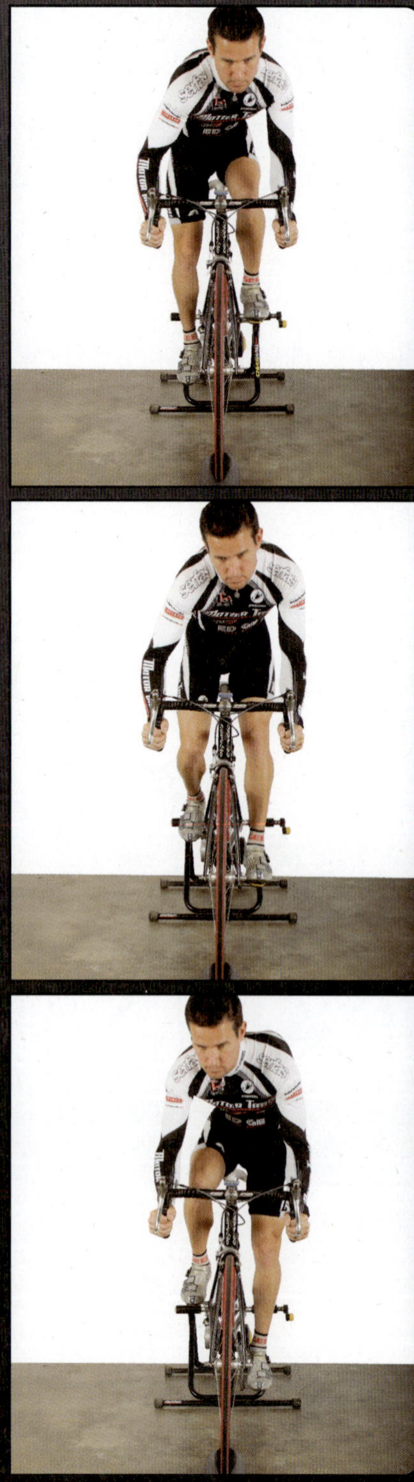

순서 B: 자전거와 몸의 기울기

1

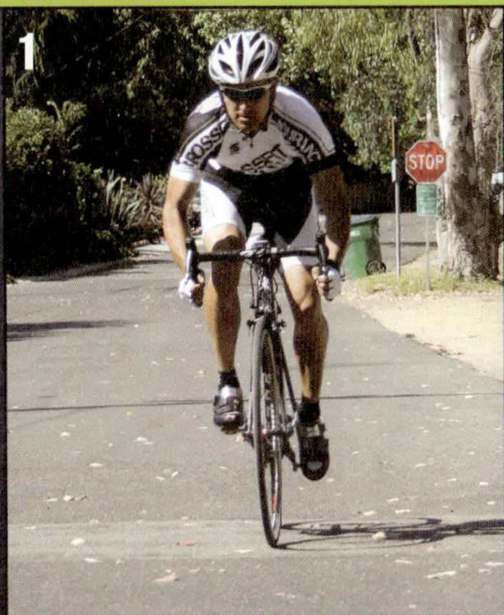

발이 12시를 지나갈 때 안장에서 일어나서 몸을 약간 앞으로 기울인다.

2

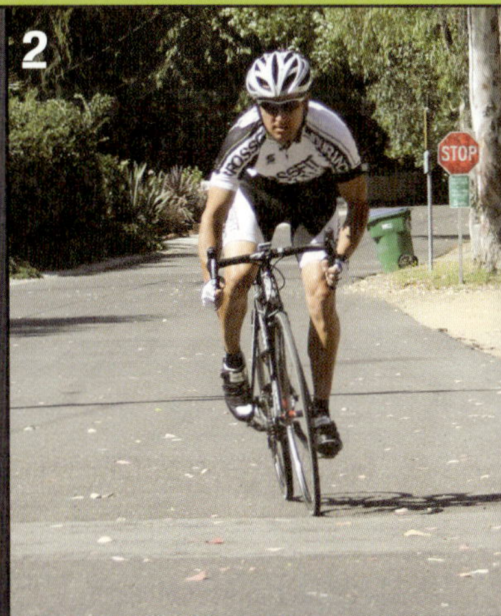

일어서서 발을 페달 스트로크의 파워 단계로 가져가면서 핸들을 이용해서 자전거를 오른쪽으로 기울인다. 상체가 자전거와 직각을 이루고 있어야 한다.

3

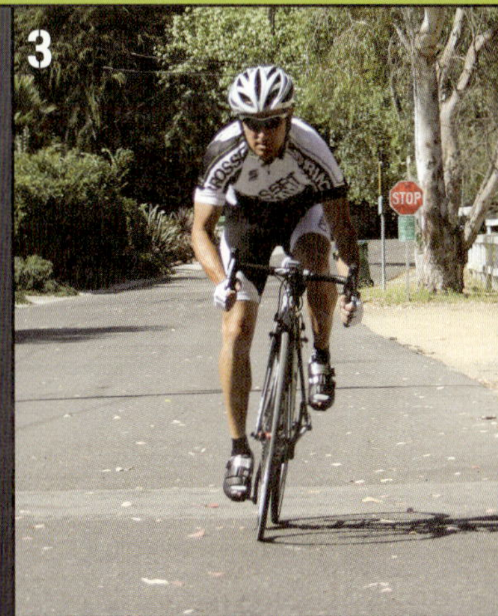

상체를 곧게 유지하면서 페달을 계속 밟고 핸들을 사용하면서 자전거를 왼쪽으로 기울인다.

일반적인 실수: 과도한 자전거 비틀기

자전거를 약간 비트는 것은 안장에서 일어서서 페달을 힘차게 밟기 시작하는 경우에는 나쁘지 않다. 하지만 과도한 자전거 비틀기는 피해야 하는데, 몸과 자전거가 반대 방향으로 기울어지는 것을 의미한다. 최대한의 파워를 내기 위해서는 상체 동작을 최소화시켜야 한다. 다시 말하면 자전거는 당신이 핸들을 활용하는 결과로 움직일 것이다. 하지만 당신의 상체는 크게 볼 때 동일한 위치에 머무른다.

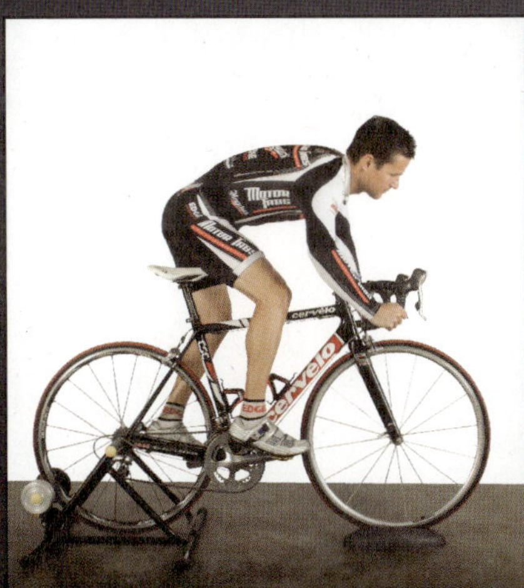

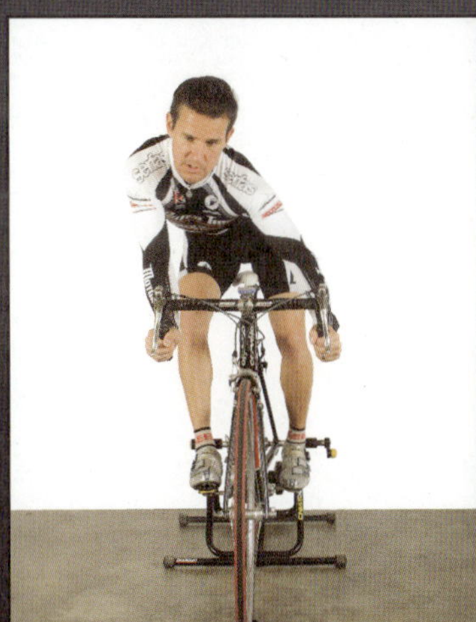

정지 상태의 자전거를 가지고 설명하기는 어렵지만, 자전거가 과도하게 비틀리는 현상은 당신의 몸이 한쪽으로 너무 기울어진 경우에 발생한다. 핸들을 사용하면서 너무 우측으로 기울어진 모습을 볼 수 있다. 현실에서는 자전거가 왼쪽으로 기울어질 것이다. 하지만 이것도 잘못된 자세인 것은 마찬가지다. 페달을 계속 밟기 위해서는 유연한 박자를 유지하려고 노력하면서 자전거를 반대쪽으로 기울여야 한다.

일반적인 실수: 몸을 너무 앞으로 기울임

마지막 스퍼트를 위해 안장에서 일어서는 선수들이 범하는 또 다른 공통적인 실수는 핸들 위로 몸을 너무 기울이는 것이다. 일어서서 오르막길을 달리는 것과 마찬가지로, 엉덩이와 안장 사이의 거리는 제한적이어야 한다. 엉덩이가 안장의 앞쪽 끝부분을 넘어가는 순간 자전거 앞쪽 부분의 제어력을 잃고 페달 메커니즘은 불규칙해지며 스트로크의 효율성도 떨어진다. 또한 다리에서 최고 파워를 생성할 수 없게 된다. 레이스의 마지막 부분이라는 사실과 이미 탈진했다는 점을 감안하면 큰 문제다.

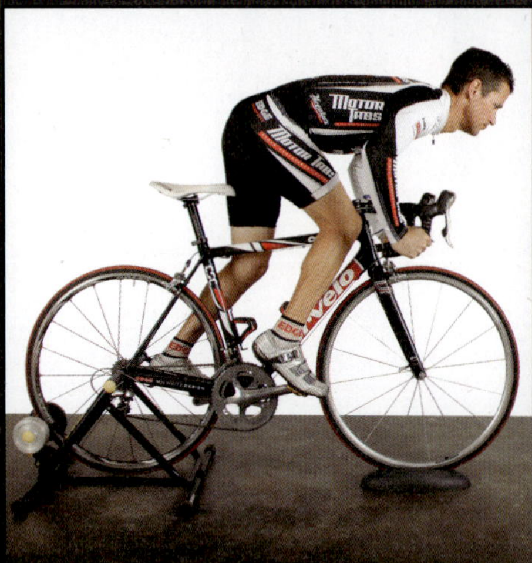

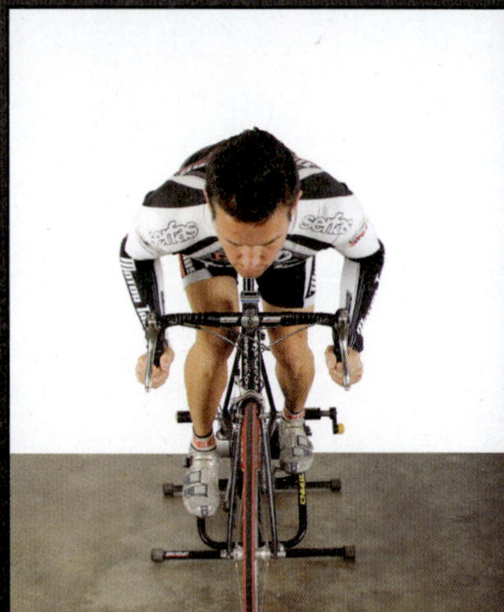

전력질주 중에 몸을 앞쪽으로 기울인 모습이다. 오르막길을 오를 때와 마찬가지로, 이 잘못된 자세는 페달 스트로크 메커니즘을 무너뜨려서 파워를 잃게 만들고 자전거의 제어력을 감소시킨다.

내리막길

내리막길 주행은 저평가된 기술이다. 부분적으로는 테크닉이며 부분적으로는 광기라고 할 수 있다. 달리는 경우와 마찬가지로, 효율적이기 위해서는 신체 컨트롤의 중요성을 이해하고, 방향을 잡기 위해 몸을 약간 기울이고, 중력과 추진력을 활용하는 것이 중요하다. 두려움 때문일 수도 있고 무관심 때문일 수도 있지만, 많은 이들이 레이스의 이런 측면을 간과하고서 트레이닝을 한다. 그러고는 오르막길에서의 파워와 스태미나를 발달시키는 일에만 집중한다.

오르막길 트레이닝은 당연히 중요하지만, 내리막길 주행 기술에도 상당한 시간을 투자해야 한다. 당신은 산꼭대기에 올라갈 때마다 매번 내리막길을 내려가야 하므로, 이 기술을 숙달하는 데 시간을 쓰기 바란다. 1등으로 올라갔다가 꼴찌로 내려오지 않는다고 장담할 수 없기 때문이다(꼭대기까지만 가는 시합이 아니라면). 다시 말하면 힘들게 오르막길을 올라간 후에 내리막길을 아무 생각 없이 무성의하게 내려오지 말라는 뜻이다. 그립을 조절하고 몸을 앞으로 기울이면서 공기역학적인 자세를 취한 후에 자전거 제어를 위해 허벅지를 탑 튜브에 댄다. 오르막길을 올라올 때와 같은 결의를 가지고 내리막길을 공략하라. 나는 오르막길에서는 그리 강하지 못하지만, 내리막길에서의 숙달된 기술 덕분에 선두 그룹과의 격차를 좁히는 선수들을 많이 봤다. 물론 산이나 언덕에서 내려오는 주행과 관련해서는 다양한 전략이 있다. 어떤 테크닉을 선택할 것인지는 해당 코스와 당신의 기술에 따라 다르다. 또한 내리막길 주행을 즐기는 것도 중요하다. 내 경우에 내리막길 주행은 자유를 경험하고 아래로 뻗은 길의 느낌을 즐길 기회다.

내리막길 주행: 드롭스

커브가 많은 언덕을 내려가는 경우에는 드롭스 자세를 취해서 코너링 능력을 유지하는 것이 좋다. 이 자세는 초보자 및 중급자들에게도 좋은데, 이유는 자전거에 대한 제어력을 늘려줄 뿐 아니라 편안한 구간 밖에서 스피드를 내야 할 경우에 브레이크를 쉽게 잡을 수 있기 때문이다.

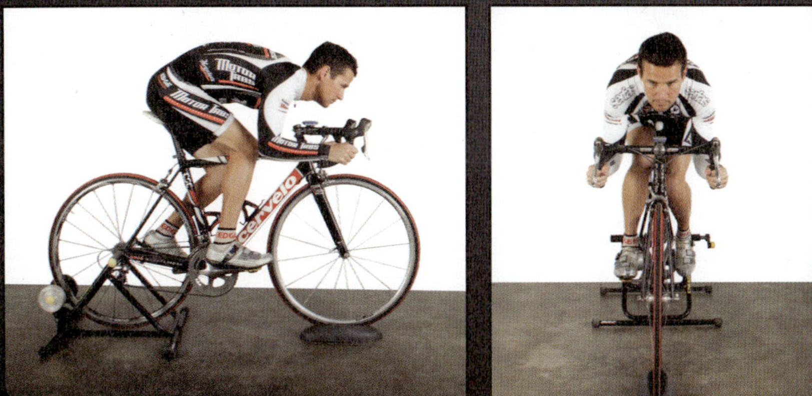

올바른 자세를 취하기 위해 손을 드롭스에 올려서 최적화된 제어력을 확보했고, 상체를 자전거에 최대한 가깝게 가져가서 바람의 저항을 감소시켰다. 그리고 무릎을 탑 튜브에 기대서 고속에서의 떨림 현상으로부터 자전거를 안정시켰다. 체중이 앞 타이어와 뒷 타이어에 고르게 분배되어야 한다는 것도 명심하라. 또한 상체를 낮춰서 자세를 취할 때 몸과 자전거가 하나의 기계라고 생각해야 한다.

내리막길 주행: 핸들

만약 당신이 경험 많은 선수이며 일직선의 언덕을 내려가고 있다면, 손을 스템 옆에 있는 핸들에 올리고 공기역학적 자세를 취한 후에 공격적으로 주행을 할 수도 있다. 이 경우 급커브에서는 문제가 생길 수 있으므로, 코스를 잘 알고 있어야 한다.

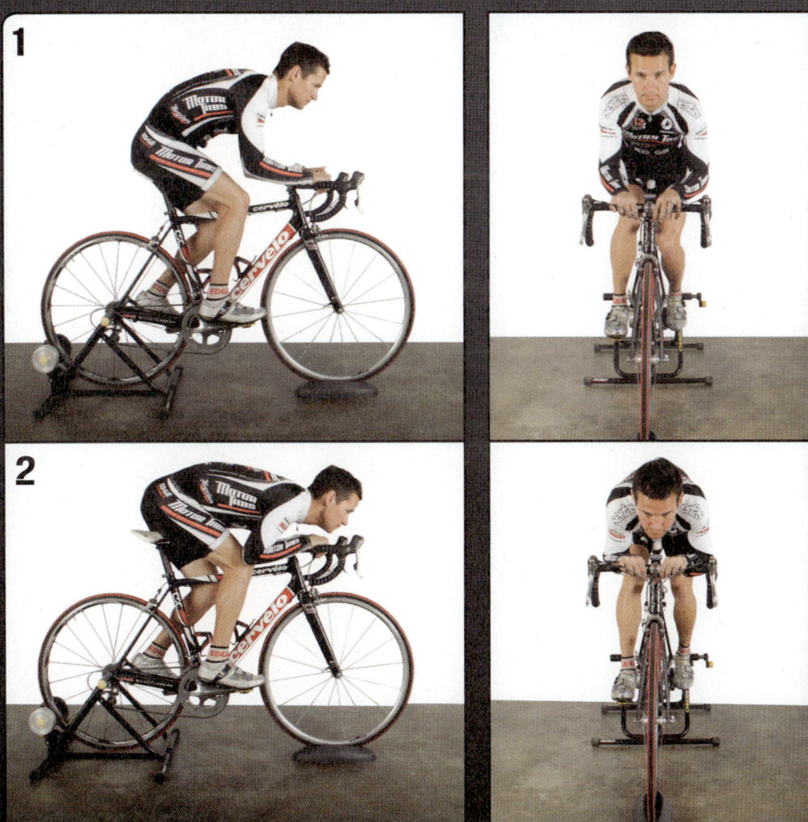

1. 안장에 앉은 상태로 오르막길을 올라가는 자세를 취했다. 내리막길 주행을 위해 자세를 잡으면서 엄지손가락으로 핸들을 감싸는 것이 중요하다. 오르막길 주행의 경우에는 이게 현명하기는 하지만, 그리 필수적이지는 않다. 하지만 가파른 언덕을 내려오는 경우에는 반드시 이 자세를 취해야 한다.
2. 올바른 자세를 취하기 위해서 나는 머리를 양손 사이에 넣고 가슴을 탑 튜브에 가능한 한 가깝게 가져 와서 상체를 내리고 자전거와 하나가 된다.

내리막길: 안장 뒤

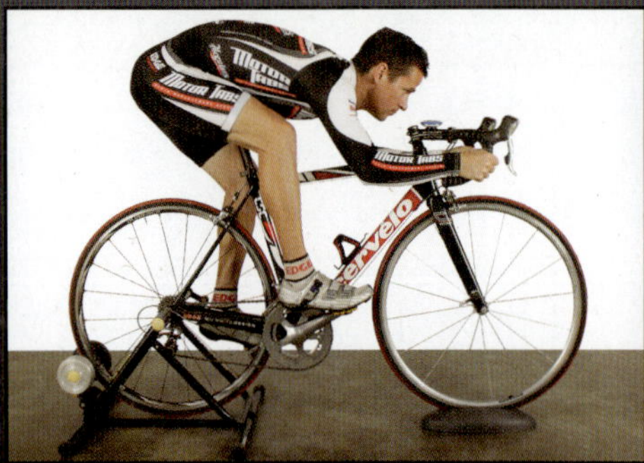

안장 뒤 자세를 취하기 위해서 손을 드롭스에 놓고 엉덩이를 안장 뒤로 배치시킨 후에 복부가 안장 위에서 쉬도록 한다.

엉덩이를 안장 뒤에 배치시키는 것은 고도의 기술로 많은 사람들이 하지 못하는 이유가 있다. 자신이 무엇을 하는지 모를 경우 매우 위험할 수 있다. 앞선 기술과 마찬가지로, 코너링 능력이 제한되므로 코스를 잘 알아야 한다. 사진을 보면 실제로 복부를 안장에 올려놓고 있다는 것을 알 수 있다. 여기서 나는 자전거를 조종할 수 있도록 나의 가슴을 기울여서 페달을 방향타로 사용한다. 대부분의 사람들에게 이 전략을 권장하지는 않지만, 긴 내리막길에서 추가 속도를 내고 다리에 휴식을 주는 훌륭한 방법이다.

코너링

코너링은 저평가된 기술이면서 종종 자전거의 무게를 활용하고 무게를 줄이는 능력에 대한 선수의 자신감을 드러낸다는 점에서 내리막길과 유사하다. 다른 기술과 마찬가지로 코너링 실력을 향상시키기 위해서는 시간이 필요하다. 당신은 공격적인 방식으로 코너를 공격해야 하는데, 여기에는 자기 확신, 용기, 그리고 때로는 무모함이 필요하다. 나는 코너링을 세 가지의 확연하면서도 간단한 카테고리로 구분했다. 바로 접근, 코너 및 탈출이다.

접근

일반적으로 속도를 잃지 않고 과도한 에너지를 소모하지 않으려면 코너링에서 가장 최적화된 일직선을 찾아가야 한다. 최선의 진입과 탈출을 보장하기 위해서는 접근하는 동안 자세를 설정해야 한다. 이는 코너에 들어가기 전의 짧은 시간을 의미한다. 최선의 공격 방침을 결정하기 위해 턴의 각도를 측정해야 할 때다.

예를 들어서 만약 당신이 급격한 코너에 접근한다면 바깥쪽 차선을 확보하고서 코너를 최대한 타이트하게 빠져나와야 한다. 나스카(NASCAR) 레이서가 급격한 코너에 접근하는 것을 생각하면 된다. 코너에 돌입하고 빠져나오는 최적화된 직선을 확보하는 것이 스피드, 거리 및 에너지 소모를 최적화한다.

더 넓고 긴 코너에 접근하는 경우에는 접근을 짧게 할 수도 있다. 코너에 돌입하면서 바깥쪽으로 가지 않아도 되며, 코너를 도는 동안 계속 직선을 유지할 수 있다는 의미다. 접근 방식을 계산할 때 코너에서 가속을 할 수 있도록 기어를 설정하고 다음 턴에서의 요인과 그룹의 위치와 원하는 속도를 고려해야 한다. 이 모든 것들이 코너를 공격하고 안전하게 빠져나가는 방법에 영향을 준다.

각도와 무관하게, 목표는 코너에 돌입하는 스피드를 유지하고 브레이크를 가능한 적게 밟는 것이다. 선수가 불안한 경우 브레이크를 쓰거나 잘못된 차선을 타는 경우가 많다. 결과적으로 스피드를 많이 잃게 된다. 코너에서 자세가 망가지면 충돌 위험이 높아질 뿐 아니라 코너에서 빠져나갈 때 에너지를 추가로 소모해야 한다.

코너에 제대로 접근하려면 드롭스 자세로 전환하라. 이것이 가장 안전하고 안정된 자세다. 그러고는 페달을 계속 밟아서 코너에 접근한다. 만약 코너링 중에 브레이크를 잡아야 한다면, 자전거가 많이 기울어지기 전에 브레이크를 미리 잡는 것이 중요하다. 그래야 자세와 속도가 손상되는 일을 막을 수 있다. 코너에 돌입할 때는 페달을 밟는 것을 멈춰야 한다. 페달이 땅에 충돌해서 손상되거나 페달 안쪽이 닿을 수 있기 때문이다. 그리고 안쪽 다리를 12시 방향으로 들어올린 후에 코너에서 빠져나가고 싶은 방향으로 그 다리의 무릎과 머리(눈)를 향하게 한다. 페달을 멈추면서 코너 안쪽을 향해 몸과 자전거를 기울인다. 스피드와 올바른 균형을 유지하기 위해 몸이 자전거 중앙에 있도록 함으로써 앞바퀴와 뒷바퀴에 가해지는 압력을 계속 유지시켜야 한다.

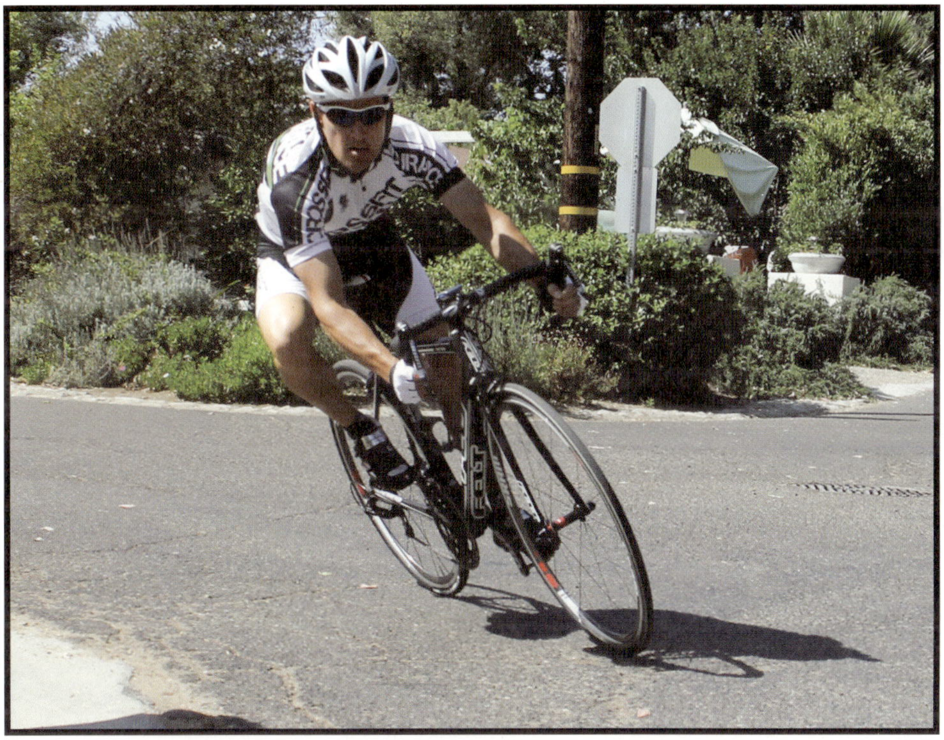

코너에서

대부분의 사람들은 코너링을 할 때 아드레날린이 넘쳐나거나 공포에 휩싸인다! 그런 반응과 무관하게, 당신은 안장에 앉은 상태를 유지하고 단단하며 편안한 자세를 취해야 한다. 스피드의 힘으로 부드럽게 코너링을 해야 한다. 파도를 탄다고 생각하면 된다. 여기서 명심할 사실은, 코너가 넓고 긴 경우에만 브레이크를 잡고 페달링을 해야 한다는 사실이다. 핵심은 당신의 접근을 신뢰하고 코너로 가서 당신이 몸을 기울이는 동작에 자전거가 반응하도록 하는 것이다. 그리고 이것은 중력과 관성에 의해 행해져야 한다.

더 공격적으로 기울일수록 코너링을 더 빨리 할 수 있다는 사실을 명심하라. 하지만 너무 기울지 않도록 극도로 조심해야 한다. 자전거 안쪽 또는 바깥쪽에 너무 많은 무게가 쏠리는 실수를 한다면, 충돌 사고가 날 위험이 있다. 이를 방지하려면 몸의 후방을 안장에 단단히 고정시키고 안쪽 무릎과 눈은 코너의 출구를 주시해야 한다.

출구

코너에서 나갈 때 당신은 유리한 기어 상태여야 하는데, 코너에 접근할 때 이미 변속을 해놓았어야 한다. 그래야 수직 자세로 복귀하면서 가속을 하며 코너에서 벗어날 수 있다. 코너링에서 볼 수 있는 가장 일반적인 실수 2가지는 가속 중에 기어를 여러 번 변속하는 것과 코너를 벗어날 때 주저하는 것이다. 전자는 페달 스트로크의 리듬을 저해하고 선수의 집중력을 방해해서 속도를 느려지게 만들 수 있다. 후자는 생각이 너무 많아서 나오는 현상이다. 코너를 성공적으로 공략한 후에 방심한 나머지 빠져나올 때 가속을 잊는 경우도 있다. 이런 지연을 방지하려면, 굶주린 개 수십 마리가 당신을 따라오고 있다고 상상하라. 그러면 문제가 해결될 것이다. 다른 중요한 부분은 그립이다. 부드럽고 빠른 코너 탈출을 위해서는 손이 드롭스에 있어야 하며 강력한 몸 자세(코어 활용)를 취하고 있어야 한다. 그렇게 하면, 기어를 변속하거나 추가 속도를 내기 위해 순간적으로 안장에서 일어서야 하는 경우 시간을 낭비하거나 자세의 효율성을 떨어뜨리지 않고서도 가능하다.

기술적 참고사항

젖었거나 모래가 있는 표면에서 코너링을 하려면 연습이 필요하고 안전에 유의해야 한다. 대부분의 경우에는 속도를 줄이고 자전거의 무게중심을 조절하고 자전거를 기울인 정도를 줄여야 한다.

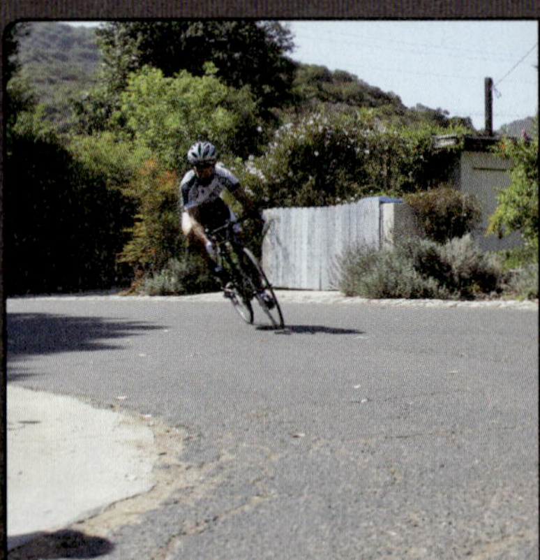

1. 코너에 접근하면서 최고의 직선을 정하기 위해 턴의 각도를 시각적으로 측정한다. 이것을 할 때, 나는 드롭스에 손을 위치시키고 가능한 한 빨리 모서리에서 가속할 수 있도록 기어를 조절한다. 내가 코너에 가까워지면서 페달 밟기를 멈추고 오른발을 6시로 가져가서 오른쪽 무릎과 눈이 출구를 향한 후에 안쪽(코너)을 향해 자전거를 기울이는 것을 주목하라.

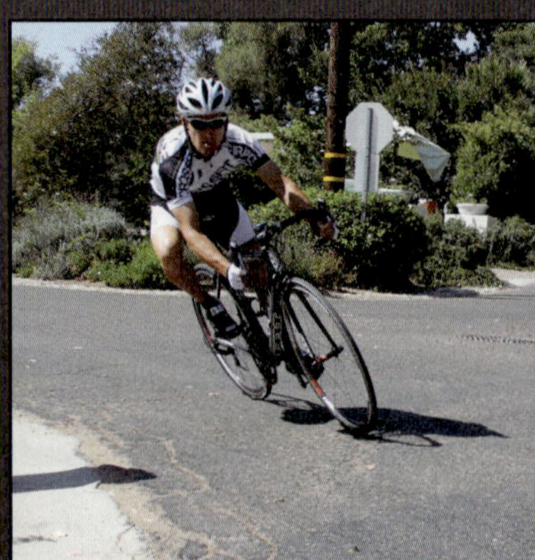

2. 엉덩이를 안장에 고정시키고 체중은 자전거 중심에 둔 상태에서 오른쪽으로 기울이고 코너를 공략한다.

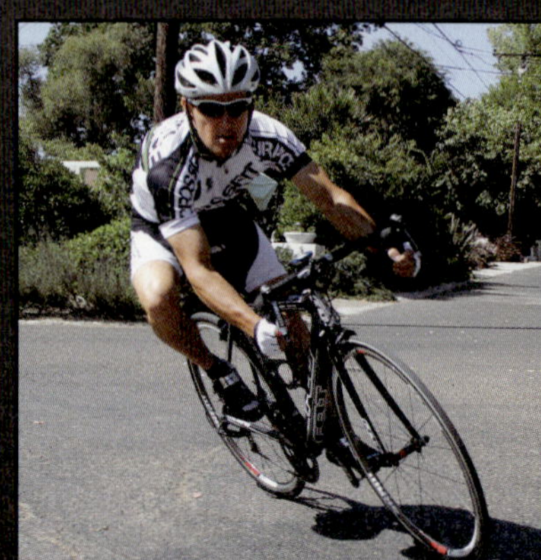

3. 중력과 관성이 나를 운반하도록 하면서 코너를 최대한 타이트하게 돈다.

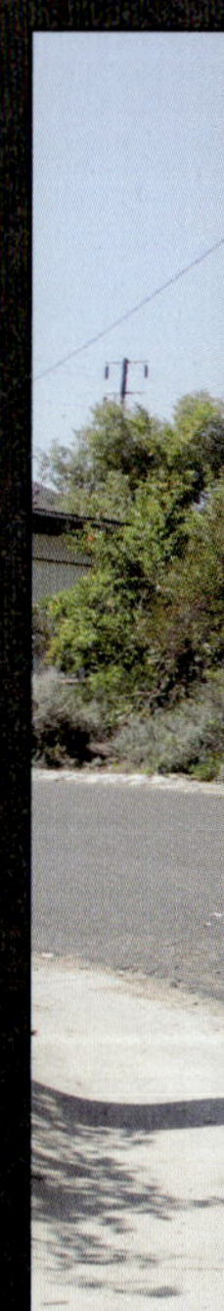

잘못된 코너링

정지 상태의 자전거를 가지고 자전거와 몸의 기울기를 설명하기는 어렵지만, 올바른 코너링 메커니즘을 배우는 데 있어서 명심해야 할 일반적인 실수 몇 가지를 설명하겠다.

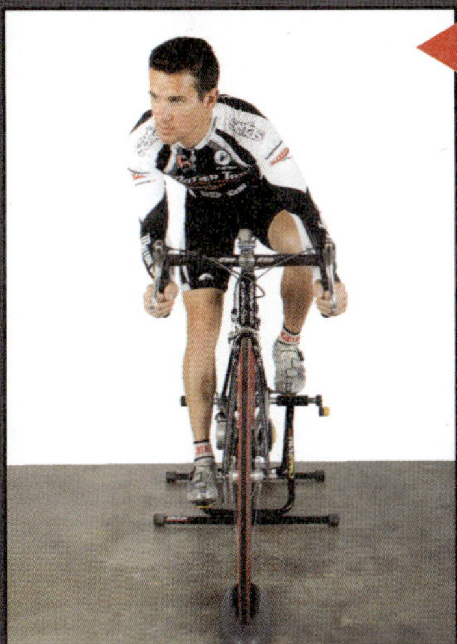

일반적인 실수: 페달을 밟음

코너링을 할 때 안쪽 다리를 위로 당기지 못하면, 코너에 기대면서 페달이나 발이 땅에 닿을 위험이 생긴다. 이를 방지하려면 코너에 접근하면서 안쪽 다리를 12시 방향으로 들어야 한다.

일반적인 실수: 너무 기댐

코너에 진입할 때 자전거로부터 몸이 멀리 떨어져서 기울어지고 안장에서 미끄러지는 경우가 있다. 타이어에 무게가 실리지 않으면 견인력을 잃고 미끄러진다. 이를 방지하려면 엉덩이를 안장에 고정시키고 자전거를 기울일 때 주의하라.

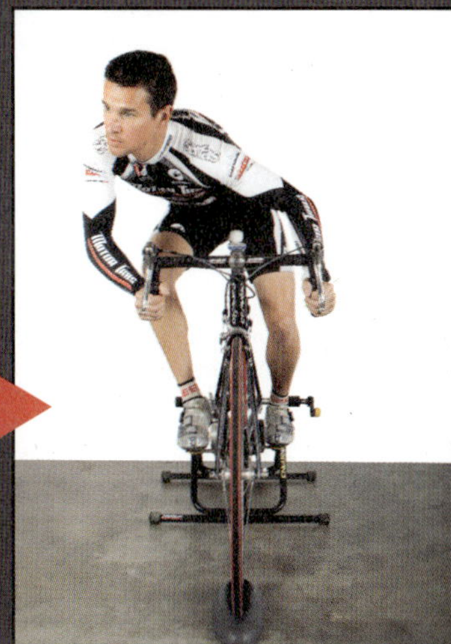

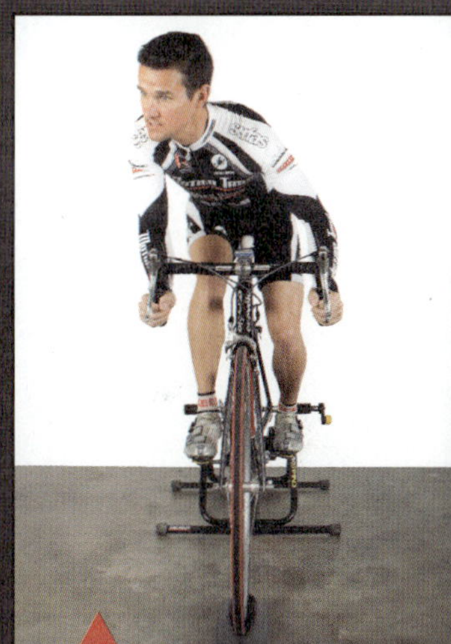

일반적인 실수: 상체 기대기

경험이 부족한 사람들은 코너를 향해서 상체를 기울이면서도 무릎으로 방향을 잡지 못하는 실수를 자주 한다. 결과적으로 자전거에 대한 제어력이 떨어져서 충돌 사고의 가능성이 높아진다. 이를 방지하려면 무릎과 눈이 출구 방향을 향하게 하고 엉덩이를 안장 위에 둔 채로 상체가 다리 위에 오도록 하라. 이러면 자전거의 기울기를 제어할 수 있고, 스피드와 제어력을 잃지 않으면서 코너링이 가능하다.

4. 코너에서 빠져나갈 때 페달을 밟기 시작하고 꼿꼿한 자세를 취한 후에 리듬을 잃지 않으면서 최대한 빨리 가속을 한다.

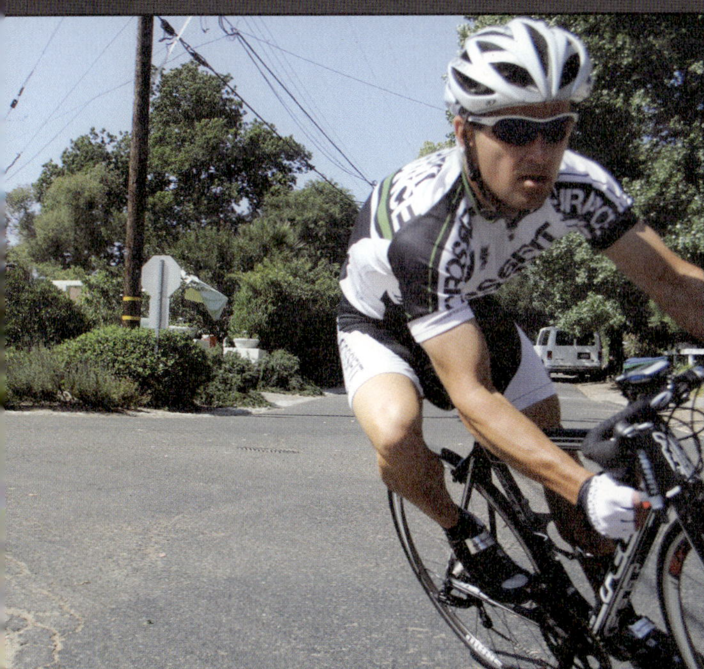

타임트라이얼자전거

다양하게 사용될 수 있는 도로자전거와는 달리, 타임트라이얼자전거는 한 가지 목적만을 위해 만들어졌다. 바로 스피드다. 타임트라이얼자전거는 드래그 레이스용 자동차라고 보면 되고, 도로자전거는 아우디나 포르셰라고 생각하면 된다. 전자는 곧게 뻗은 평평한 도로에서 좋은 활약을 보이는 반면에 후자는 다재다능한 일을 할 수 있다. 그렇기에 타임트라이얼자전거는 드래그 레이스용 자전거와 마찬가지로 짧고 평평하고 곧고 빠른 대회 또는 코스에서 사용된다.

정의를 내리자면 타임트라이얼은 시간을 상대로 한 레이스다. 숨을 일이 없고, 드래프팅도 없으며 무리지어 달리는 일도 없이 순수한 파워를 다투는 것이다. 타임트라이얼 레이스의 거리는 8~40km 정도다. 보통 스테이지 레이스의 개막 경기인 경우가 많으며, 선수들은 각각 따로 달린다. 타임트라이얼은 트라이애슬론 선수들 사이에서도 인기가 많다.

대부분의 타임트라이얼 레이스는 일직선의 평평한 도로에서 열리기 때문에, 타임트라이얼자전거는 도로자전거에 비해 훨씬 빠르게 달리도록 만들어졌다. 뿐만 아니라 이 자전거의 기하학은 대퇴사두근을 더 많이 사용하는 자세가 필요하다. 이로 인해 햄스트링이 싱싱한 상태로 유지되며, 트라이애슬론에서 다음 순서인 달리기를 무리 없이 할 수 있는 것이다. 비록 일부 코스에 높낮이가 있기는 하지만, 타임트라이얼자전거의 주요 목적은 효율적인 선회, 오르막길 또는 내리막길 주행이 아니다. 만약 당신이 언덕과 코너링이 많은 타임트라이얼 대회에서 달리는 경우라면 도로자전거를 사용하는 것이 좋을 수도 있다.

언급할 필요가 있는 또 다른 쟁점은 타임트라이얼자전거의 위치적 스트레스 및 스트렝스 관련 요구사항이다. 더 낮은 자세와 신체적인 능력과 공격적인 자세가 필요한 것 외에도 대다수의 타임트라이얼자전거는 하나의 큰 체인링(이빨이 54개 또는 55개)만을 가지고 있어서 무거운 기어에서의 변속이 어렵다.

제대로 된 스트렝스 컨디셔닝 트레이닝을 하지 않았거나 타임트라이얼자전거에 충분한 시간을 투자하지 않았다면, 도로자전거에 비해서 더 빨리 피로해지게 될 것이다. 좋은 타임트라이얼자전거 선수가 되려면 도로자전거 경험이 아무리 많더라도 타임트라이얼자전거에 별도로 많은 시간을 투자해야 한다. 두 자전거 사이에 일부 공통점은 있지만, 결국에는 완전히 다른 자전거라는 사실을 명심해야 한다. 새로운 자세와 메커니즘에 적응할 기회를 가져야 하며, 이는 스포츠 특성화 트레이닝을 통해서만 가능하다. 이 세션에서는 타임트라이얼자전거의 이상적인 자세를 설명하고 필수적인 전략을 논의하고 일부 일반적인 실수들을 살펴보겠다.

올바른 타임트라이얼자전거 자세

타임트라이얼(TT) 자전거 선수는 파워와 신체 제어가 많이 필요하다는 점에서 발레 댄서와 유사한 점이 많다. 하지만 당연한 것은 아니다. 예를 들어 발레리나가 발가락으로 몸을 지탱하면서 스핀 동작을 할 때 보면 힘을 쓰지 않는 것처럼 보인다. 하지만 그건 많은 스트렝스, 파워 및 안정성이 필요한 동작이다. 타임트라이얼 자세도 마찬가지다. 경험이 많은 선수는 상체를 최소한으로만 사용하면서 페달을 밟는데, 그때 편안하고 유연하며 리드미컬해 보인다. 열심히 움직이고는 있지만(기어 변속, 음료수 흡입, 호흡 등) 모든 것이 콘서트처럼 부드럽게 진행되고 있으며 에너지를 그리 많이 소모하지 않는 것처럼 보인다.

바람의 저항을 최소화하기 위해서 올바른 타임트라이얼 자세는 당신을 가장 공기역학적이고 효율적으로 만들어서 최대한 빨리 달릴 수 있도록 한다. 상반신이 자전거와 섞인 상태에서 몸이 약간 앞으로 기울어지면서 효율성과 에너지를 손상시키지 않고 다리로 최대한의 힘을 생성할 수 있다. 사진을 보면 안장 뒤가 보일 것이다. 이 위치 변화는 대퇴사두근의 강력한 근육을 약간 더 많이 사용함으로써 더 강한 힘을 낼 수 있게 한다.

도로자전거와 달리 훌륭한 타임트라이얼 선수는 손의 위치를 거의 바꾸지 않는다는 점에 유의해야 한다. 지휘 센터는 자전거 앞에 있다. 당신의 체중은 조종을 담당하는 팔뚝에 분산되며, 손으로는 기어 변속을 담당한다. 가파른 오르막길이나 급격한 코너링의 경우에만 이 위치를 바꾸는 것이 좋다. 이러한 상황을 제외하고는 레이스 또는 트레이닝 인터벌 동안 올바른 위치를 고수해야 한다.

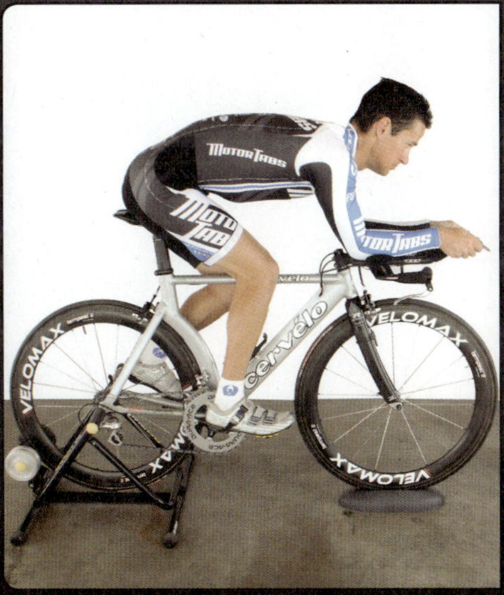

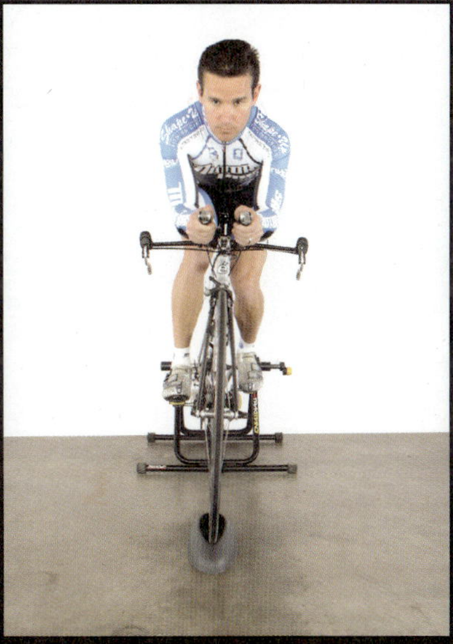

올바른 타임트라이얼 자세를 취했다. 허리는 평평하고 편안한 상태이며 머리는 아래로 굽혔다. 팔은 약 90도 이상 굽혔다. 자전거를 조종하는 팔뚝이 체중을 지탱하고 있으며, 손은 기어박스 위에서 편안한 상태이며 몸은 자전거의 중앙 부분에서 중심을 잡고 있다.

일반적인 실수: 굽은 등

명심하라. 만약 자전거를 제대로 맞추지 못했다면 자전거 위에서 올바른 자세를 잡기가 어려울 수도 있다. 예를 들어 만약 탑 튜브가 너무 짧거나 에어로바(aero bar) 또는 안장이 너무 앞쪽에 있다면 등이 굽는다. 자전거를 제대로 맞췄을 때 등이 굽는 현상은 피로하거나 올바른 타임트라이얼 자세를 유지할 힘이 부족하기 때문에 발생한다. 따라서 당신의 허리가 약하고 중심선의 안정성이 좋지 못하며 후방사슬 강화에 충분한 시간을 투자하지 않았다면, 지치는 즉시 등을 앞으로 굽히게 될 것이다. 의식적으로 올바른 인체공학적 자세를 취하지 않고 앉아 있는 시간이 길면 길수록, 당신은 더 엉성하고 덜 효율적인 위치로 전환하게 될 것이다.

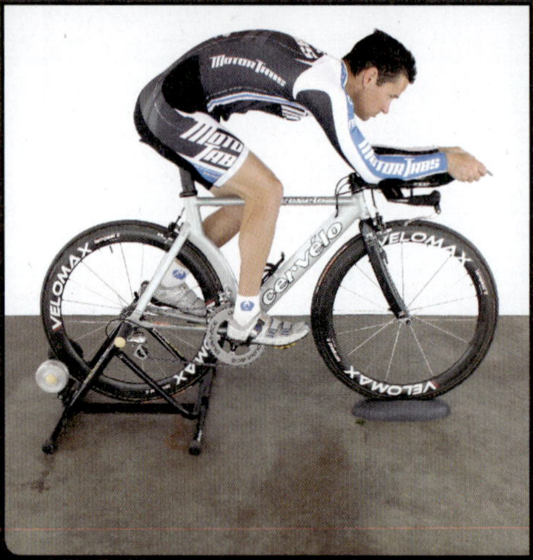

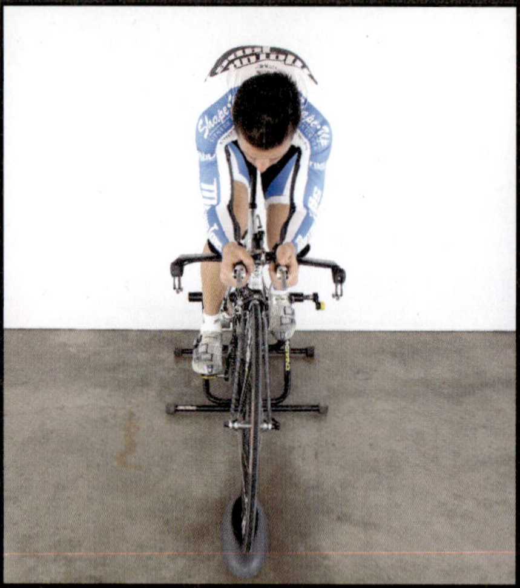

등을 굽혀서 자세의 무결성이 손상됐다.

일반적인 실수: 머리 들기

많은 사람들이 머리를 들고 앞을 보려고 하는데, 이건 실수다. 목의 무결성을 손상시키는 것 외에도 자세의 공기역학이 감소한다. 척추를 올바르게 정렬시키기 위해서는, 눈은 정면을 주시하면서 머리는 약간 내려야 한다.

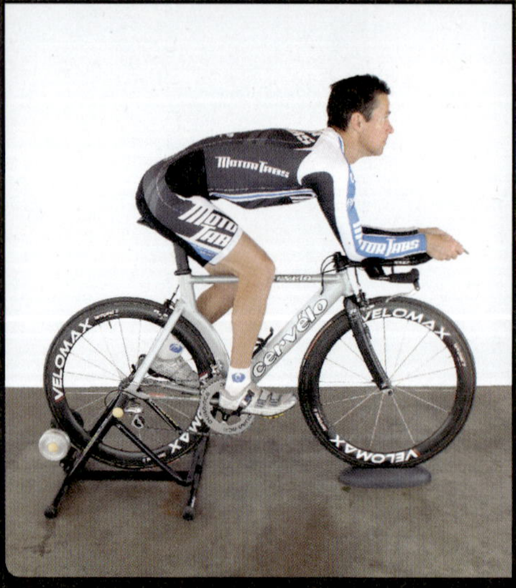

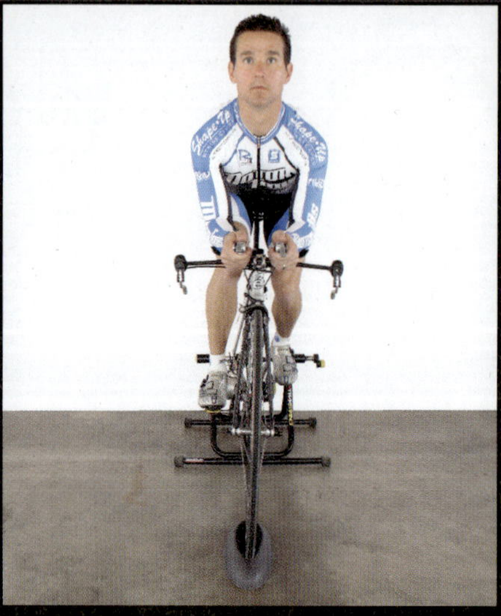

머리를 들어올리는 실수를 범했다. 이것은 자세를 약화시킬 뿐 아니라 바람의 저항을 증가시킨다.

일반적인 실수: (안장 자세) 너무 앞으로 기울임

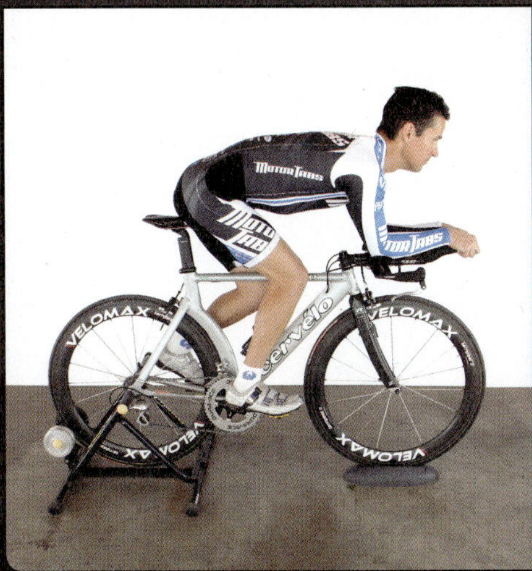

안장에서 앞으로 밀리는 것과 안장에 앉은 상태에서 몸을 너무 앞으로 기울이는 것은 분명히 다르다. 이를테면 올바른 타임트라이얼 자세에서 앞으로 밀리는 것은 짧은 오르막길을 올라가는 경우에는 필요하다. 하지만 자전거를 타는 동안 안장에 앉은 상태에서 몸이 앞으로 과도하게 기울어져 있다면, 상체에 무리한 압력을 가하게 되며 이는 자전거의 무게 배분을 불규칙하게 만든다. 뒷바퀴로는 무게를 지탱하지 않으면서 자전거 제어력과 스피드를 손상시키기 때문이다.

안장에 앉은 상태에서 몸을 너무 앞으로 기울였다. 팔이 상체의 무게를 지탱하고 있으며 엉덩이는 안장의 앞쪽 끝부분에 위치하고 있다. 자전거를 효과적으로 조종할 수 없고 페달 스트로크에서 힘을 제대로 생성할 수도 없다.

일반적인 실수: (안장 자세) 너무 뒤로 기울임

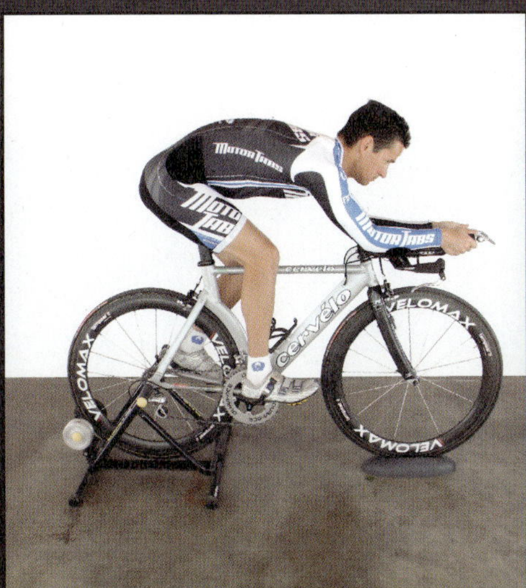

안장에 앉은 상태에서 몸이 너무 뒤로 밀리는 실수를 하는 사람들이 많다. 사진을 보면 엉덩이가 바퀴의 뒤쪽 허브(hub) 위에 위치한 것이 보일 것이다. 또한 팔은 길게 뻗어 있다. 이는 페달 스트로크의 파워 및 효율성을 떨어뜨리고 허리에 추가 스트레스를 준다. 따라서 자전거 위에서 안정적인 자세를 취하기가 힘들어지고 조종 능력도 저해한다.

안장에서 너무 뒤로 앉아 있다. 이건 페달 스트로크의 메커니즘을 손상시킬 뿐 아니라 에어로바를 향해 손을 뻗어야 하기에 자전거에 대한 제어력이 떨어진다.

일반적인 실수: 손이 너무 뒤에 있음

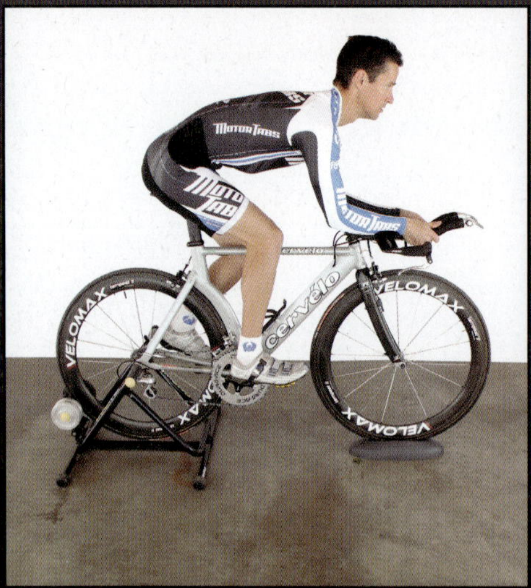

에어로바에서 손을 너무 뒤쪽에 위치시켰다. 이는 자세의 공기역학을 감소시킬 뿐 아니라 자전거 제어력도 제한한다.

손을 너무 뒤쪽에 위치시키는 것은 올바른 타임트라이얼 자세를 연습하지 않은 사람들이 자주 범하는 실수다. 안장에서 너무 뒤쪽에 앉은 경우와 마찬가지로, 이 자세는 파워와 효율을 감소시키며 금방 피로하게 만들고 자전거에 대한 제어력을 떨어뜨린다. 다시 말하지만 올바른 타임트라이얼 자세를 유지하는 것은 쉽지 않다. 사실 많은 이들이 올바른 타임트라이얼 자세를 5분 이상 유지하는 것을 어려워한다.

올바른 타임트라이얼 자세에 익숙해지는 유일한 방법은 그 자세의 기술을 트레이닝 하는 데 시간을 투자하는 것이다. 집에서 트레이너에 앉아서 오랜 시간 동안 그 위치를 유지하는 것이 좋다. 원칙적으로, 당신은 집에서 트레이너로 하는 3번의 훈련 중 1번은 이 자세 연습에만 투자해야 한다. 당신의 몸이 조절되고 적응하고 강화되면 실제 훈련 주행에 더 많은 시간을 할애할 수 있다.

일반적인 실수: 어깨 올리기

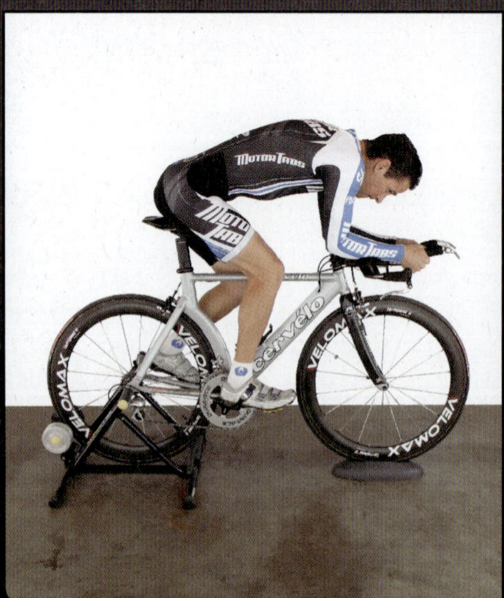

어깨를 올리고 머리를 내리는 것은 피로해졌다는 또 하나의 지표다. 앞에서 언급했듯이, 올바른 타임트라이얼 자세를 유지하기 위해서는 강한 상체가 필요하다. 상체가 약하면 체중의 압력으로 인해 어깨가 올라간다. 이는 발뒤꿈치로 페달을 밟는 결과로 이어지며, 이로 인해 경추에 추가 스트레스를 부여하고 정면을 보기 어렵게 만든다.

올바른 자세를 유지할 수 없기에, 어깨가 올라가고 머리는 내려왔다.

일반적인 실수: 메커니즘 붕괴

앞서 언급했듯이 사람마다 피로에 다르게 반응한다. 어떤 사람들은 위에서 설명한 방식의 실수를 범하고, 다른 이들은 안장에서 일어서서 도로자전거 자세를 취한다. 다시 말하지만 올바른 타임트라이얼 자전거 자세 유지법을 훈련하지 않았다면, 체력이 떨어질 경우 파워 생성과 자전거 조종 능력을 손상시키는 덜 공기역학적인 자세로 돌아가게 될 것이다.

1

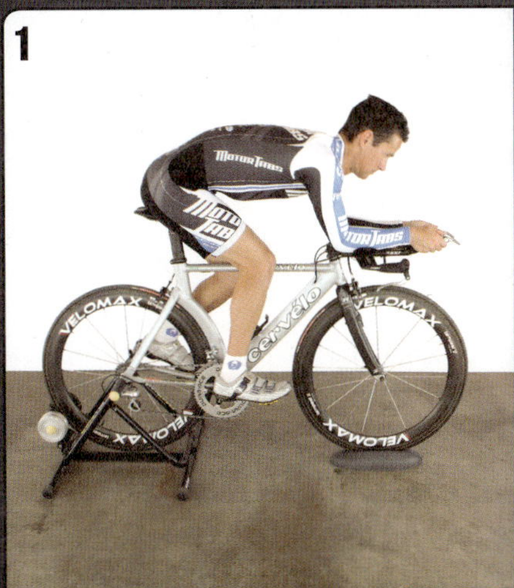

올바른 타임트라이얼 자전거 자세를 취하고 있다.

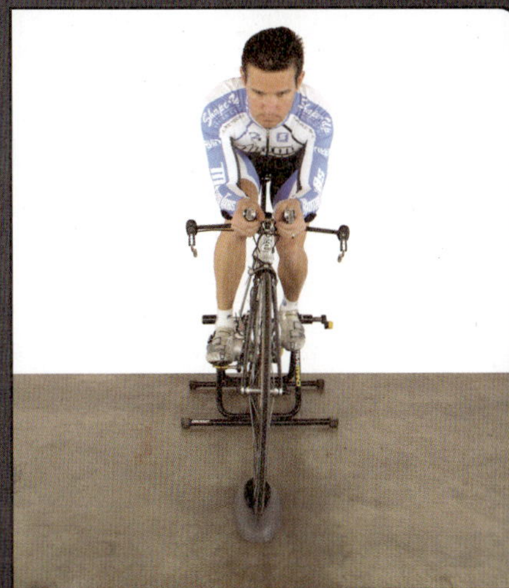

2

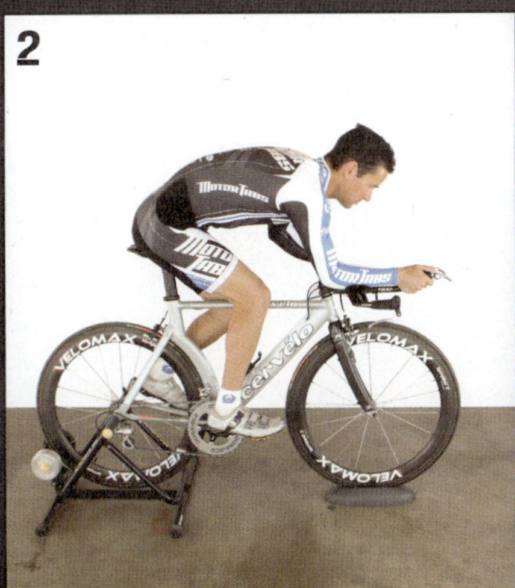

피로가 몰려오고 올바른 자세를 유지할 수 없기에, 괴로움을 줄이기 위해 도로자전거 자세로 돌아가려고 시도한다.

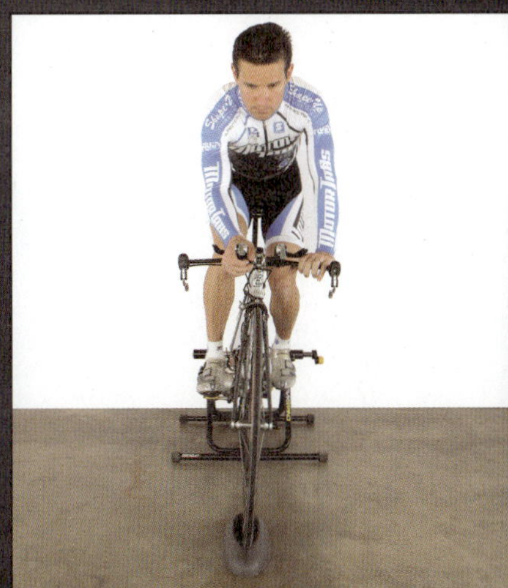

3

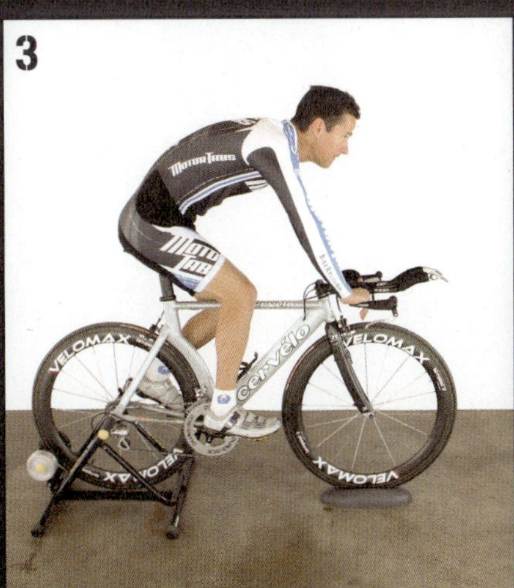

도로자전거 자세를 취했다. 모든 것이 망가졌다.

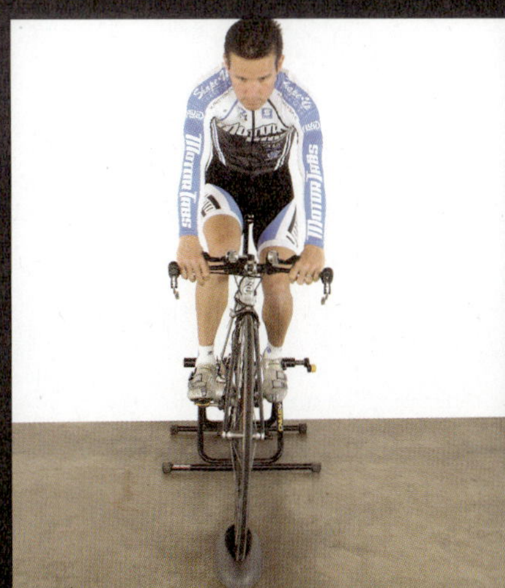

페달 스트로크

자세 이외에도 타임트라이얼 자전거의 페달 스트로크는 발뒤꿈치를 땅과 평행하게 유지하고 엉덩이, 무릎, 발목을 일직선으로 유지한다는 점에서 도로자전거와 동일하다. 일반적으로 범하는 실수도 같다. 무릎이 안쪽 또는 바깥쪽으로 향하는 것, 발가락을 굽히는 것, 뒤꿈치로 페달 밟는 것을 피해야 한다. 페달 스트로크의 메커니즘에 대한 더 상세한 설명은 도로자전거 관련 세션을 참고하라.

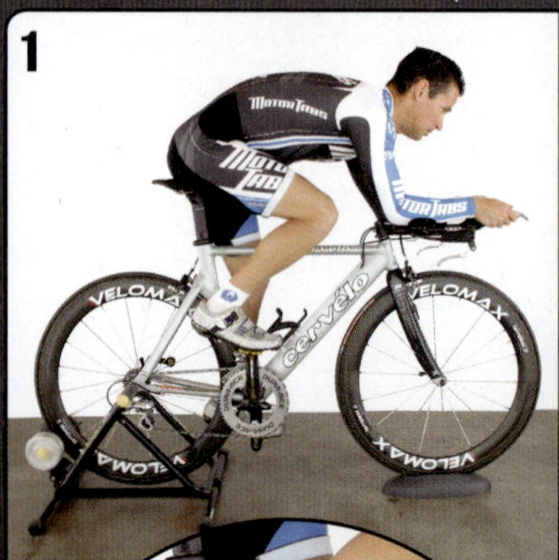

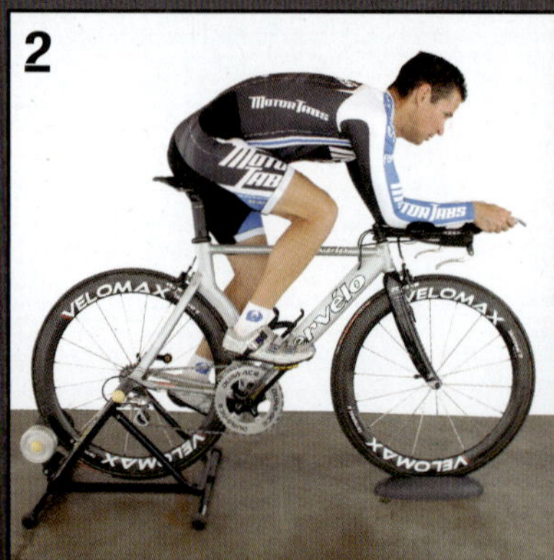

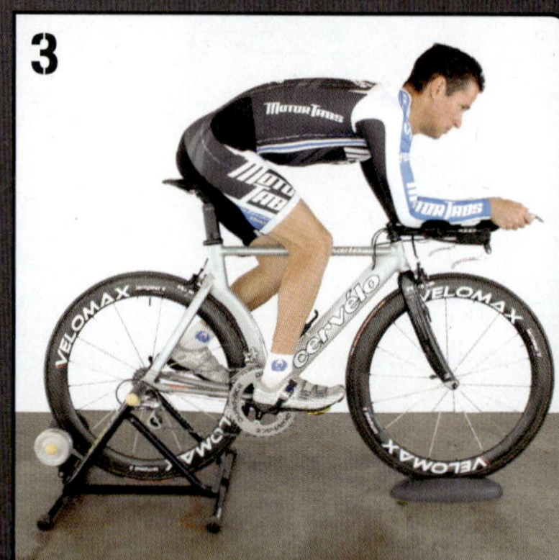

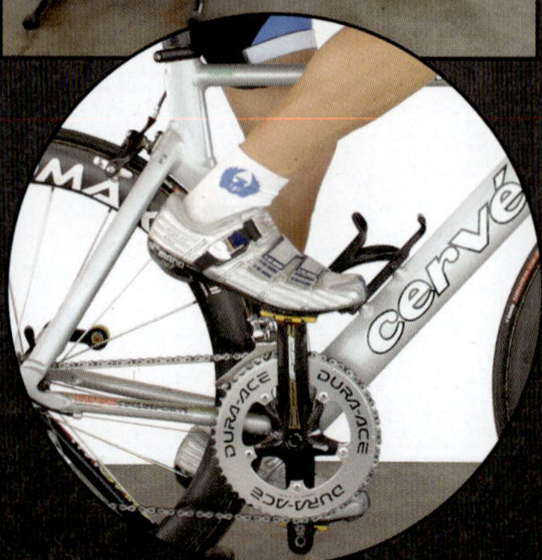

1. 오른발을 12시에 놓은 채로 올바른 자세를 취하고 있다. 발이 지면과 평행인 것을 보라.
2. 발을 지면과 평행으로 유지하면서 오른발을 이용해서 약 1시 방향에서 페달 밟기를 시작한다. 그리고 준비 단계에 돌입한다.
3. 2시를 지나면서 페달 스트로크의 파워 단계에 돌입한다. 왼발이 완전히 쉬는 상태라는 것이 중요하다.

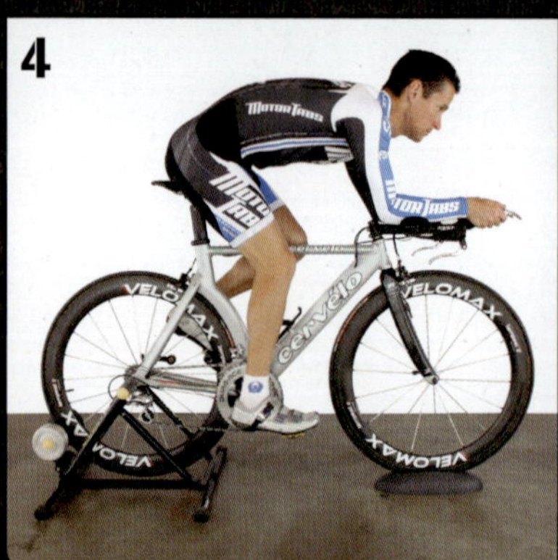

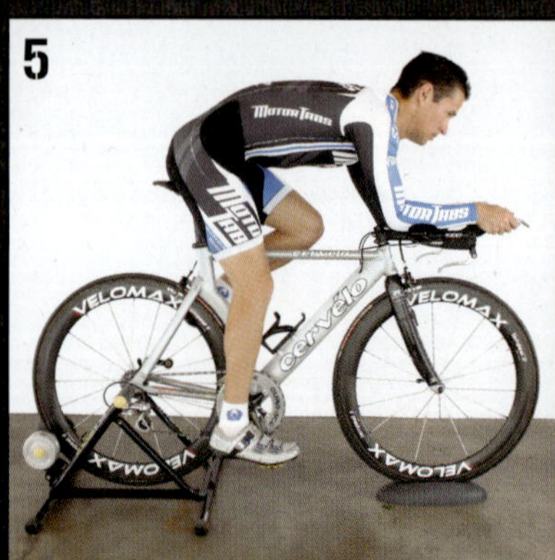

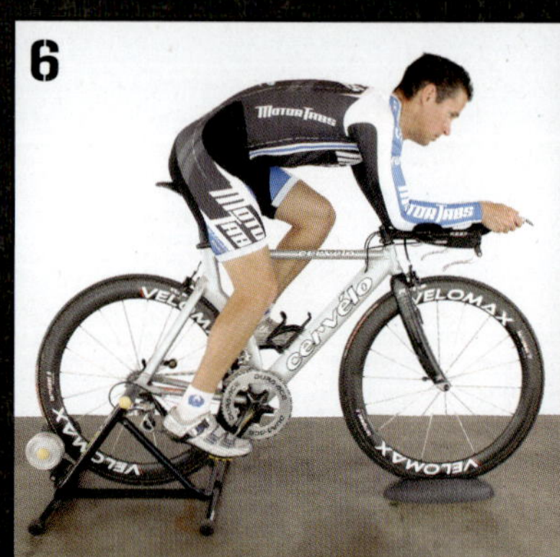

4. 3시와 4시 방향에서 최대의 힘을 쏟아낸 후 페달을 밟는 힘을 줄이기 시작한다.
5. 발을 지면과 평행으로 유지하고 엉덩이, 무릎 및 발의 정렬 상태를 지키면서 추진력을 이용해 오른발을 6시 방향으로 밟는다.
6. 오른발이 6시를 지나가면 왼발을 준비하고 페달 시스템의 왼쪽을 시작할 준비를 한다.

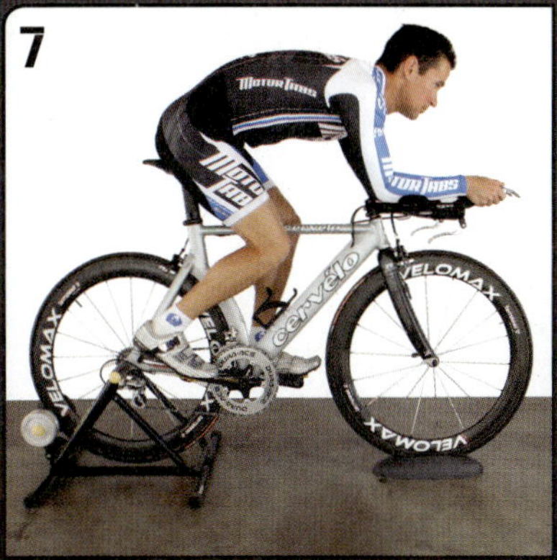

7. 왼쪽 다리로 페달 스트로크의 파워 단계에 돌입하면서, 오른쪽 다리는 휴식 단계로 들어간다. 비록 오른쪽 다리가 쉬고는 있지만 오른쪽 엉덩이, 무릎, 발을 정렬시켜서 원형 리듬을 유지하는 것이 중요하다.

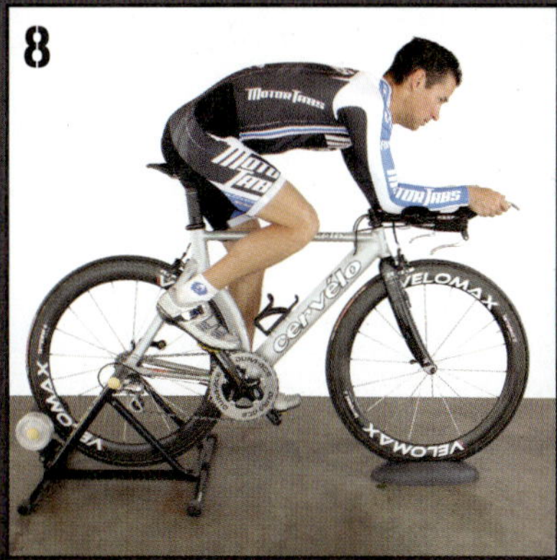

8. 왼쪽 다리로 계속 페달 스트로크의 파워 단계를 진행하면서, 오른발은 10시로 원형 경로를 따른다. 오른발의 뒤꿈치가 자연스럽게 들린 것을 보라. 그것은 왼쪽 다리가 어느 정도 긴장이 풀린 상태기 때문이지 오른쪽 다리를 페달에서 끌어올리기 때문이 아니다.

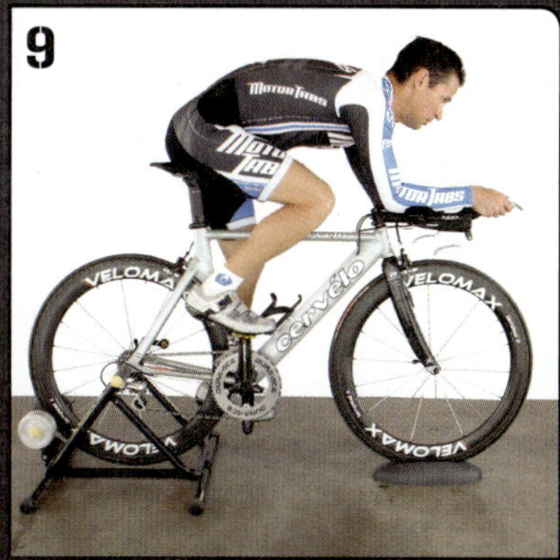

9. 파워 단계를 진행하는 왼쪽 다리의 추진력이 오른쪽 다리를 12시로 운반한다. 이제 나는 오른쪽 다리의 준비 단계에 있으며, 이 주기를 반복할 준비가 되어 있다.

카운트다운 시작

짧은 타임트라이얼 대회의 경우에는(20km 미만), 말 그대로 초반에 승부가 날 수도 있다. 타임트라이얼 종목 선수들의 대부분은 스타트가 중요하다는 것을 알지만, 스타트 전략을 가진 이들은 많지 않다.

보통 이런 상황이 벌어진다. 카운트다운이 시작되면 안장에서 일어서서 손을 핸들 위에 올린다. 10초의 카운트다운 동안 그립을 움켜잡고 예기치 않게 긴장하게 된다. 호각 소리가 나면 페달을 과격하게 밟으면서 최대 속도로 가속한다. 엄청난 양의 아드레날린이 분비된다. 심박수는 급격히 올라가고 폐는 거세게 활동하며 근육은 타오르는 듯하다. 아직 전체 코스의 1/3도 끝나지 않았다. 반환점에 가는 순간 이미 한계에 도달한다. 리듬은 무너졌고 더 이상 이상적인 자세를 유지할 수 없으며 근육이 활동을 중단하기 시작한다. 막판 스퍼트는 불가능하다. 시작하기도 전에 경주에서 진 것이다.

너무나도 일반적인 이 실수를 피하려면 최대한 긴장을 풀어야 한다. 그래야 시작부터 가속을 극대화시키고 에너지를 아낄 수 있다. 카운트다운이 시작되면 중심선을 안정화시킨 상태로 계속 안장에 앉아 있는다. 심호흡을 몇 번 한다. 10초 전에는 다리를 돌리고 발을 파워 포지션(홀더가 있다고 가정할 경우)에 둔다. 5초 전에는 몸을 천천히 낮추고 손을 핸들 위에 올린다. 총 또는 호루라기 소리를 듣는 순간, 안장에서 일어서서 전력질주로 달려나가면서 가속한다. 10~15번의 페달 스트로크(또는 10~12초) 이후에는 편안한 기어로 변속하고 안장에 앉아서 리듬을 탄다. 심박수는 안정적일 것이고 레이스를 마칠 수 있는 에너지가 남아 있을 것이다. 제대로 훈련을 했다면 결승선에서 강한 모습을 보이고 실력의 100%를 발휘하는 것이 어려운 일이 아니다.

1

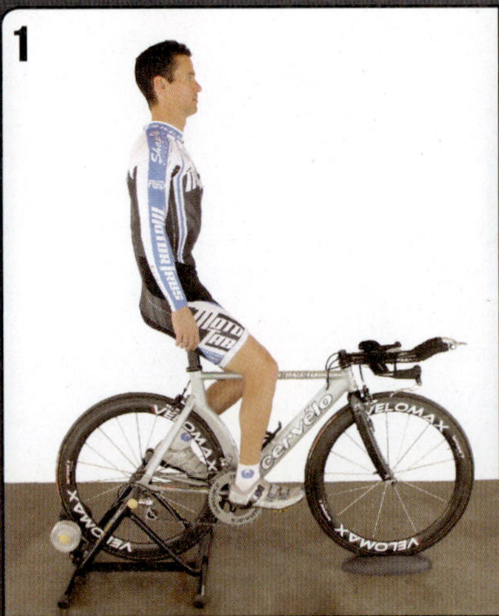

중심선이 안정된 상태로 안장에 편안하게 앉아 있다. 심호흡을 하며 최대한 긴장을 풀고 있다.

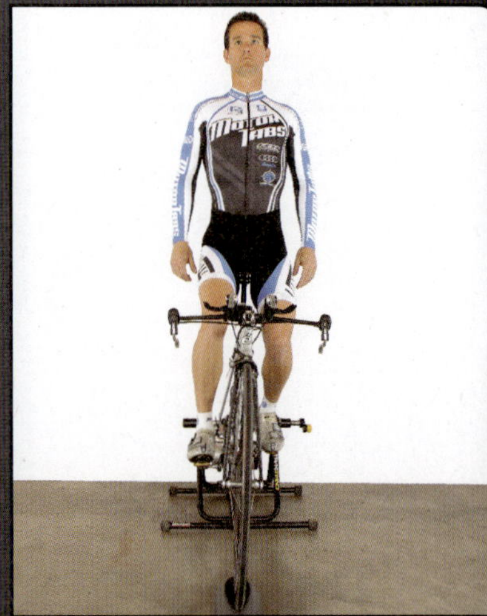

2

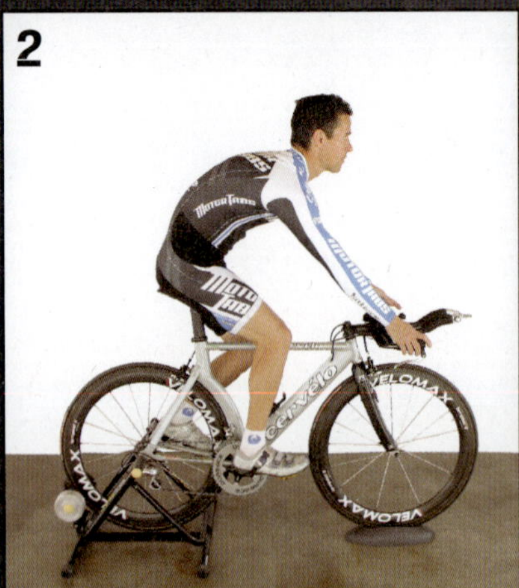

카운트다운이 시작되고 5초가 남으면 몸을 천천히 낮추고 핸들을 잡는다.

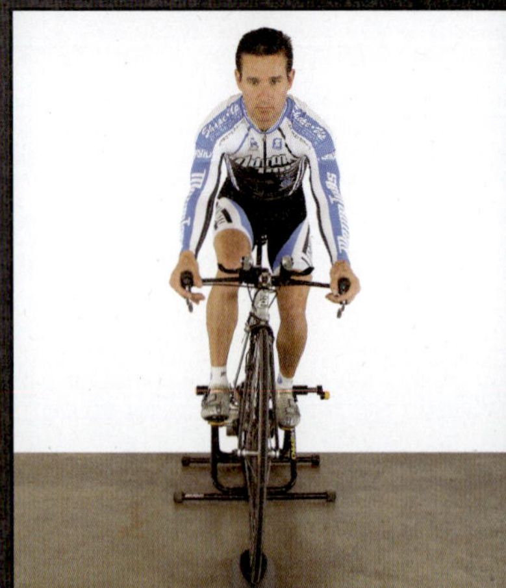

3

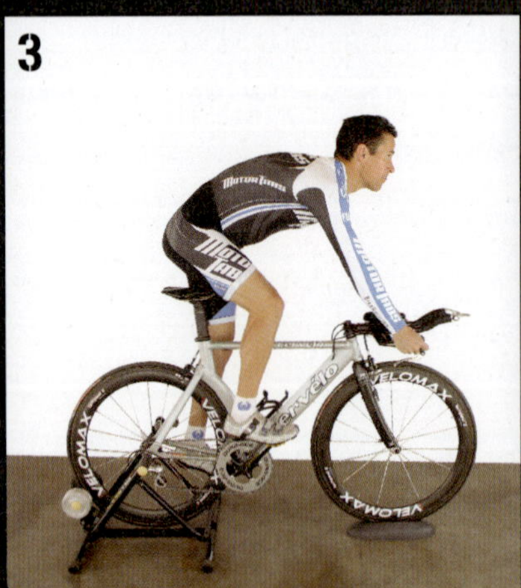

마지막 5초 카운트다운이 진행되는 동안 주요 다리인 오른쪽 다리를 2시 방향에 놓는다.

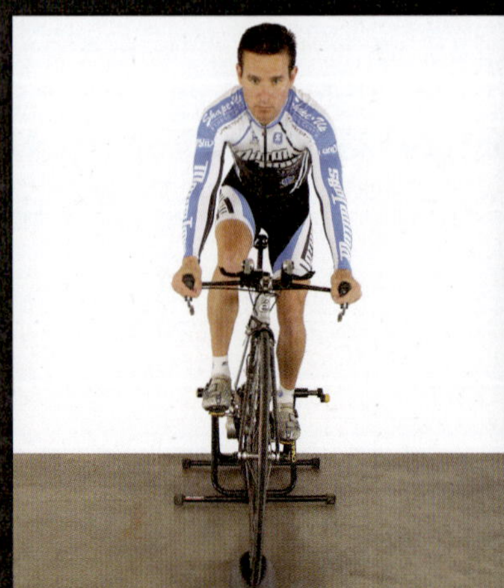

4

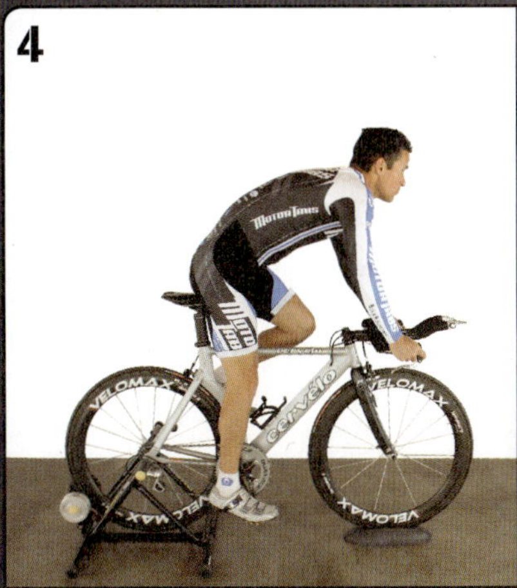

호루라기나 총소리를 듣는 순간 안장에서 일어서 체중과 다리의 힘으로 페달을 힘껏 밟는다.

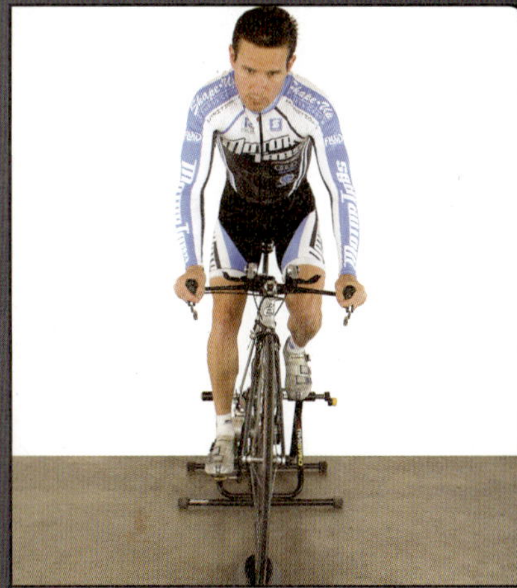

5

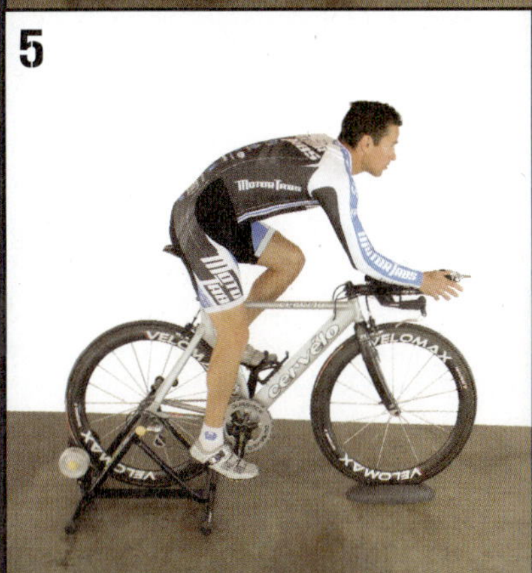

10~12초 동안 전력질주를 하거나 편안한 속도까지 가속을 한 후에는 올바른 타임트라이얼 자세를 취한다.

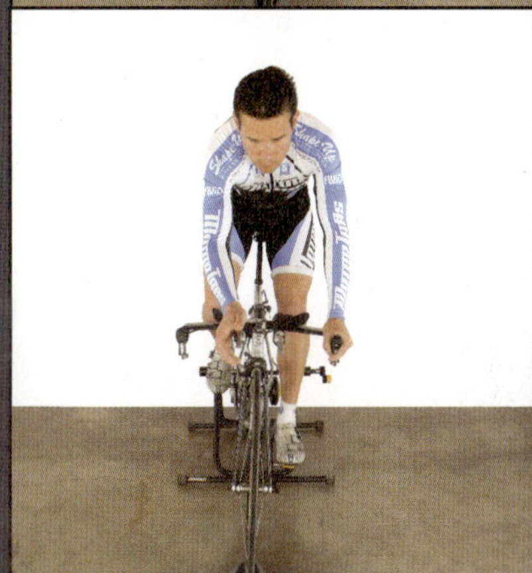

6

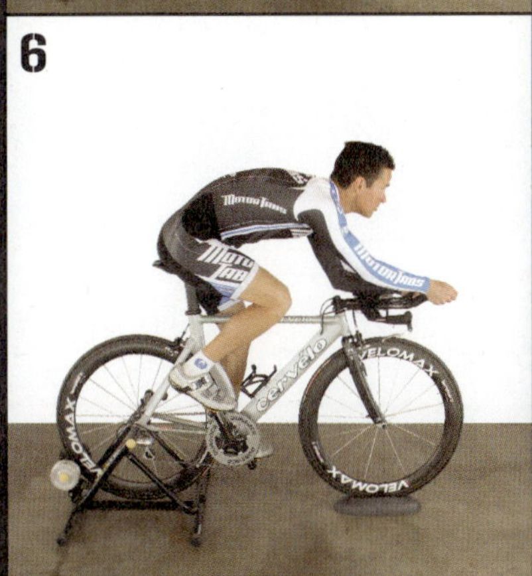

팔을 올바른 위치로 움직이면서 속도를 유지하기 위해 기어의 단수를 내린다.

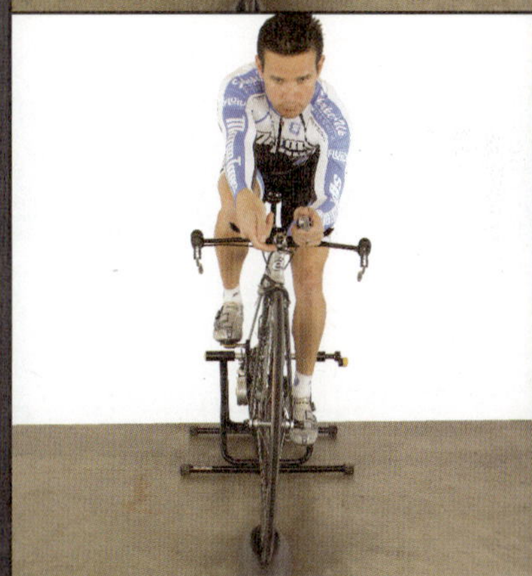

7

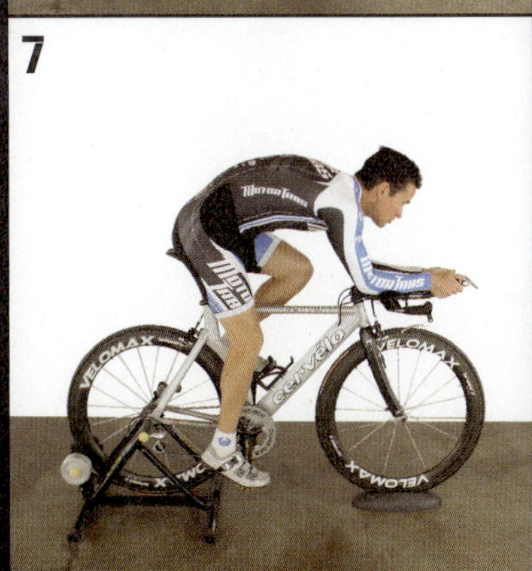

편안한 속도를 확보한 상황에서 올바른 타임트라이얼 자세를 취하고서 페달을 밟는다.

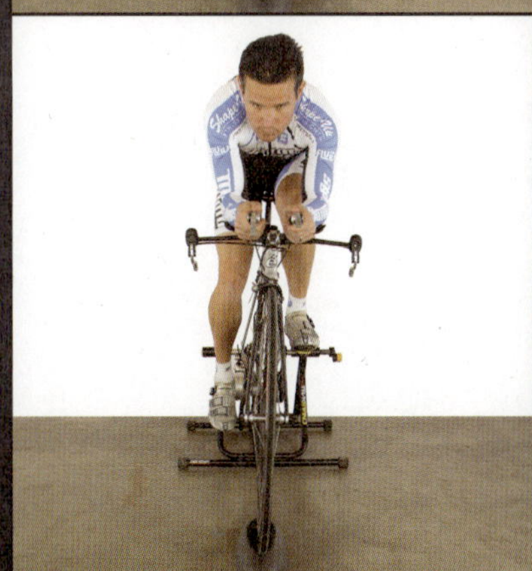

이상적인 앉은 자세에서 오르는 자세

타임트라이얼 자전거를 타고 오르막길을 오를 때의 핵심은 공기역학적인 자세를 유지하고 다리와 기어의 힘을 이용해 언덕을 극복하는 것이다. 안장에서 일어서거나 그립을 바꾸는 경우에는 신중해야 한다. 오르막길이 짧거나(2분 이하) 경사가 완만하다면(1~3% 등급), 올바른 타임트라이얼 자세를 유지하고 언덕을 오를 수 있을 것이다. 만약 언덕의 경사가 가파르거나 긴 오르막길인 경우에는 손을 핸들에 올리거나 안장에서 일어서는 자세를 취해서 도로자전거 자세를 활용해야 한다. 하지만 이런 상황은 그리 많지 않다는 것을 명심하라.

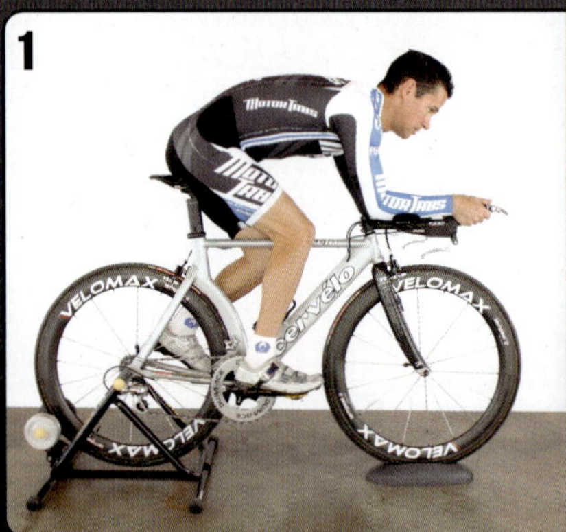

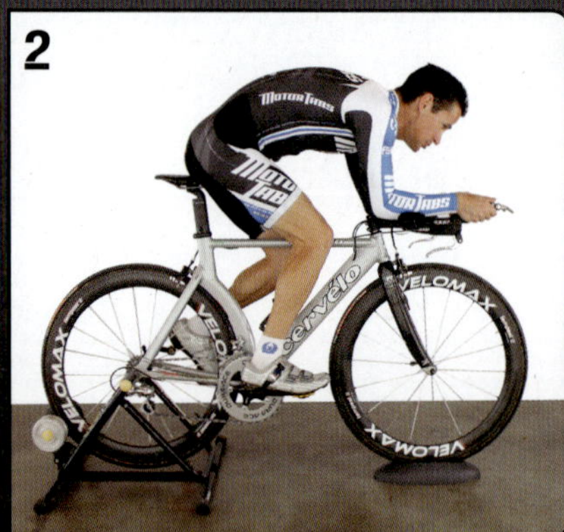

1. 올바른 타임트라이얼 자세를 취하고 있다.
2. 중력을 상쇄시키고 체중을 자전거 중앙에서 분배하기 위해 안장에서 약간만 앞으로 몸을 기울인다. 여기서부터 다리의 힘과 기어를 이용해서 언덕을 올라갈 것이다. 앞으로 몸을 기울이더라도 자세의 온전성이 그대로 유지될 뿐 아니라, 공기역학적인 상태를 유지하기 위해 낮은 자세를 취한다.

앉은 자세에서 오르는 자세

가파른 언덕(4~8% 등급) 또는 긴 오르막길(2분 초과)을 올라가는 경우에는 손을 핸들에 올리고 안장에서 약간 몸을 뒤로 밀어야 할 수도 있다. 아래 사진에서 보듯이 손을 좁게 잡고 엉덩이가 뒷바퀴 허브(hub) 위에 있으며 멋진 공기역학적 자세를 취하고 있다는 점에서 도로자전거의 자세와 유사하다.

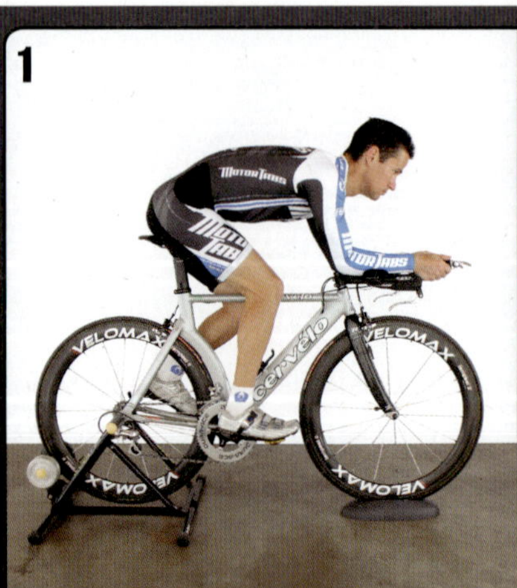

올바른 타임트라이얼 자세를 취하고 있다.

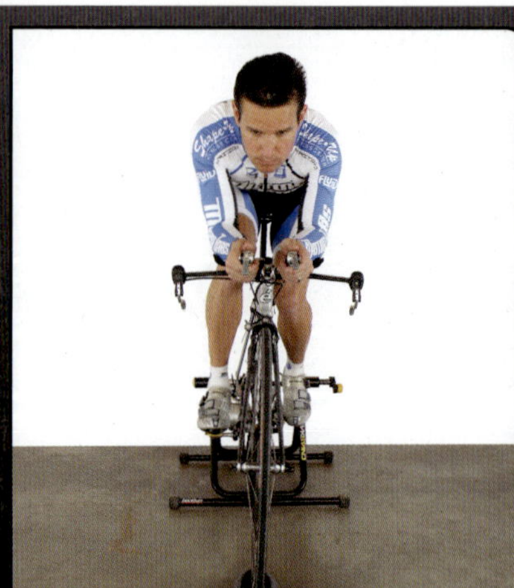

2

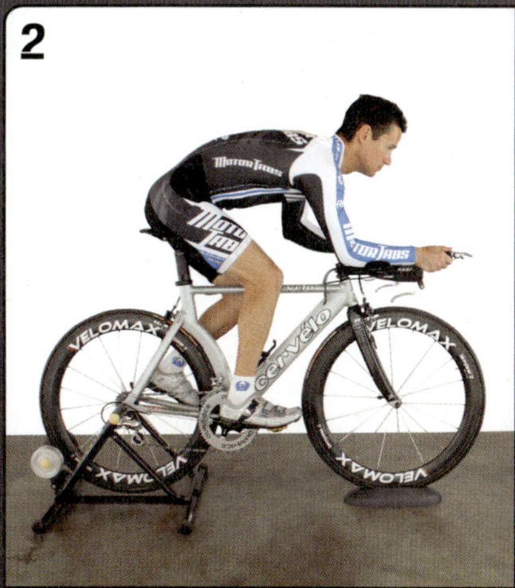

언덕의 경사가 심해지면 왼손을 스템 옆에 있는 에어로바에 올린다.

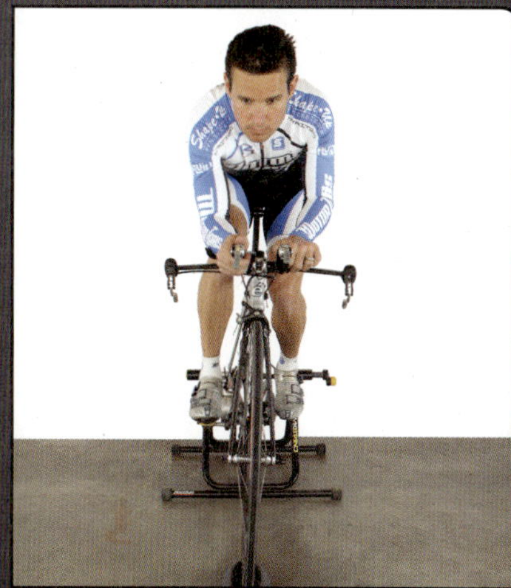

3

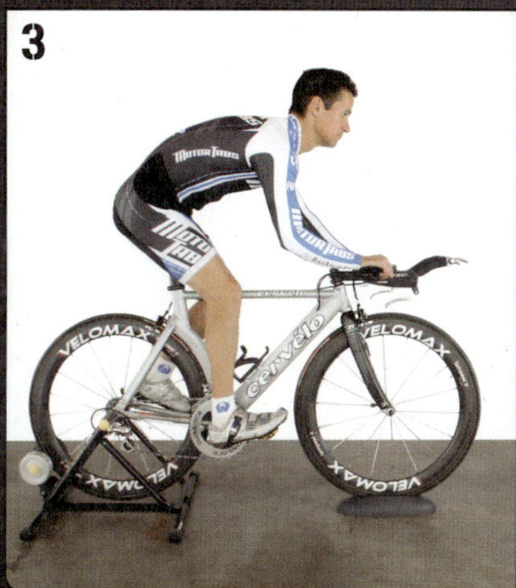

핸들을 좁은 그립으로 잡고 안장에서 약간 뒤로 밀려서 앉는다.

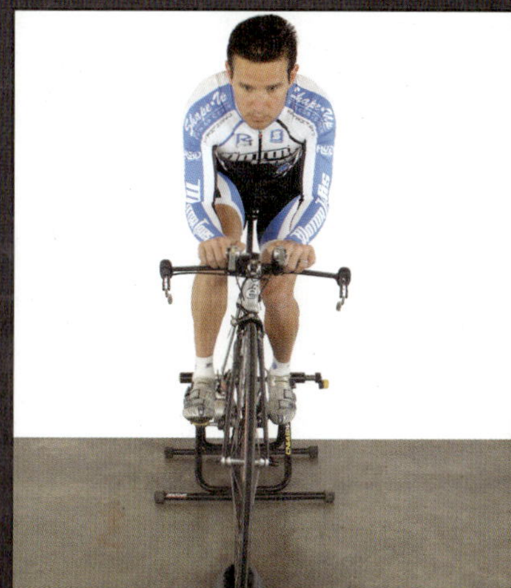

일반적인 실수: 핸들 그립

안장에 앉아서 오르막길을 오르는 도로자전거 자세로 전환할 때, 손을 핸들 바깥쪽에 두지 않도록 한다. 파워, 스피드 및 효율성을 잃을 뿐 아니라 공기역학적인 자세도 잃게 된다.

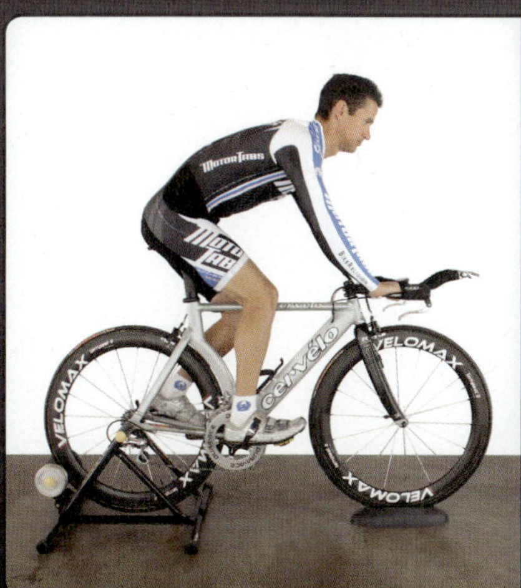

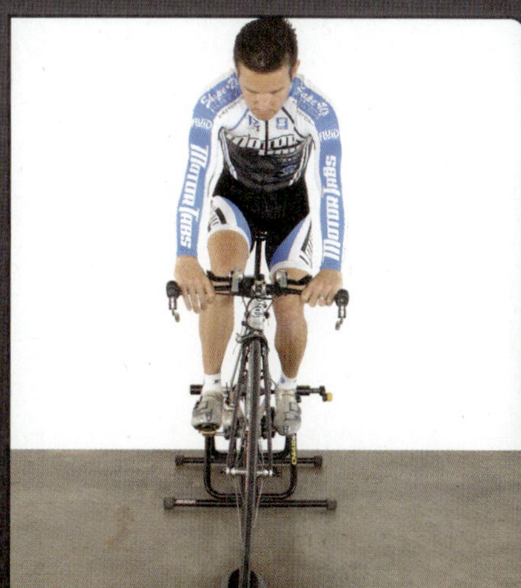

핸들을 너무 넓게 잡았기 때문에 상체를 무심코 들어올려서 공기역학적인 자세가 손상된다.

일어서서 올라가기

경사가 아주 심해져서 앉은 자세에서 속도를 유지할 수 없게 되면, 안장에서 일어서서 마지막 스퍼트를 하듯이 언덕을 힘차게 올라갈 수도 있다. 높낮이 차이가 큰 지형이 있는 구간을 달리는 경우에도 서서 올라갈 수 있다. 그런 상황에서는 완만한 오르막길의 경우라도 안장에서 일어서도 된다. 속도가 느려지거나 박자가 더뎌지는 것을 막기 위해서는 더 높은 기어로 변속하고 선 상태로 체중을 이용해서 페달을 강하게 밟아야 한다. 가파른 오르막길을 올라가거나 완만한 오르막길에서 추진력을 유지하려는지와 무관하게, 일어서야 하는 시점을 기억해야 한다. 에너지를 소모하면 대가가 따른다. 오래 서 있으면 그만큼 많은 에너지를 쓰게 된다. 그렇기에 이 테크닉을 알뜰하게 사용해야 하며, 최대한 빨리 안장에 다시 앉아야 한다.

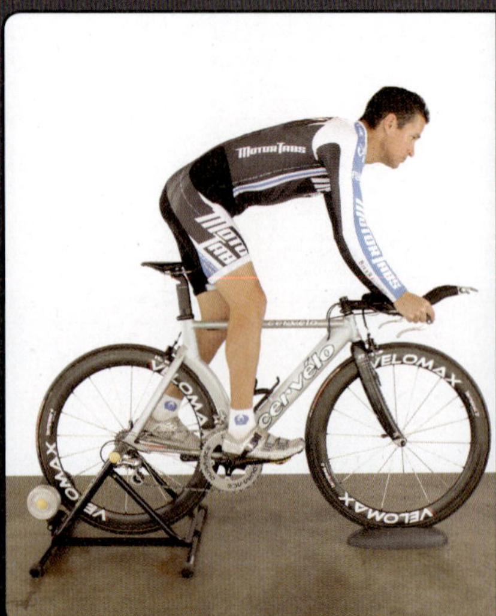

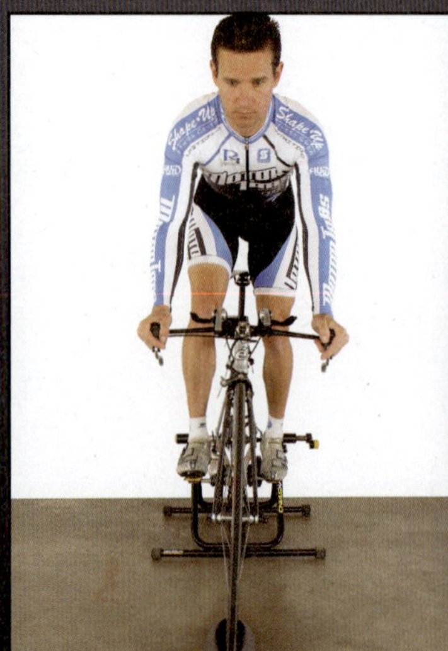

일어선 상태로 오르막길을 오르는 자세를 잡기 위해서 나는 손을 핸들 위에 올리고 안장에서 똑바로 일어섰다. 체중이 여전히 앞뒤 타이어 사이에 고르게 분배되어 있다는 것이 중요하다. 이 사진에서 보여주지는 않았지만 페달 스트로크의 타이밍을 지적하겠다. 앉은 상태에서 선 자세로 전환할 때는 사용하는 발이 12시를 지날 때 일어서야 한다(이 테크닉의 상세한 순서는 111페이지 참고).

타임트라이얼 관련 조언

- 기록을 재는 레이스에서는 당신보다 먼저 가는 사람들에 대해 걱정하지 마라. 그들을 따라가다 보면 집중력과 리듬을 잃을 것이다. 대신에 꾸준한 페이스를 유지하면서 가능한 가장 높은 기어에서 가장 높은 박자를 유지하라. 명심하라. 가장 빠른 시간을 달성하려면 당신의 레드라인 바로 아래까지 가야 한다.
- 타임트라이얼 레이스를 3등분하라. 첫 1/3은 다리와 폐의 균형을 잡는 데 사용한다(시작과 동시에 100%의 힘으로 뛰쳐 어가는 것은 실수다). 다음 1/3에서는 빠르면서도 관리 가능한 속도를 내고, 꾸준한 박자를 유지한다. 마지막 1/3에서는 가진 카드를 공개할 때다. 목표는 마지막 지점에서 전력질주를 하는 것이며, 결승선을 통과할 때 에너지가 모두 소진되어야 한다.
- 타임트라이얼 레이스를 앞둔 워밍업은 45분까지 소요될 수 있다. 출발선으로 이동하기 전에 타임트라이얼/스레시홀드(threshold) 훈련을 최소 3분 동안 한다. 일반적으로 땀에 젖은 채로 출발선에 가야 하지만, 첫 1/3 구간을 빠른 페이스로 달리기 위해서는 땀을 식혀야 한다.
- 열심히 달릴수록 더 고요해져야 한다. 동작과 호흡이 거칠어지기 시작하면 고요한 상태를 유지하는 데 집중하라. 과도한 몸동작을 없애고 자전거와 하나가 되어야 한다.
- 빠르게 출발하고 결승선에서는 더 빠르게 끝낸다. 경험이 많지 않은 타임트라이얼 선수들은 레이스가 지속되면서 점점 박자가 느려진다. 시간이 지나면서 박자를 유지하거나 더 빠르게 하라.
- 3가지 중요한 말을 적어서 핸들에 붙이고 집중하라('호흡', '탄탄한 몸', '박자').

진단용 테스트(미니 타임트라이얼)

만약 당신의 경험이 충분하지 않다면, 어떻게 할지에 대한 아이디어를 얻어야 한다. 도로자전거 선수들과 타임트라이얼 선수들의 경우에는 10km 코스를 선택해서 월 1회씩 달려본다. MTB/사이클로크로스 선수들은 언덕, 코너, 내리막길이 섞인 5마일 코스를 선택해서 달린다. 그때마다 시간을 재야 한다. 그러면 기본 데이터가 축적되고, 당신의 훈련 프로그램이 효과가 있는지 확인할 수 있다. 나는 크로스핏 워크아웃에서와 같은 코스와 시간으로 사이클로크로스 자전거를 탄다. 전월에 비해 시간 기록이 좋아지면 내가 하고 있는 훈련이 효과가 있는 것이다. 반면 전월보다 느려지면 뭔가 잘못된 것이다. 또한 훈련 일지를 작성하고 다음의 핵심 요소들을 기록하라. 안장 위에서의 시간, 지형(평지, 언덕, 꼬불꼬불한 길), 평균 와트/파워/스피드, 달린 거리, 달린 후의 느낌(강해짐, 피로 등), 외부 요인(추위, 바람 등), 주행 역학(혼자 주행, 그룹 주행, 레이스 등)

산악자전거

산악자전거를 타는 것은 다시 어린이가 되는 것과도 같다. 당신은 흙에서 놀고, 물건을 뛰어넘고, 물속에 들어가고, 자연 속에 있을 수 있다. 그것은 순수한 즐거움이다. 산악자전거는 도로자전거와 마찬가지로 다양한 종류의 지형에서 효율적으로 올라가거나 내려가거나 코너링을 할 수 있는 다재다능한 도구다. 진흙, 흙, 바위 또는 도로에서 달리거나 오르막길 혹은 내리막길을 달리거나, 코너링을 할 때, 산악자전거는 임무를 훌륭하게 달성할 수 있다. 도로자전거와 타임트라이얼자전거의 특징인 낮은 자세에 익숙하지 않은 자전거 동호인들의 경우에는 산악자전거가 더 편안한 직립 자세를 허용하기 때문에 핸들링 및 페달링 기술에 더 집중할 수 있다.

산악자전거는 사이클 선수를 위한 최고의 크로스 트레이닝 수단 중 하나다. 크로스핏 엔듀런스가 스포츠 특화 트레이닝으로 크로스핏을 보강해주는 것과 마찬가지로, 산악자전거는 도로자전거 또는 타임트라이얼 시합을 앞둔 훌륭한 크로스 트레이닝이다. 예를 들어 만약 당신이 트라이애슬론 선수라면 산악자전거를 통해 익숙하지 않은 근육을 사용할 것이고 자전거 핸들링 기술 향상에도 도움이 된다. 당신이 도로자전거를 달린다면, 오프시즌에 산악자전거를 사용해서 효율적인 페달 스트로크를 유지하면서도 약간 빠른 박자로 오르막길을 오르는 훈련을 할 수 있다. 간단히 말해서, 산악자전거 코스의 특징인 가파른 경사, 날카로운 코너링 및 내리막길로 인해 당신은 계속 변화하는 지형에 따라 체중을 이동하고 몸을 조절하게 될 것이다. 이 기술은 도로자전거와 타임트라이얼자전거에도 필요한 기술이다.

사이클 대회에 출전한다면, 일반적으로는 산악자전거가 흙길 및 싱글 트랙 트레일에서 열리는 XTERRA 코스에서 사용되는 것을 볼 것이다. 그런 대회와 관련해서 당신은 하드 테일 또는 더블 서스펜션 프레임 중 어느 것을 사용할지를 결정해야 한다. 우선적으로는 개인적 취향이 중요하겠지만, 두툼한 궤적, 구멍, 지반 침하 구간 등이 많은 내리막길 코스에서는 더블 서스펜션 자전거를 권한다. 다소 편평하고 개방된 소방도로를 달리는 경우에는 풀 서스펜션이 필요하지 않을 수도 있다. 하드 테일 자전거는 직선적인 평평한 비포장도로 뿐 아니라 공격적인 싱글 트랙 트레일에서도 사용할 수 있으므로 경제적이며, 다양한 기능을 제공한다. 타임트라이얼에서 도로자전거를 선택할 때와 마찬가지로, 일부는 전략이며 일부는 개인적 선호가 개입될 것이다.

올바른 산악자전거 자세

실제로 산악자전거를 탄다면, 지형 변화에 적응하기 위해서 자세를 자주 바꿀 것이다. 하지만 그 자세에서의 전환을 위해서는 스스로를 자전거에 어떻게 위치시켜야 하는지를 먼저 알아야 한다. 기하학의 차이 때문에 산악자전거의 기본 설정은 도로자전거 또는 타임트라이얼의 그것과는 매우 다르다.

산악자전거의 탑 튜브는 더 짧으며, 앞바퀴와 뒷바퀴가 더 가까이 있다. 이는 등 위쪽이 더 많이 구부러지도록 만든다. 도로자전거와 타임트라이얼자전거에서는 몸이 탑 튜브에 가깝게 위치해야 바람의 저항을 줄여서 단단한 도로 표면에서의 스피드 및 파워를 극대화시킬 수 있다. 반면 산악자전거는 꼿꼿한 자세가 필요한데, 그래야 장애물과 급격한 코너링을 할 때 체중을 신속하게 이동시킬 수 있다.

자전거 맞춤을 제대로 하는 것 외에도, 산악자전거 위에서 올바른 위치를 잡기 위해서는 힘들지 않게 체중을 이동시키고 기어를 변속하고 브레이크를 잡을 수 있는 자세가 필요하다. 그래야 자전거를 제어하고 장애물에 신속하게 대응할 수 있다. 이를 위해서는 몸의 무게중심을 앞바퀴와 뒷바퀴 사이에 두고 팔꿈치를 약간 굽히고서 손을 그립의 중앙에 둬야 한다. 전자는 눈 깜짝할 사이에 체중을 어느 방향으로라도 이동할 수 있게 해주며, 후자는 브레이크와 기어를 쉽게 사용할 수 있게 한다.

지형 변화에 따라 기어를 변속하겠지만, 어깨, 엉덩이, 무릎은 일직선을 유지해야 한다. 앞을 보고 있는 사진을 보면 어깨와 엉덩이와 무릎이 직사각형 내에 있는 것을 확인할 수 있다. 일반적으로 자전거를 움직이고 몸이 끊임없이 변화하는 상황에 적응할 때, 팔과 다리를 약간 구부린 상태에서 이 직사각형의 무결성을 유지해야 한다.

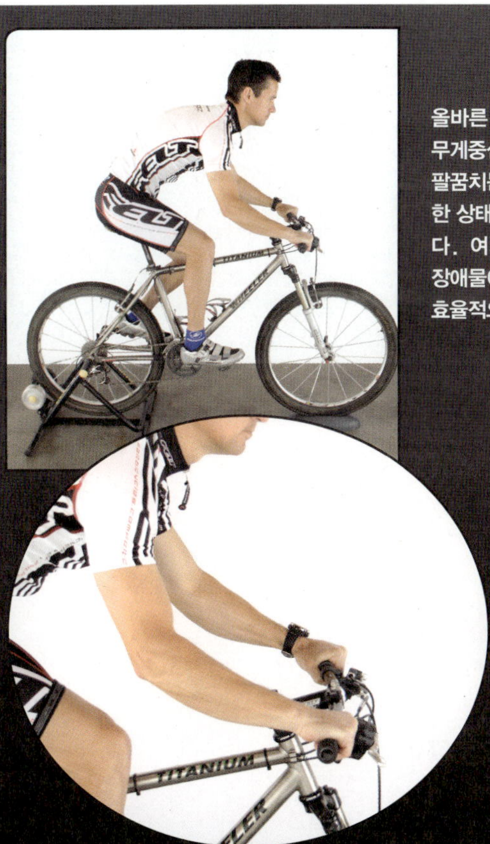

올바른 산악자전거 자세를 취하고 있다. 무게중심은 앞바퀴와 뒷바퀴 사이에 있고, 팔꿈치는 약간 구부러졌으며 어깨는 편안한 상태이고 머리는 중립 자세를 취하고 있다. 여기서부터 나는 자전거를 제어하고 장애물에 신속하게 반응하기 위해 체중을 효율적으로 이동할 수 있다.

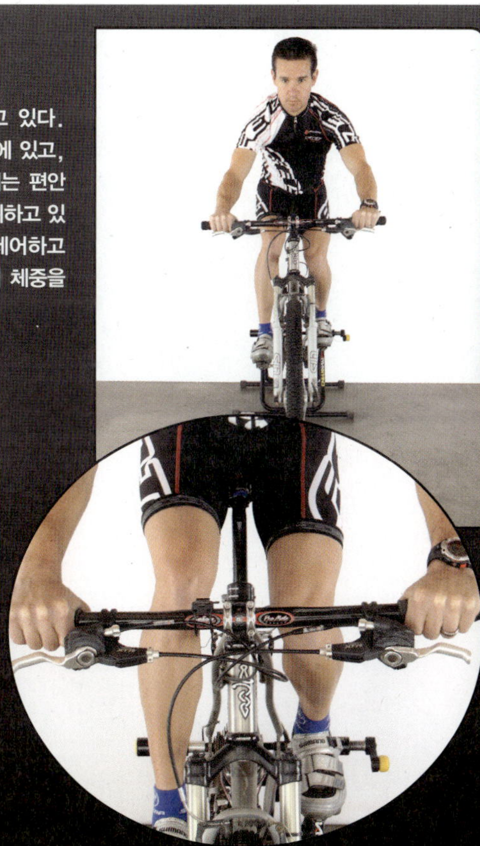

일반적인 실수: 엄지손가락이 위에 위치

바위, 뿌리 또는 기타 장애물과 충돌할 경우 핸들 위로 몸이 날아가는 불상사를 막기 위해서는 항상 엄지손가락이 핸들을 감싸고 있어야 하며, 손바닥 중심으로 그립을 잡아야 한다.

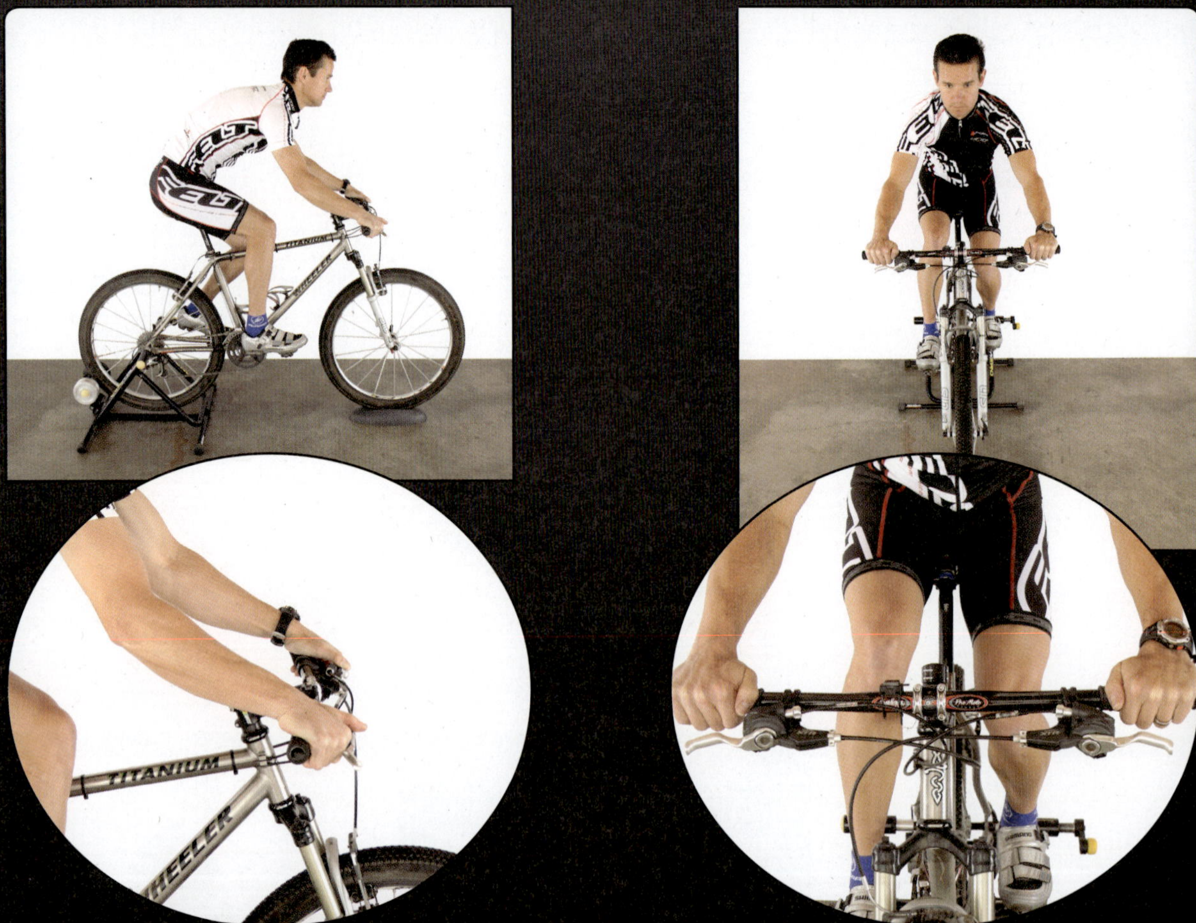

엄지손가락이 핸들 위 방향을 향하게 하는 실수를 범했다.
이때 장애물을 만나면 핸들을 잡은 그립을 놓치면서 충돌한다.

일반적인 실수: 너무 넓은 그립

산악자전거의 그립은 단순한데, 여러 가지 그립이 있는 도로자전거와는 달리 산악자전거에서의 그립은 변하지 않기 때문이다. 손은 항상 그립의 중앙에 있어야 한다. 그래야 브레이크와 기어를 잘 사용할 수 있다. 그립이 너무 넓거나 좁으면 즉시 기어를 변속하거나 브레이크를 잡기가 어려워진다. 이는 사고의 위험을 크게 증가시킨다.

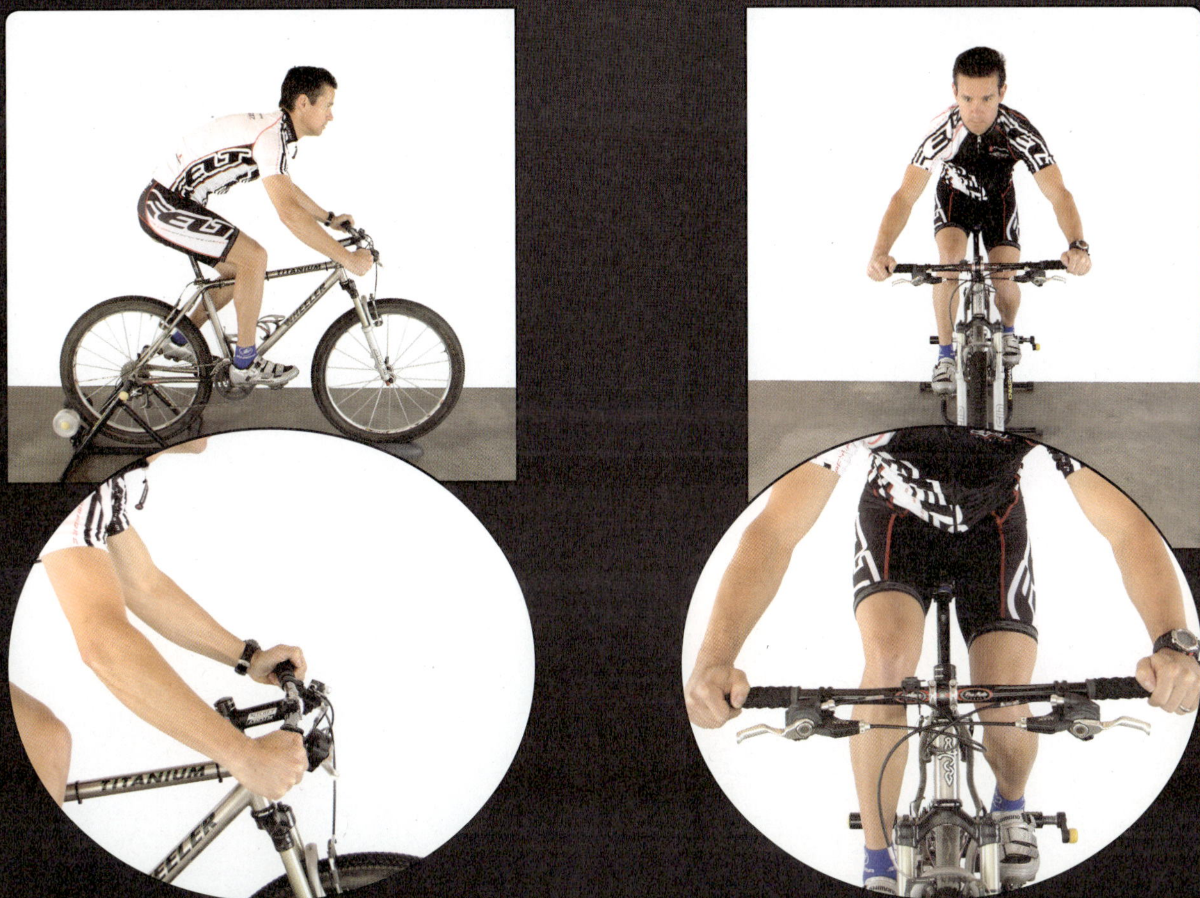

엄지손가락을 핸들 위로 감으면서 그립을 넓게 잡는 실수를 범했다. 앞선 실수에서와 마찬가지로, 장애물과 충돌하면 끔찍한 사고를 당하게 된다.

일반적인 실수: 곧게 편 팔

팔은 충격을 흡수하는 역할을 한다. 팔꿈치를 굽히지 않고 팔을 곧게 펴면 도로의 장애물에 대응할 능력도 떨어질 뿐 아니라 관절에 추가 스트레스를 가해서 관절이 손상되고 부상의 위험도 크다. 반응 시간을 줄이기 위해서는 항상 팔꿈치를 약간 굽힌 상태여야 한다. 그래야 보이지 않는 장애물에 의한 충격을 흡수할 수 있다.

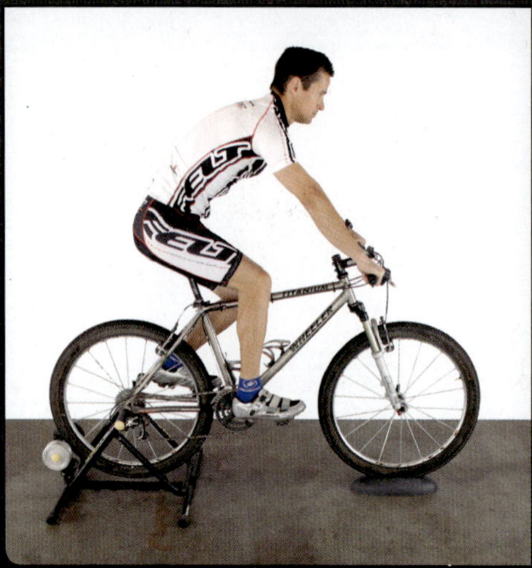

체중의 압력을 완화시키기 위해 팔을 곧게 뻗었다. 장애물에 의한 충격을 흡수할 수 없으며, 자전거 제어력을 잃고 부상 위험이 증가한다.

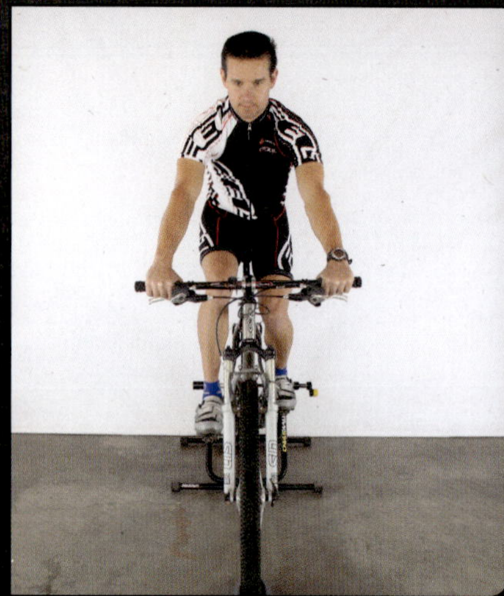

일반적인 실수: 둥글게 굽은 등

산악자전거에서는 등 위쪽을 굽혀야 하는 게 사실이다. 하지만 그 자세를 너무 과장할 필요는 없다. 많은 이들이 피로가 밀려오면 머리를 숙이고 등을 굽히고 팔을 곧게 펴는 실수를 한다. 산악자전거는 지치고 반응 속도가 느려진 낮 시간에 대부분의 부상이 발생한다는 점에서 스키와 유사하다. 당신의 메커니즘이 무너지기 시작하면, 휴식을 취하거나 속도를 줄여서 사고를 막아야 한다.

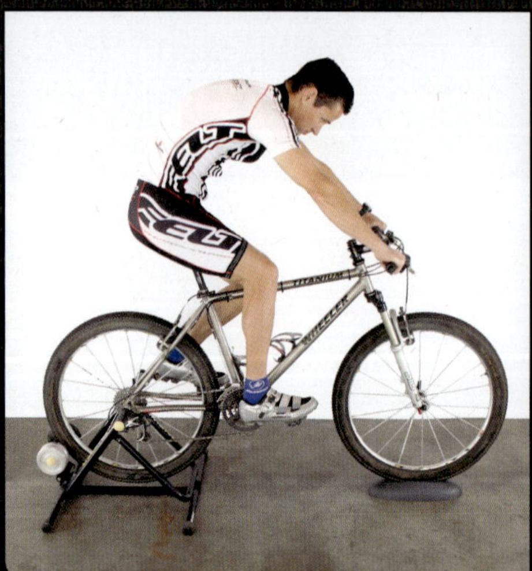

피로 때문에 중심선 안정화를 유지하지 못하고 올바른 자세를 취할 수 없어서 등이 앞으로 구부러지고 어깨가 올라가고 팔은 곧게 펴게 된다.

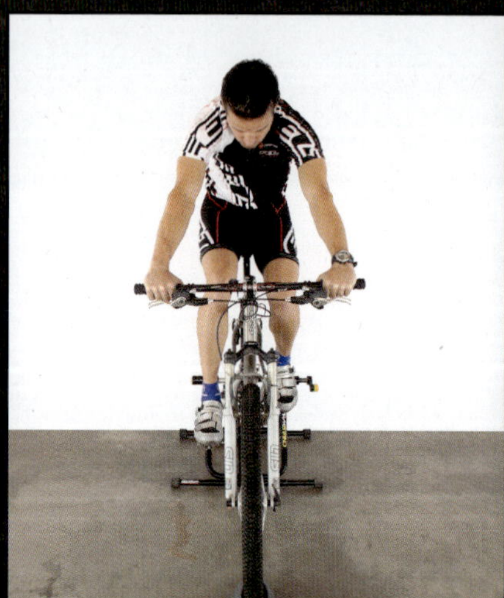

페달 스트로크

자전거 맞춤을 제대로 했다는 가정 하에, 산악자전거의 페달 메커니즘은 도로자전거와 다르지 않다. 하지만 박자는 다르다. 이를테면 만약 언덕을 오르는 경우에는 도로자전거에 비해 산악자전거의 박자가 더 빠르다. 도로자전거로 전환하는 산악자전거 선수들은 적응이 매우 빠른데, 이유는 더 빠른 박자로 페달을 밟을 뿐 아니라 페달에 더 많은 파워를 쏟기 때문이다.

지형도 중요한 역할을 한다. 계속 변하는 환경을 달리다보면 스피드와 추진력을 유지하기 위해 계속 적합한 기어로 변속할 수 있어야 한다. 올바른 기어로 변속하지 않으면 추진력이 끊어지고 변속할 때마다 스피드를 위해 계속 가속해야 할 것이다. 이는 많은 산악자전거 선수들이 범하는 실수이며, 대회에서 자세 또는 메커니즘 결함보다도 더 불리하게 작용한다. 올바른 페달 메커니즘에 대해서는 이 챕터의 도로자전거 세션을 참고하라.

앉아서 오르기: 적당한 오르막길의 경우

완만하거나 적당한 경사의 오르막길을 오르는 경우에는 안장에서 뒤쪽으로 약간 밀려서 앉고 다리의 힘과 기어를 이용해서 가속을 해야 한다. 도로자전거의 경우와 마찬가지다. 아래 사진들을 보면 내가 엉덩이를 뒤로 밀면서 몸을 낮추는 것이 확인될 것이다. 이는 핸들에 추가 압력을 가해서 앞바퀴가 흙길에 잘 박히도록 해준다. 바로 이것이 산악자전거의 제어력을 유지하는 데 있어서 핵심이다. 몸을 세우고 앉아서 안장에서 엉덩이를 뒤로 밀면 앞바퀴는 지면과의 견인력을 잃고 자전거의 제어력도 상실하게 된다.

1

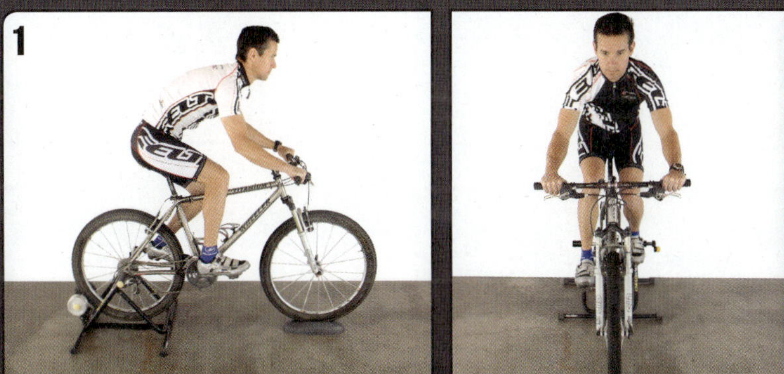

1. 올바른 산악자전거 자세를 취하고 있다.

2

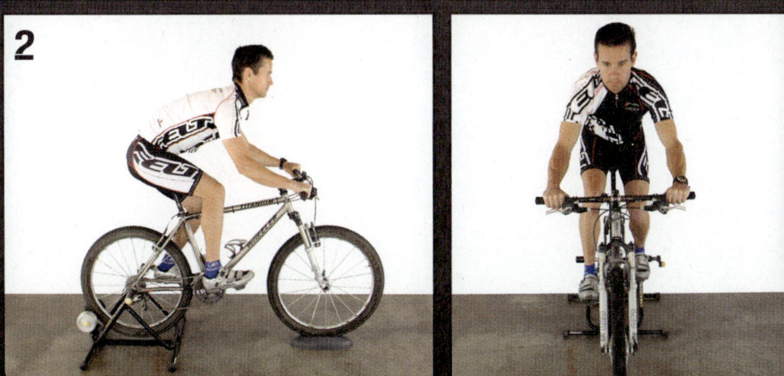

2. 안장에 앉아 오르막길에 오르는 자세를 제대로 취하기 위해서, 안장에서 몸을 약간 뒤로 밀고 몸통을 낮춘다. 팔꿈치가 여전히 구부러져 있으며 자세가 그대로인 것을 확인하라.

앉아서 오르기: 가파른 오르막길의 경우

가파른 오르막길을 오르는 경우에는 견인력을 유지하고 자전거를 제어하기 위해 앞바퀴가 흙길에 박혀 있어야 한다. 이를 위해 안장에서 앞으로 밀려 앉아야 하며 몸의 무게중심을 낮춰야 한다. 많은 이들이 산악자전거를 타다가 가파른 오르막길에서 실패하는데, 힘이 부족해서가 아니라 자전거에 무게를 제대로 싣는 방법을 모르기 때문이다. 산악자전거로 오르막길을 오를 때는 항상 두 타이어가 모두 흙에 박혀 있어야 한다는 사실을 명심하라. 도로자전거를 타고 오르막길을 오르는 경우와 달리, 가파른 언덕을 오를 때는 안장에서 일어서서는 안 되며 뒷바퀴의 견인력을 포기하지 말아야 한다. 체중을 앞바퀴와 뒷바퀴에 적어도 8:2로 분배해야 한다. 산을 올라갈 때 타이어 중 하나라도 땅을 잡아주지 못하면 균형을 잃고 낙마를 막기 위해서 한쪽 발을 땅에 대야 할 것이다. 이 동작은 부상의 위험도 있을 뿐 아니라 추진력을 모두 없애버린다. 중력과 경사가 당신에게 불리하게 작용하는 상황에서 올바른 오르막길 자세를 취하고 발을 페달에 둔 채로 산을 가속해서 올라가는 일은 꽤 힘든 도전이다.

1

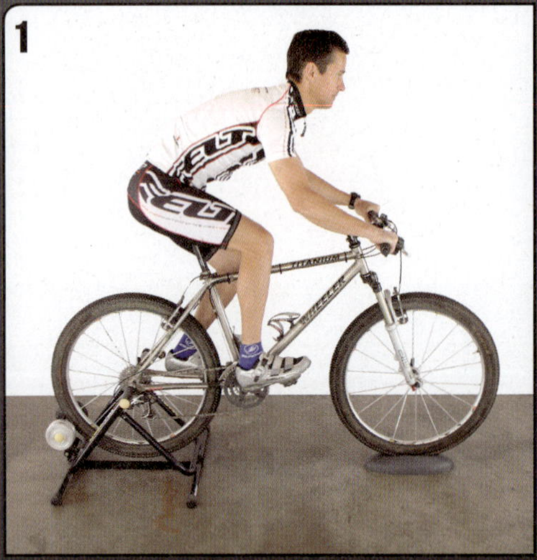

올바른 산악자전거 자세를 취했다.

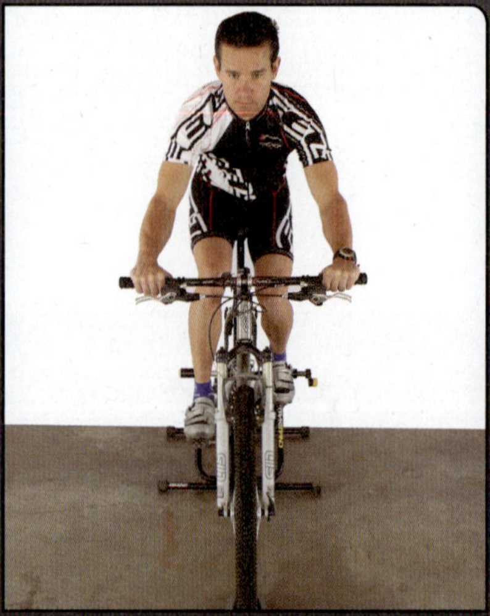

2

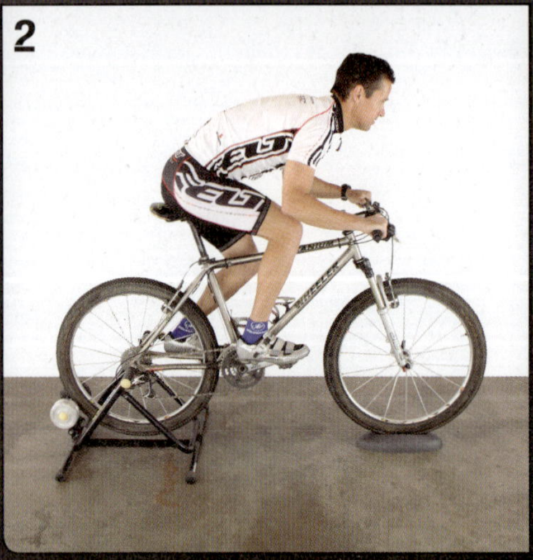

가파른 오르막길을 앉아서 올라가는 자세를 위해, 안장에서 몸을 앞으로 밀었으며 핸들에 추가 압력을 가하기 위해 무게중심을 낮췄다. 이 위치 이동으로 중력 상쇄가 가능할 뿐 아니라 양쪽 타이어가 모두 흙에 박혀 있도록 한다.

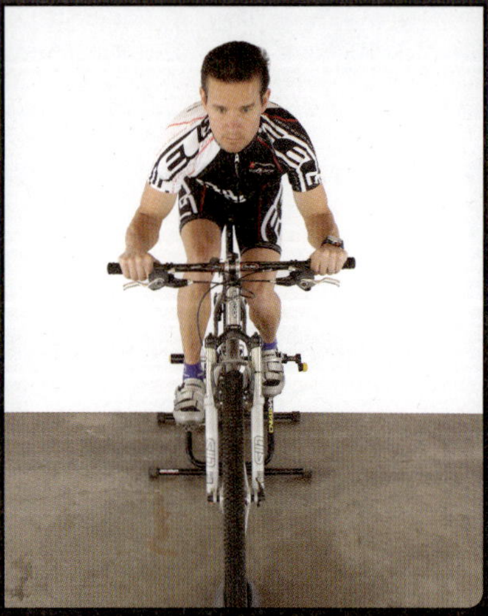

일반적인 실수: 안장에서 일어서서 오르막길 올라가기

경험이 부족한 산악자전거 동호인들은 안장에서 일어선 상태로 핸들 위에 기대서 언덕을 올라가는 경우가 많다. 페달 스트로크가 짧아져서 불규칙하고 비효율적인 페달링이 될 뿐 아니라 뒷바퀴가 땅과의 견인력을 잃어서 길에서 이탈할 수 있다.

자전거 앞부분을 제어하는 능력에도 변화가 생긴다. 대부분의 체중이 핸들 위로 전해지기 때문에 앞부분의 충격이 수축되고 주춤하게 된다. 이는 오르막길을 오르는 데 부정적으로 작용한다. 뒷바퀴에 무게가 가해지지 않기 때문에 지면을 잡을 수가 없으며, 장애물을 효율적으로 볼 수도 없는 상황이다. 따라서 추진력을 잃고서 사고를 피하기 위해 자전거에서 내려오게 된다.

명심하라. 산악자전거를 서서 타는 것은 효율적이지 않다. 산악자전거가 도로자전거나 타임트라이얼 자전거에 비해 낮은 기어를 사용하는 데에는 이유가 있다. 자세를 포기하지 않고도 기어의 힘을 이용해서 가파른 언덕을 올라갈 수 있는 것이다.

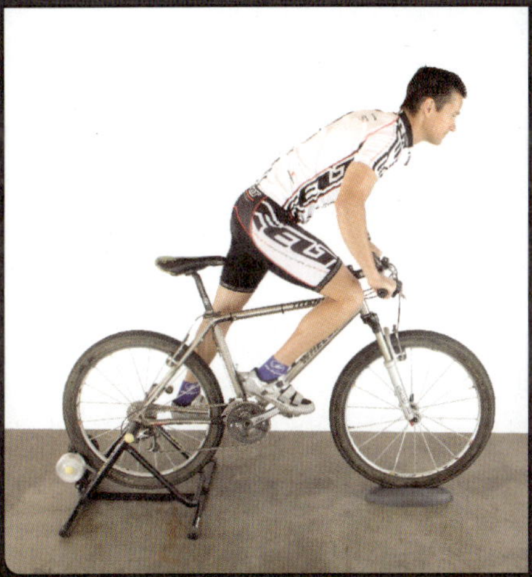
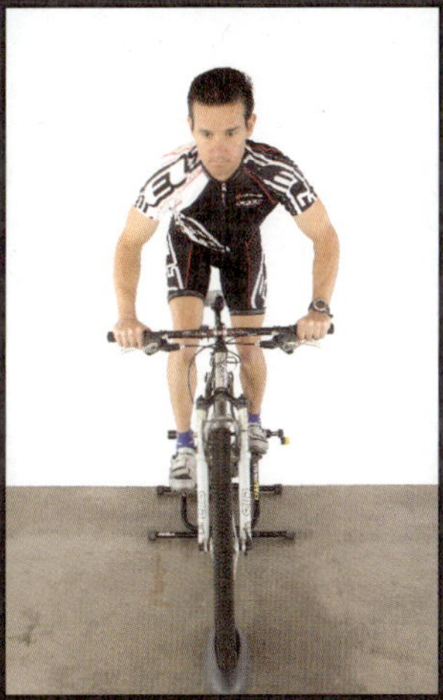

체중이 핸들 위로 간다. 체중의 대부분이 앞바퀴에 가해지는 상황에서 뒷바퀴는 지면과의 견인력을 잃고, 자전거를 조종할 수 없게 된다.

일반적인 실수: 가파른 언덕을 안장에 앉아서 올라가기

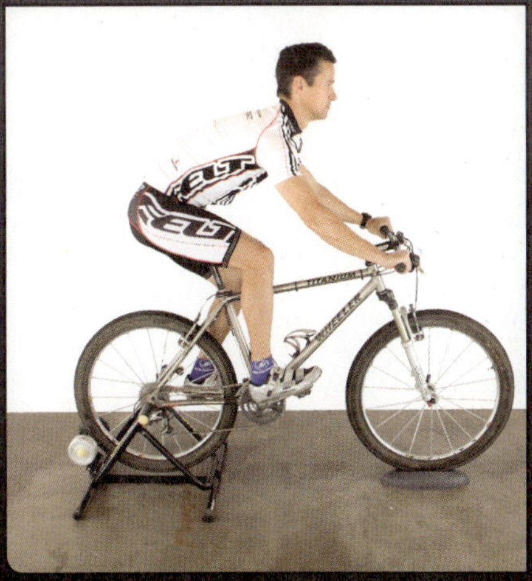
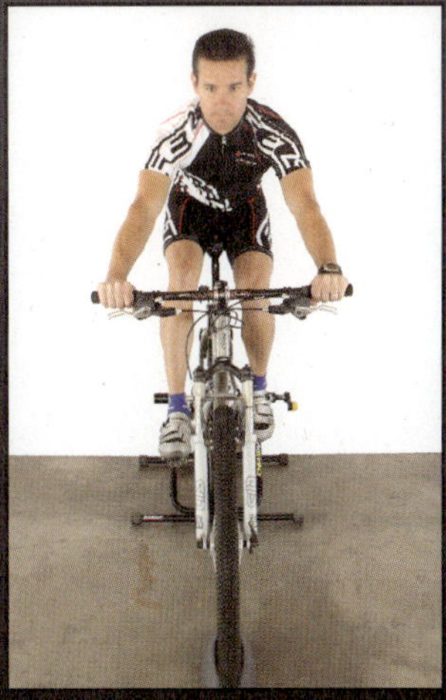

적당한 경사의 오르막길을 오를 때는 안장에 앉아서 가는 것이 효율적이지만, 가파른 언덕을 올라가는 경우에는 메커니즘이 변한다. 언덕을 오르면서 체중을 뒤에 두면 앞바퀴는 곳곳에서 흔들리기 시작할 것이고, 당신은 자전거의 통제권을 잃을 것이다. 명심하라. 언덕이 가파를수록 안장에서 몸을 더 앞쪽으로 이동해야 하며 상체도 낮아져야 한다. 핸들에도 더 많은 압력을 가해야 한다.

올바른 내리막길 자세

산악자전거를 타고 내리막길을 내려가는 경우에는 몇 가지를 명심해야 한다. 첫째는 무게 배분과 다리의 위치다. 셰일이나 모래, 바위 또는 자갈이 많은 지형을 따라 장애물들을 피해서 주행하려면 안장에서 몸을 뒤로 밀어 앞바퀴 부분에 무게를 가하지 말아야 한다. 그리고 허벅지로는 안장 앞부분을 꽉 잡아야 한다. 전자는 빠른 반응을 가능하게 하고 지면에서 튀어나온 물체들을 피할 수 있게 해준다. 후자는 자전거의 후방부를 조종하고 제어할 수 있게 한다. 몸을 너무 앞으로 기울여서 앞바퀴에 무게를 과도하게 보내거나 무릎을 펴면, 장애물에 대응하기가 어렵고 스피드가 떨어지며 사고 위험이 증가한다.

추진력을 유지하는 것은 내리막길 주행에서 또 하나의 중요한 요소다. 효율적인 내리막길 주행을 위해서는 불규칙한 지형을 무리 없이 내려갈 수 있는 편안한 스피드를 찾아야 한다. 내려가는 속도는 스키를 타고 산을 내려가는 것과도 같다. 내려가는 길에 나오는 장애물을 피하면서 빠르고 유연하게 방향을 바꿔야 한다. 이는 어느 정도 빠른 속도로 달려야 가능하다. 너무 느리게 내려간다면 장애물에 의해 리듬과 템포가 방해를 받고, 자전거를 다루는 데 에너지를 더 소모해야 할 것이며 사고의 가능성도 높아진다.

어떤 브레이크를 사용하고 어떻게 사용할 것인지를 아는 것은 내리막길에서의 또 다른 핵심적 요소다. 경험이 부족한 사람들은 앞바퀴 브레이크를 쓰거나 뒷바퀴 브레이크를 오래 밟는다. 둘 다 자전거에 대한 제어력을 떨어뜨리고 사고의 위험이 있다. 핵심은 핸들을 왼손으로 잡아서 앞바퀴 브레이크의 초기화를 막고 오른손(또는 검지나 중지)으로 뒷바퀴 브레이크를 감싸는 것이다. 내리막길을 내려오면서 감속과 장애물 회피를 위해 브레이크 핸들을 가볍게 누르거나 건드리면 된다.

언덕 아래로 빠르게 내려갈 때 염두에 두어야 할 마지막 요소는 시각이다. 내리막길에는 바위, 날카로운 커브 및 낭떠러지가 가득하다. 충돌을 피하고 속도를 늦추지 않으려면 속도를 떨어뜨리지 않으면서도 장애물을 볼 수 있는 경로를 알고 있어야 한다. 앞에 있는 오솔길에 시선을 집중시키면 이것이 가능하다. 바로 앞에 있는 것만을 보는 실수를 한다면, 상황을 평가하고 그에 대응하기 전에 장애물을 만날 것이다. 예를 들어 만약 당신이 날카로운 표면을 미끄러져 내려가면서 급격한 코너로 들어가고 있는데 자전거 앞바퀴만 보고 있다면, 급격한 코너에 돌입했을 때는 이미 늦을 것이다. 두뇌가 상황을 소화하고 계획을 세우기에 충분한 시간을 가지지 못하기 때문이다. 하지만 당신이 정면을 내다보면서 무엇이 닥쳐올지에 대한 정보를 뇌에 전달한다면 미끄러운 표면을 내려가면서도 장애물에 대응할 수 있다. 동시에 스피드와 안전을 손상시키지 않으면서 코너에 어떻게 진입하고 빠져나올지 전략을 세울 수 있다.

1

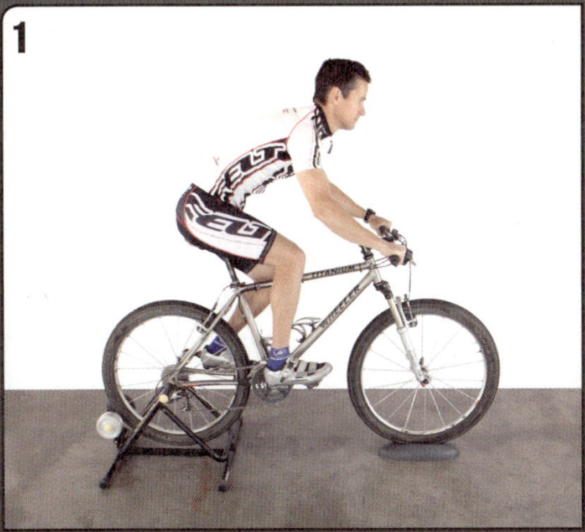

1. 올바른 산악자전거 자세를 취하고 있다.

2

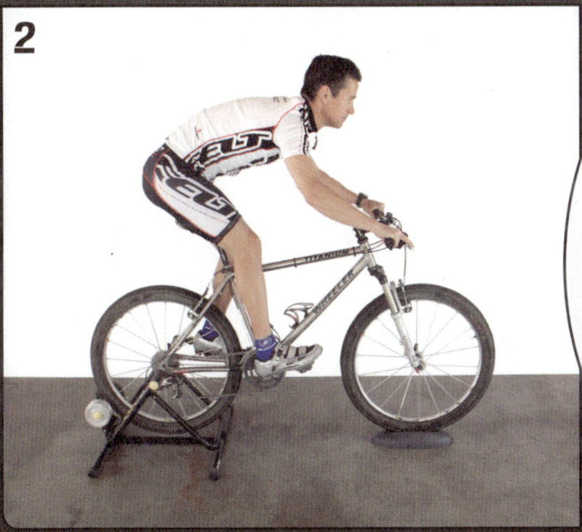

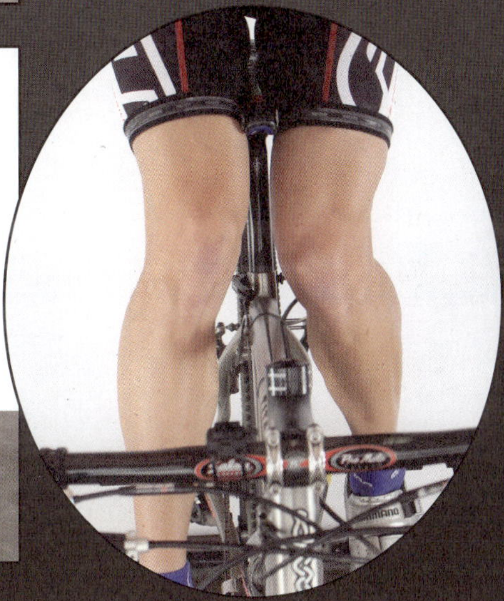

2. 올바른 내리막길 주행 자세를 취하기 위해 안장에서 약간 몸을 일으키고 엉덩이를 뒤로 빼고 허벅지로는 안장의 앞부분을 조인다. 등은 계속 곧은 상태이며 눈은 정면을 응시하고 있기에, 자세의 무결성이 유지되고 있다. 이 자세에서부터 나는 정면을 보면서 길에 등장하는 장애물에 따라 체중을 이동시킬 수 있다.

코너링

산악자전거를 타고 코너링을 하는 경우에는 도로자전거에서 하는 정도로 몸을 기울여야 한다. 하지만 동작을 너무 과장하지 않도록 주의하라. 특히 흙길을 달리는 경우에는 더욱 그렇다. 몸을 너무 기울이면 도로자전거에 비해 넘어질 위험이 더 높다. 도로자전거를 타고 코너링을 하는 경우와 산악자전거를 타고 코너링을 하는 경우에는 또 다른 유사점이 있는데, 안쪽 페달을 12시 방향에 두고 출구에서 빠져나가는 방향을 주시하고 코너에서 브레이크를 잡지 않는 것이 여기 해당된다.

산악자전거는 대부분의 코너링을 내리막길에서 하는데, 내리막길에서는 역학이 바뀐다. 몸을 기울이는 정도는 경사와 코너링의 각도에 따라 다르다. 돌이나 뿌리 등 장애물이 많은 특수한 코너에 접근한다면 안장에서 일어서야 한다. 그래야 자전거 위에서 장애물을 보면서 피해갈 수 있다.

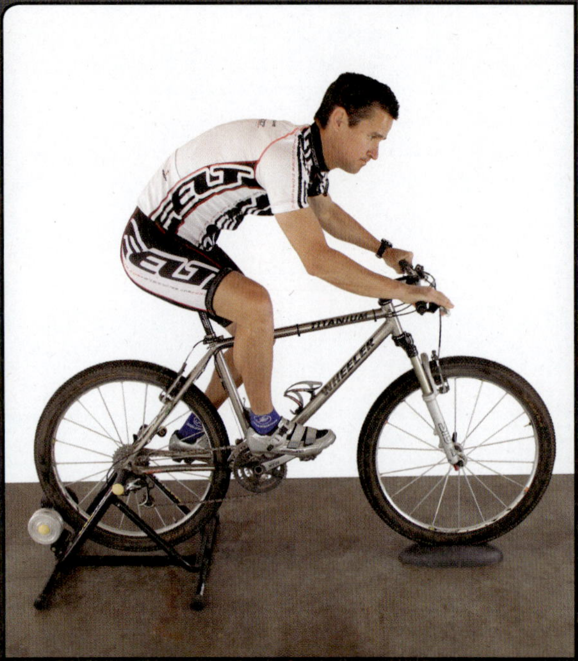

정지 상태의 산악자전거에서는 올바른 코너링 테크닉을 보여주기가 어렵지만, 페달이 지면과 장애물을 건드리지 않도록 하기 위해 오른쪽 다리를 12시 방향에 둔 것을 확인할 수 있다. 나는 약간 낮은 자세를 취하고 있으며, 눈과 무릎은 코너의 출구를 향하고 있다. 안장에서 약간 뒤로 밀려나면서 뒷바퀴에 너무 많은 체중을 싣지 않는 것이 중요하다. 만약 그렇게 한다면 자전거에서 떨어질 것이다.

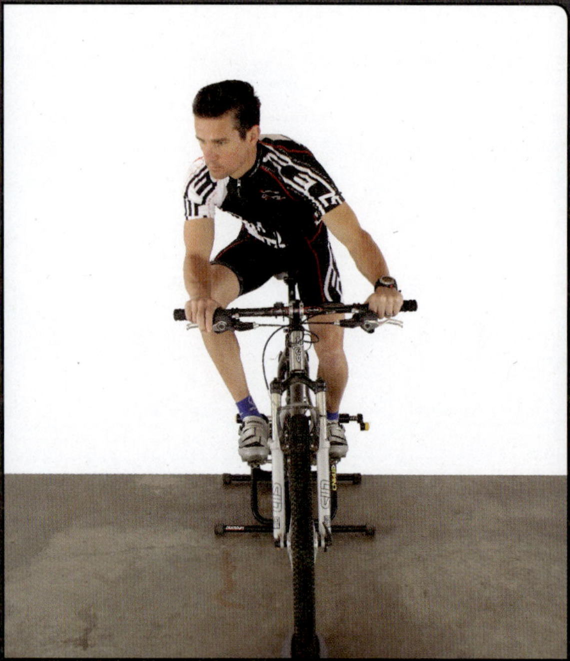

더 기술적인 코너링의 경우에는 안장에서 일어서 엉덩이를 좌우로 움직이면서 자전거가 장애물을 피하는 것을 돕고 코너에서 조종을 할 수 있다. 보시다시피 여기서도 동일한 규칙이 적용된다. 오른발은 여전히 12시에 있으며 무릎과 눈은 출구를 향하고 있다.

장애물 극복하기

일반적으로는 에너지를 절약하고 속도와 추진력을 유지할 수 있기 때문에 장애물을 피해가기 보다는 그 위로 지나가는 것이 좋다(장애물의 크기가 작고 당신의 능력 범위 이내일 경우). 장애물에 접근하면 페달 스트로크를 약 2시 방향에서 멈추고 페달을 밟은 상태에서 약간 일어선 후에 장애물과 접촉하려는 것처럼 앞바퀴를 당긴다. 앞바퀴가 장애물을 지나가면 체중을 앞으로 이동시키고 햄스트링의 힘으로 뒷바퀴를 당긴다. 이상적으로는 뒷바퀴가 장애물을 지나가거나 훑어서 속도가 떨어지지 않도록 해야 한다.

기술적인 수영

– 크리스 미첼모어(Chris Michelmore)

"나는 전투병과 소속 해병대 장교다.
브라이언 맥켄지가 내린 개념과 원칙이 당신을
더 나은 운동선수로 만들어줄 뿐 아니라
어떤 힘든 상황에서도 임무를 해낼 수 있는
능력을 향상시킬 것임을 확신한다."

P.J Newton 대위
USMC

우리가 하나의 종으로서 달리기 위해 설계되었다고 설득력 있게 주장할 수는 있지만, 수영의 경우는 얘기가 다르다. 물에 들어가는 순간, 사람은 지속적인 저항이 존재하는 환경을 마주한다. 수면 위에서 머리를 지탱하는 것만으로도 엄청난 양의 에너지를 소비한다. 거기서 앞으로 몸을 움직이려면 더 많은 에너지가 필요하다.

모든 스트로크와 발차기에도 불구하고 물은 당신을 영구적으로 느리게 만들며 모든 동작이 부자연스러워진다. 익사를 피하려면 코어부터 사지까지 신체의 주요 부분을 일제히 움직여야 한다. 동시에 수영 스트로크의 리듬에 맞춰서 숨도 쉬어야 한다.

경험이 부족한 사람의 경우에는 목숨을 위한 싸움이 될 수 있다. 하지만 훈련받고 컨디션 조절을 마친 수영 선수는 이 적대적인 환경에서 엄청난 거리를 갈 수 있다. 그럼에도 불구하고 수영은 대부분의 사람들이 자연스럽게 습득할 수 있는 것이 아니기 때문에 지구력 스포츠에서 가장 기술적인 부분이라 할 수 있다.

수영은 엄청난 기술 종목이다. 트라이애슬론 등 지구력 종목에 참가하거나 크로스핏 게임에서 수영 구간을 극복하든지 여부와 무관하게, 열대지방에서 휴가를 보내면서 산호초와 푸른 바다를 탐험하기 위해서는 뛰어난 수영 능력을 길러야 한다. 만약 당신이 운동선수라면, 같은 출발선에서 시작한 모든 이들과 당신의 경쟁자들 중 상당수가 기술로써의 수영을 홀대한다는 점에 주목하라. 그들은 자전거 또는 달리기 구간에서 수영 실력 부족을 만회할 수 있다고 생각한다(또는 크로스핏의 다른 WOD 시간). 그런 생각은 버려야 한다. 만약 당신이 트라이애슬론 또는 다른 대회에 출전한다면, 수영을 기회 삼아 남들보다 더 앞설 수 있다고 생각하자.

생존을 위해 수영을 배우는 것은 당신이 이 본질적인 기술을 배워보지 못한 경우에만 해당된다. 이 카테고리에 해당되는 사람들은 천천히 학습을 하고 기초 훈련을 진행함으로써 익사의 두려움을 떨칠 필요가 있다. 달리 말하자면, 그들은 기본 메커니즘을 배우는 데 시간을 할애해야 한다. 그러나 수영하는 법을 모르는 누군가를 납득시키는 것은 문제가 아니다. 문제는 이미 기본적인 지식이나 기술을 습득한 수영 동호인이 가능한 효율적으로 수영할 수 있도록 가르치는 것이다. 이유는 다음과 같다.

익사가 우발적인 사망의 주요 원인 중 하나로 자리 잡은 상황에서, 대다수의 부모들은 아이들이 클수록 열심히 수영 강습에 등록시킨다. 그러나 기초가 익숙해지면(즉, 자신감을 가지고 머리를 물속에 넣고 힘들지 않게 표면에 뜰 수 있으며, 기본 수영 스트로크를 사용해서 앞으로 나아갈 수 있는 경우) 보다 효율적인 테크닉을 발전시키는 일이 간과되거나 무시되는 경우가 많다. 예를 들어 트라이애슬론에 참가하고자 하는 일부(전부는 아님) 지구력 종목 훈련자들은 먼저 10회의 랩을 수영으로 시작할 것이다. 그리고 20회, 30회로 늘리면서 목표에 도달할 때까지 계속할 것이다. 이 방식이 해당 훈련자의 실력을 키우는 건 확실하지만, 지구력 향상보다 훨씬 더 중요한 효율적인 수영 방법 개선에는 큰 도움이 되지 않는다.

수영은 다른 어떤 활동에 비해서도 훨씬 에너지 소모가 많은데, 이는 물의 저항 때문이다. 그렇기에 수영에서 테크닉은 대단히 중요하다. 이 경우 물은 당신에게 최악의 적이다. 달리기(또는 자전거)의 경우는 상황이 다른데, 물의 방해를 극복할 필요가 없고 몸이 앞으로 나아가기 위해서 추가 에너지를 소모하지 않아도 되기 때문이다. 단단한 지면 위를 달리며, 공기를 제외하고는 당신을 막을 것이 없다. 하지만 물은 공기보다 밀도가 800~1000배 높으며 모든 동작을 힘겹게 만든다. 설상가상으로 당신은 앞으로 가기 위해서 뭔가를 잡을 수도 없다. 쉽게 움직일 수 있는 유일한 방법은 몸의 자세에 초점을 맞추고 각 스트로크마다 견인력을 줄이는 것이다. 즉 물을 바꿀 수는 없지만 움직이는 방법은 변경할 수 있다.

이 챕터에서는 수영을 훨씬 쉽게 만들 방법을 소개하겠다. 이 책의 다른 챕터와 마찬가지로, 나는 뭔가를 재발명하려는 것도 아니며 새로운 테크닉을 가진 특수한 동작을 발표하려는 생각도 없다. 대신에 나를 포함해서 브라이언 네베타(Brian Nebeta)와 세이지 홉킨스(Sage Hopkins)로 구성된 수영 코치들의 CFE팀이 수영 배우기를 간단하고 즐겁게 만드는 훈련 및 단계를 개발했다. 목표는 능력이나 배경에 관계없이 지구력 운동의 가장 기술적인 구성 요소를 마스터할 수 있도록 중요한 개념을 도입하고 순차적으로 훈련을 실시하여 학습 곡선을 향상시키는 것이다. 중심선 안정화 및 중립 척추 정렬을 기반으로 일련의 정의된 위치로 움직임을 분류하는 주제에 따라서, 이 챕터에서는 자유형(front crawl)이라고 알려진 수영법 훈련에 중점을 두겠다. 이를 통해서 당신은 적은 노력으로 더 빠르게 수영하는 방법을 알게 될 것이다.

자유형

자유형은 2가지 장축(long-axis) 수영 중 하나다(다른 하나는 배영). 자유형은 가장 적은 에너지를 소모해서 인간이 가능한 가장 긴 거리를 갈 수 있게 해준다. 유선형 자세로 몸을 길게 늘리면 균형과 부력이 분산되어 물 표면에 머무를 수 있으며 물의 견인력이 줄어든다. 또한 다리를 계속 차면서 팔을 교대로 움직이면 잠시도 멈추지 않고 앞으로 갈 수 있다. 이러한 이유로 자유형은 평영이나 접영 등 다른 영법에 비해 훨씬 효율적이다.

이 개념을 설명하기 위해 간단한 예를 들어보겠다. 숙련된 노잡이 팀을 데리고 물에 떠 있는 스컬 보트를 상상해 보라. 보트가 잔잔한 물 위에 떠 있으며 노잡이들이 모두 리듬에 맞춰서 노를 젓고 있다면, 보트는 물속의 한 지점에서 완벽하게 균형을 유지할 것이다. 즉, 위아래로 흔들리지 않고 균형점을 가진 상태로 물살을 가르고 노젓는 동작으로 추진력을 유지한다.

그들 중 한 명이 보트의 선수에 서고 다른 사람이 선미에 서서 보트를 상하로 흔들어서 균형점을 없애면, 그래도 보트가 잘 나갈까? 전혀 그렇지 않다. 그런 행동은 균형점을 앞에서 뒤로 이동시킬 것이고, 시작-멈춤(start-and-stop) 동작을 발생시켜서 보트를 멈추거나 느리게 만들 것이다.

보트가 앞으로 나아갈 때 비틀거리는 것은 지속적인 상하 동작으로 몸의 균형점을 바꿔서 유체역학을 손상시켜 궁극적으로 속도를 늦춘다는 점에서 평영 또는 접영과 유사하다. 다시 말하면 당신은 매 스트로크로 전진하기에 충분한 추진력을 만들 수 없다. 반면 자유형은 상하 진동이 없고 균형점을 동일한 위치에 유지하면서 각 스트로크의 힘으로 전진할 수 있다는 점에서 올림픽 출전 선수들이 탄 균형이 잘 잡힌 스컬 보트와도 같다.

지구력 종목 선수들에게는 자유형이 숙달하기에 가장 효율적인 테크닉이기는 하지만, 이는 가장 배우기 어려운 영법 중 하나다. 이것은 대부분의 사람들이 자유형을 배우면서 각각 다른 스타일을 배우기 때문이다. 예를 들어 올림픽 자유형 결승에서 8명의 선수들이 수영하는 것을 보면 8가지 다른 자유형 스타일이 보일 것이다. 수영을 배우려는 사람들과 관련해서 발생하는 문제는, 코치에게 배우거나 올바른 수영 메커니즘을 배우지 않고 자신이 좋아하는 수영 선수의 스타일을 흉내내려고 한다는 데 있다.

마이클 펠프스의 수영 스타일이 멋져 보이겠지만, 당신의 신체 유형과 능력을 감안하면 그의 방식이 가장 효율적이지 않을 수도 있다. 이를테면 당신의 키가 5피트 5인치이고 몸무게는 155파운드인데 펠프스처럼 수영을 시도한다고 해보자. 참고로 펠프스는 6피트 4인치이고 체중은 205파운드다. 펠프스보다 키도 작고 팔 너비는 절반이면서 수영 경험도 훨씬 적은 당신이 그의 스타일을 모방할 수 있다고 생각하는가? 우리 모두가 펠프스처럼 효율적으로 수영하도록 노력해야 하는 건 사실이지만, 펠프스가 하는 스트로크의 타이밍과 킥의 강도는 당신과 꽤 다를 수 있다. 당신의 고유한 프레임을 보완하기 위해 셀 수도 없는 조정과 적응이 필요한 것은 말할 것도 없다.

다시 말하면 당신은 펠프스의 기술을 모방하기 전에 그의 움직임을 지배하는 기본 법칙을 이해하고 실행해야 한다. 이러한 보편적인 가이드라인에 대한 이해를 돕기 위해 CFE의 수영 코치팀은 자유형 스트로크의 복잡한 동작을 훨씬 쉽게 소화할 수 있도록 하는 체크리스트를 만들었다.

자유형 체크리스트

아래 카테고리는 보편적인 수영 메커니즘과 함께 작동하는 일련의 훈련을 나타내며, 이는 신체 유형에 관계없이 모든 개인에게 적용된다는 것을 의미한다. 훈련은 달리기, 자전거, 또는 리프팅의 경우와 다르지 않으며, 중심선 안정화로 시작해서 동작을 위해 자세를 취하는 방법을 이해해야 한다. 물속에서 몸의 위치를 잡는 방법을 알고 나면, 회전에서부터 팔다리를 움직여서 호흡하는 것까지 관리하기가 훨씬 쉬워진다. 각 카테고리를 이해하는 것이 중요하지만, 체크리스트에 포함되지 않은 시스템에서 필요한 테크닉도 있다. 이 세션의 목적은 이 챕터의 수영 기술 세션에서 훈련의 순차적 흐름에 목적과 의미를 추가할 수 있도록 핵심 원칙(또는 가이드라인)을 세분화하는 것이다.

자유형 체크리스트

- ☑ 균형과 부력
- ☑ 몸의 위치
- ☑ 회전 및 중심선 안정화 보강

균형과 부력

이 챕터에 나온 훈련을 익히면 물에 편안하고 자신 있게 들어갈 수 있으며, 생각했던 것보다 훨씬 더 빠르고 길게 수영할 수 있을 것이다. 그러나 그 시점까지는 기본을 습득해야 한다. 수영을 하려면 몸이 물속에서 균형을 유지하는 방법을 이해해야 한다. 이미 언급했듯이, 수영의 가장 어려운 면은 동작이 아니라 물이다. 가능한 효율적으로 수영하기 위해서는 먼저 몸이 물이라는 액체 환경에서 자연스럽게 위치를 잡는 방식을 이해해야 한다.

균형점을 찾거나 물속에서 자연스러운 위치를 찾으려면 '엎드려 뜨기(dead man's float)'라고 알려진 유명한 훈련을 해야 한다. 수영 경험이 많은 사람들은 아마 이걸 해봤을 것이다.

이 훈련을 하려면 심호흡을 하고 몸의 긴장을 푼 후에, 얼굴을 물속에서 아래로 향하게 한 상태에서 팔과 다리가 물속에서 매달려 흔들거리도록 해야 한다(이 기술에 대한 보다 상세한 설명은 175페이지를 참조하라). 여기서 당신의 폐가 부양 장치로 작용하여 물의 표면에서 균형을 유지하도록 한다는 사실을 알게 된다. 또 다른 중요한 사실은 당신이 물 표면에 떠 있는 동안 척추가 자연스럽게 일직선이 된다는 것이다. 예를 들어 머리를 들어올리면(일반적인 실수) 엉덩이는 가라앉는다. 반대로 턱을 가슴으로 끌어당기면 엉덩이가 수면으로 떠오른다. 긴장을 푸는 것이 중요하지만, 척추 중립 상태가 흐트러지면 물은 즉시 과민하게 반응할 것이다. 결과적으로 물속에서 당신의 자세에도 영향을 미치게 된다.

이 훈련에는 옳고 그름이 없다는 점에 유의해야 한다. 요점은 균형점이 어디에 있는지 파악하여 연속 훈련을 진행하는 것이다. 그래야 무엇을 해야 하는지를 알 수가 있다. 예를 들어 다리가 두꺼운 경우 하체가 아래로 가라앉을 수 있다. 이 경우에는 강력한 발차기를 개발하고 다리의 힘을 이용하여 몸을 유선형으로 유지해야 한다. 체중의 대부분을 상체에 둔다면 다리는 아마 수면으로 떠오를 것이다. 이 경우에는 평평한 자세를 유지하기 위해 다리를 그리 많이 사용하지 않아도 된다.

요점은 사람마다 다르다는 것이다. 모든 사람의 체질량이 다르기 때문에 고려해야 할 변수가 많으므로 다른 사람과 동일한 결과를 얻지 못한다고 해서 좌절할 필요는 없다. 비결은 균형점이 어디에 있는지 파악하여 이 챕터에서 제공한 훈련을 사용해 물속에서의 자세를 수정할 수 있도록 하는 것이다.

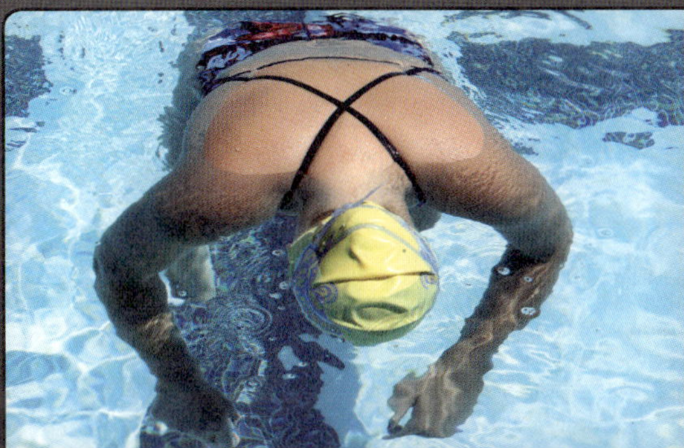

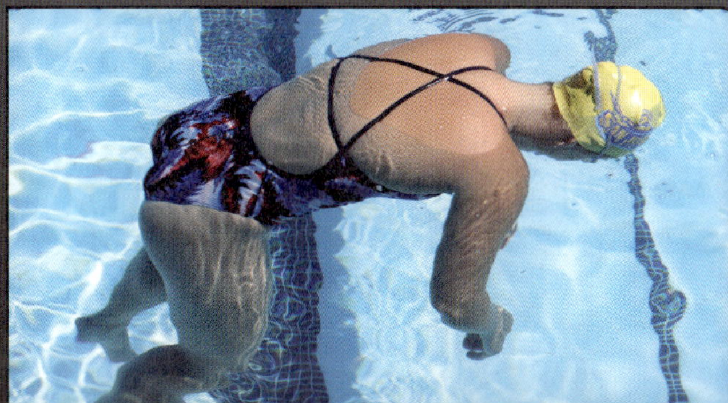

엎드려 뜨기 자세를 잡기 위해서 크리스티나는 폐활량을 전부 활용한 심호흡을 하고 몸의 긴장을 완전히 푼 후에 앞으로 쓰러졌다. 사진에서 보듯이, 그녀는 수면 위에 떠 있으며 등은 폐 바로 위쪽으로 나와 있다. 이것이 물속에서의 자연스러운 자세다. 최고의 결과를 얻기 위해서는 긴장을 완전히 풀고, 몸에 힘을 주지 말고 머리를 수면 위로 올리기 위해 목을 뻗지 말아야 한다.

몸의 위치

우리는 달리기 챕터에서 켈리 스타렛의 '위치가 파워다'라는 이야기를 살펴봤다. 이미 알고 있겠지만, 위치(자세 또는 스탠스)는 당신의 동작 능력을 좌우한다. 예를 들어 만약 당신이 달릴 준비를 하고 있다면 앞으로 넘어지는 동작 이전에 먼저 팔을 올바른 위치에 두고 강한 중립 자세를 취해야 한다. 이것이 당신의 달리기 스탠스다. 스탠스가 강하다면 앞으로 넘어지고 올바른 달리기 메커니즘을 실행하는 것이 훨씬 쉬워진다. 스탠스가 약하면 기능상 문제가 있는 동작으로 그것을 상쇄하려 할 것인데, 이는 에너지 소모를 늘릴 뿐 아니라 부상의 보증수표가 된다.

이 쟁점을 이해하는 데 도움을 주기 위해서, 강력한 펀치 조합을 갖추려고 하는 권투선수의 예를 들겠다. 그 선수의 발이 어색한 자세를 하고 있거나 균형이 무너져 있다면, 펀치의 스피드, 파워 및 정확도에 부정적 영향을 미칠 수 있다. 뿐만 아니라 그가 펀치를 많이 날릴수록 몸의 회전과 추진력 때문에 강한 자세를 되찾기가 어려워진다. 반면 균형 잡힌 스탠스에서 펀치를 날린다면 그는 각 펀치마다 자신의 자세를 안정시킬 수 있기에, 다음 펀치로 흠결 없이 넘어간다. 이 경우에는 스탠스가 효과적인 펀치를 던지는 복서의 능력을 좌우한다. 강한 자세가 최대한 효율적이고 효과적인 팔을 좌우한다는 점에서 수영도 다르지 않다. 하지만 서 있을 플랫폼이 없기 때문에 많은 이들은 수영 스탠스가 없다는 잘못된 생각을 한다. 수영 스트로크를 시작하기 전에 강한 자세를 만드는 노력을 해야 하는데도 그들은 그냥 물에 뛰어들어가서 팔을 움직이고 무작위로 발차기를 하고 열정적인 동작을 한다. 그렇게 해도 앞으로 가기는 하지만, 권투에 비유하자면 이는 손상된 스탠스에서 펀치를 날리는 것과 동일하다. 이 경우 스트로크의 스피드, 파워 및 정확성도 당신의 잘못된 자세로 인해 손상된다.

물속에서 신체의 자연 균형점을 찾은 후 다음 단계는 그 안정된 지점 위로 사지를 뻗어서 유선형 자세를 취하는 것이다. 이 자세는 '수영 선수 스탠스(swimmer's stance)'라고 할 수 있다. 이를 제대로 수행하려면 엎드려 뜨기 자세에서 물의 표면으로 팔을 점진적으로 들어올려야 한다. 팔을 뻗고 손을 수면에 올리면 나머지 신체와 관련된 균형점의 위치가 바뀌므로 다리가 점차 수면을 향해 올라간다. 목표는 발차기를 시작하기 전에 척추를 곧게 펴고 발뒤꿈치가 수면에 닿는 유선형 자세를 취하는 것이다. 많은 이들이 체형 비율로 인해 이 스탠스를 취할 수 없다는 사실이 중요하다. 이를테면 만약 당신의 다리가 두툼하거나 근육이 많다면 팔을 뻗고 등이 곧게 펴진 상태라고 해도 발은 바닥으로 내려갈 것이다(또는 몸 전체가 바위처럼 가라앉을 수도 있다). 그런 경우에는 발차기를 하고 팔을 움직여야 계속 물에 뜬 상태를 유지하고 올바른 유선형 자세를 취할 수 있다.

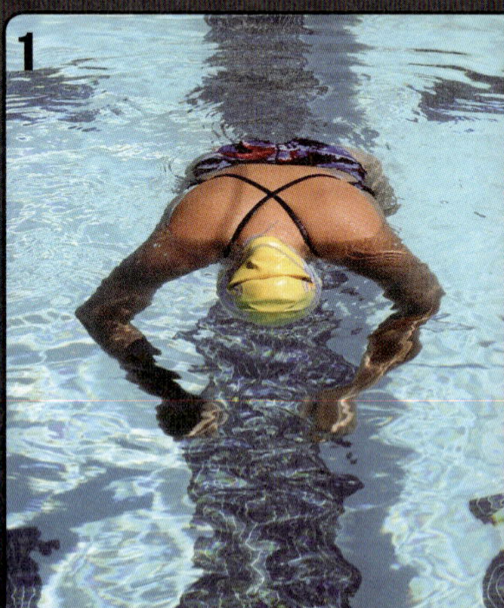
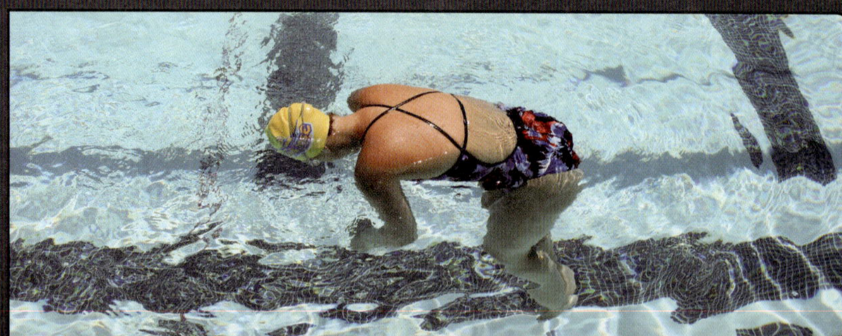

1. 크리스티나가 엎드려 뜨기 자세를 취했다.

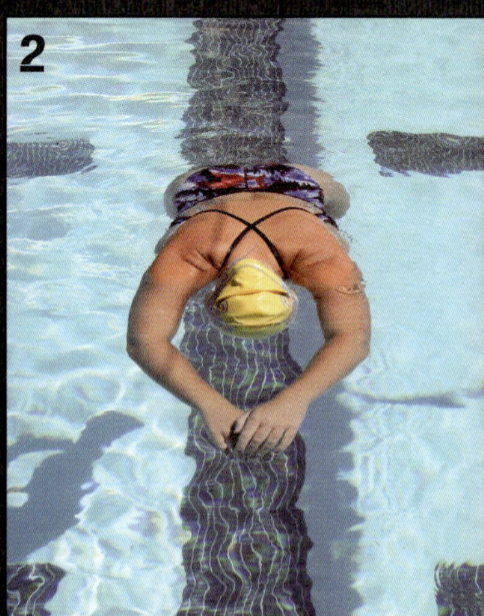
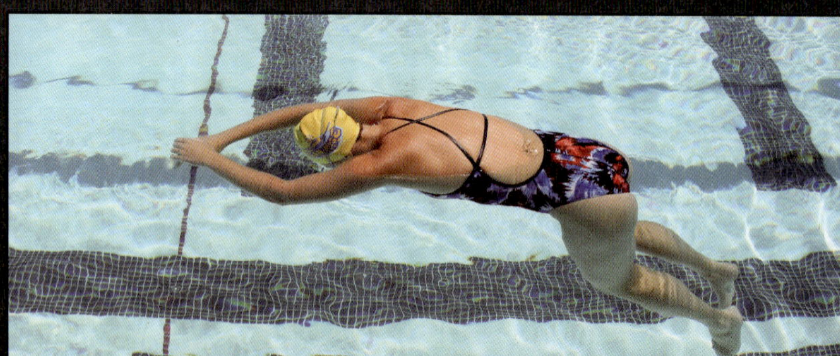

2. 긴장을 푼 상태에서 수면을 향해 팔을 천천히 들어올린다. 이때 그녀의 허리와 엉덩이가 떠오르는 것을 보라.

3

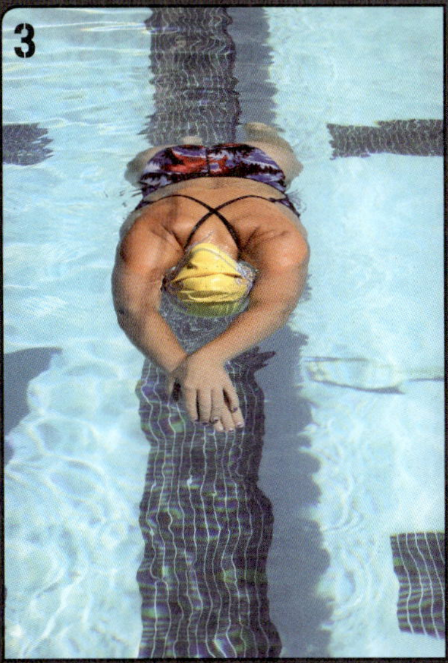

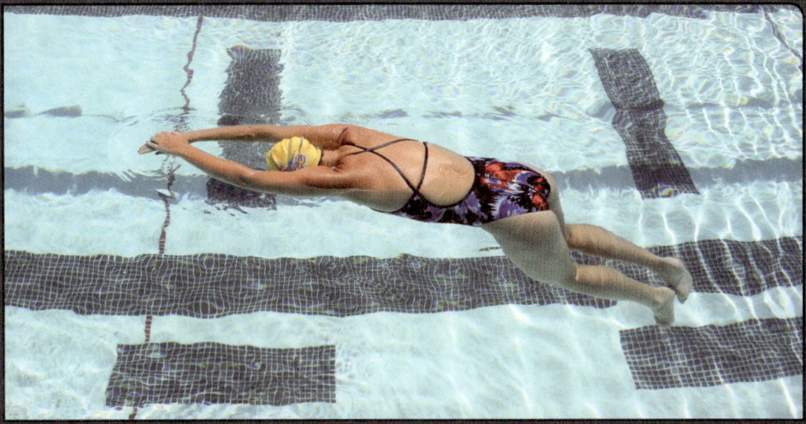

3. 손이 수면에 닿으면 오른손을 왼손 아래로 교차시킨다.

4

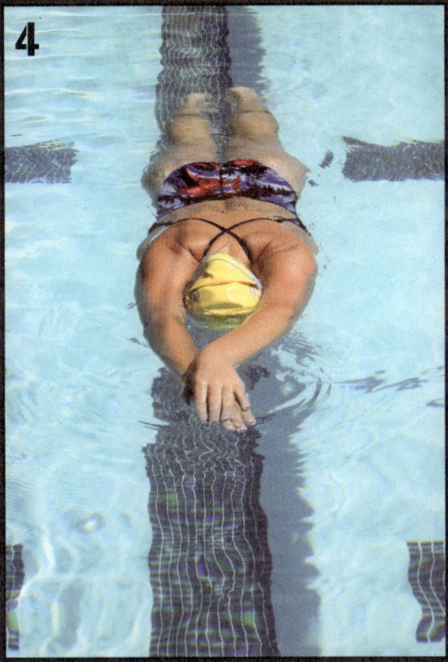

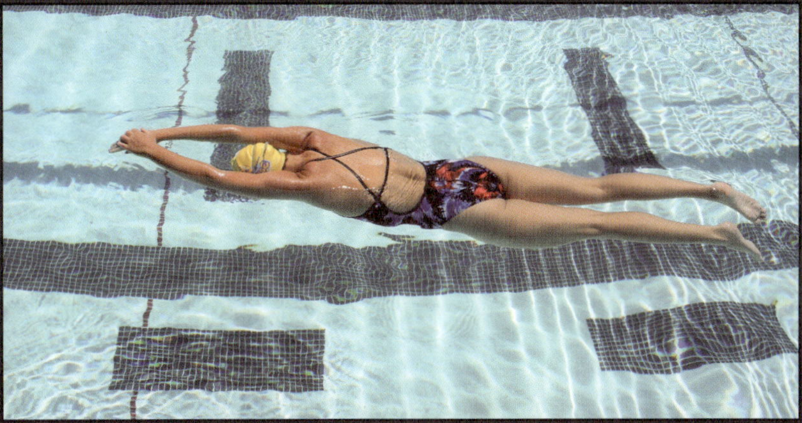

4. 팔을 뻗고 유선형 자세를 취한다. 그녀의 허리가 곧게 펴져 있으며 몸이 수평인 것을 보라.

5

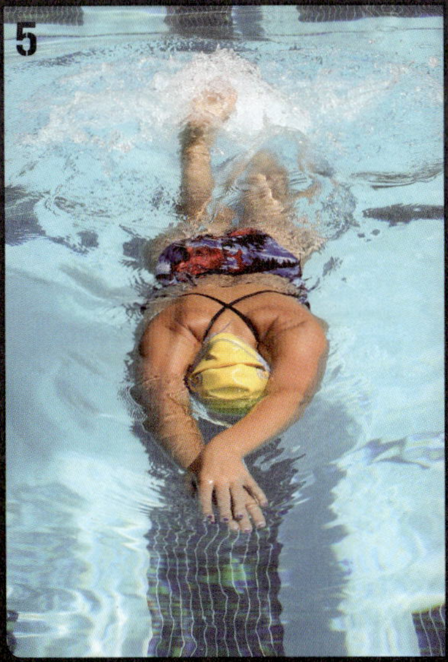

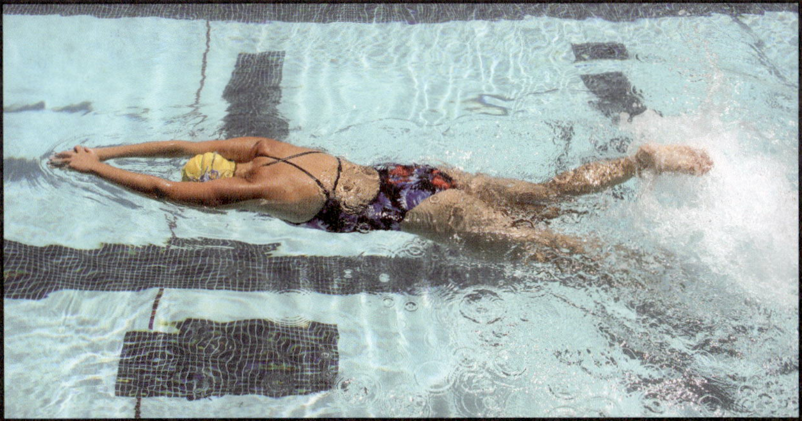

5. 뒷꿈치가 수면을 향해 접근하면 앞으로 가기 위해 발차기를 시작한다.

발차기 테크닉

발차기는 당신이 취한 유선형 스탠스의 연장이다. 강한 자세가 동작을 좌우한다는 말과 모순되는 것처럼 보일 수도 있지만, 사실은 그렇지 않다. 분명히 말하겠다. 물속에 계속 있으면서도 유선형 자세를 취할 수 있지만, 그건 자유형을 시작하기에 좋은 위치가 아니다. 다시 말하면 몸이 수면과 수평이 되게 뜨도록 하더라도 발차기를 시작하지 않으면 수영 스트로크로 전환할 수가 없다. 이 경우 발차기는 이상적인 유선형 자세를 달성하고 유지하기 위한 구동력이다. 많은 사람들이 유선형 자세를 확실히 취하기 전에 팔부터 움직이는 실수를 한다. 다시 권투와 비유하자면, 동작의 스피드, 파워 및 정확도가 손상된다는 점에서 이는 균형이 무너진 스탠스에서 펀치를 날리는 것과 다르지 않다. 앞서 언급한 실수를 피하기 위해서는 수영 스트로크를 시작하기 전에 팔을 들고 발차기를 함으로써 수영 선수 스탠스 또는 유선형 자세를 취해야 한다.

올바른 발차기 테크닉을 수행하기 위해서는 작은 발차기를 하면서 다리를 위아래로 움직여야 한다. 관건은 엉덩이에서부터 발차기를 하는 것이다. 항상 무릎은 약간 굽히고 발가락은 세운 채로 다리는 거의 직선 상태여야 한다는 의미다. 많은 사람들이 무릎으로 발차기를 하는데, 이건 잘못된 것이다. 다시 말하자면 그들은 엉덩이를 향해 뒤꿈치를 들어올리는데, 이렇게 하면 크고 혼란스럽게 물을 튀긴다. 이 잘못된 발차기는 측면으로 몸을 돌릴 때 발을 교차시키는 결과로도 이어지는데, 결국 파워가 손실된다. 발차기와 연관된 다른 일반적인 실수는 아래쪽으로만 발차기를 하는 것이다. 수영 스트로크(또는 자전거에서의 페달 스트로크)와는 달리, 발차기에는 휴식 단계가 없다. 최대한의 전방 추진력을 위해서는 대퇴사두근과 엉덩이굴곡근의 힘을 이용해서 내리는 발차기를 하고, 올리는 발차기는 햄스트링과 둔근의 힘으로 해야 한다.

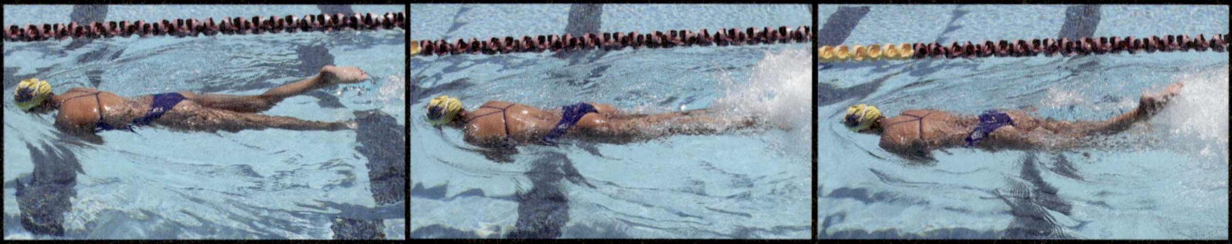

발차기의 힘으로 전진하기 시작하면, 팔을 뻗어 어깨가 귀 옆에 오도록 하고 척추는 곧게 뻗은 상태에서 유선형 자세를 유지하는 데 집중해야 한다. 이것이 수영 선수 스탠스다. 팔을 효과적으로 조합해서 움직일 수 있다는 점에서 복서 스탠스와도 유사하다. 이 스탠스에서 벗어나는 순간 파워와 균형을 잃고 느려진다. 요약하자면 가진 능력에 비해 덜 효율적으로 움직이는 것이다.

유선형 스탠스를 보는 다른 방법은 도로자전거의 올바른 자세를 검사하는 것이다. 도로자전거에 제대로 앉아 있다면 타이트하고 효율적이며 공기역학적인 자세를 취하고 있을 것이다. 목표는 페달 스트로크의 메커니즘을 희생하지 않으면서 몸의 최소한의 부분만이 바람에 노출되도록 하는 것이다. 이때 머리를 들어서 자세가 망가지면 몸을 바람에 더 노출시켜서 자세의 공기역학을 훼손시킬 뿐 아니라 페달 스트로크의 효율성에도 영향을 미친다. 몸 앞쪽에 바람을 많이 맞을수록 더 느려지고, 에너지를 더 소모해야 한다. 수영의 경우도 마찬가지다. 몸이 물에 더 노출되면 느려지고, 앞으로 가기 위해 더 많은 에너지가 필요하다. 유선형 자세를 취함으로써 당신은 균형점을 분산시키고 부력을 증가시킬 뿐 아니라 물의 견인력을 감소시킬 수 있다. 골반을 굽히거나 머리를 들거나 잘못된 발차기 메커니즘으로 자세를 망가뜨리면 앞으로 가기 위해 상당한 에너지를 소모하게 될 것이다.

돌리기 및 중심선 안정화 강화

이미 언급했듯이, 동작을 자세에 붙이는 순간 선수의 약점이 분명해진다. 중심선 안정화와 동작중에 평평한 등 위치를 유지할 수 있는 능력이 문제가 된다.

예를 들어 당신이 완벽한 유선형 자세를 취했지만 측면으로 몸을 돌리기 시작하는 순간에 코어의 긴장을 풀고 등을 굽혔다고 가정해보자. 이제 발차기부터 수영 스트로크의 단계적 전환까지 당신이 하는 모든 것이 잘못된 자세로 인해 손상된다. 당신은 다시 불규칙하고 어색하고 비효율적인 스트로크를 사용해서 수영을 하고 있다. 이 실수의 가능성을 줄이기 위해서는 얼굴을 물이 넣고 있거나 몸이 어느 방향으로 있거나 상관없이 몸통을 사용해야 하며, 몸은 유선형 자세를 유지하도록 해야 한다. 유선형 스탠스를 취하고 있는 동안 물속에서 균형과 부력을 찾고 평평한 허리 자세를 유지할 코어의 힘이 있다는 가정 하에, 다음으로 필요한 주목할 부분은 좌우 교대다.

나는 이 챕터 후반에서 수영 스트로크의 단계에 대해 논의할 것이다. 하지만 당신은 회전을 하면서 유선형 자세를 유지하는 방법을 먼저 배워야 한다. 한쪽 면에서 다른 면으로 돌리는 것은 자유형에서 대단히 중요하다. 전진을 위해서뿐만이 아니라 호흡을 위해서도 그렇다. 사진을 보면 앞선 팔을 몸 앞에서 뻗은 것이 보일 것이다. 이것을 핸드 리드(hand-lead) 자세라고 한다. 그리고 어깨와 엉덩이는 일직선을 이루고 있다. 옆으로 돌리는 것 외에는 아무것도 변하지 않는다. 동일한 테크닉을 사용해서 발차기를 해야 하고, 여전히 유선형 자세를 취해야 한다. 하지만 유선형 자세에서 좌우 교대 자세로 전환하는 경우에는 어깨, 엉덩이 다리가 일직선을 이뤄야 한다. 몸통이 타이트한 상태로 유지된다면 몸의 나머지 부분이 필요한 임무를 수행할 것이다.

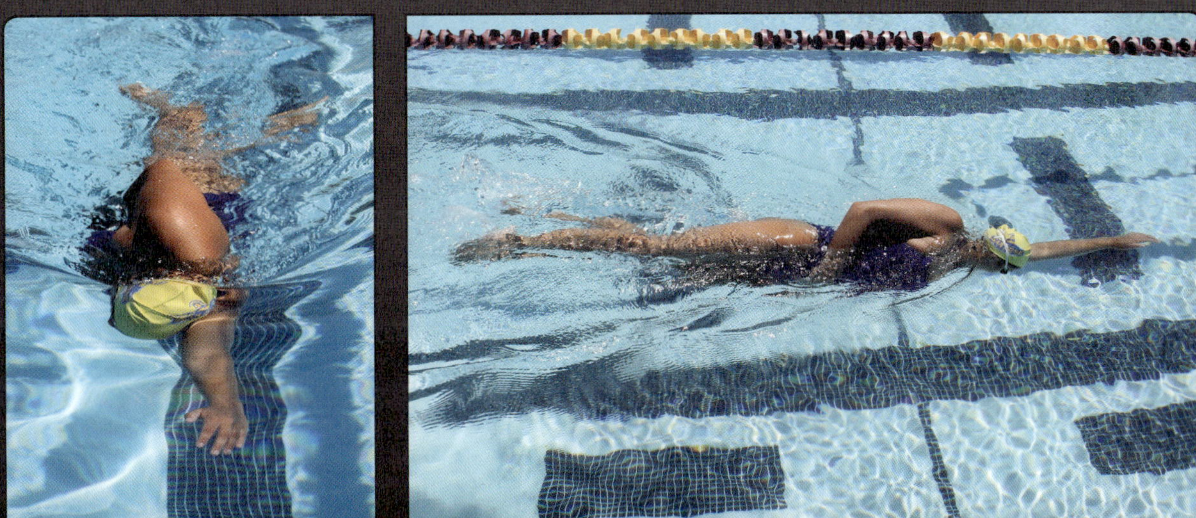

루디는 핸드 리드 자세를 취했다. 왼팔은 뻗어 있고 손바닥은 수영장의 바닥 부분을 향하고 있다. 그리고 그녀는 발차기의 힘을 이용해서 앞으로 나간다. 그녀의 왼팔이 몸과 일직선을 이루고 있으며 손가락은 긴장을 푼 상태이고 최적화된 돌리기 자세에 있는 것을 확인할 수 있다.

자유형에서 교대는 약간 더 난이도가 있기 때문에, 이 단계와 관련된 실수가 많다. 그들은 모두 평평한 척추와 올바른 중심선 안정화 문제와 연관이 있다. 이를테면 많은 사람들이 엉덩이를 직사각형 상태로 유지하고 숨을 쉬기 위해 목을 빼면서 어깨부터 몸을 돌린다. 그리고 발차기를 할 때 발을 교차시킨다. 만약 당신이 체크리스트를 순서대로 읽었다면, 이 실수를 어떻게 교정하는지 알고 있을 것이다. 엉덩이를 완전히 뻗고 중심선을 활용해 허리를 평평하게 유지하면서 무릎이 아닌 엉덩이를 이용한 발차기를 한다. 숨을 쉬어야 한다면, 목이 척추와 연결되어 있는 것을 명심하라. 그렇기에 머리를 들어올리면 척추는 연쇄적으로 가라앉게 된다. 숨을 쉬려면 머리를 옆으로 돌리면 된다. 그러면 입이 수면 위로 올라온다. 숨을 들이마신 후에는 다시 올바른 회전 자세로 돌아올 수 있다(다음 페이지 '기술적인 숨쉬기' 참조).

핵심은 이렇다. 만약 사지를 사용하지 않고서는 물에 뜨지 못하고 코어의 균형을 잡지 못하겠다면, 유선형 자세를 터득하고 무릎이 아닌 엉덩이의 힘으로 발차기를 하고, 힘을 뺀 상태로 타이트한 자세를 유지하면서 얼굴을 돌린다. 그 외에는 아무것도 효과가 없을 것이다. 수영은 가장 기술적인 스포츠 종목인데, 이유는 당신의 몸을 느려지게 만드는 환경에서 움직이려고 하는 것뿐 아니라 여러 동작을 동시다발적으로 해야 하기 때문이다. 그러나 자유형 체크리스트에 포함된 지침을 이해하고 구현할 수 있다면, 수영 스트로크의 각 단계를 쉽게 진행할 수 있다.

기술적인 숨쉬기

자유형을 하는 사람들이 범하는 가장 큰 실수 중 하나는 숨을 참는 것이다. 이상적인 자세 유지, 팔 동작, 발차기, 얼굴 돌리기, 레이스 강도 등 생각할 부분이 엄청나게 많은 상황에서 심지어는 경험 많은 이들 조차도 숨쉬는 것을 간과한다. 더 구체적으로 말하자면, 그들은 리듬에 따라 숨쉬는 것을 잊어버린다. 숨을 들이마시고 폐가 빌 때까지 천천히 숨을 내쉬고 다시 들이마셔야 하는데 그렇게 하지 않는다는 의미다. 대신에 그들은 숨을 들이마신 후에 숨을 참았다가 숨을 쉬려고 머리를 돌리는 짧은 순간에 들숨과 날숨을 함께하려고 한다. 이는 공기와 물을 동시에 삼키는 결과로 이어진다. 다음 숨을 쉬려고 머리를 돌릴 때는 이미 리듬에 어긋난 수영을 하고 있으며 메커니즘은 무너졌고 숨이 막혀가고 있는 상황이다. 그쯤 되면 수영을 한다기보다는 익사 직전이라고 봐야 한다.

이 문제를 해결하려면 숨쉬기 메커니즘을 별도로 훈련해야 하며, 진행 과정과 훈련 순서에 따라 기술을 숙달해야 한다. 다음 두 가지 훈련을 하면 이것을 달성할 수 있다.

첫 번째 훈련은 어디서도 할 수 있으며, 올바른 숨쉬기 메커니즘을 알려준다. 방법은 입으로 빠르게 숨을 들이마신 후에 코로 천천히 내쉬는 것이다. 이 훈련을 하기 위해서 해야 할 일은 3초 동안 입으로 숨을 들이마시고, 코로는 8초에 걸쳐서 숨을 내쉬는 것이다. 목표는 숨을 들이마시면서 공기를 잔뜩 채워넣은 후에 숨을 내쉬면서 폐를 비우는 것이다. 이것은 수영 스트로크에서의 호흡 타이밍과는 직접적인 관련이 없지만, 입으로 숨을 빨리 들이마시는 방법과 코로 천천히 내쉬는 방법을 가르쳐줄 뿐 아니라 당신을 편안한 상태로 만들어준다. 이는 물에 들어가서 수영을 하는 동안 이 테크닉을 사용하는 경우에 중요하다.

입으로 들이마시고 코로 내쉬는 호흡에 익숙해지면, 다음 단계는 머리를 물에 담근 상태에서 이 테크닉을 실행하는 것이다. 최고의 방법은 허리 깊이의 물에 들어가서 목과 척추가 일직선을 이루게 하면서 얼굴을 물에 담그는 것이다. 머리를 물에 넣는 순간, 폐에 더 이상 공기가 없을 때까지 코로 천천히 숨을 내쉰다. 폐를 비우면서 마치 자유형 수영을 하듯이 상체를 회전시키면서 머리를 돌린다. 그리고 수영에서처럼 입으로 공기를 들이마신다(3초 들숨-8초 날숨의 기준을 사용하면 쉽다). 명심하라. 수영을 할 때는 숨을 쉴 시간이 아주 짧다. 따라서 시간을 세도록 해야 한다. 목표는 숨을 쉬려고 머리를 돌릴 때마다 폐가 가득 차도록 공기를 잔뜩 들이마시는 것이다. 일단 고정된 상태에서의 숨쉬기 훈련에 익숙해지면 이 테크닉을 수영 스트로크와 결합시킬 수 있다.

또 한 가지 중요한 방법은 숨쉬기 패턴이다. 많은 코치들은 훈련자들에게 스트로크 3번, 5번 또는 7번마다 숨을 쉬라고 가르칠 것이다. 이 전략의 문제는 특정 스트로크에서 숨을 쉬는 것이 모든 사람에게 적용되기는 힘들다는 것이다. 만약 내가 당신에게 스트로크 7번마다 숨을 쉬라고 한다면, 당신은 숨을 들이마시는 데 15초가 필요할 수도 있다. 물론 5초가 걸리는 사람도 있을 것이다. 이건 개인마다 다르기에, 각자 이상적인 패턴을 찾아내야 한다. 위에 설명된 올바른 숨쉬기 메커니즘을 사용하는 한, 당신의 능력에 적합한 리듬을 찾는 것은 어렵지 않을 것이다.

수영 메커니즘

자유형을 처음 배울 때는 모든 스트로크가 어색하다. 발차기를 높이 하고, 몸을 돌릴 때마다 발을 교차시키며 팔이 긴장된 상태에서 컵 모양의 손바닥을 수영당 바닥을 향해 밀어낸다. 하지만 자유형을 더 효율적으로 하게 되면, 스트로크는 점차 유연해진다. 몸을 완벽한 타이밍에서 한쪽에서 다른 쪽으로 전환시키고, 유선형 자세를 유지하면서 엉덩이의 힘을 모두 사용해서 일정한 리듬으로 발차기를 한다. 이 수준이 되면 긴장을 푼 상태를 유지하는 것은 쉬운데, 이유는 수면에 떠 있기 위해 에너지를 사용하지 않기 때문이다. 대신에 당신을 지지하는 팔과 결합된 자세의 안정성이 부력을 증가시키고, 수면에서 당신을 유지시킨다. 따라서 사지를 사용하여 전진할 수 있다.

반면 초보자들은 에너지의 대부분을 수면에 뜨기 위해 사용하며, 극히 일부의 에너지만을 가지고 전진한다. 수영장 바닥을 향해 편 손바닥을 밀어내고 높은 발차기를 하는 것은 자유형 체크리스트를 이해할 시간을 갖지 못한 사람들의 특징이다. 결과적으로 그들은 팔다리의 힘으로 앞으로 움직이기보다는, 호흡을 하고 수면에 뜨기 위해 소중한 에너지를 소모한다.

그렇기 때문에 체크리스트를 순서대로 수행해야 한다. 첫째, 물속에서의 균형과 부력을 찾는다. 둘째, 유선형 자세를 숙달한다. 셋째, 올바른 발차기 메커니즘을 이용해 유선형 자세에 전진 동작을 추가한다. 마지막으로 발차기의 힘으로 계속 앞으로 움직이는 와중에 한쪽으로 몸을 돌려서 그 자세의 구조적 정렬을 테스트한다. 이들 항목을 모두 확인한 후에야 다음 단계로 넘어갈 수 있다. 다음 단계는 수영 스트로크의 단계와 타이밍을 숙달하는 것이다.

사분면 수영법(Quadrant Swimming)

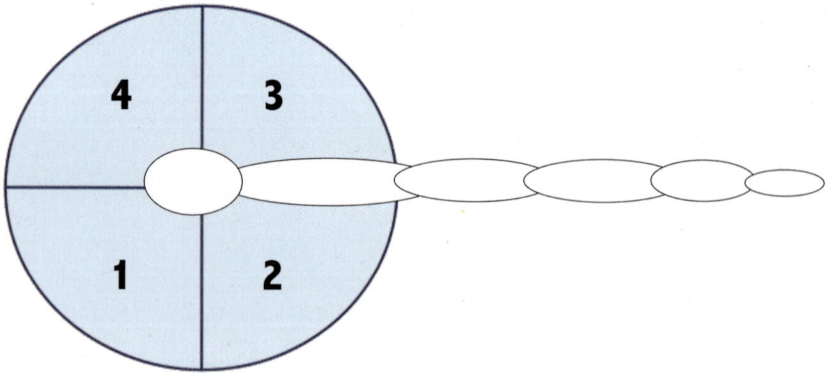

조만간 배우겠지만, 수영 스트로크의 단계별 전환은 완벽한 타이밍을 필요로 하며, 이는 쉽지 않은 일이다. 사분면 수영법은 스트로크에서 인내심을 가르쳐주는 간단한 방법으로, 지지 자세를 전환하거나 적절한 순간에 수영 스트로크의 한 단계에서 다음 단계로 전환할 수 있다. 위의 다이어그램을 살펴보면 머리를 양분하는 수직선과 몸을 이등분하는 수평선이 있음을 알 수 있다. 머리와 어깨를 둘러싸는 원은 4개의 사분면으로 나뉘어 있다. 이들 사분면을 염두에 두고서 수영 스트로크의 4단계를 살펴보자. 잡기 단계, 추진 단계, 회복 단계, 진입 단계가 그것이다.

수영 스트로크의 단계:

잡기 단계

잡기 단계는 핸드 리드 자세를 취한 경우로(진입 단계 직후), 몸을 돌린 상태에서 팔을 몸 앞에서 뻗어야 한다. 목표는 팔을 뻗고서 반대쪽 팔이 폐 바로 위에 있는 균형점을 통과할 때까지 손이 수면을 지지하도록 하는 것이다. 타이밍이 열쇠다. 수면을 지지하는 손을 너무 일찍 끌어들이면 회복 단계에 있는 반대쪽 팔의 무게가 당신을 물속으로 끌어내릴 것이다. 결과적으로 당신은 다음 스트로크에서 수면 위 상태를 유지하기 위해 에너지를 추가로 소모해야 한다.

앞에서 언급했듯이, 유선형 자세가 가진 균형과 부력을 이용해서 수면에 떠 있어야 한다. 그래야 발차기의 힘과 팔을 이용해서 계속 전진할 수 있다. 물에 떠 있기 위해서 팔다리를 쓰기 시작하면, 움직임이 느려지고 훨씬 빨리 피로해질 것이다. 속도를 느리게 하고 스피드를 내기 위해 다시 힘들게 가속해야 한다는 점에서 보면, 이는 달리면서 몸 앞에서 착지하는 것과 다르지 않다.

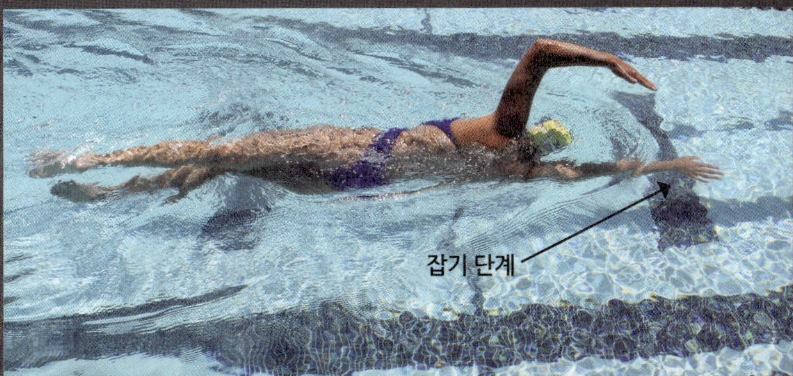

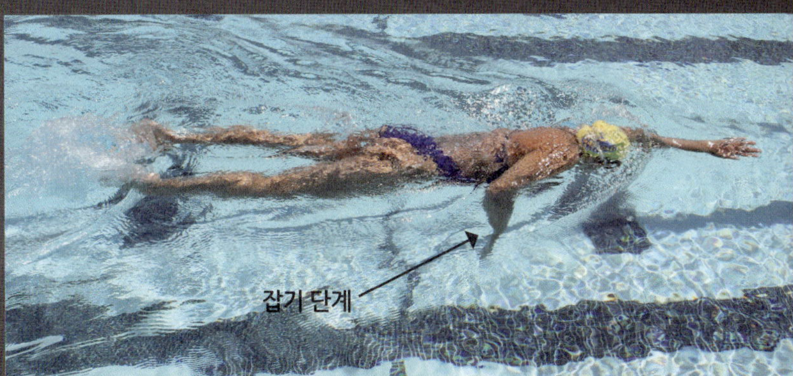

앞에 뻗은 손을 수면에 고정한다. 왼팔이 머리를 지나가면(3사분면), 오른팔을 내리면서 오른쪽으로 몸을 돌린다. 주의: 팔이 1사분면을 지나갈 때 손가락 끝은 손목 바로 아래에 있어야 하며 손목은 팔꿈치 아래에 있어야 하고 팔꿈치는 어깨 바로 아래에 위치해야 한다. 손가락을 벌리고서 손은 약간 편 상태를 유지한다. 손을 접거나 손바닥을 구부리면 수면에 닿는 면적이 좁아진다.

어떤 코치들은 수영 스트로크의 이 단계를 '끌기 단계(pulling phase)'라고 부르기도 한다. 끈다는 동작은 이해하기 쉽기는 하지만, 이 경우 '끌다'는 단어는 잘못된 것이다. 왜냐하면 뭔가를 실제로 끌어당기고 있는 것은 아니기 때문이다. 생각해보라. 물은 액체다. 바벨을 끌어올리는 것처럼 물을 잡아서 끌 수는 없다. 그렇다면 잡을 수 없는 것을 어떻게 끌 수 있을까? 답변은 '아니오'다. 이것을 끌기 단계라고 부르는 것은 적절하지 않은 동작과 연관시키는 것이다. 결과적으로 훈련자들은 일반적으로 반대편 손이 사분면의 3/4을 지나갈 때까지 기다리는 것이 아니라 물에 들어가는 순간 손을 잡아끄는 실수를 범한다.

이 단계에 대해 생각하는 더 좋은 방법이 있다. 이를 통해서 올바른 자세를 유지하고 수영 스트로크 다음 단계의 타이밍을 제대로 잡을 수 있다. 그것은 수영의 레인(lane) 선을 잡고 있다고 상상하는 것이다. 만약 당신이 레인선을 잡고 스스로를 끌어당겨서 앞으로 간다면, 고정된 물체를 잡고 있기 때문에 손의 위치는 바뀌지 않는다. 뻗은 손에 대해서도 이렇게 생각해야 한다. 그 손은 단단한 물건을 잡은 것처럼 수면에 고정되어 있어야 한다. 그리고 손을 몸으로 움직이는 대신에 몸을 손 위로 움직여야 한다. 그리고 반대쪽 팔이 당신을 물에 뜨도록 해주는 풍선 2개(또는 3사분면)를 지나가는 순간, 발차기와 조합된 몸의 회전이 유선형 자세 지탱에 도움을 주는 고정된 팔 위로 몸을 지나가게 한다.

고정되었거나 지지하는 팔을 내려야 하는 때가 바로 이 단계로, 도약(vaulting)이라고도 불린다. 이 단계를 수행할 때는 지지하는 팔이 당신의 손끝에서부터 팔꿈치 안쪽까지 뻗어 있는 거대한 노(paddle)라고 생각하면 된다. 따라서 많은 훈련자들이 하듯이 손바닥만 가지고 도약하는 대신에, 팔뚝으로 더 많은 표면 영역을 만들어 손가락, 손바닥, 팔뚝으로 도약할 수 있다. 표면적이 넓을수록 반대쪽 팔을 사용해 지지력을 만들기도 쉽다.

추진 단계

당신의 수직 팔뚝이 몸 아래 또는 1/4사분면을 지나갈 때, 당신은 수영 스트로크의 추진 단계에 들어가게 된다. 잡기 단계에서 언급했듯이 팔을 끄는 것은 끌기가 아니라 도약이다. 당신은 팔뚝, 손바닥, 손가락 표면을 사용해서 반대 면으로 진행하게 된다. 이를테면 만약 오른손이 물에 들어갈 때 왼손으로 도약을 한다면, 오른쪽으로 회전할 때 당신의 팔은 물 안팎으로 움직일 것이다. 이 회전과 도약이 조합되어 당신의 몸은 계속 앞으로 움직일 수 있다.

중요한 것은 수직 팔뚝을 굽히는 것이다. 많은 훈련자들은 수직 팔뚝을 수직 상태의 팔이라고 잘못 생각하고, 자신들의 팔이 몸 아래로 지나갈 때 완전히 곧게 뻗으려고 한다. 명심하라. 당신은 손가락이 손목 약간 아래에 오도록 해야 한다. 손목은 팔꿈치 약간 아래, 팔꿈치는 어깨 약간 아래에 위치해야 한다. 수직 팔뚝이 몸 아래로 지나가고 반대쪽으로 몸을 돌릴 때, 팔은 팔꿈치에서 자연스럽게 구부러진다. 이 단계에서는 팔이 수면과 닿는 면적을 늘리고 가속을 극대화시키기 위해 팔뚝을 수직 상태로 유지하는 데 집중해야 한다. 당신의 팔이 구부러지면 손은 발을 향해 일직선으로 갈 것이고 엉덩이 근처에서 물 밖으로 나갈 것이다.

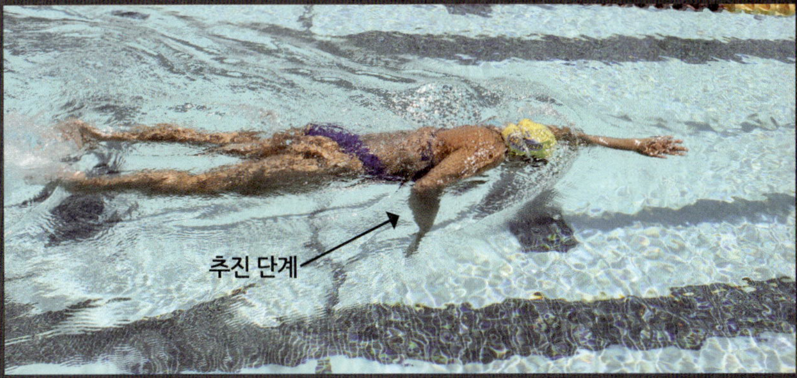

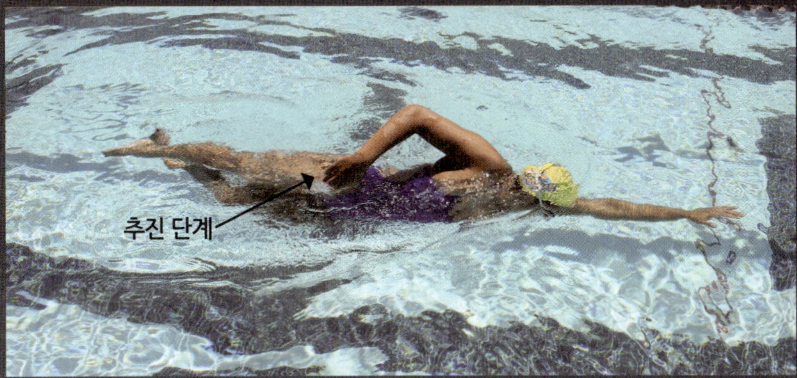

왼손이 물속으로 들어가면, 몸을 왼쪽으로 돌리면서 오른팔로 엉덩이 근처(2사분면)의 물을 통과시킨다.

회복 단계

한쪽에서 다른 쪽으로 몸을 돌리면서 손이 물에서 빠져나오는 순간, 당신은 수영 스트로크 중 회복 단계에 돌입한다. 이것을 회복 단계라고 부르는 데에는 이유가 있다. 많은 사람들이 긴장 상태를 유지하고, 다음 단계로의 전환을 위해 팔을 최대한 빨리 머리 위로 올리려고 한다. 이렇게 하는 이유는 팔이 닭날개처럼 비틀리고 몸의 측면에 고정되기 때문이다. 또 다른 명백한 실수는 훈련자가 손목을 갈고리처럼 구부리거나 마치 하늘을 향해 가듯이 팔을 곧게 뻗은 채 물에서 빼내는 것이다.

중요한 것은 팔의 긴장을 푼 채 인내심을 가지고 집중력을 유지하는 것이다. 자전거 페달 스트로크의 회복 단계를 생각하면 된다. 발이 6시를 지나는 순간 다리의 긴장을 풀고 반대쪽 다리로 페달을 밟기 시작한다. 발이 6시를 지난 후에 페달을 밟는 건 메커니즘적으로 아무 이득이 없다. 사실 그것은 반대쪽에서 진행되는 페달 스트로크의 가장 중요한 단계를 방해할 수 있다. 수영에서도 똑같다. 다만 발이 6시를 지날 때 쉬게 하는 대신에 팔이 2사분면을 지날 때 쉬게 하는 것이 차이다. 손이 물에서 빠져나오는 순간, 당신은 팔꿈치를 어깨 위로 끌어올리고 마치 당신의 얼굴로 파도를 치듯이 머리를 향해 팔을 돌려야 한다. 이걸 하면서 팔뚝의 긴장을 확실히 풀고 손바닥이 물을 향하게 하면서 팔뚝을 계속 굽힌 상태로 유지한다.

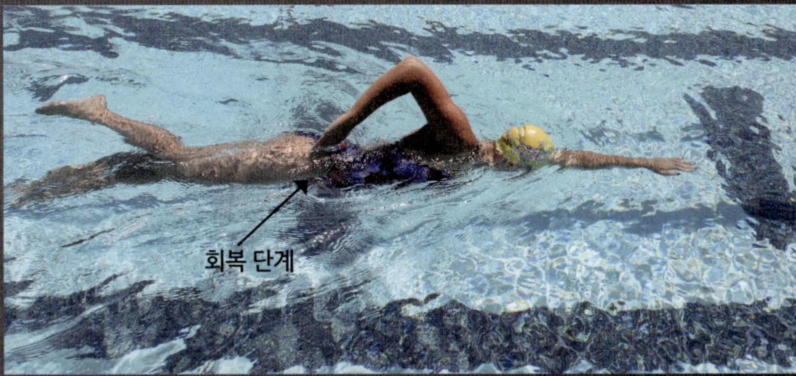

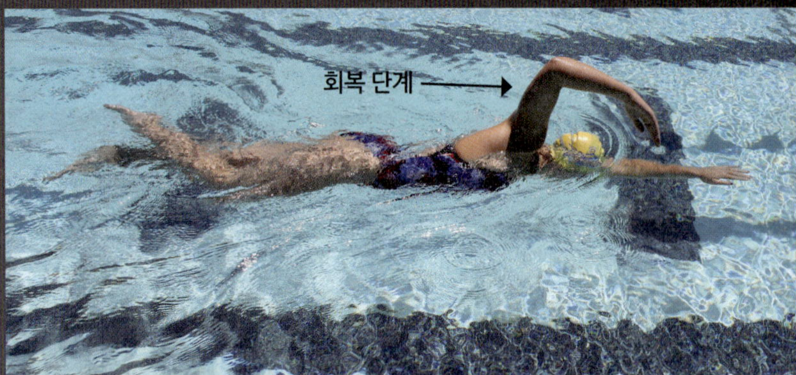

손이 물에서 빠져나오는 순간, 당신은 팔꿈치를 어깨 위로 끌어올리고 마치 당신의 얼굴로 파도를 치듯이 머리를 향해 팔을 돌려야 한다. 이걸 하면서 팔뚝의 긴장을 확실히 풀고 손바닥이 물을 향하게 하면서 팔뚝을 계속 굽힌 상태로 유지한다.

진입

회복 단계에서 손이 머리를 지나거나 3사분면을 지나면, 수영 스트로크에서 진입 단계로 전환해야 한다. 이 단계의 핵심은 긴장을 풀고 손바닥이 물을 향하게 하고 머리 바로 앞에서 수면을 통과하는 것이다. 물속으로 들어가는 동시에 몸을 돌려 힘을 전환하기 때문에, 손바닥이 하늘을 향한 상태로 팔을 돌리면서 엄지손가락부터 내려가는 것이 일반적이다. 그런 실수를 하면 손이 물에 들어갈 때 견인력을 증가시킬 뿐 아니라, 뻗은 팔로 강한 지탱을 하지 못하게 한다. 이 단계에서 나오는 또 다른 실수는 생각을 너무 많이 하고 손을 긴장하는 것이다. 이는 다음 '잡기' 단계에 영향을 미칠 수 있다. 이 두 가지 실수를 해결할 수 있도록 돕는 실마리는, 손의 측면이 아니라 손가락부터 움직이는 것이다. 긴장을 푼 손으로 물에 성공적으로 들어가고 나면 몸을 계속 돌리고 핸드 리드 자세로 전환하면서 팔을 뻗어야 한다. 거기서부터는 지탱할 수 있으며, 이 과정을 반복하면 된다.

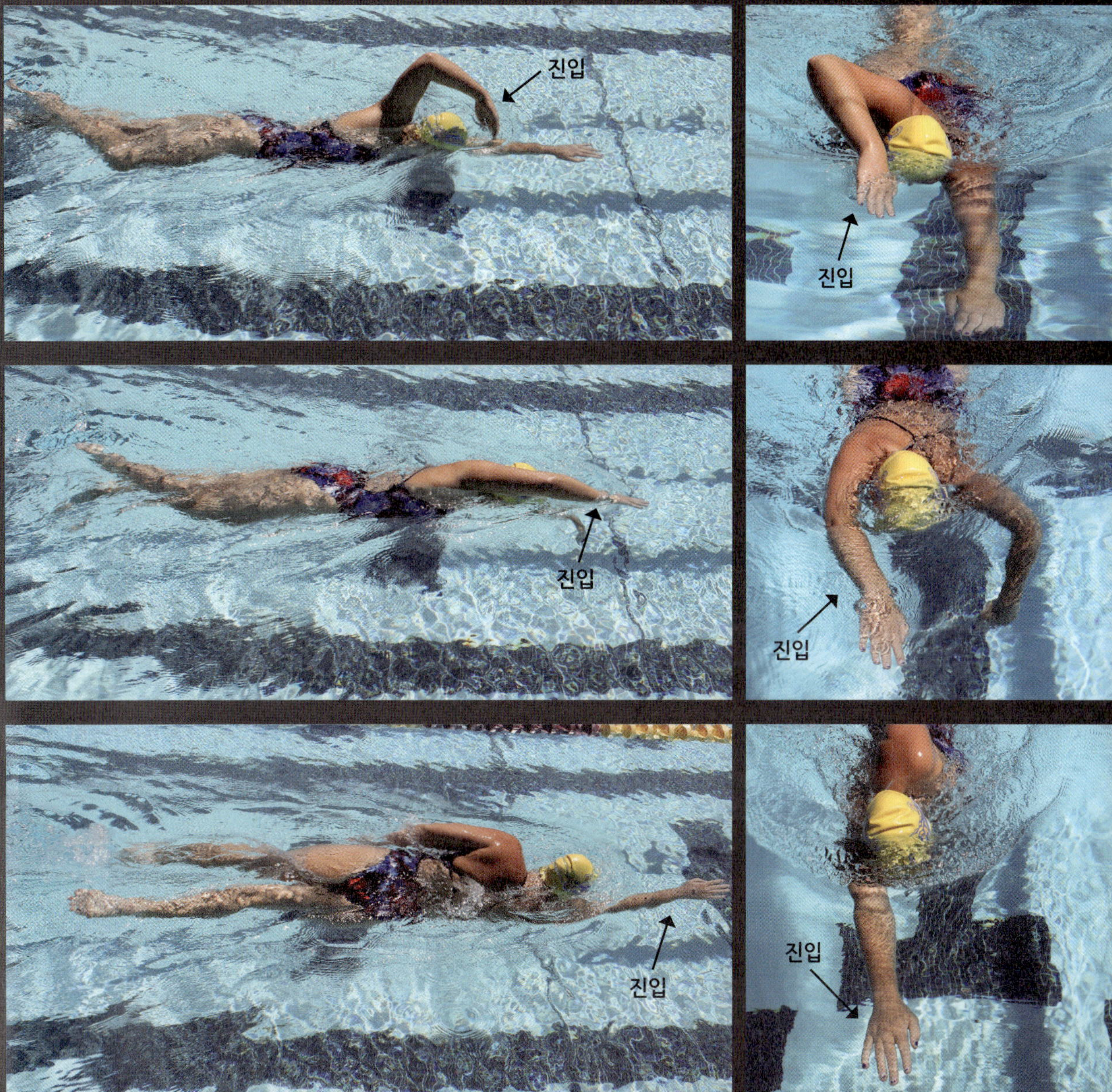

오른팔이 머리를 지나가면 긴장을 푼 손의 손가락부터 물에 들어간다. 그리고 오른쪽으로 몸을 돌리면서 핸드 리드 자세로 팔을 뻗는다.

기술적 참고사항: 알다시피 최대한 효율적인 수영을 하기 위해서는 타이밍이 대단히 중요하다. 테크닉이 완벽하다고 해도 리듬이 깨지면 전체 시스템이 손상된다. 이를테면 만약 당신의 반대쪽 손이 머리를 지나기 전에 지지하는 손을 빼면(가장 일반적인 타이밍 관련 실수), 당신의 팔 무게가 중력과 결합되어 몸을 물속에 빠뜨리고 스트로크의 속도와 효율성을 떨어뜨린다. 이 개념의 이해를 돕기 위해서 우리는 자유형 스트로크를 3/4 캐치업 또는 3/4 자유형이라고 부른다. 이는 훈련자의 스트로크에서 인내심을 가지고 회복 단계에 있는 반대쪽 손이 머리를 지나갈 때까지(또는 3사분면을 지나갈 때) 앞선 손이 수면을 지지하도록 각인시키는 간단한 방법이다.

SWOLF(Golf) 테스트

수영 코치들은 수년에 걸쳐서 수영 효율성을 향상시키는 수단으로 스트로크의 빈도, 속도 및 길이를 분석하는 방법을 개발했다. 선수의 스트로크 길이뿐만 아니라 그의 스트로크 빈도의 속도와 정확도를 분석하는 것이 유익할 수 있지만, 자유형에는 무수히 많은 변수가 있기 때문에 반드시 큰 척도는 아니다. 그리 효과적이지 않으며, 복잡할 뿐이다.

문제를 단순화하기 위해서 우리는 스트로크 속도와 길이를 측정하고 향상시킬 뿐 아니라 중요한 진단 훈련이기도 한 SWOLF 테스트를 개발했다. 켈리 스타렛(Kelly Starrett)이 모빌리티 WOD에 명시된 규정된 모빌리티 운동으로 개선을 측정하기 위해 시험/재시험을 사용하는 것처럼, SWOLF 테스트는 수영 스트로크의 숙련도를 측정하는 방법이다. 일반적으로 우리는 진전 상황을 확인하기 위해 세미나 시작 시점과 종료 후에 각각 테스트를 진행한다. 하지만 실력 향상을 확인하고 싶다면 언제라도 이 테스트를 할 수 있다.

이 테스트를 위해서는 수영장에서 랩 1회를 수영하면서 친구나 코치에게 당신의 시간(초 단위까지)과 스트로크 횟수를 기록하도록 해야 한다. 손이 물속으로 들어갈 때마다 스트로크를 세는 것이 중요하다. 만약 오른팔이 앞을 향하게 하고서 핸드 리드 자세로 시작한다면, 물에 들어가는 왼손이 1회, 물에 들어가는 오른손이 2회가 된다. 왼손과 오른손을 묶어서 1회로 세는 실수를 하지 말기 바란다.

랩 1회를 마친 후에는 시간과 스트로크를 더해서 스코어를 낸다. 이를테면 당신이 랩을 완주하는 데 15초가 걸리고 스트로크는 15회 했다고 가정하자. 그러면 당신의 스코어는 30이다. 여기서 중요한 것은, 나쁜 스코어도 좋은 스코어도 없다는 사실이다. 테스트를 마치고 나면 체크리스트에 따라 진행하면서 이 챕터에 나온 훈련을 하는 데 시간을 보낸다. 훈련을 진행하면서, 당신에게 가장 어려운 테크닉에 집중한다. 그래야 약점을 보완할 수 있다. 완수한 후에는 당신의 실력 향상을 점검하기 위해 SWOLF 테스트를 다시 해야 한다.

최종적인 목표는 수영을 더 빨리 하거나 스트로크 수를 줄여서 SWOLF 스코어를 낮추는 것이다. 하지만 스트로크 수를 줄이고도 시간이 그대로 유지된다면 매 스트로크를 길게 했다는 의미가 된다. 반면 스트로크 숫자는 그대로인데 시간이 줄어들었다면, 각 스트로크마다 더 많은 힘과 속력을 생성하고 있다는 뜻이다. 따라서 스피드, 속력 또는 스트로크 속도를 의미하는 시간을 줄였거나 스트로크 길이에 해당하는 스트로크 당 전진한 거리를 줄였다면, 더 적은 노력으로도 빨리 수영을 할 수 있다는 의미가 된다.

퍼포먼스 관련 비결

인내심을 가지고 당신의 페이스대로 진행하라

정식 수영 교습을 받거나 물속에서 많은 시간을 보낸 사람이 아니라면, 수영을 배우는 것은 사람이 가진 최악의 두려움과 불안함을 자극한다. 수영은 확실히 가장 기술적이고 도전적인 스포츠 중 하나다. 많은 이들이 수영하는 방법과 물에서 보다 효율적으로 움직이는 방법을 배우다가 중단하는데, 학습 곡선이 너무 느리다고 생각하기 때문이다. 이건 사실이 아니다. 수영이 도전적이고 대단히 어렵기는 하지만, 배우기 위해 일생을 투자해야 하는 정도는 아니다. 사실은 매우 짧은 기간 내에 능숙해질 수 있다. 인내심을 유지하고 약점을 강조하는 훈련에 집중하는 것이 열쇠다. 또한 훈련을 다 하려고 서두를 필요는 없다. 자신의 페이스에 따라 훈련을 순서대로 진행하고 유선형 스탠스 단련에 충분한 시간을 소비하는 한, 금방 힘들지 않게 수영을 배울 것이다.

유선형 수영 스탠스 숙달하기

유선형 스탠스와 발차기 메커니즘은 모든 사람에게 있어서 보편적인 상수(constant)다. 다시 말하면 이 두 가지는 항상 개선될 수 있으며 효율적인 자유형 스트로크를 배우는 데 있어 가장 빠른 방법이다. 몸을 물과 평형으로 유지하면서 발차기를 제대로 할 수 있다면, 수영 스트로크의 4단계 동안 타이밍과 회전에서부터 팔을 움직이는 것까지 모두 훨씬 수월해질 것이다.

훈련을 순서대로 진행하고 약한 부분에 집중하라

수영 동작을 하는 데 애를 먹고 있거나 앞으로 움직이기 위해 너무 많은 힘을 쓰고 있다면, 숙달될 때까지 당신의 약점을 훈련 형식으로 집중 보완한다. 훈련을 다 해보라는 이유가 바로 여기에 있다. 당신의 최대 약점을 알려줄 훈련을 찾아낼 수 있기 때문이다. 처음에 훈련을 빼먹고 진행한다면 약점 중 하나를 보여줄 훈련을 놓치고 넘어갈 수도 있다.

몸 양쪽에서 숨 쉬는 방법 배우기

당신의 수영 실력이 고급인지, 아니면 초보자인지와 무관하게, 당신은 몸의 양쪽에서 편안하게 숨을 쉴 수가 있어야 한다. 그래야 바다나 호수처럼 통제되지 않은 환경(조류와 파도가 있는)에 있는 경우에 호흡을 제대로 조절할 수 있다. 이는 여러 방법을 통해 훈련이 가능하다. 홀수째 스트로크마다 숨을 쉬어도 되고, 짝수째 스트로크마다 숨을 쉬고서 랩 2회마다 다른 쪽으로 숨을 쉬어도 된다. 물론 그렇다고 항상 양방향으로 숨을 쉬어야 한다는 의미는 아니다. 숙달되고 나면 한쪽 방향으로만 쉬어도 된다. 관건은 양쪽 숨쉬기에 다 익숙해져서 어떤 시나리오에도 대비를 하는 것이다.

스트로크 교대

당신이 수영을 막 배우고 있는 중이거나 5km 또는 10km 정도의 장거리 수영 시합에 출전하려고 한다면, 훈련 세션에서 간략하게 다룰 예정인 배영과 평영이 꽤 중요한 테크닉이다. 그런 상황에서는 숨을 돌리고 근육에 휴식을 주기 위해 스트로크를 바꿀 수 있다(숙달됐다는 가정 하에서). 만약 당신이 고급자라면 자유형을 하다가 몸을 돌려서 배영으로 전환하는 것도 좋다. 얼굴을 수면 위에 두면서 효율적인 유선형 자세를 유지할 수 있기 때문이다. 반면 평영은 초보 트라이애슬론 훈련자들에게 아주 좋은데, 숨을 돌릴 수 있으며 어디로 가는지 알 수 있기 때문이다. 하지만 이 두 스트로크는 자유형만큼 효율적이지는 않다. 따라서 배영이나 평영으로 바꾸는 것은 꼭 필요한 경우에만 하는 것이 좋다.

긴장을 풀고 물과 싸우지 말 것

경험 많은 수영 선수가 자유형을 하는 것을 보면, 가장 먼저 눈에 띄는 부분이 동작의 유연함과 우아함이다. 거의 힘을 쓰지 않는 것처럼 보인다. 이 수준에 이르려면 특정 동작을 훈련하는 데 시간을 투자해야 한다. 명심하라. 수영은 열심히 움직일수록 더 빨리 피로해지고 더 깊이 가라앉는다는 점에서 늪에 있는 것과도 같다. 당신은 긴장을 풀고 수면과 평행 상태를 유지하면서 정확한 동작을 해야 한다. 이는 많은 연습이 필요하다.

큰물에서 훈련하라

수영장에서는 수영을 하다가 어디로 가고 있는지를 알 수 있고, 더 효과적으로 숨을 쉴 수 있다. 제어된 환경 내에 있기 때문이다. 반면 호수나 바다에서는 어디로 가고 있는지를 볼 수가 없고, 쉴 새 없이 파도의 공격을 받으며 조류와도 싸워야 한다. 이는 스트로크부터 숨쉬기까지 더 어렵게 만든다. 경험이 적은 훈련자의 경우에는 이것이 또 하나의 공포가 될 수 있다. 이 공포를 지배하고 그런 환경에 적응하는 유일한 길은 큰물에서 시간을 보내는 것이다. 호수나 바다에서 시합이 열리는 날까지 기다려서는 안 된다. 호수에서 수영해야 한다는 사실을 알고 있다면, 호수에서 수영을 하라. 만약 당신이 바다로 갔다가 수영해서 돌아와야 하는 대회에 출전한다면, 직접 바다에 가서 그걸 해봐야 한다. 시합에서 맞이하는 것과 동일한 환경에서 훈련을 해야 한다는 것이다. 이는 달리기와 자전거, 수영의 경우 모두 동일하다.

보조 도구들은 숙달된 후에 사용하라

물에 뜨는 도구들이 스트로크의 특정 한 측면에 집중하도록 도움을 줄 수는 있지만, 훈련에 이 도구를 사용하기 전에 스트로크를 어느 정도 숙달해야 한다. 왜냐고? 처음 수영을 배우는 상황에서 보조 도구를 사용하다가 올바른 메커니즘을 배우지 못하는 일이 있어서는 안 되기 때문이다. 이를테면 풀브이(pull buoy)를 사용하면 발을 수면으로 올리는 데 도움이 되므로 발차기를 하지 않아도 된다. 이를 통해서 수평 자세를 유지하는 동안 수영 스트로크에 집중할 수 있다. 하지만 만약 당신이 올바른 유선형 자세를 유지하기 위해 이 도구에 의존하고 발차기 메커니즘 훈련은 전혀 하지 않는다면, 실력이 늘지 않을 것이다. 최고의 결과를 위해서는 자유형 메커니즘에 숙달되고 나서 스트로크의 특정한 측면을 강화시키기 위한 보조 도구들을 사용해야 한다.

발차기 횟수

발차기 횟수는 개인마다 다르지만, 대부분의 트라이애슬론 선수들과 장거리 수영 선수들은 발차기를 많이 하지 않는다. 매 스트로크 주기마다 2~4회 정도다. 다시 말하면 오른팔이 수영 스트로크의 4단계를 완수할 때마다 발차기를 2번만 한다는 의미다. 발차기를 적게 하는 이유는 에너지 소모를 줄이기 위해서다. 다리는 팔보다 훨씬 크며 더 딱딱하다. 그렇기에 발차기를 많이 하면 에너지를 더 많이 소모하게 된다. 그뿐 아니다. 만약 당신이 트라이애슬론 선수라면 발차기를 적게 해야 자전거 및 달리기를 위한 체력을 남겨놓을 수 있다. 하지만 발차기 횟수와 관련해서는 옳고 그른 것이 없다. 처음에는 자연스러운 횟수를 선택하고 몸을 수면과 평행 상태로 유지할 수 있는 만큼 발차기를 하라. 힘들지 않게 앞으로 갈 수 있게 되면, 이상적인 리듬을 찾기 위해 다른 발차기 횟수를 실험해볼 수도 있다. 핵심은 유선형 자세 또는 수용 스트로크를 손상시키지 않으면서 발차기 횟수를 줄이는 것이다. 만약 발차기 횟수를 줄여서 스트로크의 리듬이 방해를 받거나 정렬이 손상되면, 원래 발차기 패턴으로 복귀하라.

숨을 쉴 때만 머리를 돌리고 손을 본다

많은 이들이 몸을 돌릴 때마다 머리를 같이 돌리는 실수를 한다. 효율적인 몸의 위치를 유지하려면 눈은 바로 아래를 보고 있어야 하며 숨을 쉴 때만 머리를 돌려야 한다. 명심하라. 당신의 머리는 몸과 독립적으로 움직일 수 있다. 따라서 눈을 수영장 바닥에 고정시킨 채로 한쪽 팔에서 다른 팔로 전환하는 것이 가능하다. 숨을 쉬어야 하는 경우에는 팔을 바꾸면서 머리를 돌리고, 휴식 단계에 들어가는 팔을 쳐다봐야 한다. 이러면 목을 빼서 중립 척추 정렬 상태를 훼손하지 않고서도 공기를 들이마실 수 있다.

기술 훈련

이제 당신은 올바른 수영 테크닉을 배우는 데 있어서 기본적인 원칙과 개념을 이해하게 되었다. 이제 물에 들어가서 반복 훈련을 할 때다. 이 챕터에서 이미 언급했듯이, 이 훈련은 당신의 자세를 강화시키기 위한 것이며 수영 스트로크의 단계들을 반복하기 위한 것이다. 그래야 물속에서 긴장을 풀고 더 효율적으로 움직이는 것을 배우기 때문이다. 당신의 키나 덩치가 크던지 작던지 상관없으며, 초보자 또는 숙련자라도 관계없다. 우리는 중요한 보편적 주제들을 분류해서 모든 훈련자들이 자신들의 훈련에 기술을 통합시킬 수 있도록 했다. 이 기술을 제대로 한다면 최대한 짧은 시간 내에 수영 테크닉을 향상시킬 것이며, 소모적이고 불쾌했던 경험이 힘들지 않고 즐거운 경험으로 바뀔 것이다. 하지만 최고의 결과를 위해서는 당신의 경험이나 능력과 무관하게 순서대로 진행하는 것이 좋다. 이유는 다음과 같다.

독자들 중 일부는 수영 경험이 많겠지만, 다른 이들은 올바른 테크닉으로 수영을 해본 적이 없을 수도 있다. 기술을 순서대로 배우는 것이 좋지만, 당신의 자신감과 능력에 따라서 집중과 목표를 다르게 할 수 있다. 이해를 돕기 위해 우리는 3가지 다른 카테고리에서 가져온 3가지 사례를 살펴볼 것이다. 이를 통해 초보자, 중급자 및 고급자가 다음 기술을 어떻게 순서대로 훈련할 수 있는지 알 수 있다.

초보자

초보자란 정식 훈련은 거의 받아보지 않았지만 익사하지 않고 간신히 앞으로 갈 수는 있는 사람이다. 만약 당신이 이 카테고리에 포함된다면, 균형, 부유, 중심선 안정화, 자세 및 발차기 테크닉에 집중하는 기술 초반부에 대부분의 시간을 투자해야 한다. 물속에서 자신감을 가지기 위해서는 시간이 걸리며, 수영 초보자라면 더욱 그렇다. 너무 서두르지 말아야 한다. 수영을 배우는 것은 극도로 짜증나고 무서운 일이며, 때로는 부끄러울 수도 있다. 테크닉 사슬을 따라서 실력을 향상시키는 열쇠는 유선형 스탠스를 연습해서 자세를 강화하는 것이다. 권투선수와 마찬가지로, 펀치를 날리기 전에 스탠스부터 숙달해야 한다. 수영의 경우에는 몸 회전이나 수영 스트로크 단계로 들어가기 전에 좋은 발차기 테크닉을 사용해서 유선형 스탠스를 편안하게 숙달하는 것이 우선이다.

중급자

중급자는 어떤 종류의 공식 수영 레슨을 받아봤거나 물속에서 편안하게 느끼면서 자유형 메커니즘을 이용해 앞으로 움직일 수 있는 사람이다. 당신이 이 카테고리에 포함된다면, 초기 훈련을 훑고 지나가지 않는 것이 중요하다. 당신은 약점이 어디이고 무엇을 해야 하는지를 확인하기 위해 여전히 균형과 부력점을 찾아야 한다(아직 찾지 못했다면).

추가로 상급 기술로 넘어가기 전에 제대로 된 발차기 기술을 사용한 올바른 유선형 자세를 만드는 데 시간을 투자해야 한다. 기초적인 수영 메커니즘을 이해하는 많은 이들이 초기 기술훈련을 등한시하며 건너뛰는 경우가 있다. 대신에 그들은 암리드(arm-lead) 훈련으로 바로 가서 왜 잘 안 되는지 의아해한다.

당신의 유선형 스탠스를 수정하는 것이 시간을 절약할 수는 있지만, 다음 순서의 훈련을 시작하기 전에 자세를 조정하고 모든 것이 맞는지 확인해야 한다. 회전, 핸드 리드 및 암리드 훈련으로 전환한 후에는 가장 어려웠던 훈련을 별도로 해서 약점 영역에 집중할 수 있도록 한다. 비록 당신이 자유형 메커니즘을 써본 경험이 있더라도, 수영 스트로크의 각 단계를 진행하면서 타이밍을 맞추고 유선형 스탠스를 유지해야 할 것이다.

고급자

고급자는 유연하고 우아하게 힘들지 않은 수영을 할 수 있는 사람이다. 보통 고급자는 대학 수준 시합에 출전해봤거나 물에서 평생을 보낸 사람이다. 그들은 이 챕터에 나온 기술들을 모두 이해하고 실행해봤으며, 자세, 타이밍 및 자유형 메커니즘의 중요성을 알고 있다. 이 카테고리에 포함되는 이들에게도 훈련을 순서대로 진행하는 것이 도움이 될 수 있다. 각 훈련은 수영 스트로크의 특정한 측면에 집중하며, 이는 훈련 순서를 아주 효과적이게 한다. 이 훈련을 다하려면 트레이닝 세션 1개만으로도 충분하지만, 그래도 당신의 약점을 찾아내는 훈련이 1~2개 정도는 있을 것이다. 이를테면 당신이 자유형 스트로크로 물을 가르고 움직이는 것을 아주 잘 하더라도 페이스 웨이브(face-wave) 훈련을 하는 순간에 가라앉기 시작하고 자세를 잃을 수도 있다. 이는 당신이 발차기와 수면에 있는 손을 보강하고 암리드 자세를 취하는 동안 몸의 위치를 수정해야 한다는 의미다.

요점은 이렇다. 완벽한 기술을 가질 수는 없다. 항상 보강이 필요한 부분이 있다. 그렇기에 당신이 가장 약한 기술을 찾아서 기술 훈련을 하는 날에 그 부분을 보강하기 바란다.

결론

테크닉을 다듬고 동작의 효율성을 향상시키기 위해 계속 노력하는 것이 이 책의 핵심 주제지만, 이는 다른 어떤 종목보다도 수영에서 더 중요하다. 지구력 종목 훈련자들이 범하는 가장 큰 실수는 동작에 익숙해지는 순간 기초 수영 훈련을 중단하는 것이다. 마치 달리기나 자전거 훈련을 하다가 동작에 자신감을 얻고 나면 테크닉 훈련을 중단하고 볼륨에 집중하는 것과 마찬가지다.

수면과 평행인 몸의 위치를 연마하는(효율적이고 강력하며 리드미컬한 발차기) 것과 올바른 타이밍을 만드는 것은 당신이 초보자이거나 올림픽 수준의 수영 선수이거나 관계없이 중요하다. 인터벌 및 템포 트레이닝을 추가하기 전까지는 모든 기술을 숙달할 필요는 없다. 하지만 잘못된 동작 패턴에 익숙해져서 수정이 힘들어지는 상황을 막기 위해 테크닉 훈련에 집중할 필요가 있다.

기술적 참고사항

조만간 알게 되겠지만, 여기서는 기술 트레이닝 훈련 중 대부분을 몸의 한쪽 면으로만 진행했다. 하지만 모든 훈련을 양쪽에서 동일하게 할 필요가 있다.

큰물에서의 수영 전략

호수나 바다 같은 큰물에서 수영을 하는 경우에는 당신이 맞서야 할 환경적 조건이 많다. 여기엔 조류, 파도 및 바람 등이 있다. 추가로, 트라이애슬론나 장거리 수영대회에 참가하는 경우에는 다른 선수들이 당신을 추월하고 앞서가는 과정에서 자리싸움이 발생한다. 그런 상황에서는 당신을 코스에 유지시켜 줄 뿐 아니라 당신의 강점을 마음대로 활용하는 전략이 필요하다. 큰물에서 열리는 수영대회에서 당신을 도와줄 3대 전략이 있으니, 스포팅(spotting), 방향 수영(directional swimming) 및 드래프팅(drafting)이다.

스포팅

큰물에서 수영을 하는 경우에는 조건이 사전 경고 없이 변한다. 이를테면 많은 이들이 물에 들어가기 전에 조류를 체크하고 그 정보에 기반한 전략을 세우는 실수를 한다. 이 경우 문제는 경기 중에 조류가 변하는 일이 꽤 자주 있다는 것이다. 그러면 방향을 잃을 수 있고, 수영하는 거리가 늘어난다. 그런 상황을 피하기 위해서는 계속 마커를 사용해야 한다. 부표일 수도 있고 나무나 산과 같은 랜드마크일 수도 있다. 그리고 참고해서 조정할 수 있는 프레임이 필요하다. 관건은 수영 스트로크의 회복 단계를 통해 팔을 가져올 때 머리를 들어올리는 타이밍을 정하는 것이다. 이것이 중립적인 자세와 머리 위치를 유지해야 한다는 기본적인 규칙에 위배되기는 하지만, 코스에서 뒤처지지 않으려면 어쩔 수 없다. 마커를 찍기 위해 배영으로 전환할 수도 있지만, 명심할 사실은 그 경우 스트로크의 리듬이 깨진다는 점이다. 참조할 프레임이 확보된다면 방향 수영을 통해 그 정보를 활용할 수 있다.

방향 수영

방향 수영에 대한 이해를 돕기 위해서, 호수에서 부표를 향해 수영하는 사람의 사례를 보겠다. 부표는 정면으로 50미터 떨어져 있지만 측면에서 강한 조류가 있어서 똑바로 가기가 힘들다. 정확한 경로를 유지하고 가장 곧은 선을 유지하기 위해서는 부표로부터 45도 각도로 수영을 해야 한다(여기서 각도는 조류의 강도에 따라 다르므로, 계속 상황을 보면서 조절해야 한다). 조류로 수영해서 들어가는 것이 힘들기는 하지만, 몸이 부표와 일직선이 될 수 있게 해준다.

조류의 힘을 고려하지 않고 수영을 하면 당신은 코스를 이탈하게 된다. 그러면 방향을 바꿔서 다시 조류를 향해 수영을 해야 코스에 복귀할 수 있다. 이건 알다시피 효율적이지 않다. 수영하는 거리가 늘어날 뿐 아니라 머리를 든 상태에서 조류와 싸워야 한다. 속도가 느려질 뿐 아니라 에너지 소모도 증가한다.

드래프팅

수영장에서 수영하는 경우에는 다른 사람들과 분리를 해주는 레인이 있다. 반면 큰물에서는 모든 이들이 불편할 정도로 가까이 붙어 있다. 이는 당신의 위치에 따라서 강점도 약점도 될 수 있다. 예를 들어 만약 당신이 누군가의 뒤에서 수영하고 있다면 그를 페이스메이커로 삼아서 따라가면 된다. 이 경우에는 당신 앞에 있는 사람이 수영하는 방향으로 끌려가게 되며 에너지 소모도 최소화된다. 반대로 만약 당신이 다른 선수들 앞에서 리드를 하고 있다면 앞으로 가기 위해 더 많은 힘을 써야 한다. 그것은 추가 무게를 운반하는 것과도 같다. 스포팅을 하지 않거나 방향 수영을 하지 않는 사람들 뒤에서 드래프팅을 하는 경우에도 문제가 생길 수 있다. 그들로 인해 당신까지 코스에서 이탈할 수 있는 것이다. 당신은 주변에 누가 있는지 보고 함께 수영하는 사람들을 알아야 한다. 그리고 계속해서 스포팅 및 방향 수영 전술을 사용해야 하며, 다른 이들이 당신의 자리를 빼앗지 않도록 해야 한다.

엎드려 뜨기

이 챕터 개요에서 언급했듯이, 자유형의 복잡한 동작들을 순서대로 훈련하기 전에 몸의 위치가 가지는 중요성을 이해해야 한다. 엎드려 뜨기의 목적은 폐의 역할을 이해하고 폐가 물속에서 당신의 자연스러운 자세를 어떻게 좌우하는지를 알려주는 데 있다.

예를 들어 아래 사진에서 반면 등과 목이 물 밖에 있다. 모든 사람은 체형에 따라 약간씩 달라 보이지만, 이 훈련의 목적은 폐 속 공기가 당신을 물에 뜨도록 해주는 것을 알려주는 데 있다. 또한 이 훈련은 몸이 물에서 어떻게 자연스럽게 있는지에 대한 아이디어를 준다. 그것은 발차기 패턴을 결정하는 데 있어서 필수적이다.

이 훈련을 제대로 하려면 폐의 용량을 전부 활용해서 숨을 크게 들이마시고 팔과 다리를 몸 바로 아래로 늘어뜨리면서 긴장을 푼다. 이때 머리를 내린다. 많은 이들이 이 훈련을 처음 할 때 팔다리에 힘을 주고, 물에서 머리를 빼려고 목을 굽히기도 한다. 만약 당신이 수영 초보자라면, 몇 번 시도해야 성공할 것이다. 인내심을 가져라.

도움이 될 만한 조언이 있다. 말 그대로 '엎드려 뜨기'를 하는 것이다. 완전히 긴장을 푼 상태에서 죽은 것처럼 물에 떠 있으면 된다. 제대로 한다면 숨을 크게 들이마시고 머리를 물에 집어넣을 때 몸은 완전히 멈추는 지점에 도달할 때까지 시소처럼 위아래로 움직일 것이다. 그것이 균형점으로, 완전히 힘을 빼야만 확보할 수 있다. 반면 긴장 상태에서는 흔들리면서 계속 움직일 것이고, 공기가 부족하기 전에 물에서 자연스러운 자세를 확보할 수 없을 것이다.

앞서 언급한 또 하나의 중요한 점은, 이 훈련의 결과는 옳은 것도 그른 것도 없다는 것이다. 바닥까지 가라앉아도 좌절할 필요는 없다. 이 훈련에서 습득한 정보를 모두 활용해서 어떤 보강이 필요한지를 알아내면 된다.

만약 엎드려 뜨기를 시도하고서도 어떤 이유에서인지(근육이 딱딱하거나 폐활량이 적어서) 바위처럼 가라앉는다면, 그건 수면에서 유선형 자세를 유지하기 위해 강력한 발차기를 연마해야 한다는 의미가 된다. 반면에 큰 노력 없이도 수면에 뜬다면, 팔을 이용해 앞으로 전진하는 데 집중할 수 있다.

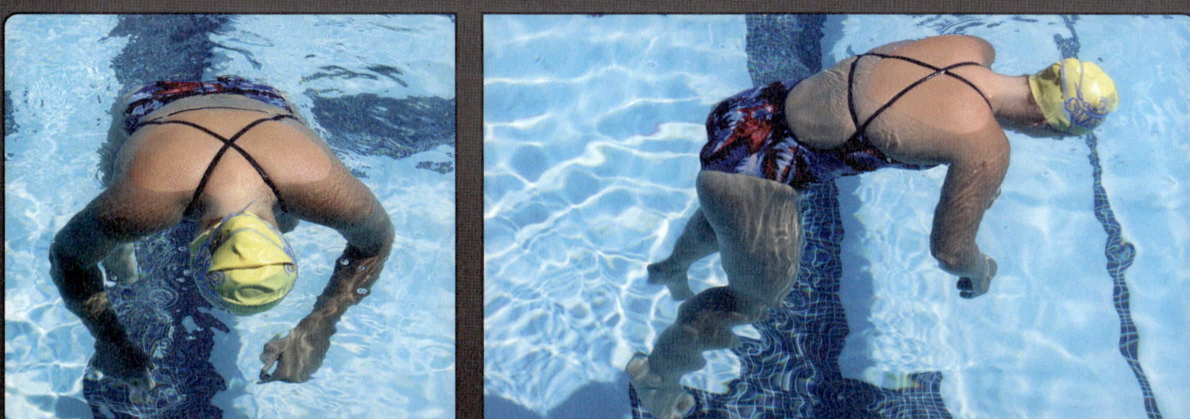

엎드려 뜨기 자세를 취하기 위해 폐활량을 전부 활용해서 숨을 크게 들이마시고 몸의 힘을 완전히 뺀 후에 앞으로 넘어진다. 보시다시피, 그녀는 수면에 떠 있으며 등은 폐 바로 위에 노출되어 있다. 이것이 물속에서 그녀의 자연스러운 자세다. 최고의 결과를 얻으려면 완전히 긴장을 풀어야 한다. 그리고 몸에 힘을 주거나 머리를 물 밖으로 내려고 목을 뻗지 말아야 한다.

팔 올리고 엎드려 뜨기

팔 올리고 엎드려 뜨기는 앞서 진행한 훈련의 연장선으로, 물속에서 자연적인 자세를 찾아낸 이후부터 해야 한다. 당신이 기존 훈련인 엎드려 뜨기를 제대로 했다는 가정 하에서, 다음 단계는 엎드려 뜨기 자세에서 팔을 천천히 들어올리는 것이다. 사진을 보면 두 가지를 확인할 수 있다. 크리스티나가 팔을 들어올릴 때 그녀의 허리와 엉덩이 위쪽이 물에서 나온다. 그리고 추가 노력 없이도 그녀의 다리는 수면을 향해 떠오르기 시작한다. 따라서 엎드려 뜨기 자세에서 단순히 팔을 들어올리는 것만으로도 균형점을 폐에서부터 전체 중심선까지 확장시킬 수 있고, 수면과 평행을 이룬 자세도 확보할 수 있다. 이 훈련의 목적은 당신의 몸을 늘릴수록 수면에서의 견인력이 줄어들며 앞으로 움직이기 쉽다는 것을 이해하는 것이다.

이 테크닉과 관련해서 흥미로운 사실은 훈련자의 배경, 근육 밀도 및 몸의 좌우대칭에 기반한 자세의 차이다. 예를 들어 만약 당신의 하체보다 상체가 크다면(장거리 수영 선수의 특징임), 당신의 다리는 수면을 향해 떠오르고 엉덩이는 물에서 튀어오를 것이다. 반대로 만약 당신이 단거리 수영 선수이거나 체중의 대부분을 다리로 운반한다면, 당신의 발은 아래쪽에서 고정되어 있으면서 약간만 떠오를 것이다.

후자의 카테고리에 속한다고 해도 실망할 것은 없다. 이것은 당신의 신체 비율을 보여주는 부산물일 뿐이며, 평행 상태를 유지하기 위해서는 발차기의 힘을 이용해야 한다는 의미다. 여기 비법이 있다. 턱을 가슴으로 밀어넣으면 수면을 향해 다리를 올리는 데 도움이 될 수 있다. 척추는 곧은 상태여야 함을 명심하라. 따라서 손을 올리고 엎드려 뜨기를 하는 중에 머리를 움직인다면(아래로든 위로든), 당신의 하체는 반대 방향으로 갈 가능성이 높다.

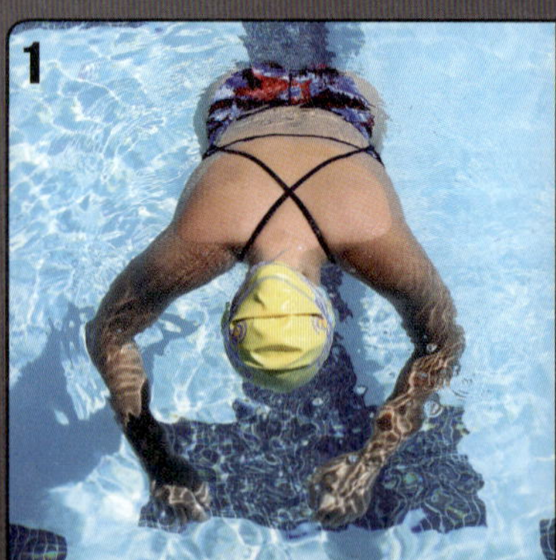
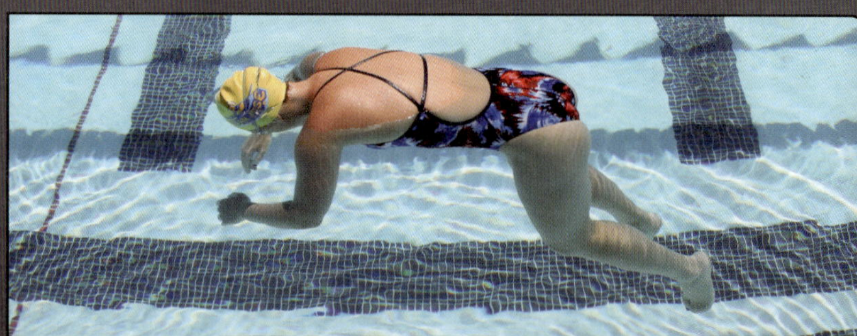

1. 엎드려 뜨기 자세를 취했다.

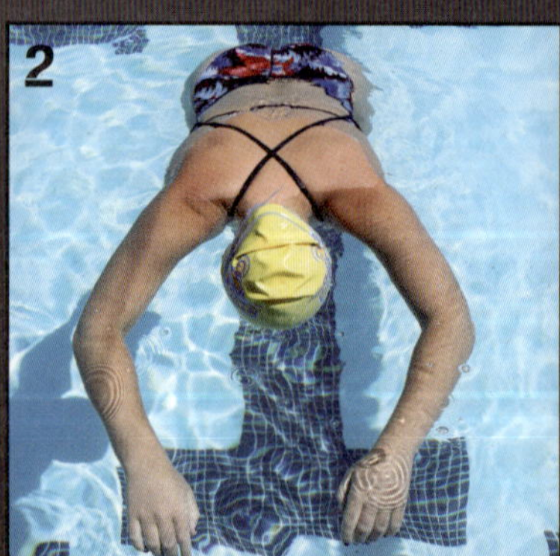
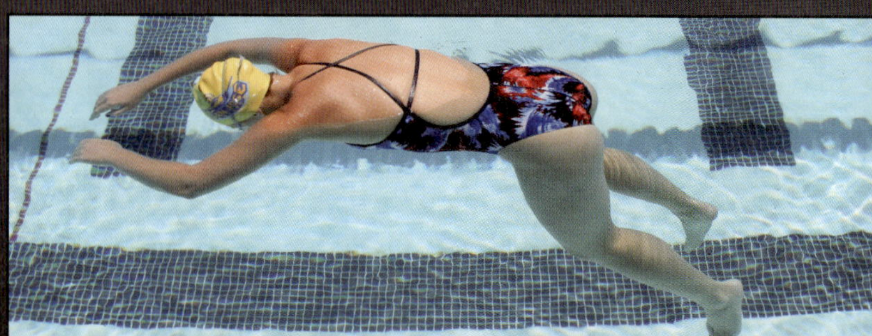

2. 긴장을 푼 상태에서 수면을 향해 천천히 팔을 들어올린다. 이렇게 할 때 허리와 엉덩이가 떠오르기 시작하는 것을 보라.

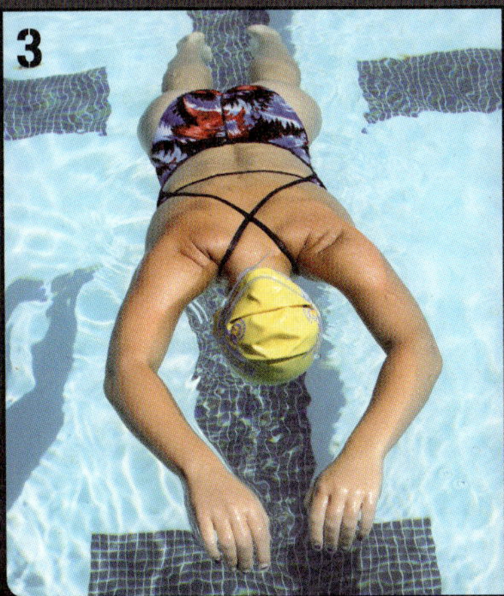
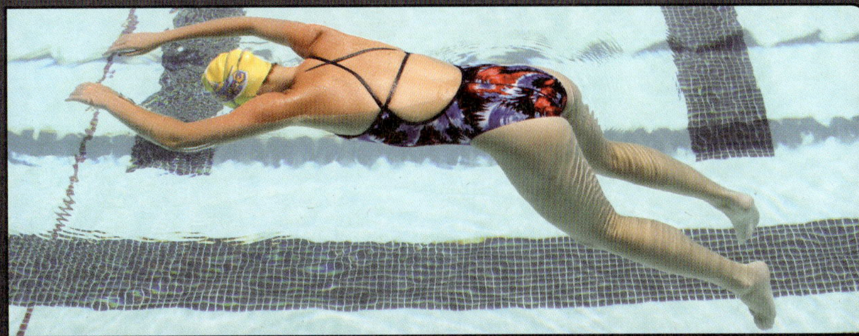

3. 팔이 수면을 향해 접근하면 그녀의 엉덩이와 다리도 올라오면서 자세를 늘린다. 몸을 뻗은 상태에서, 그녀의 균형점은 폐를 넘어 전체 중심선까지 확장됐다. 이 자세에서는 앞으로 움직이기가 훨씬 쉽다.

엎드려 뜨기 자세에서 유선형 발차기로

이 챕터 개요에서 언급했듯이, 이 초반 훈련의 목표는 당신이 수영 스트로크의 4단계를 진행하기 전에 가장 효율적인 자세를 취하는 방법을 가르쳐주는 것이다. 달리기, 자전거 및 리프팅과 마찬가지로, 올바른 준비 자세를 먼저 배우지 않고 동작을 한다면 후속 단계의 효과는 떨어질 것이다. 그리 효율적으로 움직일 수 없다는 의미다. 그렇기에, 이 기본 테크닉 훈련이 단순하더라도 반드시 여기에 시간을 투자해야 한다. 기본을 익히지 않고 진도를 나간다면 학습곡선이 길어질 뿐 아니라 피로와 부상 가능성도 높아진다. 그것은 걷는 법을 배우기도 전에 전력질주를 시도하는 것과 같으며, 데드리프트 준비 동작을 배우기도 전에 몸무게의 2배 무게를 들어올리려는 것과도 같다.

다음 훈련의 목표는 전진 동작을 추가하는 동안 물속에서 올바른 자세를 유지하는 방법을 배우는 것이다. 이 훈련을 제대로 하려면 엎드려 뜨기 자세에서 시작해 앞선 순서에 나온 것처럼 팔을 천천히 들어올린다. 하지만 팔이 수면에 뜨도록 하기 전에 팔을 머리 위로 뻗고 한 손을 다른 손 위에 올려서 유선형 자세를 취해야 한다.

제대로 했을 경우에는 팔을 추가로 뻗는 동작으로 인해 몸이 고르게 펴졌을 것이며, 발뒤꿈치는 수면을 향하고 있을 것이다. 엉덩이를 완전히 뻗은 상태가 됐거나 자세를 손상시키지 않는 범위 내에서 최대한 몸을 뻗었다면, 전진 동작을 위해 발차기를 시작하라. 많은 이들이 범하는 공통적인 실수가 있는데, 물속에서 움직임을 멈추기 전에 발차기를 하는 것이다. 계속 움직이는 중에 발차기를 시작한다면, 앞으로 가기는 하겠지만 동일한 결과를 얻기 위해 훨씬 더 많은 힘을 써야 한다. 무엇을 하던지 간에, 효율적인 움직임 능력을 좌우하는 것은 당신의 자세라는 것을 항상 명심하라. 이 훈련을 제대로 하려면 발차기를 시작하기 전에 균형 상태에 도달해야 한다. 이것이 이 훈련의 핵심이다.

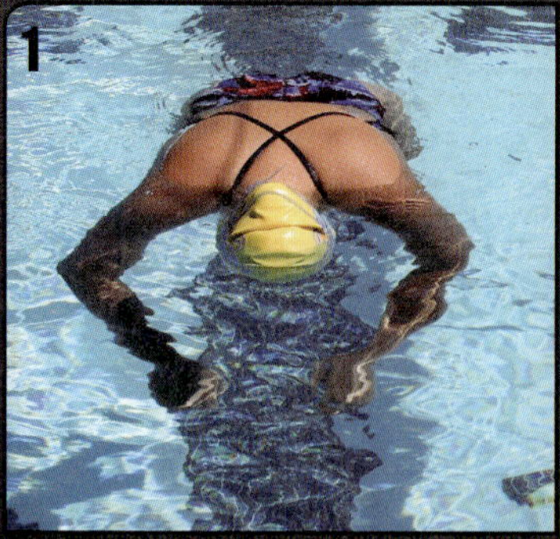

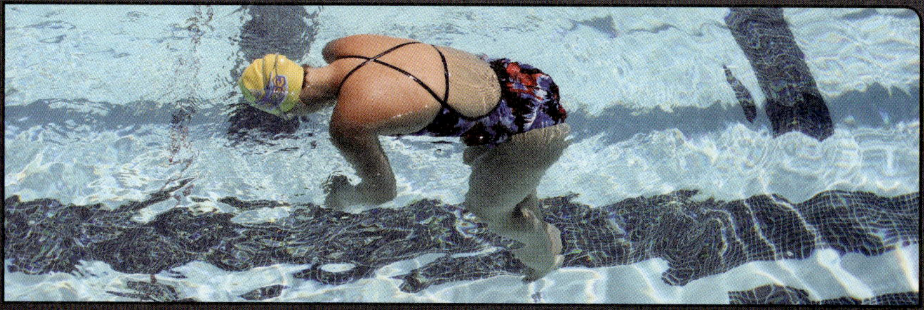

1. 엎드려 뜨기 자세를 취했다.

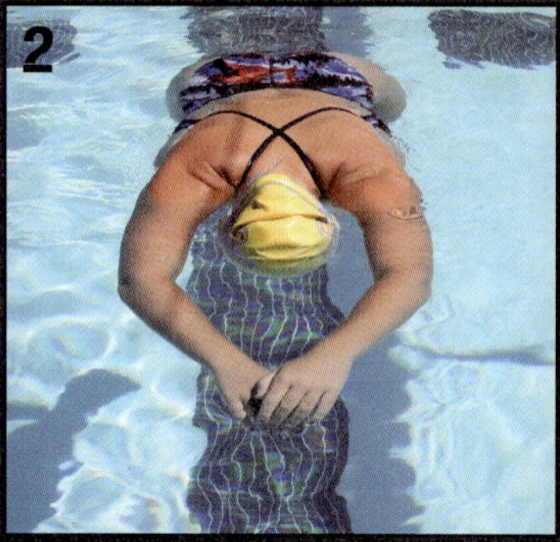

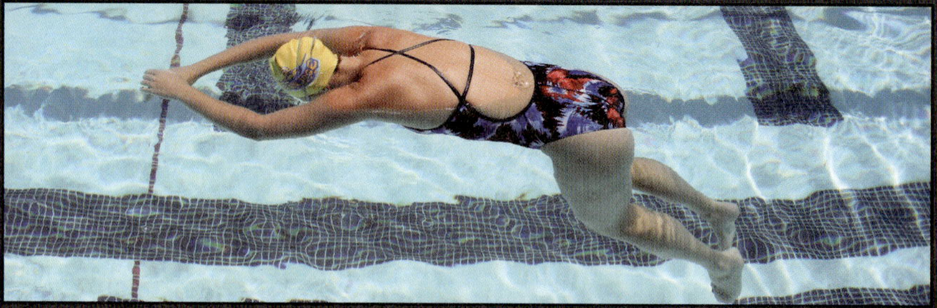

2. 긴장을 푼 상태에서 수면을 향해 팔을 천천히 들어올린다. 허리와 엉덩이가 떠오르기 시작하는 것을 보라.

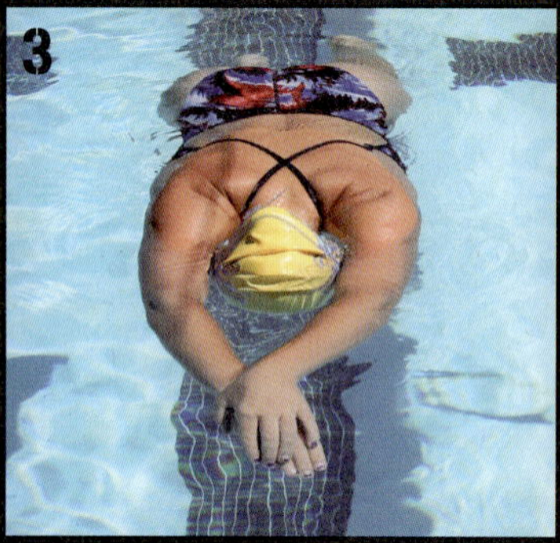

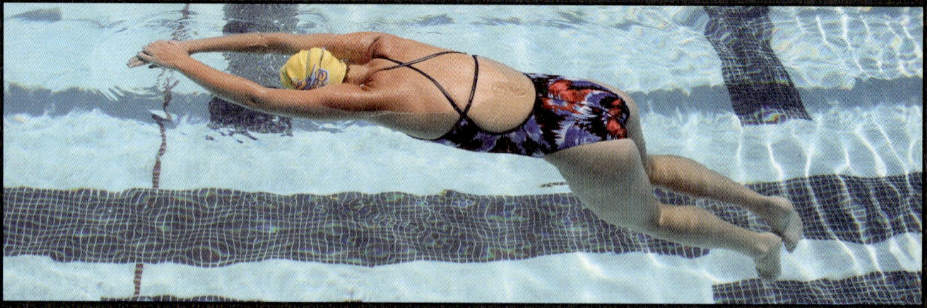

3. 손이 수면으로 접근할 때 오른손을 왼손 아래로 교차하는 것을 보라.

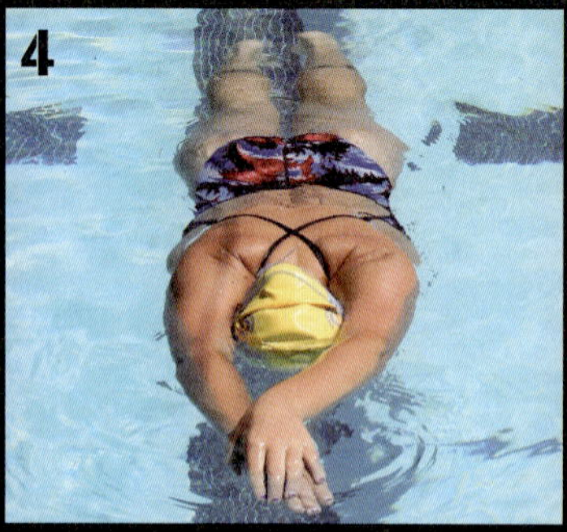

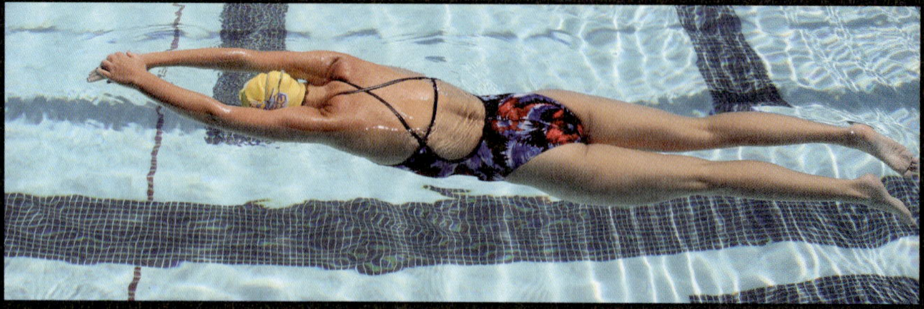

4. 팔을 뻗고 몸을 스트레칭한다.

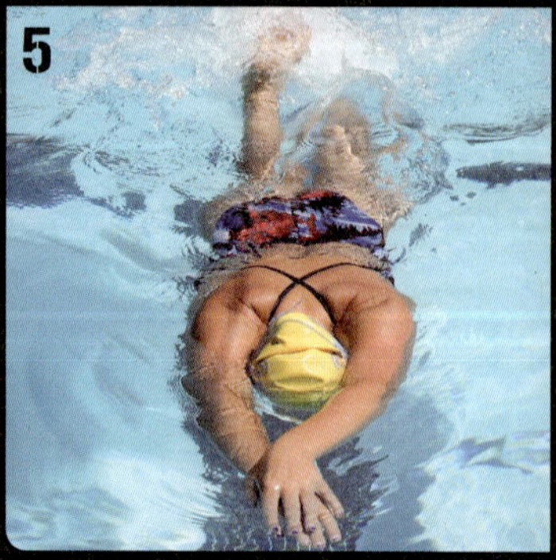

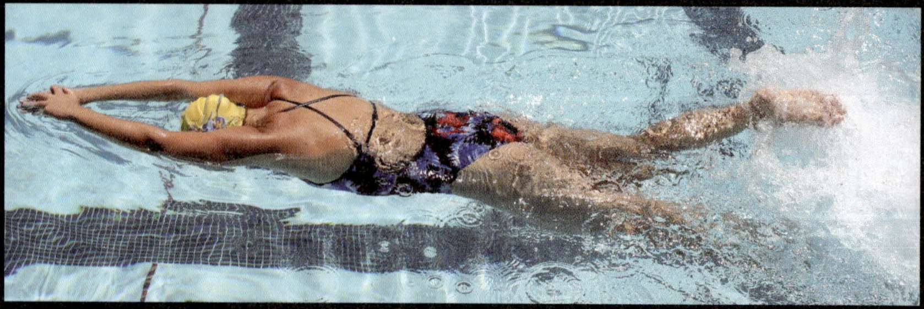

5. 발뒤꿈치가 수면에 접근하는 순간, 앞으로 가는 추진력을 얻기 위해 발차기를 시작한다.

배영 상태에서 유선형 발차기

이 챕터의 목적인 자유형의 학습곡선을 줄이기 위해 순서에 따라 훈련을 하는 것이지만, 배영을 숙달하는 것도 중요하다. 특히 장거리 수영 시합에 출전하거나 지구력 종목에 참가하는 트라이애슬론 선수라면 더욱 그렇다. 만약 당신이 이 카테고리에 포함된다면, 배영은 숨을 돌리고 근육에 일시적인 휴식을 주기 위한 효과적인 테크닉이다. 이 책에서는 배영을 구체적으로 다루지 않지만 배울 필요가 있다. 이미 배영에 익숙하거나 배우는 중이라면, 당신은 배영 상태에서 유선형 발차기 기술을 훈련에 추가해 숙련도를 올릴 수 있다. 배영을 배우고 실행하는 것은 다양한 근육을 운동시켜서 몸의 대칭을 길러줄 뿐 아니라, 장거리 종목에서 전략적인 이점을 주기도 한다.

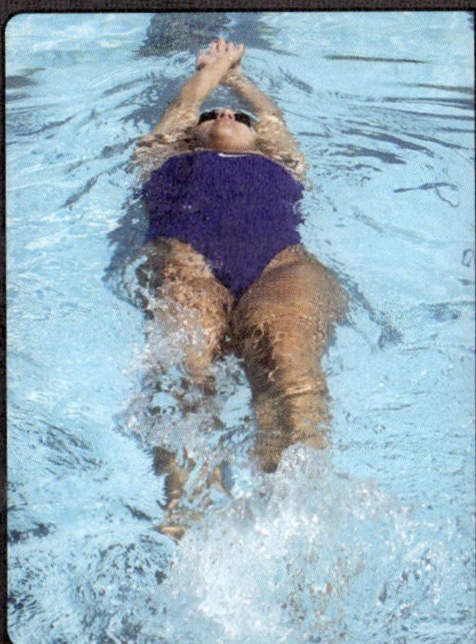

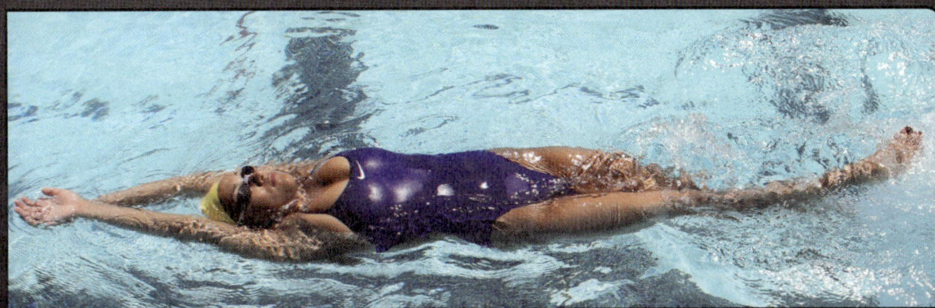

루디는 배영 상태에서 유선형 자세를 취했으며, 발차기의 힘으로 움직이고 있다.

수직 발차기

수직 발차기는 다음 훈련 순서에서 첫 단계로 할 기술이다. 올바른 발차기 메커니즘을 개발하는 것 외에도 중심선 안정성을 테스트하는 데 있어 탁월하다. 이 기술을 제대로 하려면 정면을 응시하고 양팔이 몸 앞에서 교차되도록 하면서 앞뒤로 발차기를 한다.

관건은 몸 아래에서 발차기를 할 때 허리를 평평하게 유지하면서 머리를 중립 자세에 두고 같은 고정 자세를 취하는 것이다. '기술적인 달리기' 챕터에서 보여준 안정된 팔 훈련과 마찬가지로, 수직 발차기를 통해 수영에 필요한 수준의 안정성을 밝혀낼 수 있다. 예를 들어 당신이 위아래로 흔들리거나 좌우로 움직이는 경우에는(평평한 등으로 안정된 자세를 유지할 수없는 경우) 중심선이 제대로 설정되지 않았거나 코어가 제대로 개발되지 않았다는 의미다. 전자의 경우에는 26페이지에 나온 할로우락 테스트를 해보라. 이 테스트는 중심선에 필요한 정도의 긴장을 형성할 뿐 아니라 당신의 몸통을 올바른 위치에 설정할 것이다. 후자의 경우에는 명치를 더 강하게 만들기 위해 스트렝스-컨디셔닝 운동을 할 수도 있고, 이 챕터에 요약된 기본 훈련에 더 많은 시간을 할애하는 것도 좋다.

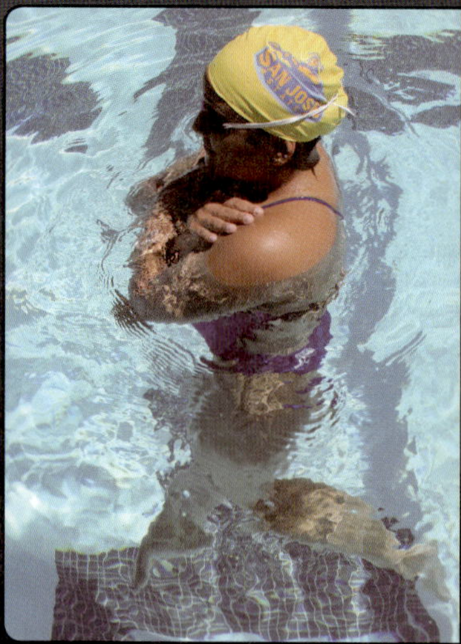

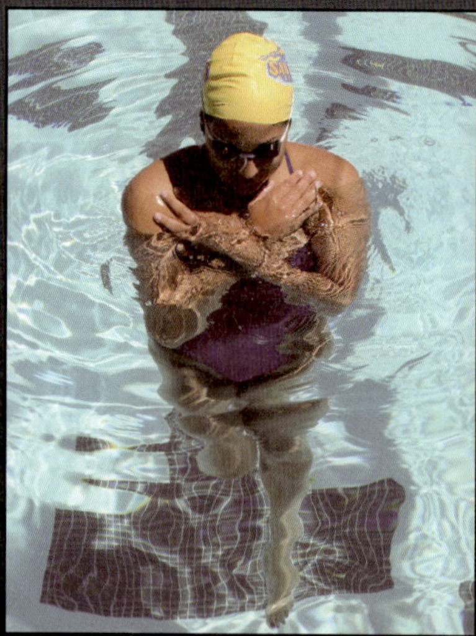

루디는 수직 발차기 자세를 취했으며, 어깨를 수면 위에서 유지하기 위해 올바른 발차기 테크닉을 사용하고 있다. 그녀의 팔은 손과 함께 쇄골 위에서 교차되어 있으며, 팔꿈치는 몸에 타이트하게 붙어 있다. 그리고 엉덩이는 어깨 바로 밑에 있다. 곧은 몸을 유지하기 위해서 그녀는 평평한 허리 자세를 만들어서 중심선을 사용한다. 이렇게 꼬리뼈를 집어넣은(tail-tucked) 자세(이에 반대되는 자세가 골반 전방경사(anterior pelvic tilt))를 취하면 허리의 작은 부분을 펴주고 자세의 온전성을 유지하게 된다. 허리를 뻗던지 굽히던지 이 자세에서 이탈하면 과도한 동작으로 이어진다.

앞으로 몸을 기울이면서 수직 발차기

타이트한 자세로 수직 발차기 훈련을 할 수 있게 되면, 다음 단계는 전진 동작을 시작하기 위해 앞으로 넘어지는 것이다. 이건 쉽지 않다. 따라서 인내심을 가지고 반복해서 연습을 해야 한다. 이 훈련을 처음 하는 사람들은 대부분 골반을 굽히고 팔을 뻗어서 균형을 잡으려고 하거나 머리를 수면 위에 두기 위해 목을 든다. 이런 실수를 피하기 위해서는 머리를 등과 나란히 유지하고 팔은 몸에 들어가 있도록 하고 중심선을 사용하라. 이 훈련이 앞선 훈련에 비해 난이도가 약간 높기는 하지만, 이걸 숙달하는 건 대단히 중요하다. 앞으로 움직이면서 유선형 자세를 유지하는 데 있어서 얼마나 많은 안정성이 필요한지를 배울 수 있기 때문이다. 이 훈련을 흠결 없이 할 수 있다면, 자유형을 하면서 수면과 평행 상태를 유지하기가 수월할 것이다.

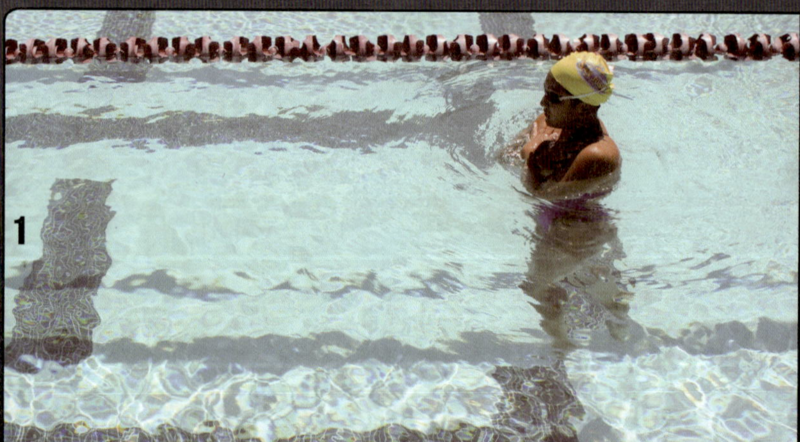

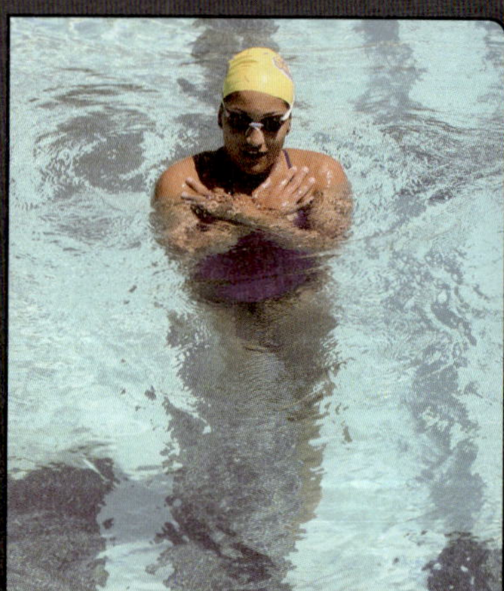

1

루디가 수직 발차기 훈련을 하고 있다.

2

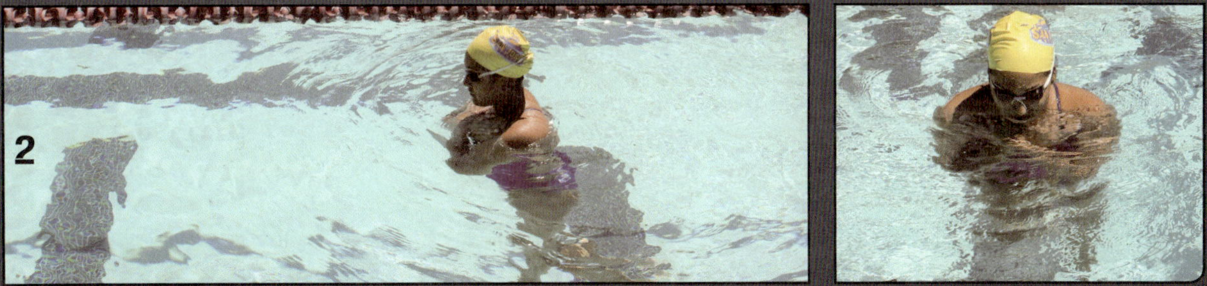

어깨를 수면 위에 유지하기 위해 계속 발차기를 하면서, 전진 동작을 위해 앞으로 넘어진다. 전진 동작을 위해 넘어질 때 골반을 굽히지 말아야 하고 어떤 방식으로도 자세의 무결성을 무너뜨리지 말아야 한다는 게 중요하다.

3

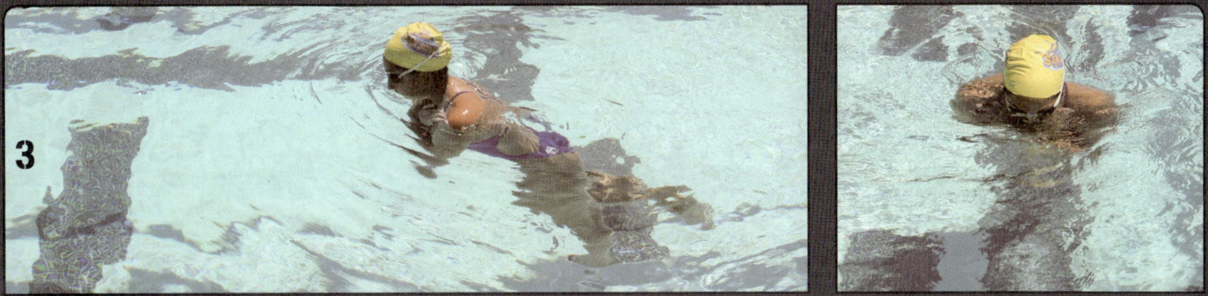

안정된 몸으로 계속 앞으로 쓰러진다.

4

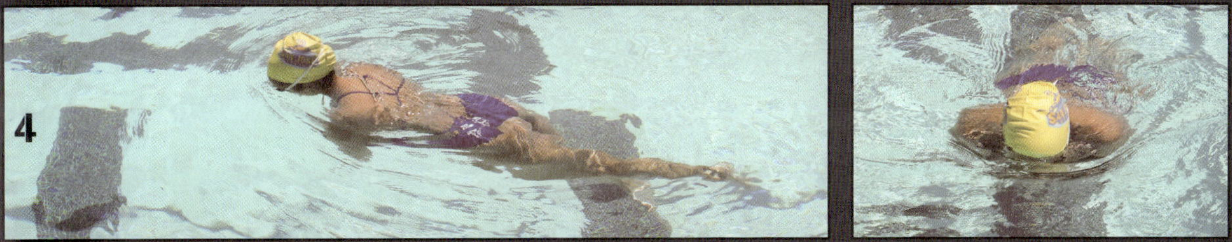

앞으로 쓰러질 때 척추의 무결성을 유지하면서, 머리를 물에 담근다.

5

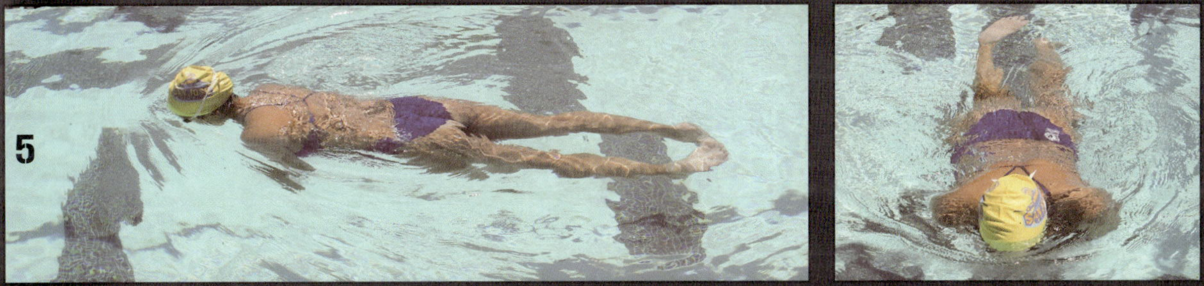

등을 들어올려 몸이 수면과 수평이 되도록 한다.

6

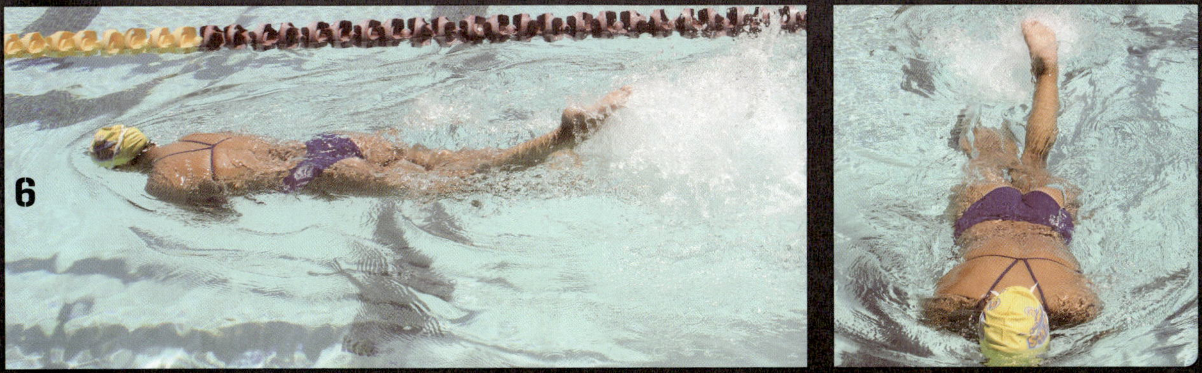

발뒤꿈치가 수면을 치는 순간, 발차기의 힘으로 추진력을 얻어 앞으로 간다.

뒤로 기울이면서 수직 발차기

장거리 경기에서 전략적 이점을 얻는 것에 더해, 수직 발차기는 배영과 마찬가지로 중심선 안정성을 테스트하고 발차기 메커니즘을 향상시키고 다양한 다리 근육을 사용하기 위한 훌륭한 방법이다.

앞선 훈련에서와 마찬가지로, 당신의 몸은 곧은 상태여야 하며 팔로는 가슴을 단단하게 감싸고 머리는 중립 위치에 있어야 한다. 목을 뻗고 등을 굽히는 건 잘못된 자세다. 만약 이렇게 되더라도 좌절할 필요는 없다. 뒤로 몸을 기울이고 물에 누우면서 몸을 곧게 만들고 머리를 중립 위치에 두려면 몸에 엄청난 긴장과 날카로운 집중력이 필요하다. 관건은 당신의 자세에 주의를 기울이고 넘어지는 동작을 계속 훈련하는 것이다. 충분히 연습을 하면 자세를 손상시키지 않으면서 수직에서 수평 자세로 전환할 수 있고, 수면을 따라 흠결 없이 움직일 수 있을 것이다.

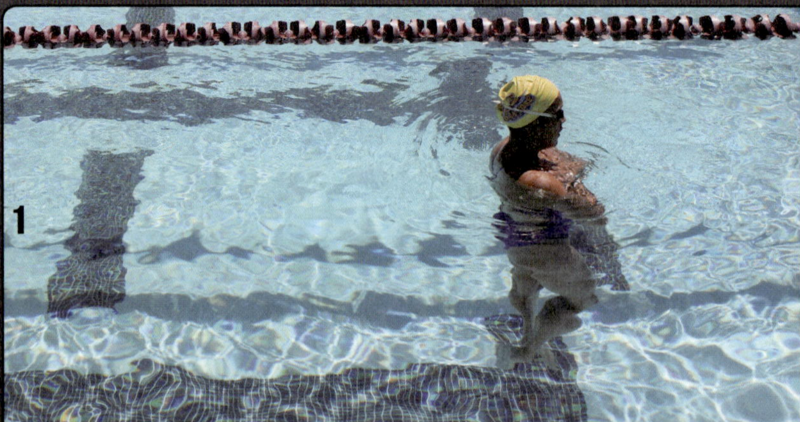

1

1. 루디가 수직 발차기 훈련을 하고 있다.

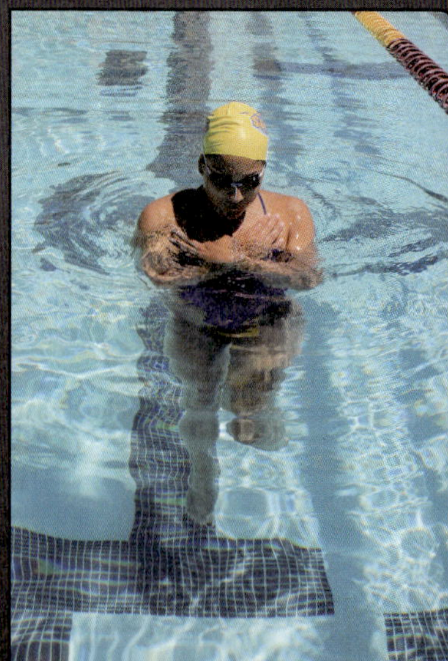

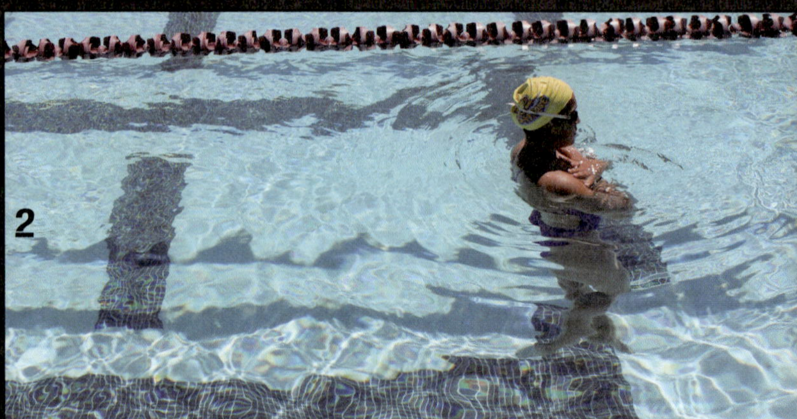

2

2. 몸을 곧게 뻗은 상태에서 뒤로 기울인다.

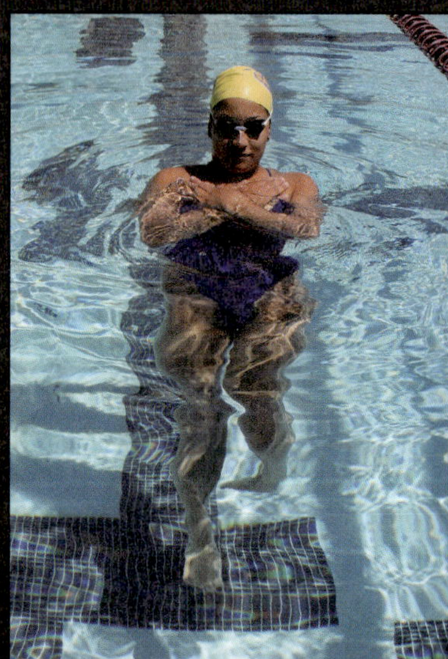

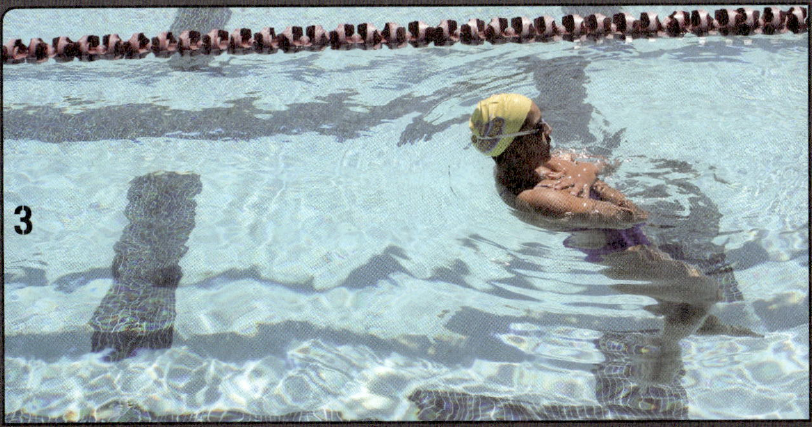

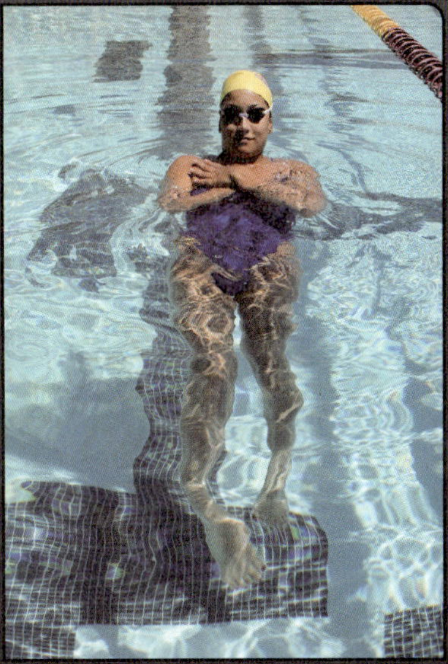

3. 안정된 몸으로 계속 뒤로 쓰러진다. 뒤로 쓰러지면서 목을 뻗는 실수를 하는 사람들이 많은데, 이는 중심선의 무결성을 손상시킨다. 이를 피하기 위해서는 반드시 머리를 중립 위치에 유지해야 한다.

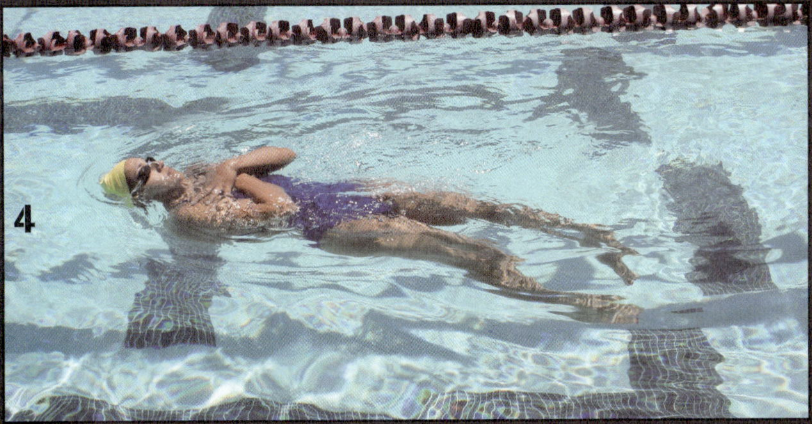

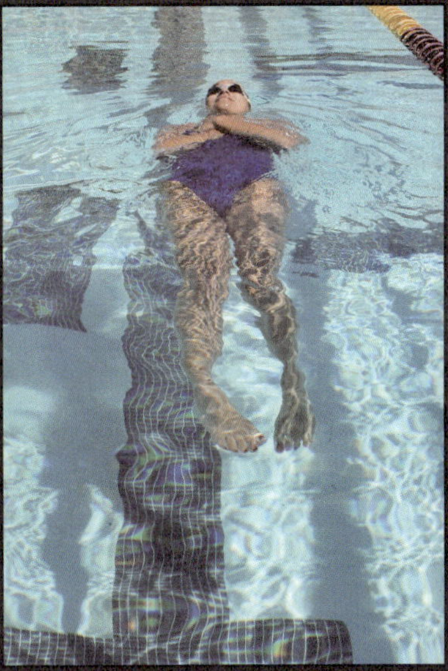

4. 뒤로 기울일 때 발차기는 계속하면서, 물 위에 눕기 시작한다.

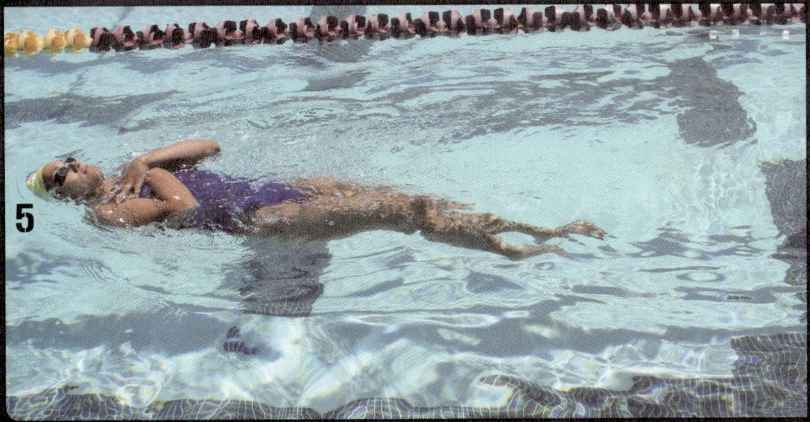

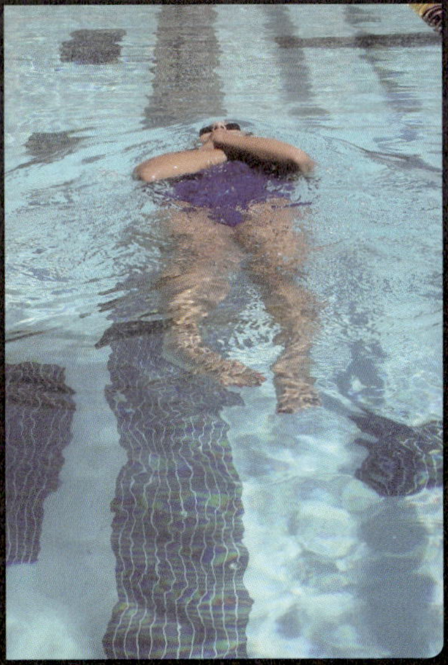

5. 수면에 누우면 발차기의 힘을 추진력 삼아 앞으로 간다.

수직 발차기에서 유선형 자세로

앞서 반복해서 언급했듯이, 물의 견인력이 적을수록 더 빨리 수영할 수 있다. 다시 말하면 몸이 길고 곧을수록 물속에서 더 효율적으로 움직일 수 있다는 것이다. 이번 훈련인 '수직 발차기에서 유선형 자세'에서는 이 개념이 활용된다. 최고의 결과를 얻으려면 예전과 같은 단계로 진행해야 한다. 수직 발차기에서 시작해 전방으로 넘어지도록 자세를 전환하는 것이다. 손을 가슴에 놓은 채 최대 속도에 도달하면, 손을 얼굴 바로 아래로 움직이며 팔을 뻗어 유선형 자세를 만든다. 몸을 완전히 평평하게 하는 순간, 당신은 추가 에너지를 쓰지 않고서도 속도가 빨라지는 것을 느낄 것이다. 단순히 중심선을 안정시키고 유선형 자세를 취하는 것만으로도 당신은 물에서의 견인력을 줄일 수 있다. 이로 인해 빠르고 효율적으로 전진할 수 있는 것이다.

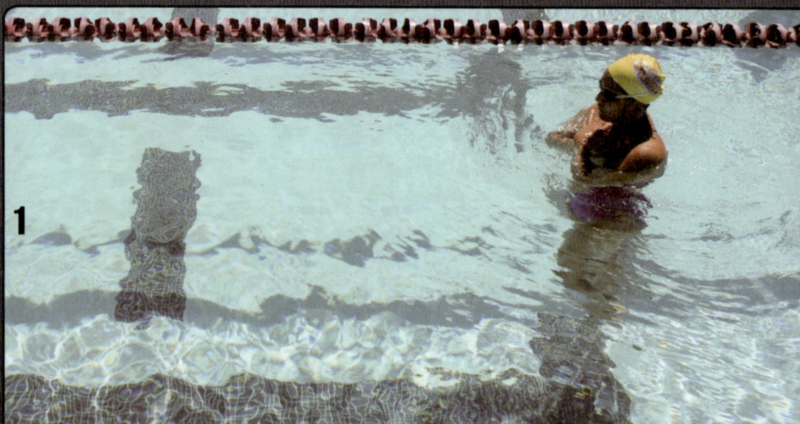

1. 루디가 수직 발차기 훈련을 하고 있다.

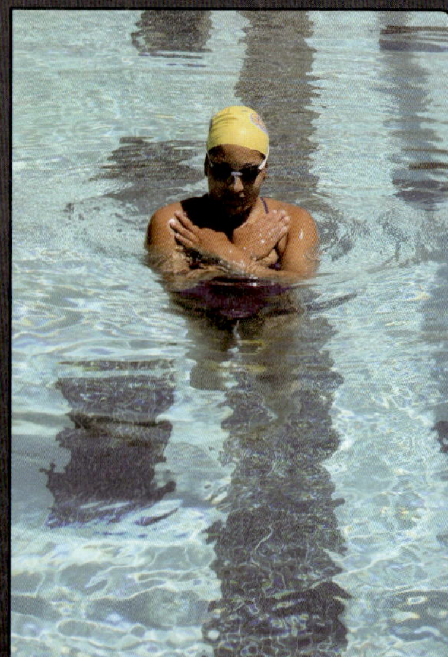

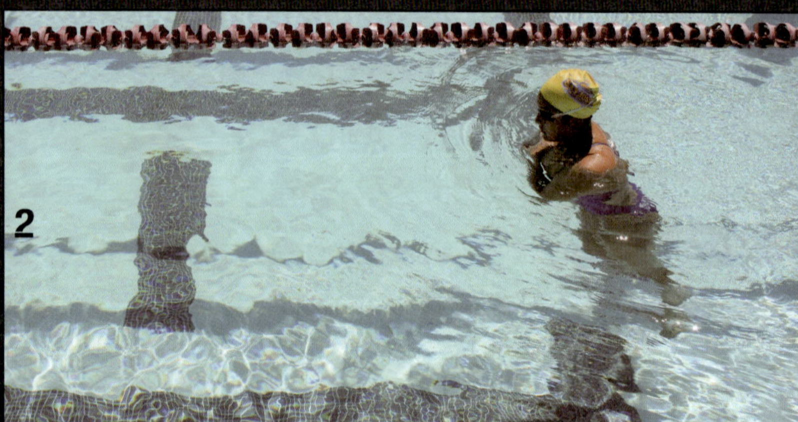

2. 어깨를 수면 위로 유지하기 위해 발차기를 계속하면서, 전진 동작을 위해 몸을 앞으로 기울이기 시작한다.

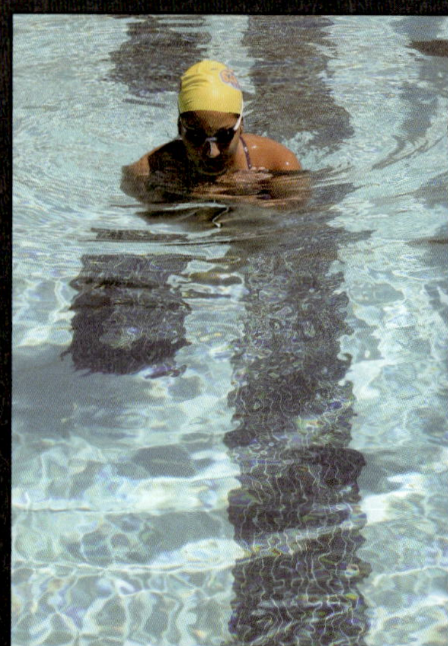

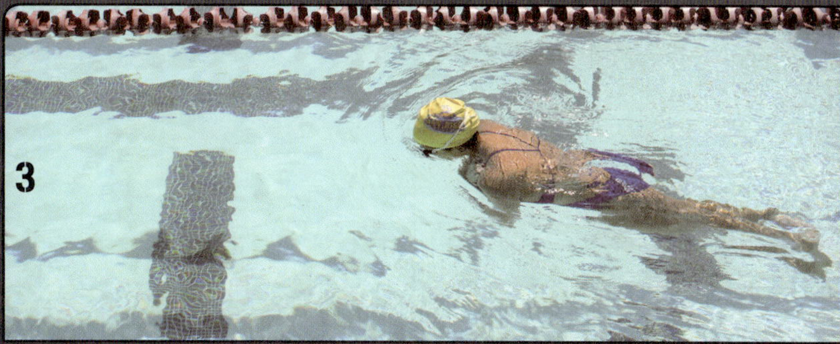

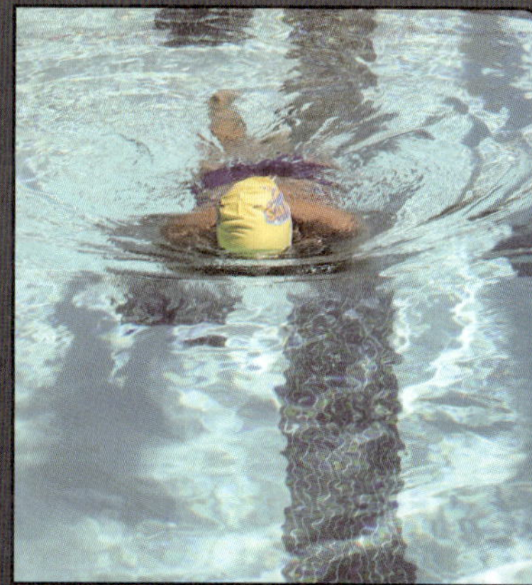

3. 몸을 눕히면서 발차기의 힘을 추진력 삼아 앞으로 간다.

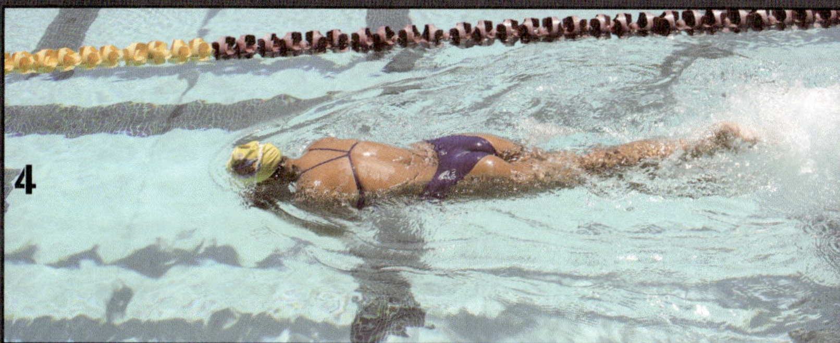

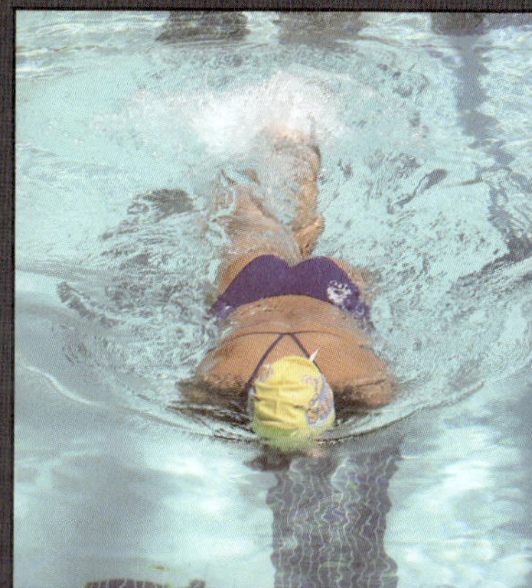

4. 최대 속도에 달한 후에는 손을 얼굴 아래로 움직여서 팔을 뻗기 시작한다.

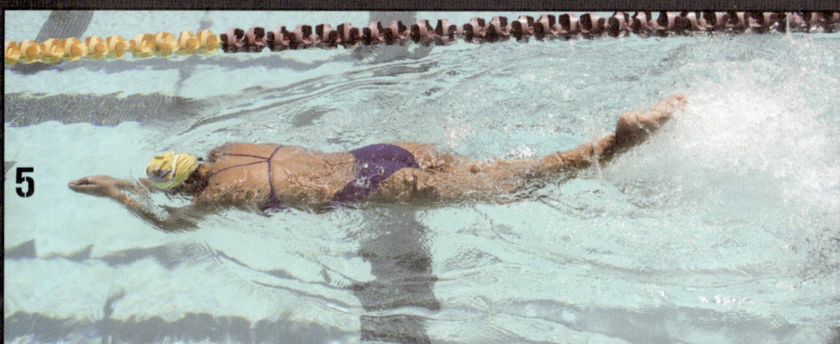

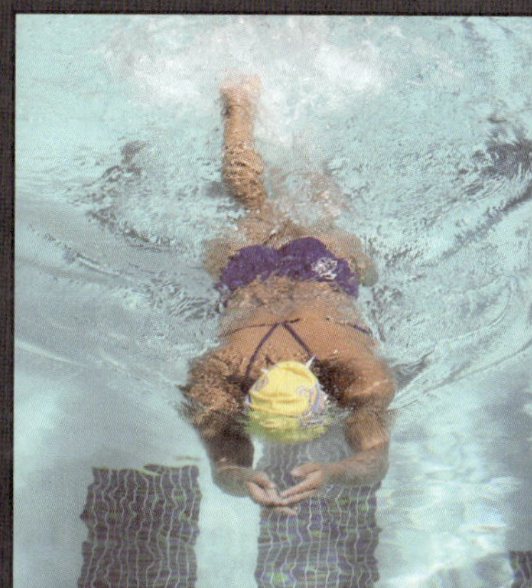

5. 팔을 뻗으면서 왼쪽 손바닥을 오른손 위에 놓고 유선형 자세를 취한다.

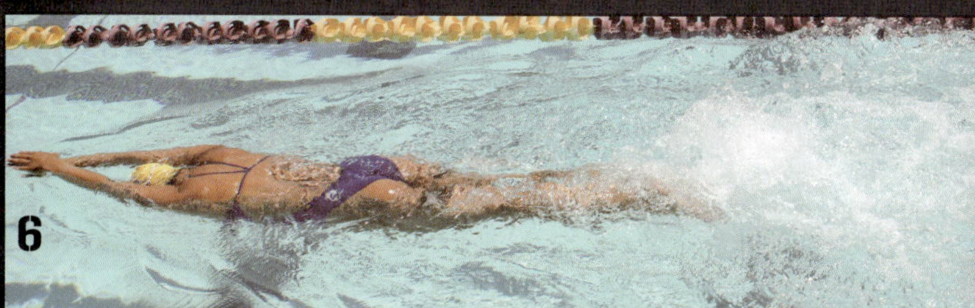

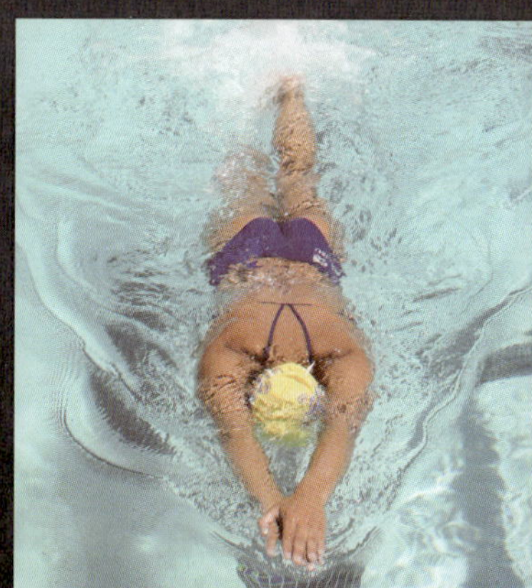

6. 손을 쭉 뻗고 유선형을 유지하려고 할 때, 왼쪽 손바닥을 오른손 위로 올린다. 몸은 일직선이고 쭉 펴고 있는데 이런 자세는 마찰력을 감소시키고 전진 운동의 가속에 능률성을 첨가해준다.

헤드 리드

핵심 요점을 염두에 두고서, 몸을 가장 효율적인 자세로 정렬시키는 훈련을 하자. 앞선 테크닉들을 사용해서 전진 동작을 시작한 후에, 다음 단계는 발차기로 계속 전진을 하면서 옆으로 몸을 굴리는 것이다. 이 훈련의 목표는 어깨 위쪽과 엉덩이가 어깨 아래쪽과 엉덩이를 덮도록 몸의 측면을 수면과 완전히 평행이 되도록 유지하는 것이다. 이것을 하기 위해서는 눈은 바닥을 향해야 하고 위쪽 팔은 마치 바지주머니에 손을 넣듯이 집어넣고 있어야 하며 아래쪽 팔은 몸의 측면에 붙여놓아야 한다.

머리는 독립적으로 움직이고, 숨을 쉬려고 할 때만 몸의 회전을 따라야 한다는 것을 명심하라. 많은 초보자들은 몸과 머리를 함께 돌리거나 발차기를 하면서 배나 허리를 향해 머리를 돌리는 실수를 한다. 이는 결국 스트로크의 효율성을 떨어뜨린다. 만약 회전이 힘들면 평형 상태로 전진하는데 익숙해지기 전까지는 유선형 발차기 훈련을 하라. 그 다음에 이 기술을 트레이닝에 추가하면 된다. 이 훈련이 처음에는 어려워 보이겠지만 인내심을 가지고 연습을 하면 숙달할 수 있다.

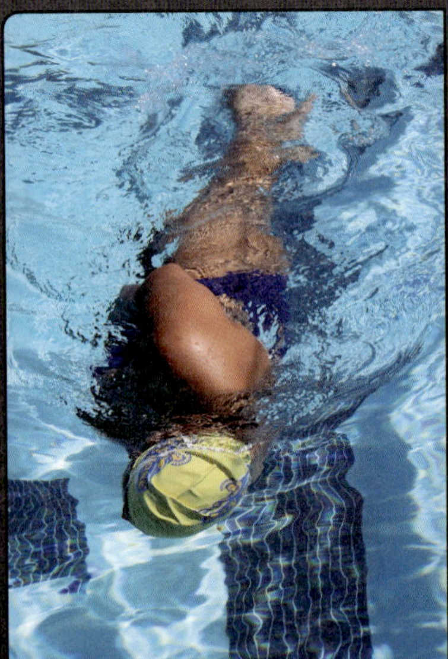

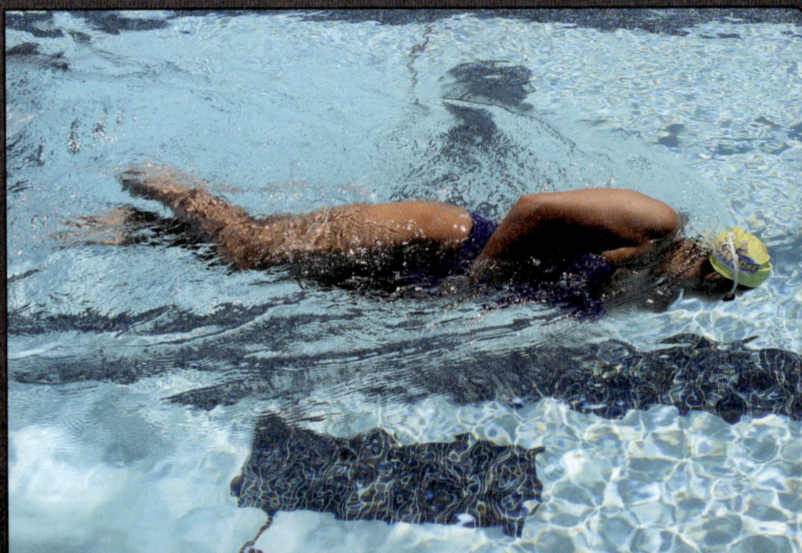

유선형 자세에서 발차기의 힘으로 계속 전진하면서 오른쪽으로 몸을 돌린다. 머리가 바닥을 보고 있으며 오른팔은 마치 바지주머니에 손을 넣듯이 오른쪽 엉덩이 윗부분에 위치하고 있음을 보라. 왼팔은 몸 측면에 붙어 있다.

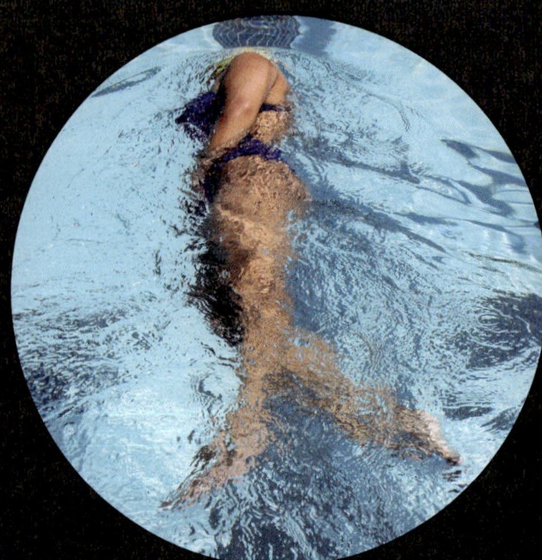

이 사진에서 당신은 루디가 왼쪽 어깨와 엉덩이가 수면 위에 올라온 채로 오른쪽 어깨 및 엉덩이와 완벽한 측면 자세를 취한 것을 볼 수 있다. 바로 이것이 이 기술을 할 때 당신이 취하고 유지해야 하는 자세다.

회전하면서 헤드 리드(head lead)

헤드 리드 자세로 전진할 수 있게 되면, 다음 단계는 좌우로 회전하는 것이다. 이 훈련은 올바른 중심선 안정성과 발차기 메커니즘을 강화시킬 뿐 아니라, 좌우로 회전하면서 수평 자세를 유지하는 방법을 알려준다. 관건은 눈을 수영장 바닥에 두 최대한 천천히 몸을 회전하는 것이다. 머리와 신체는 공기를 흡입할 때만 일렬이 되어야 한다. 이때 좌우 회전을 너무 빨리 하면 자세가 손상되고 위아래로 흔들려서 추진력이 훼손된다. 이 훈련을 제대로 하려면 강력하고 리드미컬한 발차기와 어깨, 몸통, 엉덩이 및 다리를 단일 유닛으로 회전하는 데 집중해야 한다. 제대로 할 경우 이 훈련은 당신을 수면에 고정시키고 회전의 세세한 동작까지 모두 제어할 수 있게 만든다.

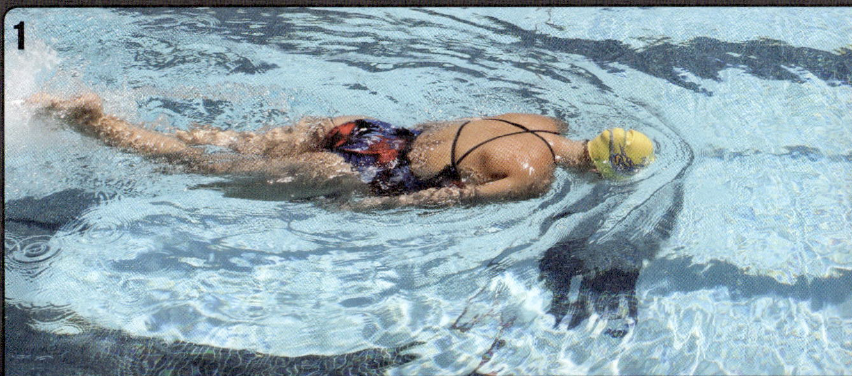

헤드 리드 자세를 취하고 있다. 머리가 바닥을 향해 있고 오른팔이 마치 바지주머니에 손을 넣듯이 오른쪽 엉덩이 위에 있는 것을 보라. 왼손은 몸 측면에 타이트하게 붙어 있다.

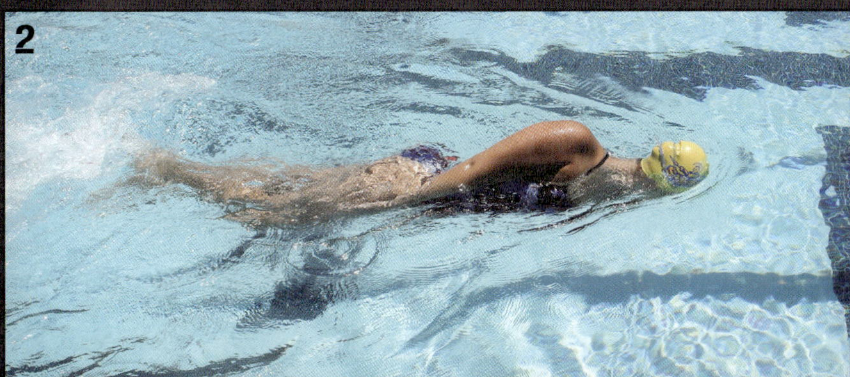

머리를 수평으로 유지하면서 천천히 오른쪽으로 몸을 돌린다. 그녀가 어깨, 몸통, 엉덩이, 다리를 하나의 유닛으로 돌리는 것을 보라.

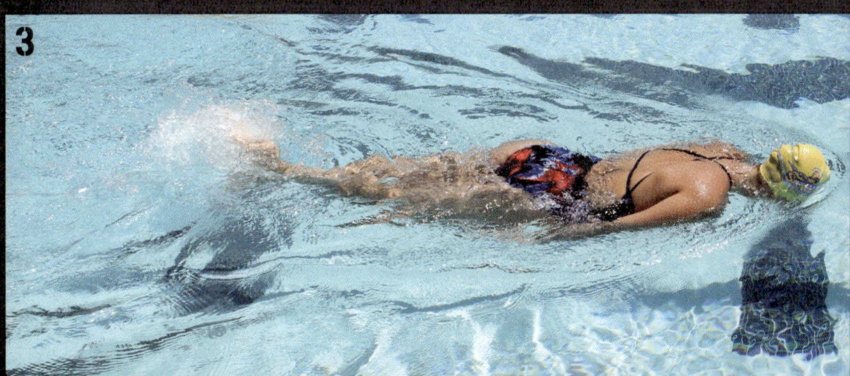

왼쪽을 향해 몸을 돌리면서 순간적으로 헤드 리드 자세를 다시 취한다.

4

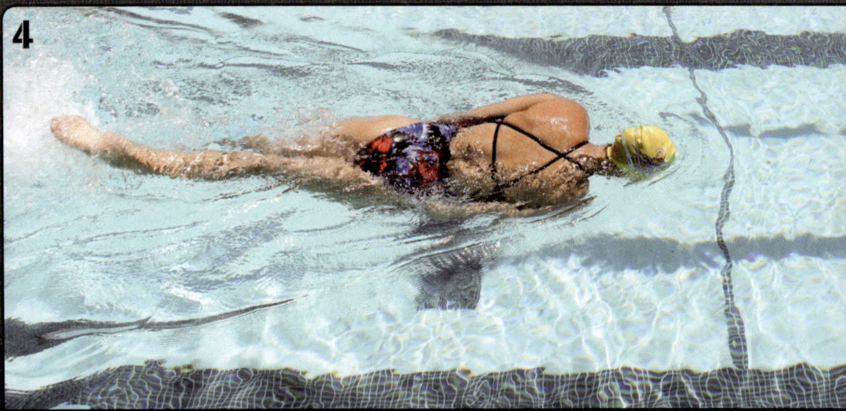

오른쪽으로 몸을 회전시킨다.

5

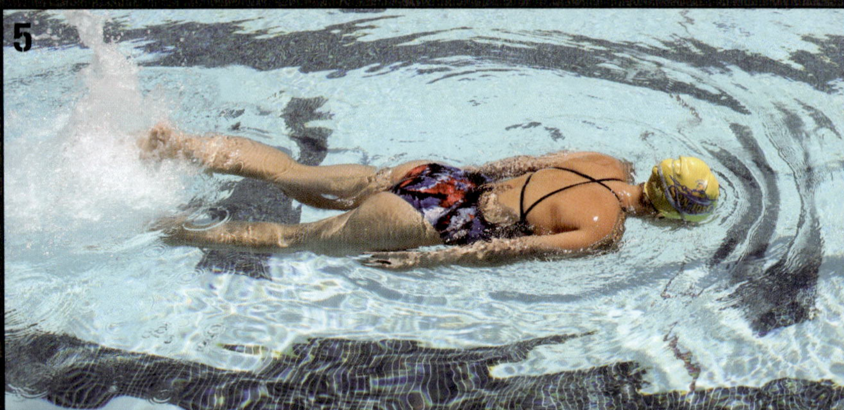

오른쪽을 향해 몸을 돌리면서 평행 자세를 유지하고, 순간적으로 헤드 리드 자세를 취한다.

6

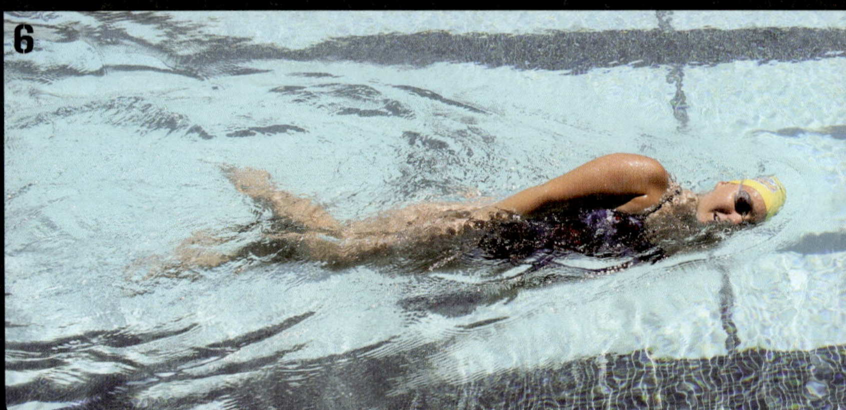

오른쪽을 향해 몸을 돌리면서 머리를 몸의 다른 부분과 함께 돌려서 숨을 쉴 수 있도록 한다.

핸드 리드(hand lead)

헤드 리드 기술을 익히고 나면 다음 단계는 곧고 평행 상태의 몸을 돌린 자세를 유지하면서 아래쪽 팔을 뻗는 것이다. 헤드 리드 기술과 마찬가지로, 좌우 동작을 최소화하고 위에 있는 손을 엉덩이 옆에 놓은 채 눈은 수영장 바닥에 집중해야 한다. 이 기술을 사용할 때는 중심선이 균형점이라는 것을 명심하라. 많은 이들이 손으로 균형을 잡는데, 이는 회전한 자세를 유지하기 위해 손을 올리고 내리고 좌우로 움직인다는 뜻이다. 그렇게 하면 팔다리가 아닌 코어를 통해 균형 잡는 법을 배울 수 있다. 만약 당신의 손을 이용해서 올바른 자세를 유지한다면(가라앉지 않으려고 손바닥을 좌우로 흔들거나 팔을 돌리거나 수면을 손으로 누름), 중심선의 무결성이 손상될 가능성이 높고 균형점은 폐에서 이동했을 것이다. 그런 상황에서는 한발 물러서서 기존 훈련을 다시 한다.

이 훈련에서 최고의 결과를 얻기 위해서는 아래쪽 팔을 뻗기 전에 헤드 리드 상태로 최고 속도에 도달하는 것이 중요하다. 분명히 경험하겠지만, 단순히 몸을 늘리는 것만으로 발차기에 추가 에너지를 쏟지 않고서도 앞으로 가는 추진력을 증가시킬 수 있다. 이 훈련의 핵심은 올바르게 돌린 자세를 배우는 것 외에도 물속에서 몸을 오래 뻗을수록 더 빨리 움직일 수 있다는 것이다.

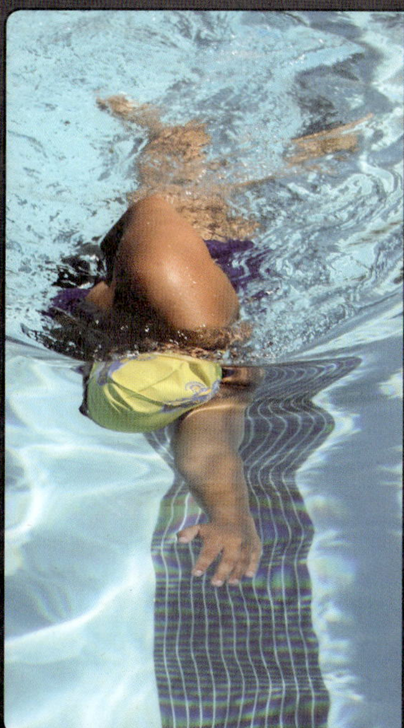

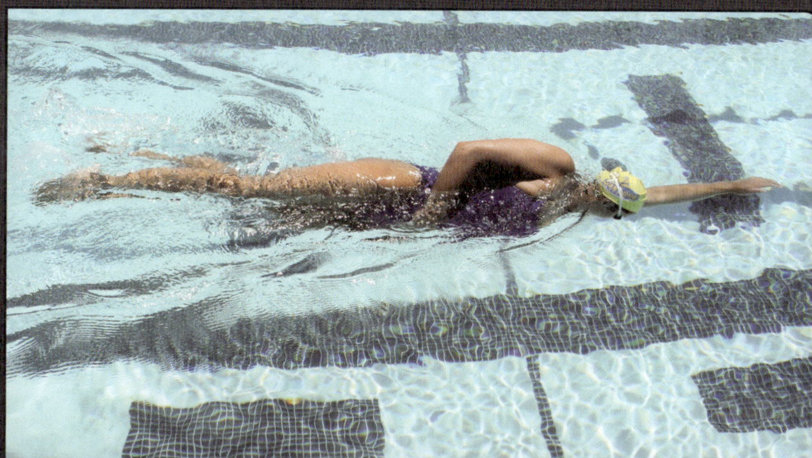

루디가 헤드 리드 상태에서 최대 속도에 도달하면, 발차기의 힘으로 계속 앞으로 가면서 아래쪽 팔을 뻗어 손바닥이 수영장 바닥을 마주보도록 한다. 팔을 뻗은 상태에서 발차기에 추가 에너지를 소모하지 않으면서 더 빨리 움직인다. 왼팔이 몸과 정확하게 일렬을 이루고 있으며, 손가락에서는 힘을 빼고 최적화된 회전 자세에 있는 것을 주목하라.

암리드(arm lead)

순서대로 기술들을 해왔다면(반드시 그래야 한다!) 당신은 각 기술의 기초가 바로 앞 기술에 있다는 것을 이미 알고 있을 것이다. 당신이 기존 기술을 숙달했다는 전제 하에, 다음 단계는 암리드다. 사진을 보면 훈련자의 위쪽 팔이 마치 다음 수영 단계(이 경우에는 진입 단계)로 가려는 것처럼 수면 위에 있는 것이 보일 것이다. 그녀는 팔을 수면 위에 둔 채로 자신에게 불리하게 작용하는 추가 힘을 맞이하고 있다. 추가 무게에 대응하기 위해서 그녀는 위쪽 팔꿈치를 어깨 바로 위에 두면서 몸을 완벽한 정렬 상태로 움직여야 한다. 위쪽 팔이 고정된 위치에 있어야 한다는 것도 중요하다. 만약 당신의 몸이 좌우로 흔들리거나 팔다리를 움직여서 완전히 회전한 자세를 유지하려고 한다면, 한발 물러서서 자세를 보강하라. 당신이 전문 수영 선수가 아니라면 이 훈련들 중 일부는 숙달하는 데 시간이 꽤 걸릴 수 있다. 따라서 인내심을 가져야 한다. 프로토콜을 준수하면서 순서대로 훈련을 진행한다면 자유형 스트로크의 4단계를 하나의 유연한 동작으로 실행하는 것이 자연스럽고 힘들지 않게 될 것이다.

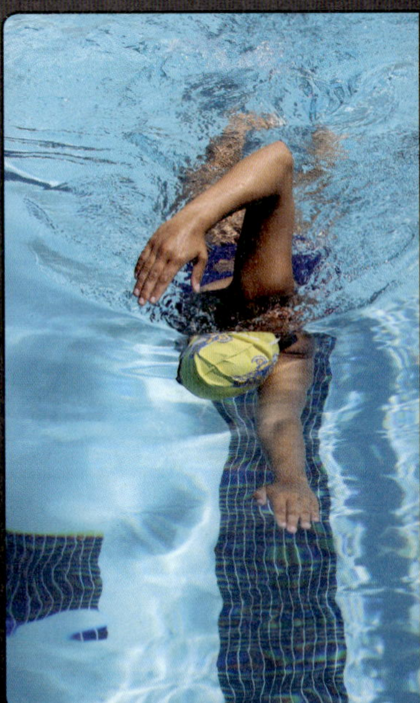

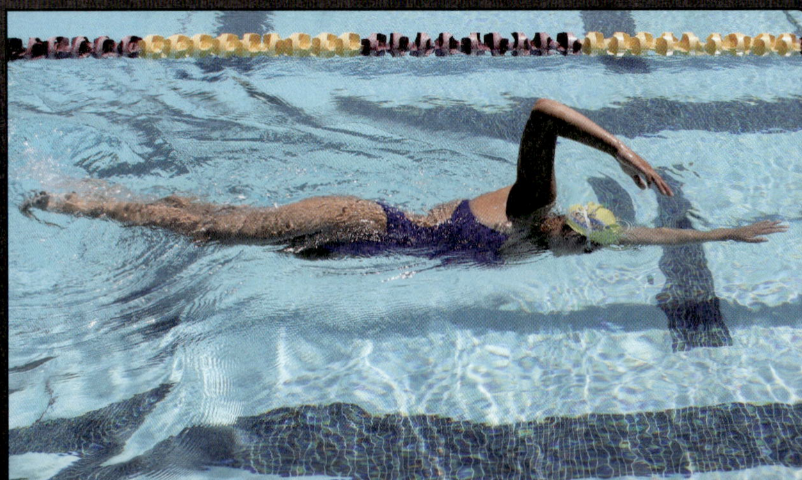

핸드 리드 자세에서 오른팔을 들고 암리드 자세를 취했다. 팔꿈치는 어깨 바로 위에 있고 팔은 힘을 뺀 상태다. 손은 머리를 지나가고 있다. 앞 기술과 마찬가지로, 그녀는 수영장 바닥을 보고 있으며 왼팔은 몸과 일렬 상태다. 이상적인 회전 자세를 취하고 있다.

3번 터치 캐치업(Three-touch catch-up)

이건 아무리 강조해도 지나치지 않다. 물에서 몸을 곧게 펴고 균형점 위인 폐에서 중심을 유지하는 것이 이 훈련들의 1차 핵심이다. 하지만 당신이 각 테크닉에 숙달되면 새로운 요소를 추가해야만 한다. 예를 들어 만약 당신이 암리드를 어려움 없이 할 수 있다면, 자유형 스트로크의 다음 단계를 시뮬레이션하기 위한 동작을 추가하는 것이 다음 단계다. 그것은 바로 진입과 회복이다. 이 훈련을 제대로 하려면 물을 3번 건드려야 한다. 다른 측면으로 전환하기 전에 머리 앞에서 1회(진입), 엉덩이에서 1회(회복), 다시 머리 앞에서 1회(진입)가 필요하다. 이 훈련은 코어를 제어하고 회전 상태를 유지하는 것 외에도 올바른 회복과 진입 메커니즘 및 정확한 타이밍을 각인시킨다. 이를테면 많은 사람들 진입 단계로 들어가기 전에 배 부위에서 회전을 한다. 이렇게 하면 균형점이 바뀌고 전진하는 추진력이 감소한다. 이걸 피하려면 다음 사진에 나온 것처럼 손이 물에 3번째로 들어가기 전에 처음의 측면 상태를 유지해야 한다.

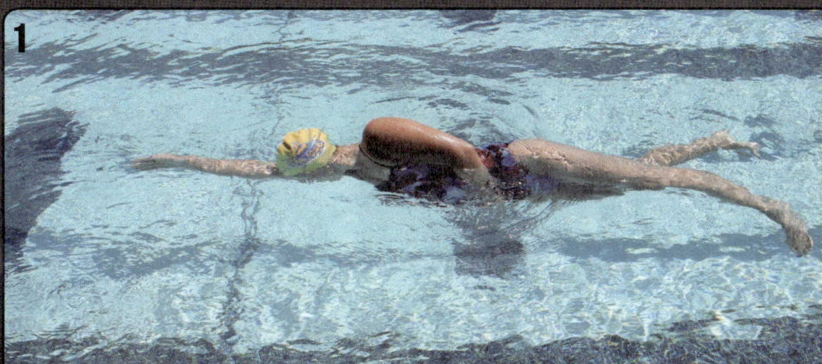

1. 크리스티나가 측면에서 핸드 리드 자세를 취하며 앞으로 움직이는 중이다.

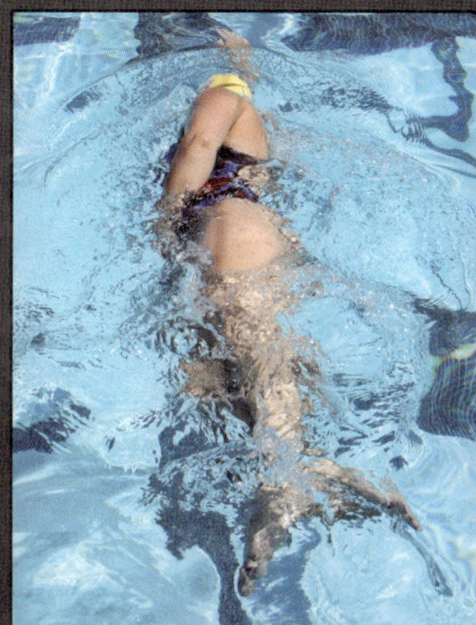

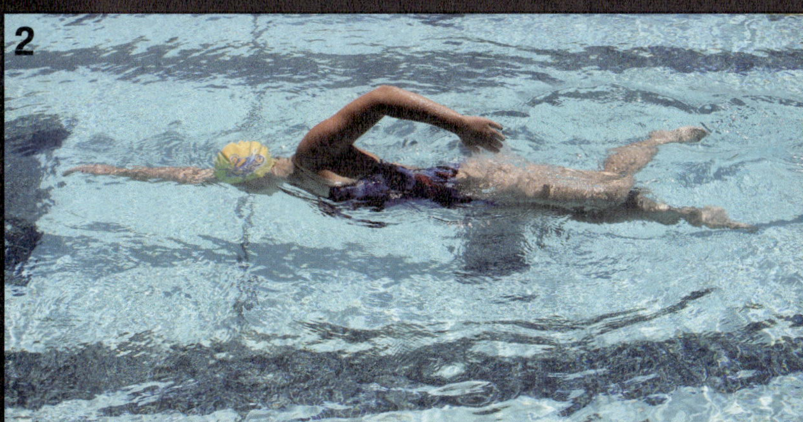

2. 이상적인 회전 자세에서 그 측면을 유지하면서, 팔을 물에서 꺼낸다.

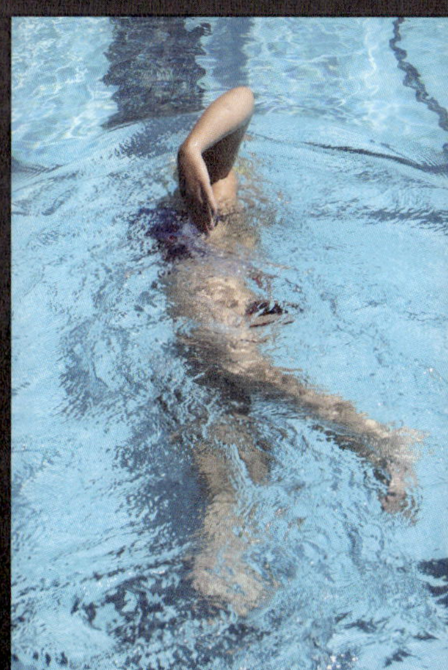

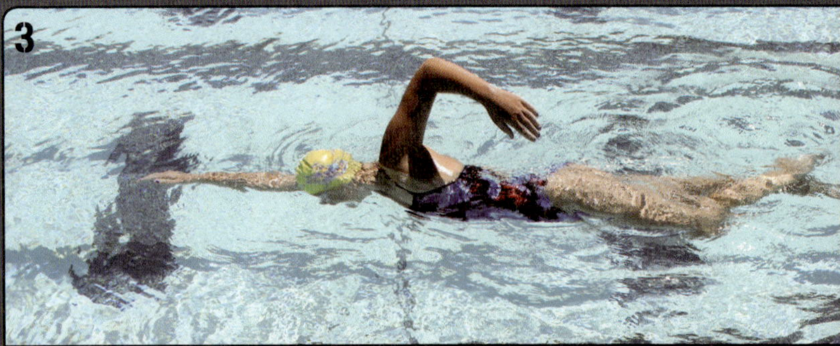

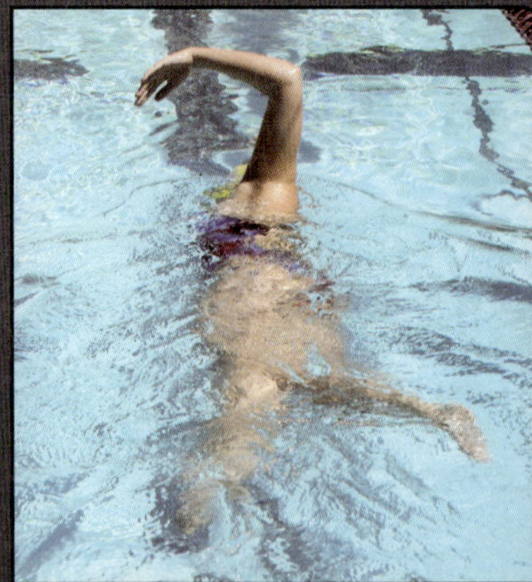

3. 팔이 안쪽으로 돌도록 하면서 팔꿈치가 어깨와 일렬이 될 때까지 왼팔을 끌어올린다.

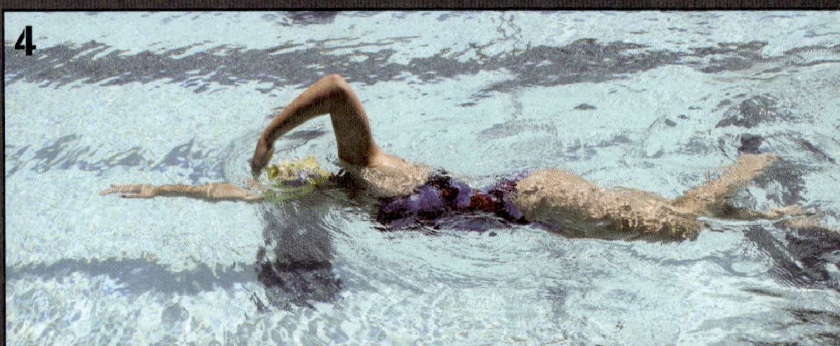

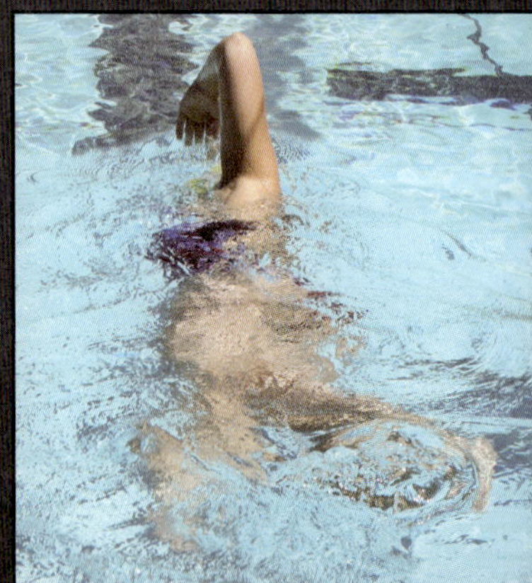

4. 팔꿈치가 어깨 위에 왔을 때 팔을 돌리고 왼손으로 수면을 건드린다. 엉덩이와 어깨가 완벽한 정렬을 이룬 상황에서 여전히 측면 자세를 취하고 있는 것을 주목하라.

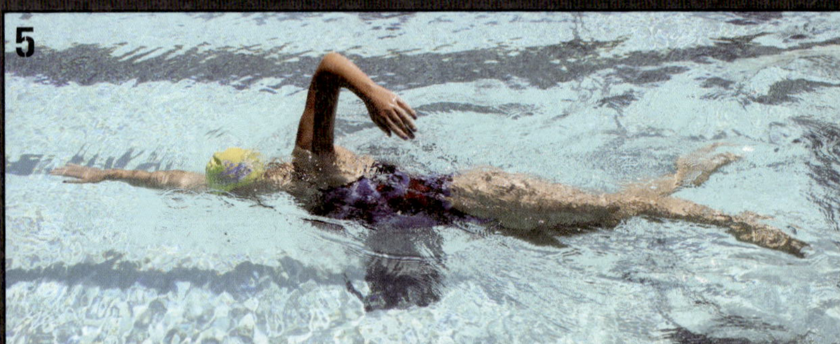

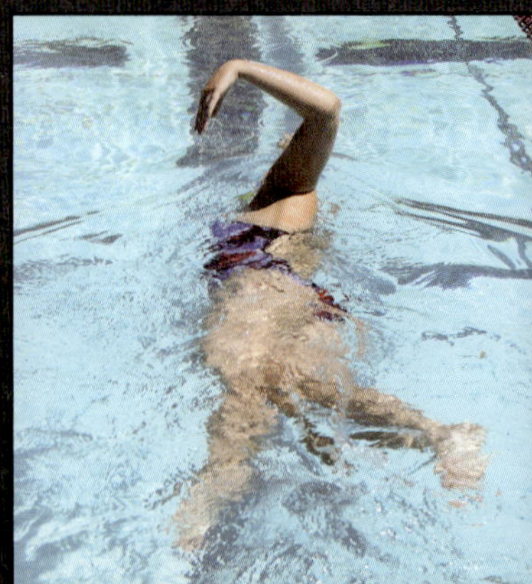

5. 여전히 팔꿈치가 어깨 위에 있는 상태에서 팔을 시계 방향으로 돌려서 한발 물러선다.

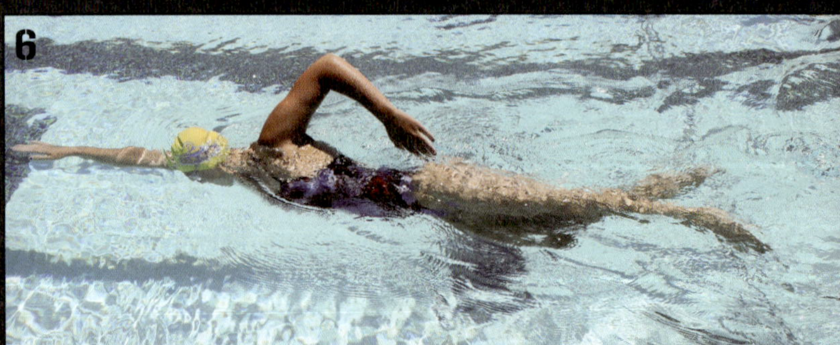

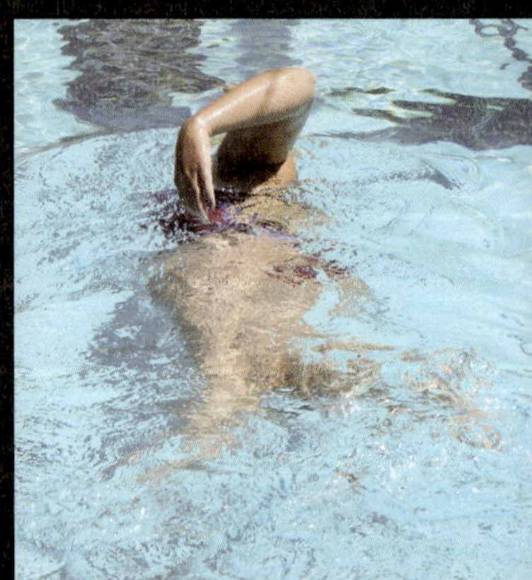

6. 전형적인 핸드 리드 자세를 유지하면서 손가락을 엉덩이 위쪽 물에 넣는다.

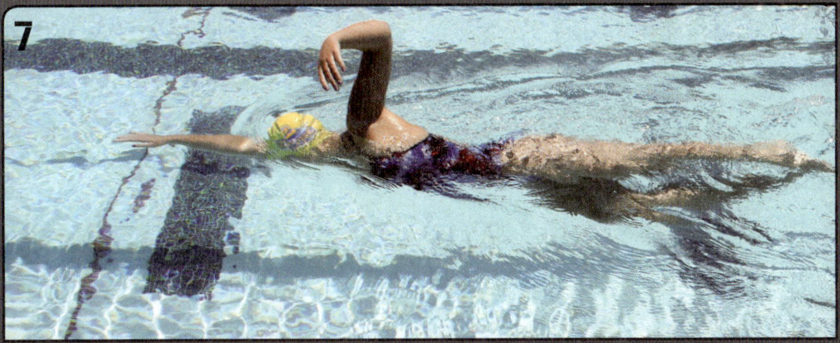

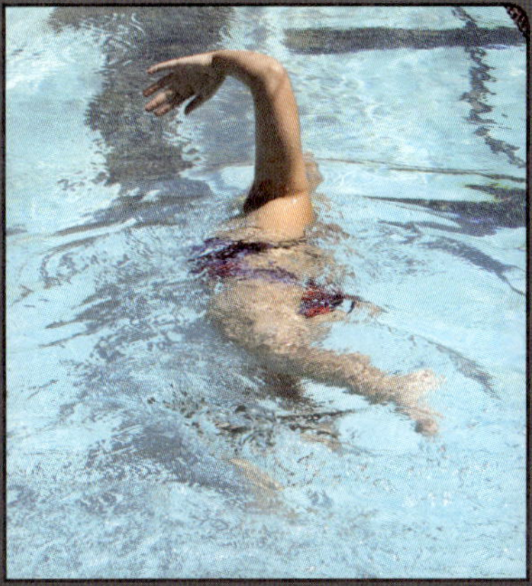

7. 팔꿈치가 어깨 바로 위에 위치하도록 하면서 팔을 돌리고 자유형의 회복 단계로 전환한다.

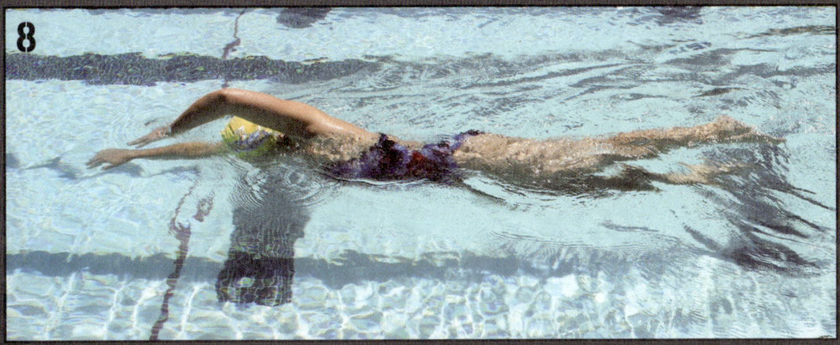

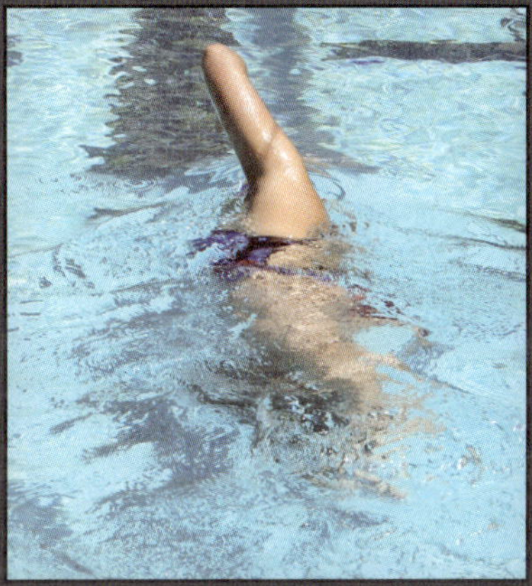

8. 계속 그 측면을 유지하면서 손에 힘을 뺀 상태로 물에 들어간다. 이때 손바닥은 수영장 바닥을 마주본다.

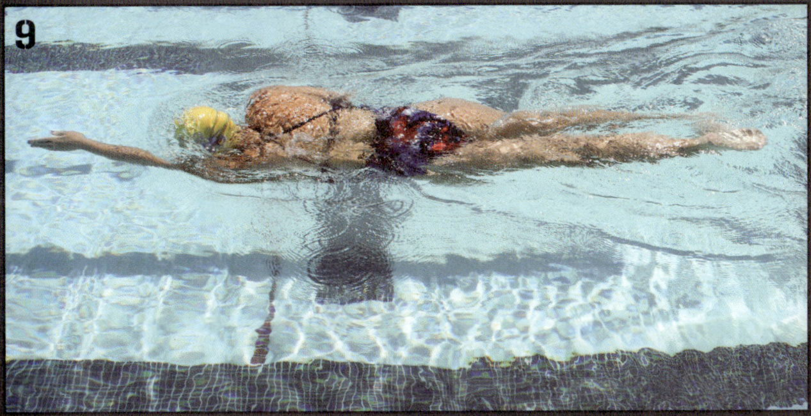

9. 왼팔을 뻗으면서 왼쪽 측면으로 몸을 돌리고 순간적으로 왼쪽 핸드 리드 자세를 취한다.

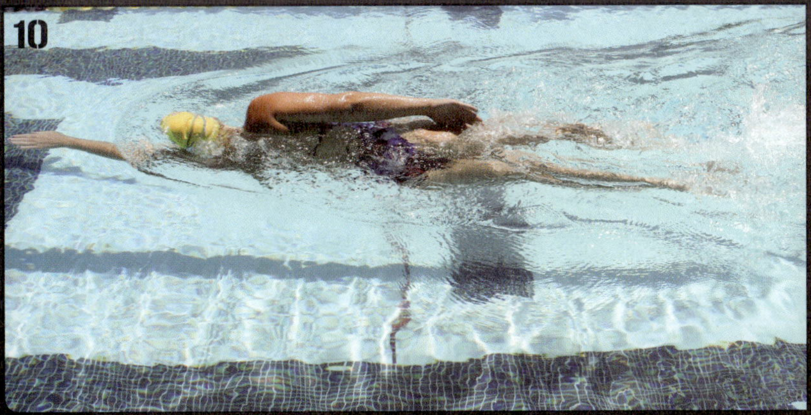

10. 반대쪽 측면에서도 이 과정을 반복할 것이다.

페이스 웨이브(Face wave)

이 훈련은 몸을 돌린 상태로 유지하면서 팔을 물 밖에서 움직인다는 점에서 기존 훈련과 유사하다. 하지만 여기서는 물을 3회 건드리는 대신에 마치 스스로에게 손을 흔들듯 수면 위에서 팔을 돌린다. 수면 위에서 손을 움직이는 것은 당신의 안정성에 대한 테스트가 되며, 코어 안정성을 같은 정도로 테스트하는 페이스 웨이브는 회복 단계의 올바른 메커니즘을 시뮬레이션하게 된다. 이 훈련을 제대로 하려면 당신의 손바닥이 몸을 향해 있어야 하고, 팔은 약 90도 각도로 굽혀야 하며 팔꿈치는 어깨와 일렬이어야 한다. 이 훈련의 열쇠는 앞으로 가면서 팔에 힘을 빼고 팔꿈치를 고정시키고 고정된 회전 자세를 유지하는 것이다. 페이스 웨이브를 끝내고 나면(팔꿈치를 물에서 들어올려 암리드 자세를 취하고 손을 뒤로 흔든 후에 다시 앞으로 흔든다는 의미), 자유형 진입 단계로 전환하고 반대쪽 측면에서도 이 훈련을 반복한다.

1

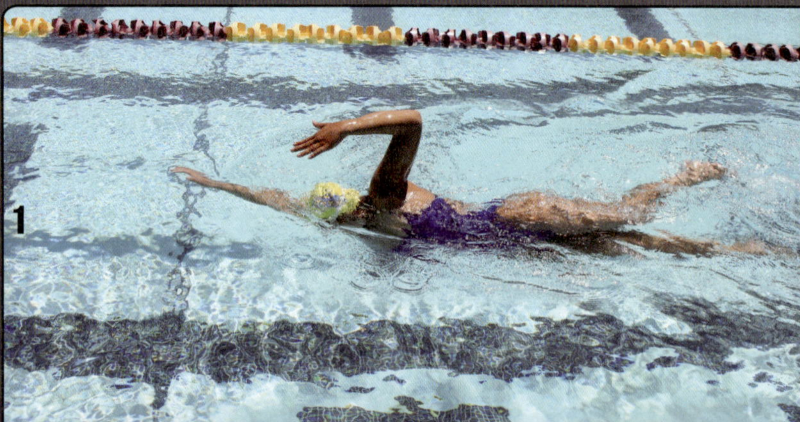

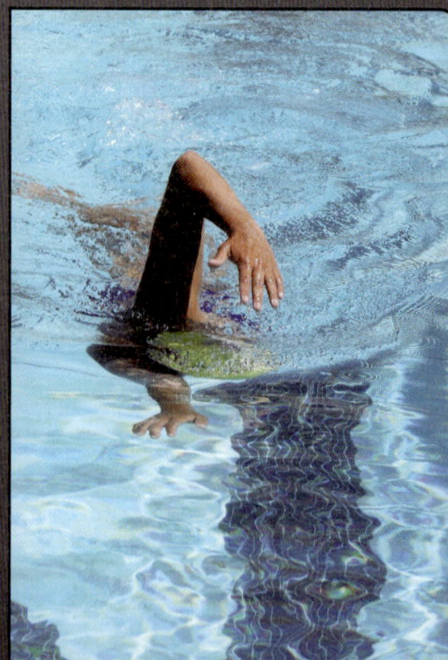

1. 암리드 자세를 취한다.

2

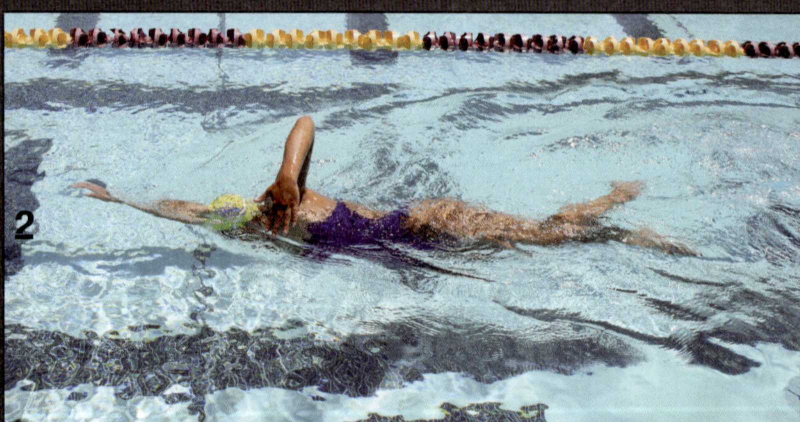

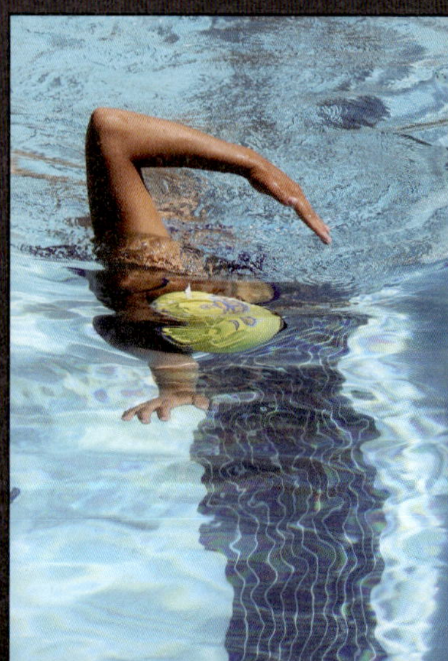

2. 이상적인 회전 자세에서 측면을 유지하면서, 어깨를 접고 왼팔을 시계 방향으로 돌린다. 왼손 손바닥이 바닥을 마주보고 있으며 팔은 동일한 위치에 고정되어 있고 팔꿈치가 어깨와 거의 일렬을 이룬 것을 주목하라.

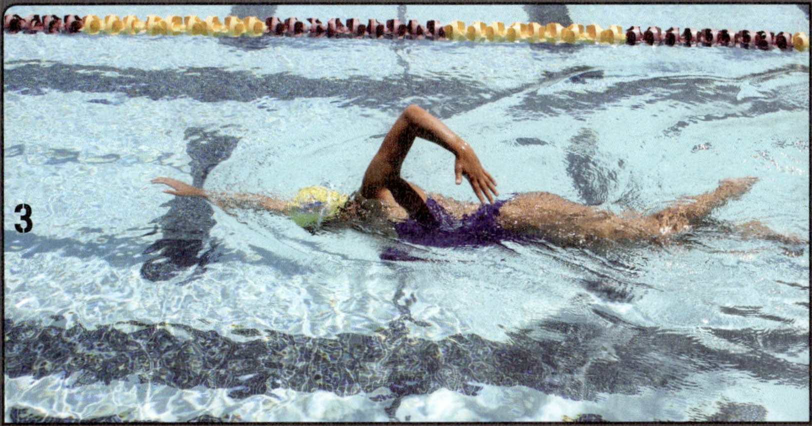

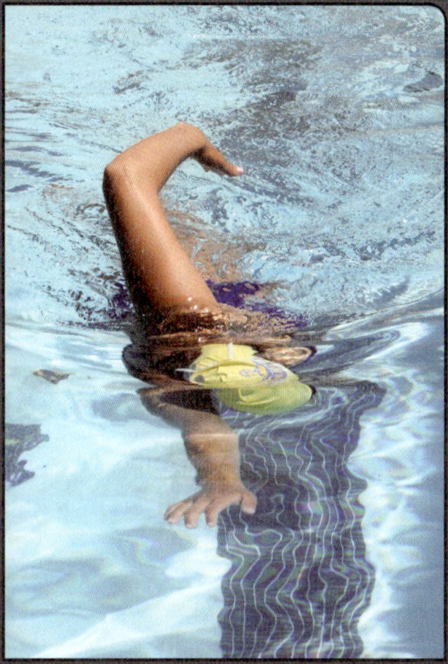

3. 팔이 몸과 일렬이 될 때까지 엉덩이를 향해서 왼손을 계속 돌린다.

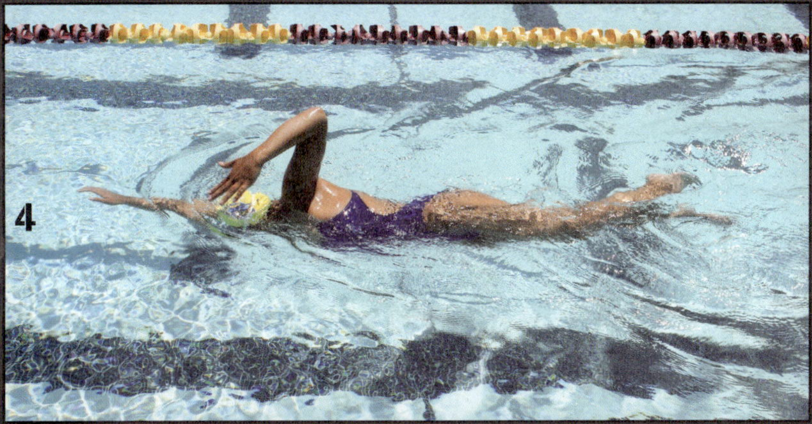

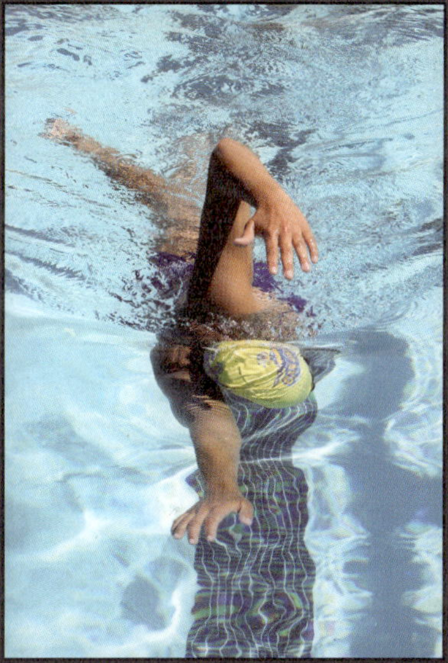

4. 어깨를 접고 팔꿈치를 고정된 동일한 위치에 유지하면서, 팔을 돌리고 암리드 자세를 다시 취한다.

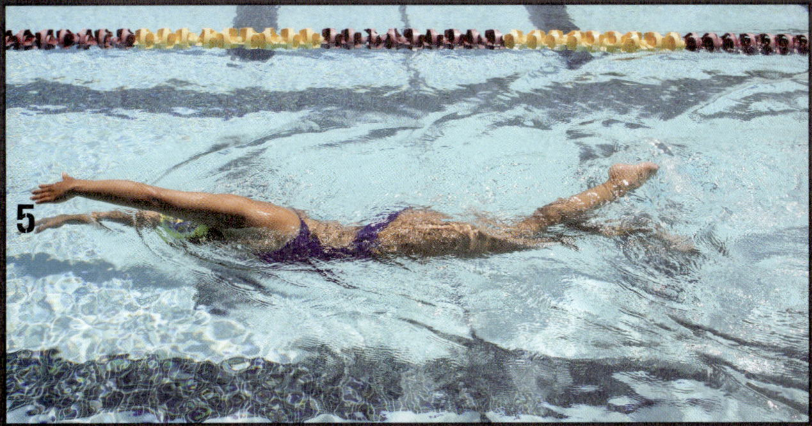

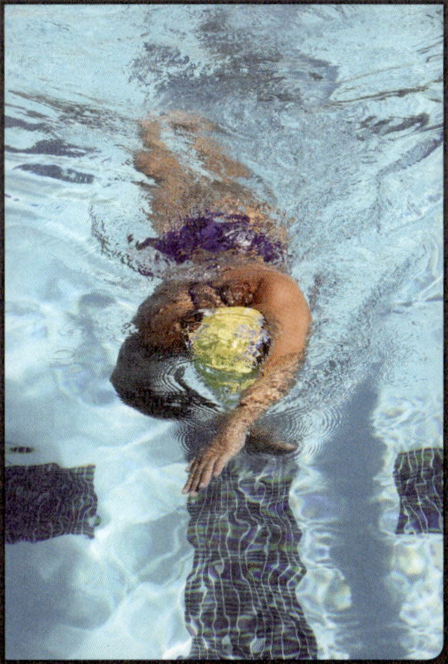

5. 왼팔을 뻗고 손에 긴장을 푼 상태에서 물에 들어간다. 이걸 하면서 그녀는 배 부위에서 몸을 돌리고 반대쪽 측면에서 페이스 웨이브 기술을 실행할 준비를 한다.

3/4 캐치업(Three-quarter catch-up)

암리드, 3번 건드리기, 페이스 웨이브에 익숙해지면, 이제 자유형 스트로크인 3/4 캐치업을 할 준비가 된 것이다. 당신은 사진을 보면서 "왜 앞의 두 훈련보다 단계가 적지?"라는 질문을 할 수도 있다. 이건 정확한 평가지만, 사실은 그렇지 않다. 명심하라. 이 단계까지 가려면 당신은 폐로 균형을 잡고 회전하면서 중심선의 무결성을 유지하고 암리드 자세를 달성하는 데 이미 익숙해야 한다. 그게 가능하다면 당신은 근본적으로 자유형을 할 수 있는 것이다. 3/4 캐치업은 이들 훈련을 하나의 동작으로 결합시키지만, 전환 속도를 높여서 훈련을 더 복잡하게 만든다. 이를테면 암리드 자세에서 잠시 멈추고 앞선 훈련에서처럼 손을 앞뒤로 흔드는 대신에, 여기서는 다음 단계로 전환하기 전에 짧은 시간(약 3초) 동안만 멈춘다. 여기서 멈추는 목적은 반대쪽 측면으로 바꾸기 전에 암리드 자세를 강조하기 위한 것이다. 몇 번 멈춘 후에는 암리드 자세에 쓰는 시간을 줄이고 다음 스트로크로 바로 전환한다. 이쯤 되면 당신은 자유형을 제대로 하게 될 것이다.

1

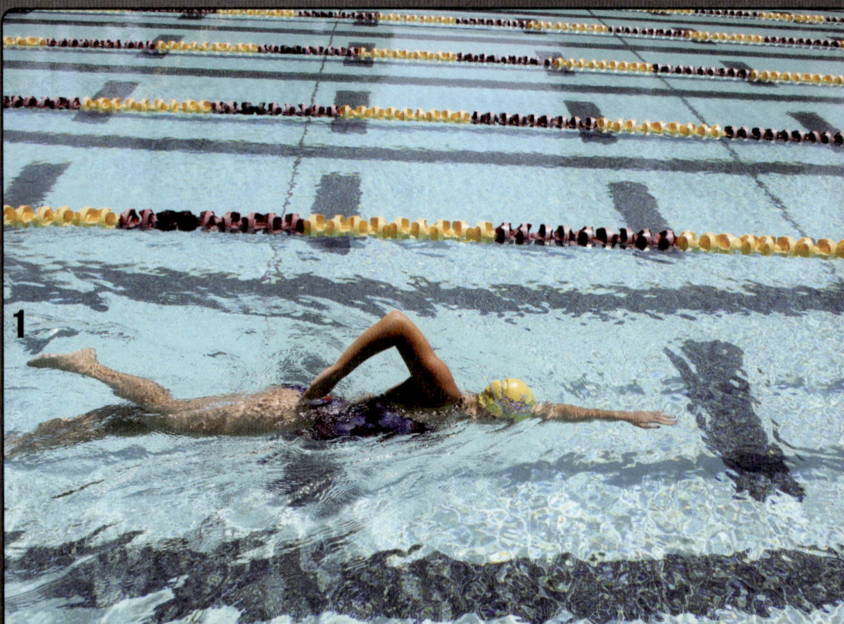

1. 3/4 캐치업을 시작하기 위해 핸드리드 자세를 취했다. 최대 속도에 도달하면 오른팔을 물에서 들어올리고 수영 스트로크의 회복 단계를 진행한다. 오른팔을 물에서 들어올릴 때 왼팔이 펴져 있는 것을 확인하라.

2

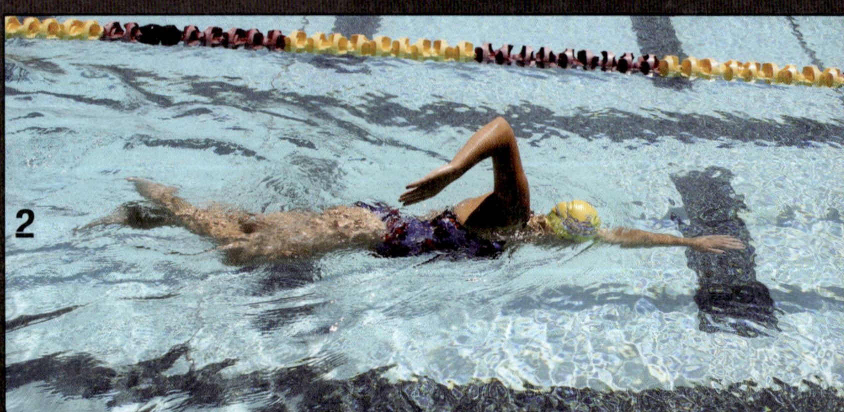

2. 오른팔을 물에서 들어올린다. 오른팔이 약 90도 각도로 굽어 있으며 손목에는 힘을 빼고 팔꿈치는 어깨와 일렬 상태인 것을 주목하라.

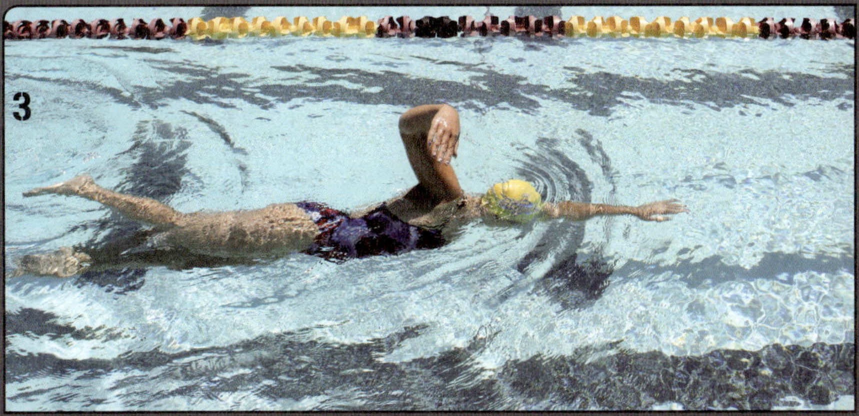

3. 어깨를 접으면서 팔을 머리 위로 돌린다.

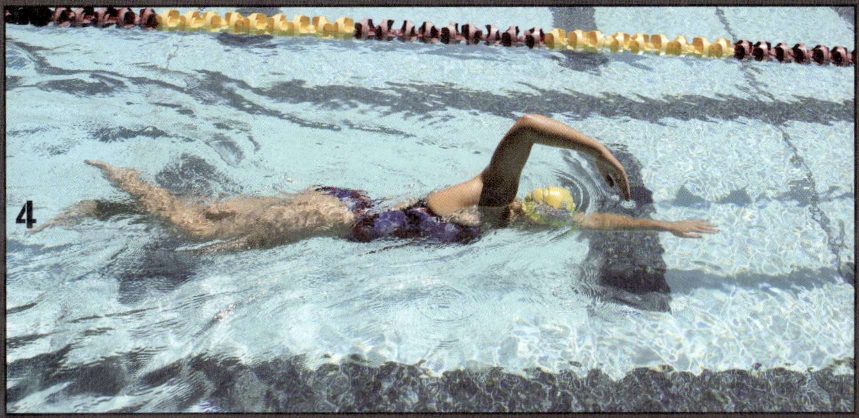

4. 손바닥이 바닥을 향하게 하면서, 순간적으로 암리드 자세를 취한다. 여기서 3/4 캐치업을 하는 경우에는 시퀀스의 다음 단계로 전환하기 전에 암리드 자세를 적어도 3초 간 유지해야 한다.

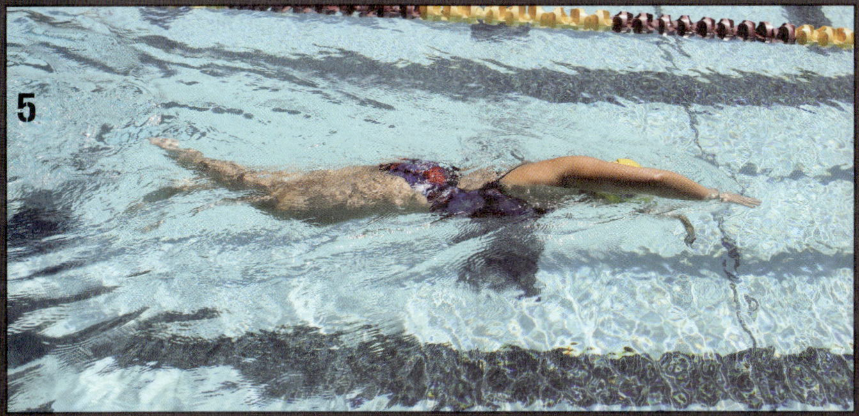

5. 암리드 자세를 3초 동안 유지한 후에, 오른쪽 팔을 펴고 오른손으로 물에 진입한다. 그러고는 자신의 몸 오른쪽 측면으로 몸을 돌린다.

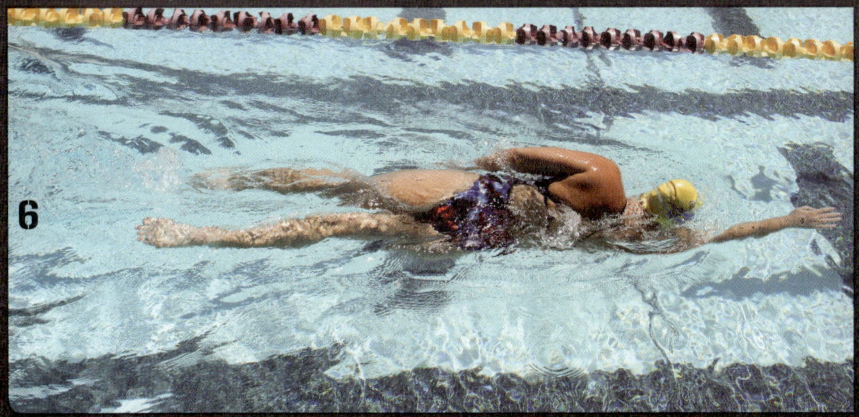

6. 반대쪽 면에서 시퀀스를 반복할 준비를 하면서, 몸 우측 측면에서 핸드리드 자세를 취한다.

수중 자유형

눈치 챘겠지만, 이 훈련의 기본 주제는 수영 스트로크의 특정 측면을 격리하여 특정 영역에 집중할 수 있도록 하는 것이다. 예를 들어 아래의 순서에서 우리는 수영 스트로크의 회복 단계를 분리시켜서 팔이 물에서 나왔을 때 무엇을 할지 걱정하지 않고 수직 팔뚝을 사용하여 지지대 교대에 집중할 수 있도록 한다. 그러나 적절한 테크닉을 확보하려면 수중 자유형 훈련을 하기 전에 이전 훈련들을 수행하는 것이 중요하다. 이 훈련은 단계가 적다는 점에서 수월하지만, 이는 앞선 훈련에서 수중 자유형을 제대로 하는 데 필요한 메커니즘을 각인시켰기 때문이다. 다시 말하면 이 훈련을 정확히 하기 위해서는 지지대 손을 바꾸는 방법과 핸드 리드 자세를 유지하는 방법을 이미 알고 있어야 한다. 앞선 훈련들을 건너뛴 사람들은 외부의 무게(수면 위의 팔)를 감당하는 것과 정확한 타이밍에 지지대 손을 교대하는 것이 어떤 것인지를 이해하지 못한다. 결과적으로 그들은 이 훈련의 목적(캐치 타이밍을 잡고 수직 팔뚝을 이용해 지지대 손을 교대하면서 앞으로 가는 것)을 달성하지 못할 것이다.

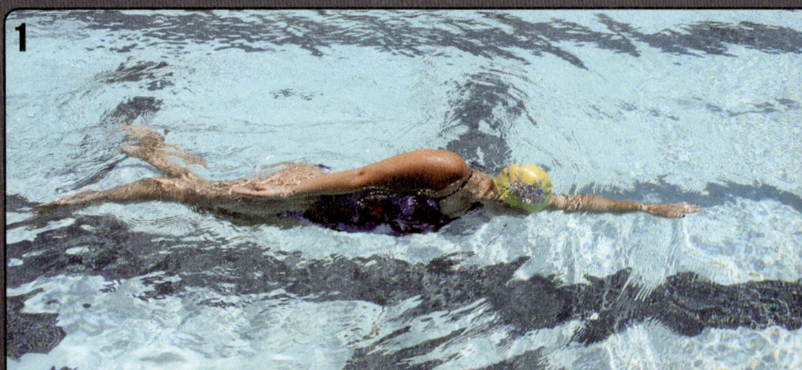

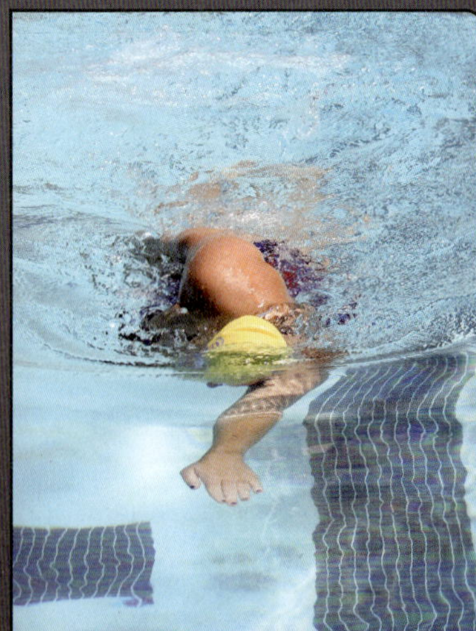

1. 왼쪽 핸드 리드 자세를 취했다. 발로 벽을 밀면서 수직 발차기에서 유선형 자세로 바꾸며 핸드 리드 자세를 취할 수 있다는 것이 중요하다. 엎드려 뜨기 자세에서도 가능하다.

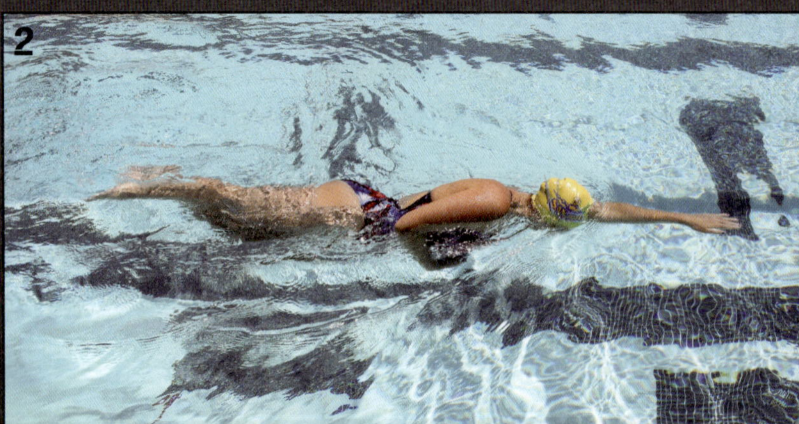

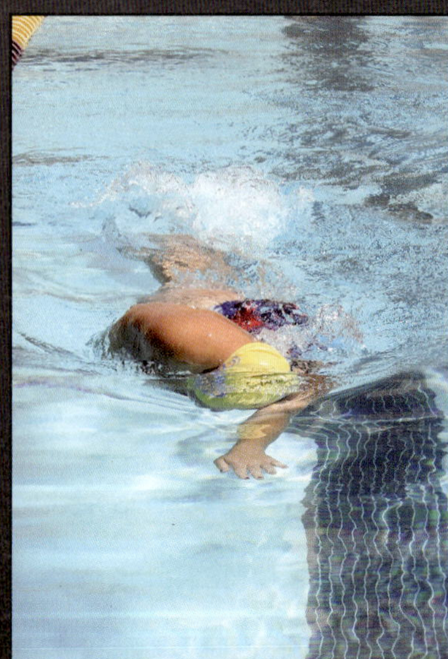

2. 평형 상태의 몸을 유지하고 왼손으로 지지를 하면서, 오른팔을 엉덩이 아래와 몸의 중심에 위치시킨다. 오른쪽 손바닥이 위를 바라보면서 오른팔이 몸에 타이트하게 붙어 있는 것을 주목하라.

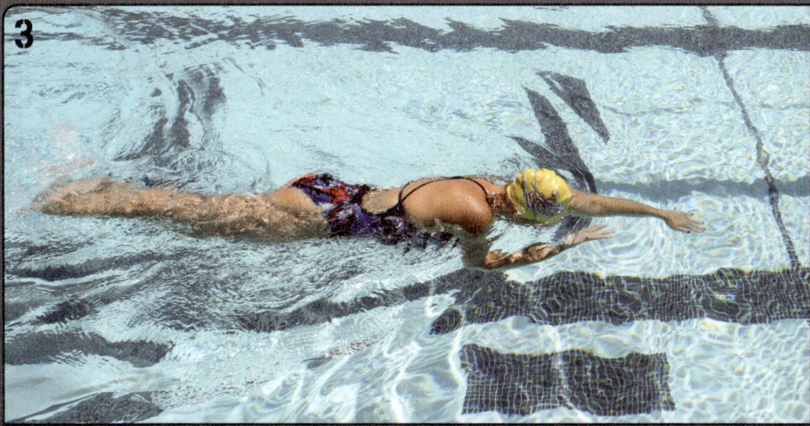

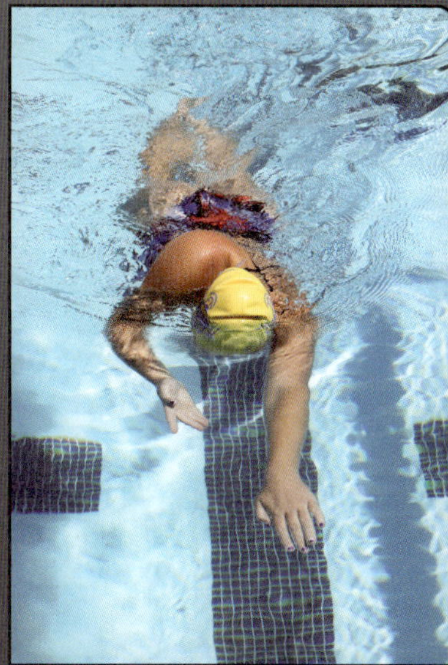

3. 몸 아래에서 오른팔을 움직일 때 왼팔이 지지대 역할을 하면서, 왼쪽 측면으로 몸을 돌리고 오른팔을 뻗는다.

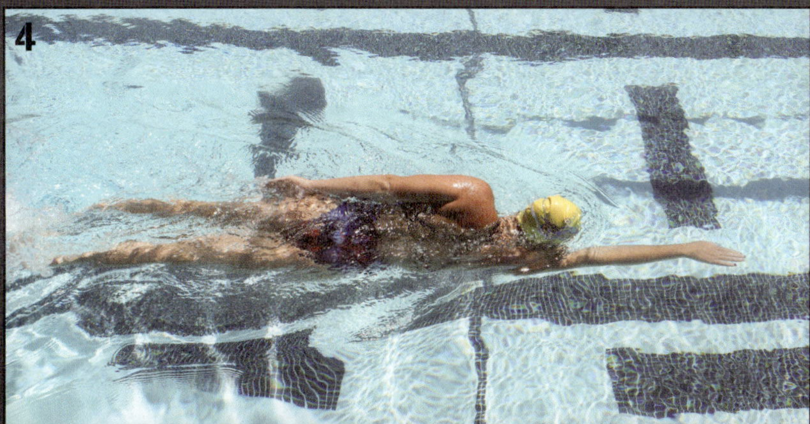

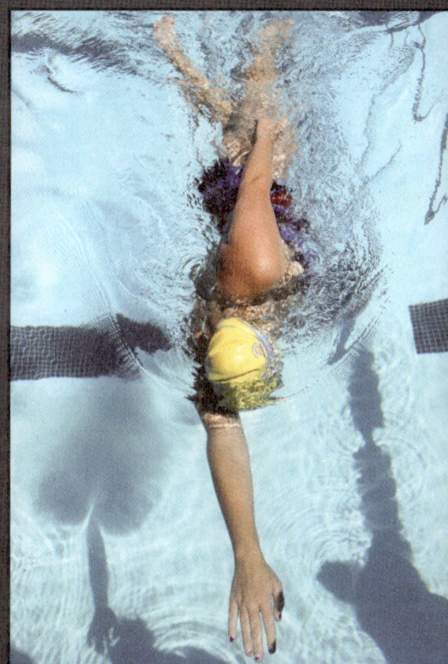

4. 오른팔을 뻗으면서 손바닥이 수영장 바닥을 마주보게 하고 오른손으로 지지대 역할을 한다. 지지대 손을 바꾸면서 그녀는 수직 팔뚝을 이용해 몸을 앞으로 움직인다. 지지대 손을 바꿔야 하는 모든 테크닉과 마찬가지로, 여기서도 타이밍이 매우 중요하다. 이 단계를 제대로 진행하려면 아래쪽 손이 머리 아래로 지나갈 때까지 위쪽 손이 지지대 역할을 해야 한다. 제대로 타이밍을 잡으면 좌우 측면을 바꾸면서 앞으로 가는 것을 느낄 것이다.

악셀레이터 훈련

이 챕터의 모든 훈련을 성공적으로 진행했다면, 당신은 악셀레이터 훈련의 형태로 모든 테크닉을 묶을 수 있다. 앞선 훈련을 숙련되게 할 수 없다면 이것을 해도 의미가 없다. 만약 당신이 아직 물속에서 몸의 위치를 제대로 잡는 훈련을 해야 하거나 중심선 안정화의 올바른 메커니즘을 배우거나 자유형 스트로크의 4단계를 학습해야 한다면, 악셀레이터 훈련을 한다고 해도 효과는 좋지 못할 것이다. 명심하라. 스킬 트레이닝 운동의 목적은 최대한 빠르고 효과적으로 물속에서 움직일 수 있도록 하는 것이다. 만약 당신이 단계를 생략하거나 핵심 단계에 충분한 시간을 투자하지 않는다면, 실력 향상은 제한되고 퍼포먼스 개선도 좌절된다. 하지만 만약 당신이 이 챕터에서 보여준 다른 훈련들에 능숙하다면 악셀레이터 훈련은 컨디셔닝 워크아웃에 사용될 수 있는 스피드 인터벌 트레이닝을 위한 훌륭한 방법이 될 것이다.

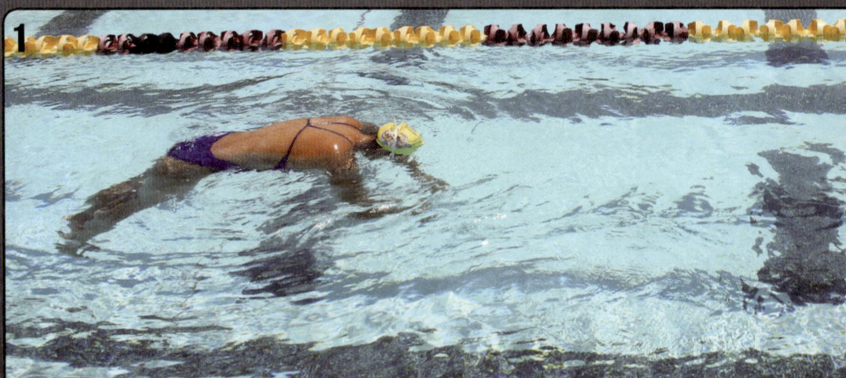

1. 엎드려 뜨기 자세를 취한다.

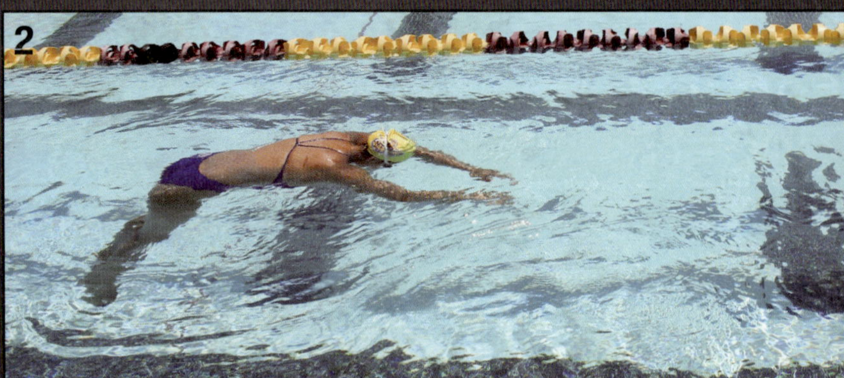

2. 긴장을 푼 상태에서 수면을 향해 팔을 천천히 들어올린다. 이때 허리와 엉덩이가 떠오르기 시작하는 것을 보라.

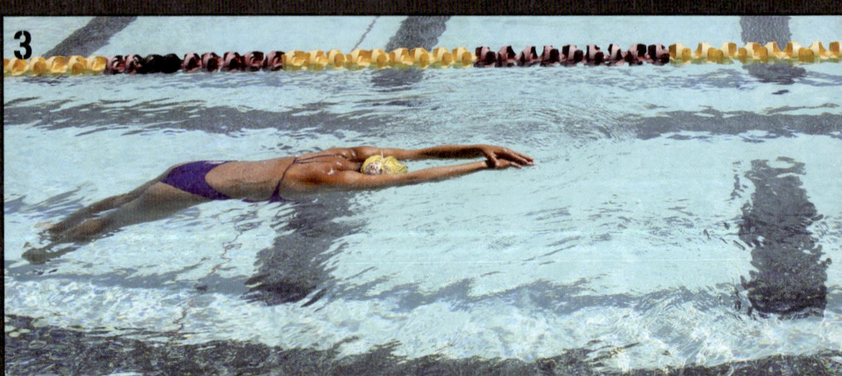

3. 손이 수면에 접근할 때 왼손을 오른손 위쪽과 교차시킨다.

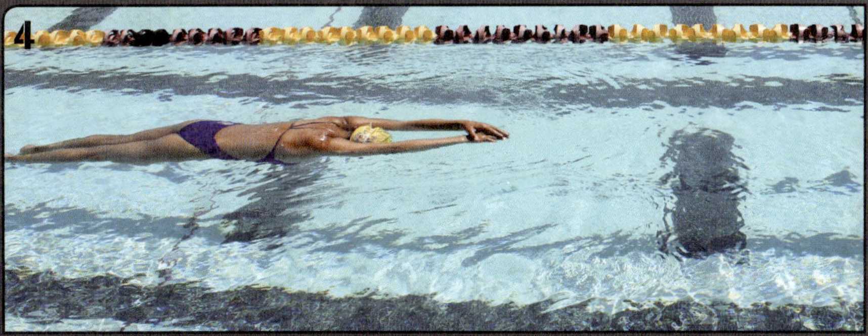

4. 팔을 뻗은 상태에서 다리가 수면을 향해 떠오른다.

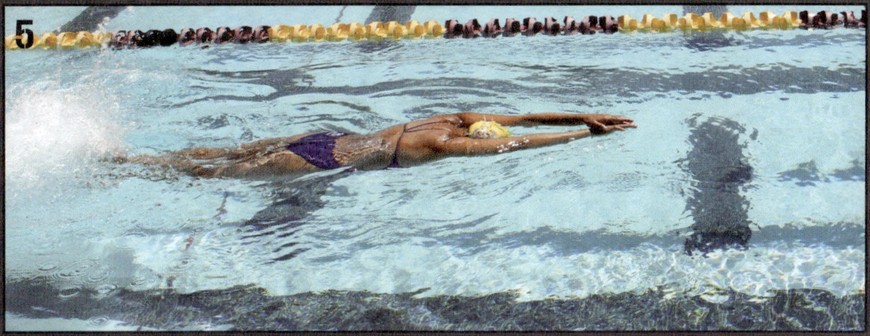

5. 발뒤꿈치가 수면에 접근하면 앞으로 가는 추진력을 얻기 위해 발차기를 시작한다.

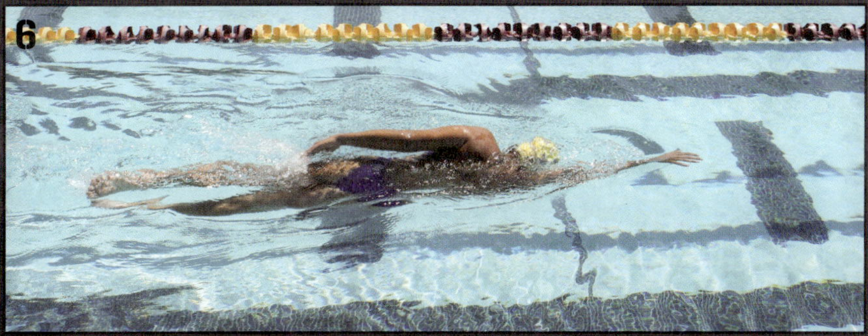

6. 유선형 자세에서 최대 속도에 도달한 후, 오른쪽 측면으로 몸을 돌리고 순간적으로 핸드 리드 자세로 전환한다.

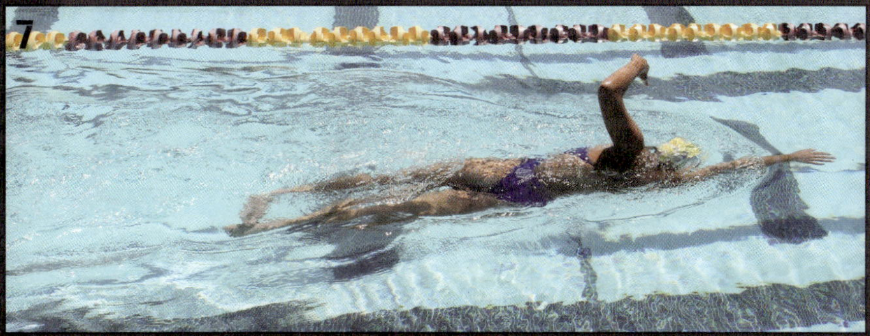

7. 올바른 단계를 진행하면서 암리드 자세로 전환한다.

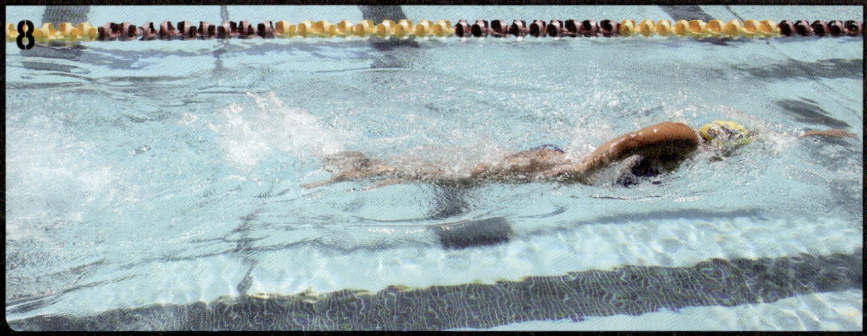

8. 왼손으로 물에 들어가고, 팔을 뻗으면서 왼쪽으로 몸을 돌린다. 그리고 몸 반대쪽으로도 동일한 훈련을 단계적으로 진행한다.

기술적인 스트렝스 및 컨디셔닝

"크로스핏 엔듀런스 식구들은
자신들의 임무를 잘 알고 있다.
그들은 전통적인 주기화 운동을 크로스핏과
병행한다. 피트니스를 유지하거나
개선하는 동안 퍼포먼스를 극대화하고자
하는 사람에게 이 책을 권한다."

조쉬 에버렛(Josh Everett)

크로스핏 레벨 1, 역도 인스트럭터

지구력 스포츠에서의 성공은 효율적으로 움직이는 능력에 의해 크게 좌우된다. 달리기, 자전거, 조정, 수영 등 어떤 것이던지 간에, 기능적이고 효율적인 동작은 최적화된 퍼포먼스로 가는 열쇠다. 더불어 기초적인 준비 동작과 마무리 자세를 배우면 부상 예방에도 도움이 된다. 안전하고 정확하고 효율적인 동작의 개념은 CFE 시스템의 핵심이다. 그러나 지구력 운동과 관련된 동작의 효율성은 가르치고 배우기 쉬운 기술이다. 먼저 안정된 출발 자세(달리기 스탠스, 수영에서의 유선형 위치, 자전거의 이상적인 착석 위치)를 설정하고 기술 기반 훈련을 통해 적절한 운동 패턴을 각인시켜야 한다. 둘째로는 스마트한 스트렝스-컨디셔닝 프로토콜과 결합된 스포츠 특화 고강도 운동을 구현해서 올바른 동작 패턴을 유지할 힘과 능력을 개발해야 한다.

비록 당신이 달리기, 자전거 및 수영을 숙달하기 위한 훈련을 하더라도, 이러한 활동은 당신의 몸에 스트렝스, 속도, 파워 및 이동성을 촉진하는 방식으로 스트레스를 주지 않는다. 이러한 영역을 개선하려면 전체 범위의 기능적 동작을 강화하는 스트렝스-컨디셔닝 프로그램을 추가해야 한다. 다시 말하면 근육이 원래 목적대로 작동하도록 하려면(모든 관절이 완전한 동작 범위에 따라 움직일 수 있으며, 폼을 잃지 않은 채 빠르고 강하고 오랫동안 사용할 수 있다는 의미), 신체적 설계의 본질을 표현하는 동작들이 있는 프로그램이 필요하다. 당신은 완전한 동작 범위의 기능적 동작을 해야 하며(스쿼트, 런지, 리프트, 풀, 푸시), 몸으로 하여금 마지막 동작 범위에서 안정되도록 하는 무게 운동(바닥까지 스쿼트, 풀 힙 익스텐션)도 해야 한다.

지구력 스포츠의 문제는 각 훈련이 제한된 범위 내에서 진행된다는 것이다. 오랜 기간 동안 제한된 범위에서 지속적으로 훈련하는 것은 큰 문제다. 특히 수년 간 동일한 스포츠를 해온 베테랑인 경우 더욱 그렇다. 이 경우에는 근육과 신경계가 그 동작 패턴에 적응할 가능성이 있다. 일차원적인 훈련을 통해 자신이 종사하는 스포츠에 대해서는 매우 효율적인 몸 상태가 됐지만(운동을 제대로 한다고 가정할 때), 그에 대한 대가를 치르는 경우가 많다. 세포조직은 딱딱해지고 적응되어 짧아지며, 근육은 약해지고 발달이 불충분해져 부상을 자주 당하게 된다.

이런 효과를 방지하는 최고의 방법은 1) 다음 챕터에 나오는 가동성 운동으로 근육의 경직을 치료하고 관절과 조직의 정상적인 범위를 회복하며, 2) 하나 이상의 근육과 관절이 한 번에 함께 작동해야 하는 스트렝스-컨디셔닝 프로그램을 진행하는 것이다. 여기엔 파워리프팅, 올림픽 역도, 전신 동작(체조) 및 코어 특화 운동 등이 있다.

동작의 카테고리

여기에서 나는 CFE 훈련 시스템에서 사용되는 모든 운동에 대한 올바른 리프팅과 동작을 분석하겠다. 주요 내용은 다음과 같다.

파워리프팅

파워리프팅은 기본적인 바벨 동작을 스쿼트, 데드리프트, 벤치프레스의 형태로 통합한 것이다. 이 동작들은 오버헤드 프레스 동작 및 데드리프트와 스쿼트의 다른 변형 동작과 함께 스트렝스와 파워를 발달시키기 위해 우선적으로 사용된다.

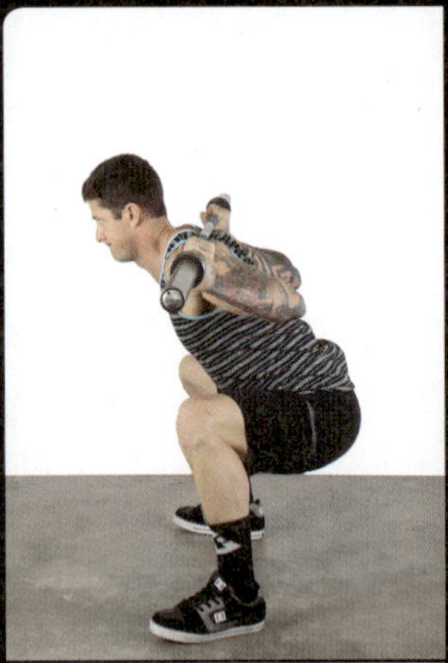

스쿼트

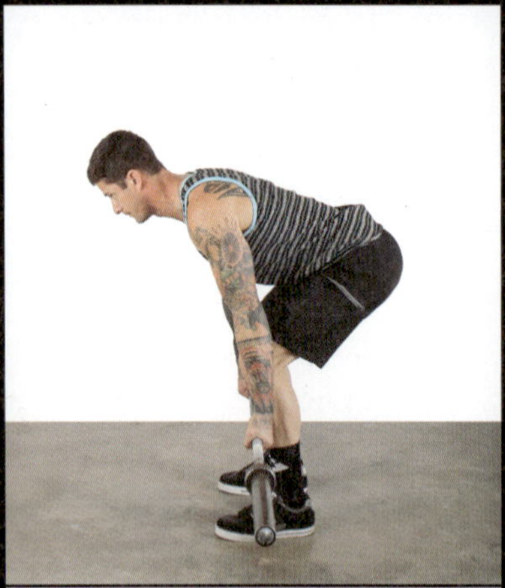

데드리프트

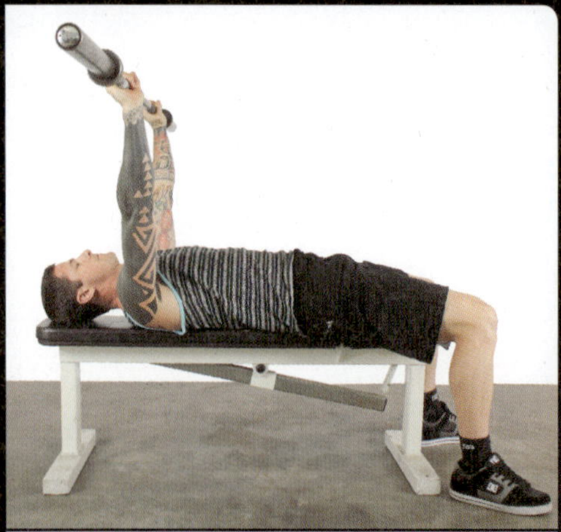

벤치프레스

올림픽 역도

올림픽 역도는 바닥에 놓인 바벨을 머리 위(스내치)까지 들어올리거나 어깨 높이(클린)까지 들어올린 후에 잠시 멈췄다가 연속된 동작으로 머리 위까지 드는(저크) 탄도학적인(ballistic) 역도 동작이라고 할 수 있다. 이 리프팅 동작은 특별한 변형 동작으로 분류되며, 다음 페이지에서 상세히 설명할 예정이다. 올림픽 역도와 그 변형 동작을 올바르게 할 경우 폭발적인 파워, 스피드 및 스트렝스를 길러준다.

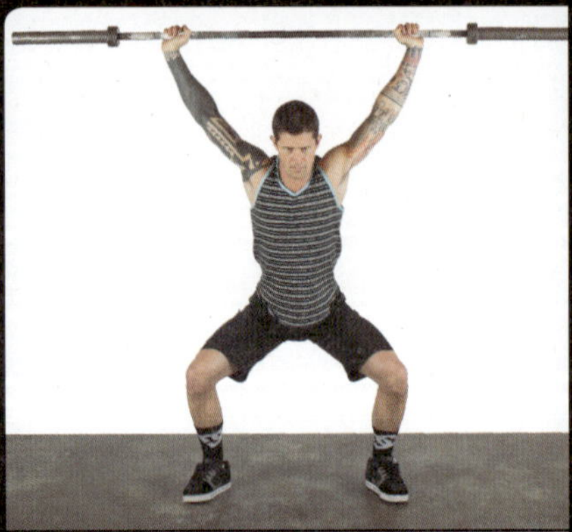

스내치

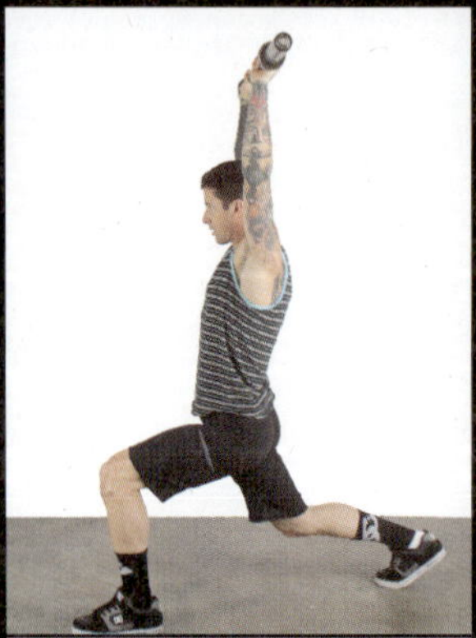

스플릿 저크

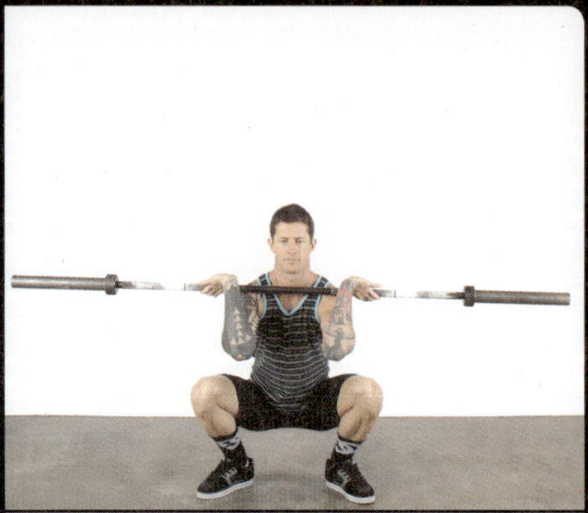

클린

풀 바디 동작

전신 운동은 덤벨, 바벨, 또는 쓰러스터(thrusters)와 스윙(swing)과 같은 케틀벨 운동에서부터 푸시업, 버피 및 박스 점프와 같은 체중 동작에 이르기까지 모든 것을 포함할 수 있다. 이들 동작은 스트렝스, 스피드, 파워를 길러주고 가동성 향상을 도울 뿐 아니라 심혈관계 지구력, 근지구력 및 무산소/유산소 능력을 향상시킨다.

올림픽 역도와 파워리프팅도 전신 동작에 포함될 수 있지만, 이 책의 목적을 위해서 전신 동작은 컨디셔닝 서킷(크로스핏 WODs)에서 사용되는 운동으로만 한정하겠다.

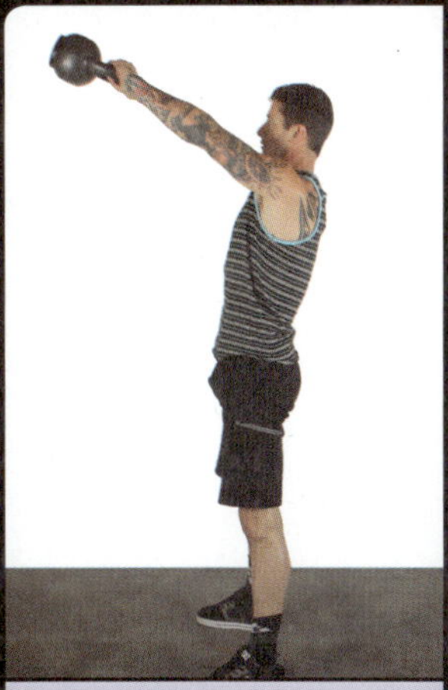
케틀벨 스윙

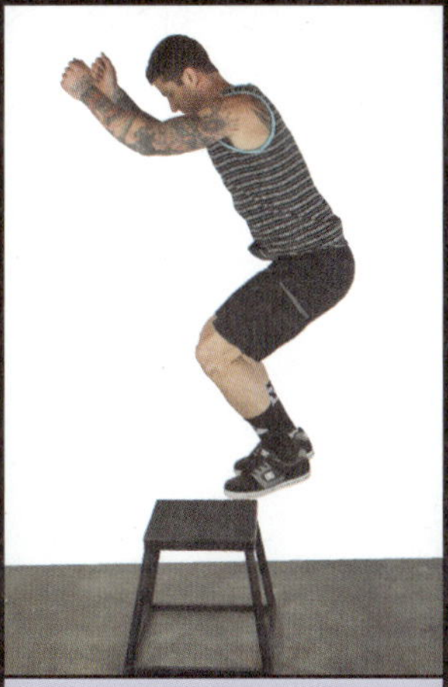
박스점프

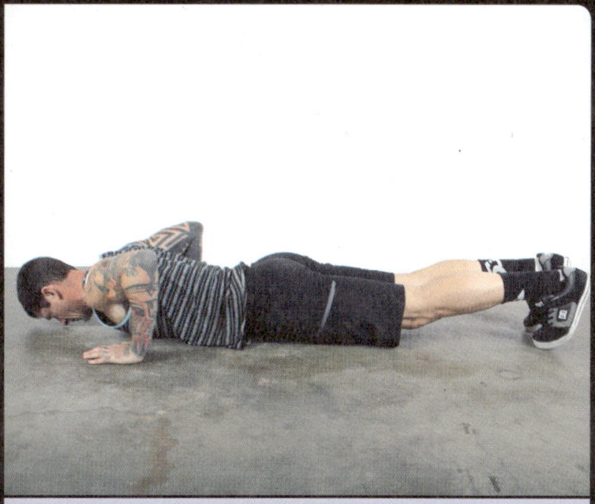
푸시업

몸통/안정성 운동

모든 리프팅과 동작들은 몸통 근육의 안정성을 향상시키지만, 이들 운동은 중심선 안정성 및 복근의 스트렝스를 향상시키는 데에만 전적으로 집중한다. 이미 당신은 중심선 안정성과 복근의 스트렝스가 달리기, 자전거, 수영 및 리프팅 메커니즘에서 종요한 역할을 한다는 것을 알고 있을 것이다. 이들 운동은 컨디셔닝 서킷의 일부가 될 수도 있고, 워크아웃의 마무리 운동이 될 수도 있다.

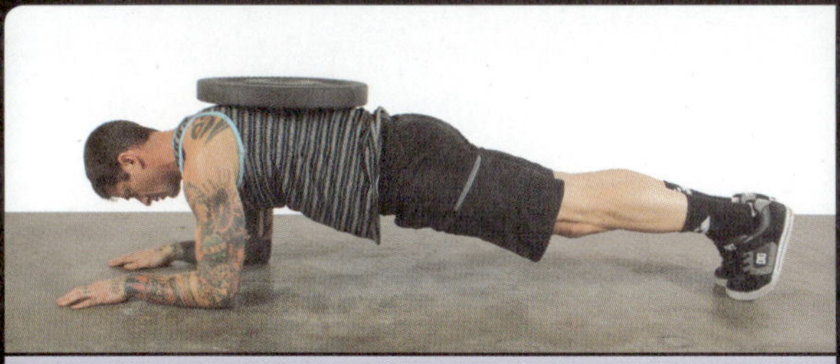
플랭크

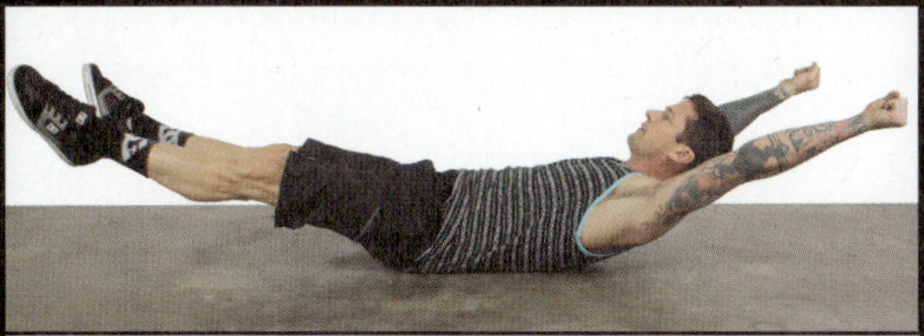
할로우락

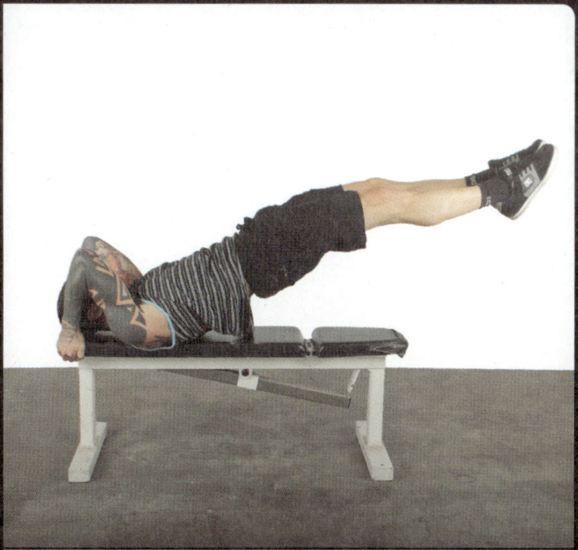
드래곤 플래그

각각의 운동이 모두 중요한데, 이유는 훈련자를 각기 다른 방법으로 길러주고 향상시키기 때문이다. 예를 들어 파워 리프팅 및 올림픽 역도는 1차적으로 스트렝스와 폭발적 파워를 길러준다. 한편 컨디셔닝 운동(전신 동작)은 무산소 및 유산소 능력과 근지구력 및 스피드를 향상시킨다. 프로그래밍 챕터에 나오겠지만, 이들 카테고리는 선수의 완전한 프로필을 개발하기 위해 끊임없이 변화하는 스트렝스 바이어스 CFE WOD와 크로스핏 WOD로 구성되어 있다. 스트렝스, 파워 및 스피드를 진전시켜서 더 힘차게 달리고 더 빨리 수영하고 자전거 경주 기록을 향상시키는 것에 추가로, CFE의 스트렝스-컨디셔닝 모델은 훈련자들로 하여금 약점을 보강하고 해당 스포츠에 직접적으로 연관된 동작들을 단련하게 한다.

데드리프트를 예로 들겠다. 데드리프트는 자전거와 동일한 근육군 및 관절을 활용하는 완전 범위의 운동이다. 사실 데드리프트를 위한 준비는 자전거 타는 자세와 매우 비슷하다. 다만 자전거에서 엉덩이를 안장에 고정시켜서 페달 스트로크로 관절과 근육을 효과적으로 제한하는 것과 달리, 데드리프트의 경우에는 여러 관절과 여러 근육을 동시에 사용하면서 그 범위의 잠재성을 극대화한다. 페달을 밟을 때 사용하는 것과 동일한 근육을 사용하지만, 엉덩이를 더 활용하고 다리를 뻗으면서 파워 범위를 증가시킨다. 이는 그 제한된 범위 내에서 당신을 더 강하게 만들 뿐 아니라, 중심선과 허리를 안정화시켜 자세를 강화시킨다. 그리고 자전거 동작의 일반적인 범위에서는 사용되지 않는 관절들의 가동성을 향상시킨다.

어떤 스포츠에서라도 퍼포먼스를 강화시키기 위해서는 스트렝스, 파워, 스피드 및 가동성 향상을 위한 스트렝스-컨디셔닝 프로그램을 추가해야 한다. 스포츠로서의 지구력도 다르지 않다. 크로스핏 경험이 있다면, 이 챕터에 나온 동작들이 꽤 익숙해 보일 것이다. 하지만 설령 당신이 크로스핏 기술에 숙달됐다고 해도 각 테크닉에 시간과 연습을 투자하는 것이 중요하다. 무거운 것을 잘못 들어올리거나 잘못된 몸무게 동작을 하는 것은 달리기, 자전거 및 수영을 나쁜 자세로 하는 것과 다를 바 없다. 그것은 비효율적이고, 안전하지 않으며, 뒤집기가 힘든 비정상적인 운동 제어 패턴을 만든다.

스트렝스 및 컨디셔닝 체크리스트

이 챕터에 나온 모든 리프팅과 운동을 살펴보도록 돕기 위해서, 나는 이 프로그램의 핵심 요소들을 강조하는 체크리스트를 만들었다. 이 챕터의 목적은 CFE 시스템에서 일반적으로 사용되는 동작들을 설명하는 것이다. 비록 내가 각 동작을 분석하고 유용한 팁을 제공하기는 하지만, 당신이 CFE 프로그램에 진지한 관심을 가지고 있다면 가장 가까운 크로스핏 체육관에 가서 코치를 만나 등록하는 것이 좋다. 이 장에서 소개한 모든 복잡한 기술, 특히 올림픽 역도와 같은 복잡한 동작을 코치 없이 배우는 건 불가능하다. 훌륭한 코치는 CFE 시스템에서 사용되는 핵심 동작을 당신이 완벽하게 할 수 있도록 도울 뿐 아니라, 이러한 동작을 효과적으로 수행하거나 실행할 수 있는 유용한 팁을 제공한다.

*큐(Cues): 잘못된 동작을 교정하기 위해 도움이 되는 구두 조언을 의미한다. 예를 들어 누군가 스쿼트를 하면서 발 앞꿈치로 땅을 밟으며 앞으로 움직이고 있다면, 코치는 "몸무게를 뒤꿈치에 두고 유지하세요"라고 말할 수 있다. 코치의 큐는 훈련자에게 올바른 동작 패턴을 일깨워주기 위해서도 사용될 수 있다. 역시 스쿼트의 예를 들어 코치는 "랙(rack)에서 바벨을 들어올리기 전에 먼저 몸통을 안정시키세요"라고 말할 수 있다.

스트렝스-컨디셔닝 동작 체크리스트

- ☑ 스케일 동작
- ☑ 셋업 숙달
- ☑ 안정적인 자세 만들기
- ☑ 좌우 대칭 형성

스케일 동작

만약 당신이 스트렝스-컨디셔닝 프로그램을 해본 경험이 없거나 이 챕터에 나온 기능 운동이 처음이라면, 천천히 진행하면서 당신의 능력과 스트렝스에 맞는 동작을 배워야 한다. 명심하라. 목표는 당신의 근육을 기르고 운동 능력을 길러서 회복을 저해하지 않고 부상을 당하지 않으면서 스트렝스, 파워, 스피드 및 스태미나를 향상시키는 것이다. 이들 목표의 달성을 위해서는 처음부터 시작해서 사다리를 천천히 올라가야 한다. 일부 훈련자의 경우에는 몸무게 동작(에어 스쿼트, 푸시업, 수파인 바디 로우)을 숙달하고 더 고급화된 테크닉(백 스쿼트, 벤치프레스, 풀업)을 향해 점진적으로 올라가야 한다. 크로스핏으로 기초를 닦은 사람들의 경우에는 다이내믹 리프트를 하고 체조 동작을 숙달하는 것이 퍼포먼스를 향상시키는 최고의 방법이다.

곧 보겠지만, 거의 모든 움직임은 당신의 힘, 능력 및 가동성에 맞게 수정되고 축소될 수 있다. 학습 곡선을 단축하기 위해 구체적인 퍼포먼스 관련 팁을 강조하는 몇 가지 진행 상황과 구체적인 대화 내용을 제공했다. 이를테면 만약 당신이 완벽한 데드 행 풀업을 하지 못한다면, 링을 이용한 수파인 바디 로우를 하거나 풀업 바에서 매달렸다가 내려가는 동작을 할 수도 있다. 강해지고 테크닉이 숙달될수록, 당신은 목표에 도달할 때까지 순서대로 계속 실력이 향상될 수 있다. 하지만 당신이 무엇을 할 수 있고 무엇을 할 수 없는지를 확인하는 것은 코치의 일이다.

간단한 사실이 있다. 동작을 조절하는 것은 혼자 하기가 어렵다. 내가 언급했듯이, 최고의 결과를 얻으려면 당신의 강점과 약점에 기반해서 운동을 조절해줄 수 있는 경험 많은 코치로부터 도움을 받아야 한다. 예를 들어 어떤 사람들은 몸무게 무게의 스쿼트를 할 스트렝스를 가지고 있으면서도 그 동작을 끝내는 범위까지 제대로 할 가동성은 결여되었을 수도 있다. 반면 어떤 사람들은 평행 아래까지 내려갈 유연성은 있으면서도 무게를 짊어지고서 그 동작을 할 스트렝스가 없을 수도 있다. 조정은 미묘하고 복잡하다. 경험 많은 외부의 눈으로부터 도움을 받으면 무게와 동작의 조절이 훨씬 수월해질 것이다.

셋업 숙달

앞선 챕터를 읽었다면 모든 동작에 있어서 가장 중요한 측면이 셋업임을 알 것이다. 이를테면 '달리기' 챕터에서 우리는 몸통 안정화의 중요성과 동작을 시작하기 위해 앞으로 넘어지기 전에 팔을 올바른 위치로 끌어당기는 게 중요하다는 것을 배웠다. '자전거' 챕터에서는 자전거에서의 강한 자세가 페달 스트로크에서 파워를 생성하고 자전거를 효과적으로 조종 및 제어하는 능력을 좌우한다고 배웠다. '수영' 챕터에서는 팔을 움직이기 전에 균형점과 부력점을 찾고 평형 자세를 취해야 물의 견인력을 줄이고 속도를 높인다고 배웠다.

리프팅 또는 기능성 운동도 다르지 않다. 당신은 방법론적 접근을 해야 하며 항상 동일한 셋업 순서를 사용해야 한다. 이를테면 만약 내가 데드리프트를 위해 셋업을 하고 있다면 나는 항상 정강이를 바벨에 가깝게 두고 허리를 평평하게 한 상태에서 골반을 굽히고 바벨을 잡은 후에 어깨를 잡아당기고 골반을 들어올려서 최대한 타이트한 자세를 취할 것이다. 그때야 바벨을 들어올릴 수 있다. 리프팅을 할 때마다 같은 순서로 이렇게 반복하면 올바른 메커니즘이 각인된다. 또한 안전하고 효율적으로 리프팅을 할 수 있는 동작 패턴도 확립될 것이다.

당신의 한계를 이해하고 동작을 정확하게 수행할 수 있도록 하는 것도 중요하다. 예를 들어 만약 당신의 햄스트링이 너무 타이트해서 데드리프트를 위한 셋업을 제대로 할 수 없다고 해서, 허리를 굽히는 변칙을 사용해서는 안 된다. 대신에 이상적인 자세로 셋업이 가능하도록 블록을 사용해 데드리프트의 무게를 올린다. 이렇게 하면 동작 범위는 줄어들지만 셋업은 제대로 할 수 있다. 이는 동작의 효율성을 개선시킬 뿐 아니라 부상의 위험도 줄인다.

당신의 가동성 한계에 맞추기 위해 범위를 줄인다는 이 아이디어는 동작에도 적용된다. 예를 들어 대부분의 사람들이 스쿼트를 위한 셋업은 제대로 할 수 있지만, 잘못된 자세(무릎이 안쪽으로 꺼지고 발목은 무너지고 등이 굽음) 없이 평행 아래로 스쿼트를 할 가동성을 가진 이들은 많지 않다. 스쿼트를 끝 범위까지 수행하는 것이 이상적이지만, 그렇다고 해서 기술을 희생하여 전체 범위의 동작을 실행해야 하는 것은 아니다. 즉, 기술을 올바르게 수행하는 것이 범위보다 항상 우선시된다. 그런 상황에서는 박스에 앉는 스쿼트를 하면서 동작 범위를 줄이는 것도 좋다. 동작을 제대로 함으로써 당신은 올바른 근육군을 사용할 것이고 결국에는 가동성을 증가시킬 것이다. 충분한 연습과 기술에 대한 집중력이 있다면, 당신은 완전한 범위의 동작을 천천히 해낼 수 있다. 힘들기도 하고 때로는 부끄럽겠지만, 셋업이나 동작을 잘못 하고서 부상을 당하거나 잘못된 동작 패턴을 익히는 것보다는 훨씬 바람직하다.

안정적인 자세 만들기

더 어려운 동작을 위한 향상과 변형을 제공하는 것 외에도, 나는 그들 중 일부와 관련된 공통적인 결함을 지적하겠다. 이러한 결함의 대다수는 약한 코어에서 비롯되며, 규정된 동작을 하는 동안 또는 끝나고 나서 안정적인 자세를 만들지 못했기 때문이다. 스트렝스-컨디셔닝 운동은 몸통에서 시작하고 몸통에서 끝난다는 점에서 달리기, 자전거, 또는 수영과 다르지 않다는 것을 명심하자.

이러한 동작을 제대로 할 수 있는 유일한 방법은 팔다리를 움직이기 전에 척추를 안정시키고 중립 자세를 유지하는 것이다. 특정 동작을 실행하기 전에 중심선을 사용하지 않고 척추가 안정화되지 않은 상태에서 동작을 하면 결코 강력하고 안전한 자세를 취할 수 없다. 그뿐 아니라 당신의 몸은 취약한 자세에서 안정성을 찾을 것이고 다른 부위를 희생해서 안정성 부족을 만회하려고 할 것이다. 이를테면 스쿼트를 하다가 무릎이 끌릴 수도 있고, 푸시업 중에 어깨가 앞으로 밀리고 팔꿈치가 벌어지거나 데드리프트를 하다가 머리가 위로 움직일 수도 있다.

이런 실수 및 유사한 경우들을 피하기 위해서는 동작을 하기 전에 코어를 사용하고 척추를 중립 자세에서 안정화시켜야 한다. 부상을 예방하는 것 외에도, 기능성 운동을 통해서 중심선을 강화시키고 발달시키면 달리기, 자전거 또는 수영을 장시간 할 때 폼을 유지할 수 있는 능력이 향상된다. 코어가 약할수록 당신은 폼을 빨리 잃게 되며, 이는 파워, 스피드 및 스태미나의 상실로 이어진다. 스트렝스를 기르고 무거운 것을 드는 능력을 발달시키기 전까지 당신의 중심선은 절대로 완전한 잠재력을 발휘할 수 없다. 다시 말하면 단순히 나가서 달리고 자전거를 타고 수영을 한다고 해서 무거운 무게를 들어올리는 것과 같은 코어 스트렝스를 발달시킬 수는 없다는 것이다!

좌우 대칭 형성

좌우 대칭으로 균형이 잡힌 선수는 효율적이고 강력하다. 스트렝스-컨디셔닝 프로그램의 효과를 최대화시키고 스포츠 특화 트레이닝에서 비롯된 문제들을 수정하기 위해서는 당신의 약한 부위들이 어디인지 밝혀내고 근육이 동등하게 발달되고 골격이 좌우 대칭인 더 나은 몸을 만들기 위해 노력해야 한다. 사람마다 각각 다르기 때문에, 당신 및/또는 당신의 코치는 균형잡히지 않은 부분이 어디인지를 확인하고 그 부분에 집중해야 한다. 이를테면 만약 당신이 달리기와 자전거 외에는 훈련을 한 적이 없다면 아마 당신은 대부분의 동작을 대퇴사두근으로 하고 있을 것이다.

이 불균형이 생기고 나면 둔근, 햄스트링 등 후방사슬에 있는 강한 근육도 쉬게 된다. 결과적으로 후방사슬 근육에 의해 나오는 파워와 스피드를 잃게 되며 부상을 더 자주 당하게 된다. 그리고 3개의 근육군을 사용할 수 있음에도 1개의 근육군만 사용하기 때문에 더 빨리 피로해진다. 만약 당신이 이 카테고리에 포함된다면 데드리프트처럼 햄스트링과 둔근을 단련시키는 운동에 집중할 필요가 있다. 골격을 완성하면서 당신은 달리기, 자전거, 수영을 더 효과적으로 하게 될 것이다. 이러한 맥락으로 볼 때, 당신은 이미 충분히 발달된 근육을 추가로 단련시킬 필요는 없다. 그렇게 하면 당신의 스포츠에서 필요한 메커니즘을 제대로 하지 못하게 되며, 퍼포먼스도 제한될 것이다. 이미 균형 잡힌 골격을 가진 다행스러운 사람들의 경우에도 스트렝스와 컨디셔닝을 간과하지 말아야 한다는 것이 중요하다. 당신이 불균형 상태이거나 완전히 대칭 상태이거나 강하거나 등과 무관하게, 모든 사람은 약점을 가지고 있다. 그리고 그 약점을 보강해서 강해지고 빨라지고 더 효율적인 능력을 가질 수 있는 것이다.

스킬 트레이닝

앞서 언급했듯이, 이 챕터의 목적은 크로스핏 엔듀런스 동작들을 소개하고 그들을 어떻게 하는지 올바르게 보여주는 것이다. 사진을 보면서 순서대로 저렇게 정확하게 움직여야 한다고 생각하는 실수를 해서는 안 된다. 우리 모두 서로 다른 크기의 골격(몸통 길이, 팔다리 길이)를 가지고 있다. 결과적으로 당신이 데드리프트를 하는 방식은 내 방식과 완전히 다를 수 있다. 내 의도는 동작을 수행하는 이유를 간략하게 요약하고 그 보편적인 방법을 제공해서 운동을 보다 효과적으로 코치하고 수행할 수 있도록 하는 것이다. 또한 이러한 보편적 단서는 각 운동에 대한 순서를 알려줄 것이다. 이는 운동을 올바르게 수행하는 단계별 과정을 알려주는 또 다른 방법이기도 하다.

다음은 백 스쿼트에 대한 로드 시퀀스(load sequence) 사례다.

1. 바벨을 잡고, 랙에서 바벨을 들어올리기 전에 중심선을 사용하고 중립 자세를 취해서 척추를 안정시킨다.
2. 바를 허리 위쪽 견갑골 바로 위에 놓고 팔꿈치를 위로 움직여 바를 고정시킨다.
3. 랙에서 바벨을 들어올리고 몸통을 타이트하게 한 상태에서 뒤로 물러선다. 발의 위치를 보려고 내려다보면 안 된다! 그렇게 하면 자세의 강도가 손상된다. 바벨을 들기 전에 발을 어떻게 놓을지 이미 알고 있어야 한다.
4. 머리를 중립 상태로 유지하고 허리는 평평하게 만든 상태에서, 햄스트링을 천천히 보텀 스쿼트 자세로 내린다. 이렇게 하면서 무릎이 밖으로 벌어지도록 한다. 엄지발가락은 바닥에 붙어 있어야 하며 몸무게는 발뒤꿈치로 지탱해야 한다. 이런 동작의 조합은 햄스트링과 둔근을 사용하게 하고 대퇴사두근에는 휴식을 준다.
5. 골반이 평행 아래로 내려온 후에는 골반과 무릎을 펴서 곧게 선다. 몸통은 여전히 타이트하고 허리는 평평해야 하며 머리는 중립 자세에 있어야 한다. 골반과 몸통은 하강 때와 마찬가지로 동일한 속도로 올라와야 한다.
6. 몸을 완전히 펴고 나면 둔근을 조이고 골반을 닫는다. 이후 4번에서 6번까지 반복하라.

이해하게 되겠지만, 대부분의 운동의 경우에는 많은 로드 시퀀스가 동일하다. 당신은 동일한 큐를 계속해서 받을 것이다. 중심선을 안정화시키고 평평한 몸 자세를 유지하고 등을 평평하게 유지하며 무릎을 바깥쪽으로 밀어내고 머리를 중립 자세에 둔다는 것 등이다. 중복인 것처럼 보일지도 모르지만, 동작의 우선순위를 정하는 것이 올바른 위치를 잡아내는 가장 좋은 방법이기 때문에 이러한 개념을 이해하는 것이 중요하다. 켈리 스타렛의 구호를 기억하라. "자세가 힘이다." 운동을 수행하고, 적절한 동작 패턴을 개발하고, 더 강하고 빨라지며, 부상을 예방하는 올바른 방법을 배우기 위한 유일한 길은 운동이 무엇인지와 무관하게 필요한 자세를 파악하는 것이다.

이 동작에 대해 더 배우고 싶거나 동영상을 보고 싶다면 www.CrossFit.com을 방문하라. 거기엔 수백 개의 동영상이 있다. 홈페이지 방문 뿐 아니라, 크로스핏 레벨 1 또는 크로스핏 엔듀런스 트레이너 코스에 참가할 것을 강력히 권장한다. 이미 여러 차례 언급했듯이, 당신은 이 책에서 많은 정보를 얻어낼 수 있고 셀프 트레이닝을 통해서 지구력 스포츠 선수가 될 수는 있다. 하지만 거기까지가 한계일 것이다. 어느 시점에서는 코치를 만나서 비슷한 마인드를 가진 사람들과 함께 훈련을 해야 한다. 이는 학습곡선을 단축시킬 뿐 아니라 보이지 않았던 실수를 밝혀내고 수정하는 데에도 도움이 된다.

파워리프팅 테크닉

스쿼트: 올바른 셋업

이 시퀀스에서는 백 스쿼트를 위해 랙에서 바벨을 어떻게 들어올리는지를 보여주겠다. 모든 동작에 있어서 중심선 안정화는 필수적이기에, 무거운 것을 들기 전에 복근을 사용하는 것은 반드시 필요하다. (올바른 중심선 안정화에 대해서는 챕터 2를 참고하라.)

중심선이 탄탄하고 척추가 보호받고 있다면, 다음 단계는 바벨을 잡는 그립이다. 아래 사진처럼 엄지손가락이 아래로 가는 그립을 사용할 수도 있고, 엄지손가락이 위로 가는 그립도 가능하다. 그립은 스쿼트 테크닉에 영향을 미치지 않기 때문에, 개인의 취향에 따라 선택하면 된다. 편안한 그립을 취하고 나면 바벨 앞에 가서 바벨을 견갑골 바로 위에 있는 등 위쪽 살 부위에 위치시킨다. 다음으로는 팔꿈치를 이용해서 바벨을 제자리에 놓는다. 주의: 부상과 불편을 방지하기 위해 바벨을 목에 올리지 않도록 한다. 중심선이 안정된 상태를 유지하면서 바벨을 랙에서 들어올리고 뒤로 물러선 후 스쿼트 스탠스를 취한다. 좁은 스탠스 및 넓은 스탠스 백 스쿼트를 보라.

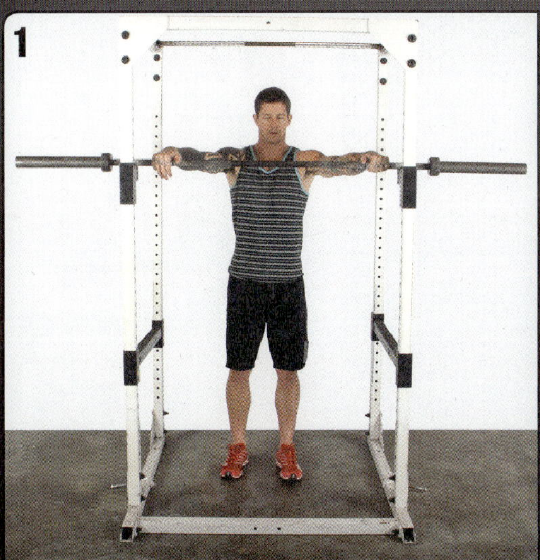

머리를 바벨 아래로 보내고, 랙에서 바벨을 들기 전에 먼저 그립을 잡는다.

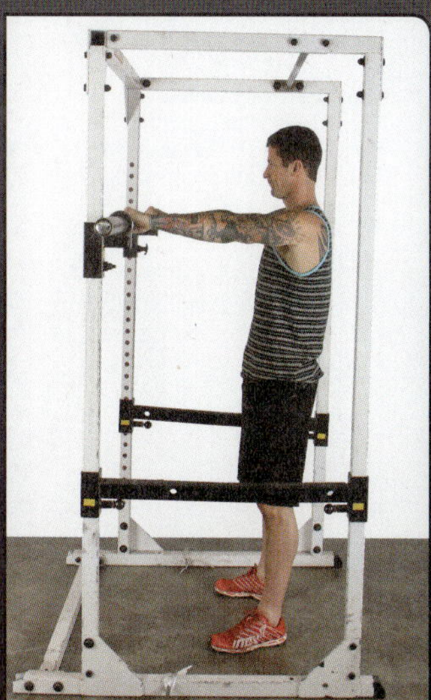

2

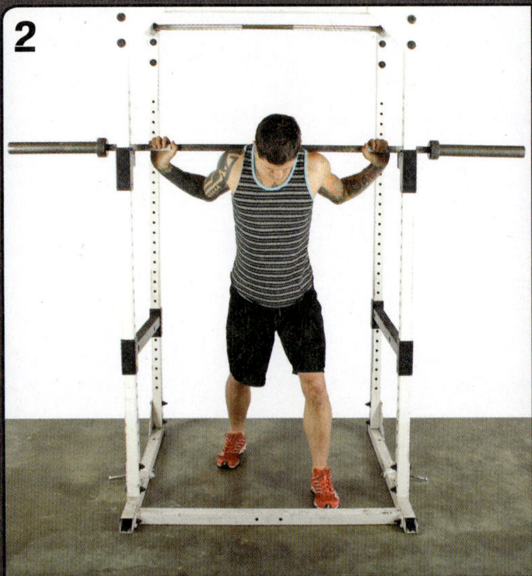

왼발을 앞으로 내딛고 머리를 바벨 아래에 두고서 바벨을 견갑골 바로 위에 있는 살 위에 둔다.

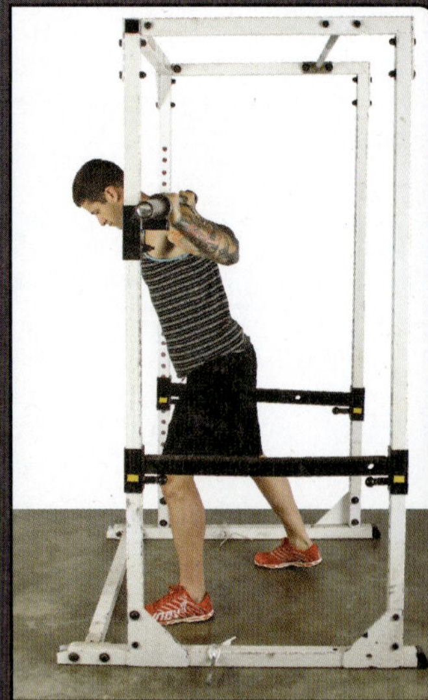

3

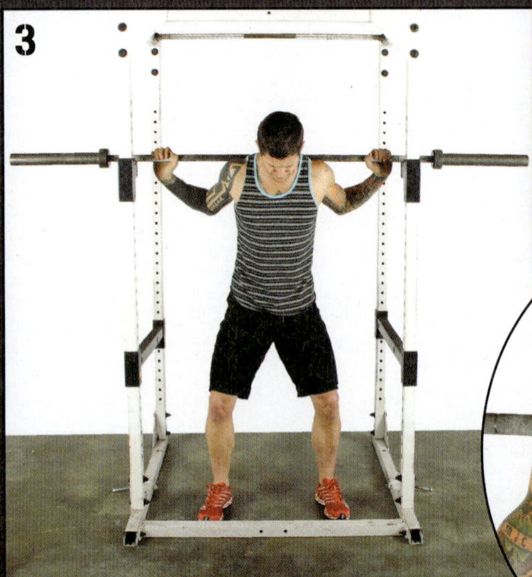

오른발을 앞으로 보내서 왼발과 맞추고, 발의 너비를 어깨너비보다 약간 넓게 한다. 그리고 팔꿈치를 뒤로 당겨서 바벨이 제 위치에 오게 한다.

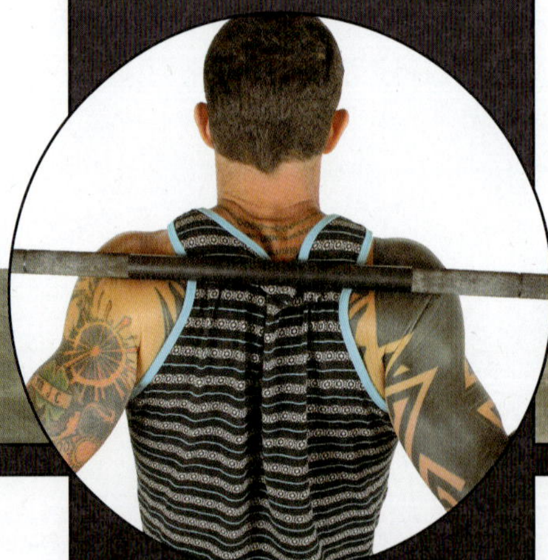

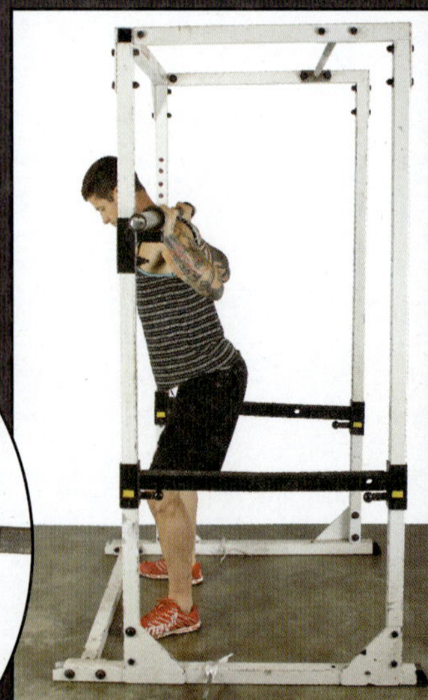

4

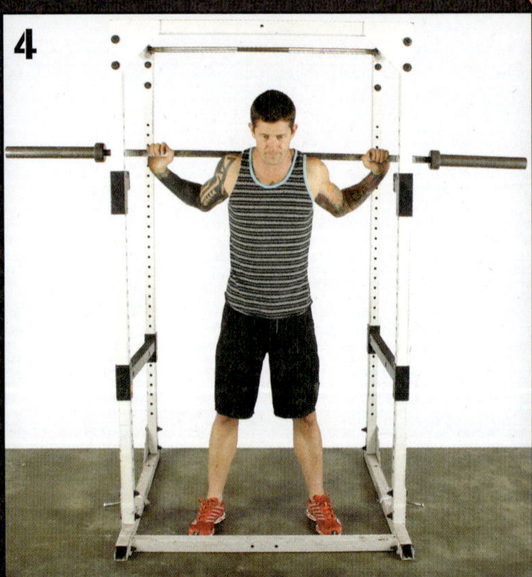

몸을 타이트하게 유지하며 골반과 무릎을 뻗어 바벨을 랙에서 들어올린다. 바벨을 들고 일어선 후에 한 번에 한 발자국씩 뒤로 물러서고, 스쿼트 스탠스를 취한다.

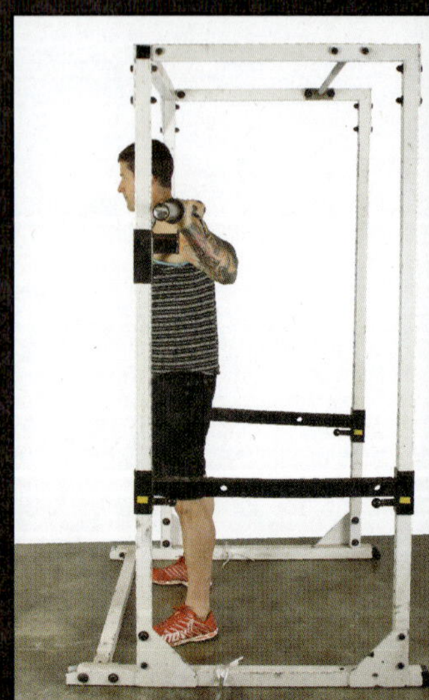

일반적인 실수: 무너진 중심선

달리기, 자전거 또는 스트렝스 운동을 할 때 중요한 것은 복근을 먼저 수축시키는 것이다. 무너진 중심선으로 백 스쿼트를 하면 무게로 인해 등이 굽고, 척추의 무결성이 손상되면 부상으로 이어지게 된다. 허리에 부담이 가면 안전하지 않을 뿐 아니라 강력한 자세를 취할 수도 없다. 이는 당신의 척추를 보호하기 위해 중심선을 안정화하거나 올바른 자세를 취할 수 없다는 의미다.

코어를 사용하지 않고 랙에서 바벨을 들어올리는 실수를 하면, 즉시 다시 랙에 올리고 정사각형 상태에서 재시작해야 한다. 사진에는 나오지 않았지만 또 한 가지 중요한 문제는, 과도한 확장(overextension)이다. 많은 훈련자들이 골반 윗부분을 앞으로 기울여서 엉덩이가 움직이게 하고 가슴을 밀어올린다. 이 과도한 확장 자세는 척추에 스트레스를 줄 뿐 아니라 어깨에 가해지는 무게로 인해 디스크를 압박하고, 허리 부상을 야기할 수 있다.

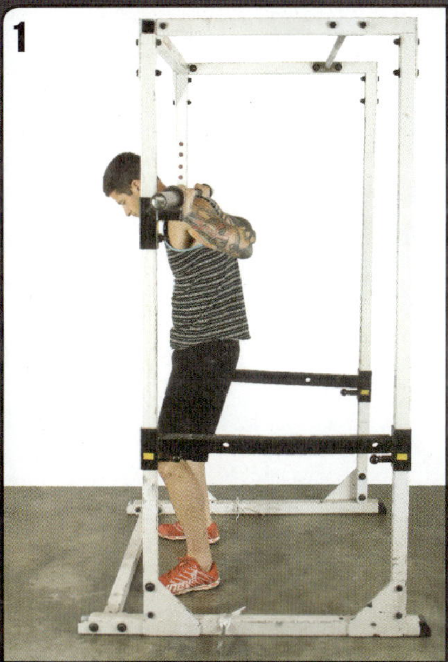

1 백 스쿼트를 하기 위해 랙에서 바벨을 들어올릴 준비를 하고 있다. 주의: 바벨 아래에 서기 전에 중심선 안정화를 간과했다.

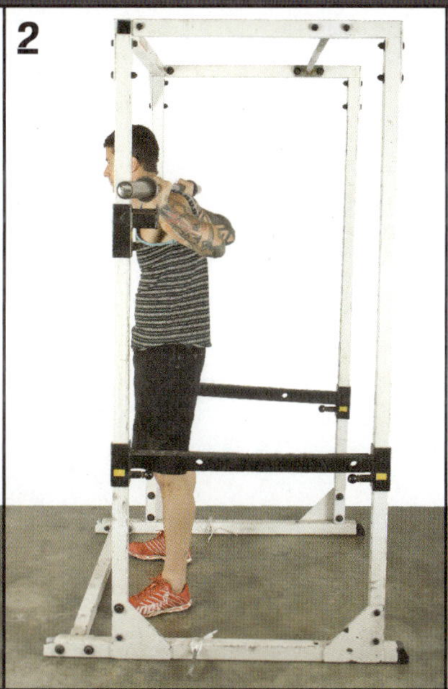

2 엉덩이와 무릎을 확장시켜서 바벨을 들고 일어선다.

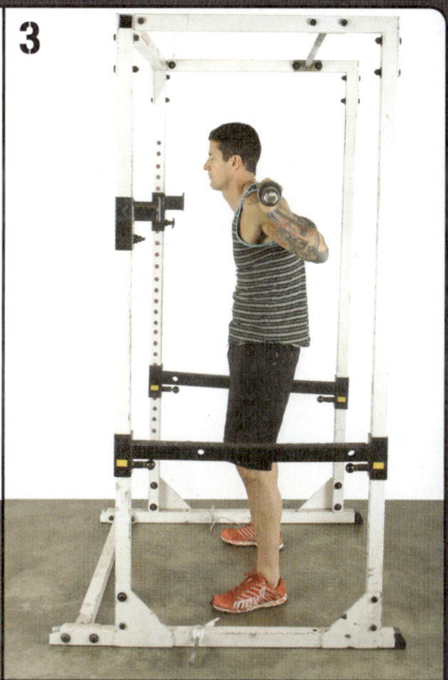

3 랙과의 거리를 벌리기 위해 뒤로 물러선다. 허리가 굽어 있으며 배는 단단하지 않은 것을 확인하라. 무거운 것을 들고서 탄탄한 자세를 취하지 못했기 때문에, 나는 바벨을 다시 랙에 올리고 타이트한 코어로 이 과정을 재시작 해야 한다. 주의: 만약 스쿼트 자세로 몸을 내리면서 이 운동을 강행했다면 결여된 안정성을 다른 곳에서 보충해야 했을 것이다. 그것이 머리, 발, 무릎 중 어디던 간에, 부상으로 이어질 수 있다.

넓은 스탠스로 백 스쿼트

랙에서 바벨을 꺼내들고 안정된 중심선을 취한 상태에서 뒤로 물러섰다면, 다음 단계는 스쿼트 스탠스를 취하는 것이다. 취향에 따라서 아래 사진에 나온 것처럼 넓은 스탠스를 취할 수도 있고 그 다음 사진에 나온 것처럼 좁은 스탠스를 취해도 좋다. 나는 발의 폭이 어깨폭에 비해 약간 넓은 스탠스의 백 스쿼트를 선호하는데, 이유는 그래야 둔근과 햄스트링을 더 사용하기 때문이다. 이미 언급했듯이, 달리기 선수들과 사이클 선수들의 상당수는 대퇴사두근을 주로 사용한다. 만약 당신이 이 카테고리에 포함된다면 넓은 스탠스가 더 도움이 될 것이다. 자전거와 달리기로 인해 수년 간 외면했던 근육을 길러줄 뿐 아니라, 골격의 균형을 잡아서 더 효율적인 운동선수로 만들어준다.

1

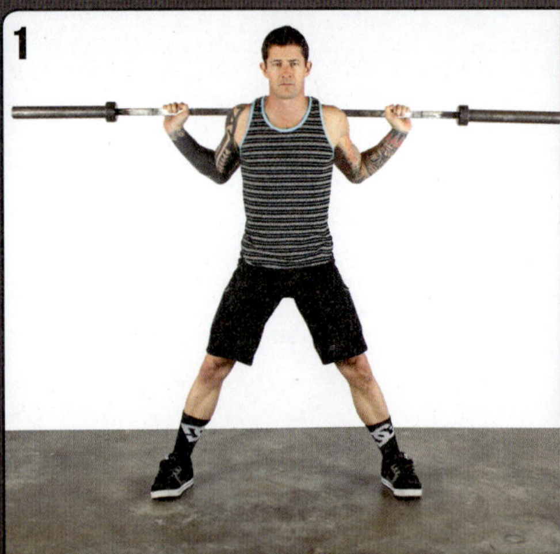

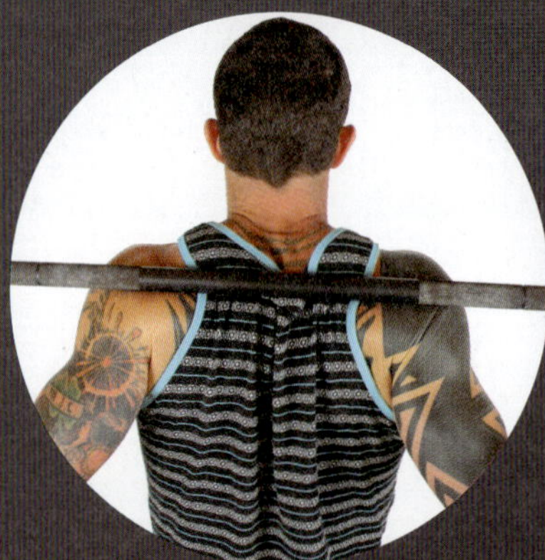

랙에서 바벨을 제대로 들고 발의 폭을 어깨폭에 비해 넓게 잡으면서 넓은 스탠스의 백 스쿼트 자세를 취했다.

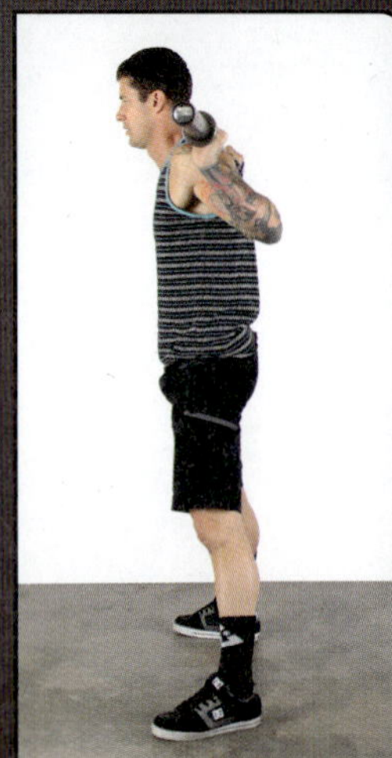

2

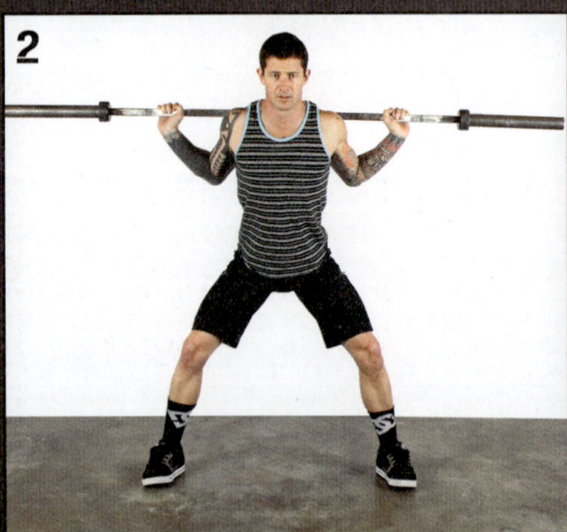

중심선을 활용하고, 팔꿈치를 뒤로 빼고 머리는 중립 자세에 둔 채로 몸을 낮출 때 햄스트링을 뒤로 밀고 무릎을 바깥쪽으로 밀어내는 데 집중한다. 이 동작의 조합은 햄스트링과 둔근을 사용한다. 스쿼트를 시작할 때 엉덩이를 뒤로 빼라고 하는 코치들이 많은데, 그렇게 하면 과도한 확장 자세가 된다. 경험에 따르면, 햄스트링을 뒤로 미는 경우가 훨씬 결과가 좋다.

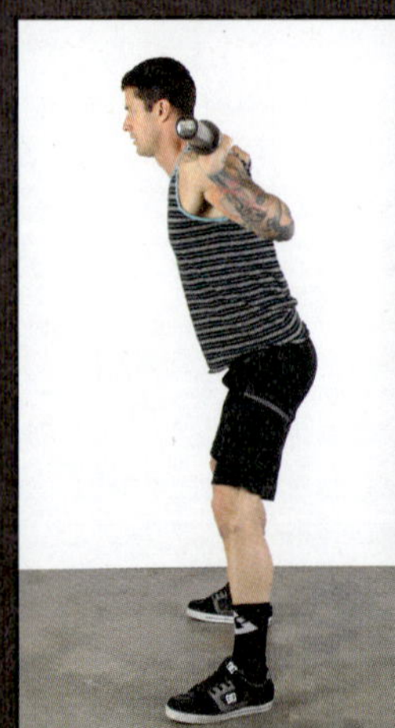

3

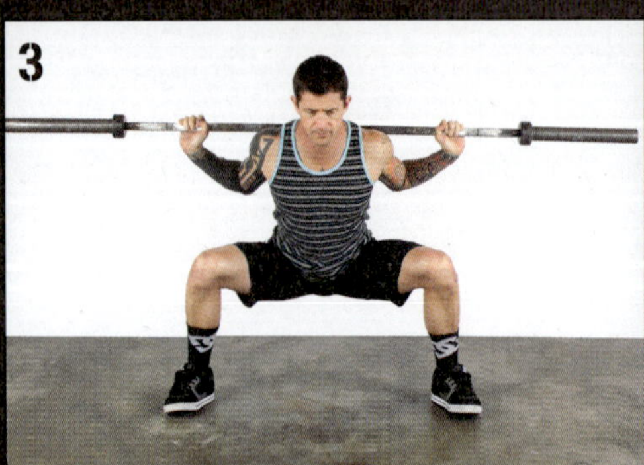

발뒤꿈치로 몸무게를 지탱하면서, 허벅지가 바닥과 평행이 될 때까지 계속 몸을 낮춘다.

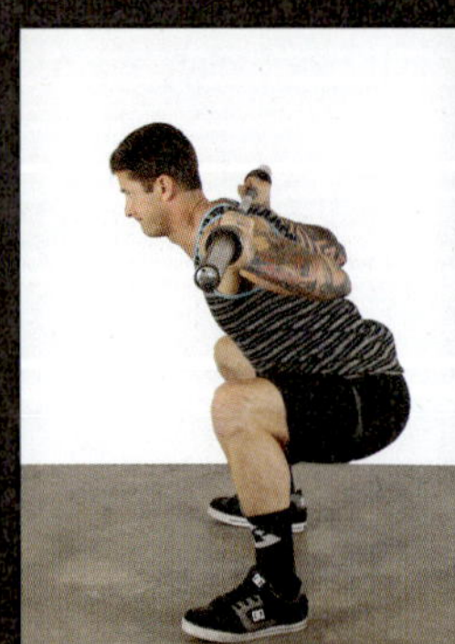

4

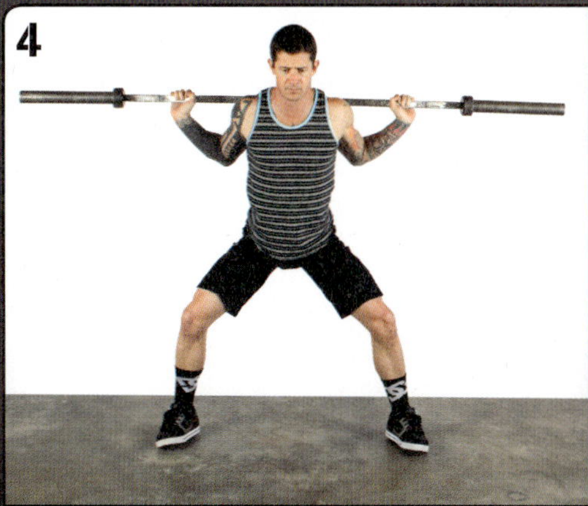

몸을 다시 올리기 위해서 다리를 뻗는다. 무릎이 바깥쪽을 향하고 있으며 발뒤꿈치에 체중을 싣는 게 중요하다. 여기서도 햄스트링과 둔근을 활용해 후방사슬이 활성화된다.

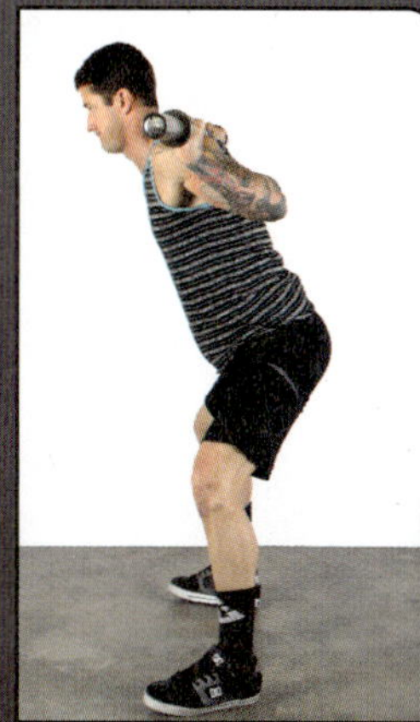

5

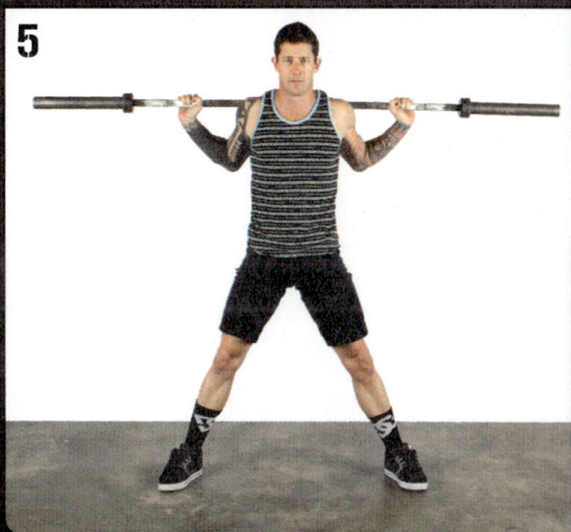

엉덩이와 무릎을 뻗으면서 바벨과 함께 일어선다. 스쿼트 동작 내내 바벨이 평형 상태인 것을 주목하라. 만약 바벨이 평형 상태에서 벗어나거나 한쪽으로 기울면 당신은 자세를 잃고 그 일탈을 상쇄하기 위해 체중을 이동시켜야 한다.

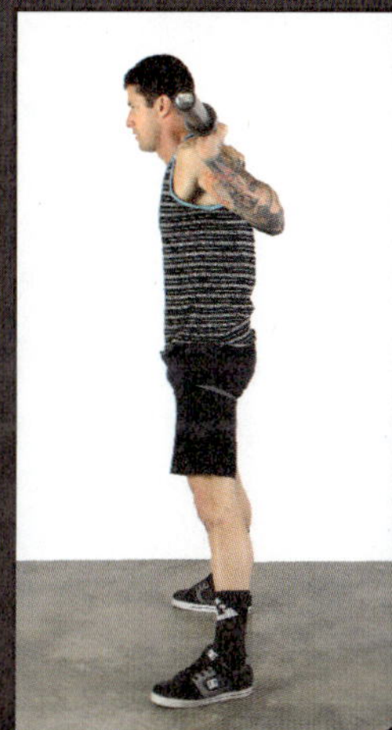

좁은 스탠스의 백 스쿼트

좁은 스탠스의 백 스쿼트는 넓은 스탠스의 백 스쿼트에 비해 엉덩이로부터 더 넓은 동작 범위를 제공하지만, 내려왔다가 일어서는 동작에서 대퇴사두근을 사용하도록 한다. 스트렝스 운동에서 대퇴사두근에 중점을 두는 것은 이미 수년 간 대퇴사두근을 발달시킨 지구력 종목 훈련자의 경우는 그리 좋은 선택이 아니다. 하지만 만약 당신의 햄스트링이 뻣뻣하거나 넓은 스탠스의 백 스쿼트를 하기엔 엉덩이 가동성이 부족하다면, 좁은 스탠스를 사용한 이 변형 동작도 훌륭한 선택이다.

1

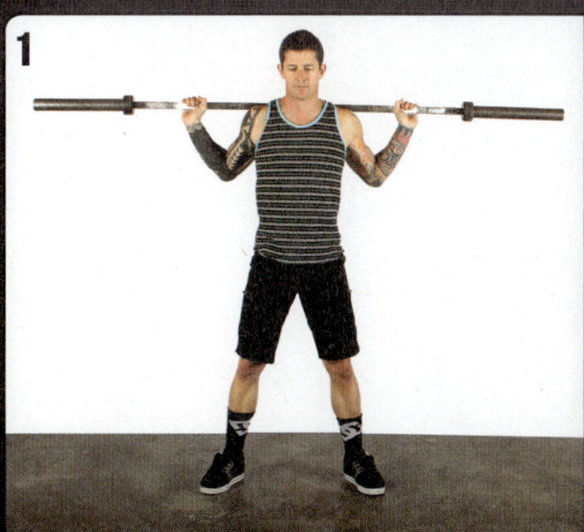

발의 너비를 어깨너비 정도로만 하고서 좁은 스탠스의 백 스쿼트 스탠스를 취했다.

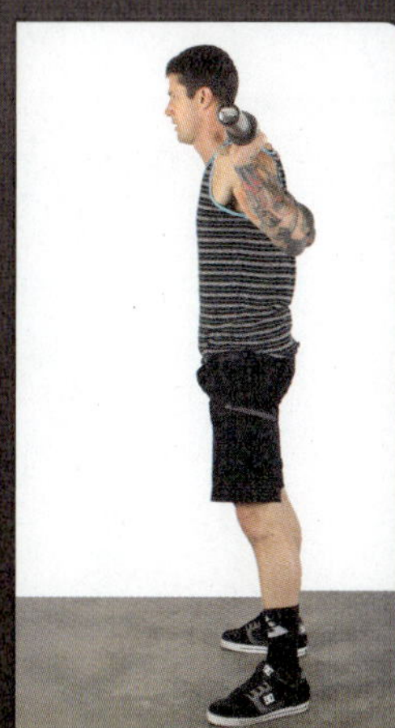

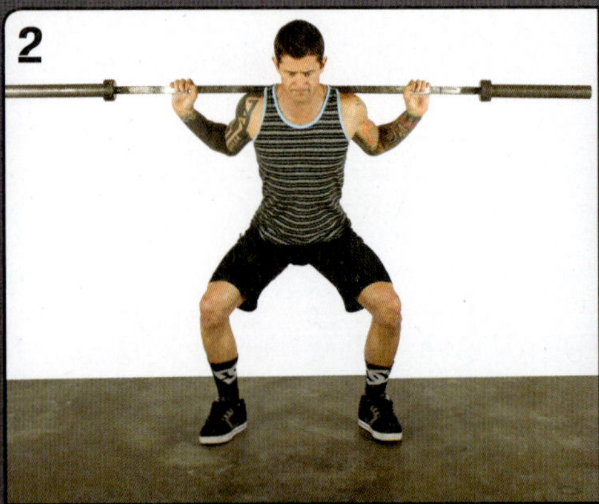

무릎을 바깥쪽으로 밀어내면서 햄스트링을 뒤로 밀고 몸을 낮춘다.

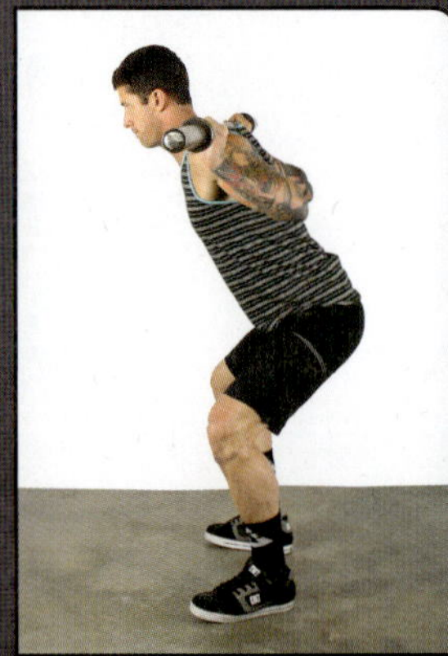

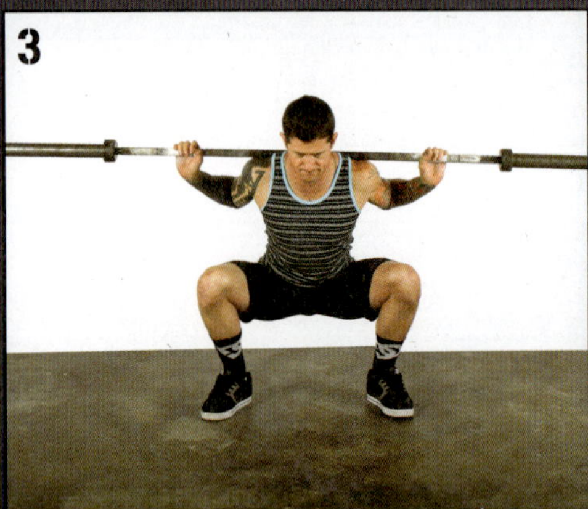

풀 스쿼트 자세로 내려가면서 허벅지가 평행 아래까지 오도록 한다.

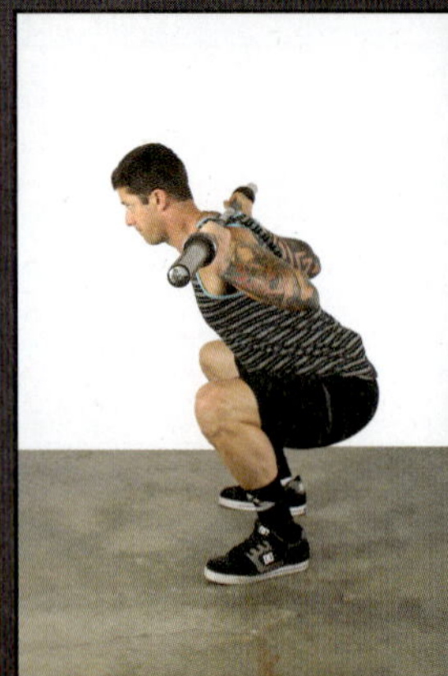

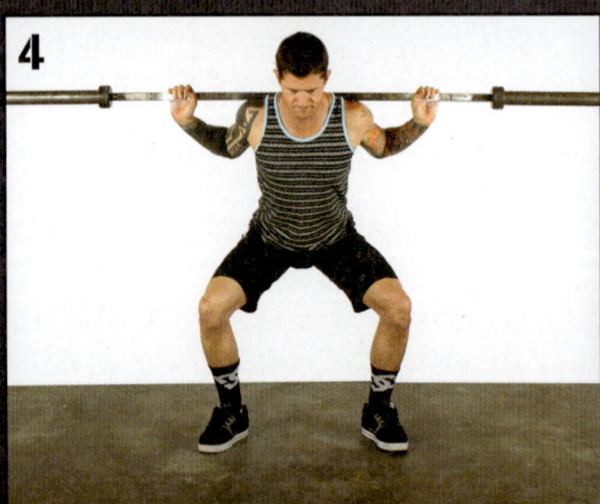

발뒤꿈치로 체중을 지탱하고 무릎을 바깥쪽으로 밀어내면서, 엉덩이를 올리고 다리를 뻗는다.

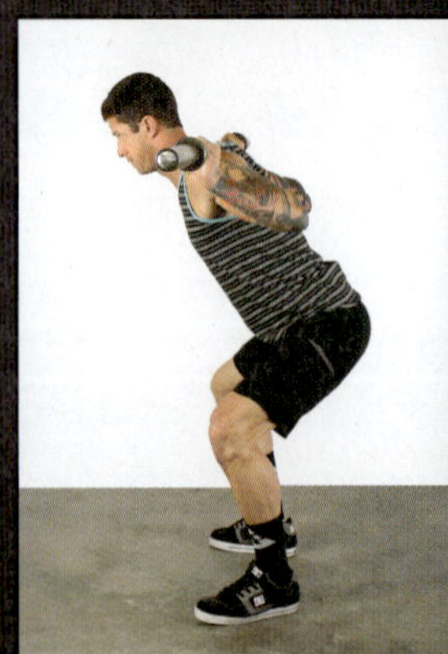

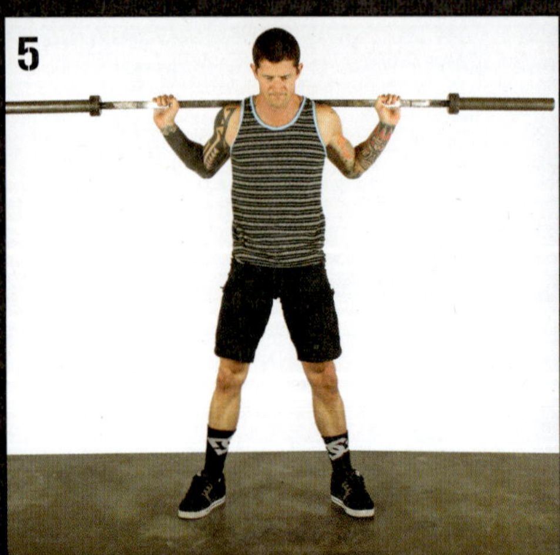

엉덩이와 무릎을 펴면서 바벨과 함께 일어선다.

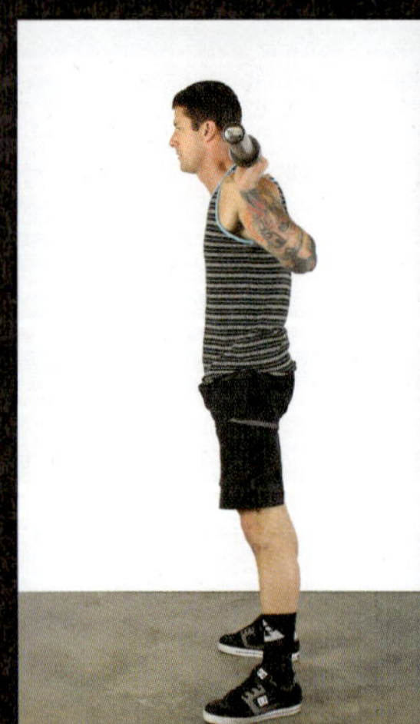

박스 스쿼트

만약 당신이 대퇴사두근만 발달해 있어서 백 스쿼트할 때 둔근과 햄스트링을 사용하기 어렵다면, 박스 스쿼트가 훌륭한 대안이다. 사진을 보면 내가 박스 위에 천천히 앉는 것을 볼 수 있을 것이다. 척추 보호를 위해 중심선을 안정된 상태로 유지하는 것이 대단히 중요하다. 코어의 힘을 빼면 허리로 전해지는 무게로 인해 디스크를 압박하고, 부상의 원인이 된다.

박스 위에 앉는 즉시 발뒤꿈치를 바닥으로 내리고 무릎을 바깥쪽으로 밀어내면서 엉덩이를 박스에서 들어올린다. 후방사슬을 사용하고 대퇴사두근에만 부담을 주는 것을 방지할 뿐 아니라, 박스 스쿼트는 훈련자의 유연성 수준에 따라 스쿼트 높이를 조절할 수 있다는 점에서 폭넓게 사용될 수 있다. 예를 들어 만약 엉덩이가 뻣뻣해서 풀 스쿼트(또는 평행 아래)를 할 수 없다면 당신의 가동성 수준에 맞는 높은 박스를 사용하면 된다. 엉덩이의 가동성이 좋아지면 점점 낮은 박스로 바꿔가면서 풀 스쿼트를 할 수 있다.

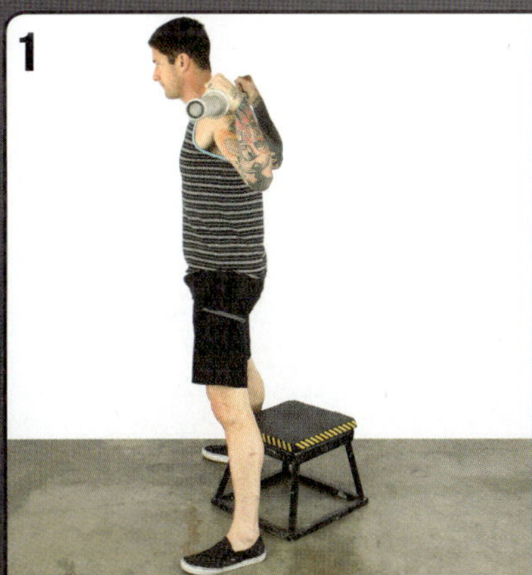

1. 12인치 박스를 다리 사이에 놓고 넓은 백 스쿼트 스탠스를 취했다.

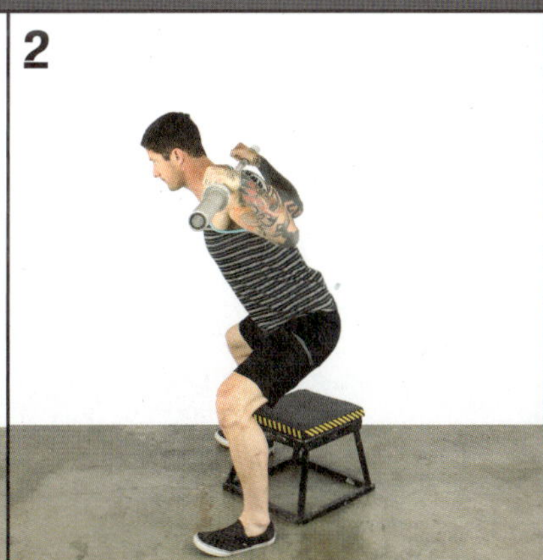

2. 햄스트링을 뒤로 밀고 무릎을 약간 굽히면서 몸을 낮춘다.

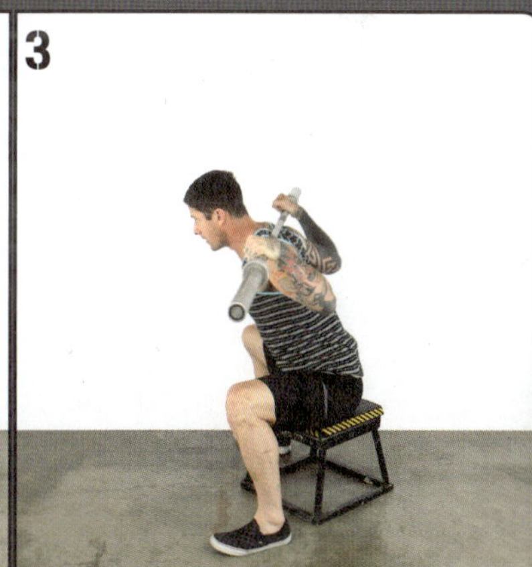

3. 박스의 패드에 엉덩이가 닿을 때까지 몸을 계속 천천히 낮춘다.

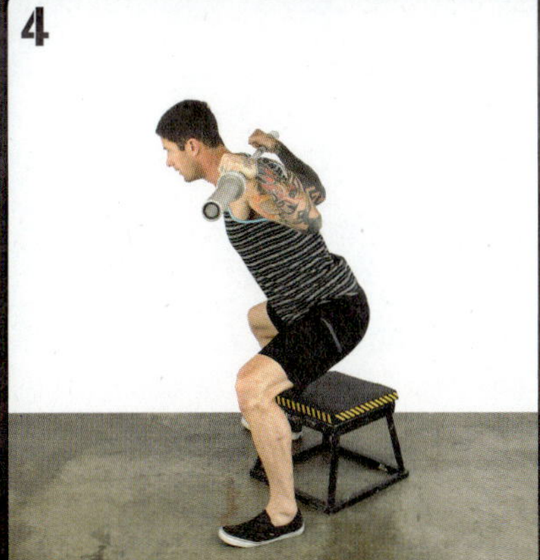

4. 주저 없이, 체중을 발뒤꿈치로 지탱하고 무릎을 바깥쪽으로 밀어내며 박스에서 엉덩이를 들어올린다.

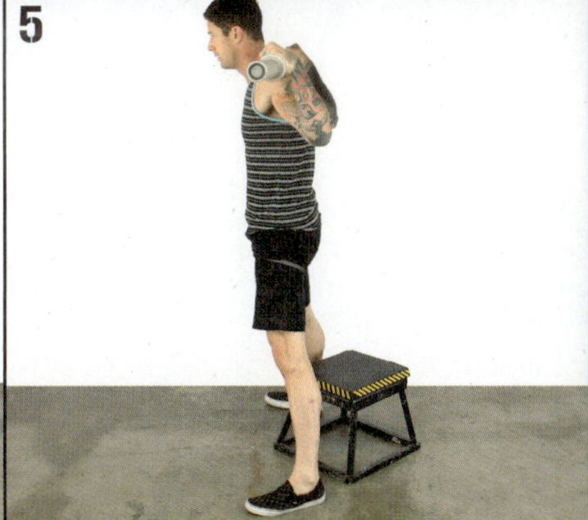

5. 엉덩이와 무릎을 펴면서 바벨과 함께 일어선다.

굿모닝

굿모닝은 햄스트링의 유연성을 개선시키고 후방사슬을 발달시키며 중심선의 안정화를 향상시킨다. 사진을 보면 랙에서 바벨을 들어올리고 견갑골 바로 위에 있는 살 부분에 바벨을 올린다는 점에서 백 스쿼트와 셋업이 동일하다는 것을 알 수 있다. 하지만 스쿼트 자세로 몸을 낮추는 대신에 햄스트링을 뒤로 밀고 등을 곧게 편 상태에서 골반을 접는다.

동작 범위의 끝에 도달하면 골반과 무릎을 뻗어서 허리, 둔근 및 햄스트링을 사용하여 스탠딩 자세로 돌아간다. 목표는 상체가 지면과 평행이 되도록 하는 것이다. 하지만 동작 범위를 넘어서 무리하지는 말아야 한다. 이 운동을 제대로 할 경우에는 하부의 햄스트링, 둔근 및 허리 근육을 단련시킬 수 있다. 이들은 달리기와 자전거에서 중요할 뿐 아니라 백 스쿼트에서도 도움이 된다.

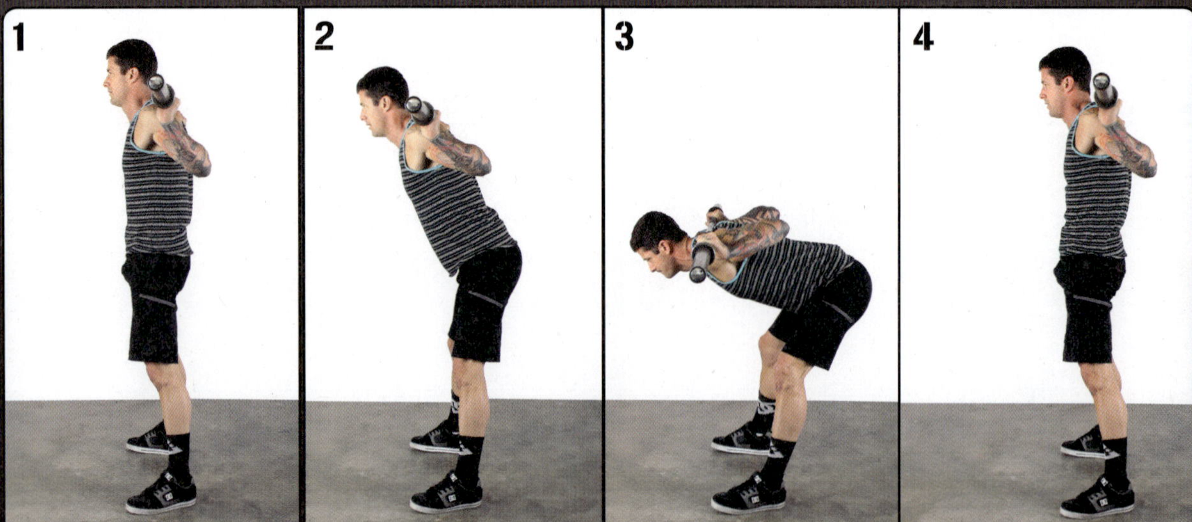

1 랙에서 바벨을 들고 바벨이 견갑골 바로 위에 있는 살 위에 오도록 했다. 중심선은 타이트하며 팔꿈치를 뒤로 당겨서 바벨을 올바른 위치에 놓았다.

2 허리를 평평하게 하고 다리를 최대한 곧게 만들면서 햄스트링을 뒤로 당긴다.

3 상체가 지면과 평행이 될 때까지 골반을 접는다. 이 자세는 잘못된 스쿼트와 매우 비슷하다는 게 중요하다. 이를테면 만약 당신이 백 스쿼트로 내려간 자세에서 가슴을 올리지 않은 채로 엉덩이를 들어올리면, 이 사진 속의 나와 많이 비슷해 보일 것이다. 엉덩이를 어깨와 동일한 수평면에 둔 상황에서는 다리를 뻗을 수밖에 없으며, 스탠딩 자세로 돌아가기 위해 햄스트링과 허리의 힘을 사용할 수밖에 없다. 굿모닝을 제대로 하면 혜택이 있을 뿐 아니라 최악의 경우 잘못된 스쿼트 자세를 취하더라도 거기서 빠져나올 능력과 스트렝스를 기를 수 있다.

4 엉덩이를 뻗고 햄스트링과 허리의 힘을 이용해서 똑바로 선다. 둔근을 조여서 허리를 안정화시키고 엉덩이를 잠근다.

프론트 스쿼트

지금까지는 백 스쿼트를 통한 후방사슬 단련의 중요성을 강조했지만, 대퇴사두근 및 안쪽 허벅지의 스트렝스를 키우는 것도 중요하다. 결국 그것을 지구력 운동에서 사용해야 하기 때문이다. 이 부위의 스트렝스, 파워, 스피드 및 근육을 계속 기르려면 스트렝스 트레이닝 프로그램에 프론트 스쿼트를 포함하는 것이 중요하다. 체중을 몸 앞에 두고 손가락 끝과 어깨 위에서 바벨의 균형을 잡고 계속 둔근과 햄스트링을 사용할 수 있다. 하지만 동시에 지구력 스포츠에서 중요한 역할을 하는 대퇴사두근과 외전근도 사용하게 된다. 이 동작의 핵심은 스쿼트 자세로 몸을 내리면서 팔꿈치와 가슴을 높게 유지하는 것이다. 중심선이 무너지거나 팔꿈치가 내려오면 앞으로 몸이 구부러지면서 척추가 휠 가능성이 높다. 그러면 동작이 손상되고 부상 위험이 증가한다.

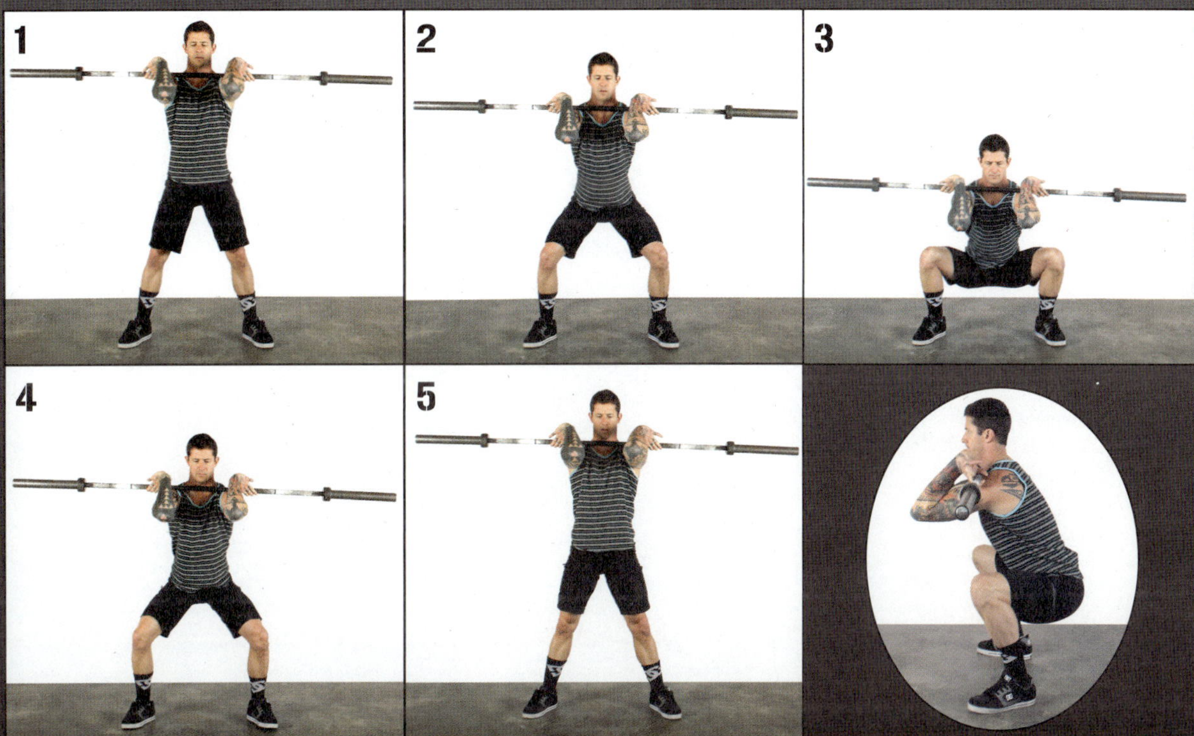

1. 프론트 스쿼트를 시작하기 위해 랙에서 바벨을 들었다. 중심선은 탄탄하고 팔은 90도 각도 상태이며 바벨은 손가락 끝과 어깨 위에서 균형을 잡고 있다. 손가락은 바벨을 평형으로 유지하고 팔꿈치를 올리기 위한 균형점 역할을 하고 있다. 취향에 따라서 넓거나 좁은 스탠스를 취할 수도 있다는 것이 중요하다. 여기서 발의 폭은 어깨폭에 비해 약간 넓다.
2. 가슴이 올라가고 팔꿈치도 올라가고 머리는 중립 자세를 유지한 채로, 몸을 내리면서 엉덩이를 뒤로 빼고 무릎을 바깥쪽으로 밀어낸다.
3. 엉덩이를 평행 아래까지 내린다. 팔꿈치와 가슴이 올라간 상태를 유지하기 위해 노력하는 것을 주목하라. 코어의 힘을 빼거나 팔이 내려가도록 한다면 등에 굴곡이 생길 것이다.
4. 발뒤꿈치로 몸을 지탱하면서 무릎을 바깥쪽으로 밀어내고 엉덩이를 들고 무릎을 펴서 일어선다.
5. 엉덩이와 무릎을 펴면서 일어선다.

데드리프트 그립

데드리프트 셋업에서 사용 가능한 그립은 두 가지가 있다. 오버-언더 그립(플립 그립) 또는 더블-오버 그립이다. 어느 그립을 선택할 것인지는 개인적 취향의 문제지만, 나는 전자를 선호하는데 이유는 제어력이 탁월하기 때문이다. 한 손은 오버그립, 다른 한 손은 언더그립으로 잡으면 바벨이 돌지 않도록 할 수 있기에 바벨을 들어올릴 때 손에서 미끄러지는 것을 막을 수 있다. 더블-오버 그립은 안전하고 매우 효과적이지만, 플립 그립과 같은 제어력을 제공하지는 못한다. 바벨의 무게가 증가하면 더욱 그렇다. 오버-언더 또는 더블-오버 그립을 사용해서 바벨을 계속 잡을 수 있도록 훅 그립도 가능하다. 훅 그립 또한 개인적 취향의 문제다. 편안하게 느껴지면서 안전하고 효과적으로 바벨을 들어올릴 수 있는 그립을 찾을 때까지 다양한 그립을 시도해 볼 것을 제안한다.

오버-언더 그립(플립 그립)

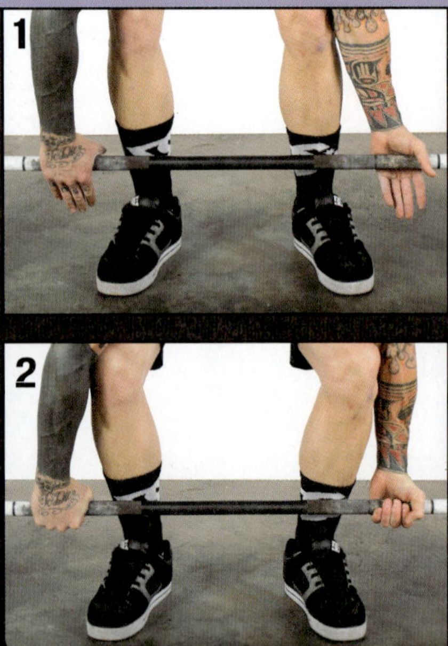

1. 양손 모두를 정강이에서 엄지손가락 정도의 길이로 유지하면서, 오른손 손바닥이 나를 바라보게 하는 상태로 바벨을 쥔다. 그리고 왼손 손바닥이 반대쪽을 보게 하는 상태로 바벨을 쥔다.
2. 손가락으로 바벨을 감싸고 엄지손가락이 검지와 중지 위에 오도록 한다.

더블-오버 그립

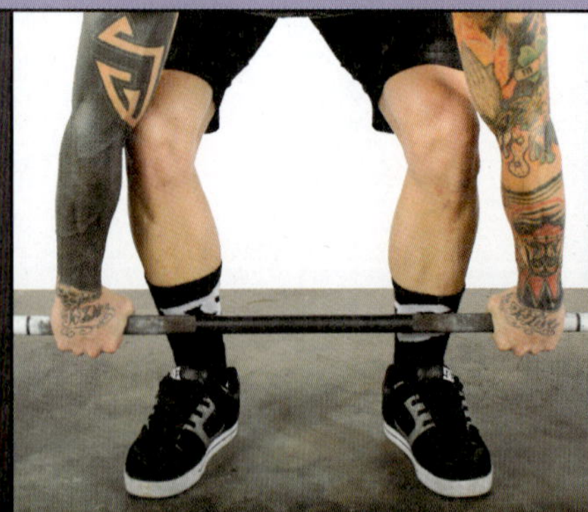

더블 오버 그립을 만들기 위해서 양손의 손바닥이 나를 향하게 하고 바벨을 잡는다. 주의: 전통적인 그립 또는 훅 그립을 사용할 수 있다.

오버-언더 훅 그립

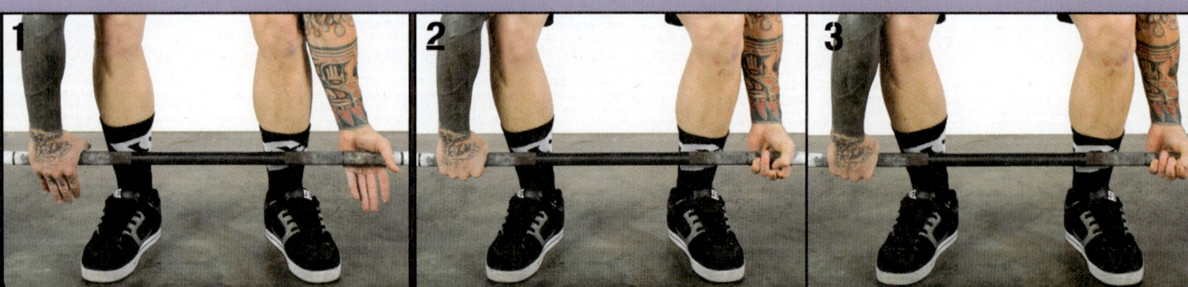

양손이 정강이에서 엄지손가락 길이 정도 떨어진 상태를 유지하면서 플립 그립을 쥔다.

엄지손가락으로 바벨을 감싼다.

훅 그립을 만들기 위해서 검지와 중지가 엄지 위에 오도록 하고 새끼손가락 및 약지가 바벨을 감싸도록 한다.

데드리프트

데드리프트가 지구력 종목 선수에게 가장 중요한 운동 중 하나인 이유는, 후방사슬을 강화하고 중심선을 안정화시키며 유연성을 개선할 뿐 아니라 햄스트링에서 파워를 어떻게 생성하는지를 알려주기 때문이다. 이는 사이클 선수의 경우 더욱 중요하다. 이를테면 언덕을 올라가는 경우 당신은 허리를 평평하게 유지하고 햄스트링을 이용해서 페달 스트로크에 필요한 힘을 내야 한다. 탄탄한 자세를 유지하고 햄스트링으로 파워를 생성하는 데 능숙할수록, 오르막길을 더 빨리 올라갈 수 있다. 등을 앞으로 굽히고 대퇴사두근의 힘으로 페달 스트로크를 하는 선수들은 오르막길에 약하다. 데드리프트의 경우에도 마찬가지다.

올바른 셋업 자세를 취하기 힘들어 하는 훈련자들은 바벨을 들어올릴 때 등을 앞으로 굽히고 대퇴사두근을 사용할 가능성이 높다. 이는 비효율적일 뿐 아니라 에너지를 소모하며 부상 위험을 증가시킨다. 데드리프트에서 햄스트링을 사용하기 위해서는 등이 평평한 상태에서 셋업을 하고 어깨를 바벨 위에 위치시키고 발뒤꿈치로 몸을 지탱하고 몸을 앞으로 굽히지 않은 채로 들어올려야 한다.

만약 제한된 가동성으로 인해 올바른 데드리프트 셋업 자세를 취할 수 없다면, 지금 하고 있는 것을 멈추고 즉시 해결책을 찾아야 한다. 등을 굽힌 상태에서 셋업 또는 데드리프트를 하는 것은 전혀 권장할 일이 아니다. 등을 굽히면 부상의 위험이 있을 뿐 아니라 햄스트링 대신에 허리 근육과 대퇴사두근으로 바벨을 들게 되는데, 이는 사실 데드리프트의 원래 개념과는 정반대다. 만약 당신이 지구력 종목 선수로서 데드리프트를 해본 적이 없거나 올바른 셋업 자세를 취할 수 없다면, 박스, 범퍼 플레이트 또는 플랫폼을 이용해 편안한 높이에서 시도하는 것이 좋다. 동작 범위가 늘어나면 제한 없이 셋업이 가능할 때까지 시작 위치를 낮춘다.

1

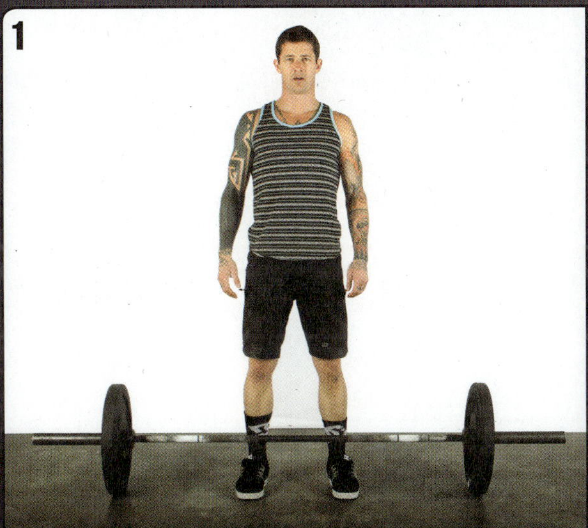

데드리프트 셋업을 위해 정강이를 바벨에 가까이 접근시키고, 발이 엉덩이 바로 아래에 오도록 하고 코어에 힘을 준다.

2

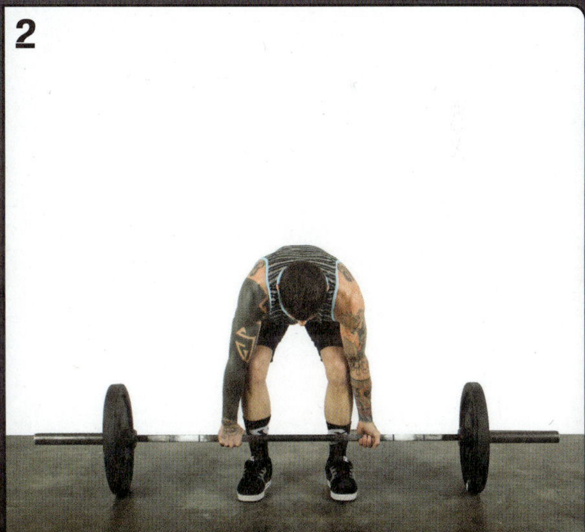

중심선을 안정시키면서 골반을 굽히고 무릎을 약간 구부려 바벨을 플립 그립으로 잡는다.

3

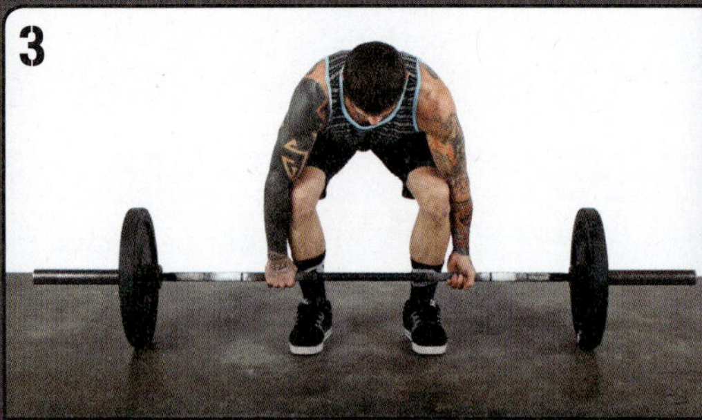

데드리프트를 시작하기 전에 무릎을 뒤로(그리고 바깥쪽으로) 밀면서 햄스트링에 힘을 준다. 그리고 엉덩이를 들어올려서 몸을 탄탄하게 만든다. 어깨를 안정적인 자세에 두기 위해 마치 바벨을 반으로 쪼개려고 하듯이 손을 바깥쪽으로 돌린다. 등이 평평하고 머리는 중립 상태이며 어깨는 바벨 위에 위치하고 정강이는 수직 상태인 것을 주목하라.

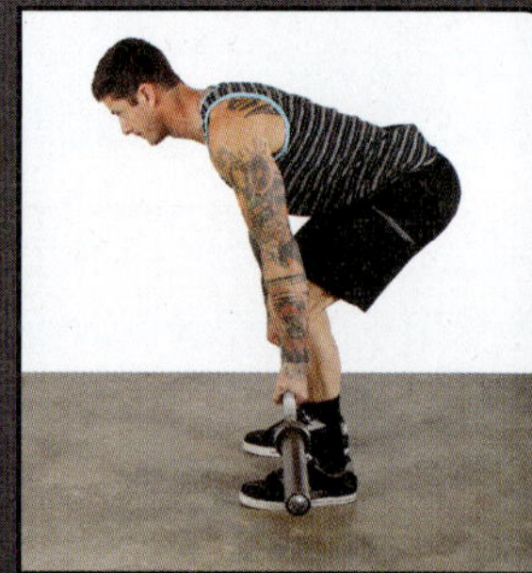

4

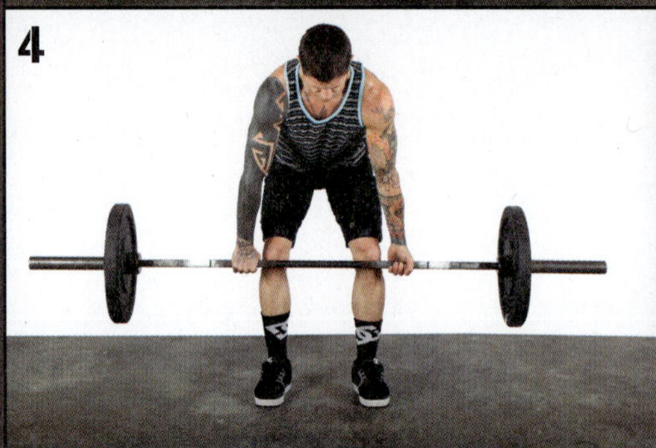

등을 평평하게 유지하면서 뒤꿈치로 몸무게를 지탱하고, 엉덩이를 확장시키고 햄스트링의 힘을 이용해 바닥에서부터 무게를 들어올린다. 몸이 단일 유닛으로 움직이는 것을 보라.

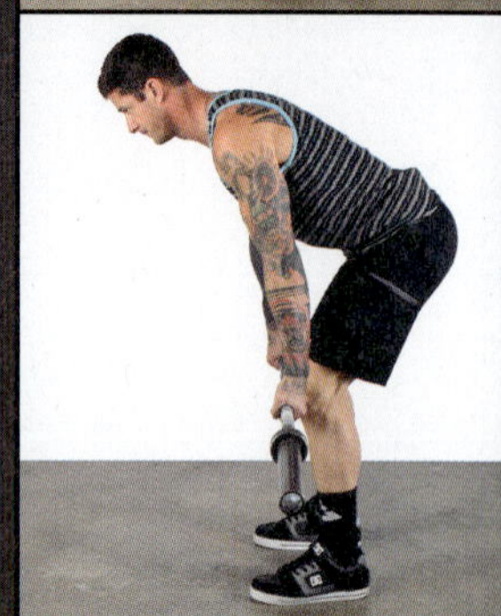

5

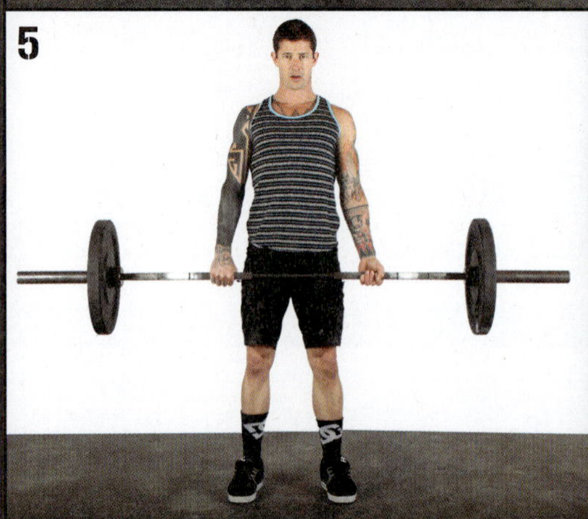

엉덩이를 계속 확장시키면서 무게를 들고 일어선다. 완전한 확장 상태가 됐을 때 둔근을 조인다.

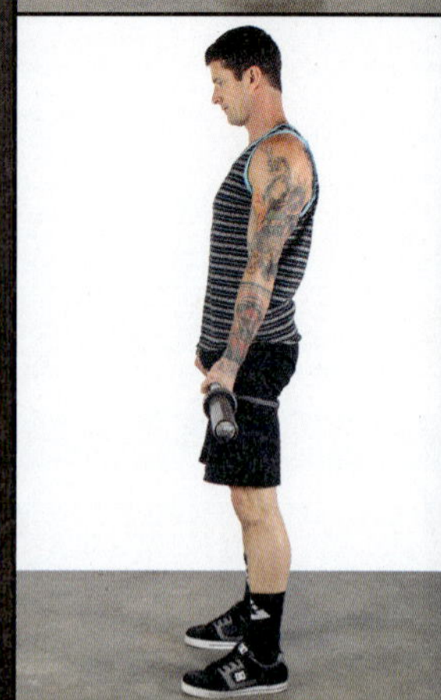

6

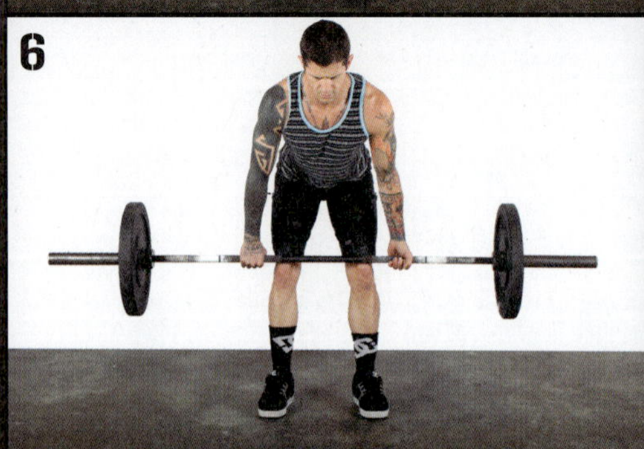

엉덩이를 뒤로 빼고 바닥을 향해 몸을 낮춘다. 이때 머리는 중립 상태에 있고 허리는 평평하며 바벨은 어깨 견갑골 아래에 있어야 한다.

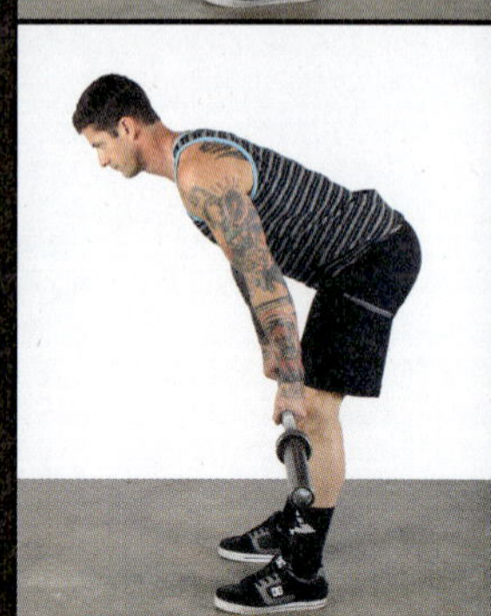

7

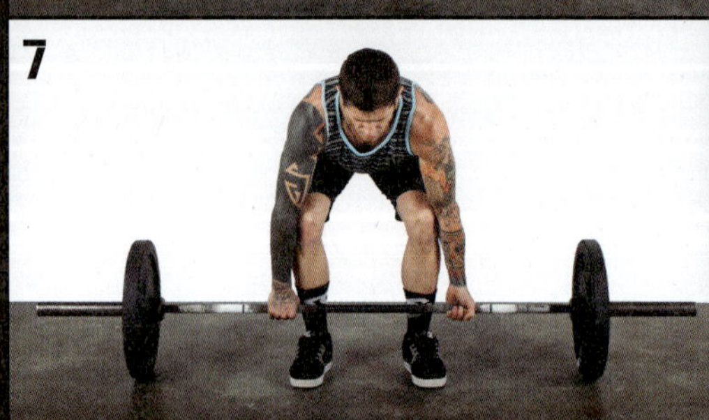

바벨을 바닥에 내려놓는다.

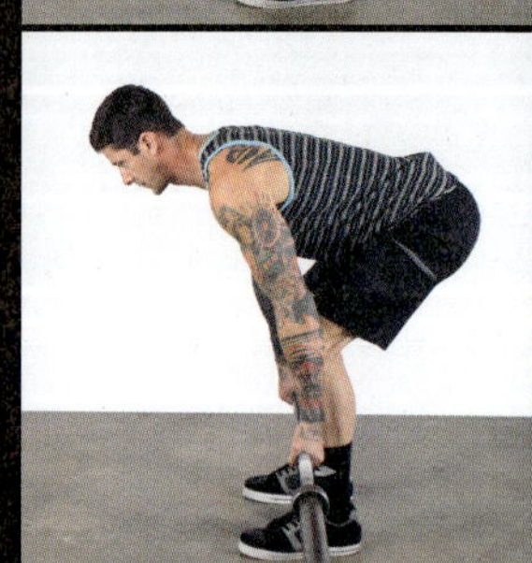

루마니안/스티프 레그드 데드리프트

루마니안 데드리프트 또는 스티프 레그드 데드리프트는 지면에서 허벅지 중간까지 바벨을 들어올린다는 점에서 데드리프트와 매우 비슷하다. 하지만 무릎을 약간 굽히고 엉덩이를 뒤로 빼면서 셋업을 하는 대신에, 등을 평평하게 한 상태에서 몸을 앞으로 굽히고 다리는 최대한 곧게 유지한다. 후방사슬 전체를 사용하는 전통적인 데드리프트와는 달리, 루마니안 데드리프트는 하부 및 상부 햄스트링을 집중적으로 사용한다. 그렇기에 바벨로 드는 무게에 대해 보수적으로 접근할 필요가 있다. 비록 이것이 스트렝스 및 동작 범위를 늘리기 위한 훌륭한 방법이기는 하지만, 햄스트링에 많은 스트레스를 주며 상당히 욱신거릴 수 있다. 그 뿐 아니라 바벨이 무거울수록 폼이 무너지고 부상당할 가능성도 높아진다. 등을 굽히거나 자세가 어떻게든 무너진다면 즉시 바벨을 내려놓고 무게를 낮춰야 한다.

1. 루마니안 데드리프트를 위한 셋업을 위해 발을 엉덩이 바로 아래에 둔 채로 정강이를 바벨 근처로 가져가고 코어에 힘을 줬다. 다음으로는 등을 평평하게 유지하면서 골반을 굽히고 다리는 최대한 곧은 상태를 유지한다. 그리고 어깨가 바벨 위에 있는 상태에서 더블-오버 그립을 잡는다. 주의: 더블-오버 그립을 사용하면 동작 범위가 약간 늘어나기에 이 리프트에 유리하다.
2. 등을 평평하게 유지하고 발뒤꿈치로 체중을 지탱하면서, 골반을 확장시키고 햄스트링의 힘을 이용해 바벨을 바닥에서 들어올린다.
3. 골반을 확장시키고 일어선다. 여기서부터 다리를 최대한 곧게 하고 허리는 평평하게 유지한 채로 자세를 낮춘다.

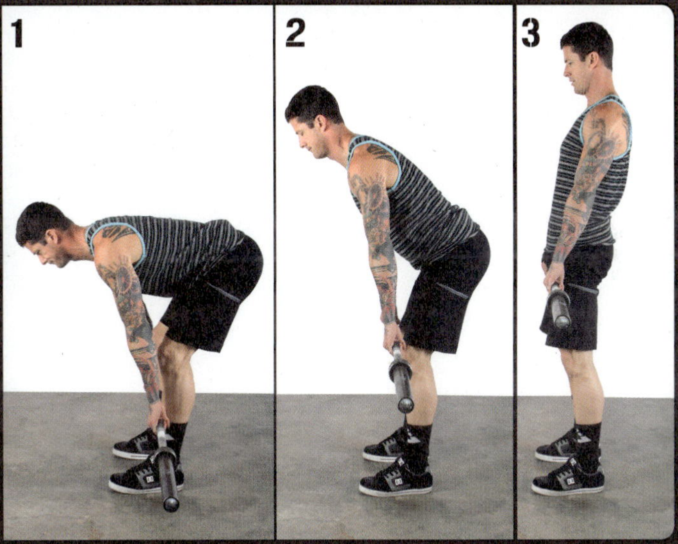

스모 데드리프트

때로는 해부학적 특성으로 인해 특정 리프트를 하기 어려울 수도 있다. 예를 들어 다리가 길고 몸통이 짧은 사람은, 발을 엉덩이 바로 아래에 두고 바벨을 엉덩이보다 넓게 잡으면 전통적인 데드리프트를 위한 셋업이 어려울 수 있다. 이러한 상황에서는 넓은 스탠스를 취하고 사진에 나온 것처럼 다리 사이에서 플립 그립을 잡는 것이 훌륭한 대안이다. 엉덩이와 햄스트링의 가동성이 약한 경우에도 스모 데드리프트 스탠스는 좋은 선택이다. 넓은 스탠스는 허리를 평평하게 만들 뿐 아니라 바벨을 당겨야 하는 거리를 줄여서 허리가 구부러질 위험을 크게 감소시킨다. 전통적인 데드리프트를 위한 셋업을 쉽게 하더라도, 당신의 스트렝스 훈련 프로그램에 스모 데드리프트를 무작위로 추가함으로써 몇 가지 혜택을 얻을 수 있다. 데드리프트와 동일한 근육군을 단련시키는 것 외에도, 스모 스탠스를 사용하면 엉덩이를 사용할 수 있으며 (전통적인 데드리프트보다 더) 내전근을 단련시킨다. 내전근과 엉덩이 근육 모두 지구력 종목에서는 필수적이다.

1

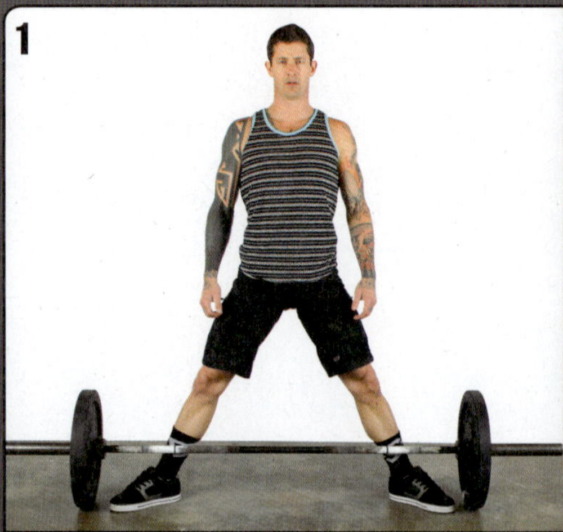

스모 데드리프트의 셋업을 위해서 정강이를 바벨에 가까이 가져가고 발가락이 바깥쪽을 향하게 하고서 발의 폭을 어깨보다 넓게 한 뒤 코어에 힘을 줘서 중심선을 안정화시킨다.

2

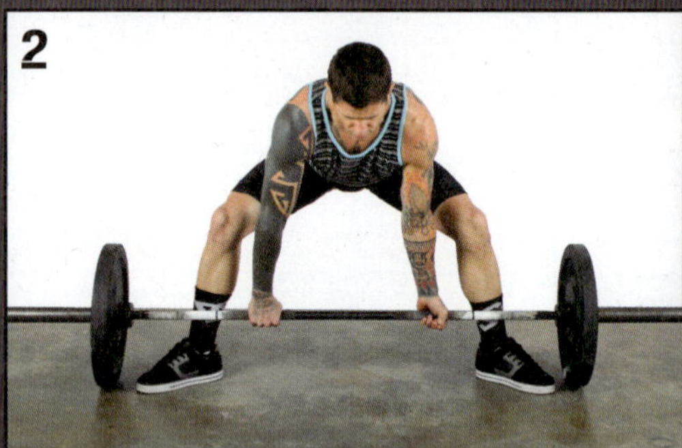

엉덩이를 뒤로 빼고, 골반을 굽히고, 바벨을 플립 그립으로 잡는다. 이걸 한 후에는 몸에 힘을 주고, 엉덩이를 들어올리고 정강이가 바닥과 직각이 되도록 하면서 등을 편다.

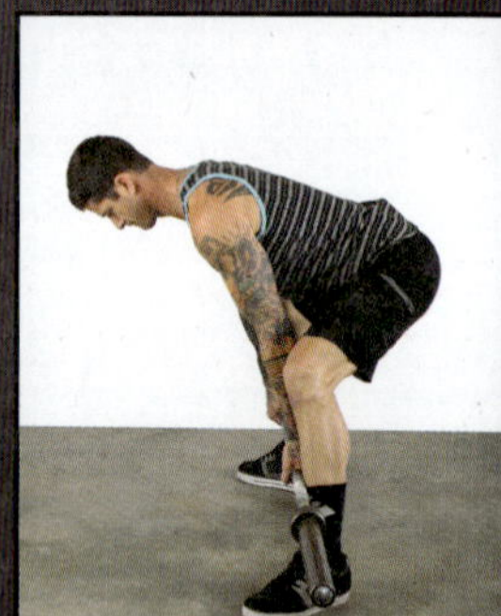

3

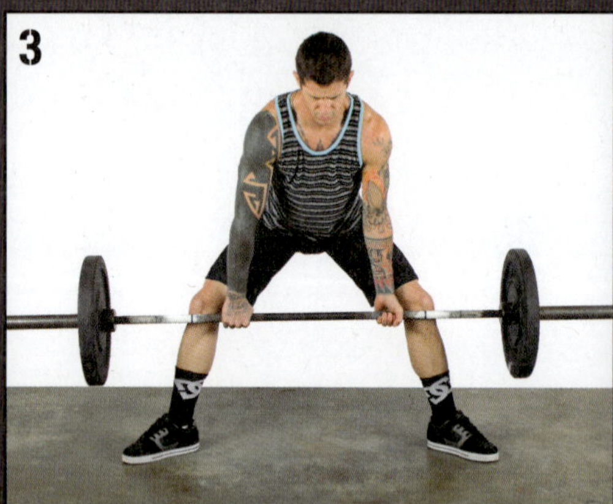

등을 평평하게 한 상태에서 발뒤꿈치로 체중을 지탱하고 골반을 확장하고서 바벨을 무릎 높이까지 들어올린다.

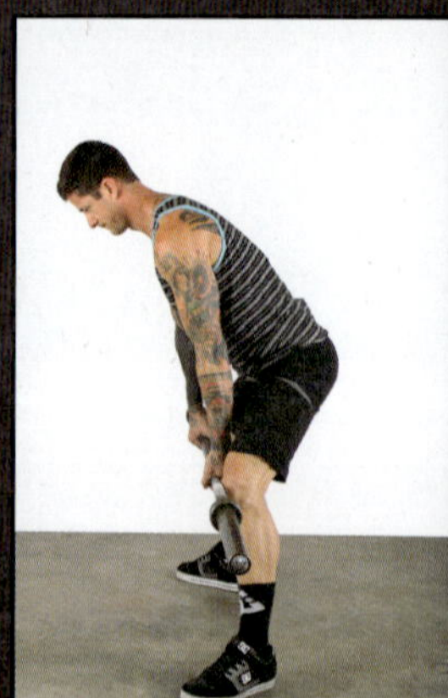

4

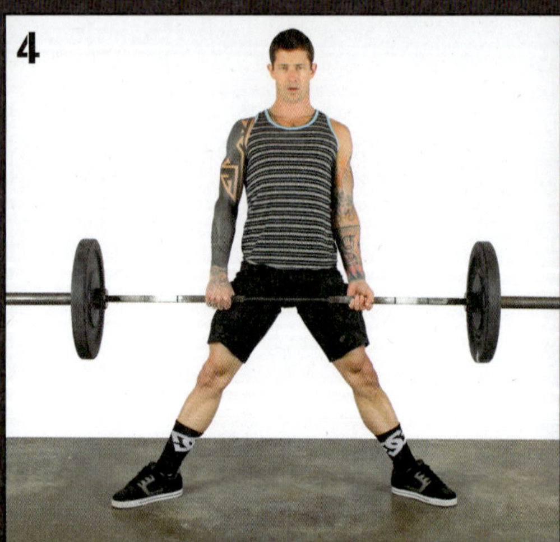

골반을 계속 확장하면서 바벨과 함께 일어서고 완전한 확장 상태가 되면 둔근을 조인다.

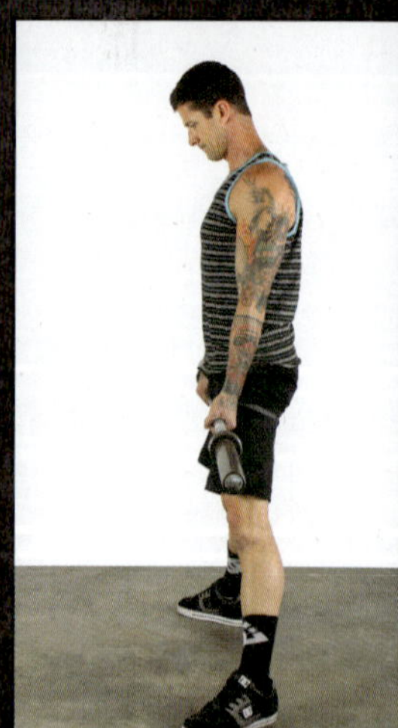

벤치프레스

나는 벤치프레스를 많이 권장하지는 않는다. 하지만 스트렝스 훈련 프로그램에 이걸 무작위로 추가하면 도움이 된다. 특히 사이클 선수일 경우에 그렇다. 이 운동의 목적은 가슴 근육이 덜 발달된 훈련자의 가슴과 삼두근을 강화시켜 균형을 잡아주는 것이다.

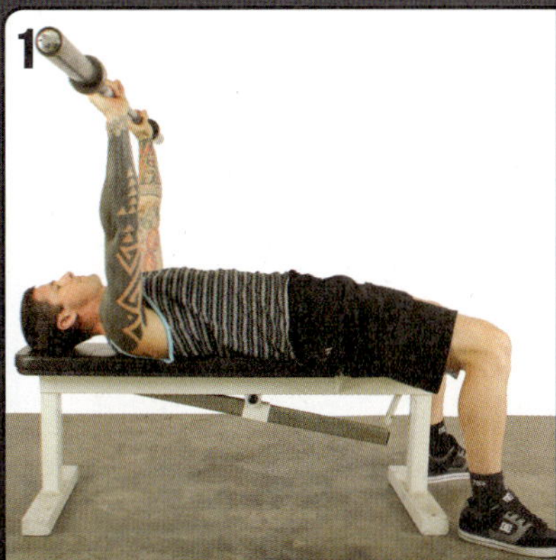

랙에서 바벨을 들어올려 어깨 바로 위에 위치시켰다. 등이 벤치에 붙어 있고 손바닥 중앙에 바벨이 위치한 것을 보라.

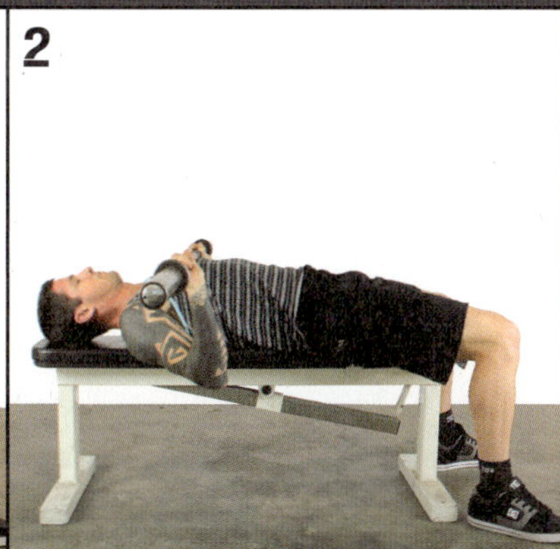

팔꿈치를 45도 각도로 당기고 가슴을 향해 바벨을 내린다.

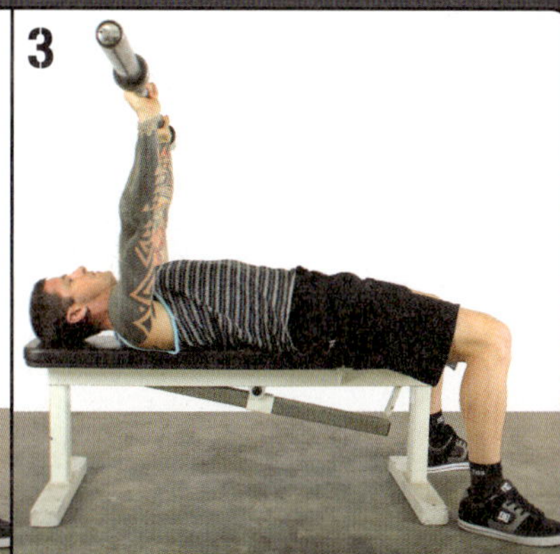

가슴과 삼두근의 힘으로 바벨을 위쪽으로 들어올린다.

플로어 프레스

바닥에 누워 있고 팔꿈치에서 한 번 멈추고 팔이 바닥에 닿는다는 사실 외에, 플로어 프레스의 프로토콜은 벤치프레스와 동일하다. 바벨은 어깨 위에 있어야 하고 팔꿈치를 45도 각도로 내려야 한다. 박스 스쿼트와 마찬가지로, 무게를 그리 무겁지 않게 하면서 하강 동작에 유의해야 부상을 피할 수 있다. 당신의 가슴과 삼두근이 덜 발달되었거나 스트렝스와 근육의 조정력을 증가시키고 싶다면, 이 운동을 당신의 스트렝스 트레이닝 프로그램에 추가하는 것이 좋다.

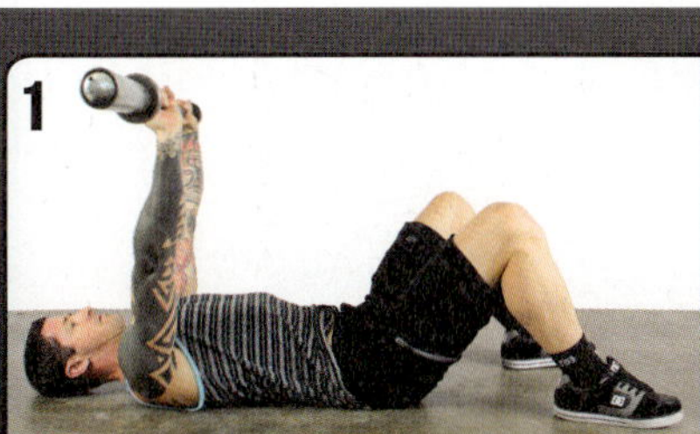

바벨을 어깨 위에 놓고 플로어 프레스를 준비하고 있다. 어깨를 안정적인 위치에 두기 위해 견갑골을 조이고, 마치 바벨을 부수려고 하듯이 손을 바깥쪽으로 돌린다.

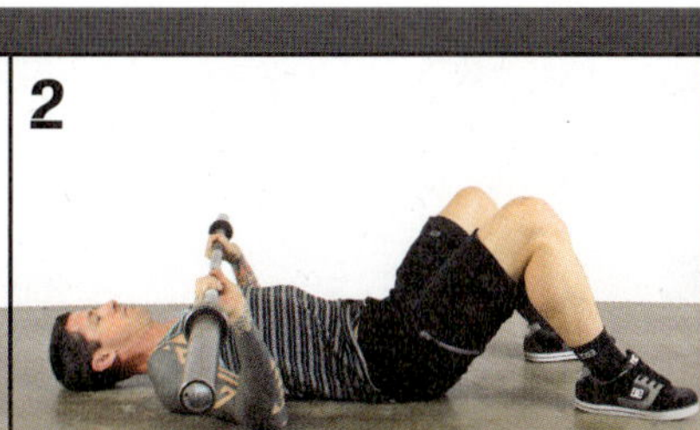

팔꿈치를 45도 각도로 당기면서 바벨을 천천히 내린다.

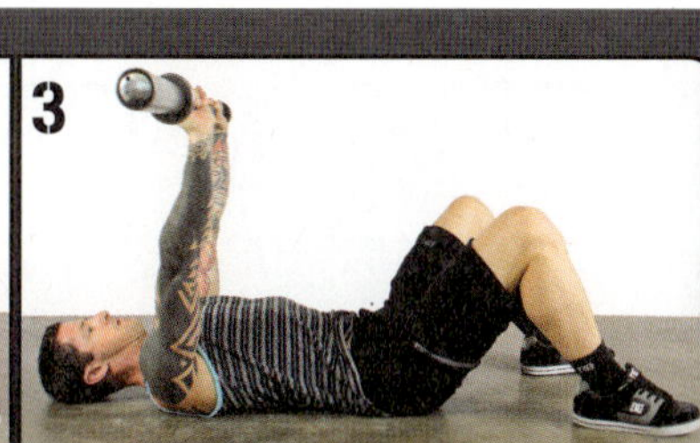

바벨을 똑바로 들어올리고 팔을 잠그면서 동작을 끝낸다.

스트릭트 프레스(숄더 프레스)

이 프레스의 셋업은 리프트를 시작하려고 랙에서 바벨을 꺼내기 전에 중심선을 안정화시켜야 한다는 점에서 백 스쿼트 및 프론트 스쿼트의 셋업과 유사하다. 코어에 힘을 주고 나면 어깨폭보다 약간 넓은 폭으로 바벨을 잡는다. 엄지손가락이 바벨을 감싸도록 해야 하며 가슴이 위로 올라간 상태여야 한다. 등을 평평하게 유지하고 가슴은 바벨 아래에 두고 손바닥 중앙으로 무게를 지탱한 채로 바벨을 랙에서 들어올리고 팔뚝이 최대한 직각이 되도록 한다.

올바른 셋업

1

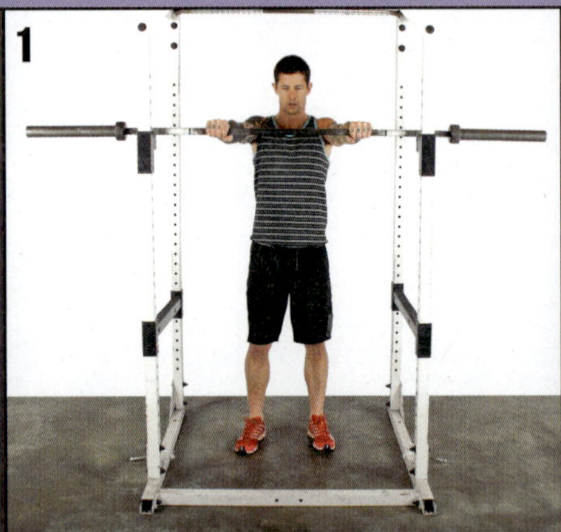

중심선을 안정시키고 바벨을 어깨폭보다 약간 넓게 잡았다.

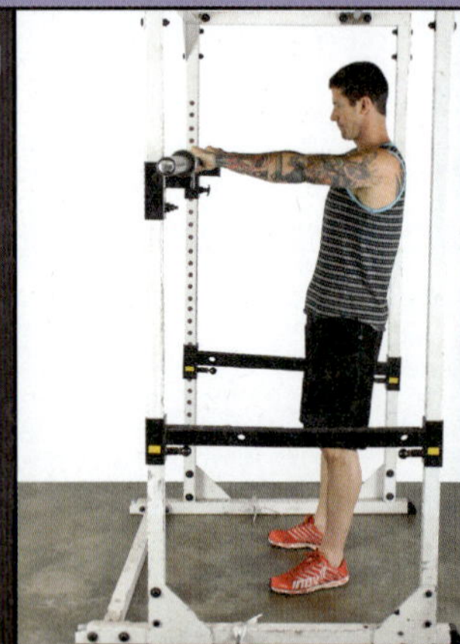

2

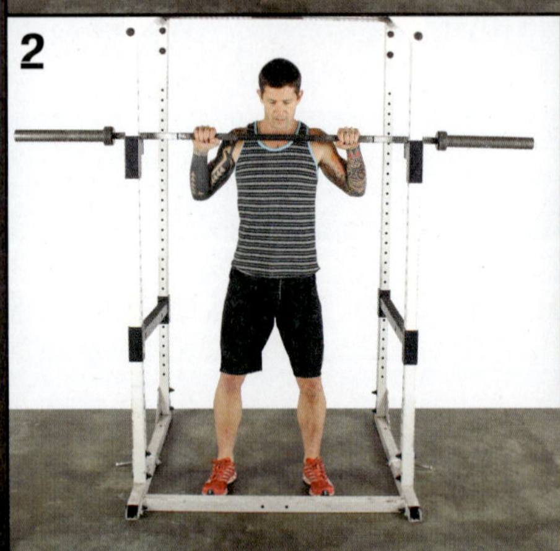

등을 곧게 유지하면서 가슴을 바벨 아래에서 움직이고 손바닥 중앙으로 무게를 지탱한다.

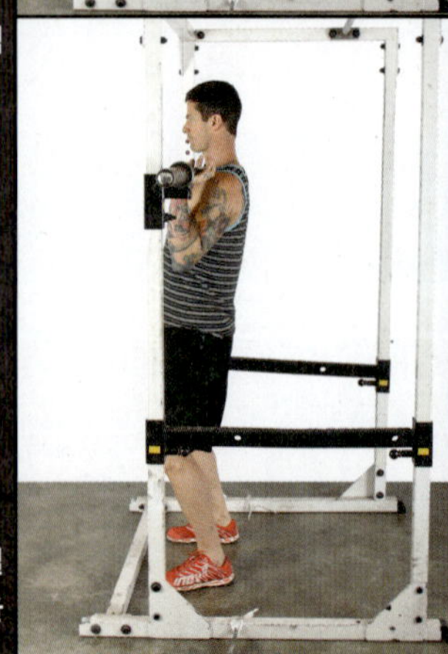

랙에서 바벨을 들어올린다. 팔뚝은 직각이며, 바벨이 가슴과 손바닥 중앙에서 균형을 잡고 있는 것을 보라.

3

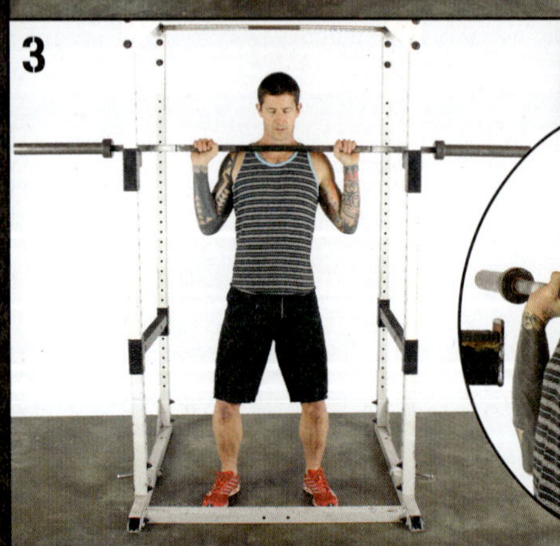

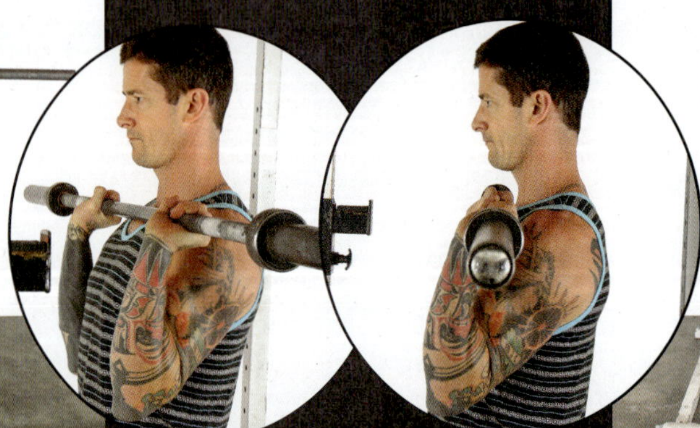

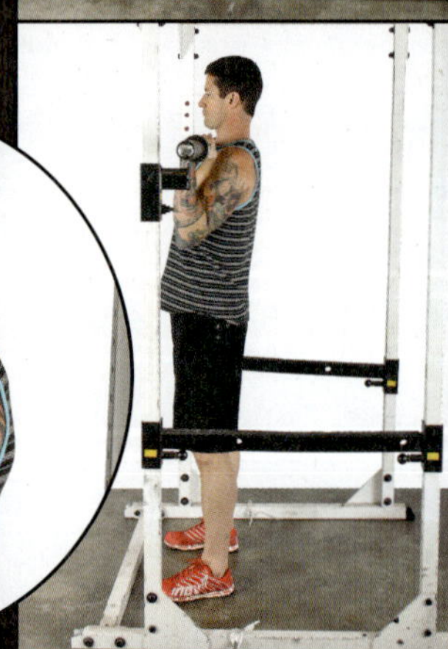

스트릭트 프레스(숄더 프레스)

랙에서 바벨을 들어올리거나 바닥에서 들어올리고, 클린 동작의 형태로 바벨을 가슴으로 지탱하는지와 관계없이 팔뚝은 항상 직각이어야 하며 바벨은 가슴과 손바닥 중앙에서 균형을 잡고 있어야 한다. 이 자세를 취하고 나면 당신은 어깨를 으쓱하고 바벨을 머리 위로 바로 들어올리면서 이 프레스 동작을 시작할 수 있다. 팔꿈치는 몸에 타이트하게 붙어 있어야 한다. 팔이 옆으로 나오거나 어깨가 앞으로 움직일 경우에는 스트렝스를 희생하고 부상 위험이 높아진다. 데드 스탑 자세에서 동작을 시작하기 때문에, 어깨, 삼두근 및 트랩을 이용해서 가슴으로부터 바벨을 들어올려야 한다. 푸시 프레스(다음 운동)를 할 때는 이로 인해서 최대한의 무게를 들어올리지 못하지만, 이는 푸시 프레스의 특성인 폭발적인 파워와는 반대되는 코어의 안정성과 순수한 스트렝스를 길러준다.

1

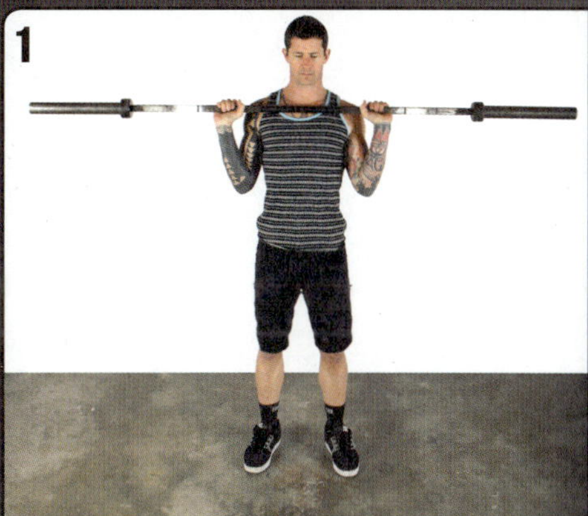

바벨이 가슴 위에 있고 손바닥 중앙으로 잡고 있다. 머리는 중립 위치에 있으며 발은 엉덩이 바로 아래에 있고 팔뚝은 수직이다.

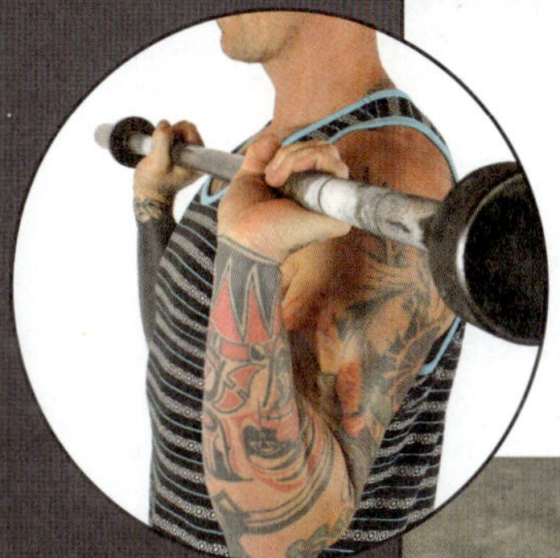

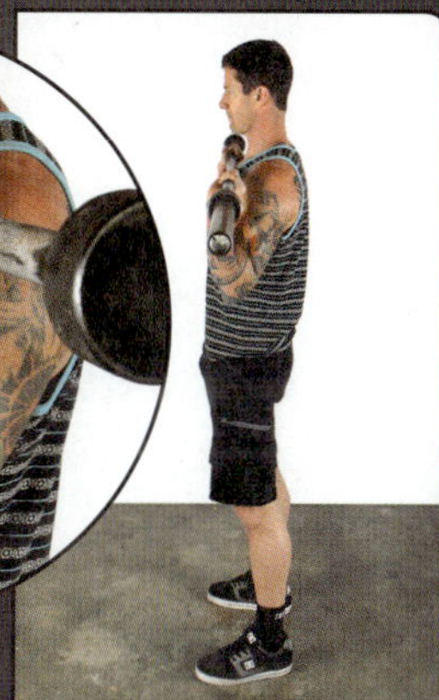

2

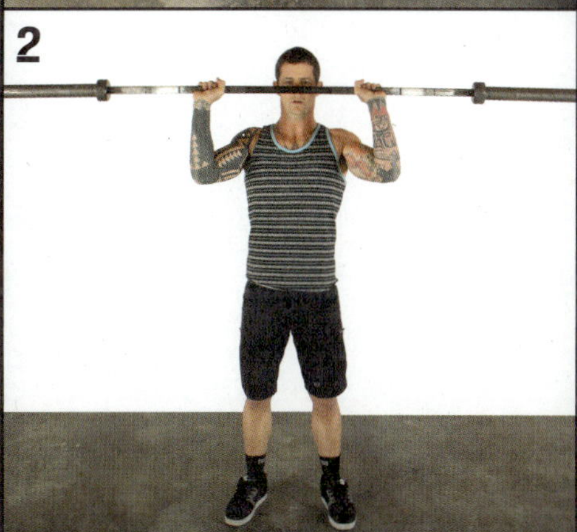

머리를 약간 뒤로 빼면서 어깨를 살짝 들어올리고 바벨을 똑바로 올린다. 바벨을 머리 주위로 움직이는 것을 피하려면 바벨의 경로 뒤에서 머리를 움직이는 것이 중요하다. 만약 바벨이 머리 주위로 움직인다면 프레스에서 힘을 잃고 리프트 동작이 손상될 것이다.

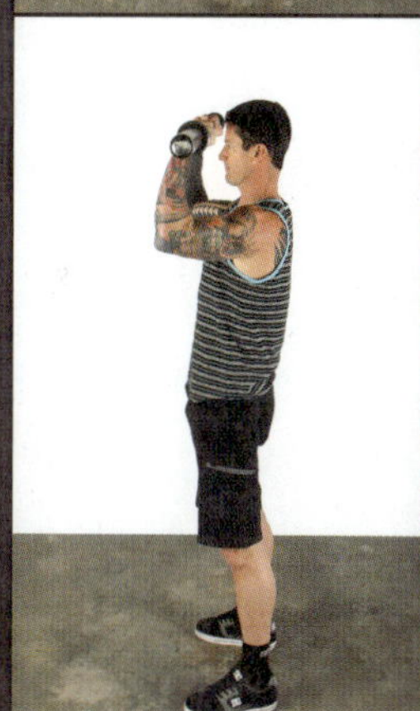

3

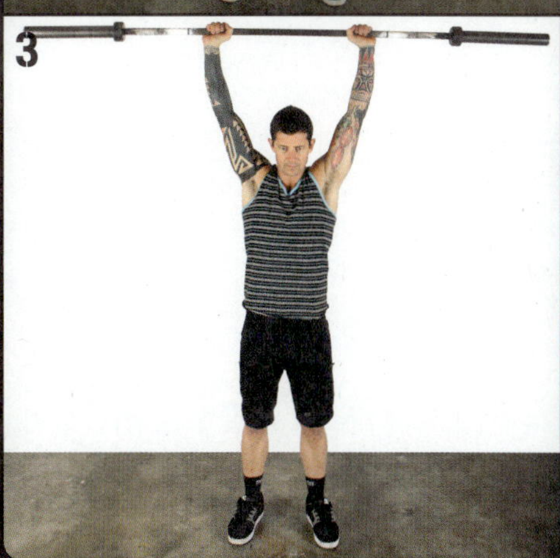

팔꿈치를 안쪽으로 유지하고 코어를 타이트하게 만든 상태에서 팔을 뻗어 바벨을 머리 바로 위로 밀어 올린다.

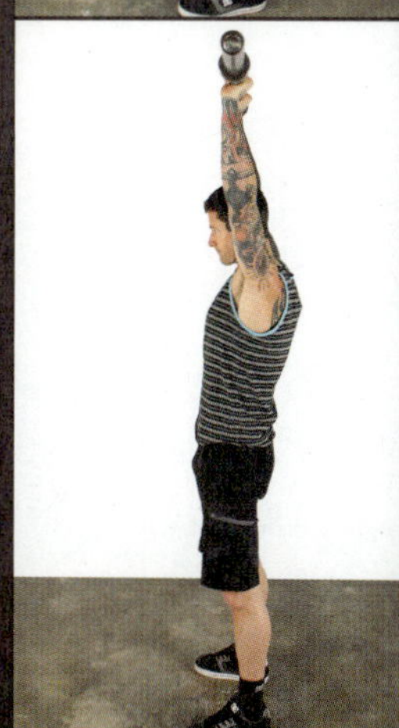

덤벨 숄더 프레스

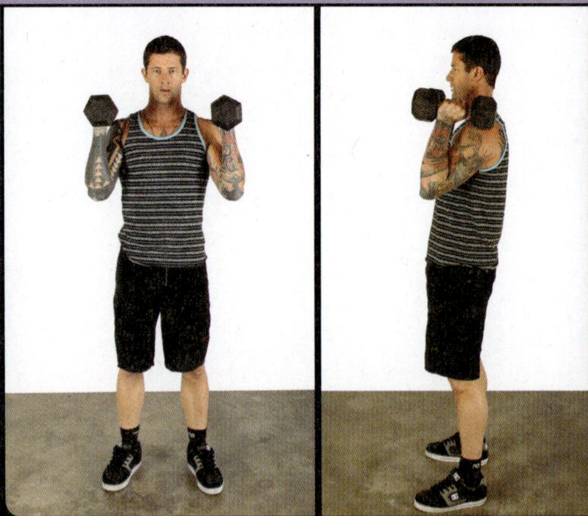

덤벨을 이용해서도 프레스의 요소들을 수행할 수 있다는 것이 중요하다. 이 동작은 바벨 프레스와 동일한 방법으로 하지만, 바벨의 경로에서 머리를 피하지 않아도 된다. 따라서 몸통을 곧게 유지하기가 더 쉽다. 만약 당신이 프레스 동작을 처음 해보고 바벨을 들어본 적이 없다면, 덤벨은 훌륭한 선택이다. 왜냐하면 덤벨은 스트렝스의 불균형을 수정하고 당신의 어깨와 중심선에 더 높은 안정성을 요구하기 때문이다.

푸시 프레스

푸시 프레스는 오버헤드 프레스의 구성요소 중 하나로, 워크아웃 또는 스트렝스 트레이닝 세션에 추가할 수 있다. 이 테크닉을 제대로 수행하려면 무릎을 약간 굽히면서 자세를 낮춘 후에 곧바로 다리를 펴고 골반을 뻗어야 한다. 관건은 몸을 낮추면서 무릎을 바깥쪽으로 밀어내고 꼿꼿한 상체를 유지하는 것이다. 다리와 골반에 의해 생성된 위를 향한 추진력은 바벨을 가슴에서 들어올리는 동작을 가속시켜 팔꿈치와 어깨를 잠궈 프레스 동작을 끝내는 것을 쉽게 한다. 결과적으로 당신은 스트릭트 프레스에 비해 대략 30% 정도의 무게를 더 들어올릴 수 있다. 이 운동은 순수한 스트렝스보다는 폭발적인 파워에 더 주안점을 둔다는 것이 중요하다. 당신의 스트렝스 트레이닝 프로그램에서 최상의 결과를 얻으려면 계속 새로운 운동을 섞어줘야 한다. 이를테면 1주일 동안은 스트릭트 프레스로 순수한 파워를 발달시키는 데 집중하고, 그 다음에는 폭발적인 파워를 기르기 위해 푸시 프레스를 추가한다. 운동을 계속 변화시킴으로써 몸이 새로운 도전에 적응하도록 한다. 이는 훈련자의 균형 잡기를 도울 뿐 아니라 스트렝스-컨디셔닝 프로그램의 이점을 극대화한다.

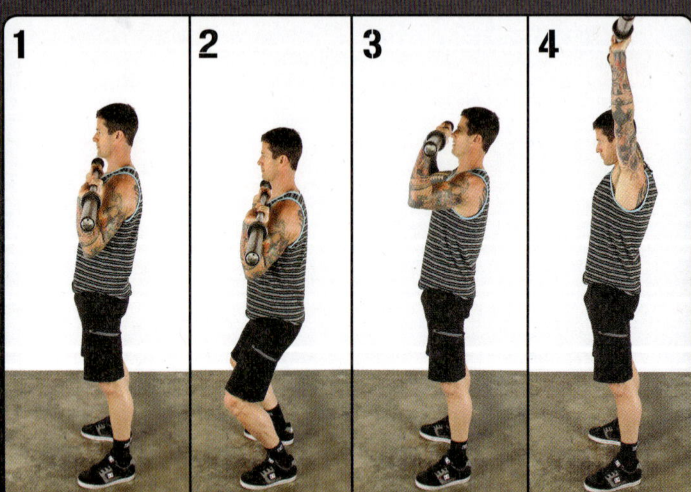

1. 바벨을 가슴과 손바닥 중앙에 위치시켰다. 머리는 중립 위치이며 발은 엉덩이 바로 아래에 있고 팔뚝은 수직이다.
2. 체중을 발뒤꿈치에 싣고 허리를 곧게 한 상태에서 무릎을 약간 굽히면서 자세를 낮춘다. 무릎을 바깥쪽으로 밀어내고 몸통을 꼿꼿하게 유지한다.
3. 다리와 골반에서 생성된 위를 향한 추진력을 이용해서 무릎과 골반을 강력하게 뻗고, 바벨을 머리 위로 올린다. 바벨의 경로를 확보하기 위해 머리를 약간 뒤로 뺀 것을 보라.
4. 팔꿈치를 타이트하게 유지하면서 팔을 뻗고 바벨을 머리 위로 든다.

올림픽 역도 테크닉

훅 그립

파워리프팅 세션을 읽었다면 훅 그립을 사용해서 데드리프트를 셋업하는 방법을 알 것이다. 클린과 스내치의 경우에도 동일한 그립을 사용한다. 훅 그립은 파워리프팅 세계에서는 큰 인기가 없는데, 파워리프팅은 느리고 최소한의 몸동작만 필요하기 때문이다. 반면 파워 클린은 바닥에 있는 바벨을 한 번의 폭발적인 동작을 통해서 어깨까지 끌어 올려야 한다. 바벨을 훨씬 더 오래 잡고 빨리 끌어 올려야 한다는 의미다. 훅 그립은 튼튼하고 안정적인 그립이기 때문에 그것이 가능하다. 다만 한 가지 유의할 점이 있다. 처음에는 훅 그립이 불편할 수 있으며 고통스러울 수도 있다. 하지만 충분한 연습을 하면 엄지손가락에 굳은살이 생기고 이 그립을 고통 없이 편안하게 할 수 있는 조정력이 생길 것이다.

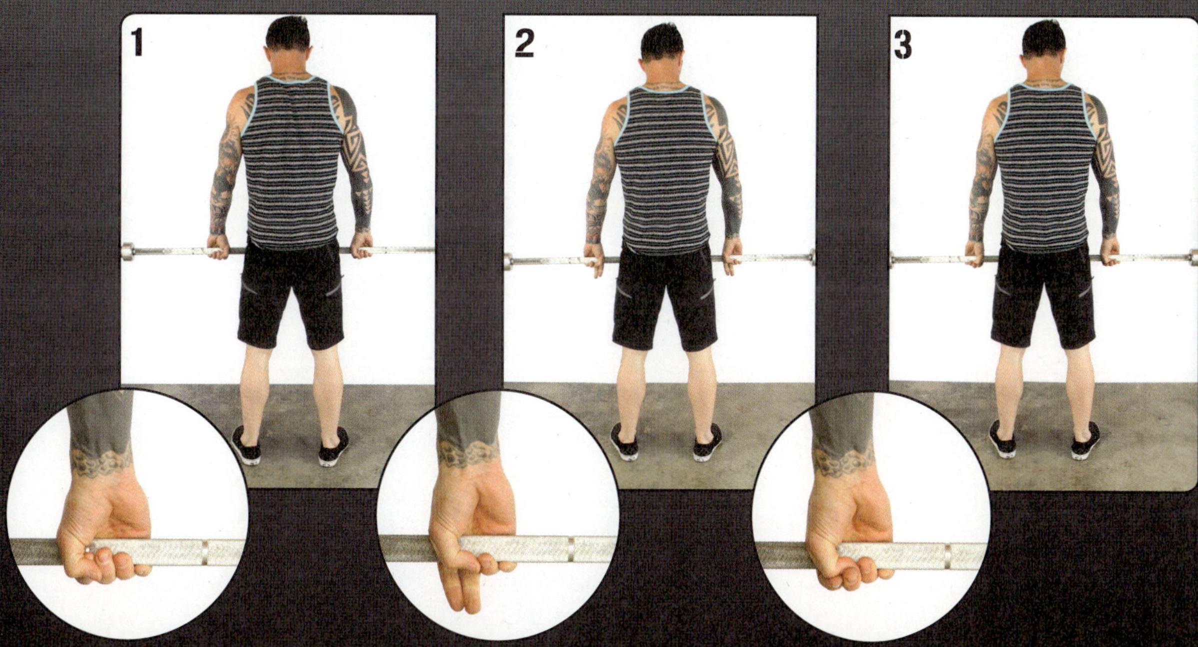

1. 전통적인 그립을 사용해 바벨을 들고 일어섰다.
2. 검지와 중지를 펴고 엄지손가락으로 바벨을 감싼다.
3. 훅 그립을 하기 위해서 검지와 중지로 엄지를 감싼다. 주의: 바닥에서 셋업을 하는 경우에도 여기 사진에서 보듯이 훅 그립을 잡을 수 있다.

파워 클린

파워 클린은 리프터가 하나의 폭발적인 동작을 통해 바벨을 바닥에서 어깨 높이까지 끌어 올린다는 점에서 클린의 변종이다. 풀 프론트 스쿼트의 아래쪽 자세에서 바벨을 받아야 하는 클린과는 달리, 파워 클린에서는 평행 위 자세에서 바벨을 잡는다.

만약 당신이 올림픽 역도에 생소하다면, 가벼운 무게로 시작해서 여기 나온 변형 동작을 배우는 것이 좋다. 폭발적인 파워를 기르는 것 외에도 테크닉을 발달시키고 그 동작의 경험을 쌓을 수 있다. 대부분의 초보자들에겐 풀 프론트 스쿼트 자세에서 무거운 무게를 들고서 몸을 낮추는 것이 쉽지 않을 것이다. 만약 당신이 이 범주에 포함된다면, 프론트 스쿼트를 연습하고 실력 향상 초기 단계에서 파워 클린을 할 것을 권장한다. 당신이 강해지고 이 동작에 익숙해지면 무게를 추가하고 1/4 스쿼트 및 1/2 스쿼트 자세로 바벨을 받을 수 있다. 일단 바벨을 들고서 몸을 편안하게 당길 수 있게 되면, 풀 클린으로 넘어갈 수 있다. 비록 당신이 풀 클린에 익숙하더라도 파워 클린은 당신의 프로그램에 넣을 만한 훌륭한 변형 동작임을 명심하라. 특히 앞선 워크아웃 또는 시합으로 인해 대퇴사두근이 지친 상태라면 더욱 그렇다.

1

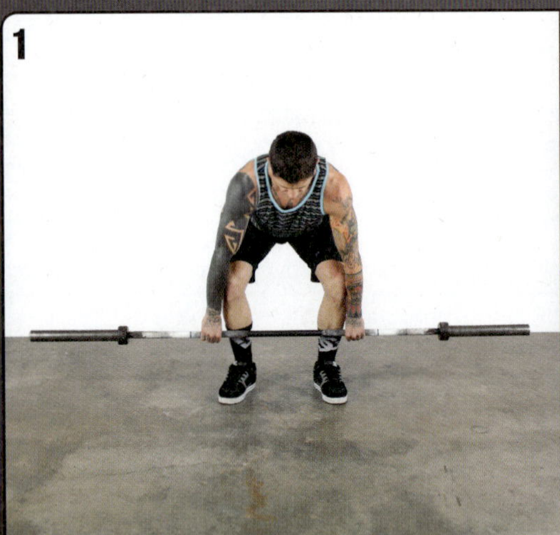

클린을 위한 셋업을 했다. 발은 엉덩이 아래에 있고 등은 평평하며 머리는 중립 위치에 있다. 그리고 손은 정강이보다 약간 넓게 벌려 있다.

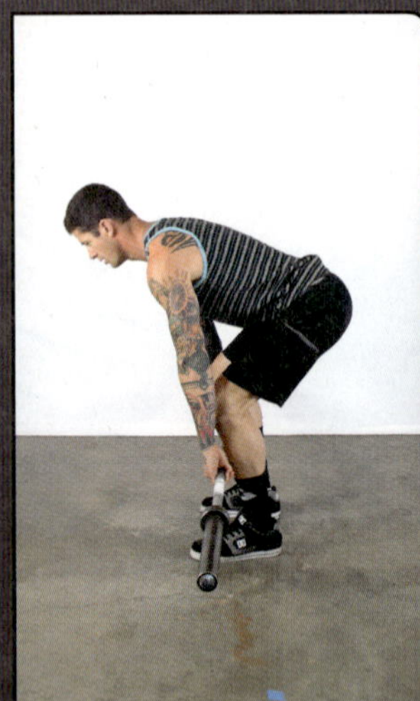

2

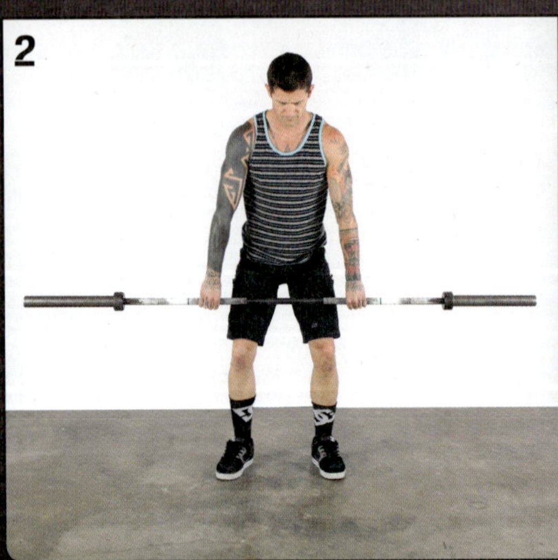

발뒤꿈치로 체중을 지탱하면서 골반과 무릎을 펴고 바벨을 허벅지까지 끌어 올린다. 바벨이 무릎을 지나갈 때 자세를 취하고 엉덩이를 앞으로 민다. 바벨을 가능한 몸 가까이에 두는 것이 중요하다.

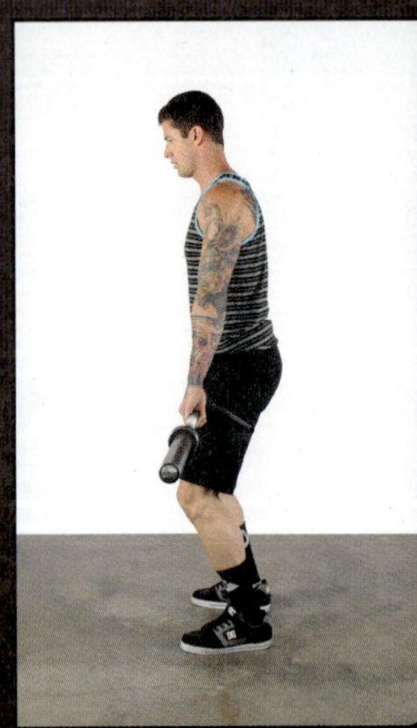

3

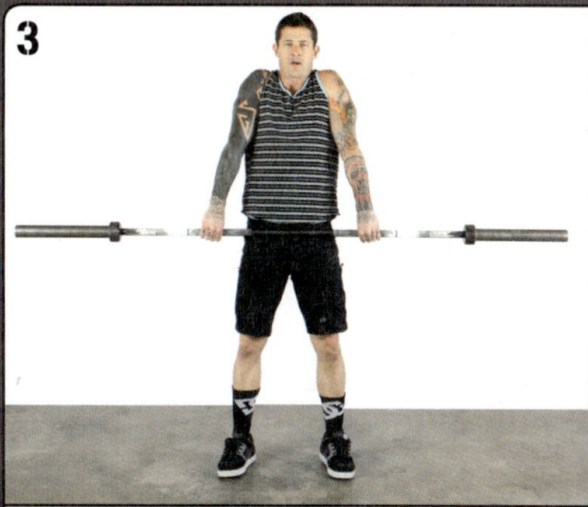

완전히 편 상태에서 어깨를 살짝 움츠리면서 트랩을 이용한다. 팔이 곧게 펴진 것을 확인하라.

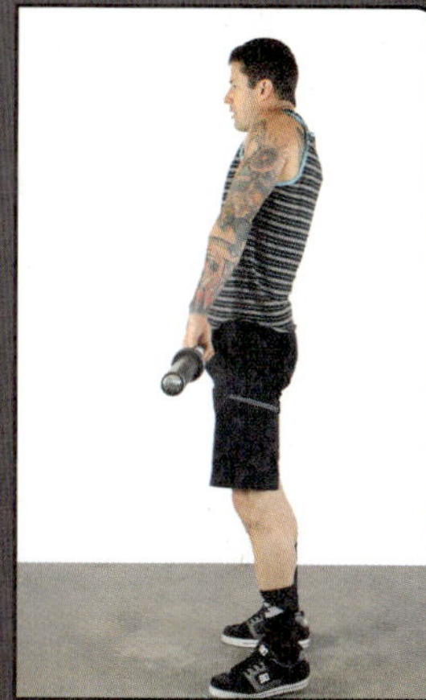

4

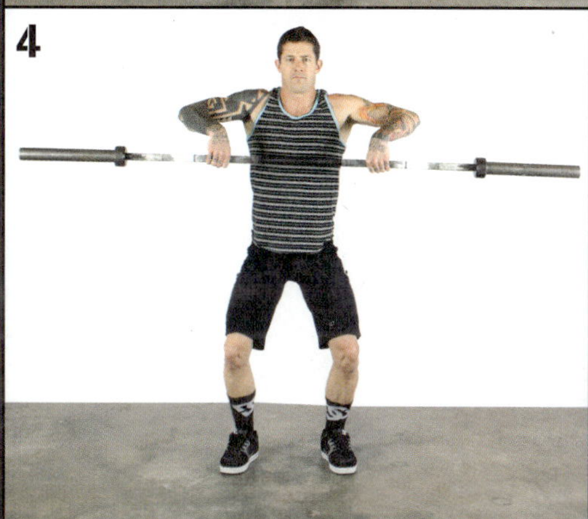

앞선 행동으로 인해 바벨은 위로 똑바로 올라간다. 팔의 힘을 뺀 상태에서 팔을 굽혀서 무게가 위로 올라가도록 한다. 이걸 하면서 바벨을 아래로 내린다.

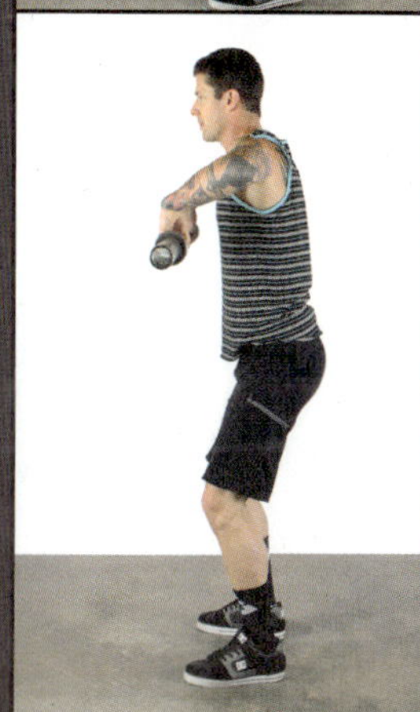

5

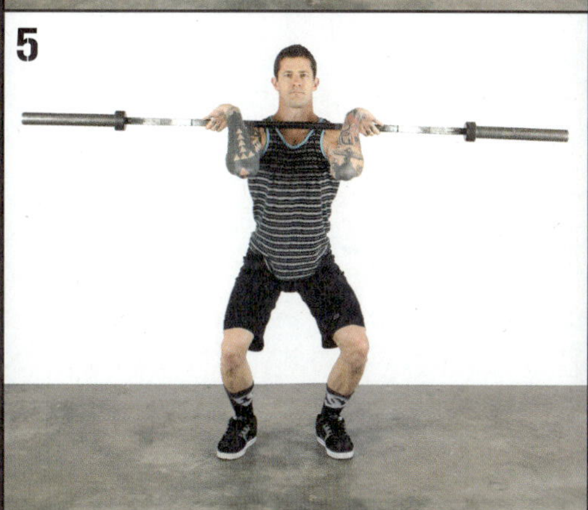

1/4 스쿼트 자세로 내려오면서 팔꿈치를 바벨 아래에 두고 훅 그립을 풀고 어깨로 바벨을 받는다. 손이 위에 있고 가슴은 높으며 허리는 곧게 펴진 것을 확인하라. 손바닥을 편 상태에서 손가락이 균형점이 된다.

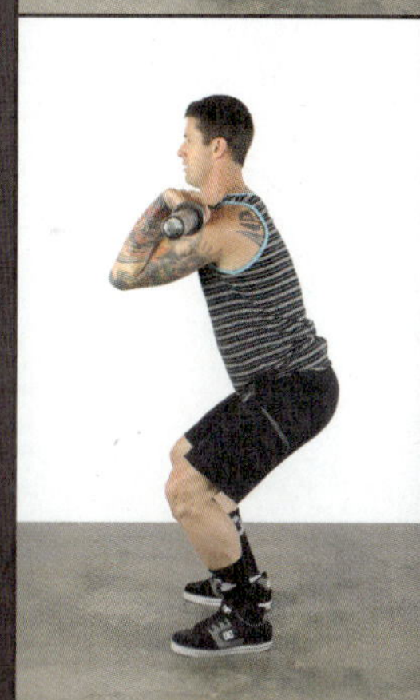

6

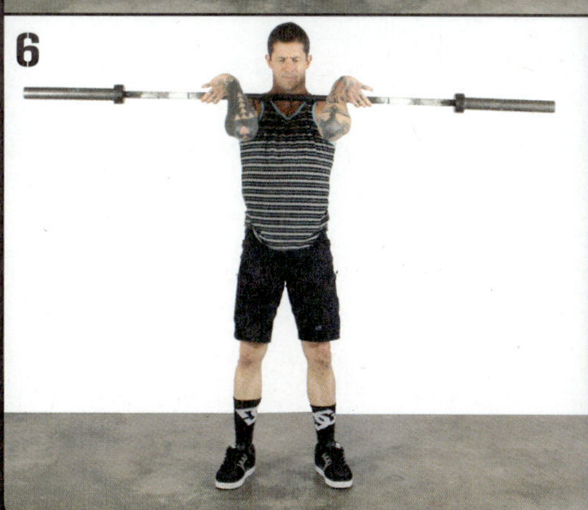

팔꿈치를 올린 상태에서 골반과 무릎을 펴면서 바벨과 함께 똑바로 일어선다.

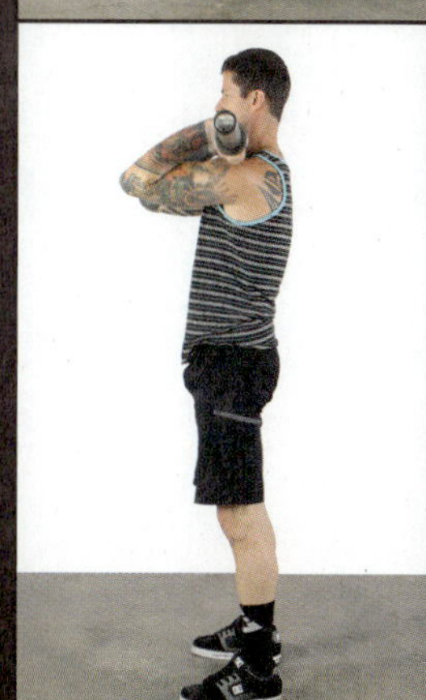

행 파워 클린

스트렝스 트레이닝 프로그램을 최대한 활용하고 올림픽 역도를 통해 테크닉을 향상시키기 위해서는 운동을 혼합할 뿐 아니라 특정한 확장 동작에 대해서도 훈련을 해야 한다. 이를테면 이전 순서에서 나는 클린과 파워 클린의 변형을 보여줬다. 이것은 드롭과는 반대로 프론트 스쿼트를 제거하고 훈련자가 받기에 전념할 수 있도록 한다.

다음 순서에서는 테크닉을 더 세분화시키겠다. 행 파워 클린은 바벨을 어깨 높이까지 끌어올리고 스탠딩, 1/4 스쿼트 또는 1/2 스쿼트 자세에서 바벨을 받는다는 점에서는 파워 클린과 동일하다. 그러나 바벨을 바닥에서 끌어올리고 올라가는 추진력을 이용해 바벨을 어깨 높이까지 가속시키는 대신에, 여기서는 허벅지에서부터 동작이 시작된다. 당기는 동작의 추진력이 심각하게 감소한 상태에서, 어깨를 과격하게 들썩거리는 동안 골반과 무릎을 펴면서 폭발적인 동작을 해야 한다. 이 행 클린은 스피드와 폭발적인 파워를 길러줄 뿐 아니라 동작의 두 번째 측면에 집중할 수 있게 해준다. 그것은 팔꿈치를 바벨 아래에 두고 어깨로 바벨을 받는 것이다.

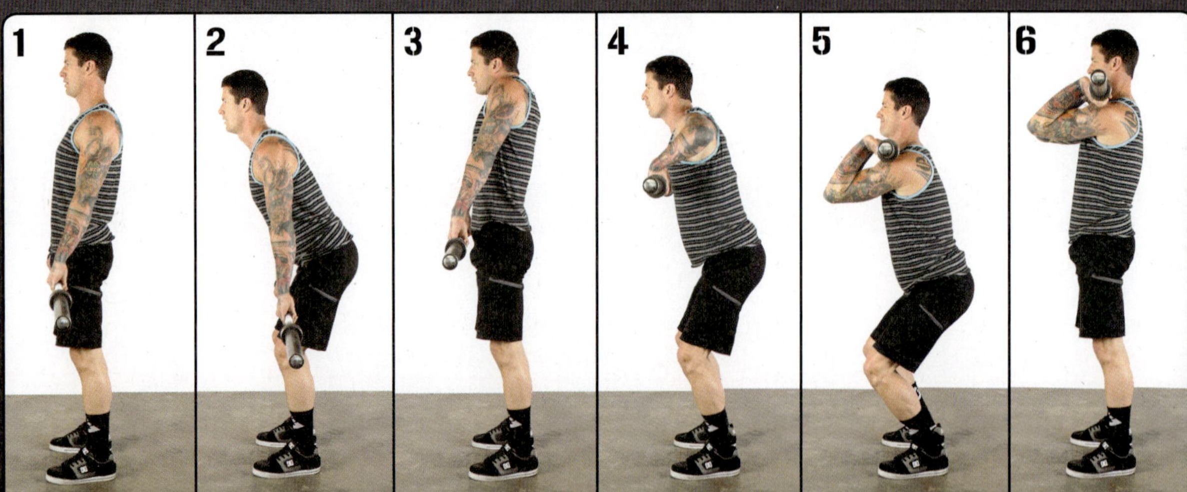

1. 스탠딩 자세로 데드리프트를 해서 바벨을 들어올렸다. 주의: 이 챕터 서두에서 설명했듯이 당신은 바닥에서 또는 스탠딩 도중에 훅 그립을 할 수 있다.
2. 발뒤꿈치로 체중을 지탱하면서 엉덩이를 뒤로 빼고 무릎을 약하게 굽히고 바벨을 허벅지 중간 높이까지 내린다.
3. 골반과 무릎을 펴고 어깨를 으쓱하면서 트랩을 이용한다.
4. 앞선 행동으로 인해 바벨은 위로 똑바로 올라간다. 팔의 힘을 뺀 상태에서 팔을 굽혀 무게가 위로 올라가도록 한다. 이걸 하면서 엉덩이를 뒤로 빼고 무릎을 굽히며 바벨을 내린다.
5. 1/4 스쿼트 자세로 내려오면서 팔꿈치를 바벨 아래에 두고 훅 그립을 풀고 어깨와 손끝으로 바벨을 받는다. 가슴은 높고 등은 평평하며 팔꿈치는 90도 각도에 가까이 위치한 것을 확인하라.
6. 팔꿈치를 올린 상태에서 골반과 무릎을 펴면서 바벨과 함께 똑바로 일어선다.

클린

여기서는 깊은 프론트 스쿼트 자세에서 바벨을 받는 풀 클린을 보여주겠다. 경험에 따르면, 더 무거운 무게를 들어올리려고 할수록(스내치 또는 클린으로) 짧게 당길수록 무게를 잡기 위해 더 낮게 스쿼트를 해야 한다. 아래 사진을 보면 내가 바벨만을 사용한 테크닉을 보여주고는 있지만, 배꼽 위로는 그리 많이 올라가지 않는 것이 보일 것이다. 이것이 헤비 클린의 특성이다. 바벨을 위로 올리기 위해 골반과 무릎을 여전히 뻗고 트랩을 으쓱거리는 것을 확인하라. 하지만 무게(가상의)로 인해서 나는 바벨을 복근보다 더 높이 끌어 올릴 수 없다. 바벨을 받기 위해서 나는 바벨이 바닥으로 하강을 시작하기 전에 아주 빠른 속도와 면도날 같은 정밀도로 그 아래로 몸을 당겨야 한다. 타이밍이 약간이라도 늦거나 보텀 스쿼트 자세에서 안정화를 시킬 수 없다면, 이 리프트를 실패하게 된다. 만약 당신이 초보자이거나 좋은 스쿼트 자세로 들어가기 위한 가동성이 부족하다면, 바벨 아래로 편안하게 내려갈 수 있을 때까지는 가벼운 무게를 사용하면서 프론트 스쿼트에 익숙해져야 한다.

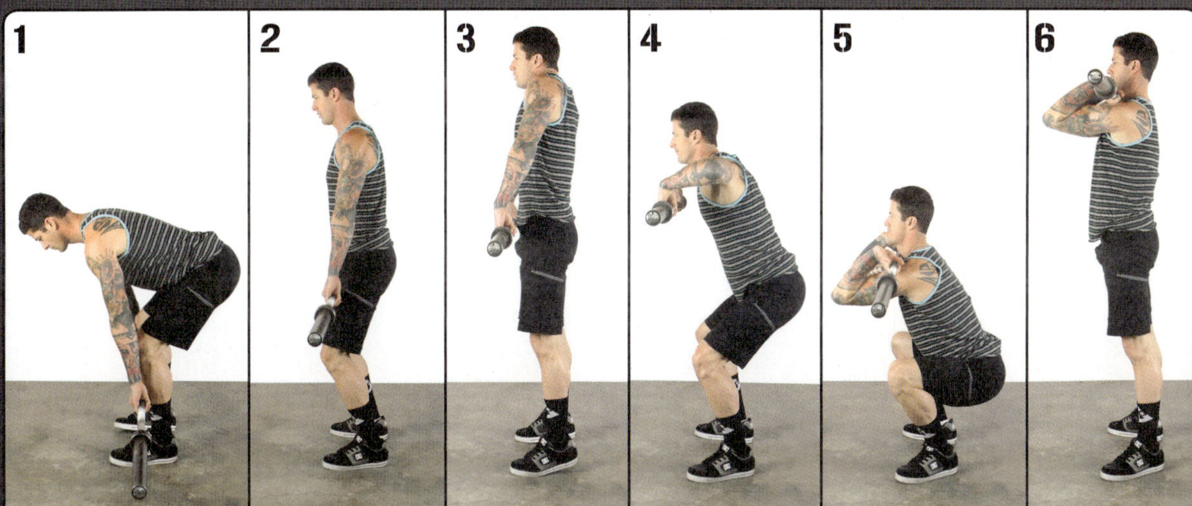

1. 클린을 위한 셋업을 마쳤다. 발은 엉덩이 아래에 있고 등은 평평하며 머리는 중립에 있다. 손의 폭은 정강이 폭보다 약간 넓다.
2. 하나의 유동적인 동작을 통해 골반과 무릎을 펴고 바벨을 허벅지까지 끌어당긴다. 바벨이 무릎을 지나갈 때 몸통을 똑바로 당기고 엉덩이를 앞으로 밀어내는 것이 중요하다.
3. 골반과 무릎을 펼 때, 어깨를 으쓱하면서 트랩을 이용한다. 팔이 곧게 펴진 것을 보라.
4. 바벨이 골반을 지나 올라갈 때 몸을 바벨 아래로 당긴다.
5. 바벨을 정점에서 받기 위해 엉덩이를 무릎 바로 아래 높이까지 내리고 팔꿈치를 바벨 아래로 가져가고 훅 그립을 풀고 어깨로 바벨을 받는다.
6. 발뒤꿈치로 체중을 지탱하고, 가슴을 올리고 팔꿈치를 높게 유지하면서 프론트 스쿼트 동작으로 스탠딩 자세를 만든다.

참고: 행 클린은 행 파워 클린과 동일하지만, 스탠딩 자세에서 바벨을 받는 대신에 몸을 바벨 밑으로 당겨야 하고 프론트 스쿼트의 아래쪽 자세에서 바벨을 받아야 한다. 행 파워 변형과 마찬가지로, 행 클린은 골반과 무릎을 펴고 바벨을 잡는 두 번째 당기기 동작에 집중할 수 있도록 한다.

푸시 저크

푸시 저크를 위한 셋업은 1/4 스쿼트 자세로 내려간 후에 골반과 무릎을 펴서 위로 올라가는 추진력을 만들고 바벨을 어깨에서 가속시켜 들어올린다는 점에서 푸시 프레스의 셋업과 꽤 비슷하다. 하지만 무릎을 잠그고 바벨을 머리 위로 직접 들어올리는 대신, 1/2 또는 1/4 스쿼트 자세에서 바벨 아래로 몸을 끌어당기고 팔꿈치를 잠근 상태에서 바벨을 받는다. 푸시 저크는 더 무거운 무게를 머리 위로 들어올릴 수 있을 뿐 아니라, 스피드와 정확도를 발달시키는 폭발적이며 역동적인 동작이다.

푸시 저크를 독립적인 동작 또는 클린의 확장 동작으로 할 수 있다는 것을 명심하라. 만약 당신이 전자를 한다면, 바벨을 랙에서 꺼낼 준비를 할 때 앞선 세션에 나온 것처럼 프레스 자세를 취해야 한다. 후자의 경우에는 리프트의 다음 단계로 넘어가기 전에 자세를 조절해야 한다. 예를 들어 첫 번째 사진을 보면 내가 어깨와 손끝으로 바벨을 받았다는 것을 확인할 것이다. 올바른 프레스 자세를 취하기 위해서 나는 팔꿈치를 내리고 그립을 조절해 바벨이 손바닥 중앙에서 균형을 잡도록 했다. 팔뚝이 직각이 되고 그립이 설정되면, 나는 발을 엉덩이 바로 아래로 가져가서 탄탄한 프레스 스탠스를 취한다. 여기서부터는 푸시 저크를 효과적으로 할 수 있다.

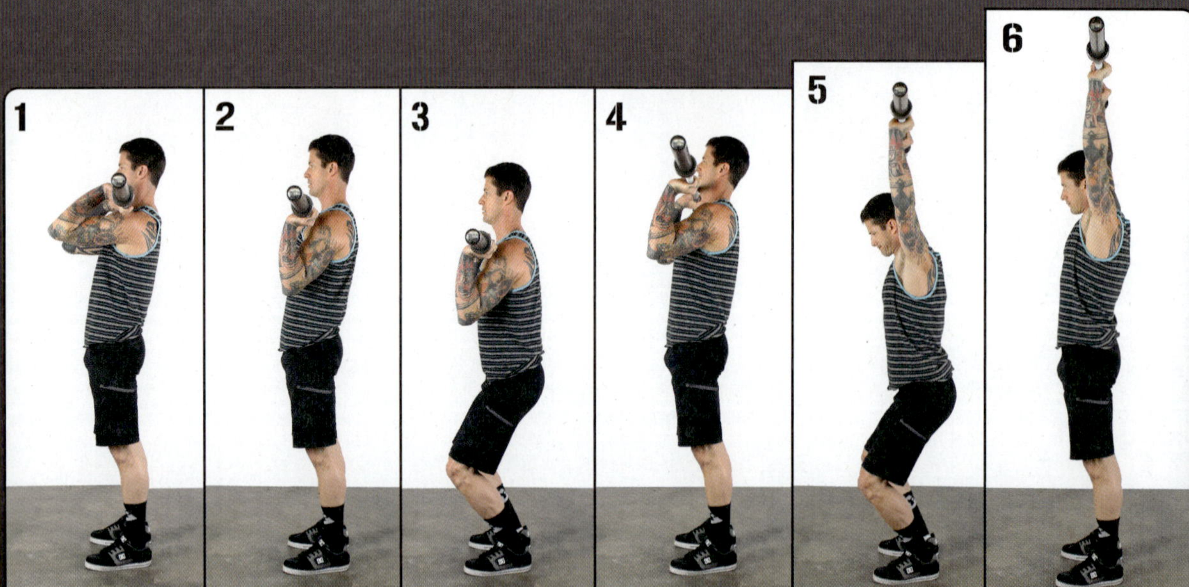

1. 클린을 성공적으로 마친 후에 어깨로 바벨을 받았다. 팔꿈치는 올라가 있고 바벨은 어깨와 손끝 앞에서 균형을 잡고 있다.
2. 푸시 저크의 셋업을 위해 팔뚝이 직각이 될 때까지 팔꿈치를 내리고 그립을 다시 잡아서 바벨이 손바닥 중앙에서 균형을 잡도록 한다. 팔뚝이 직각이 되면 될수록 프레스 동작은 더 강해진다.
3. 직립 자세를 유지하면서 무릎을 굽혀서 몸을 약간 낮춘다.
4. 무릎을 펴고 어깨를 으쓱해서 트랩을 사용하고 다리에서 생성된 위로 올라가는 추진력을 사용해 가슴에서 바벨을 밀어낸다. 바벨의 경로를 확보하기 위해 머리를 약간 뒤로 빼는 것을 주목하라.
5. 바벨이 위로 올라갈 때 무릎을 굽혀서 몸을 낮추고 팔을 잠그고 1/2 스쿼트 자세에서 머리 위 바벨을 잡는다.
6. 팔을 완전히 편 상태에서 바벨을 머리 위로 든 채로 일어선다.

스플릿 저크

무거운 바벨을 머리 위로 들어올리려고 할 경우에는 푸시 저크를 이용해서 바벨 아래로 몸을 밀어넣기가 힘들 수도 있다. 그런 상황에서는 스플릿 저크가 훌륭한 대안이다. 대부분의 사람들에게는 깊은 런지 스탠스로 몸을 낮추는 것이 더 빠르다. 스플릿 저크를 올바르게 하려면 마치 푸시 프레스에서 하듯이 몸을 약간 낮추고 다리와 골반의 힘을 이용해 무릎을 펴고 바벨을 어깨에서 들어올린다. 바벨을 들어올릴 때 한쪽 발을 뒤로 빼고 한쪽 발을 앞으로 움직이면서 바벨 아래로 이동한다. 그리고 바벨이 내려오기 시작하기 전에 팔을 잠근다. 어깨가 약하거나 스플릿이 너무 얕을 경우에는 리프트를 실패하게 된다. 바벨을 성공적으로 받고 자세를 안정화시킨 후에는 앞쪽 발을 뒤로 빼고 뒷발을 앞으로 내밀어 정사각형 스탠스를 만든다. 발을 움직일 때 바벨을 머리 위 동일한 고정 위치에 유지하고 몸을 바벨 밑에 두는 것도 필수적이다.

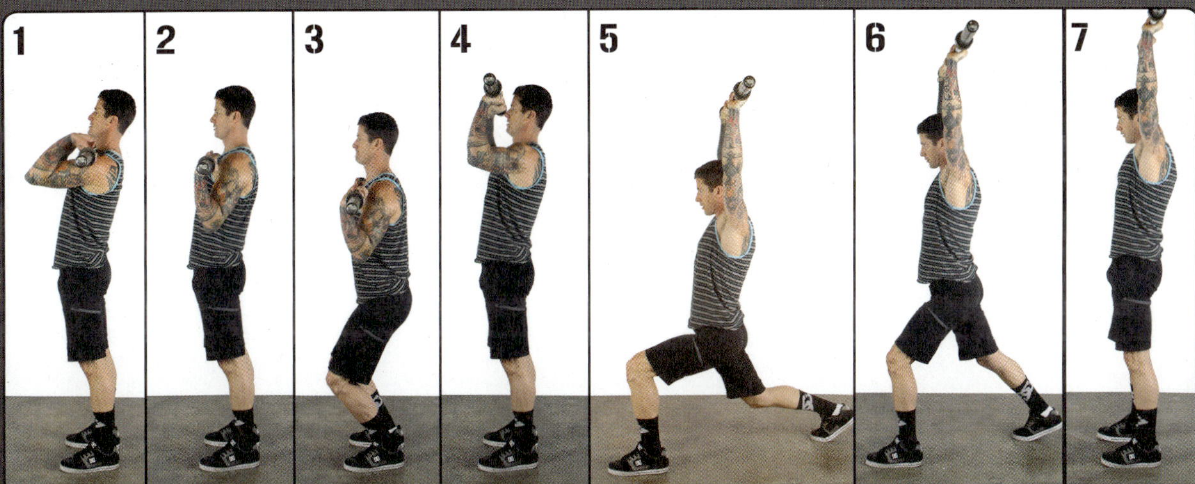

1. 클린을 성공한 후에 어깨로 바벨을 받았다. 팔꿈치는 위로 올라갔고 바벨은 어깨와 손끝 앞에서 균형을 잡고 있다.
2. 푸시 저크의 셋업을 위해 팔뚝이 직각이 될 때까지 팔꿈치를 내리고 그립을 다시 잡아서 바벨이 손바닥 중앙에서 균형을 잡도록 한다. 팔뚝이 직각이 되면 될수록 프레스 동작은 더 강해진다.
3. 직립 자세를 유지하면서 무릎을 굽혀 몸을 약간 낮춘다.
4. 무릎을 펴고 어깨를 으쓱해서 트랩을 사용하고 다리에서 생성된 위로 올라가는 추진력을 사용해 가슴에서 바벨을 밀어낸다. 바벨의 경로를 확보하기 위해 머리를 약간 뒤로 빼는 것을 주목하라.
5. 바벨이 위로 올라갈 때 왼발을 앞으로 움직이고 오른발을 뒤로 움직여서 깊은 런지 자세로 내려간 후, 팔을 잠근다. 왼쪽 정강이가 바닥과 수직이고 오른발은 약간 안쪽으로 돌아 있으며 체중은 바벨 바로 아래에서 중심을 잡고 있음을 주목하라. 만약 당신의 무릎이 앞쪽 발보다 앞으로 가거나 뒤쪽 발이 바깥쪽으로 돈다면, 리프트가 손상될 뿐 아니라 부상 위험도 증가한다.
6. 바벨 아래에서 무게중심을 유지하고 중심선을 안정화시키고 팔은 머리 위에서 잠근 채로, 앞발을 뒤로 빼면서 일어선다. 앞발을 먼저 움직여서 항상 스탠딩 스탠스로 전환할 수 있다는 것을 명심하라. 만약 일어서면서 뒤쪽 다리를 앞으로 내밀면 머리 위 바벨에 대한 제어력을 잃고 뒤로 떨어뜨릴 수 있다.
7. 이 시퀀스를 끝내기 위해 앞발을 왼발로 밀고 정사각형 스탠스를 취하며 일어선다.

파워 스내치

손의 간격 및 바벨이 움직여야 하는 거리 외에도, 스내치의 셋업과 확장은 클린과 완전히 똑같다. 바벨을 훅 그립으로 잡으면서 발을 엉덩이 아래에 두고 허리를 곧게 펴고서 엉덩이를 약간 올린 채로 가슴을 끌어올린다. 동작을 시작하기 위해 골반과 무릎을 펴고 어깨를 으쓱하면서 일어선다. 하지만 바벨을 어깨로 받아야 하는 클린과는 달리, 바벨이 위로 움직일 때 1/4 또는 1/2 스쿼트 자세로 내려온다. 그리고 팔을 머리 위에서 잠근 상태로 바벨을 받는다.

파워 클린의 개요에서 언급했듯이, 풀 스내치 대신 파워 스내치를 해야 하는 경우는 두 가지다. 특화된 동작으로 스피드와 폭발적 파워를 향상시키고 싶거나, 오버헤드 스쿼트 자세에서 무거운 무게를 들고 몸을 낮추는 데 익숙하지 않은 초보자인 경우가 여기 해당한다. 만약 당신이 후자에 속한다면 파워 변형 동작을 통해 테크닉을 조정한다. 동시에 오버헤드 스쿼트에 필요한 스트렝스 및 능력을 기르고 타이밍과 자신감을 기르기 위해 스내치 균형을 향상시킨다. 풀 오버헤드 스쿼트 자세에서 바벨을 들고 자세를 낮추는 데 익숙해지면, 무게를 늘리기 시작하고 풀 스내치를 한다.

참고: 행 자세에서도 파워 스내치나 풀 스내치를 할 수 있다. 행 스내치는 스탠딩 자세에서 시작하고 약간 몸을 낮춘 뒤 허벅지 중간 높이에서 당기는 동작을 시작한다는 점에서 행 파워 클린과 동일한 원리를 가진다. 하지만 어깨로 바벨을 받는 대신에 머리 위로 바벨을 들어올리고 팔을 잠근 상태에서 바벨을 잡는다는 점이 다르다. 바벨이 꽤 긴 거리를 움직여야 하기에, 당신은 바벨을 머리 위로 올리기 위해 골반과 무릎을 더 힘차게 펴야 한다.

1

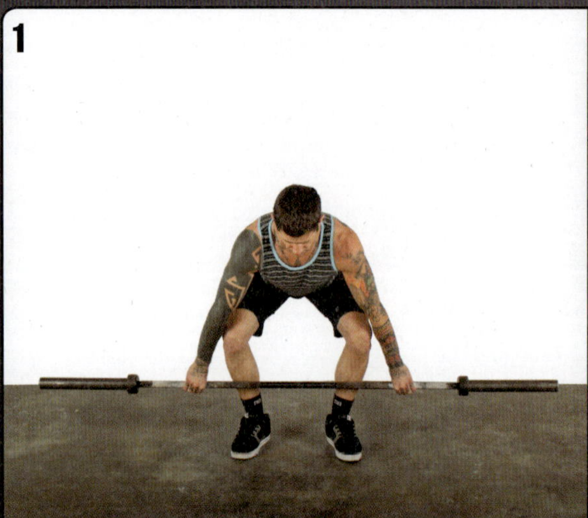

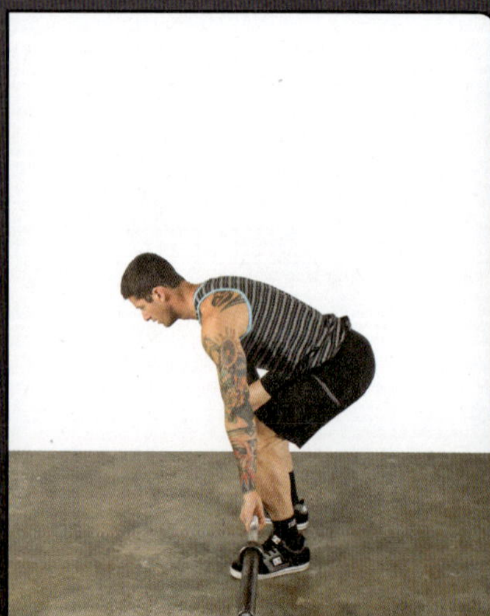

스내치를 위한 셋업을 마쳤다. 발은 엉덩이 아래에 있고 등은 평평하며 머리는 중립 위치에 있고 손은 정강이보다 약간 넓은 폭을 취하고 있다. 참고: 스내치에서 손의 위치를 제대로 잡는 것은 사람마다 다르며, 위치를 찾는 데 시간이 걸릴 수 있다. 하지만 만약 당신이 이 리프트에 생소하고 손을 어디에 놓아야 할지 모른다면 바벨(또는 PCV 파이프)을 머리 위에 올리고 팔꿈치를 90도 굽힌다. 손이 어디에 있던지 간에 그렇게 시작하면 된다. 스내치가 익숙해졌을 때 그립을 넓히거나 좁히면 된다.

2

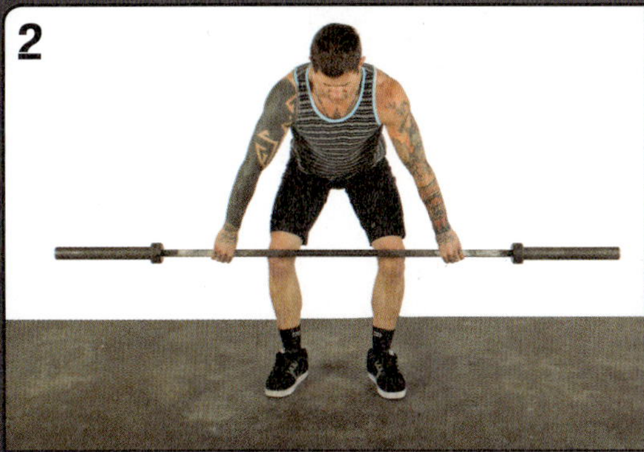

발뒤꿈치로 체중을 지탱하면서 골반을 펴고 바벨을 무릎까지 끌어올린다.

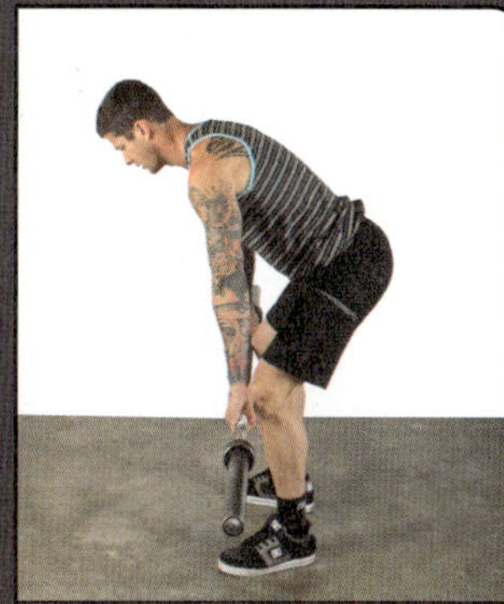

3

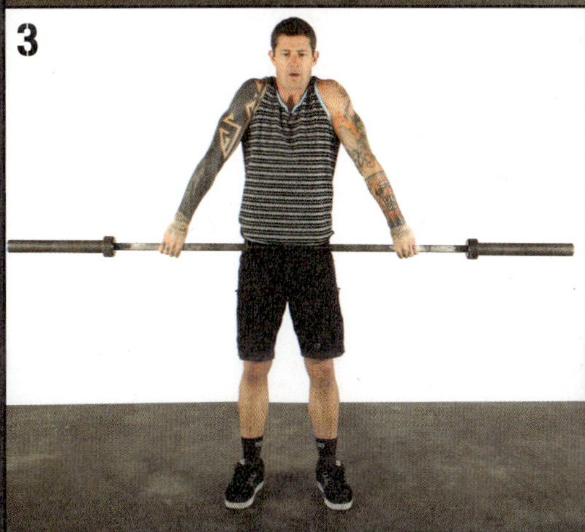

골반과 무릎을 펴면서 어깨를 으쓱해서 트랩을 사용한다.

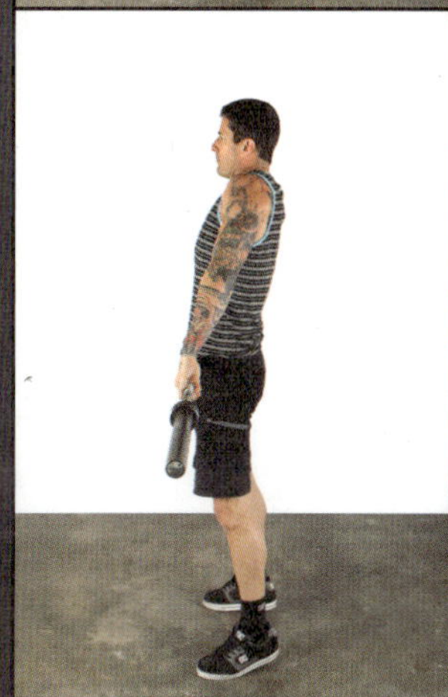

4

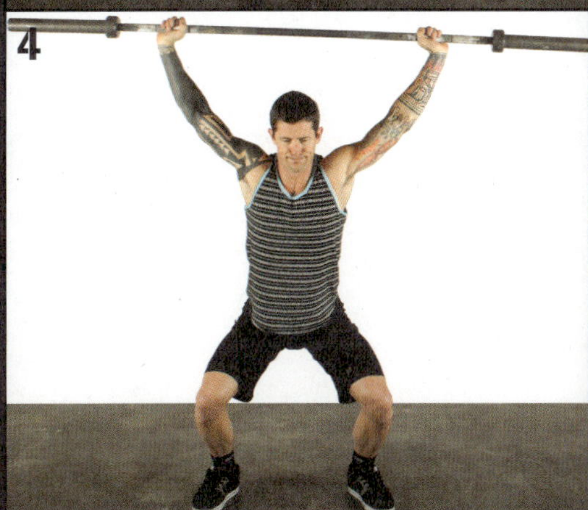

바벨이 위쪽으로 가속할수록 1/2 스쿼트 자세로 몸을 내리고, 팔과 어깨를 잠근 상태로 바벨을 받는다.

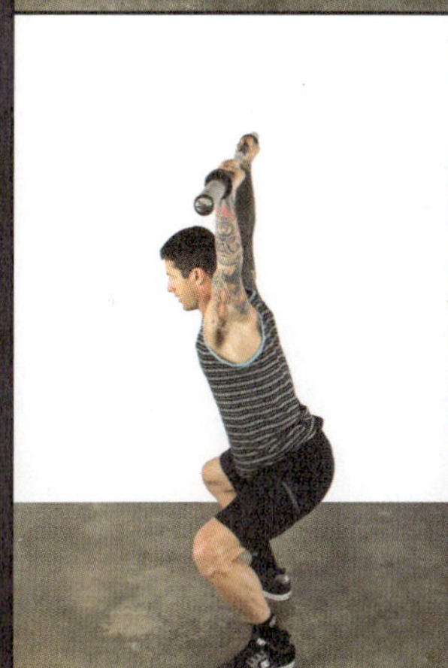

5

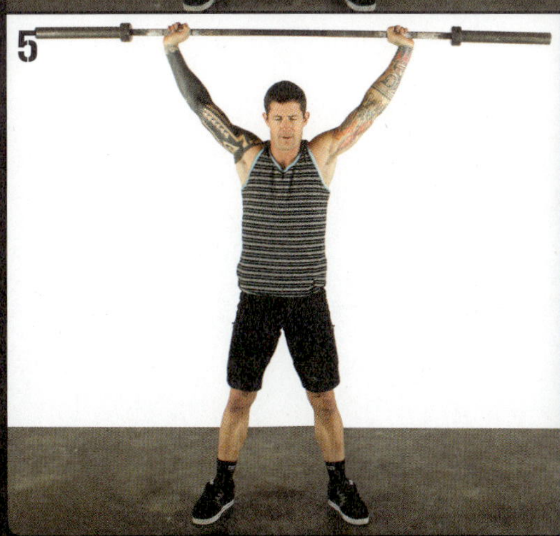

팔과 어깨를 잠근 상태로 유지하고 바벨을 머리 위로 든 채 일어선다.

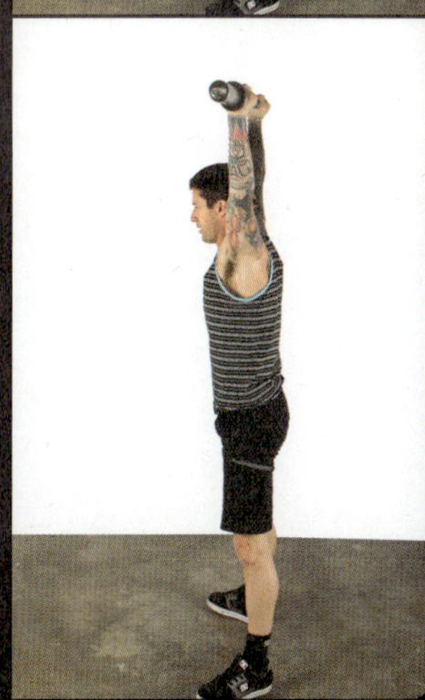

오버헤드 스쿼트

오버헤드 스쿼트는 훌륭한 리프트 동작이다. 아주 탄탄한 중심선을 만들고 스트렝스를 증가시키며 어깨와 골반의 가동성을 개선시키는 것 외에도, 풀 스내치를 하기 위해 바벨을 머리 위에서 받는 데 필요한 자신감과 조정력을 길러주기 때문이다. 이 리프트에서 최상의 결과를 내기 위해서는 다음 가이드라인을 따라야 한다.

첫째, 트랩을 오그리고 팔을 바깥쪽으로 돌리면서 어깨를 사용한다. 이렇게 하면 부상으로부터 어깨를 보호할 뿐 아니라 바벨을 머리 위 고정된 위치에 유지시킬 수 있다.

둘째, 보텀 스쿼트 자세로 몸을 천천히 낮추면서 하강 동작을 제어해야 한다. 일반적으로 몸을 빠르게 낮출수록 무게를 제어하기는 더 어려워진다. 몸을 천천히 낮추면 아래쪽 자세에서의 바운스를 줄이고, 바벨을 들고 다시 일어서면서 고정된 같은 위치에 바벨을 유지할 수 있다.

셋째, 자세를 낮추기 위해 골반을 뒤로 빼면서 가슴을 높게 한다. 프론트 스쿼트와 마찬가지로, 몸을 앞으로 기울이거나 등에 굴곡이 생기면 리프트를 끝내기 전에 바벨에 대한 제어력을 잃거나 바벨을 바닥에 떨어뜨릴 것이다.

마지막으로는 코어에 힘을 줘야 한다. 내가 보여주는 모든 동작에서 탄탄한 중심선이 필수적이기는 하다. 하지만 오버헤드 스쿼트야말로 중심선의 중요성이 가장 강조되는 동작 중 하나다. 만약 당신이 이 리프트에 생소하다면 이걸 하기 전에 백 스쿼트와 숄더 프레스의 테크닉 및 능력을 기르는 것이 중요하다. 만약 이 리프트와 관련해서 이미 훌륭한 기본을 갖추고 있으면서 풀 스내치 실력 향상뿐 아니라 스트렝스도 기르고 싶다면, 오버헤드 스쿼트를 당신의 스트렝스-트레이닝 프로그램에 포함시키는 것이 좋다.

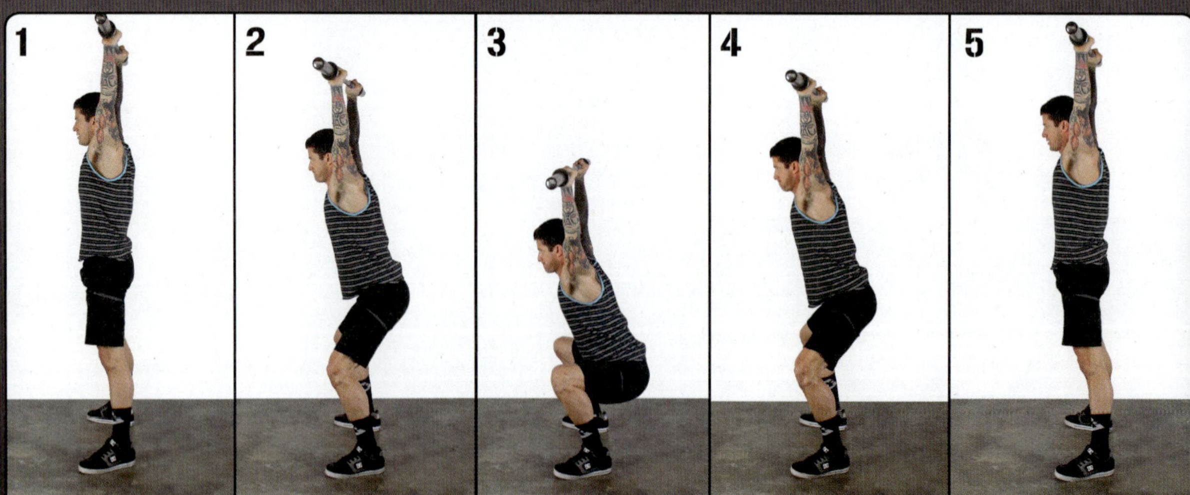

1. 스내치 그립을 사용해 바벨을 머리 위로 바로 들어올렸다. 발의 폭이 어깨폭보다 약간 넓은 것을 보라.
2. 어깨를 사용하고 팔을 잠근 상태에서 엉덩이를 뒤로 빼고 자세를 천천히 낮추기 시작한다.
3. 보텀-스쿼트 자세로 내려간다. 가슴이 올라와 있고 등은 평평하며 팔은 잠근 상태이고, 바벨 바로 아래에서 무게 중심을 잡고 있는 것을 보라.
4. 발뒤꿈치로 체중을 지탱하고 무릎을 바깥쪽으로 밀어내면서, 둔근과 햄스트링에 힘을 주고 골반과 무릎을 펴고 일어서기 시작한다.
5. 어깨에 계속 힘을 주고 팔을 잠근 상태에서 바벨과 함께 똑바로 일어선다.

스내치

파워스내치 및 오버헤드 스쿼트에 익숙해질 뿐 아니라 머리 위에서 바벨을 받는 데 익숙해지면, 바벨의 무게를 늘리고 풀 스내치를 시작할 수 있다. 이미 알겠지만, 더 무거운 무게를 들어올릴수록 바벨을 끌어당길 수 있는 길이는 짧아진다. 그렇기에 당신이 반복횟수 1회의 최대 무게를 시도한다면, 배 높이까지만 바벨을 들어올리는 데 그칠 가능성이 높다. 클린과 마찬가지로, 당신은 바벨이 내려오기 전에 아주 빠른 속도로 바벨 아래에서 자리를 잡고 바벨을 받아야 한다. 만약 당신이 행 스내치를 하고 있다면, 동일한 추진력을 가질 수 없다. 이유는 허벅지 중간 높이에서부터 바벨을 끌어올리기 시작하기 때문이다. 결과적으로 효율을 높이기 위해서는 무게를 줄여야 하며 바벨 아래에서 위치를 잡기 위해서는 상당히 공격적이어야 한다.

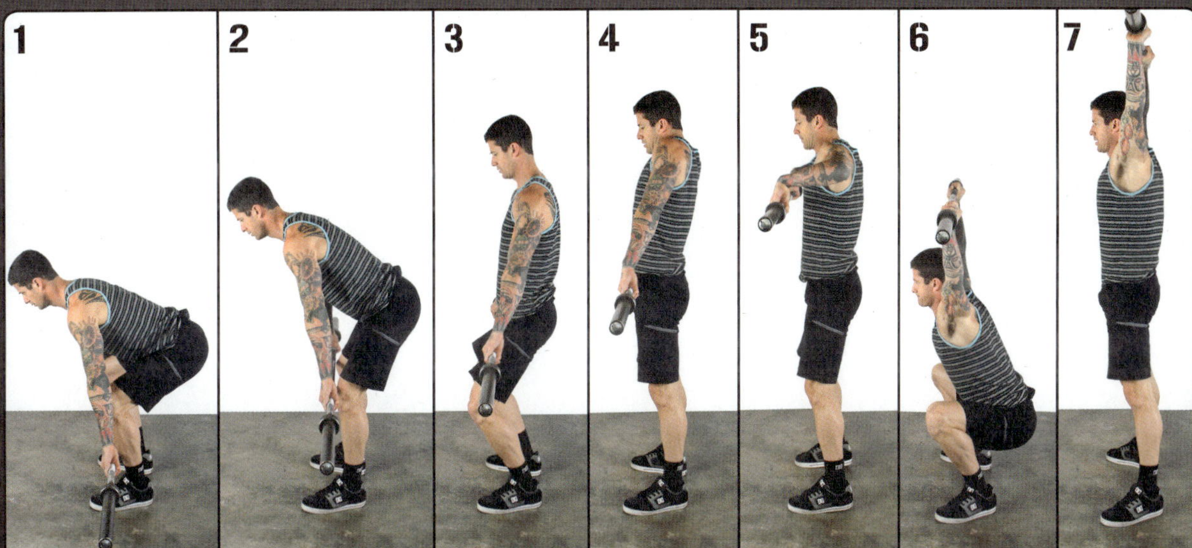

1. 스내치를 위한 셋업을 마쳤다. 발은 엉덩이 아래에 있고 등은 평평하며 머리는 중립 위치에 있다. 손은 정강이보다 약간 넓은 폭을 유지하고 있다.
2. 발뒤꿈치로 체중을 지탱하면서 골반을 펴고 바벨을 무릎까지 끌어올린다.
3. 골반과 무릎을 펴고 바벨을 허벅지까지 끌어당기면서, 상체를 바닥과 수직 상태로 만들고 엉덩이는 앞으로 밀어낸다.
4. 엉덩이와 무릎을 계속 펴면서 어깨를 으쓱하며 트랩에 힘을 준다.
5. 기존 동작으로 인해 바벨은 바로 위로 올라간다. 팔에 힘을 뺀 상태에서 팔을 굽히면서 바벨을 위로 올린다.
6. 바벨이 엉덩이 높이를 지날 때 보텀-스쿼트 자세로 몸을 낮추고 어깨에 힘을 준 뒤에 팔을 잠그고 머리 바로 위에서 바벨을 받는다.
7. 보텀-오버헤드 스쿼트 자세에서 바벨을 안정화시킨 후에 바벨과 함께 똑바로 일어선다.

조정 운동

푸시업

가슴과 삼두근을 발달시키기 위한 다양한 운동과 도구가 있지만, 고전적인 푸시업보다 더 기능적이고 더 유익한 것은 없다. 벤치 프레스나 다른 상체 운동과는 달리, 이 운동을 수행하기 위해 필요한 것은 평평한 바닥뿐이다. 푸시업의 역사는 약 2,500년이지만, 대부분의 사람들은 아직도 이걸 제대로 하지 못한다. 푸시업은 단순하기는 하지만, 많은 테크닉이 필요하다. 푸시업을 제대로 하려면 팔의 폭을 어깨보다 약간 넓게 하고 손으로 바닥을 지탱하면서 팔을 잠그기 위해 어깨를 바깥쪽으로 돌린다. 그리고 코어와 둔근에 힘을 줘서 중심선을 안정화시킨다. 일반적으로 발생하는 실수에는 과도한 확장(엉덩이를 너무 높이 올림)과 좁은 동작 범위(가슴과 다리가 바닥에 닿지 않는 것)가 있다. 참고: 만약 동작 범위를 늘리고 싶다면 패럴릿(parallettes)을 사용하라. 다만 발을 바닥이 아닌 박스 위에 올려놓아야 한다.

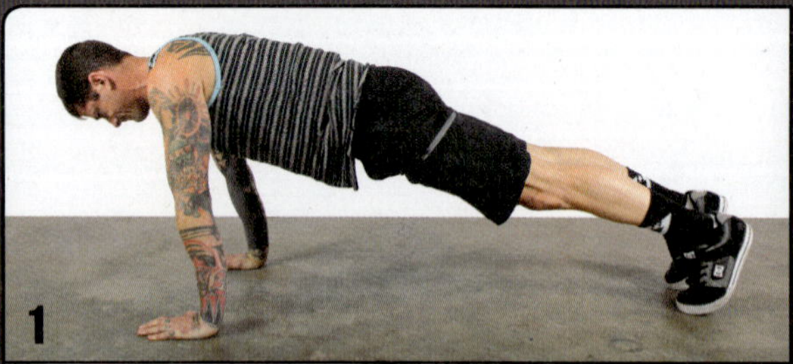
1

손의 폭을 어깨폭에 비해 약간 넓게 하면서 푸시업의 위쪽 자세를 취했다. 허리는 평평하고 팔은 바깥쪽으로 돌아 있다(팔꿈치의 바깥쪽 측면이 앞을 향함).

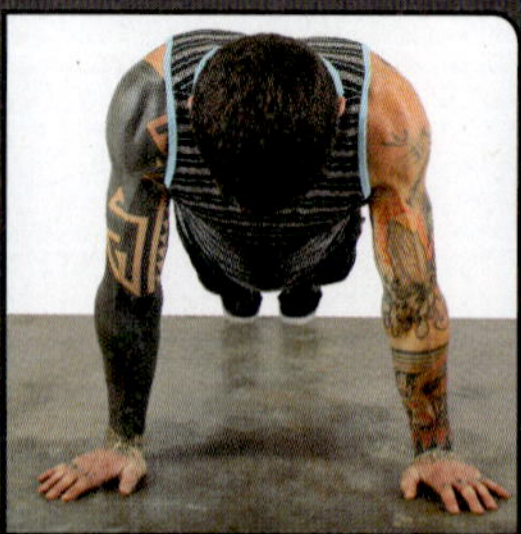

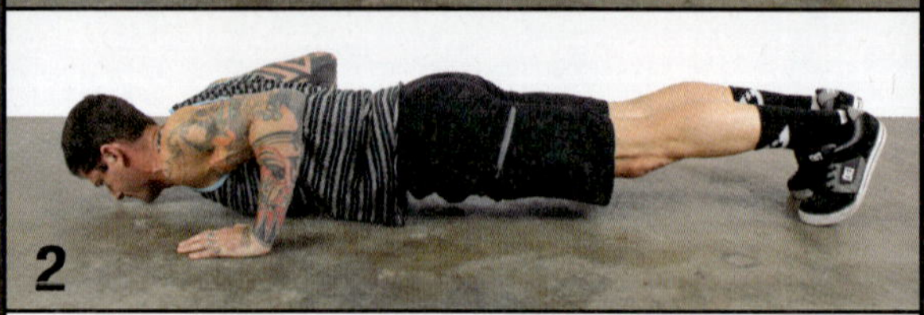
2

팔꿈치를 45도 각도로 당기고 바닥을 향해 몸을 내린다. 가슴과 허벅지가 바닥에 닿는 것을 보라.

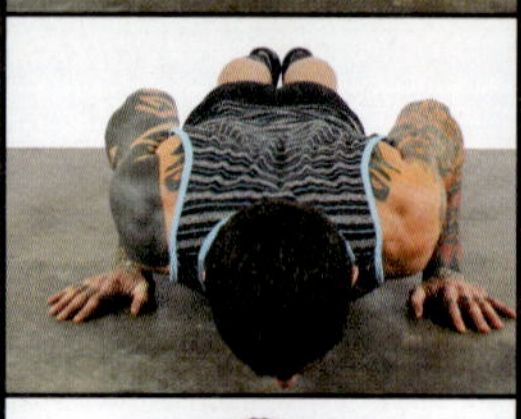

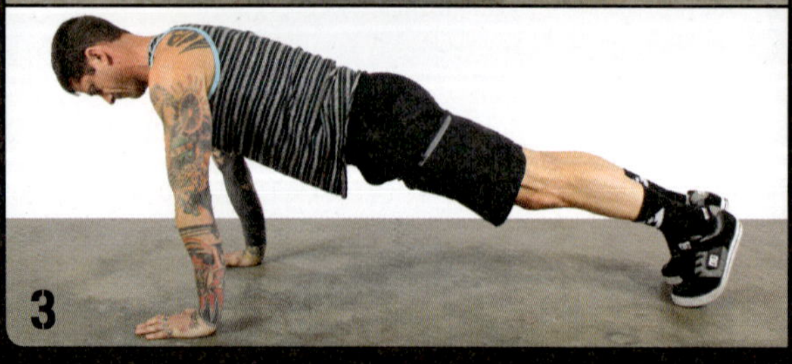
3

팔꿈치가 몸에 타이트하게 붙고 등은 평평한 상태에서 몸을 밀어올리고 팔을 잠근 후에 다시 시작 자세를 취한다.

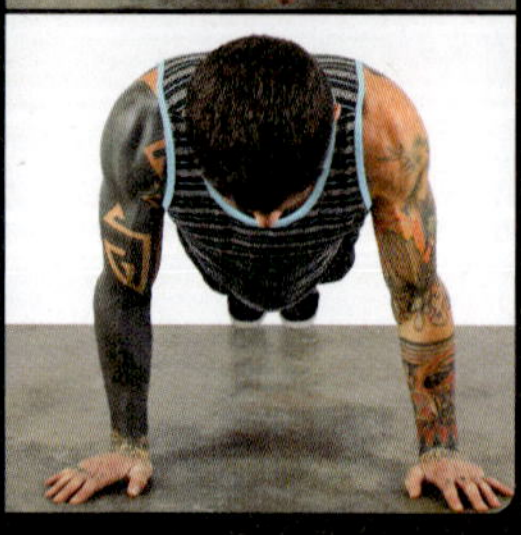

인클라인 푸시업

만약 힘이 부족해서 당신이 고전적인 푸시업을 제대로 할 수 없다면, 패럴릿을 사용해서 힘을 개선시킬 수 있다. 패럴릿을 가지고 있지 않다면 의자, 벤치 또는 벽을 사용해도 좋다. 올라간 위치에서 이 동작을 함으로써 당신은 체중의 일부를 발에 전달한다. 이는 팔에 가해지는 부담을 감소시키며 푸시업을 수월하게 만든다. 힘이 강해지고 테크닉을 숙달하면 땅으로 내려가서 앞선 시퀀스에 나온 다양한 완전 동작 범위의 테크닉을 익힐 수 있다. 패럴릿을 사용하는 경우에는 두 개의 바 사이로 가슴을 내리면서 동작 범위를 늘릴 수 있다.

1

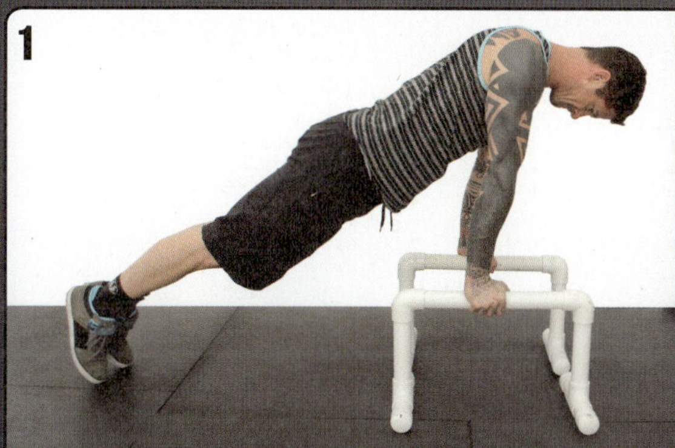

패럴릿에서 푸시업 자세를 취했다. 등은 평평하고 어깨는 바깥쪽으로 돌았으며 팔은 잠금 상태다.

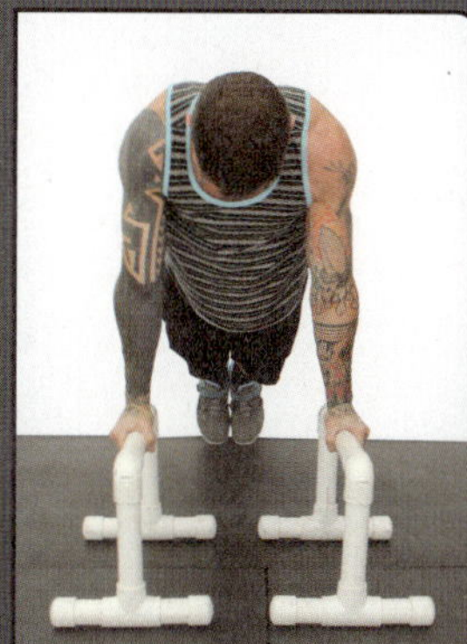

2

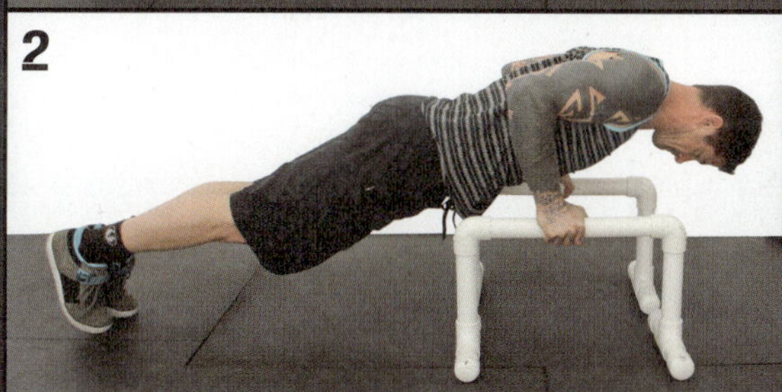

팔꿈치를 45도 각도로 당기고 패럴릿 사이에서 몸을 내린다. 참고: 만약 당신이 이 운동을 처음 해보거나 가슴 및 삼두근이 단련되지 않았다면, 이것은 매우 중요하다.

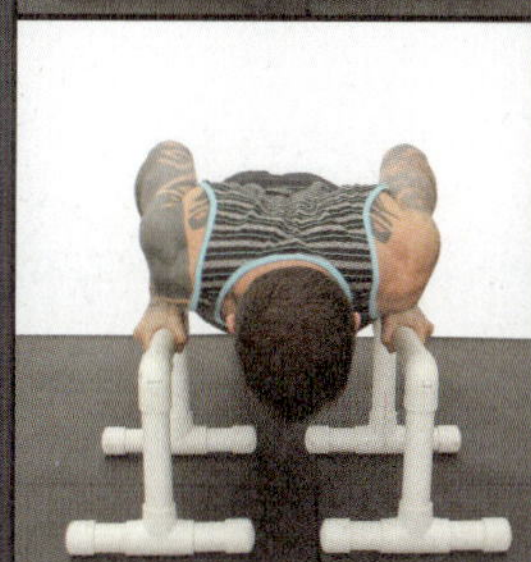

3

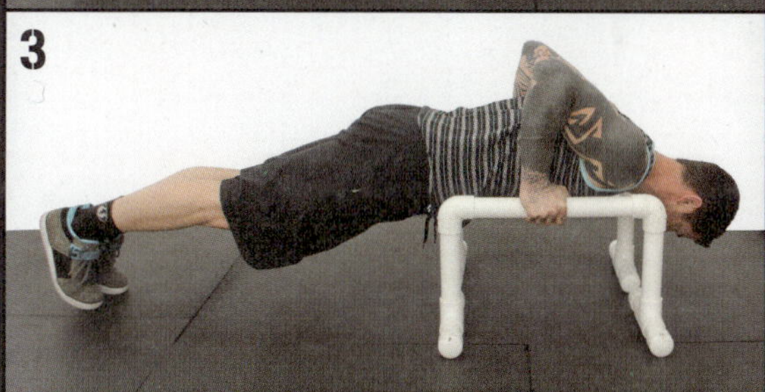

동작 범위를 늘리기 위해 어깨가 패럴릿과 평행이 될 때까지 몸을 계속 내린다.

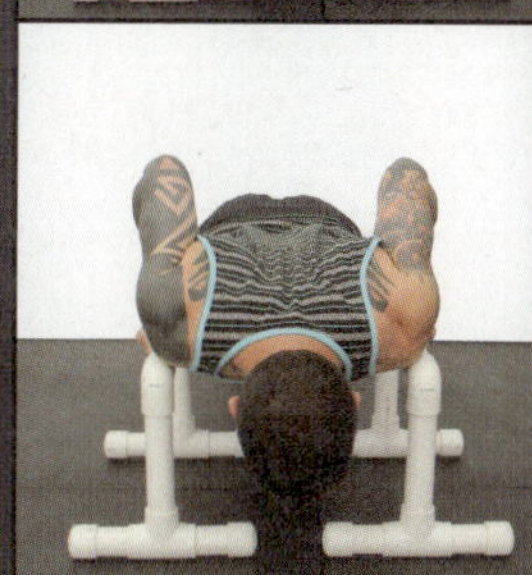

4

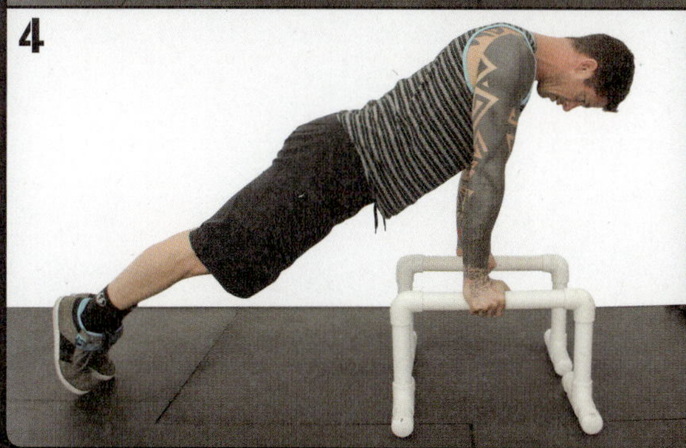

팔꿈치를 몸에 타이트하게 붙이고 등을 평평하게 유지한 채로 몸을 밀어올리고 팔을 잠금 상태로 만든다. 그리고 다시 시작 자세를 취한다.

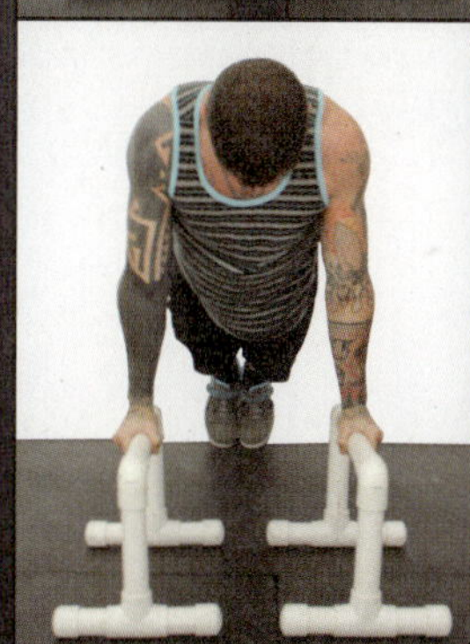

패럴릿

패럴릿은 모든 훈련자에게 권장할 만한 훌륭한 장비다. 저렴하고 설치가 쉬우며 기능성도 좋다. 당신을 위한 맞춤형 패럴릿에 관심이 있다면, 그렉 글래스만이 크로스핏 저널에 쓴 다음 글을 참조하라.

http://www.crossfit.com/journal/library/13_03_Parallettes.pdf.

클래핑 푸시업

고전적인 푸시업에는 수많은 변형 동작이 있다. 사실 이에 관한 책을 별도로 쓰는 것도 가능할 정도다. 하지만 이 책의 목적은 기능적 스트렝스 및 컨디셔닝 동작들을 제공해서 달리기, 자전거 및 수영을 더 빠르고 오랫동안 적은 통증으로 수행할 수 있도록 하기 위함이다. 푸시업 테크닉을 숙달하고 완전 범위의 반복횟수를 여러 차례 할 수 있게 되면, 클래핑 푸시업이라는 형태의 탄도학적 요소를 추가하는 것이 좋다. 고전적인 푸시업과 마찬가지로, 대부분의 훈련자들은 클래핑 푸시업을 해봤거나 본 적이 있을 것이다. 이 테크닉을 제대로 하기 위해서는 상체를 바닥에서 밀어올릴 힘으로 팔을 펴야 한다. 공중에 뜬 상태에서 박수를 친 후에 충격을 흡수하기 위해 바닥으로 손을 다시 내린다. 이 운동의 목적이 폭발적인 파워를 기르는 것이라는 게 중요하다. 박수를 치기에 충분한 속도로 팔을 완전히 펴기가 힘들어지면, 회복을 위해 휴식을 취하거나 고전적인 푸시업으로 돌아가야 한다.

1

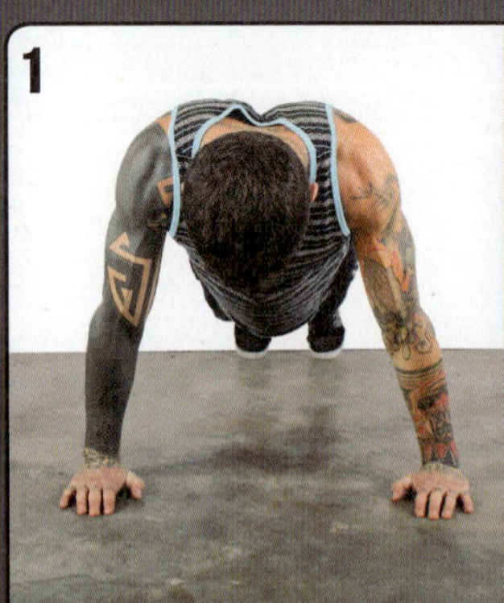

손의 폭을 어깨폭보다 약간 넓게 하면서 위쪽 푸시업 자세를 취했다.

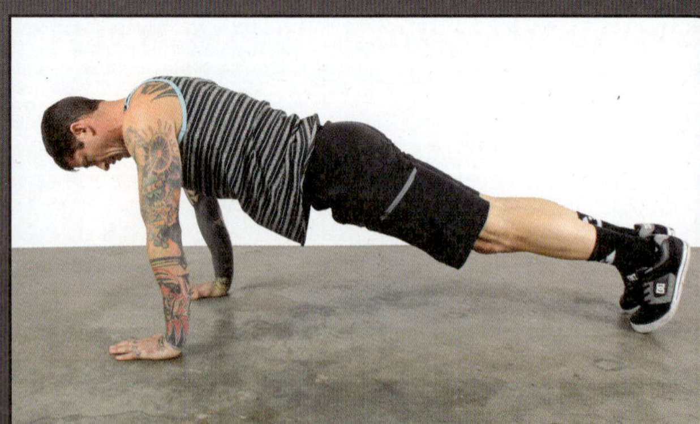

2

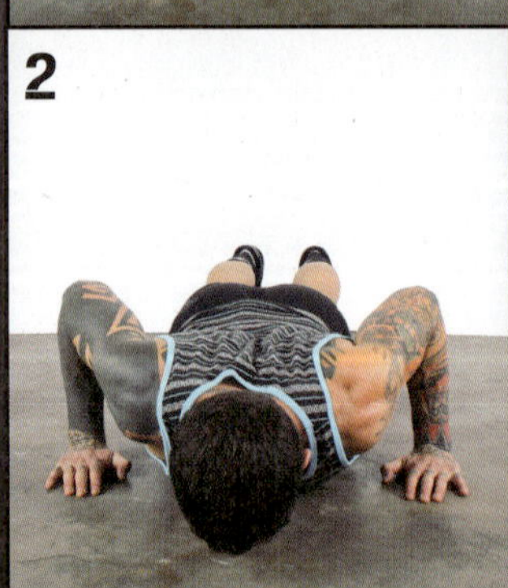

팔꿈치를 45도 각도로 당기면서 몸을 바닥으로 내린다. 가슴과 허벅지가 바닥에 닿은 것을 보라.

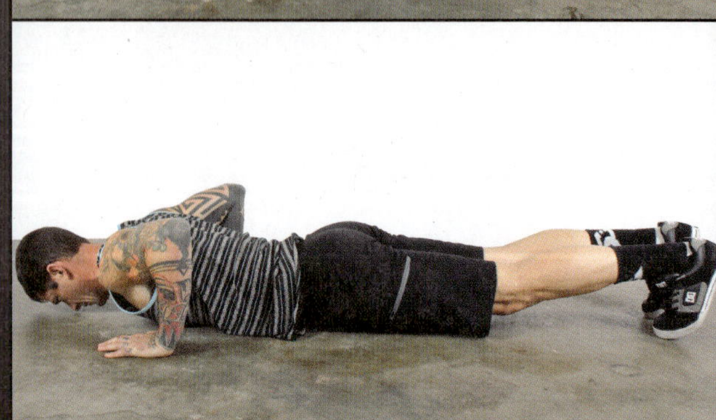

3

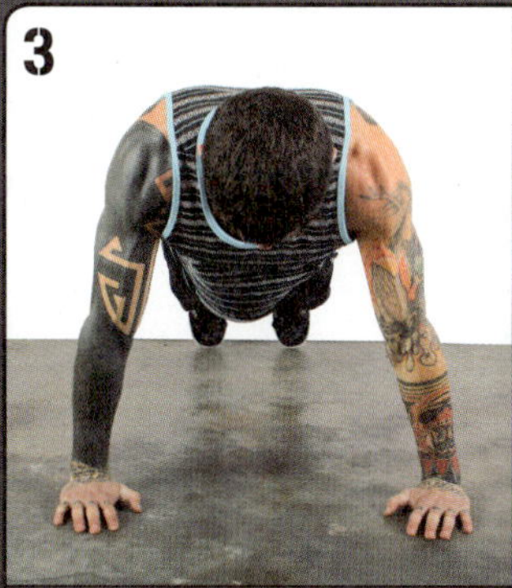

몸을 탄탄하게 유지하면서 푸시업 자세로 재빨리 전환해 팔을 잠근다.

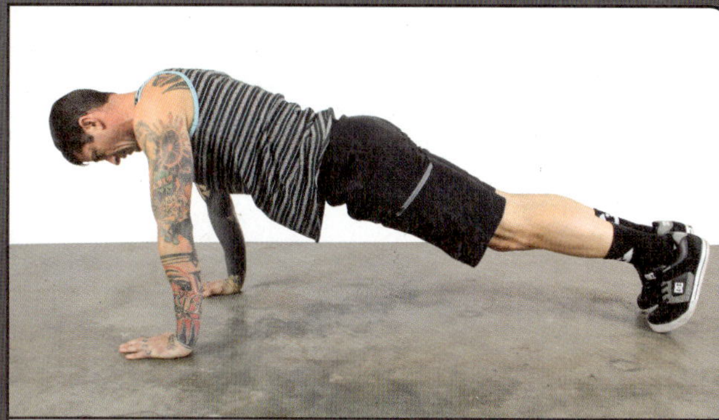

4

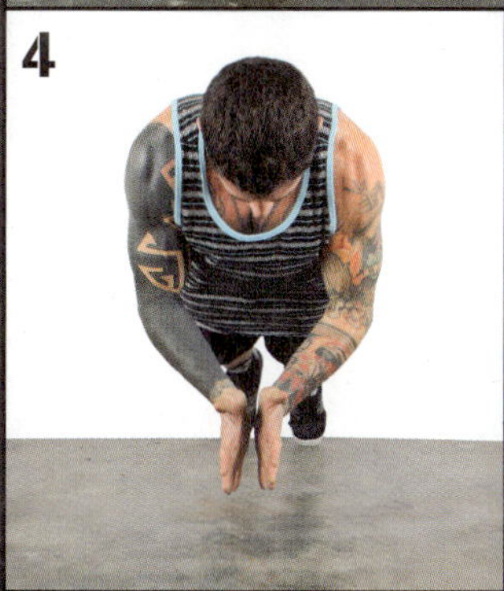

앞선 동작에 의해 발생한 위로 올라가는 힘 때문에 상체는 공중에 뜨고, 손뼉을 칠 수 있다.

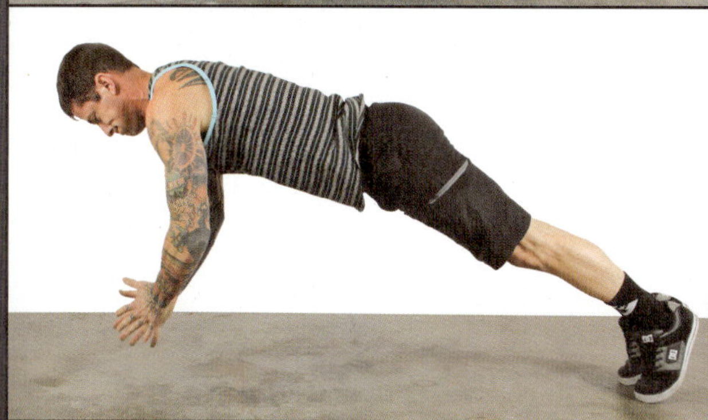

5

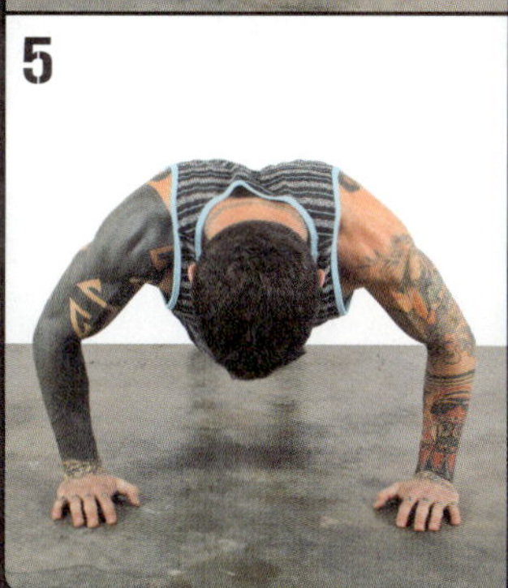

하강할 때는 팔을 약간 굽혀서 충격을 흡수한다. 여기서부터 계속 바닥까지 몸을 낮추고 다음 반복횟수로 무리 없이 전환한다.

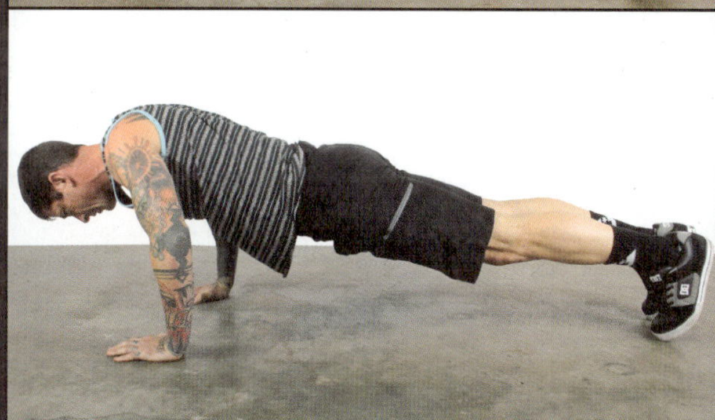

링 푸시업

링 푸시업은 고전적 푸시업 또는 패럴릿 푸시업과는 차원이 다를 정도로 어렵다. 몸이 공중에 매달려 있는 상태에서 불안정성을 극복해야 하기 때문이다. 이 동작을 처음 해본다면 균형을 잡기 위해 몸과 팔이 맹렬하게 흔들릴 가능성이 높다. 여기 나온 모든 복잡한 변형 동작들과 마찬가지로, 이 운동을 하기 전에 스트렝스와 조정력을 먼저 길러야 한다. 패럴릿에서 완벽한 푸시업을 할 수 없다면 이 운동은 피해야 한다. 하지만 당신이 고전적인 푸시업을 완벽하게 할 수 있다면, 링 푸시업은 스트렝스를 발달시키는 데 상당히 좋다.

이 테크닉을 제대로 하기 위해서는 팔을 잠근 채로 플랭크 자세를 취하고 가슴이 링 밑으로 내려갈 때까지 자세를 낮추고 팔을 뻗는다. 고전적인 푸시업과 마찬가지로 당신의 팔은 곧게 펴져 있어야 하고 어깨는 바깥쪽으로 돌고 등은 평평해야 한다. 과도하게 확장을 하거나 팔꿈치가 벌어진다면 파워를 잃고 부상을 입을 위험이 커진다.

1

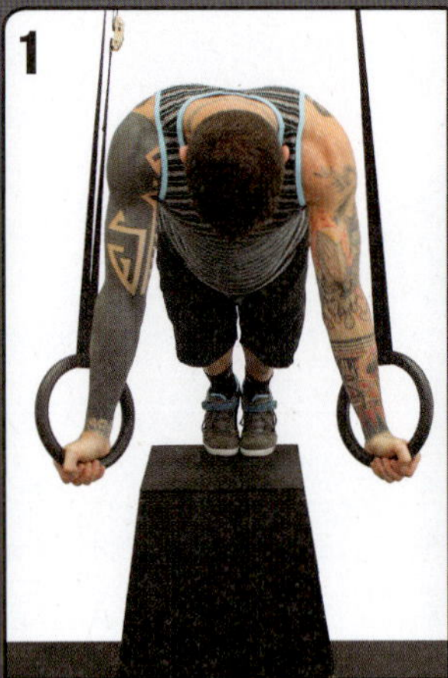

링에서 푸시업 자세를 취했다. 등은 곧게 펴 있고 팔은 바깥쪽으로 돌아 있는 것을 보라.

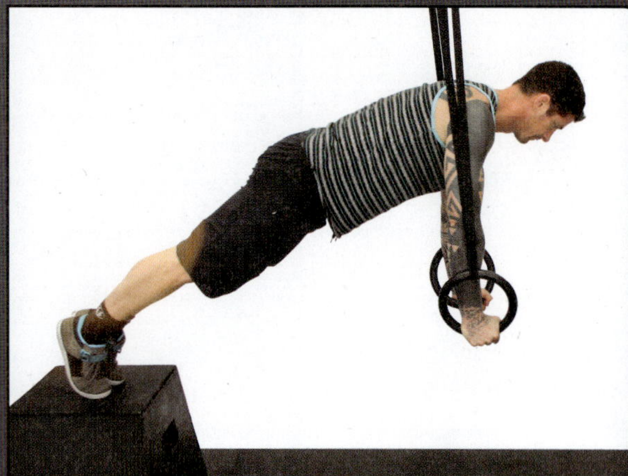

2

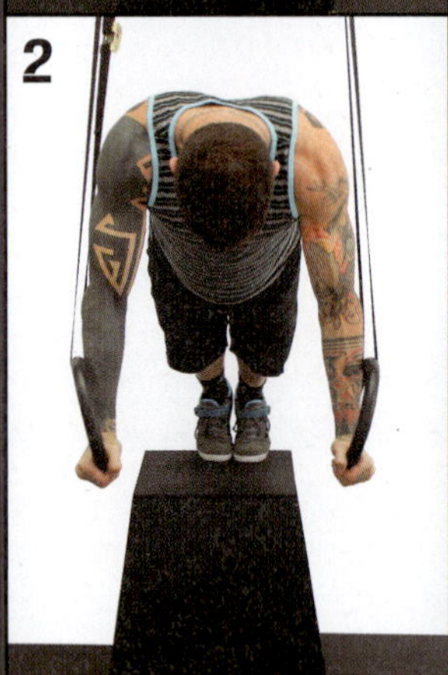

어깨가 바깥쪽으로 돈 상황에서 손을 안쪽으로 돌려서 양쪽 손바닥이 서로 바라보게 한다.

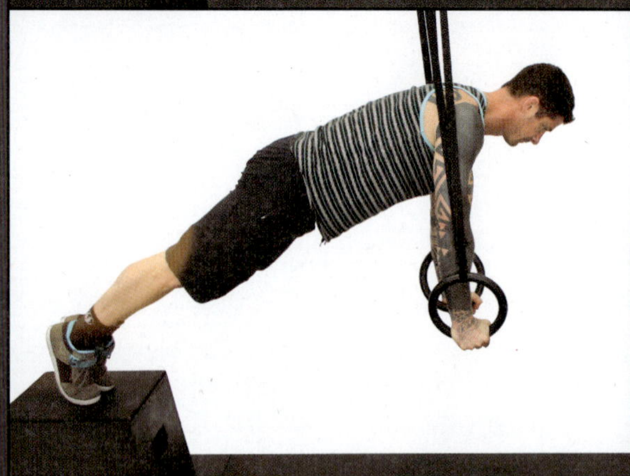

3

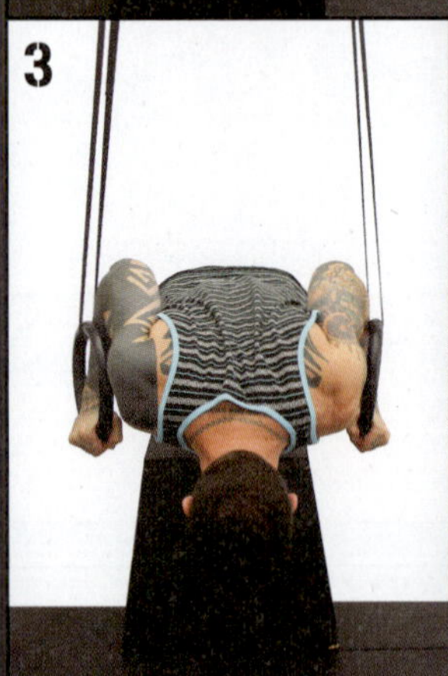

팔을 45도 각도로 뒤로 빼고 가슴이 손과 동일한 지평면에 올 때까지 몸을 낮춘다.

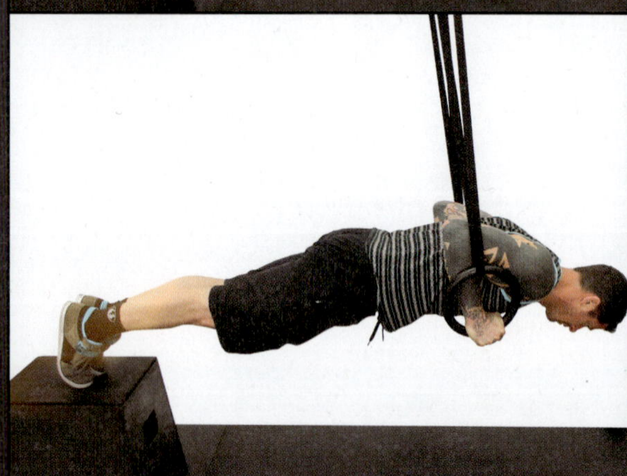

4

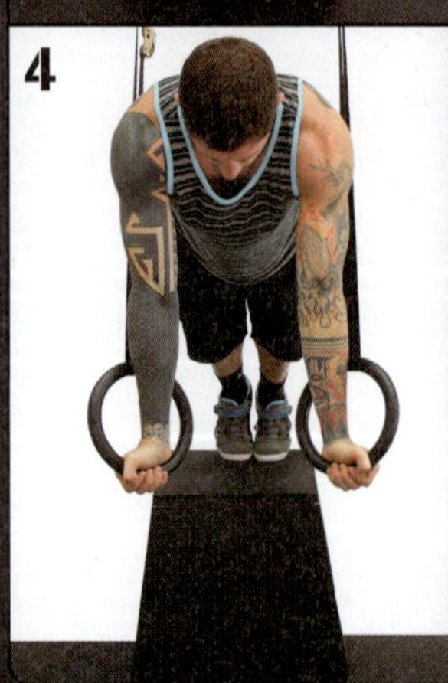

팔을 상체에 가깝게 하고 몸을 탄탄하게 유지하면서, 팔을 뻗고 몸을 밀어올린다. 이 시퀀스를 끝내기 위해 팔을 잠그고 손을 바깥쪽으로 돌린다.

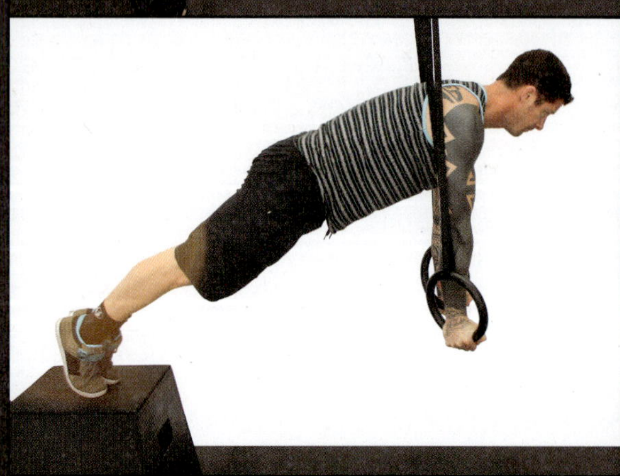

딥(Dip)

딥은 삼두근, 삼각근, 흉근 및 복근 강화에 도움이 되는 또 하나의 프레스 운동이다. 딥 바(dip bar)나 패럴릿에서도 할 수 있다. 만약 당신이 이 동작에 숙달됐다면 링에서도 가능하다(다음 시퀀스 참조). 이 운동의 강도를 올리려면 웨이트 베스트 또는 웨이트 벨트를 사용할 수도 있고 다리 사이에 덤벨을 끼우는 방법도 있다. 만약 이 동작을 정확히 할 수 없다면 딥 바 주변과 발 아래에 저항밴드를 연결하여 한 단계 아래로 내려갈 수 있다.

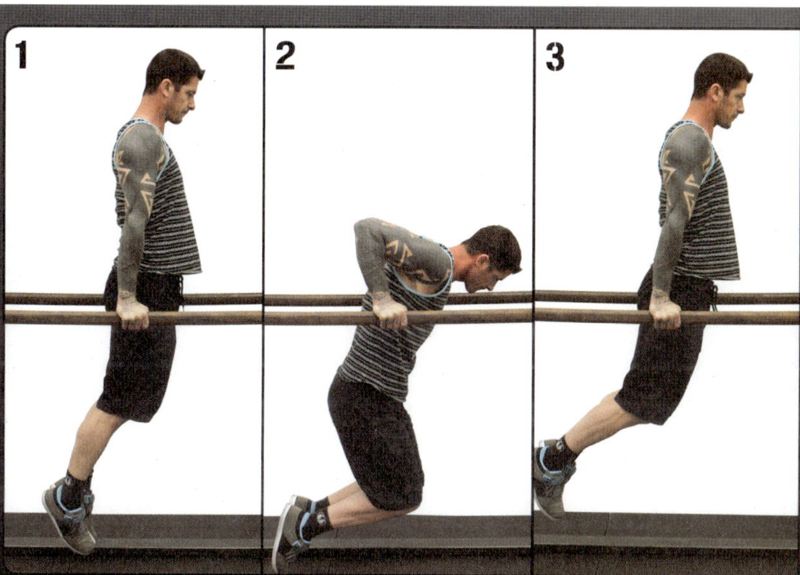

1. 평행봉에서 척추 중립 자세를 취했다. 평행봉의 폭이 어깨폭에 비해 약간 넓은 것을 주목하라.
2. 허리를 지면과 완전히 직각으로 유지하면서 팔꿈치를 45도 각도로 뒤로 빼고 가슴이 평행봉과 평행이 될 때까지 몸을 낮춘다.
3. 가슴을 올리고 등을 평평하게 유지하면서 몸을 다시 밀어올리고 팔을 잠근 후에 시퀀스를 완성한다.

링 딥(Ring Dip)

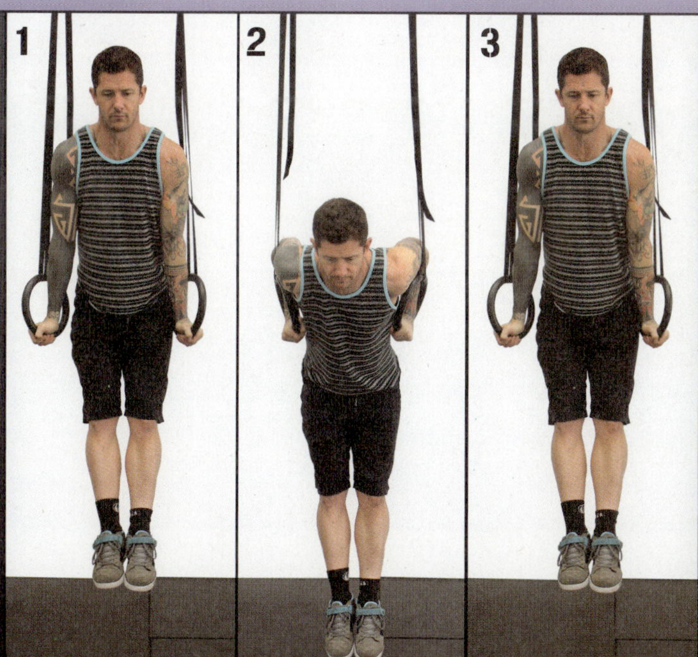

여러 차례 반복횟수로 딥을 수월하게 할 수 있게 되면, 링 딥에 도전하는 것도 좋다. 링 푸시업과 마찬가지로 아래쪽 위치로 내려가고 몸을 밀어낼 때 팔이 벌어지는 것을 방지하기 위해 코어에 힘을 주고 어깨를 안정화해야 한다.

1. 링을 잡고 중립 척추 자세를 취했다. 허리가 곧은 상태이며 팔은 바깥쪽으로 돌아 있는 것을 확인하라.
2. 손을 안쪽으로 돌려서 딥 자세로 몸을 낮추고 엄지손가락이 앞을 향하도록 한다. 그리고 팔꿈치를 뒤로 뺀다.
3. 팔을 몸에 타이트하게 붙인 상태에서 몸을 밀어올린다.

물구나무 푸시업(HSPU)

물구나무 푸시업은 코어, 어깨, 삼두근에 상당한 단련이 되는 운동이다. 체조 경험이 많고 물구나무서기를 할 수 있는 경우가 아니라면 벽에 기대서 균형을 잡아야 HSPU를 할 수 있다. 아래 사진을 보면 내가 물구나무서기 자세로 올라설 때 왼발로 벽을 딛는 것이 확인될 것이다. 안정화시킨 후에는 다리를 곧게 뻗고 발뒤꿈치를 벽에 기대면서 쓰러지지 않도록 한다.

과도한 확장은 큰 문제가 된다는 것을 명심하라. 따라서 코어에 힘을 주고 팔을 잠그고서 어깨는 바깥쪽으로 돌아가 있어야 한다. 이 운동을 예전에 해본 적이 없으며 스트렝스가 부족해서 할 수 없다면, 우선은 물구나무서기 자세를 잡고 유지하는 것부터 시작하라. 또는 물구나무 자세에서 몸을 낮추고 다리가 바닥에 떨어지도록 하라. 몸을 1/4만 내렸다가 다시 밀어올리는 식으로 동작 범위를 줄일 수도 있다. 그리고 스트렝스가 향상되면 더 아래까지 내려가면서 머리가 바닥에 닿는 완전한 동작 범위까지 성공할 수 있다. 이 동작을 쉽게 할 수 있다면 패럴릿에서의 물구나무 푸시업을 시도해볼 수도 있다.

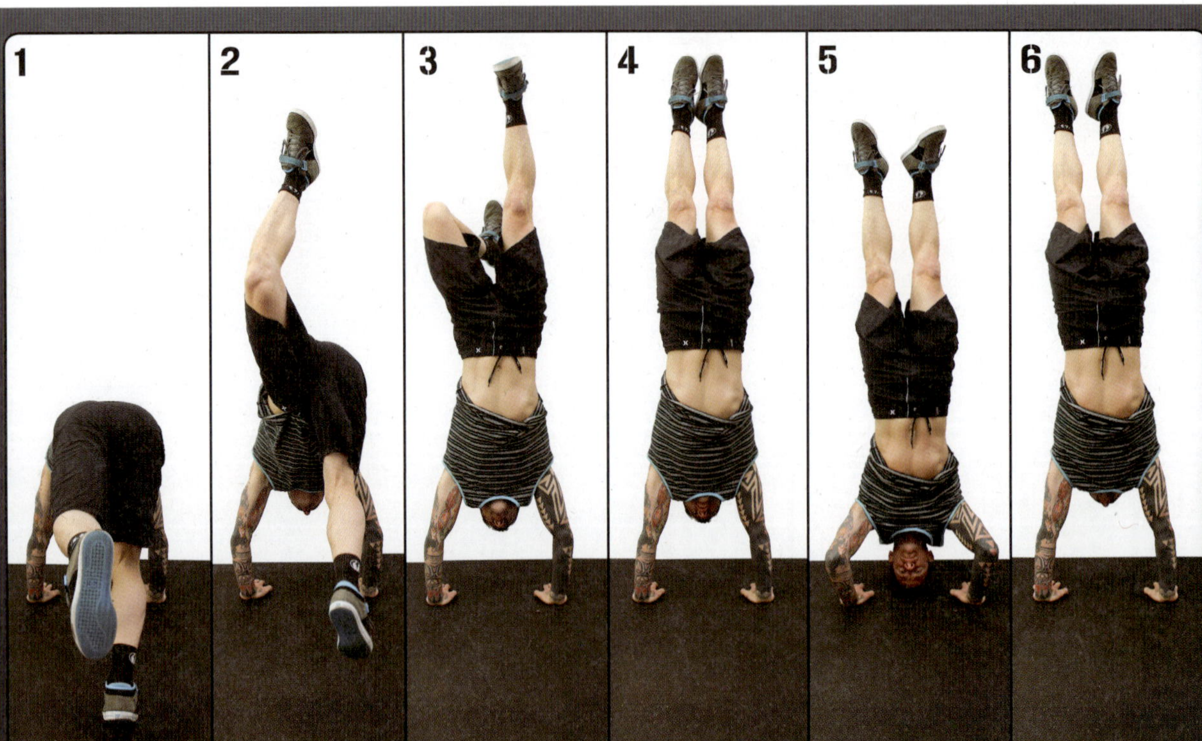

1. HSPU 셋업을 위해 손을 벽에서 6인치 정도 떨어진 곳에 두고, 어깨를 손목 위에 오도록 하고 왼발을 바닥에서 뗀다.
2. 물구나무서기 자세로 차오르기에 충분한 추진력을 만들기 위해, 벽을 향해 왼발을 날린다.
3. 왼발로 벽에 기댄다.
4. 몸을 안정화시킨 후에 다리를 곧게 뻗고 팔을 잠그고 발뒤꿈치로 벽에 기댄다.
5. 머리 위쪽이 바닥에 닿을 때까지 몸을 내린다.
6. 팔을 펴고 다시 몸을 밀어올려서 시작 자세로 복귀한다.

할로우 자세

풀업을 시작하기 전에 먼저 철봉에서의 셋업 방법을 알아야 한다. 대부분의 훈련자들은 단순히 점프해서 철봉을 잡고 근육을 제대로 활용하지 않은 상황에서 당기는 동작을 시작한다. 스쿼트, 프레스 및 기타 운동의 셋업과 마찬가지로, 당신은 동작을 하기 전에 중심선을 안정화시켜야 한다. 이미 언급했듯이 일단 동작을 시작한 후에 안정된 자세를 다시 취하는 건, 불가능하지는 않더라도 상당히 어렵다. 아래 사진을 보면 내가 철봉에 매달린 상태에서 코어에 힘을 주고 타이트한 자세를 취한 것이 보일 것이다. 이를 통해 척추를 보호하고 어깨를 올바른 위치에서 잠글 뿐 아니라, 데드 행(dead hang) 상태로 과도하게 확장된 경우에 비해 풀업을 시작하기도 쉽다.

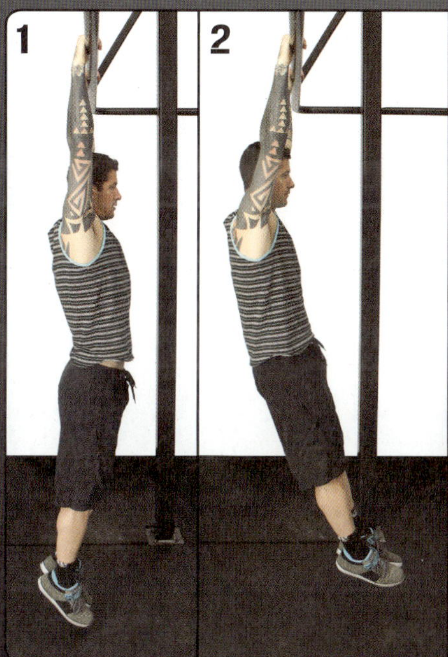

1. 몸에 힘을 뺀 상태로 철봉에 매달려 있다. 허리가 지나치게 확장되어 있고 어깨는 부드러우며 발은 넓게 벌어져 있는 것을 보라.
2. 할로우 타이트 자세를 취하기 위해서 코어와 둔근에 힘을 주고 어깨 견갑골을 뒤로 당겼다. 허리가 곧게 펴져 있고 어깨는 잠겨 있으며 발은 모아져 있는 것을 보라.

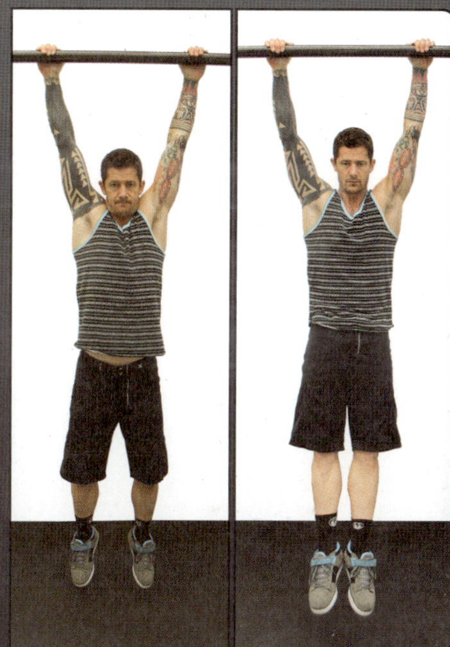

철봉 그립

어떤 그립을 잡을 것인지는 대부분 개인적 취향의 문제지만, 나는 항상 엄지손가락이 아래로 가는 그립(그림 B)보다 펄스 그립(그림 A)을 선호한다. 이유는 그것이 더 높은 안정성과 그립력을 주기 때문이다. 사진을 보면 펄스 그립을 통해서 철봉의 윗부분을 손바닥으로 감싼 것이 확인될 것이다. 이는 손목과 팔뚝에 강한 자세를 주며, 손가락 관절의 위치를 잡기 쉽게 만들어서 그립의 스트렝스를 증가시킨다. 엄지손가락이 아래로 간 그립이 강해 보일 수도 있지만, 이러면 팔목과 팔이 철봉 바로 아래로 가게 된다. 이로 인해 당기고 유지하는 것이 상당히 힘들어진다. 서투른 당기기 자세를 잡는 것 외에도 그립 B는 당신의 체중을 감당해야 하는 손가락에 더 많은 스트레스와 부담을 준다. 팔뚝에 엄청난 부담이 가해지는 상황에서 몇 초 이상 버티기는 힘들며, 완전한 동작 범위의 풀업을 여러 번 하기는 더욱 어렵다.

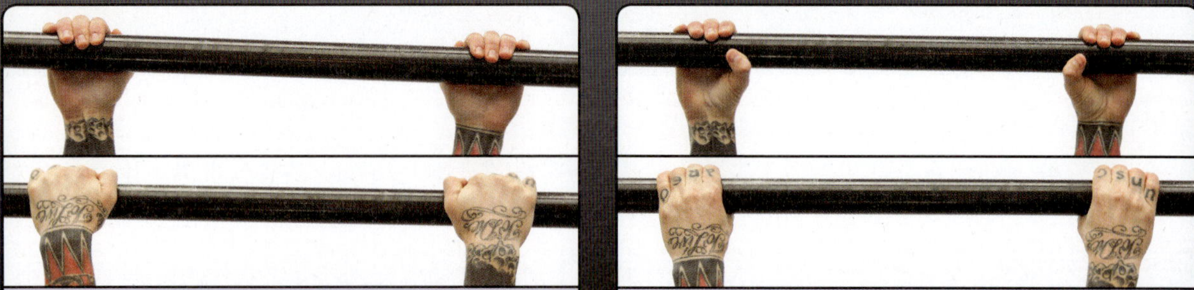

펄스 그립(그림 A)

엄지손가락이 아래로 간 그립(그림 B)

데드 행 풀업

데드 행 풀업은 허리와 팔 후방사슬(이두근)의 스트렝스를 발달시킨다. 당연히 풀업은 수영에 도움이 되는데, 자유형에 사용되는 광배근과 이두근을 강화시키기 때문이다. 동시에 자세를 유지시키는 데 도움이 되는 허리 근육을 강화시키기 때문에 육상 및 사이클 선수들에게도 도움이 된다. 앞서 언급했듯이, 자세가 가장 중요하다. 허리가 약하거나 덜 발달되어 있다면 허리를 펴고 타이트한 자세를 유지하는 것이 상당히 어렵다. 과도하게 확장하거나 앞으로 굽혀서 자세가 흐트러지는 순간, 당신의 근육은 약한 자세를 상쇄시키기 위해 더 많이 활동하게 되고 이는 피로 뿐 아니라 부상 위험을 증가시킨다.

스트렝스나 테크닉이 부족해서 풀업을 할 수 없다면, 다음 시퀀스에 나오는 수파인 로우를 해서 허리의 스트렝스를 향상시켜야 한다. 그동안에 철봉에 매달려 몸을 최대한 높이 끌어당겨서 테크닉과 조정력을 길러라. 박스 위에 올라서서 턱걸이 자세를 하고 천천히 내려오는 것도 좋다. 발에 저항밴드를 감는 것도 좋다. 데드 행 풀업을 여러 차례 할 수 있다면, 웨이트 벨트 또는 웨이트 베스트를 이용해 고난이도에 도전할 수도 있다.

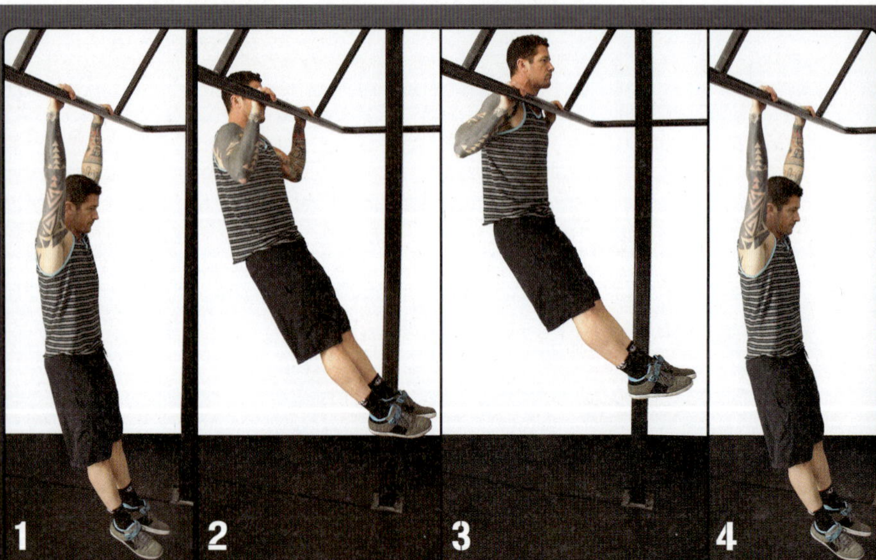

1. 펄스 그립으로 철봉을 잡고 할로우-타이트 자세를 취했다.
2. 허리를 곧게 하고 어깨를 움츠리며 광배근과 이두근에 힘을 준 후에 몸을 끌어올린다.
3. 턱을 철봉 위로 끌어올린다. 어깨 높이까지 끌어올려야 한다는 것을 명심하라. 목을 과도하게 뻗어서 턱걸이를 해서는 안 된다.
4. 할로우-타이트 자세를 취하면서 몸을 낮추고 다시 시작 자세를 잡는다.

업라이트(수파인) 로우

이 동작 역시 허리와 이두근을 강화한다. 앞의 테크닉에서 언급했듯이 업라이트 로우는 풀업을 위한 훌륭한 훈련인데, 이유는 몸의 각도를 조절해서 난이도를 높일 수 있기 때문이다. 똑바로 설수록 쉽고, 그 반대의 경우는 어렵다. 따라서 몸을 45도~90도 정도로 직각에 가깝게 시작하는 것도 좋다. 그리고 강해지면서 각도를 줄이는 것이다. 몸과 바닥의 거리에 따라서 어느 근육을 사용할지 좌우된다는 것이 중요하다. 예를 들어 만약 당신이 더 수직에 가까운 자세를 취했다면 광배근과 이두근을 더 사용할 것이다. 각도를 줄이면 등 위쪽 근육을 더 사용하게 된다. 이미 데드 행 풀업을 완벽하게 할 수 있다고 해도, 완전한 동작 범위의 수파인 로우를 극단적인 각도(허리가 거의 바닥과 평행)로 하는 것은 등 위쪽 근육을 기르기 위한 훌륭한 방법이다. 주의: 만약 데드 행 풀업으로 발전하고 싶다면 도움을 받는 풀업도 좋은 선택이다. 그렇게 해서 테크닉을 향상시키고 동작에 필요한 근육(특히 광배근)을 발달시킬 수 있다.

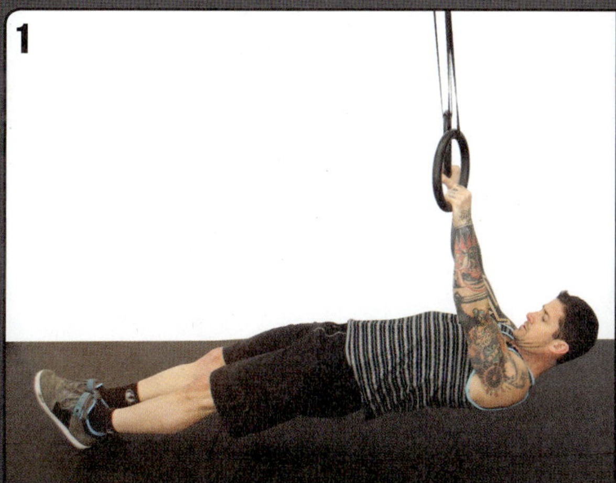

상체가 공중에 걸린 채 링에 매달려 있다. 어깨를 뒤로 끌어당기고 있으며 곧게 뻗은 허리를 유지하기 위해 둔근과 코어에 힘을 주고 있는 것을 주목하라.

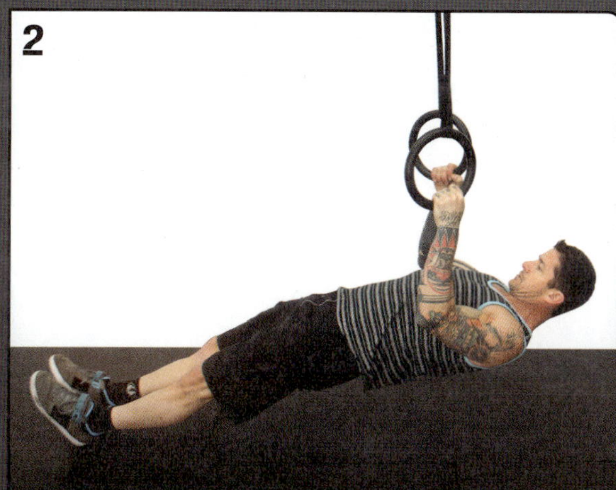

허리를 곧게 유지하고 어깨는 뒤로 뺀 상태에서 링을 향해 몸을 끌어당긴다.

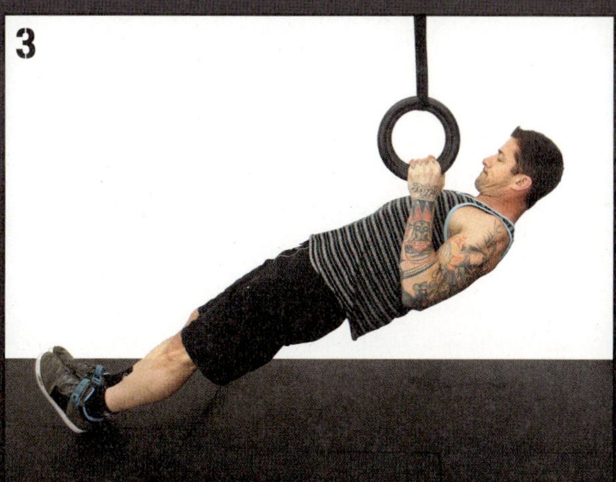

링을 향해 가슴을 끌어당긴다.

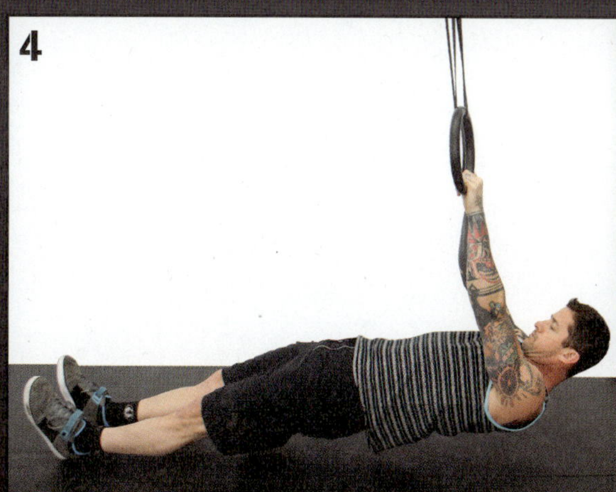

시작 자세로 몸을 낮춘다.

킵(Kip)

킵은 추진력을 생성하기 위한 훌륭한 방법으로, 이를 통해 데드 행 자세에서 시작하는 경우에 비해 적은 에너지와 스트렝스를 가지고 철봉으로 몸을 끌어당길 수 있다. 사진을 보면 내가 할로우 타이트 자세에서 시작해 철봉 아래로 몸을 당기고 어깨를 뒤로 빼는 것이 확인될 것이다. 앞뒤로 움직이는 이 동작은 풀업의 초기 단계로, 가장 어렵다. 바벨을 가속시키기 위해 충분한 추진력을 만들거나, 몸이 시작 자세에서 나머지 동작을 쉽게 만든다는 점에서 스트릭트 프레스를 푸시 프레스와 비교하는 것과도 같다.

킵을 처음 해본다면, 키핑 풀업으로 가기 전에 킵 테크닉을 완벽하게 익히기 위해 시간을 투자하는 것이 좋다. 많은 사람들이 철봉 아래에서 몸을 끌어당길 때 발을 벌려서 중심선을 무너뜨리고, 과도하게 확장을 하고, 다리를 굽히는 실수를 한다. 이는 엉성한 자세로 달리면서도 괜찮다고 말하는 것과 다르지 않다.

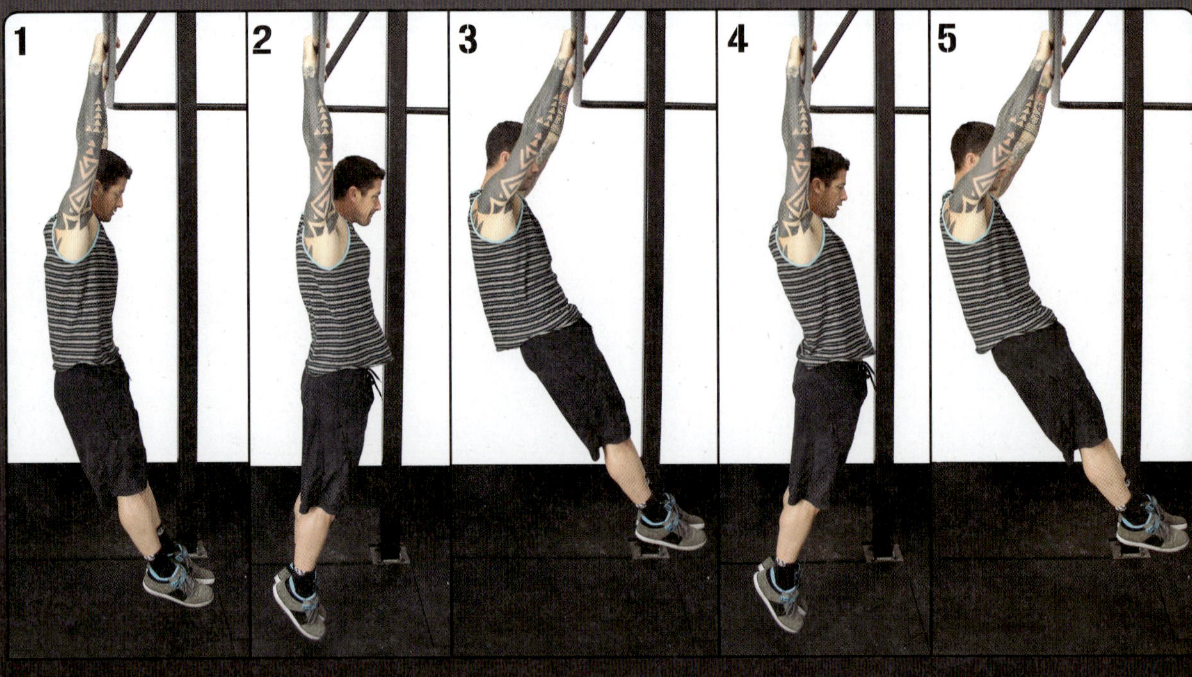

1. 철봉에서 할로우 타이트 자세를 취했다.
2. 철봉 아래에서 몸을 끌어당기기 위해 둔근에 힘을 주고, 마치 수영장에서 돌핀 킥을 하듯이 다리를 차낸다.
3. 앞선 동작으로 인한 추진력을 활용하면서, 발을 앞으로 차고 철봉에서 몸을 뒤로 뺀다.
4. 수평면을 따라 추진력을 유지하면서, 몸을 철봉 아래에서 두 번째로 끌어당긴다.
5. 앞선 동작에서 생성된 추진력을 이용해 몸을 철봉에서 뒤로 뺀다. 이 운동은 그림에 나온 것처럼 앞뒤로 움직이는 동작을 하면서 워밍업으로 사용할 수 있으며, 키핑 풀업을 위한 스트렝스를 기르기 위해서도 활용 가능하다.

키핑 풀업

이 시퀀스에서는 킵의 추진력을 이용해 풀업을 하는 방법을 보여주겠다. 반복하자면, 킵을 통해 추진력을 발생시키고 완전한 범위의 풀업을 수월하게 할 수 있다. 대부분의 경우에 나는 컨디셔닝 워크아웃으로 키핑 풀업을 시킨다. 그래야 짧은 시간 내에 더 많은 반복횟수가 가능하기 때문이다. 그리고 스트릭트 또는 데드 행 웨이티드 풀업으로 스트렝스를 기른다. 이 운동을 더 어렵게 하고 싶다면 가슴을 철봉까지 끌어올려서 동작 범위를 늘리는 것도 좋다.

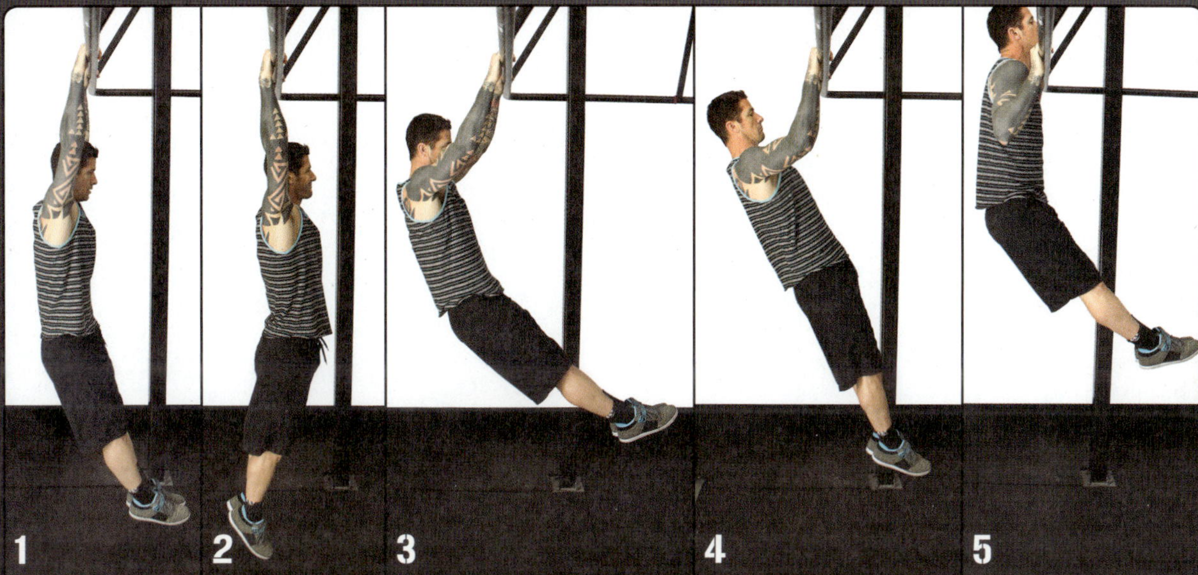

1. 철봉에서 할로우 타이트 자세를 취했다.
2. 철봉 아래에서 몸을 끌어당기기 위해 둔근에 힘을 주고 마치 수영장에서 돌핀 킥을 하듯이 다리를 뒤쪽으로 찬다.
3. 앞선 동작으로 인한 추진력을 활용하면서, 발을 앞으로 차고 철봉에서 몸을 뒤로 뺀다.
4. 뒤로 움직일 때 킵으로 인해 생성된 추진력을 이용해서 몸을 앞쪽으로 가속시킨다.
5. 몸을 타이트하게 유지하면서 턱걸이를 한다.

친업

이 운동은 모든 지구력 종목 선수들에게 중요하지만, 특히 오랜 시간 동안 팔을 90도 각도로 굽혀야 하는 달리기 선수들에게 효과가 좋다. 이두근과 허리를 강화하기 위해 친업으로 스트릭트 풀을 자주 대체할 것을 권장한다.

1. 철봉을 외전 그립(손바닥이 나를 바라봄)으로 잡았다. 풀업의 셋업을 위해 복근과 둔근에 힘을 주고 할로우 타이트 자세를 취했다.
2. 타이트한 몸 상태를 유지하면서 턱걸이를 한다.

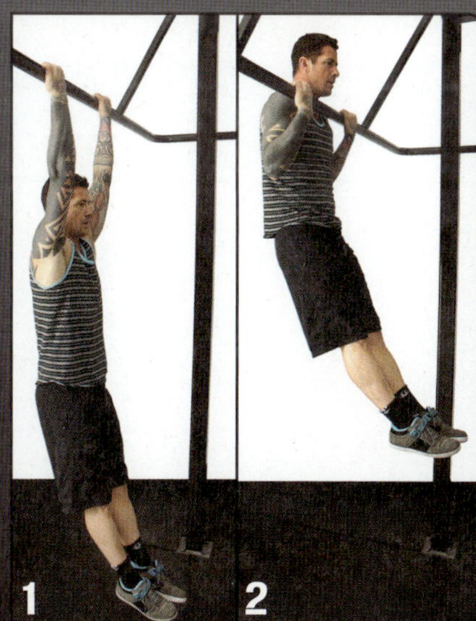

L자 풀업

L자 풀업은 코어, 고관절 굴곡근, 허리 및 팔을 사용하는 고급 운동이다. 이 동작을 효과적으로 하려면 당신은 바닥 또는 패럴릿에서 L자 버티기를 할 수 있어야 하며, 데드 행 풀업을 쉽게 할 수 있어야 한다. 이걸 하지 못한다면 이 두 가지 운동을 해서 스트렝스와 테크닉을 길러야 한다. 어떤 훈련자들은 이 두 동작을 모두 할 수 있으면서도 이걸 통합해 L자 풀업을 하는 건 어려워하는 경우가 있다. 이는 조정력이 부족하기 때문이다. 당신이 여기 해당된다면, 무릎을 90도 각도로 굽힌 L자 버티기로 훈련을 하라. 이렇게 하면 코어와 고관절 굴곡근에 부담이 덜 간다. 스트렝스와 조정력이 향상되면 아래 사진에 나온 것처럼 다리를 서서히 뻗는다.

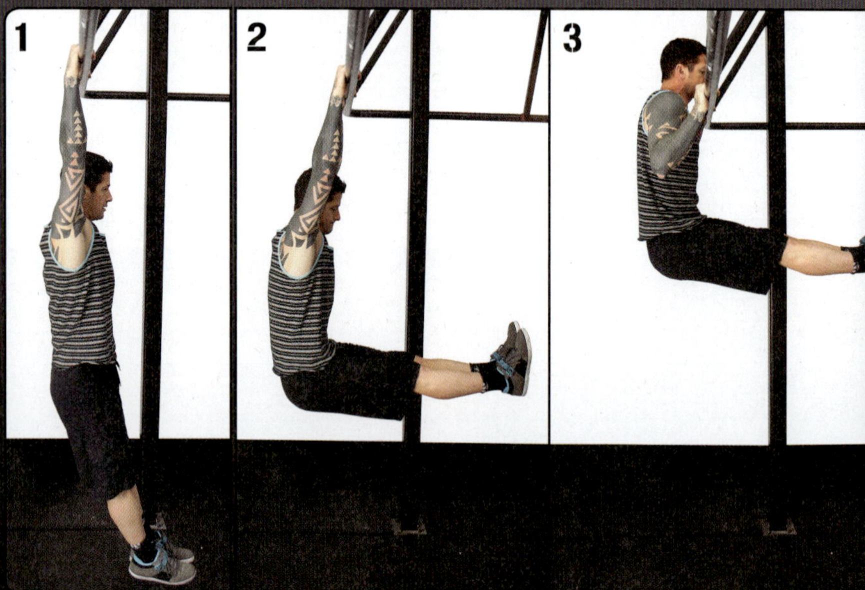

1. 철봉에서 할로우 타이트 자세를 취했다.
2. 다리와 허리를 곧게 펴고서, L자 버티기 자세를 취했다. 만약 당신이 이 자세를 취할 수 없다면, 무릎을 90도 각도로 굽혀서 복근과 고관절 굴곡근에 가해지는 부담을 줄이는 것도 가능하다.
3. 골반을 90도 각도로 유지하면서 턱걸이를 한다.

밧줄오르기

밧줄오르기는 그립, 팔, 허리 및 코어의 스트렝스를 길러주는 훌륭한 전신 운동이다. 밧줄을 타본 적이 없다면, '풋 레이스(foot lace)' 테크닉(시퀀스 A와 B) 중 하나로 시작하는 것이 좋다. 상체에 가해지는 부담을 경감시킬 뿐 아니라, 자세를 안정시키고 다리의 힘을 이용해 밧줄을 올라갈 수 있다. 변형 동작은 두 가지가 있으니 실험을 해보고 자연스럽게 느껴지는 동작을 선택하면 된다. 비록 다리를 사용하지 않고 밧줄을 오를 수 있더라도, 안전을 위해서는 발로 밧줄을 타는 테크닉을 숙달하는 데 상당한 시간을 투자해야 한다. 올라가는 동안 그립에 문제가 생길 때 다리로 체중을 지탱하면 팔에 가해지는 편심력을 감소시킬 뿐 아니라 내려가면서 밧줄에서 떨어질 위험도 줄어든다.

시퀀스 A: 밧줄오르기 옵션 1

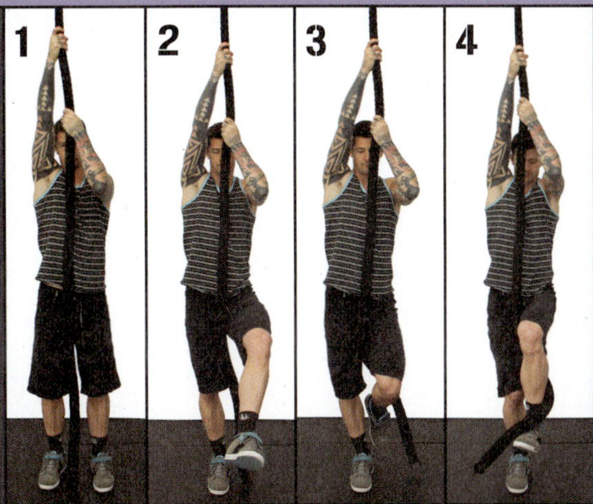

1. 밧줄을 견고한 그립으로 잡는다.
2. 밧줄 앞부분을 왼쪽 다리로 감싼다.
3. 왼쪽 다리의 굴곡 부위로 밧줄을 당긴다.
4. 다리를 시계 방향으로 돌리며 밧줄 아래에서 왼발을 당긴다.

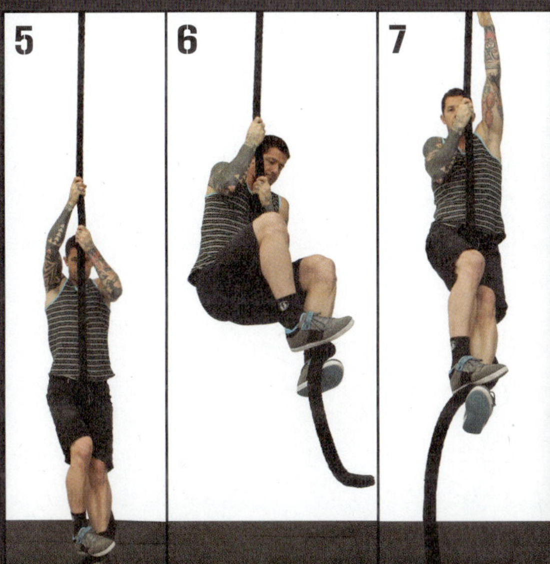

5. 팔로 몸을 끌어올리면서, 오른발을 왼발 위에 있게 하고 밧줄은 양쪽 발 사이에 오게 한다. 왼발을 굽혀서 밧줄이 다리에서 미끄러지지 않도록 하고 있다.
6. 팔로 체중을 지탱하면서 몸을 끌어올리고, 밧줄 위로 양쪽 발을 올린다.
7. 발로 밧줄을 다시 고정시킨다. 발이 체중을 지탱하고 있는 상황에서 왼팔을 밧줄 위로 뻗어 탄탄한 그립을 잡는다. 여기서부터 밧줄 꼭대기에 도달할 때까지 시퀀스를 반복한다. 내려갈 때와 올라갈 때 동일한 테크닉을 사용하는 것이 중요하다.

시퀀스 B: 밧줄오르기 옵션 2

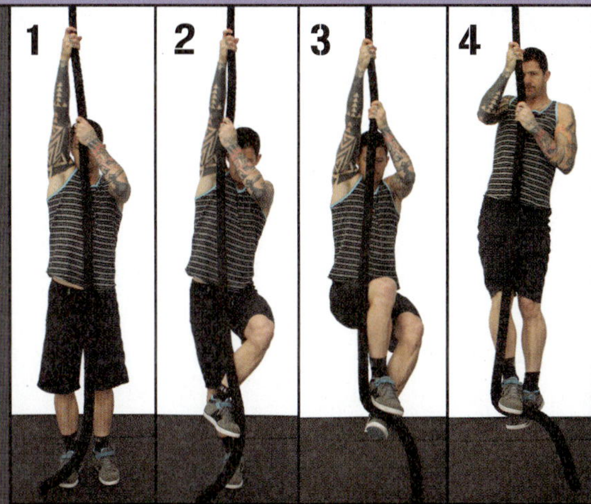

1. 밧줄을 견고한 그립으로 잡는다.
2. 몸을 가로질러 왼쪽 다리를 움직이며 왼발을 밧줄 앞쪽으로 잡아당긴다. 첫 번째 옵션과는 달리 밧줄이 다리를 감고 있지 않은 것을 주목하라.
3. 내 팔을 사용하여 몸의 무게를 지탱하고, 오른쪽 무릎을 밧줄과 왼쪽 다리 안쪽으로 이동시키고, 오른발을 왼발에 대고 다리 사이를 밧줄로 고정시킨다.
4. 팔과 다리를 사용해 밧줄을 타고 올라간다.

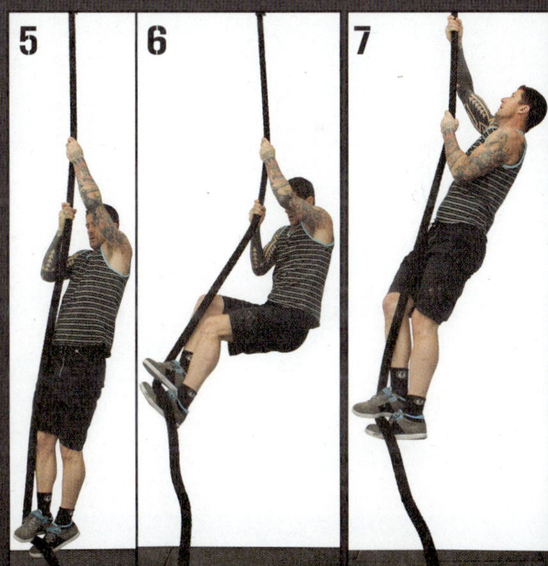

5. 왼쪽 팔을 밧줄까지 올리고 꽉 잡는다.
6. 팔로 몸을 끌어당기면서, 양쪽 발을 밧줄 위로 움직인다. 밧줄을 발 사이에 끼워넣은 것을 주목하라.
7. 발 사이에 밧줄을 끼워넣고 순간적으로 팔에 가해진 부담을 없앤다. 이것을 할 때, 나는 오른팔을 밧줄 위로 가져가서 순서를 반복하기 위해 준비한다.

머슬 업(Muscle-up)

머슬 업은 풀업을 딥과 결합시킨 체조 테크닉이다. 이 운동을 하기 전에 스트릭트 데드 행 풀업과 링 딥을 정밀하게 하는 것이 필수적이지만, 그렇다고 해서 반드시 이걸 성공할 수 있다는 의미는 아니다. 두 동작 사이의 전환은 상당히 기술적인 일이며, 특정한 능력을 필요로 한다. 먼저 당신은 링을 펄스 그립으로 잡아야 한다. 이 그립을 잡아본 적이 없다면 링을 가슴 높이까지 낮춰서 익숙해져야 한다. 시퀀스 A에 나온 사진들을 자세히 보면, 손목이 링 위로 접혀 있는 것이 확인될 것이다. 처음에는 이 그립이 어색해 보일 수 있지만, 강력한 당기기 자세를 제공할 뿐 아니라 딥으로의 전환도 쉬워진다.

펄스 그립을 잡는 방법을 이해하고 나면, 다음 단계는 풀업에서 딥으로 전환을 훈련한다. 이걸 하는 최고의 방법은 무릎을 꿇은 자세에서 시작하는 것이다(시퀀스 B). 다리의 힘으로 상체에 가해지는 스트레스를 없애고서, 펄스 그립을 사용해서 링을 가슴까지 당기고 팔을 타이트하게 유지하며 딥으로 수월하게 전환할 수 있다. 테크닉을 조정한 후에는 전체 범위의 머슬 업을 시도할 수 있다(시퀀스 C).

관건은 링을 당기면서 펄스 그립을 완벽하게 유지하고 팔을 몸에 타이트하게 붙이고서 팔꿈치를 위로 향하게 하고, 가슴을 링으로 끌어당기는 순간 상체의 무게를 손으로 넘기면서 몸을 앞으로 기울이는 것이다. 킵을 추가하면 완전한 범위의 머슬 업은 쉬워지는데, 이건 처음 배울 적에는 일반적이면서 필요하기도 하다. 이 동작을 제대로 하면(스트릭트 머슬 업 또는 키핑 머슬 업 무엇을 하던지 간에), 조정력을 향상시킬 뿐 아니라 상체의 스트렝스도 기를 수 있다.

시퀀스 A: 펄스 그립

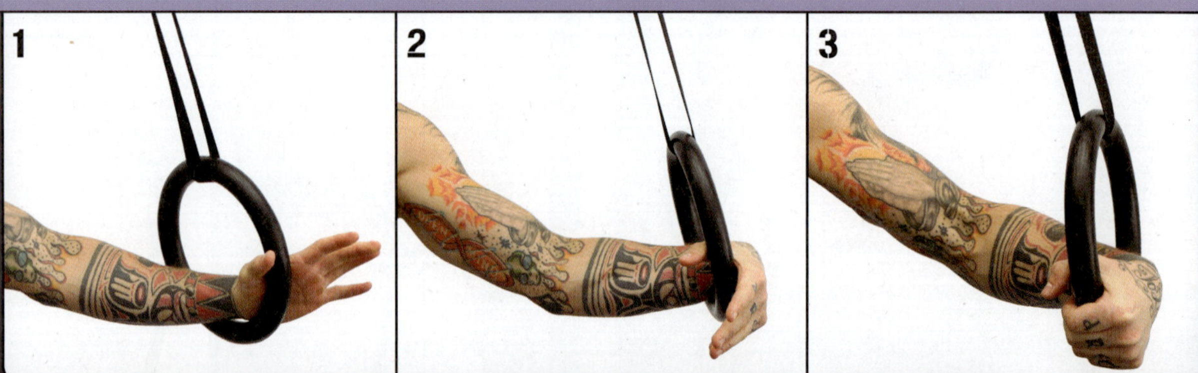

1. 펄스 그립을 잡기 위해 링에 손을 끼운다. 엄지손가락과 손목이 링 안쪽에 걸린 것을 보라.

2. 링 위로 손목을 접는다.

3. 링이 손목을 지탱하게 하면서 손으로 링을 붙잡는다. 실토하자면 이 그립은 그리 편안하지 않으며 특히 처음에는 더욱 그렇다. 하지만 내가 할 수 있다면 여러분도 가능할 것이다.

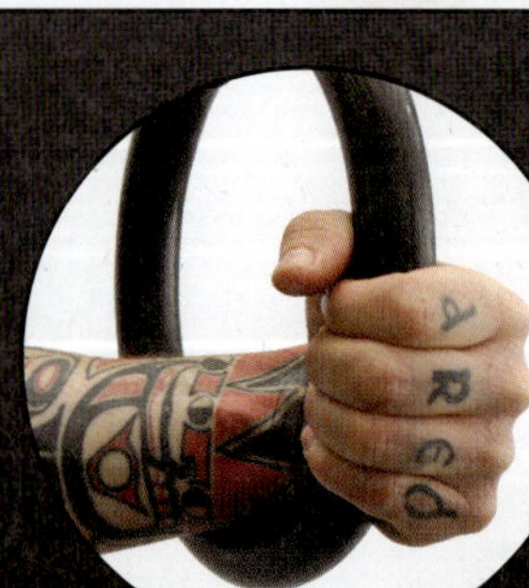

시퀀스 B: 머슬 업 진행

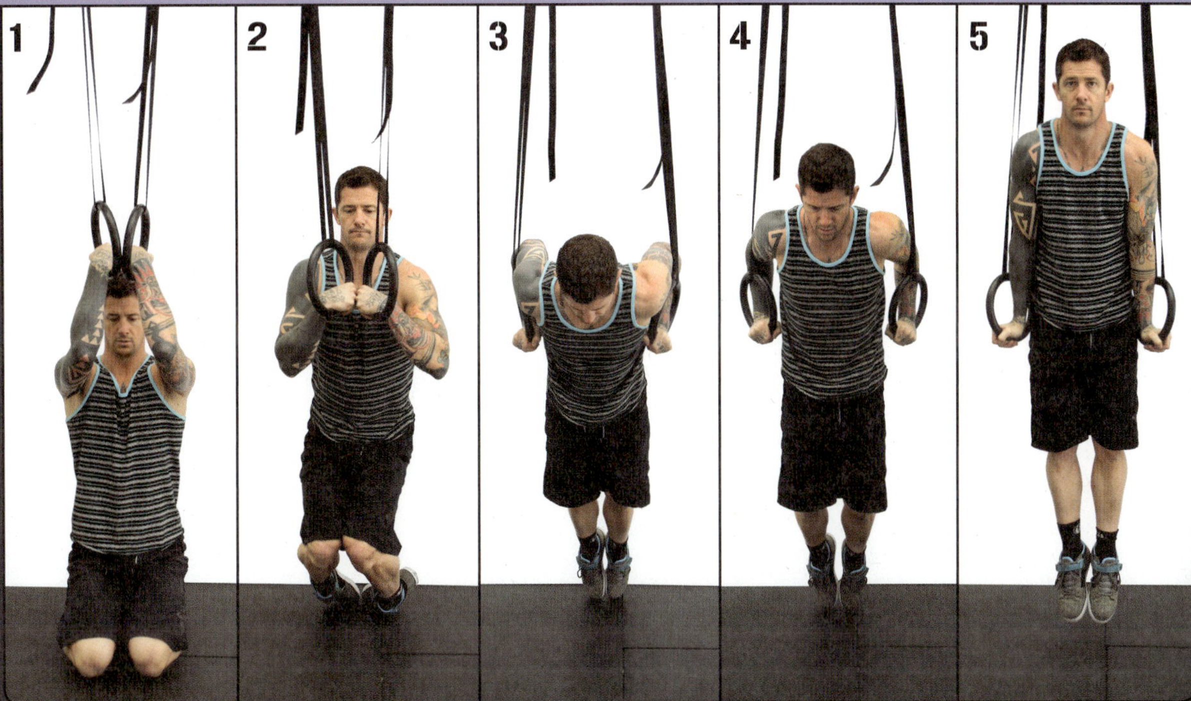

1 무릎을 꿇은 자세에서 링을 펄스 그립으로 잡는다.

2 다리의 도움을 받아 일어나면서 가슴을 링으로 끌어당긴다. 손이 몸과 가까이 있고 팔은 타이트하게 붙어 있으며 펄스 그립은 여전히 그대로인 것을 보라.

3 계속 다리로 체중을 지탱하면서 몸을 앞으로 기울이고 팔꿈치를 뒤로 뺀다.

4 딥 자세에서 몸을 밀어올리기 시작한다.

5 딥 동작을 완성하기 위해 팔을 잠근 후에 손을 바깥쪽으로 돌린다.

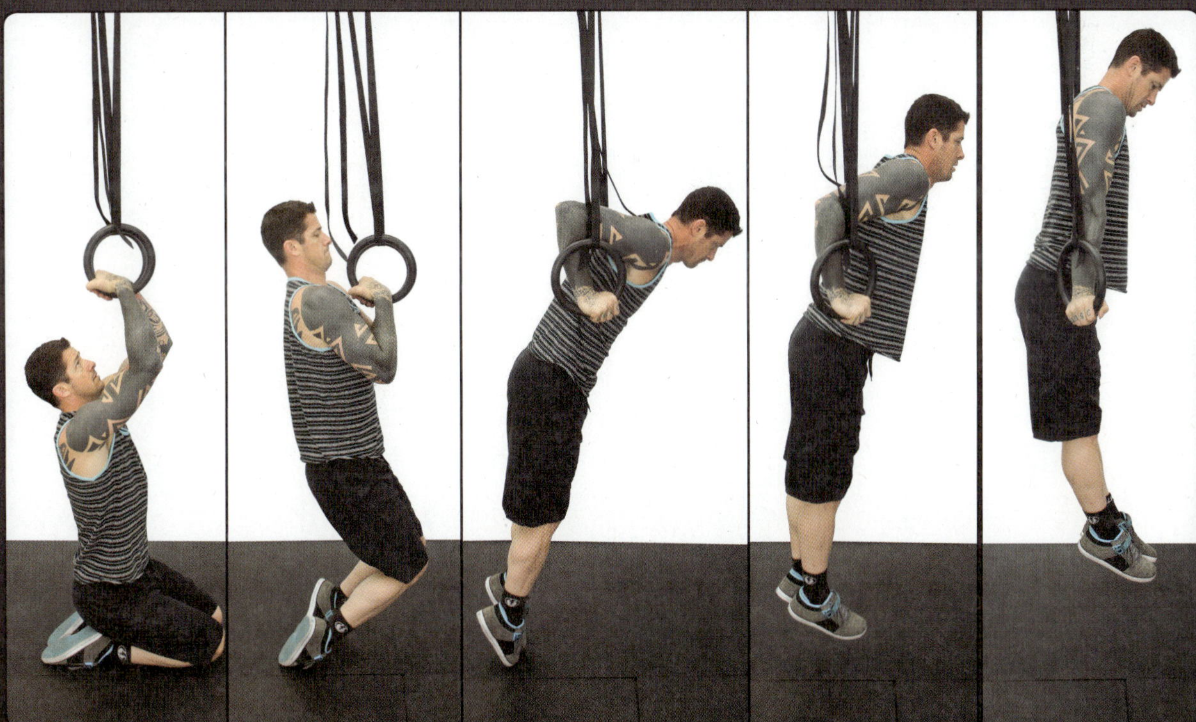

시퀀스 C: 머슬 업

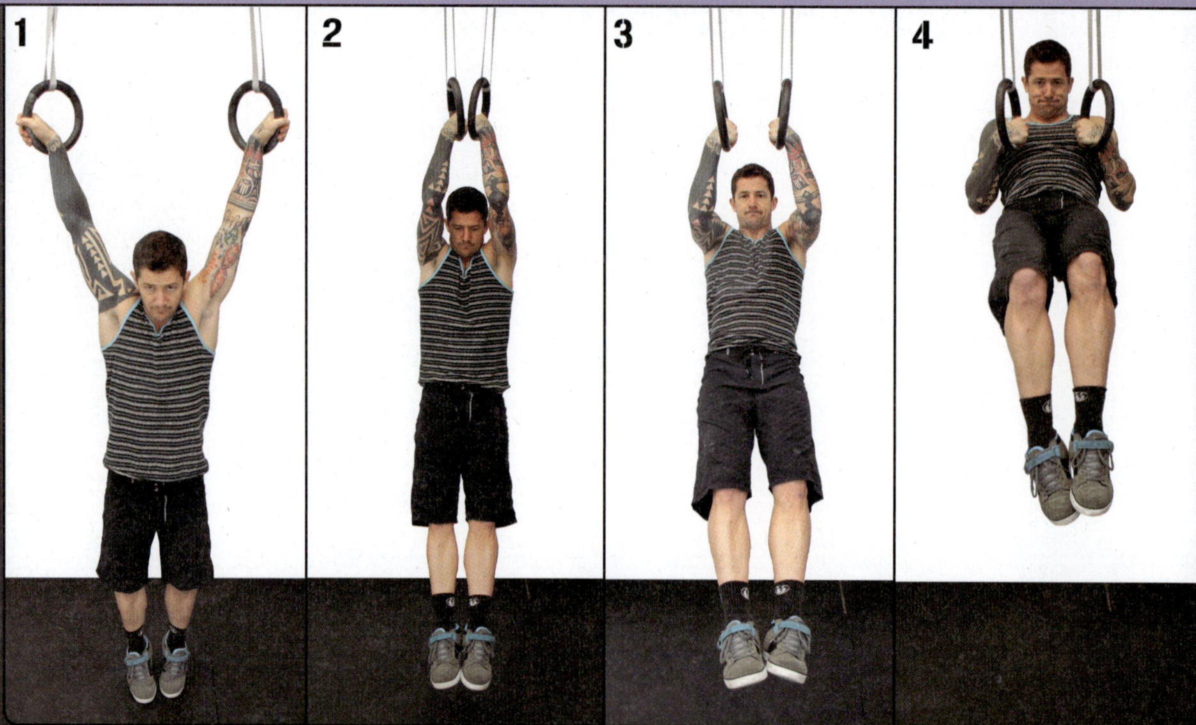

1. 펄스 그립을 잡고 링에 매달린다.
2. 펄스 그립을 변함없이 유지하면서 손을 안쪽으로 돌리고 링을 머리 위로 가져간다.
3. 팔을 타이트하게 유지하면서 몸을 링으로 끌어당긴다.
4. 가슴을 링으로 끌어당긴다.

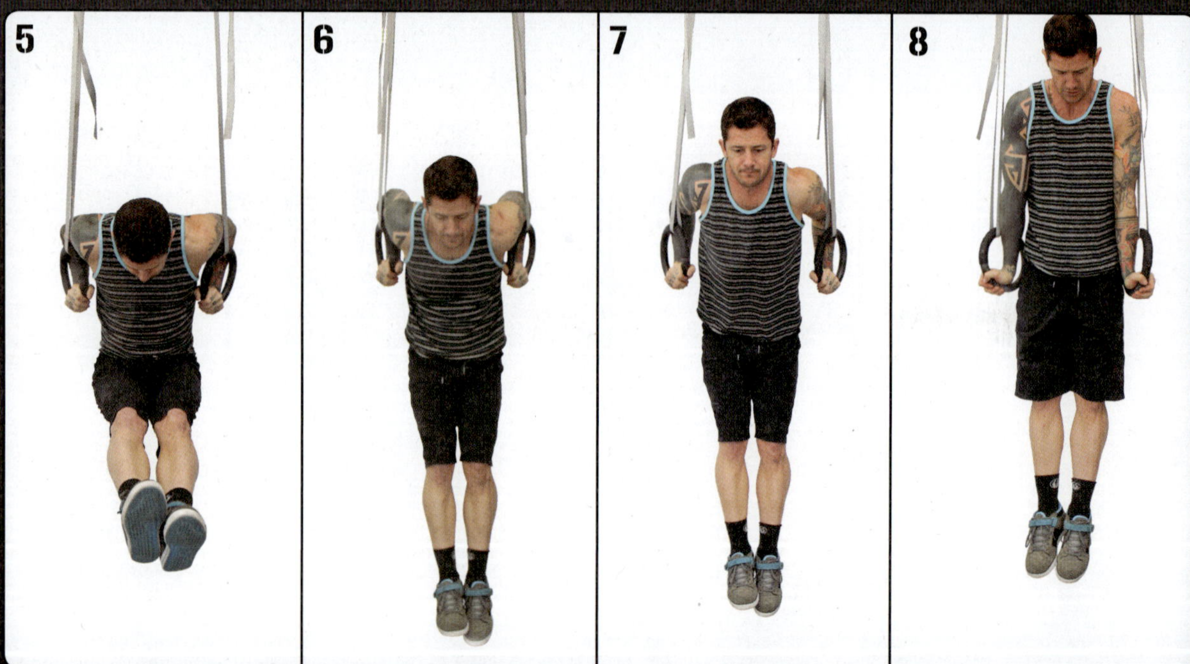

5. 몸을 앞으로 기울이고 팔꿈치를 뒤로 당긴다.
6. 가슴을 위로 끌고 올바른 딥 자세를 취한다.
7. 링이 몸에 타이트하게 붙도록 하면서 몸을 밀어올린다.
8. 머슬 업 동작을 완성하기 위해 팔을 잠근 후에 손을 바깥쪽으로 돌린다.

에어 스쿼트

에어 스쿼트는 컨디셔닝 서킷에 추가할 가장 기본적이고 중요한 기능 운동 중 하나로, 이유는 스트렝스, 스피드, 파워 및 유연성을 길러줄 뿐 아니라 심혈관계 및 근지구력을 향상시키기 때문이다. 당신은 대부분의 워크아웃에서 에어 스쿼트를 몇 세트 하게 된다. 스쿼트를 제대로 하는 방법을 배우지 못했다면, 지금부터 시작하면 된다.

에어 스쿼트를 하려면, 등을 평평하게 유지하면서 엉덩이와 햄스트링을 뒤로 빼고 무릎을 바깥쪽으로 밀어내고 발뒤꿈치로 체중을 지탱한 후 보텀 스쿼트 자세로 몸을 내리면서 팔을 들어올리며 체중을 상쇄시킨다. 워크아웃 중 어느 시점에서라도 체중이 발의 앞꿈치로 이동하거나 중심선이 무너지거나 무릎이 안쪽 또는 발 앞으로 쏠리거나 등이 구부러지면, 짧은 휴식을 취한 후에 완벽한 테크닉으로 세트를 끝마쳐야 한다. 에어 스쿼트는 워밍업으로 최고의 운동 중 하나인데, 이유는 모든 다리 근육을 자극하고 엉덩이, 무릎 및 발목 관절의 가동성을 개선시키기 때문이다.

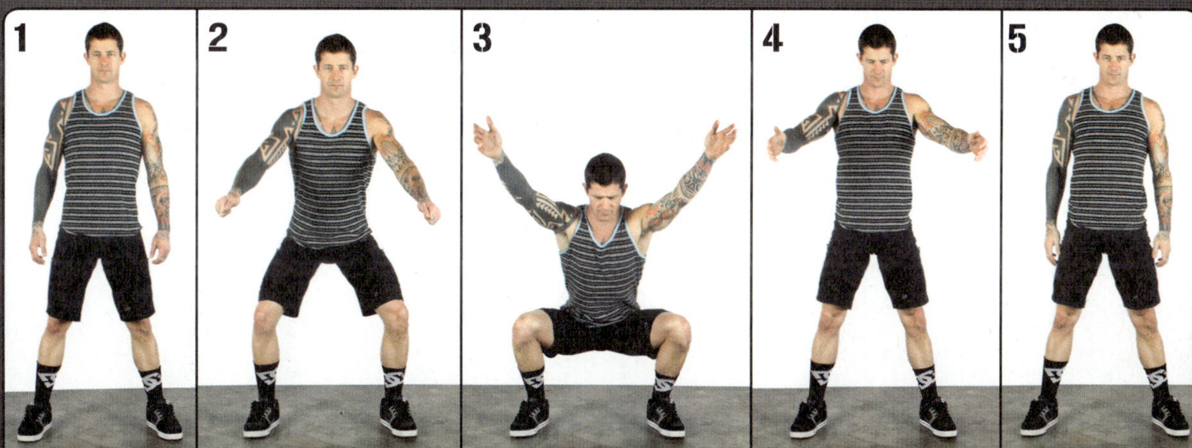

1. 발의 폭을 어깨폭보다 약간 넓게 하고 선다.
2. 햄스트링을 뒤로 빼면서 스쿼트를 시작한다. 팔을 들어서 체중을 상쇄시킨다. 반드시 햄스트링을 이용해 스쿼트 동작을 시작해야 한다. 마치 의자에 앉는다고 생각하면 된다. 많은 이들이 동작을 시작할 때 무릎을 발 앞으로 나오게 하는 실수를 한다. 이는 무릎에 전단력을 가할 뿐 아니라 체중이 발 앞꿈치에 실리도록 해서 대퇴사두근에 부담을 주게 만든다.
3. 허리를 펴고 뒤꿈치로 체중을 지탱하면서 보텀 스쿼트 자세로 내려온다. 체중을 상쇄시키기 위해 팔이 여전히 머리 위에 있는 것을 보라.
4. 골반과 무릎을 펴고 팔을 내리고 일어서기 시작한다.
5. 일어섰을 때 둔근을 조이고 다음 스쿼트를 준비한다.

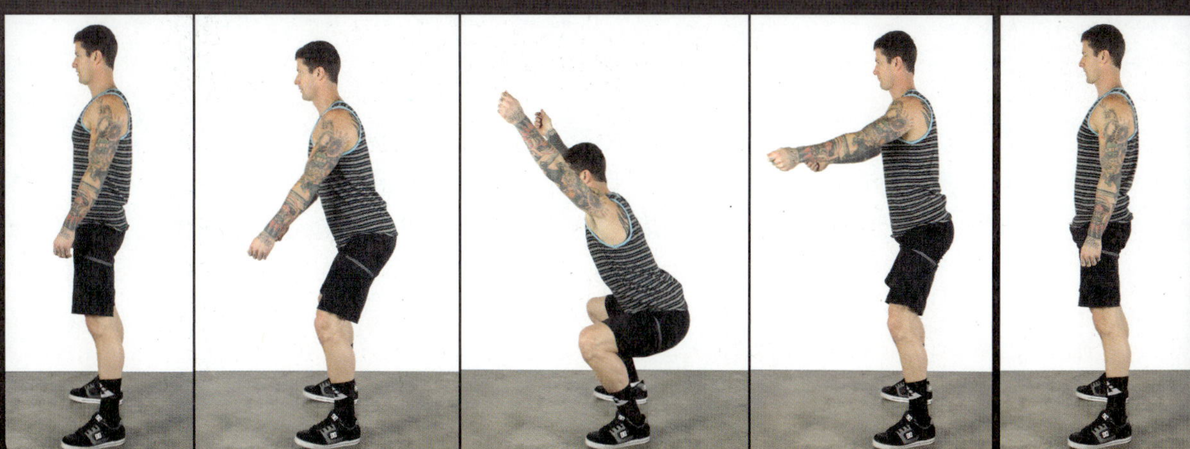

점프 스쿼트

이 시퀀스에서는 폭발적 파워와 스피드를 향상시키기 위해 에어 스쿼트에 점프 동작을 추가한다. 이 시퀀스에서의 점프 테크닉이 제자리높이뛰기뿐 아니라 멀리뛰기에도 사용된다는 사실이 중요하다. 이 운동을 제대로 하기 위해서는(멀리뛰기를 위해 앞으로 뛰거나 점프 스쿼트를 위해 위로 뛰거나 무관하게) 에어 스쿼트를 하고서 아래쪽 자세에서 골반, 무릎 및 발목을 벌려 폭발적인 동작을 하는 것이 중요하다. 동시에 팔을 힘차게 뻗어야 한다. 3단 확장을 할 수 있도록 하는 것 외에도, 팔은 몸이 뛰어오르는 것을 돕고 점프의 높이 또는 길이를 극대화시킨다. 당신의 발을 평행 상태로 하고 스쿼트로 착지해서 체중의 충격을 흡수해야 한다. 전자는 무릎이 안쪽으로 쏠리는 것을 방지하고, 후자는 떨어질 때의 충격을 완화하고 골반, 무릎 및 발목 관절에 가해지는 충격을 줄인다.

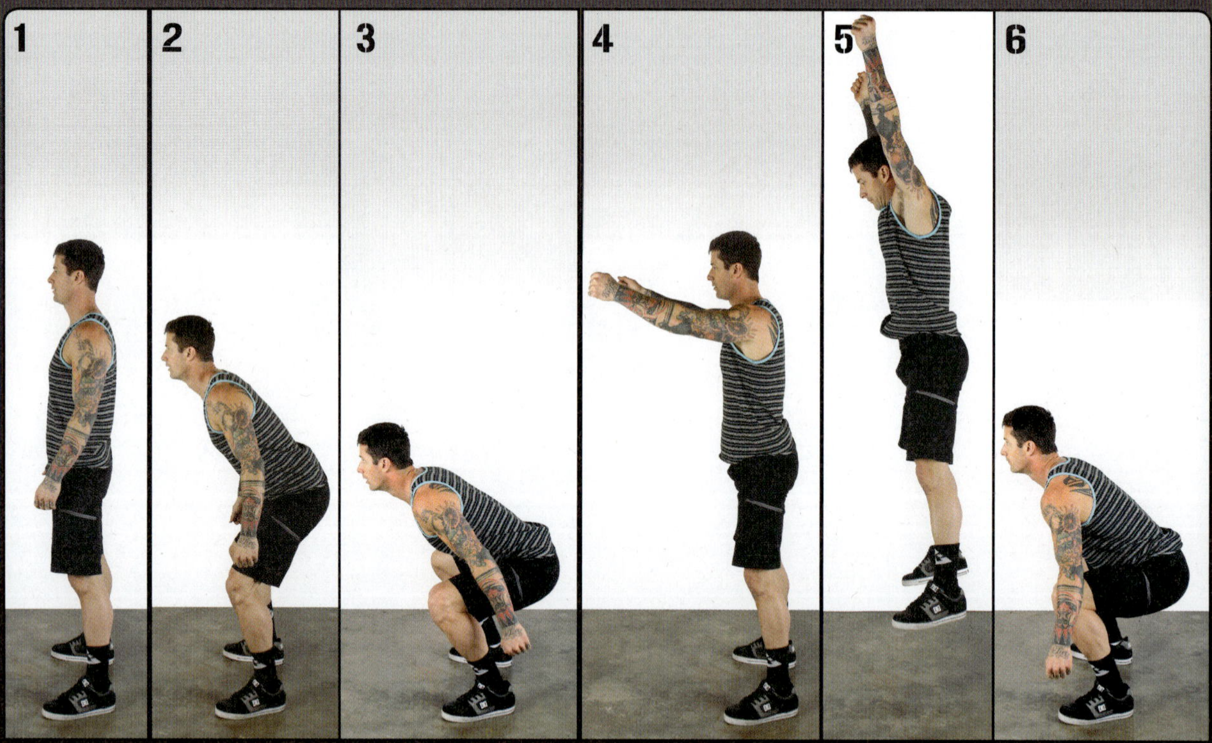

1. 발의 폭을 어깨폭보다 약간 넓게 하고 선다.
2. 스쿼트를 시작하기 위해 햄스트링을 뒤로 당기고 자세를 낮추기 시작한다.
3. 보텀 스쿼트 자세로 내려간다. 팔을 양 측면에 두고 가슴을 약간 앞으로 기울이면서 체중을 상쇄시켜야 한다.
4. 보텀 스쿼트 자세에서 무릎과 골반을 벌리면서 폭발적으로 뛰어오른다. 팔을 뻗어 그 동작을 가속한다.
5. 팔을 머리 위로 올리면서 공중으로 뛰어오른다.
6. 착지할 때 즉시 보텀 스쿼트 자세로 떨어진다. 관절에 가해지는 충격을 줄일 뿐 아니라 다음 스쿼트로 흠결 없이 전환할 수 있게 한다.

피스톨

한 발 스쿼트, 또는 피스톨이라고 불리는 이 동작은 가장 어려운 맨몸 운동 중 하나다. 당신을 더 강하고 유연하게 만들고 조정력과 집중력을 증가시킬 뿐 아니라, 피스톨은 한쪽 다리만을 사용한 완전한 동작 범위를 통해 파워를 쏟아내는 방법을 가르쳐준다. 이 운동은 한쪽 다리에서 다른 쪽 다리로 계속 힘을 이동시켜야 하는 달리기 및 사이클 선수들에게 놀라울 정도로 도움이 된다.

골반, 무릎 또는 발목 관절의 동작 범위가 충분하지 못해서 풀 스쿼트로 내려갈 수 없다면, 사진에 나온 동작을 하지 말고 높은 박스에 앉았다가 한발로 일어서야 한다. 한발 박스 스쿼트는 스트렝스, 조정력 및 올바른 테크닉을 기르기 위한 훌륭한 방법이다.

대부분의 사람들은 첫 시도에서 풀 스쿼트로 자세로 내려오는 데 익숙하지 않다. 서 있는 다리에 가해지는 부담을 줄이기 위해서는 박스 스쿼트를 하는 것도 좋고, 막대기를 잡거나 문간에 서고 문틀에 기대서 체중을 상쇄시킬 수도 있다. 튼튼한 물건을 잡고 있으면 제어하기 어려운 편심력을 줄일 수 있을 뿐 아니라, 보텀 자세에서 올라오는 동작에도 도움이 된다. 스트렝스와 조정력이 향상되면 지지하던 물건을 잡았던 그립을 순간적으로 놓고 보텀 자세로 내려갔다가 아무것도 잡지 않고서 올라오는 연습을 해야 한다. 이 단계에서는 몸 앞에 가벼운 물건을 두어 그것을 잡고 체중을 상쇄시키는 것도 좋다(그림 A). 조만간 당신은 맨몸으로 피스톨을 할 수 있게 될 것이다.

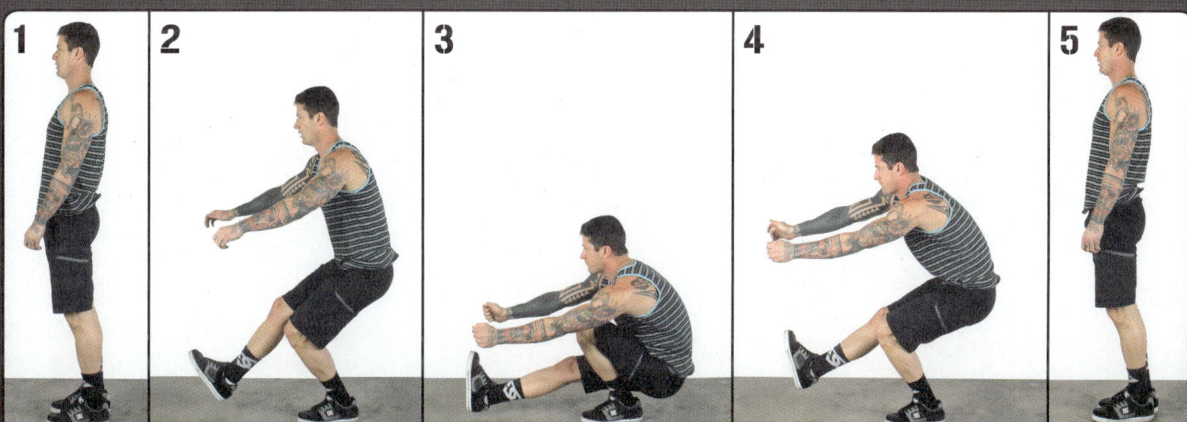

1. 중심선을 안정화시킨 상태로 선다.
2. 체중을 왼쪽 다리로 보내고 앞에 있는 오른쪽 다리를 펴고 엉덩이를 뒤로 뺀다. 몸을 낮추면서 팔을 들어 체중을 상쇄시킨다. 이 동작을 할 때 마치 의자에 앉듯이 엉덩이를 뒤로 빼는 것이 중요하다. 이로 인해 체중을 발뒤꿈치에 유지시킬 뿐 아니라 땅을 딛고 있는 다리에 무게중심이 실린다.
3. 오른쪽 다리를 곧게 편 상태에서 보텀 스쿼트 자세로 내려간다.
4. 왼쪽 뒤꿈치에 체중을 실으면서 왼쪽 골반과 무릎을 펴고 일어서기 시작한다. 체중을 상쇄시키기 위해 팔이 여전히 앞에 있는 것을 보라.
5. 일어서서 이 시퀀스를 마무리한다.

체중을 상쇄시키기 위해 몸 앞에 있는 물건을 잡으면 보텀 스쿼트 자세에서 일어서기가 쉽다. 동작 범위 또는 스트렝스에 한계가 있다면 막대기를 지지대로 사용할 수도 있고, 내려오면서 박스에 앉아도 좋다.

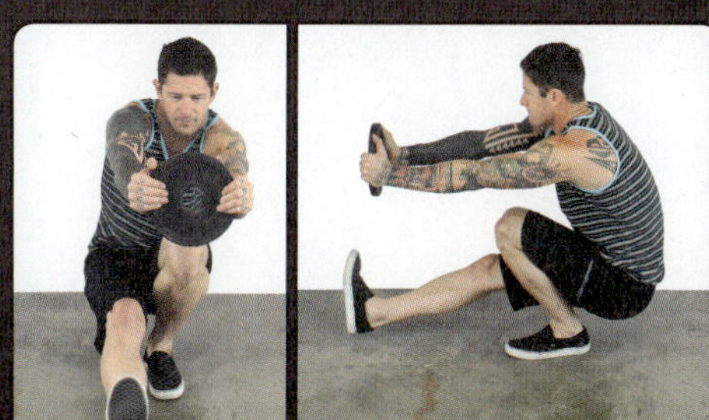

그림 A: 체중 상쇄

런지

런지는 하체의 스트렝스와 지구력을 길러주는 또 하나의 훌륭한 한 발 운동이다. 사진에서는 기본적인 맨몸 포워드 런지를 보여주고 있지만, 다른 변형 런지가 많다는 것을 명심하라. 이를테면 이 운동으로 코어를 더욱 단련시키기 위해 한 손에 덤벨을 들 수도 있다(그림 A). 이러면 잡는 힘이 향상되고 중심선을 더 안정화시킨다. 또한 무거운 물건 또는 덤벨을 머리 위로 들거나 웨이스 베스트를 입는 것도 좋다. 어떤 변형 동작을 하던지 간에, 항상 앞으로 런지 동작을 해야 한다. 그래야 뒤쪽 무릎이 바닥에 닿을 때 앞쪽 무릎은 90도 각도로 굽히게 된다. 아래 시퀀스의 세 번째 사진을 보면, 앞쪽 정강이가 바닥과 직각인 것이 확인될 것이다. 이 자세를 통해서 무릎 관절에 가해지는 스트레스를 줄일 뿐 아니라, 이 운동의 핵심인 후방사슬 근육을 단련시킬 수 있다.

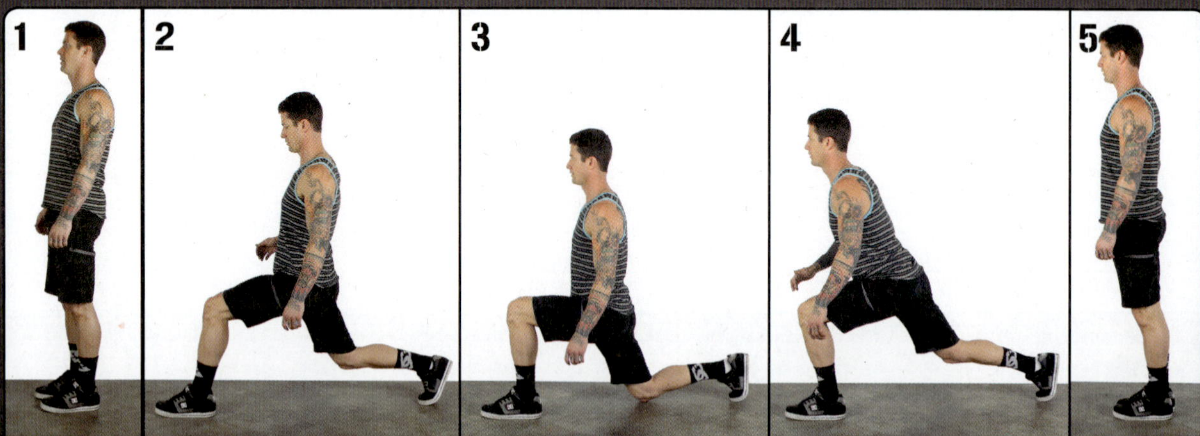

1. 중심선을 안정시킨 상태로 선다.
2. 코어에 힘을 준 상태로, 왼발을 앞으로 넓게 뻗는다. 앞으로 발을 충분히 뻗어서 반대쪽 무릎이 바닥에 닿을 때 앞쪽 정강이는 바닥과 완전히 직각이 되어야 한다.
3. 오른쪽 무릎이 바닥에 닿도록 한다. 앞쪽 정강이가 바닥과 직각인 것을 보라. 당신의 앞쪽 무릎이 발보다 앞에 있다면, 무릎에 긴장과 스트레스가 가해지며 대퇴사두근에 부담이 가는 불상사가 생긴다.
4. 체중을 왼쪽 다리로 이동시키면서 둔근과 햄스트링을 이용해 아래쪽 자세에서 일어선다.
5. 일어선 후에는 기초를 재설정하고 시작 자세를 다시 잡는다. 여기서부터 나는 반대쪽 발로 런지를 할 것이다. 지쳤거나 균형이 무너지면 기초를 재설정한 후에 계속해야 한다. 처음에는 반복횟수 여러 차례를 할 스트렝스와 조정력이 생길 때까지 계속 재설정을 해야 할 수도 있다.

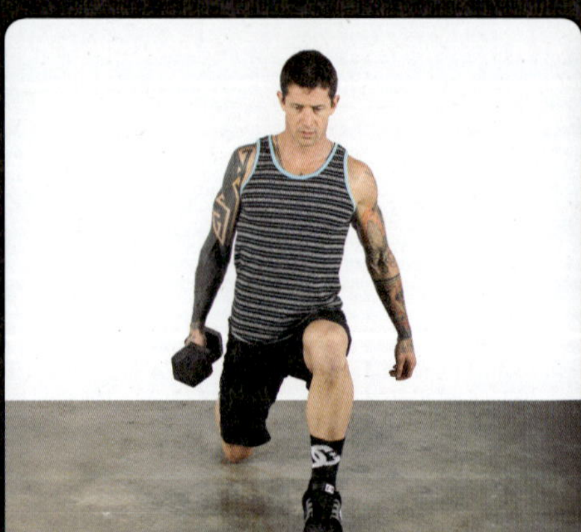

그림 A: 한 손 덤벨 런지

한 손 덤벨 런지는 수많은 변형 런지 동작 중 하나다. 이 동작은 코어를 더 사용하며 조정력 및 균형을 향상시킨다. 어깨도 함께 단련하고 싶다면 물체를 머리 위로 들어올리는 것도 좋다.

박스 스텝 업

만약 당신이 제한된 동작 범위로 인해 스쿼트에 어려움을 겪고 있다면, 박스 스텝 업은 훌륭한 운동이다. 무거운 것을 들거나 더 높은 박스로 올라가는 방식으로 이 운동의 강도를 올릴 수 있다.

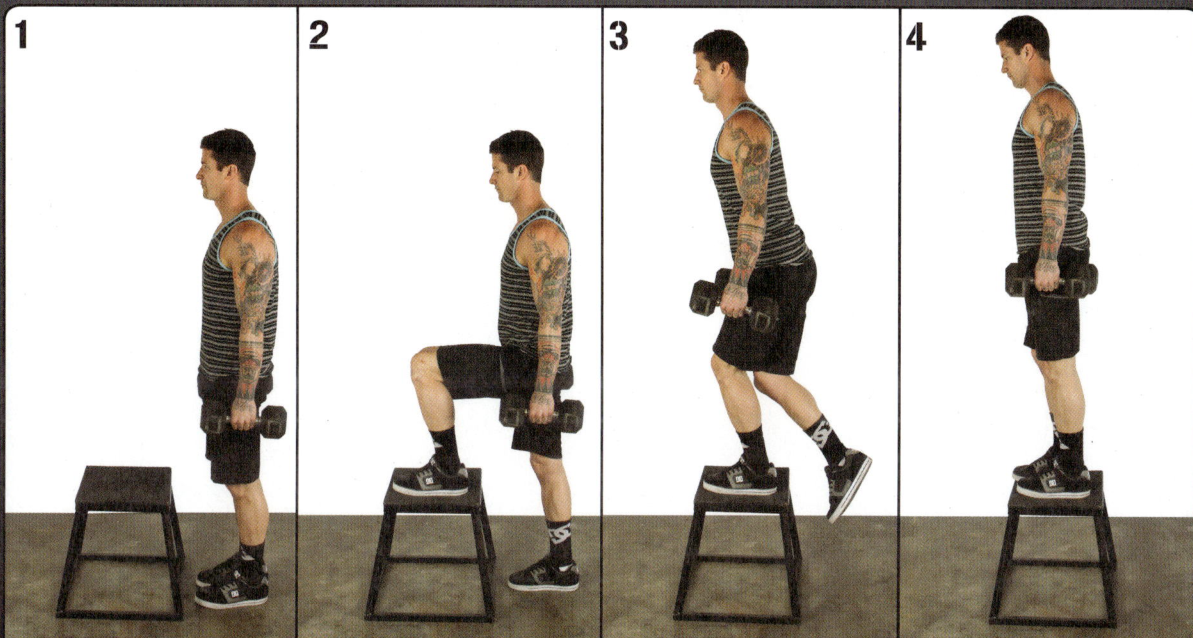

1 20인치 높이의 박스 앞에서 중심선을 안정화시킨 채로 선다. 스텝업의 난이도를 높이기 위해 양손에 덤벨을 들고 있다.

2 왼발을 박스 위에 올린다. 정강이가 바닥과 거의 직각인 것을 확인하라. 이는 앞쪽 무릎에 가해지는 스트레스를 줄일 뿐 아니라, 후방 사슬 근육을 사용하게 만든다.

3 똑바로 앞을 보면서 왼쪽 발뒤꿈치에 체중을 싣고 둔근과 햄스트링의 힘을 사용해 박스 위에 올라선다.

4 계속 앞을 보면서 오른발을 박스 위에 올린다.

박스 점프

챕터 2를 읽었다면, 발 앞꿈치로 달리는 것이 좋다는 것을 알 것이다. 만약 이 기술에 생소하다면, 발과 종아리가 힘들 수 있다. 박스 점프는 계속 이어지는 달리기를 위해 다리의 컨디션을 조절하는 데 아주 좋다. 다리의 근육탄력성을 강화시키는 것 외에도 폭발적인 파워를 길러주기 때문이다. 참고: 만약 당신이 스피드, 심혈관계 지구력 및 민첩성을 기르고자 한다면, 18인치, 20인치 또는 24인치 박스에서 여러 번의 반복횟수를 실행하는 것이 이상적이다. 폭발적인 파워 향상에 집중하고 싶다면, 반복횟수를 줄이고 24인치 이상의 높은 박스로 점프해야 한다.

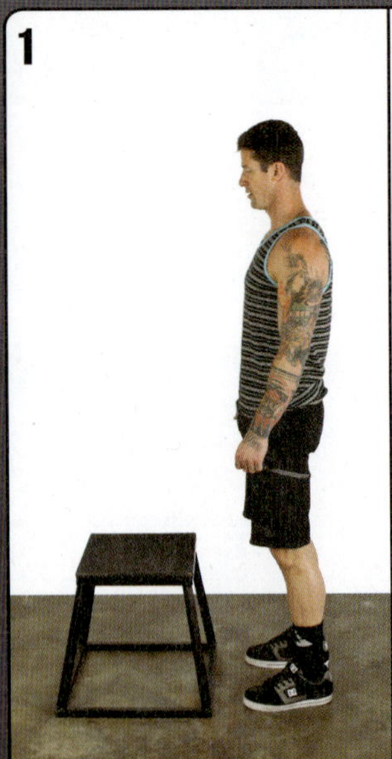

1. 20인치 높이의 박스 앞에서 중심선을 안정화시킨 채로 선다.

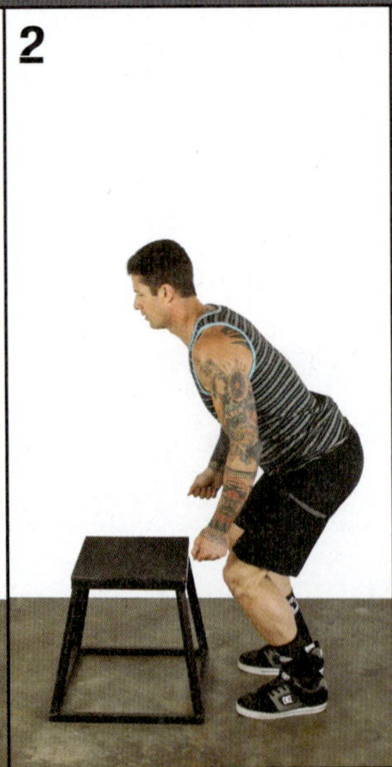

2. 박스 점프 셋업을 위해서, 엉덩이를 뒤로 빼고 무릎을 약간 굽히면서 몸을 낮춘다.

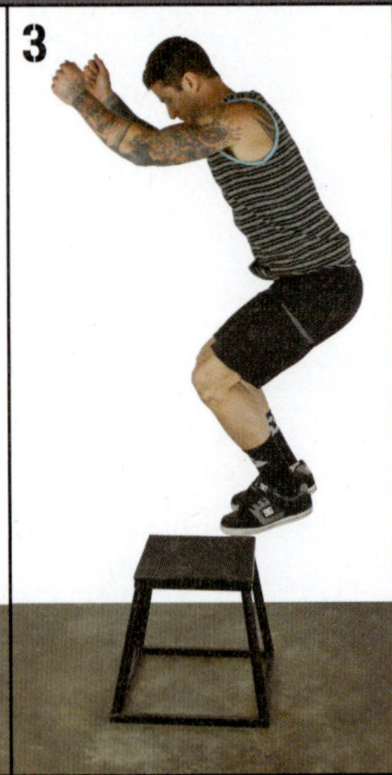

3. 중심선을 탄탄하게 유지하고 골반과 무릎을 펴면서 점프한다. 점프 스쿼트와 마찬가지로, 몸을 띄우는 것을 돕기 위해 팔을 사용한다.

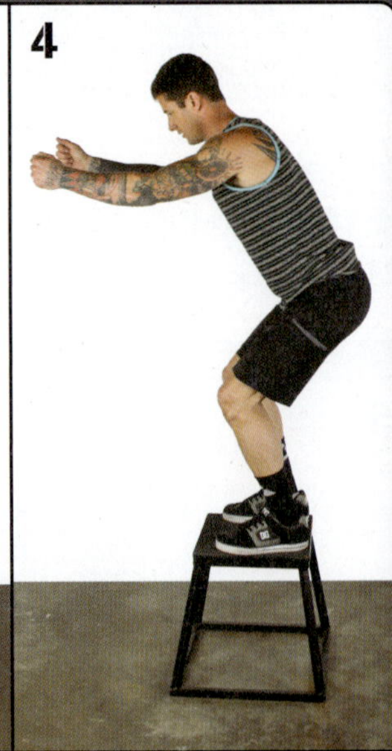

4. 박스 위에 착지한다.

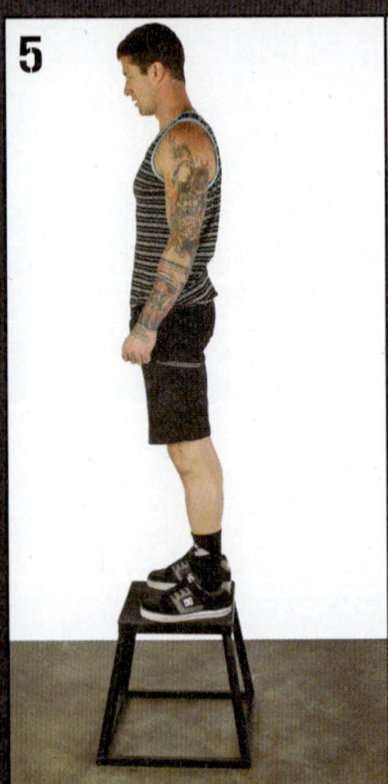

5. 완전한 동작 범위를 끝내기 위해 일어선다.

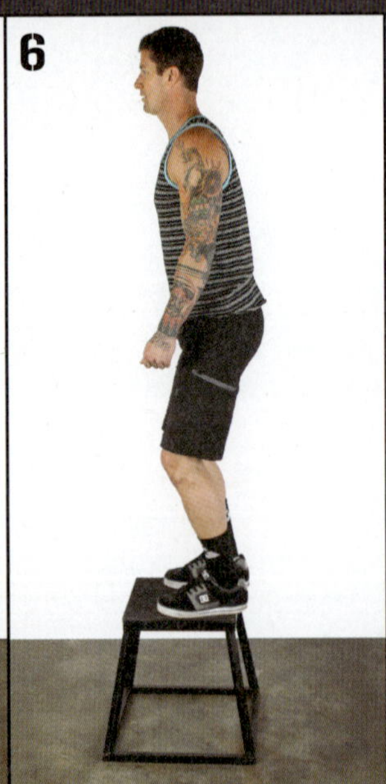

6. 무릎을 약간 굽히면서 몸을 낮춘다.

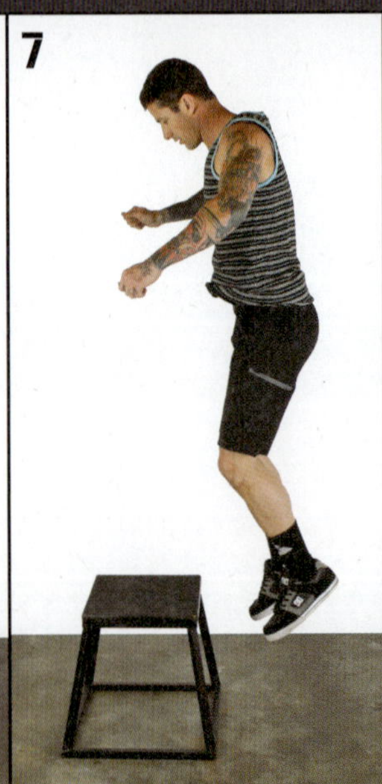

7. 박스에서 뛰어내린다.

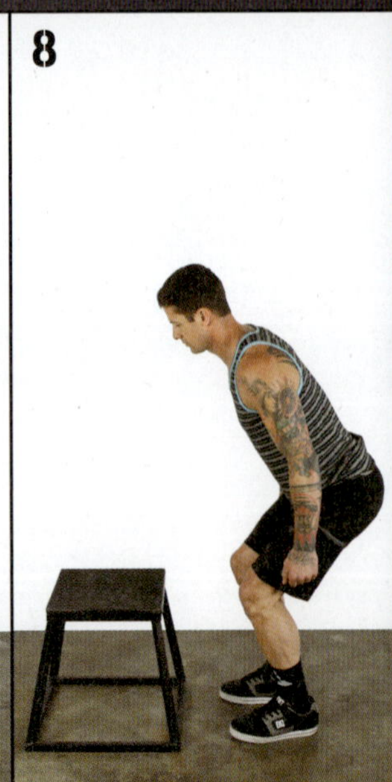

8. 1/2 스쿼트 자세로 착지한다. 1/2 스쿼트 자세로 착지함으로써 떨어지는 충격을 완화시켜 골반, 무릎 및 발목 관절을 보호할 뿐 아니라 다음 점프로 흠결 없이 전환할 수 있는 자세를 취한다.

버피

버피는 육체적으로 가장 힘든 맨몸 동작 중 하나로, 컨디셔닝 프로그램에 추가할 수도 있다. 매 반복횟수마다 가슴, 코어, 팔, 어깨 및 다리를 강화시킨다. 버피를 제대로 하려면 플랭크 자세를 취한 뒤 푸시업으로 가슴이 바닥에 닿게 하고, 스쿼트를 한 후에 몸을 올리면서 점프 스쿼트를 한다. 버피는 꽤 힘든 운동이기 때문에 비교적 빨리 피로해진다. 테크닉이 손상될 정도로 피로해지면(앞꿈치에 체중이 실리거나 푸시업을 할 때 가슴과 허벅지가 바닥에 닿지 않음), 짧은 휴식을 취하고 정확한 폼으로 반복횟수를 마무리하라.

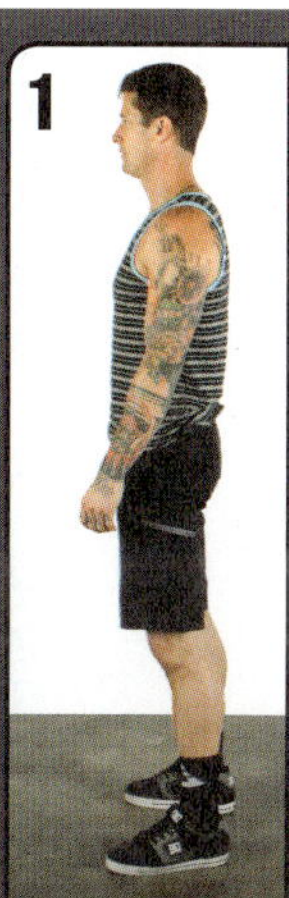

1. 중심선을 안정화시킨 채 선다.

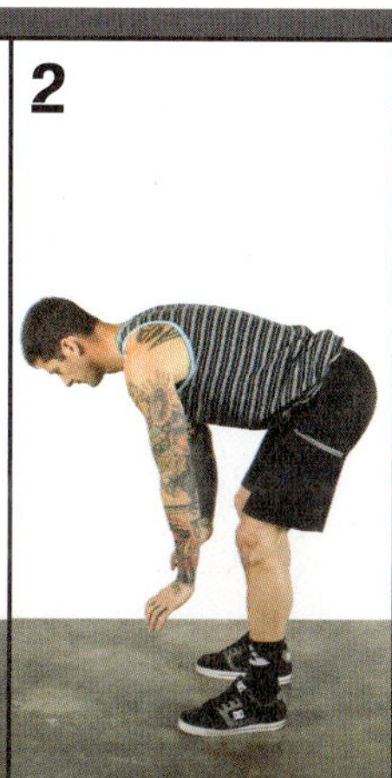

2. 골반을 뒤로 빼고 등을 평평하게 한 상태에서 골반을 앞으로 접는다. 손은 발가락 앞에 둔다.

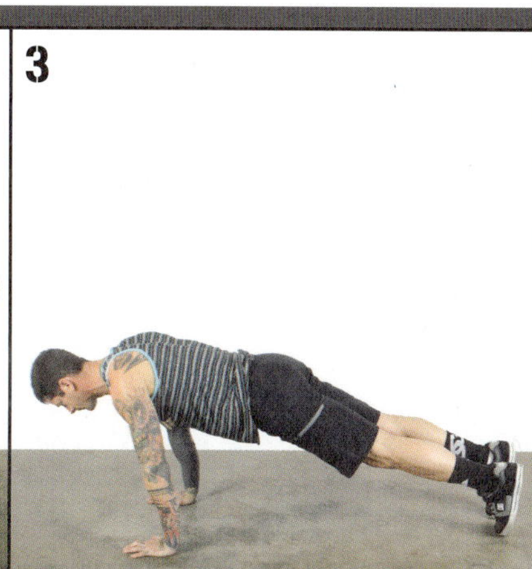

3. 손을 바닥에 놓은 후에 푸시업을 하듯 발을 뒤로 움직인다. 등은 곧게 펴져 있어야 하며 둔근에 힘을 주고 중심선은 탄탄해야 한다.

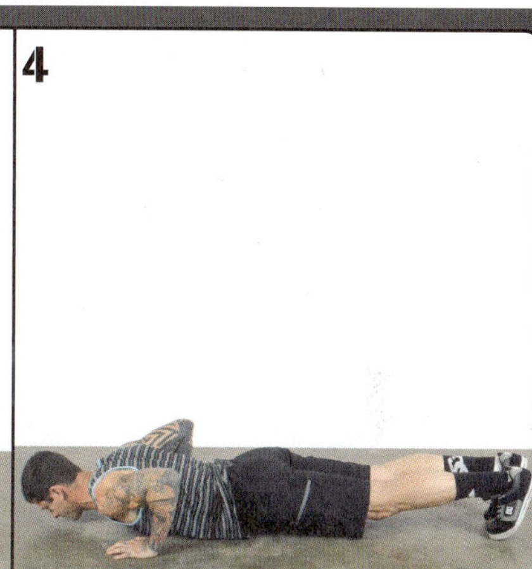

4. 팔꿈치를 45도 각도에서 뒤로 빼고 가슴과 허벅지가 바닥에 닿도록 한다.

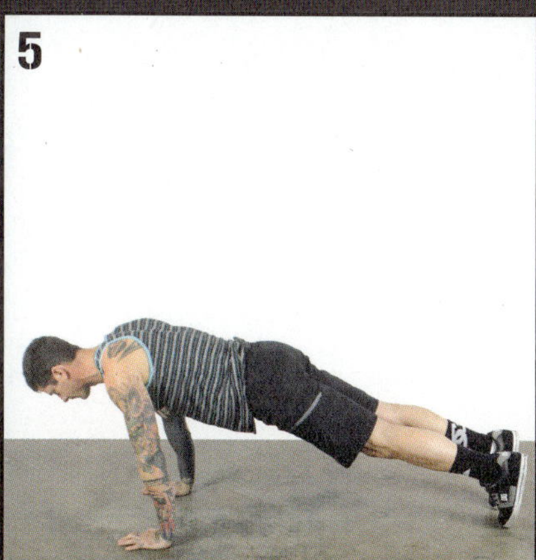

5. 팔꿈치를 몸에 타이트하게 붙인 채로 몸을 밀어올린다.

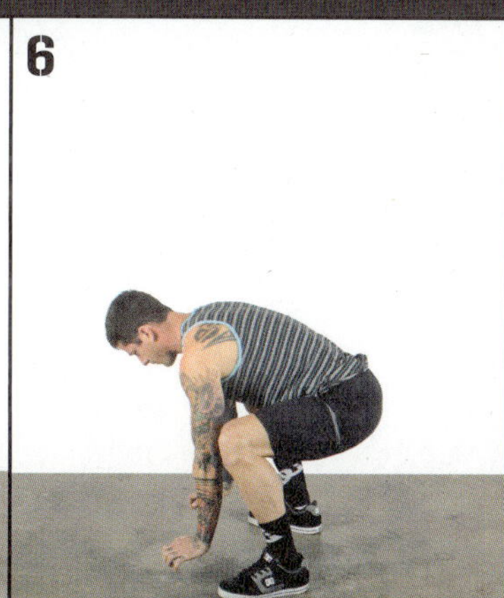

6. 완전한 동작 범위의 푸시업을 완수하기 위해 팔을 잠그면서 엉덩이를 들어올리고 양쪽 다리를 몸 아래로 당기고서 발을 튀어오르게 한다. 발이 최대한 손 근처로 와야 한다는 것이 중요하다. 이상적으로는 손과 발이 같은 위치에 있어야 한다. 발뒤꿈치로 체중을 지탱하는 것도 중요하다.

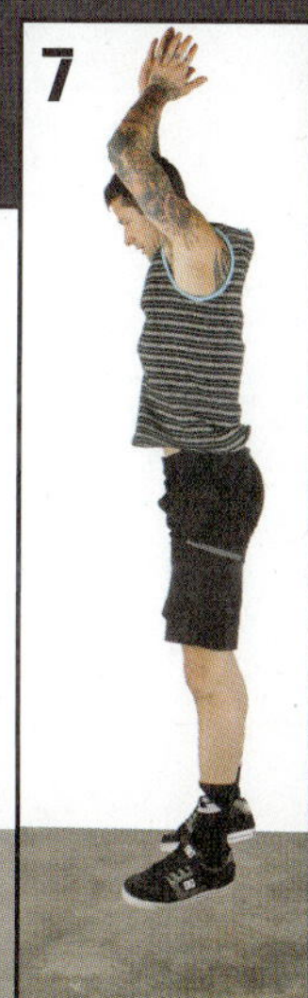

7. 보텀 자세에서 폭발적으로 뛰어오르면서 팔을 들어올려서 몸이 뜨는 것을 돕는다. 머리 위로 박수를 친다.

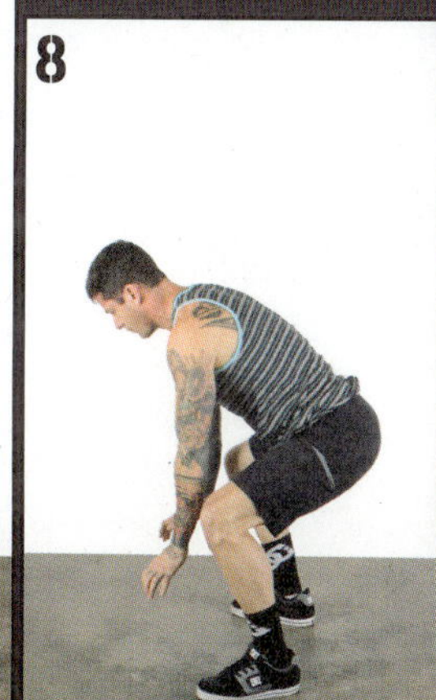

8. 손을 몸 측면에 두고 1/2 스쿼트 자세로 착지한다. 여기서부터 플랭크 자세로 바로 내려가서 또 한 번의 버피를 할 것이다.

D볼 슬램

D볼 슬램은 다리, 팔, 어깨 및 코어를 사용하는 또 하나의 전신 운동이다. 이 세션에 나온 모든 운동과 마찬가지로, D볼 슬램은 스트렝스와 폭발적인 파워를 길러주며 심혈관계를 발달시킨다. 이 운동을 제대로 하는 방법은 무릎을 굽히면서 바닥을 향해 볼을 강하게 던지는 것이다.

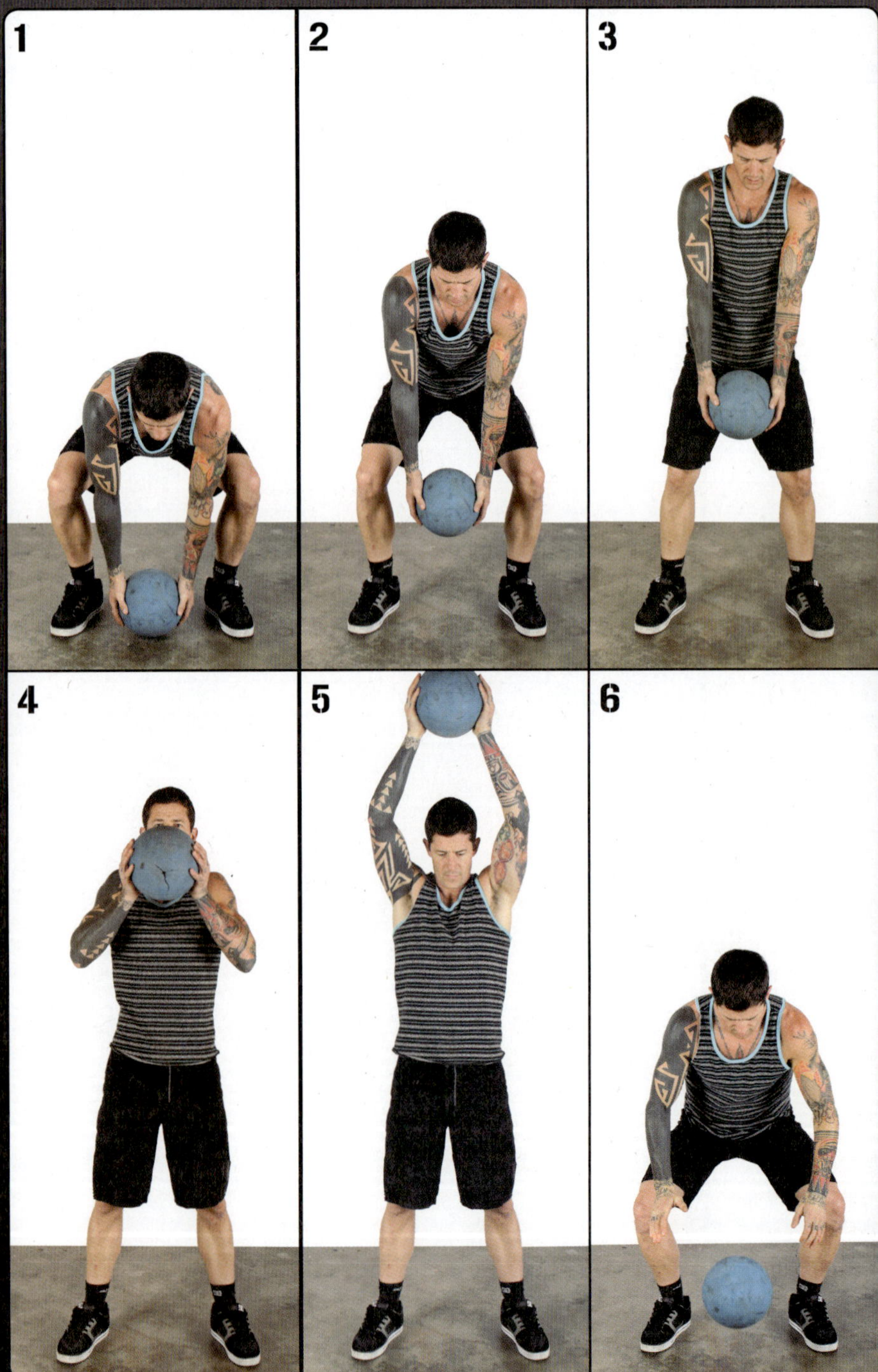

1. D볼 슬램 셋업을 위해 볼을 다리 사이에 놓고 발의 폭을 어깨폭보다 약간 넓게 하고서 볼을 잡는다. 이때 손은 최대한 공 아래쪽으로 위치하도록 한다. 등은 곧게 펴져 있고 중심선은 탄탄하며 무릎을 바깥쪽으로 밀어내고 있다.
2. 등을 평평하게 유지하고 팔은 뻗은 상태로, 바닥에서 볼을 들어올린다.
3. 무릎과 골반을 펴면서 직립 자세로 뛰어오른다.
4. 골반, 무릎, 발목을 잠그면서 어깨를 으쓱하고 D볼을 가슴까지 똑바로 들어올린다. 팔을 사용해 들어올리는 것을 피하라. 관건은 D볼을 몸에 최대한 가까이 두고 골반에서 생성된 힘으로 D볼을 위로 올리는 것이다.
5. 골반의 힘을 계속 활용하면서, 볼을 머리 위로 밀어올린다. 볼을 받는 동작으로부터 밀어올리는 동작으로의 전환과 머리 위로 올리는 동작이 하나의 유연한 동작으로 이뤄져야 한다는 것을 명심하라. D볼을 가지고 파워 스내치를 한다고 생각하면 된다.
6. 주저 없이 엉덩이를 뒤로 빼고 무릎을 굽히고서 볼을 다리 사이로 최대한 강하게 내팽개친다.

케틀벨 스윙

케틀벨 스윙은 수많은 혜택을 준다. 무산소 및 유산소 능력을 증가시키고 근지구력을 개선시키며, 스트렝스를 향상시키고 폭발적인 파워를 길러준다. 또한 둔근, 햄스트링, 코어, 허리, 팔, 어깨 등 사이클과 달리기에 필요한 핵심 근육군을 단련시킨다. 이 운동을 제대로 하려면, 골반이 주요 역할을 해야 한다. 골반을 이용하지 않고 어깨 힘으로 케틀벨을 끌어당기는 것은 일반적인 실수다. 뒤꿈치로 체중을 지탱하고 등은 평평하게 유지해야 한다. 이 자세가 무너지거나 허리를 앞으로 굽히면, 케틀벨로 인해 상체는 앞으로 기울고 앞꿈치에 체중이 쏠리면서 균형이 무너진다. 이러면 힘이 감소될 뿐 아니라 부상의 위험도 증가한다.

아래 시퀀스에서 오버헤드 스윙을 보여주겠다. 오버헤드 스윙은 크로스핏 세계에서 표준이며 '아메리칸 스윙'이라고도 불린다. 케틀벨을 머리 위로 흔들면 어깨 관절이 열리고 동작 범위가 커진다. 이는 이 운동의 강도를 증가시킬 뿐 아니라 어깨 가동성에도 도움이 된다. 무거운 케틀벨을 가지고 스윙을 하는 경우에는 러시안 버전을 할 수도 있다. 러시안 버전에서는 케틀벨을 가슴 또는 눈높이까지만 올린다. 전자(아메리칸 스윙)는 반복횟수가 많은 컨디셔닝 워크아웃에 좋고, 후자(러시안 스윙)는 골반의 폭발적인 파워를 기르는 데 좋다. 케틀벨을 구할 수 없다면 덤벨(시퀀스 A에 나옴)을 사용해도 좋다.

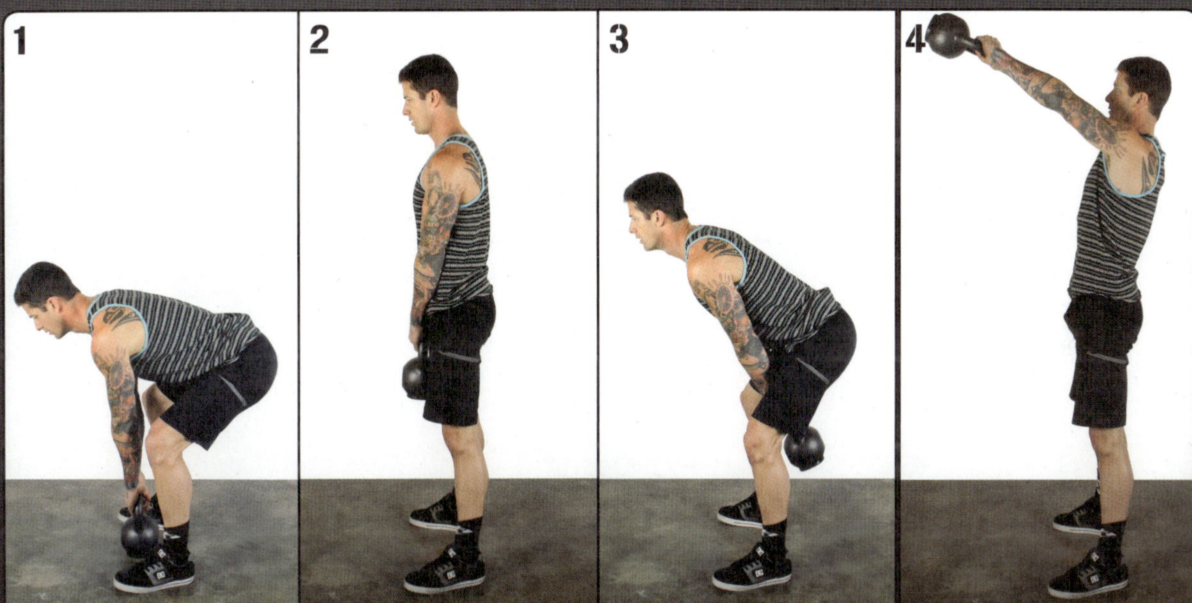

1. 케틀벨 스윙 셋업을 위해, 케틀벨을 발 사이에 놓고 발의 폭을 어깨폭보다 약간 넓게하며 중심선을 탄탄하게 하고 엉덩이를 뒤로 뺀다. 그리고 허리에서부터 골반을 앞으로 굽히고 케틀벨의 손잡이를 양손으로 잡는다. 등이 곧게 펴져 있고 머리는 중립 자세이며 정강이는 바닥과 직각인 것을 보라.

2. 케틀벨을 데드리프트 자세로 들어올린다.

3. 스윙을 시작하기 위해 엉덩이를 뒤로 빼고 몸을 앞으로 기울이고 케틀벨을 다리 사이로 당긴다.

4. 하나의 폭발적인 동작으로, 골반과 무릎을 펴고 똑바로 일어선다. 골반에서 생성된 힘으로 인해 케틀벨을 앞에서 흔들 수 있다. 주의: 이 단계에서는 어깨를 뒤로 뺀 상태에서 팔을 곧게 펴고 골반의 힘으로 케틀벨을 움직이는 것이 중요하다.

5

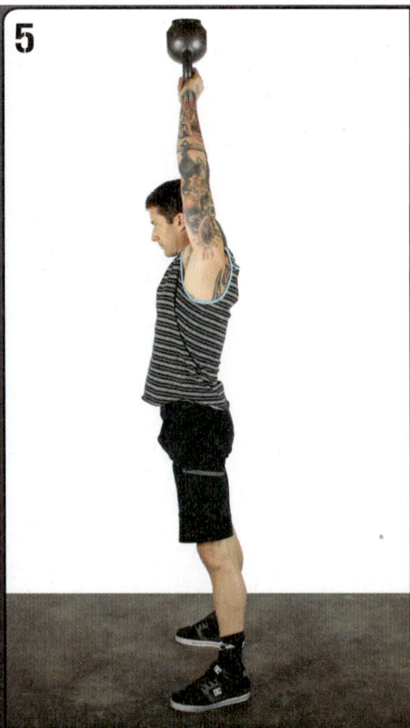

6

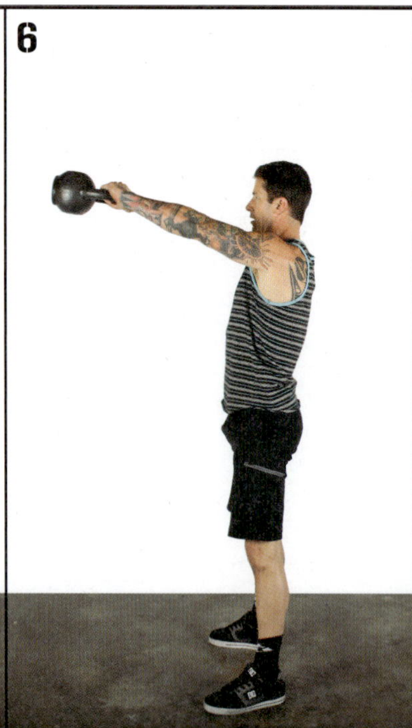

7

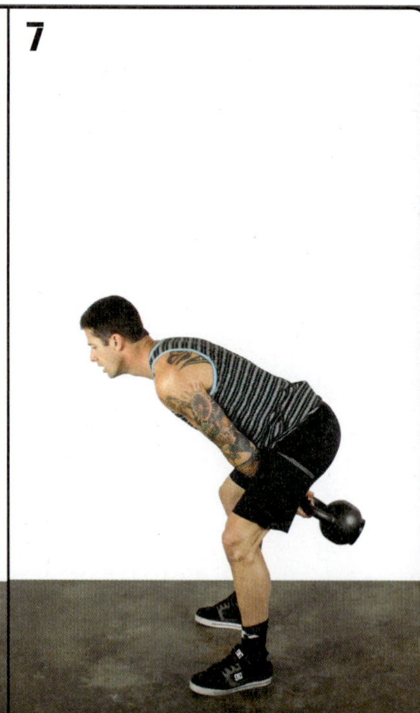

골반에서 생성된 추진력을 활용하면서, 케틀벨을 정확히 머리 위로 끌어올린다. 케틀벨의 손잡이를 단단하게 잡아야 한다. 그래야 케틀벨이 손에서 튕겨져 나와 팔뚝을 치는 불상사를 막을 수 있다.

어깨를 뒤로 빼고 팔을 곧게 편 상태에서 케틀벨의 하강을 제어한다.

케틀벨을 안전하게 받고, 다음 스윙을 준비하기 위해 엉덩이를 뒤로 빼고 골반을 앞으로 약간 기울인 후에 케틀벨을 다리 사이로 끌어당긴다.

시퀀스 A: 덤벨 스윙

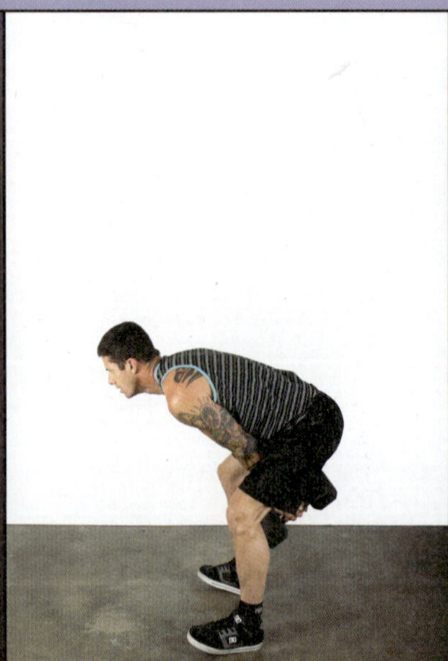

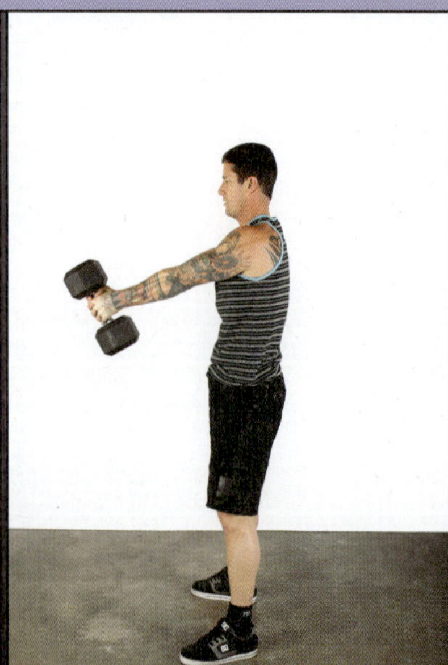

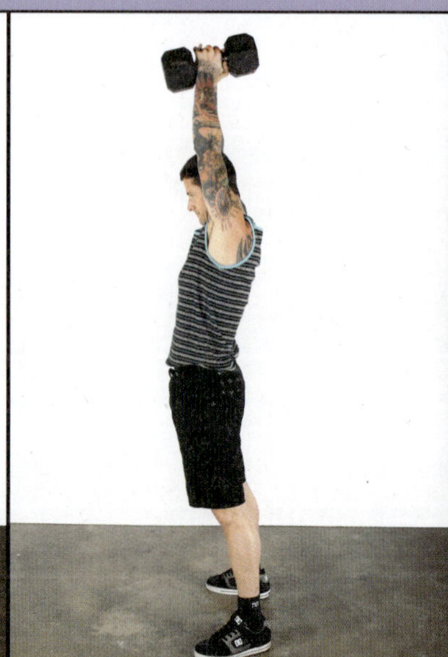

1. 양손으로 덤벨의 손잡이를 잡고 들어올린 후에, 엉덩이를 뒤로 빼면서 다리 사이로 덤벨을 끌어당긴다. 이때 골반을 약간 앞으로 기울인다.
2. 골반과 무릎을 펴면서 일어선다. 골반에서 생성된 힘을 사용해 덤벨이 몸 앞에서 흔들리도록 하는 것을 주목하라.
3. 골반에서 생성된 추진력을 이용해서 덤벨을 머리 바로 위로 끌어올린다.

쓰러스터(Thruster)

쓰러스터는 본질적으로 오버헤드 프레스와 프론트 스쿼트의 조합이다. 신진대사적 관점에서 볼 때 가장 힘든 전신 동작 중 하나인데, 이유는 완전한 동작 범위를 통해서 힘을 쏟아낼 뿐 아니라 각 동작 후에 편심성 부담을 제어해야 하기 때문에 에너지가 많이 소모된다. 다시 말하면 빠른 속도로 힘을 소진시킨다. 덤벨을 이용해서도 할 수 있고(시퀀스 A 참조), 메디슨 볼이나 모래주머니로도 가능하다. 적은 반복횟수로 무거운 무게를 들어올리거나 많은 반복횟수로 가벼운 무게를 들어올리는지와 무관하게, 이 운동을 통해 당신의 심혈관계 지구력 및 파워를 놀라울 정도로 개선시킬 수 있다.

1

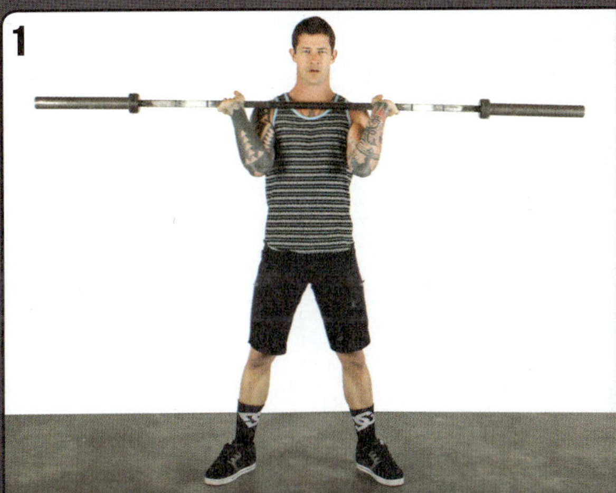

쓰러스터의 셋업을 위해 바벨을 파워 클린으로 어깨까지 들어올리고, 팔꿈치를 약간 내린 후에 바벨을 손바닥 중앙에 배치했다. 쓰러스터에서의 팔꿈치 위치는 프론트 스쿼트와 숄더 프레스 사이라는 것을 명심하라.

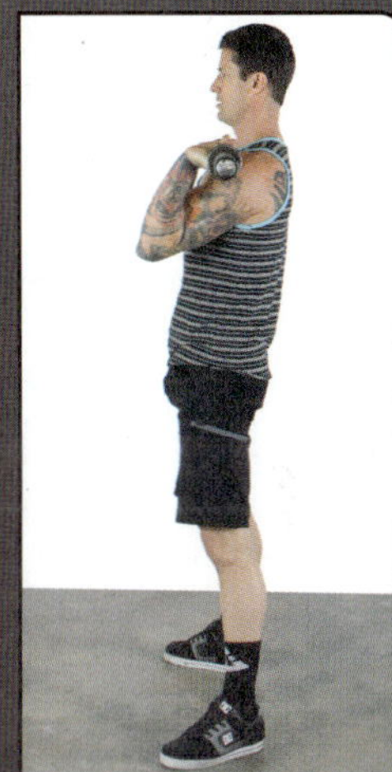

2

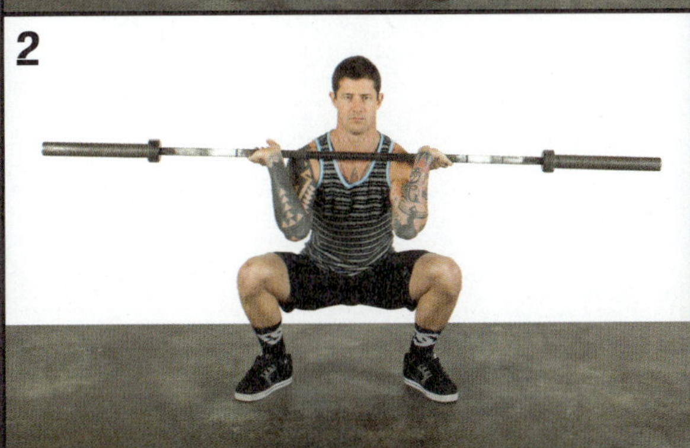

가슴을 올리고 발뒤꿈치로 체중을 지탱하면서, 햄스트링을 뒤로 빼고 보텀 스쿼트 자세로 내려간다. 등이 평평하고 가슴은 올라와 있으며 팔꿈치는 약 45도 각도인 것을 확인하라. 팔꿈치를 내리고 체중이 앞꿈치에 실리는 경우도 있다. 그렇게 하면 굴곡이 생길 뿐 아니라 대퇴사두근에 부담이 간다.

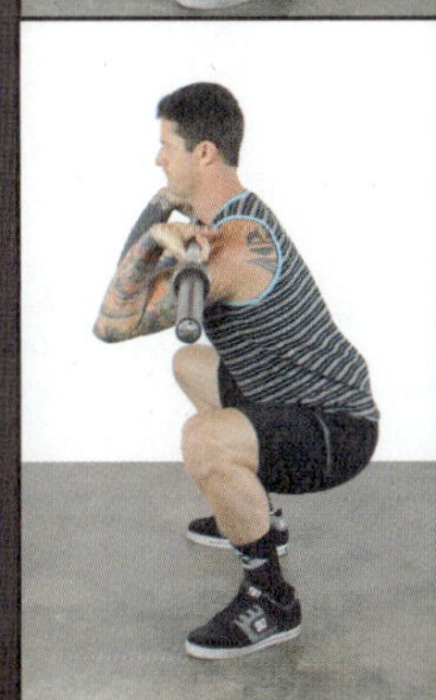

3

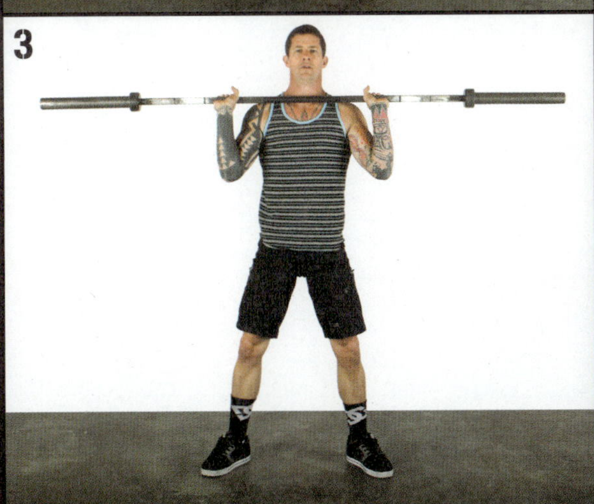

보텀 스쿼트 자세에서 빠르게 가속해서 올라온다.

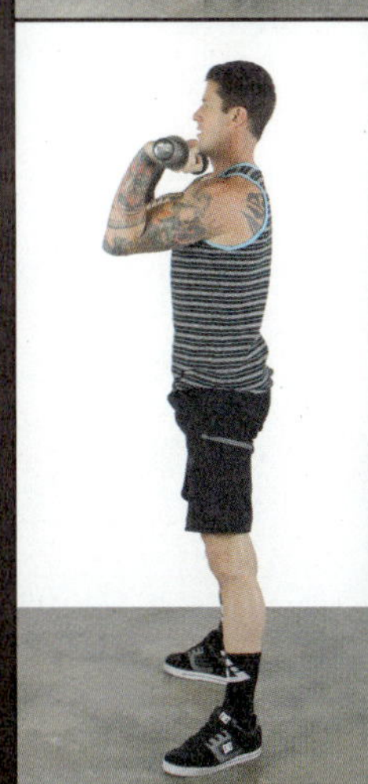

4

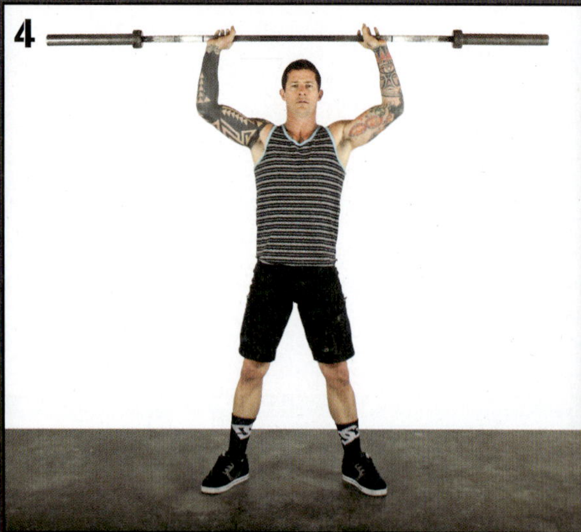

상승 동작의 추진력을 이용해서, 어깨의 바벨을 머리 위로 들어올린다.

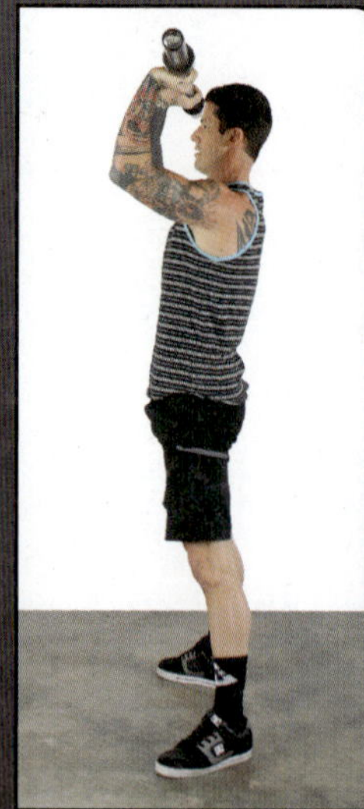

5

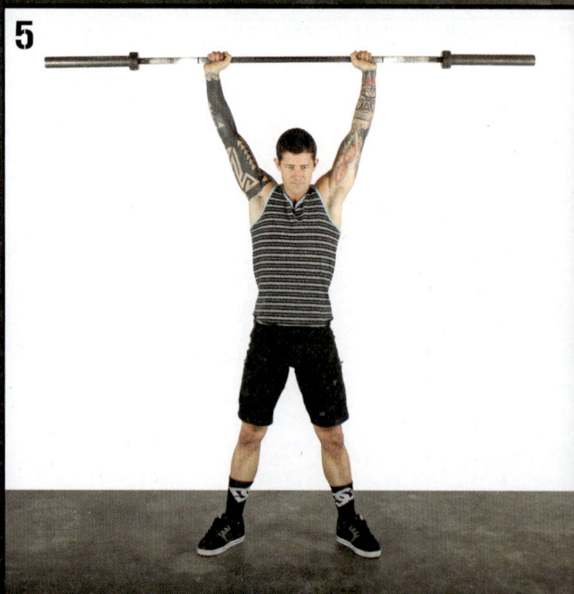

바벨을 머리 위로 올린다.

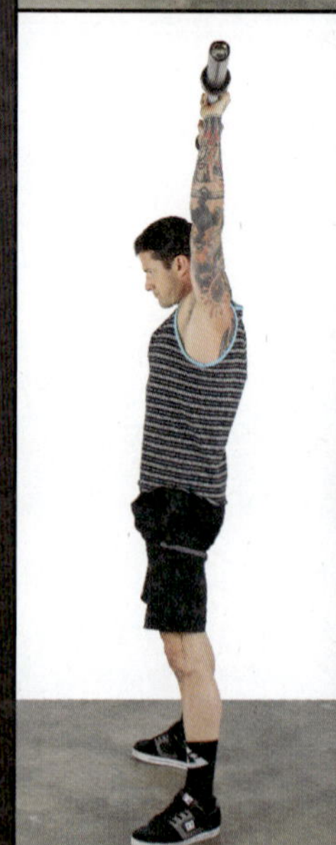

6

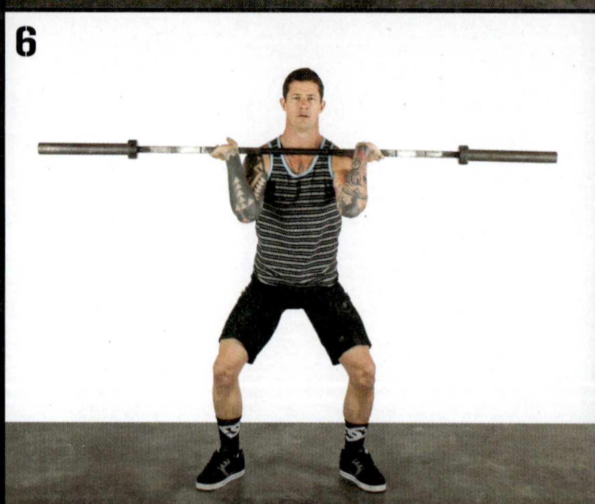

바벨을 제어하며 가슴으로 내리면서, 엉덩이를 뒤로 빼고 무릎을 굽히며 몸을 낮추기 시작한다. 관건은 1/4 스쿼트 자세에서 바벨을 받는 것이다. 충격 흡수를 위해 내려가는 추진력을 이용하면 편심성 부담을 감소시킬 뿐 아니라 다음 동작으로 흠결 없이 넘어갈 수 있다.

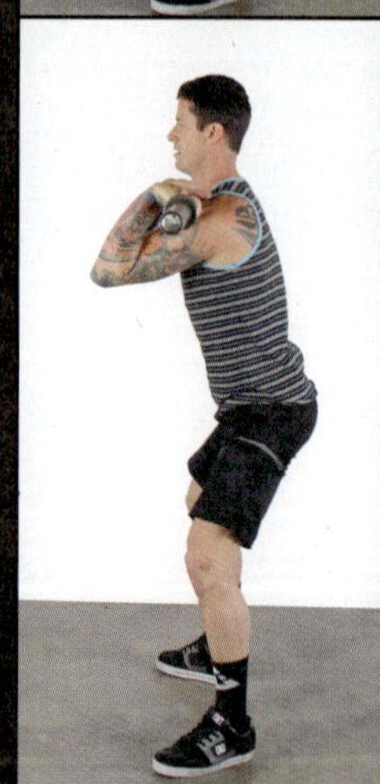

시퀀스 A: 덤벨 쓰러스터

덤벨을 사용한 쓰러스터는 균형과 조정력을 개선시키는데, 이유는 하나가 아니라 두 개의 물체를 제어해야 하기 때문이다. 초보자들이 덤벨 쓰러스터를 선호하는 경우가 많은데, 가슴을 올린 상태를 유지하기가 쉽고 요추에 부담을 덜 주기 때문이다. 이 동작을 처음 해보거나 프론트 랙 프레스 자세를 편하게 할 수 없다면, 덤벨 쓰러스터를 적극 추천한다.

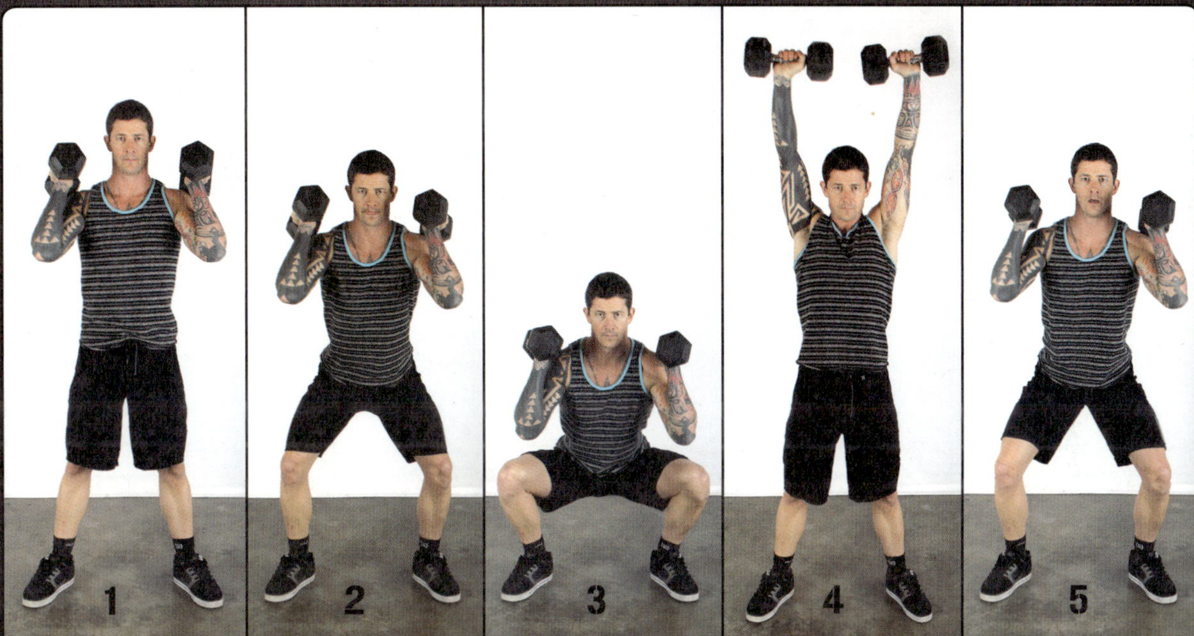

1. 덤벨을 어깨까지 클린 동작으로 끌어올린다(다음 테크닉 참조).
2. 어깨로 덤벨을 지탱하면서 엉덩이를 뒤로 빼고 스쿼트 자세로 내려간다.
3. 가슴을 위로 올리고 발뒤꿈치로 체중을 지탱하면서, 보텀 스쿼트 자세로 내려간다.
4. 보텀 자세에서 빠르게 일어나 덤벨을 머리 위로 밀어올린다. 팔을 머리 위로 뻗을 때 손을 바깥쪽으로 돌려서 어깨를 잠그는 것을 주목하라.
5. 바벨을 효과적으로 받기 위해 덤벨을 어깨까지 내리면서 1/4 스쿼트 자세로 내려간다. 여기서부터 다음 동작으로 흠결 없이 넘어간다.

덤벨 파워 클린

덤벨 파워 클린은 스트렝스, 폭발적 파워, 지구력 및 조정력을 기르기 위한 또 하나의 훌륭한 운동이다. 덤벨 쓰러스터와 마찬가지로, 바벨 대신 덤벨을 사용하면 실수를 최소화할 수 있다. 예를 들어 반복횟수가 많이 필요한 워크아웃에 파워 클린을 추가하는 경우에는 덤벨을 고르는 것이 좋다. 왜냐하면 가슴 대신 어깨로 무게를 받을 수 있기 때문이다. 이렇게 하면 무게를 가슴으로 받아서 허리를 앞으로 굽히거나 앞꿈치로 체중을 지탱하는 일을 막을 수 있다. 이 운동을 완전한 클린 동작으로 할 수도 있다. 그 변형 동작을 하려면, 완전한 스쿼트 자세로 내려가서 보텀 자세에서 어깨로 무게를 받은 후에 프론트 스쿼트로 일어선다.

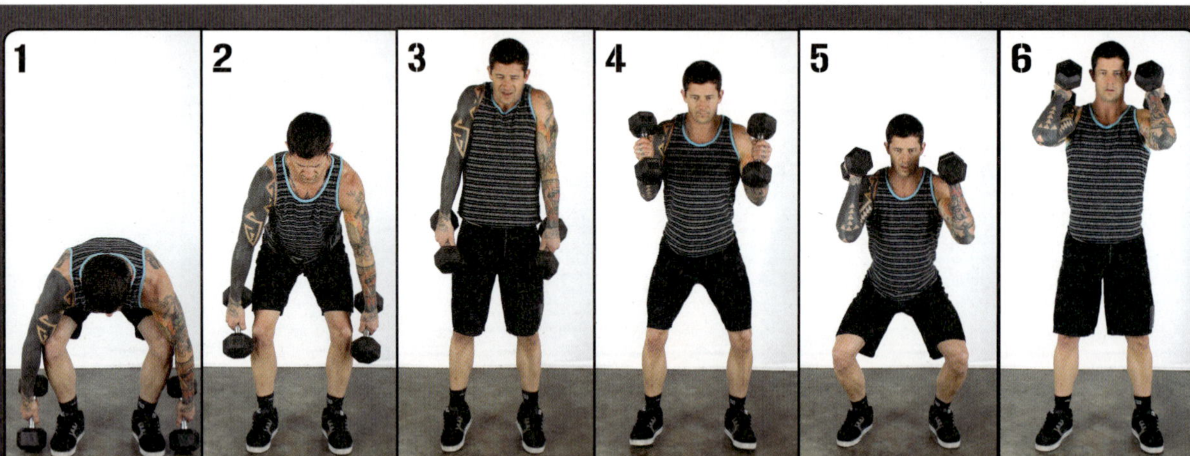

1. 중심선을 안정화시키고 발의 폭을 어깨너비만큼 만든 후에, 골반을 앞으로 굽히면서 엉덩이를 뒤로 빼고 무릎을 바깥쪽으로 밀어내면서 덤벨을 잡는다. 손목엔 힘을 뺀 상태로 덤벨은 매달려 있다. 덤벨을 평평한 각도로 유지하려고 힘을 줄 필요는 없으며, 그렇게 하면 오히려 팔이 더 빨리 피로해진다.
2. 팔과 허리를 곧게 유지하면서, 골반과 무릎을 펴고 덤벨과 함께 일어선다.
3. 3단 확장에 도달하면 어깨를 으쓱하면서 트랩에 힘을 준다.
4. 앞선 동작으로 인해 만들어진 추진력으로 인해 덤벨은 몸 위쪽으로 빠르게 올라간다. 동시에 무릎을 굽히고 몸을 덤벨 아래에 둔다. 주의: 팔을 사용해서 덤벨을 가슴에 역방향으로 비틀면 안 된다. 대신에 골반에서 나오는 힘을 이용해서 덤벨을 어깨까지 끌어올린다.
5. 덤벨이 계속 위쪽으로 올라가면서, 몸은 1/4 스쿼트 자세로 내려가며 팔꿈치를 올리고 어깨로 무게를 받는다.
6. 덤벨과 함께 일어선다.

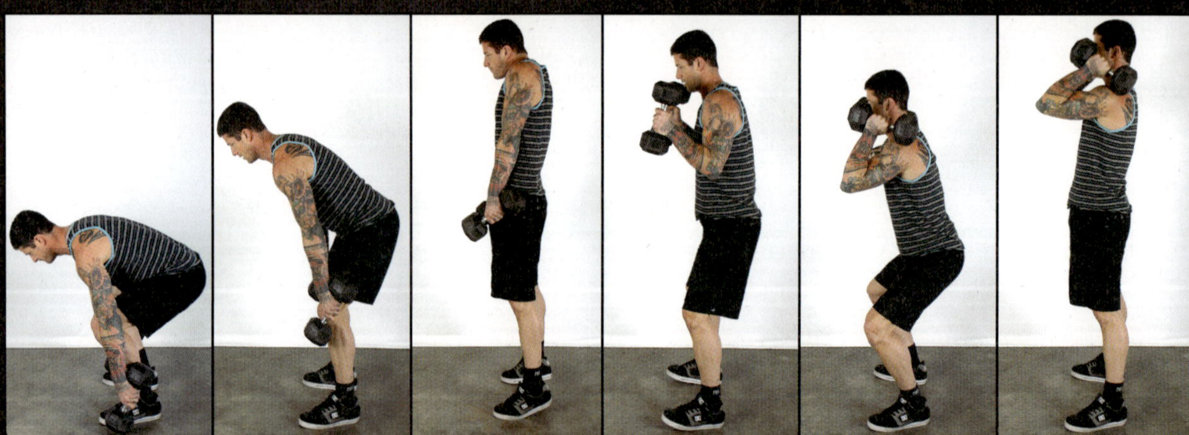

한 손 덤벨 스내치

한 손 덤벨 스내치는 엄청난 코어 안정화 운동으로, 전신의 스트렝스를 향상시키고 골반의 폭발적인 파워를 길러준다. 이 운동을 제대로 하려면 머리 위에서 무게를 받을 때 팔이 바깥쪽으로 돌게 하고 어깨를 으쓱해서 트랩에 힘을 주는 것이 중요하다. 이는 어깨 부상을 막아주며, 팔을 제한 없이 잠글 수 있게 해준다.

당연해 보일 수도 있지만, 강조하겠다. 양쪽 팔로 동일한 반복횟수를 해야 한다. 한 손 덤벨 스내치를 파워 변형 동작(시퀀스 A)으로 하거나 풀 스내치(시퀀스 B)를 위해 스쿼트 자세로 내려앉을 수도 있다. 이 선택은 워크아웃과 무게에 달려 있다. 예를 들어 만약 가벼운 무게를 든다면 파워 변형 동작을 선택해서 에너지를 절약할 수 있다. 하지만 당신이 지쳤고 덤벨을 머리 위로 들어올리기 힘들다면, 풀 스내치가 좋을 수도 있다.

시퀀스 A: 한 손 덤벨 파워 스내치

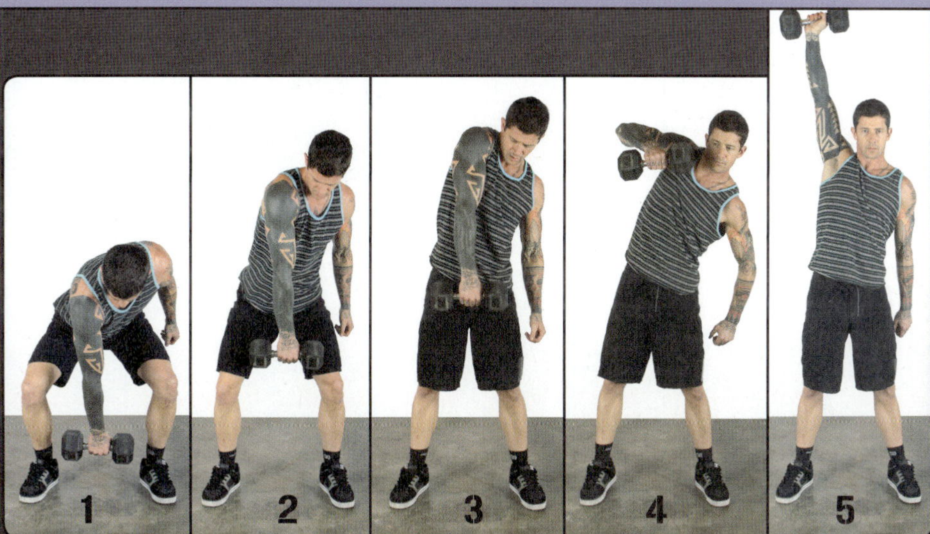

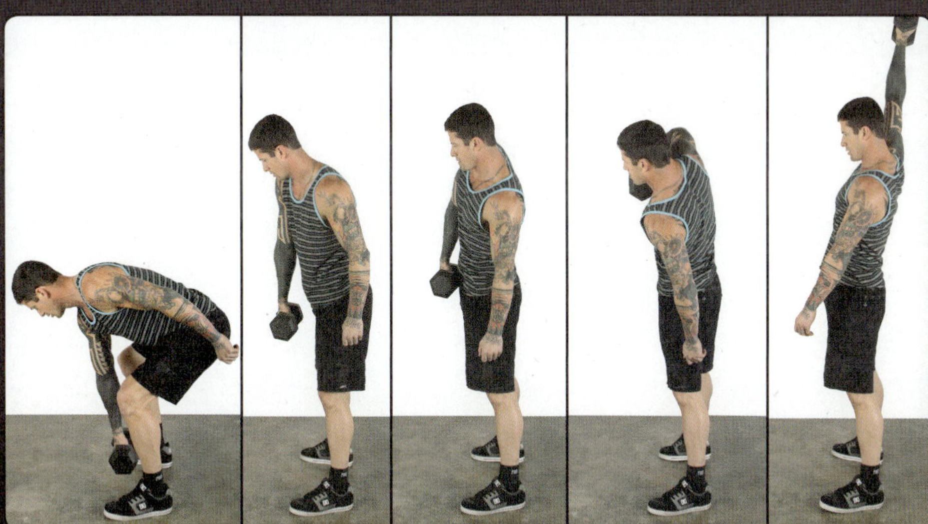

1. 셋업을 위해서 덤벨을 다리 사이에 놓고 발의 폭을 어깨 폭보다 약간 넓게 해 중심선을 탄탄하게 한다. 그 다음 엉덩이를 뒤로 빼고 골반을 앞으로 굽혀서 오른손으로 덤벨을 잡는다. 허리는 곧게 펴져 있고 머리는 중립 위치에 있으며 정강이는 바닥과 직각인 것을 확인하라.
2. 덤벨이 중심선을 따라 위치하도록 하면서, 골반과 무릎을 펴고 일어선다.
3. 골반과 무릎을 잠그면서, 오른쪽 어깨를 으쓱하고 오른쪽 트랩에 힘을 준다.
4. 이 동작으로 인해 덤벨이 몸 위쪽으로 올라간다.
5. 무게를 머리 바로 위에서 받는다. 어깨를 보호하기 위해 트랩에 계속 힘을 준다.

시퀀스 B: 한 손 덤벨 풀 스내치

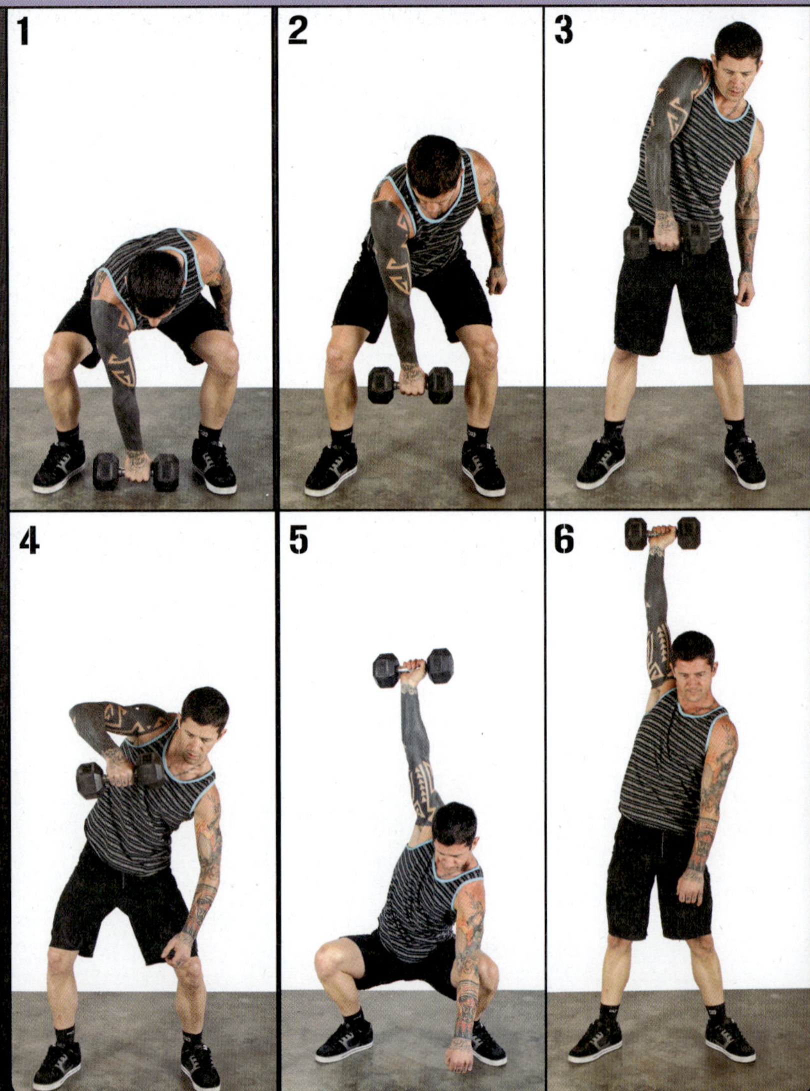

1. 셋업을 한다.
2. 덤벨이 중심선을 따라 위치하도록 하면서, 골반과 무릎을 펴고 일어선다.
3. 골반과 무릎을 잠그면서, 오른쪽 어깨를 으쓱하고 오른쪽 트랩에 힘을 준다.
4. 골반의 폭발적인 파워를 이용해 덤벨이 몸 위쪽으로 올라가면, 무릎을 굽히고 스쿼트 자세에서 무게를 머리 위에서 받을 준비를 한다.
5. 등을 곧게 펴고 체중을 발뒤꿈치로 지탱하면서, 스쿼트 자세로 내려가고 무게를 머리 바로 위에서 받는다.
6. 무게를 안정화시키고 오른팔을 보호하기 위해 오른쪽 어깨를 계속 들어올린 상태에서, 덤벨을 머리 위에 들고 일어선다.

스모 데드리프트 하이 풀

스모 데드리프트 하이 풀은 후방사슬과 요추 부위를 상당히 발달시킨다. 사진을 보면 발의 자세가 스모 데드리프트의 셋업을 할 때와 동일하다는 것을 확인할 수 있다. 하지만 여기서는 플립 그립을 잡는 대신에 좁은 더블-오버 그립을 잡고 손바닥이 나를 보도록 한다. 이 동작을 정확하게 하는 가장 좋은 방법은 올림픽 역도처럼 하는 것이다. 3단 확장에 도달할 때 어깨를 으쓱하고 골반에서 생성된 힘을 이용해서 바벨을 몸의 위쪽으로 빠르게 올린다는 데 공통점이 있다. 범하기 쉬운 실수가 있는데, 탄도학적인 업라이트 로우를 하듯이 팔로 잡아당기는 것이다. 이렇게 하면 힘이 손상될 뿐 아니라 팔이 금방 지쳐서 피로가 빨리 찾아온다. 또 한 가지 실수는 바벨을 바닥으로 내리면서 허리를 굽히는 것이다. 계속 언급했듯이, 언제나 중심선을 탄탄하게 만들어서 척추의 무결성을 유지해야 한다. 이 운동을 하다가 자세가 망가지면 심각한 허리 통증을 겪을 것이다.

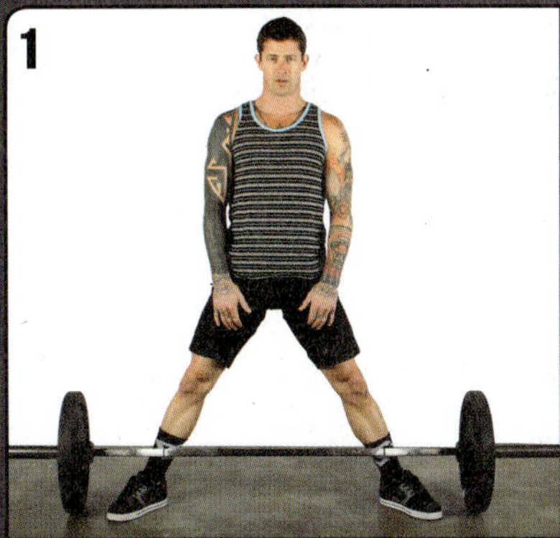

1. 코어에 힘을 주고 스모 데드리프트 스탠스를 취한다.

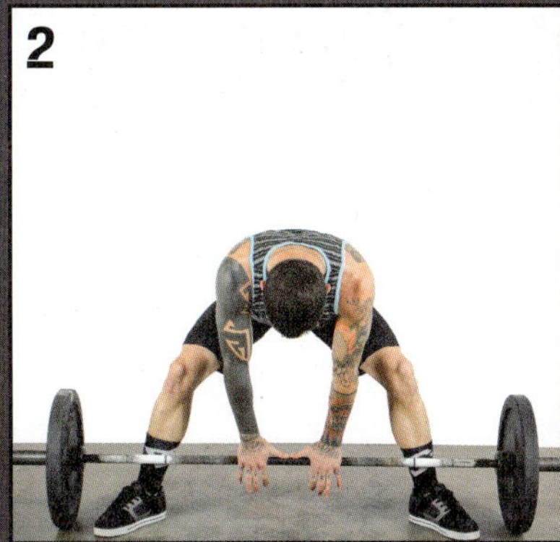

2. 엉덩이를 뒤로 빼면서 골반을 앞으로 접고 등은 평평하게 유지하고 좁은 더블-오버 그립으로 바벨을 잡는다. 양손의 폭은 엄지손가락 길이 정도로 한다.

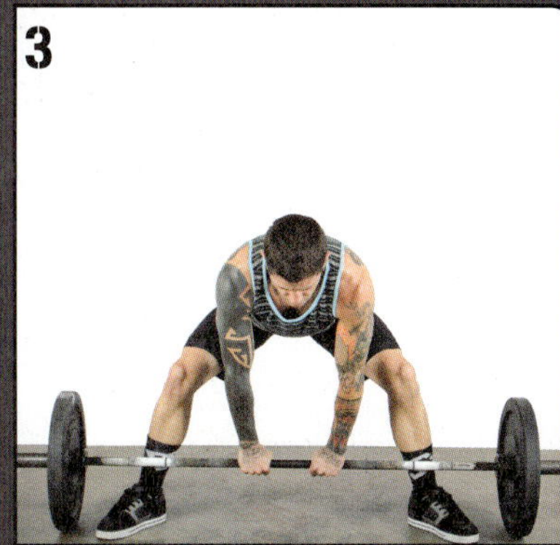

3. 정강이를 바닥과 직각이 되도록 당기고 엉덩이를 약간 올리고 등을 펴서 자세를 탄탄하게 만든다.

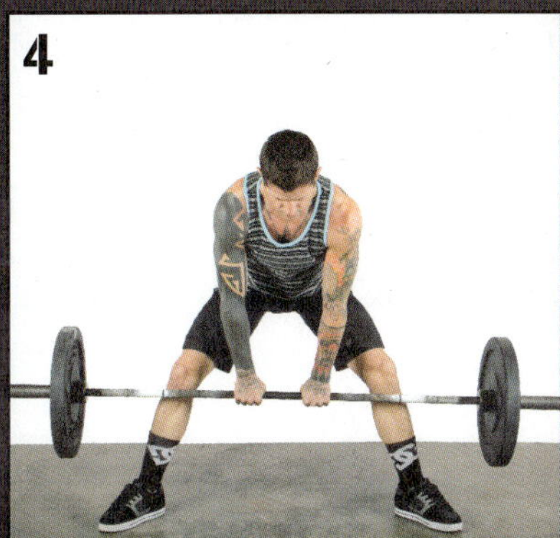

4. 바벨을 몸에 최대한 가깝게 유지하면서 골반과 무릎을 펴고 일어선다.

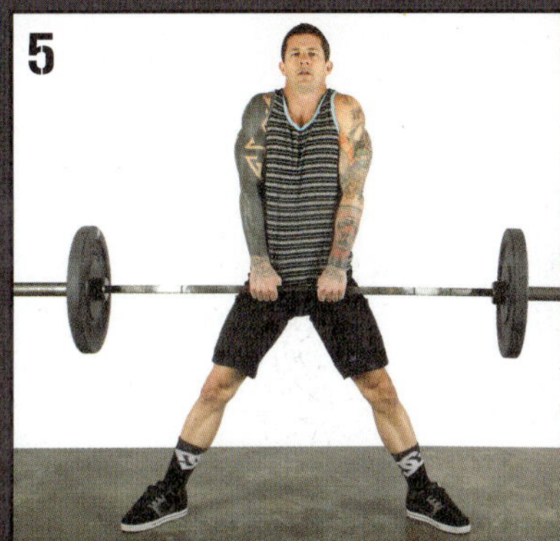

5. 바벨이 무릎을 지날 때 골반과 무릎을 강하게 잠그고 어깨를 으쓱하면서 트랩에 힘을 준다.

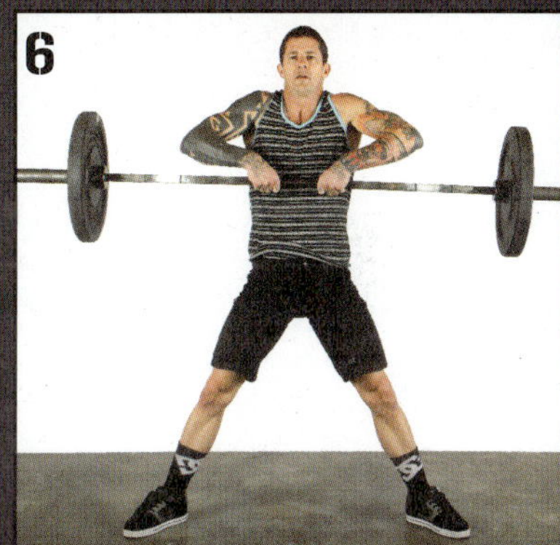

6. 앞선 행동으로 인해 바벨이 몸 위쪽으로 올라간다. 팔을 이용해서 바벨을 끌어올리는 게 아니라는 게 중요하다. 대신에 골반에서 생성된 추진력으로 바벨을 몸 위쪽으로 들어올린다.

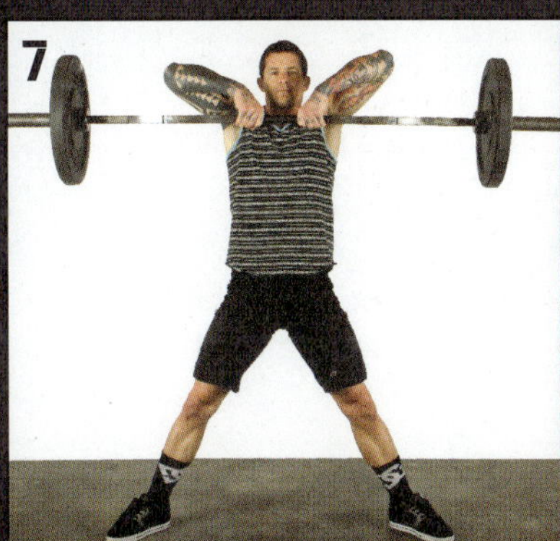

7. 골반에서 생성된 추진력을 계속 활용하면서, 바벨을 쇄골까지 당긴다.

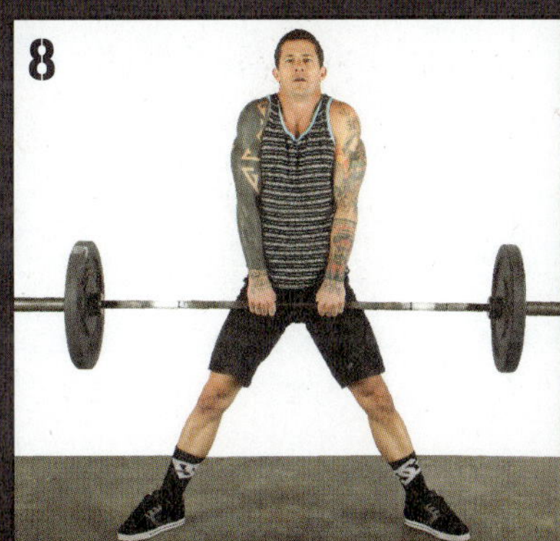

8. 트랩에 계속 힘을 줘서 어깨를 보호하면서, 바벨이 골반 높이까지 내려오도록 제어한다.

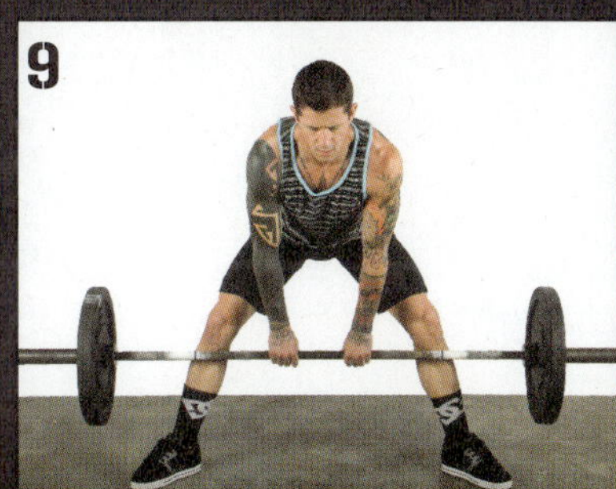

9. 등을 평평하게 한 상태에서 엉덩이를 뒤로 빼고 바벨이 무릎을 지나가도록 한다.

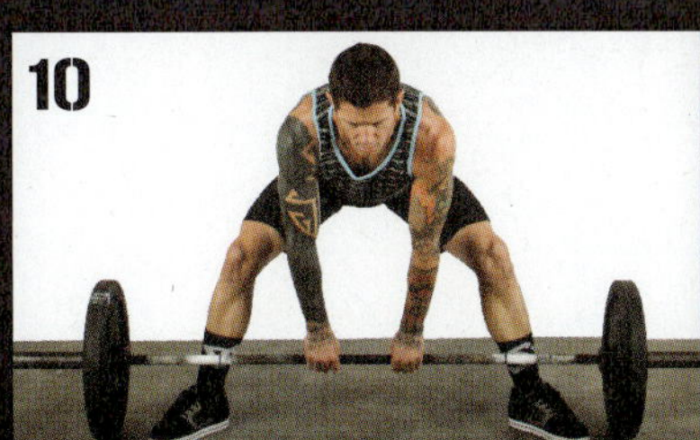

10. 타이트한 자세를 유지하면서 바벨을 땅에 내려놓는다. 이 리프트의 셋업을 했을 때와 같은 자세인 것을 주목하라. 여기서부터는 다음 반복횟수로 안전하고 흠결 없이 넘어갈 수 있다.

스톤 클린(Stone clean)

돌멩이처럼 어색한 물건을 집어드는 것은 모든 사람들이 때때로 하는 일이다. 그런 운동은 인간의 DNA에 각인되어 있다. 우리가 단련해온 모든 능력들을(우선적으로는 스트렝스와 폭발적인 파워) 발달시키는 데 추가로, 스톤 클린은 어색한 무게를 든 상태에서 몸을 안정화시키는 방법을 알려준다. 무거운 박스를 들거나, 통나무를 옮기거나, 타이어 뒤집기를 하거나, 아래 사진에 나온 스톤 클린을 하거나 간에, 항상 물체를 무게중심에서부터 들어올려야 한다는 게 중요하다. 만약 돌덩이가 당신 앞에 있다면 안전하게 들어올리는 건 불가능할 것이다.

돌덩이(또는 기타 물체)를 제대로 들어올리기 위해서는, 최대한 가까이 가서 손을 돌덩이 아래로 넣어야 한다. 아래 사진을 보면 등 위쪽이 약간 굽어 있는 것이 확인될 것이다. 일반적으로는 이걸 실수라고 하지만, 돌덩이처럼 어색한 물건을 들어올리는 경우에는 등을 완전히 평평하게 유지하는 것이 불가능한 경우가 많다. 하지만 그렇다고 해서 그게 위험하다는 의미는 아니다. 다른 모든 리프트 동작과 마찬가지로, 부상을 피하기 위해서는 코어에 힘을 주고 요추를 안정시켜야 한다. 셋업을 하면서 요추 부위가 굽으면 거기서 중단하고 평평한 허리 상태로 셋업을 다시 하거나, 이 운동을 하지 말아야 한다. 몸을 낮추면서 돌덩이를 바닥에 내려놓으려고 하지도 말아야 한다. 항상 당신의 몸 앞에 돌덩이를 떨어뜨려야 하며, 발가락을 다치지 않기 위해 발은 뒤로 빼야 한다.

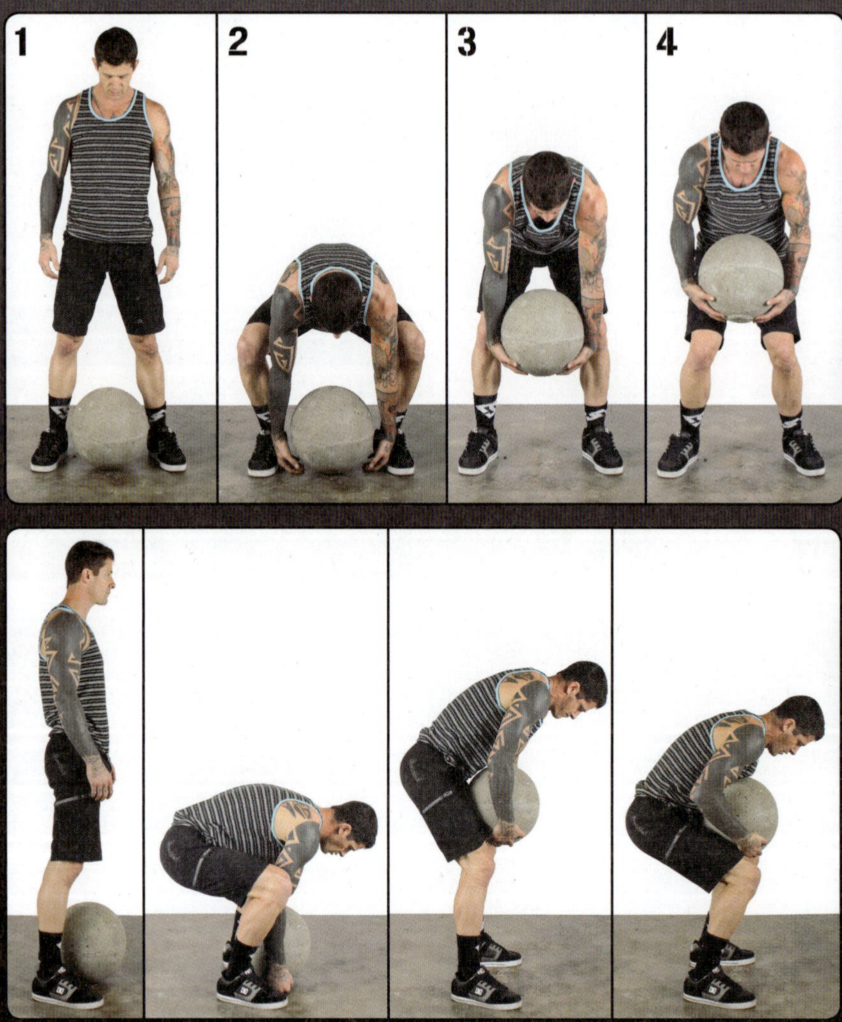

1. 스톤 클린의 셋업을 위해서 돌덩이를 다리 사이에 놓고 발의 폭은 어깨폭보다 약간 넓게 하고 코어에 힘을 주면서 척추를 안정화시켰다.
2. 엉덩이를 뒤로 빼고 무릎을 굽히고 골반을 앞으로 접으면서 돌덩이를 잡고 손을 최대한 돌의 아래쪽까지 넣는다. 허리가 평평하고 중심선은 탄탄하며 무릎을 바깥쪽으로 밀어낸 것을 보라.
3. 허리와 팔을 곧게 뻗고서 무릎과 골반을 벌리고 바닥에서 돌덩이를 집어 든다.
4. 엉덩이 높이까지 돌덩이를 들어올리면서 무릎을 굽히고 두 발 모두가 돌 아래에 오도록 한다. 가벼운 돌덩이를 들어올리는 경우에는 그립을 바꾸지 않고서도 어깨까지 클린 동작으로 올릴 수 있다는 것을 명심하라. 하지만 무거운 돌덩이를 들어올리는 경우에는 어깨까지 들어올리기 전에 돌 주위를 깊은 그립으로 잡아야 한다.

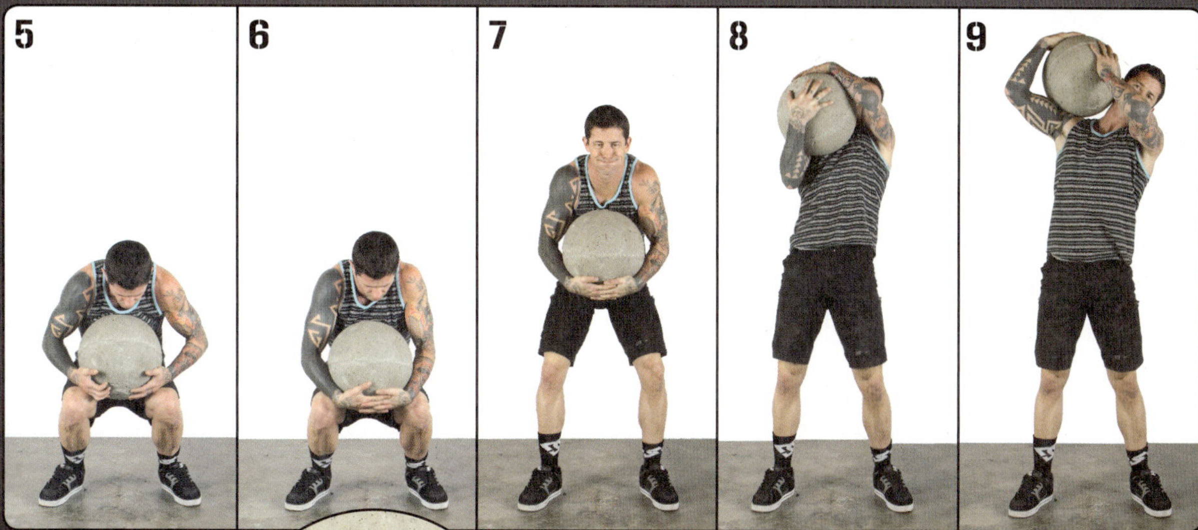

5. 가슴을 돌덩이에 붙인 상태에서 스쿼트 자세로 내려가고 허벅지로 돌덩이를 지탱한다.

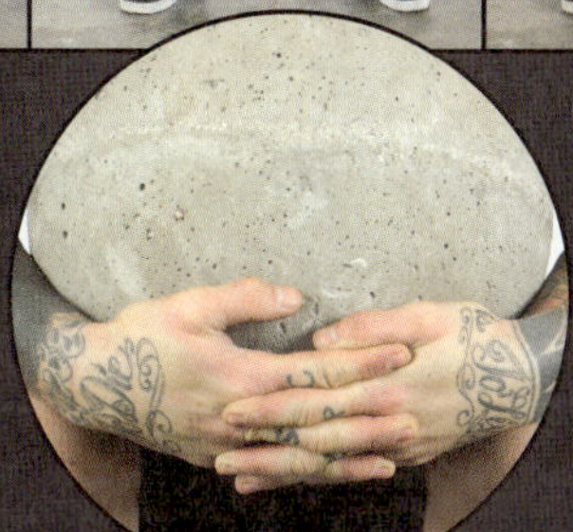

6. 다리로 돌덩이의 무게를 순간적으로 지탱하면서, 팔로 돌덩이를 감싸고 양손의 손가락을 맞잡는다. 허리를 평평하게 유지하면서 척추를 계속 보호하는 것을 확인하라.

7. 팔로 돌 아래쪽을 안고 타이트한 그립을 잡은 후에, 발뒤꿈치로 체중을 지탱하고 골반과 무릎을 펴고 돌덩이를 가슴에 붙인 채로 일어서기 시작한다.

8. 여기서는 여러 가지를 한 번에 해야 한다. 과도한 확장을 하지 않는 선에서 골반과 무릎을 펴고 등을 뒤로 약간 굽힌다. 동시에, 골반과 다리에서 생성된 힘을 이용해 돌덩이를 가슴과 오른팔 위로 들어 올린다.

9. 돌덩이가 가슴까지 올라오면 돌덩이를 오른쪽 어깨까지 들어올린다. 6단계와 8단계 사이에 멈춤 동작이 없다는 것이 중요하다. 하나의 유연한 동작으로 이뤄져야 한다.

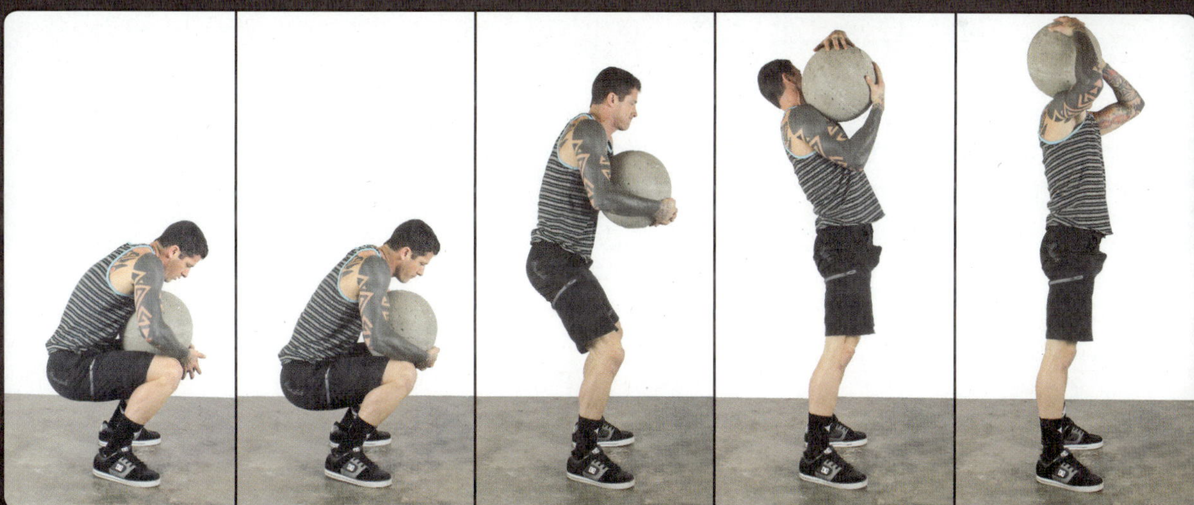

타이어 뒤집기

이 시퀀스에서는 타이어 뒤집기를 제대로 하는 방법을 보여주겠다. 사진에서 보듯이, 셋업은 스톤 클린과 대단히 유사하다. 타이어에 최대한 가까이 가고 손을 타이어 밑에 넣어야 하기 때문이다. 이 운동을 제대로 하려면 타이어를 바닥에서 들어올릴 때 45도 각도를 만들어야 한다. 많은 사람들은 마치 어깨까지 클린 동작을 하듯이 타이어를 직각으로 들어올리는 실수를 한다. 이건 효과적이지 않은데, 들어올리는 동작을 할 때 타이어가 움직이기 때문이다.

관건은 몸을 타이어에 최대한 붙이고, 타이어를 들어올릴 때 타이어와 몸을 최대한 연결시키는 것이다. 이상적으로는 폭발적인 골반 동작을 이용해서 하나의 유연한 동작으로 타이어를 들어올려야 한다. 하지만 당신이 지쳤거나 타이어가 너무 무겁다면, 타이어를 골반 높이까지 들어올릴 때 무릎을 타이어 아래로 밀어넣어야 할 수도 있다. 일단 성공하고 나면 무릎을 팔과 골반과 함께 사용해서 타이어를 들어올릴 수 있다.

1

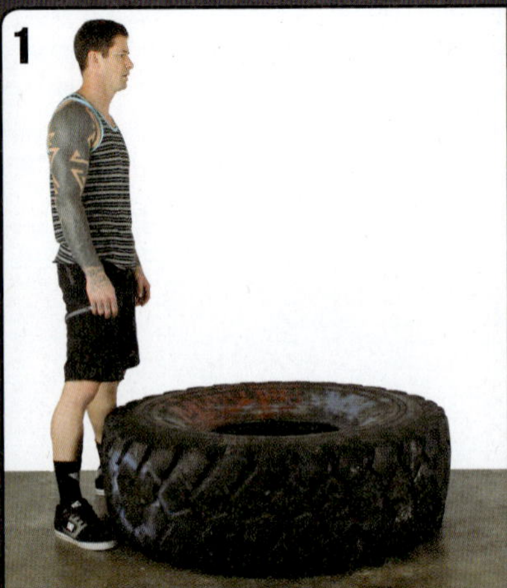

1. 다리가 타이어에 최대한 가까이 오도록 자세를 잡았다. 중심선은 탄탄하고 발의 폭은 어깨폭과 거의 같다.

2

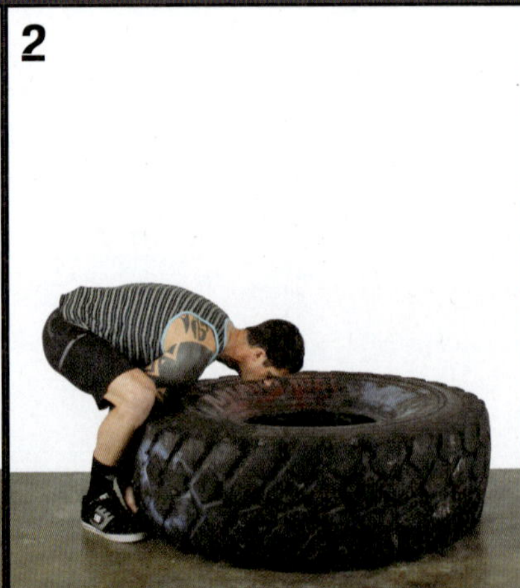

2. 허리를 평평하게 유지하면서 엉덩이를 뒤로 빼고 골반을 앞으로 접고 손을 타이어 밑으로 최대한 밀어넣는다.

3

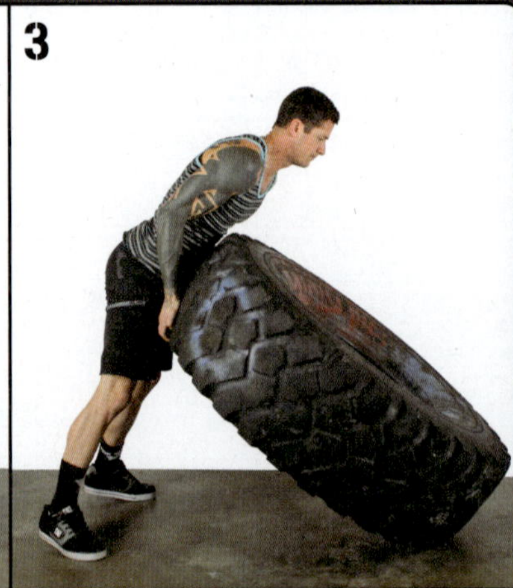

3. 골반을 펴고 타이어를 45도 전방으로 들어올린다. 골반을 펼 때 허리가 꼿꼿하며 몸은 타이어에 붙어 있는 것을 확인하라.

4

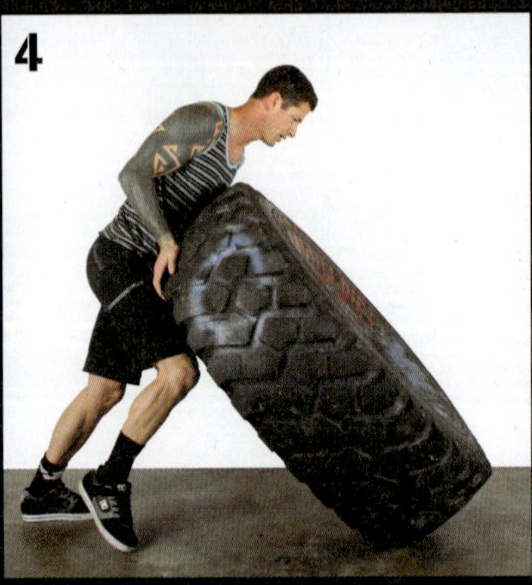

4. 타이어를 골반 높이까지 끌어 올리면서 오른쪽 무릎으로 타이어를 받친다.

5

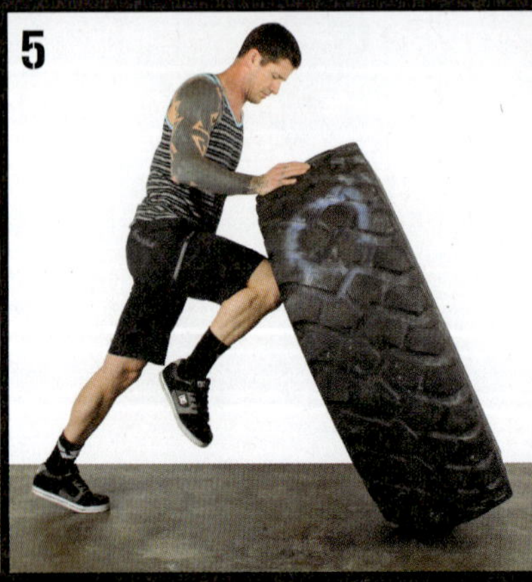

5. 무릎의 힘을 팔과 함께 사용해서 타이어를 지면과 수직이 되도록 들어올린다.

6

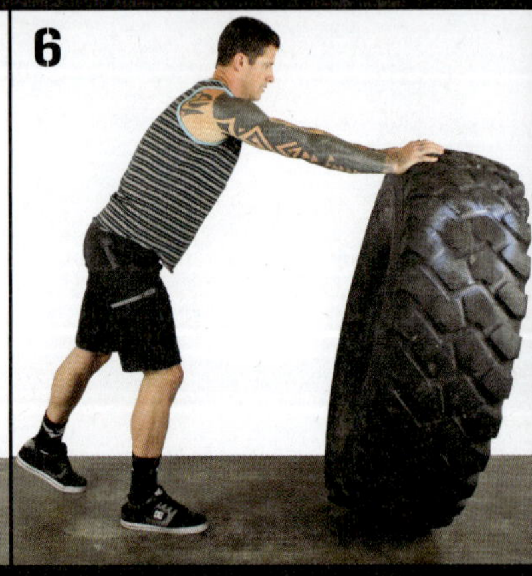

6. 팔을 펴면서 타이어를 뒤집는다.

올바른 로잉 메커니즘

로잉 머신은 CFE 워크아웃, 워밍업 및 쿨다운 목적으로 사용할 수 있는 또 하나의 훌륭한 컨디셔닝 도구다. 달리기 또는 사이클에서 성가신 부상을 얻었다면, 로잉 머신을 이용해서 지구력을 유지할 수 있다. 로잉은 힘든 시합 또는 워크아웃을 한 후의 회복 세션으로도 아주 좋다.

로잉 머신을 사용할 때의 관건은 내가 이 책에서 계속 강조해온 동일한 내용을 명심하는 것이다. 등을 평평하게 하고 중립 자세를 유지하라. 로잉에서의 가장 일반적인 실수는 등을 둥글게 굽히고 다리를 펴기 전에 팔로 잡아당기고 더 많은 힘을 내려고 몸을 뒤로 기대는 것이다.

이상적인 로잉 테크닉이 너무 어렵다면, 발을 묶지 않고 셋업을 해보라. 이렇게 하면 속도가 느려지고 당기는 타이밍을 잡는 법을 배울 수 있다. 당신이 저지를 수 있는 가장 큰 실수는 로잉 머신에 올라타서 온 힘을 다해서 당기는 것이다. 이는 잘못된 동작 패턴을 배우는 결과로 이어진다. 허리를 너무 사용하지 않는 것이 중요하다는 사실을 일깨워준다는 점에서는 이것도 도움은 될 것이다.

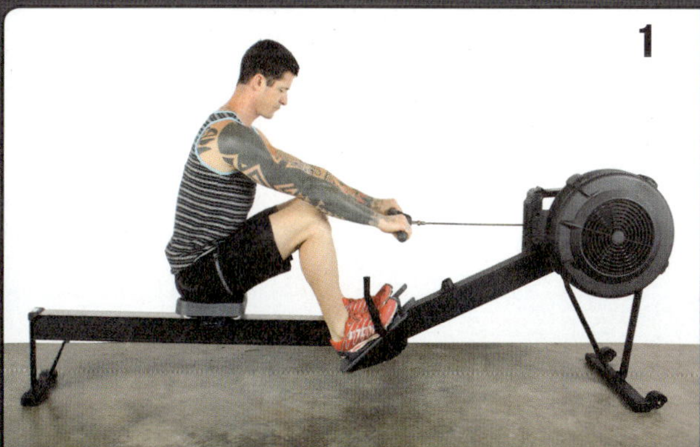

1. 발을 발판 위에 놓으면서 뒤꿈치로 지지대를 딛고, 발 중앙을 따라서 스트랩을 놓는다. 허리가 평평하고 팔의 힘을 빼고 있는 것을 보라. 로잉의 셋업은 데드리프트의 셋업과 매우 유사하다는 것이 흥미롭다.

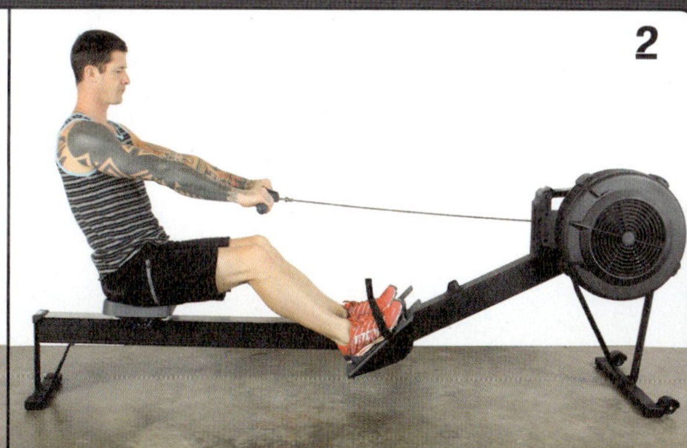

2. 팔을 곧게 펴고 등을 평평하게 한 상태에서, 골반에서부터 몸을 뒤로 약간 기울이고, 발을 밀고, 다리의 힘을 이용해서 몸을 뒤로 움직인다.

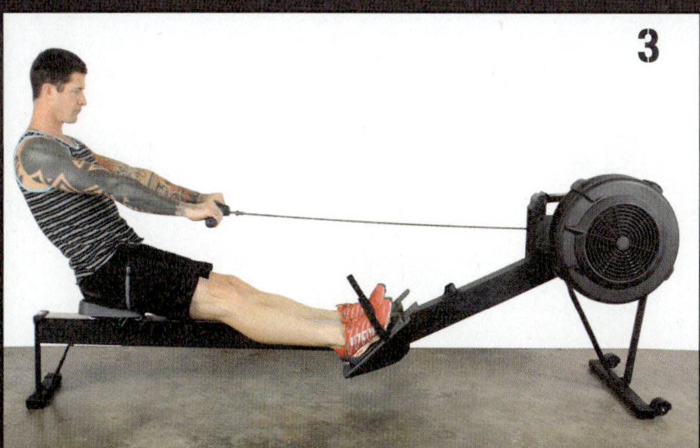

3. 팔의 힘을 계속 뺀 상태에서 다리를 편다. 주의: 뒤로 움직이고 당기기 동작을 할 때 숨을 내쉬어야 한다.

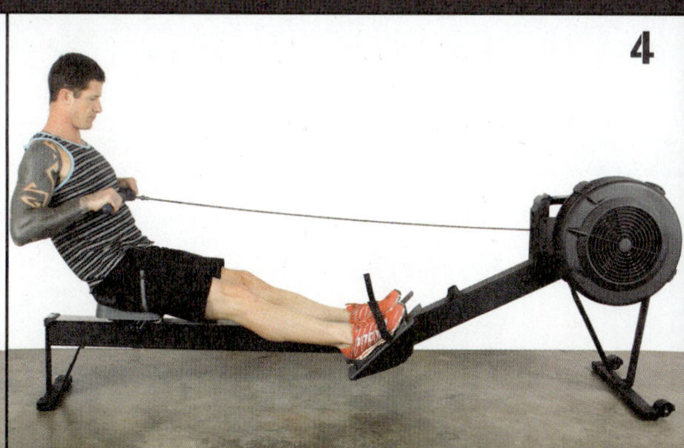

4. 다리가 확장 상태가 되면 마치 푸시업을 하듯이 팔을 이용해서 뒤로 당긴다. 그리고 손잡이를 흉곽의 중앙에 오도록 한다. 주의: 폐에 남은 공기를 내쉰다.

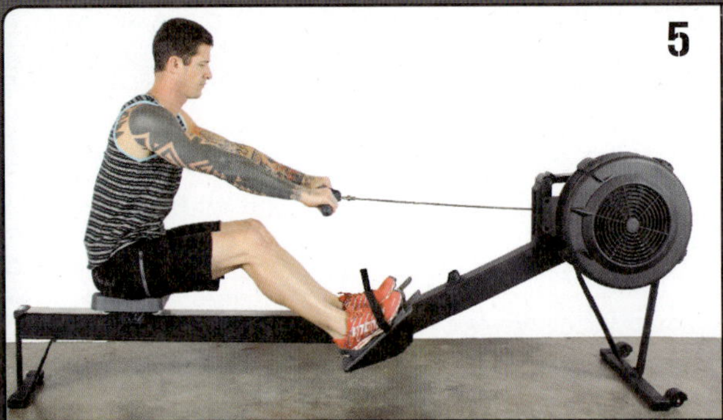

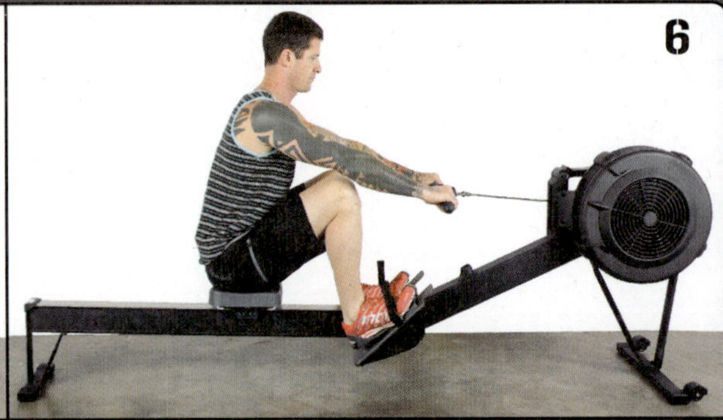

5. 스트로크를 끝내면서 팔을 펴고 앞으로 밀려가기 시작하며, 숨을 들이쉰다.

6. 팔이 무릎을 지나갈 때 다리를 굽히고 원래 자세로 돌아온다.

잘못된 로잉

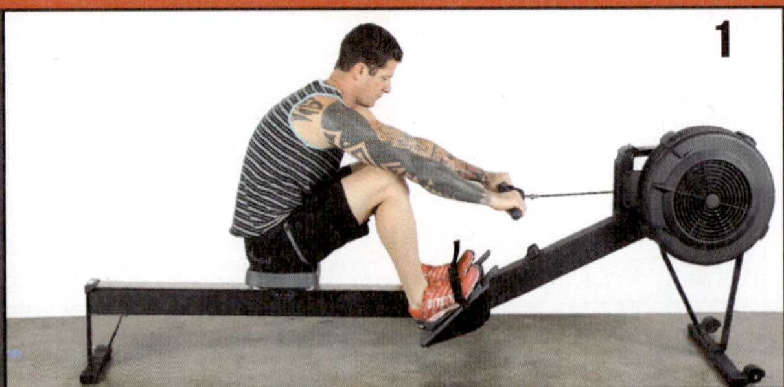

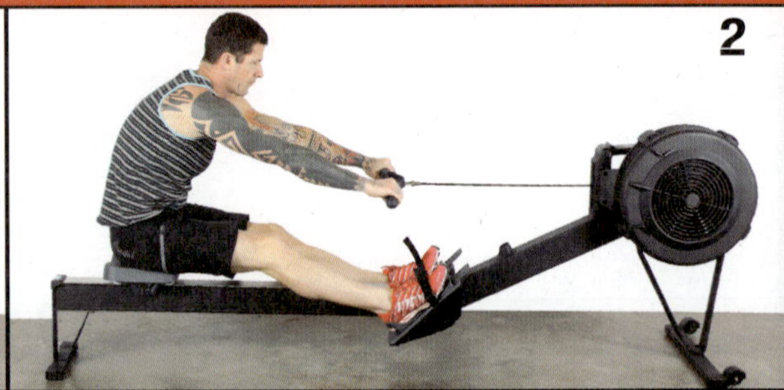

1. 중립 상태의 평평한 등이 아니라 등을 둥글게 하고서 셋업을 했다.

2. 발에 힘을 주면서 다리를 편다. 사진에서 보듯이 척추의 무결성이 심각하게 훼손됐다.

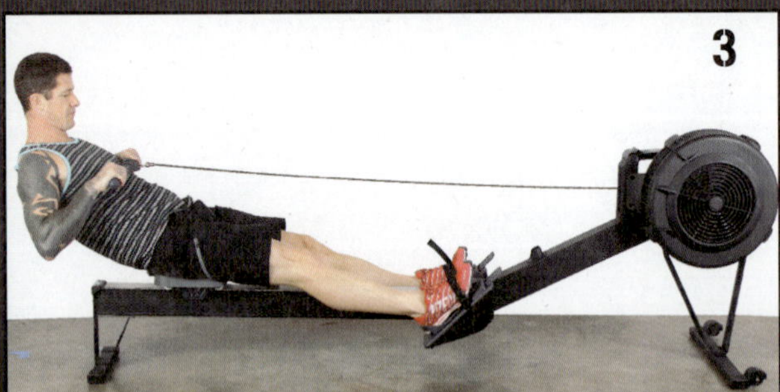

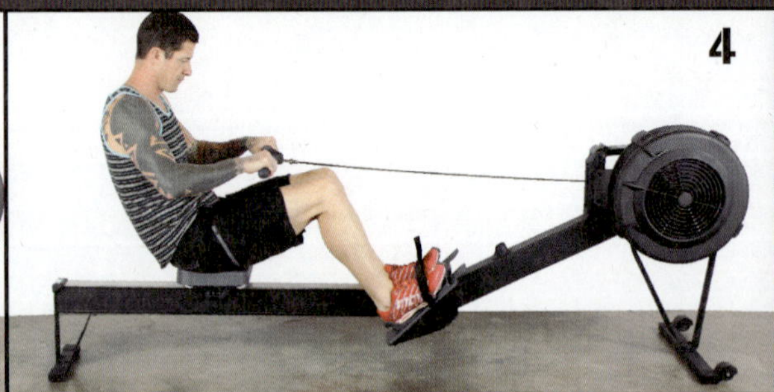

3. 몸을 너무 기울였고, 팔과 다리의 힘이 아닌 허리의 힘으로 끌어당겼다. 스트로크 말미에 더 많은 힘을 내려고 할 때 나오는 일반적인 실수다.

4. 팔을 펴기 전에 무릎을 굽히는 실수를 했다.

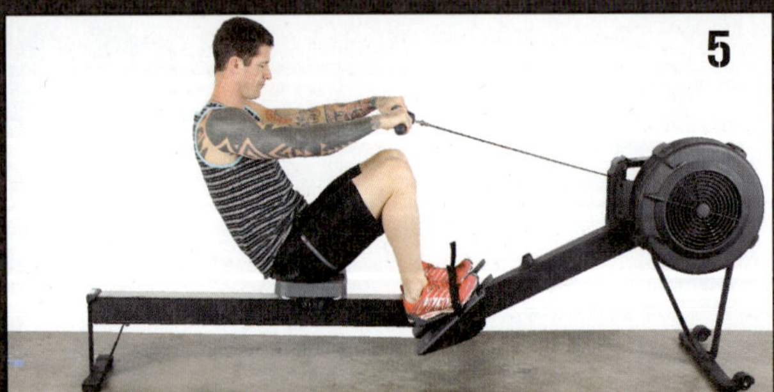

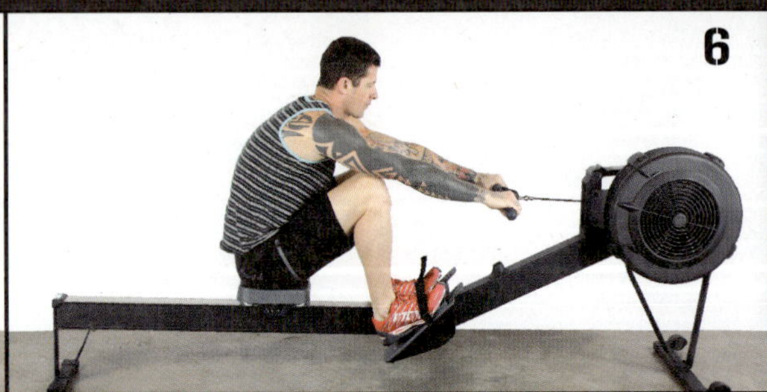

5. 손잡이를 무릎 위로 움직여서 스트로크의 효율성을 심각하게 훼손시켰다.

6. 원래의 잘못된 자세로 돌아왔다.

썰매 끌기

썰매 끌기는 여러 용도와 혜택을 가지고 있다. 회복 도구로 사용할 수 있고 몸의 약한 부분을 향상시킬 수도 있으며 스트렝스 향상을 개선시키고 가속시킬 수도 있다. 또한 운동 능력을 향상시키고 심혈관계 및 근지구력을 기를 수도 있다. 나는 일반적으로 지구력 종목 선수들에게 컨디셔닝 서킷, 인터벌 또는 정해진 거리 달리기 훈련에서 썰매 끌기를 시킨다.

인터벌 또는 정해진 거리를 달리는 경우, 거리는 50미터를 넘지 말아야 한다. 그래야 훈련자의 자세가 망가지지 않기 때문이다. 또 다른 중요한 부분은 무게다. 경험에 비추어볼 때, 폭발적인 파워를 기르려면 무거운 무게를 들고서 짧은 거리를 전력으로 달려야 한다. 근육 및 심혈관 지구력을 기르려면 더 긴 거리에서 더 가벼운 무게를 사용해야 한다.

썰매 끌기의 변형 동작은 수없이 많다. 아래 시퀀스에서 나는 전방 끌기의 두 가지 동작과 뒤로 끌기 동작 한 가지를 보여주겠다. 다른 변형 동작을 시도하는 것도 좋지만, 아래 사진에 나온 동작들이 지구력 스포츠에서는 가장 기본적이고 중요하다.

시퀀스 A: 숄더 그립

이 변형 동작에서의 핵심은 허리를 곧게 펴고 손을 몸 앞에 두면서 자세를 유지하는 것이다. 앞으로 등을 굽히면 어깨에 부담을 줄 뿐 아니라 대퇴사두근에 무게가 실려서 이 운동의 목적이 사라진다. 주의: 워크아웃의 목표에 따라 뛰어도 좋고 걸어도 좋다!

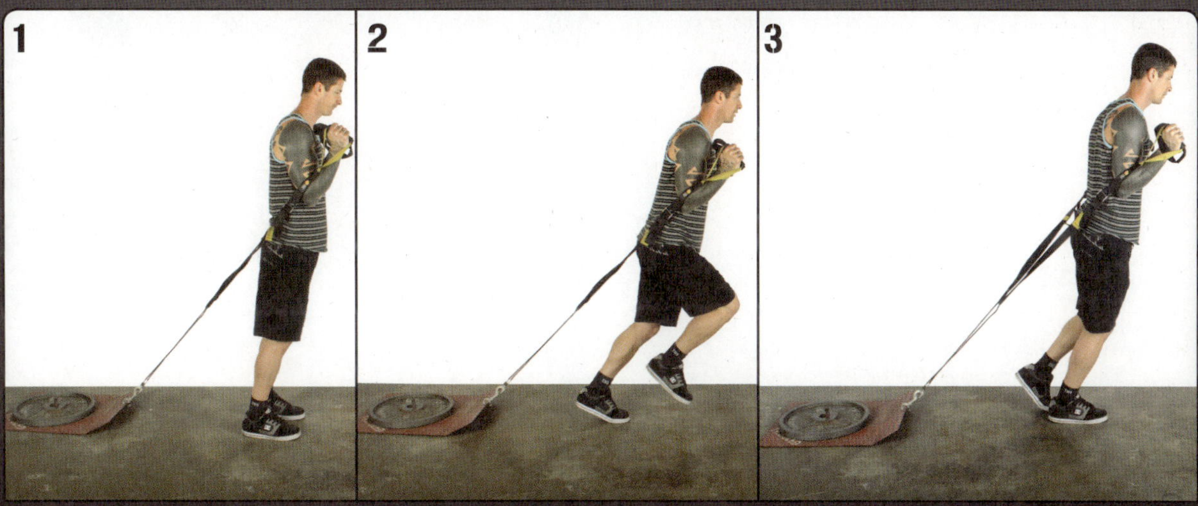

1 숄더 그립 전방 자세를 취했다. 팔은 몸에 타이트하게 붙어 있고 머리는 중립 위치에 있으며, 코어에 힘을 주고 있다.

2 몸을 곧게 편 상태에서 앞으로 몸을 약간 굽히고 오른발을 앞으로 내딛는다.

3 썰매를 계속 앞으로 끌면서 오른발로 지지대를 바꾼다.

시퀀스 B: 낮은 그립

낮은 그립의 전방 끌기를 하면 코어, 팔, 다리를 더 활용하게 된다. 전방 숄더 그립과 동일한 원칙들이 적용된다. 코어에 힘을 주고 등을 곧게 펴고 팔이 몸 앞에 오도록 한다. 앞선 변형 동작과 마찬가지로, 워크아웃의 목표에 따라 걸어도 좋고 뛰어도 좋다.

1

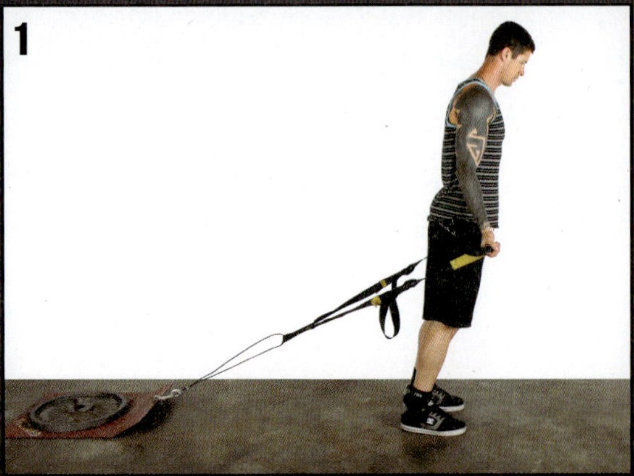

낮은 그립의 전방 끌기 자세를 취한다. 팔은 몸에 타이트하게 붙어 있고, 손바닥은 반대쪽을 향하고 있으며 코어에 힘을 준 상태다. 머리는 중립 위치에 있다.

2

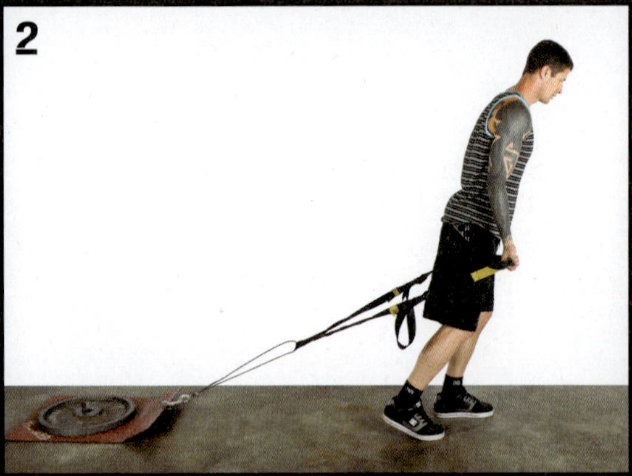

몸을 곧게 유지하면서 앞으로 몸을 기울이고 왼발로 작은 걸음을 내디뎌서 앞으로 향하는 추진력을 만든다.

시퀀스 C: 역방향 썰매 끌기

역방향 썰매 끌기는 달리기와 자전거에서 중요한 역할을 하는 대퇴사두근, 내측광근 및 허리 부위를 겨냥한 것이다. 전방 끌기와 마찬가지로, 등을 곧게 유지하고 가고자 하는 방향으로 몸을 약간 기울인다.

1

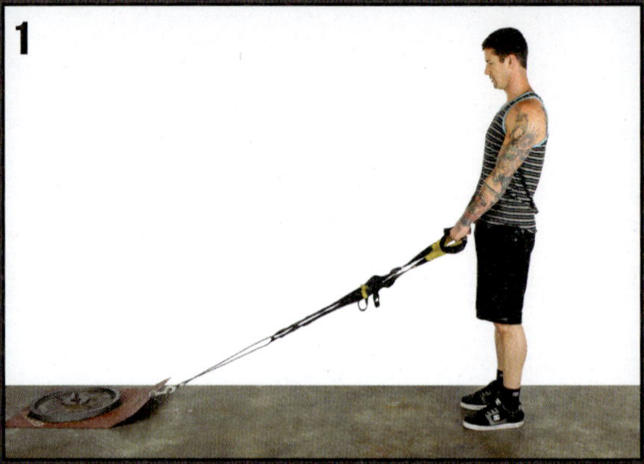

역방향 썰매 끌기 자세를 취한다.

2

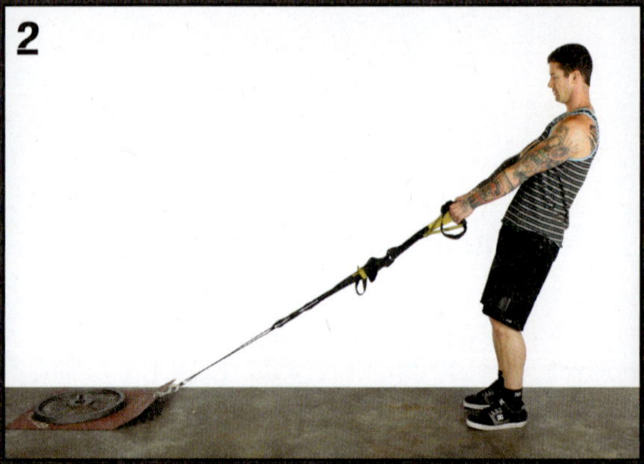

어깨를 뒤로 빼고 몸을 곧게 유지하면서 뒤로 약간 기댄다.

3

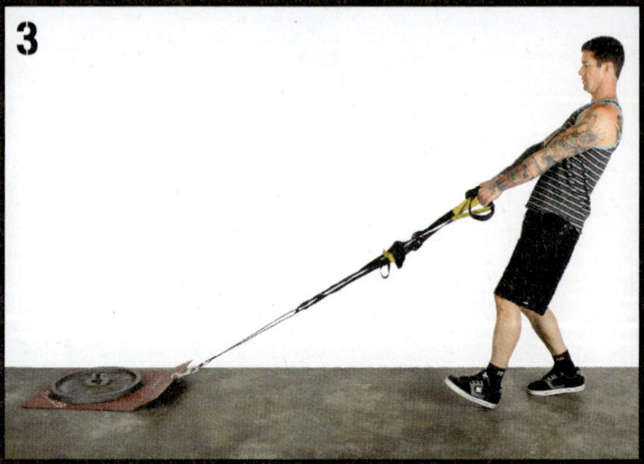

왼쪽 발꿈치로 땅을 디디면서 오른쪽 다리로 한 발 물러선다. 지지대를 바꿀 때 오른발이 엉덩이 바로 아래에 있는 것을 보라. 여기서부터 나는 목표 거리에 도달할 때까지 썰매를 계속 끌 것이다.

몸통/안정성 운동

할로우락

챕터 2를 읽으면 중심선 안정화를 위한 할로우락 자세를 취하는 방법을 알 수 있다. 이 시퀀스에서 같은 훈련을 보여주겠지만, 여기서는 운동이다. 아래 사진을 보면 할로우락 자세를 취하고 나서 마치 크런치를 하듯이 흉곽을 들어올리는 것이 확인될 것이다. 그리고 몸을 타이트하게 유지하면서 앞뒤로 흔든다. 만약 당신의 목표가 정해진 반복횟수를 하는 것이라면, 위로 올라갔다가 내려오는 것이 반복횟수 1회가 된다. 하지만 나는 보통 시간을 정해놓고 할로우락을 시킨다. 이를테면 타바타 할로우락(20초 간 운동, 10초 휴식)을 4분 간 할 수 있다.

흉곽이 흐트러지거나 앞뒤로 흔들 때 탄탄한 자세를 유지할 수 없다면, 그냥 할로우락을 버티기를 하면 된다. 할로우락 자세를 만드는 게 어렵다면, 다리를 굽히고 팔을 몸 측면에 두거나 플랭크 버티기(다음 시퀀스 참조)를 해서 안정화를 위한 스트렝스를 키운다. 당신의 실력이 어느 정도이던지, 시작을 하고 실제 운동을 올바르게 할 수 있도록 점진적으로 향상시키는 것이 중요하다.

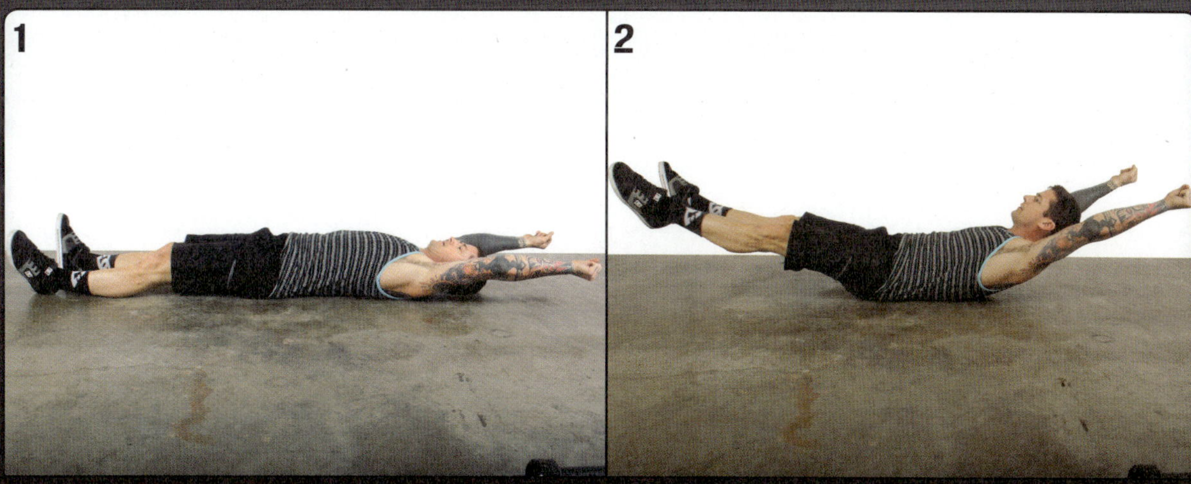

1 팔을 머리 위로 올린 상태에서 등을 펴고 바닥에 눕는다.

2 할로우락 자세를 잡기 위해 마치 배꼽이 등뼈에 닿을 듯이 코어에 힘을 강하게 준다. 둔근에 힘을 주고 양다리를 바닥에서 12인치 정도 들어 올린 후, 마치 크런치를 하듯이 흉곽을 들어올린다.

3

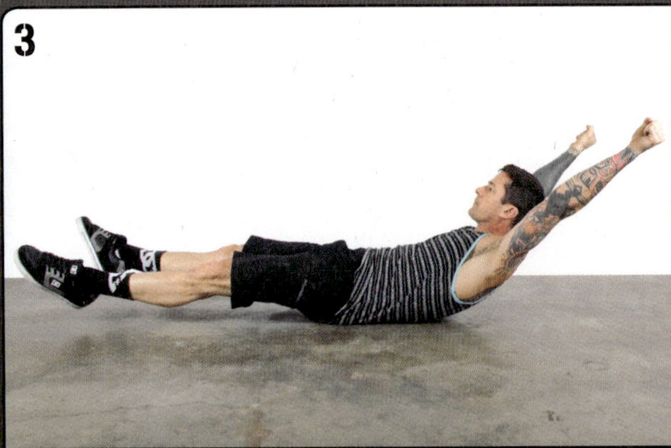

몸을 타이트하게 하고 다리를 곧게 뻗은 상태에서 바닥을 향해 발차기를 하고 허리를 바닥에 대고서 몸을 지탱한다.

4

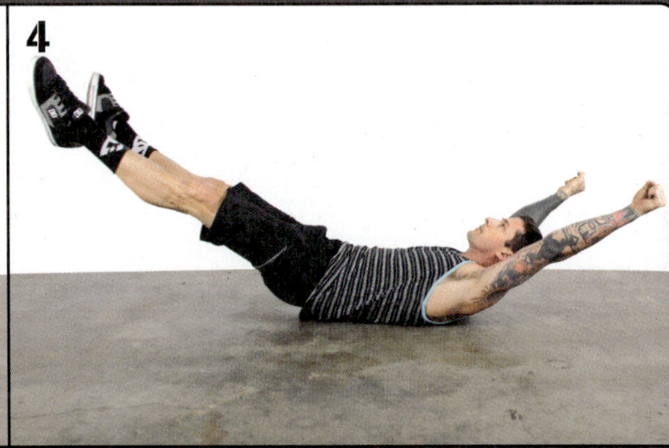

앞선 동작으로 약간의 추진력이 생겼기에, 팔을 약간 뒤로 빼면서 등 위쪽이 바닥에 닿도록 한다. 할로우락 운동은 흔들의자와 비슷하다. 일단 추진력이 생기면 그걸 유지하기 위해 약간만 움직여야 한다.

5

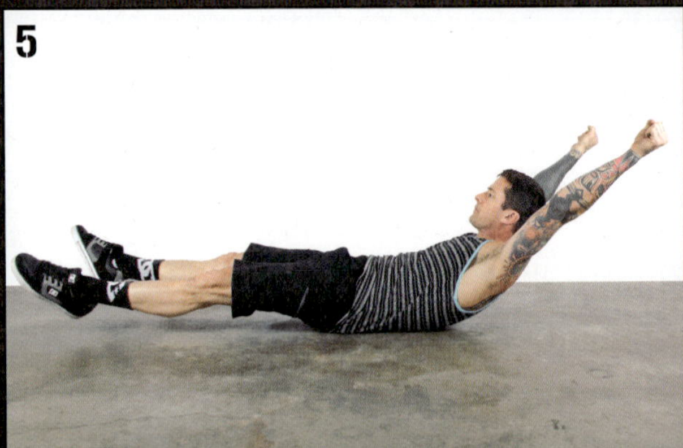

흉곽과 다리를 그 위치에 유지하면서 등 아래쪽을 바닥에 대고 몸을 앞으로 흔든다.

6

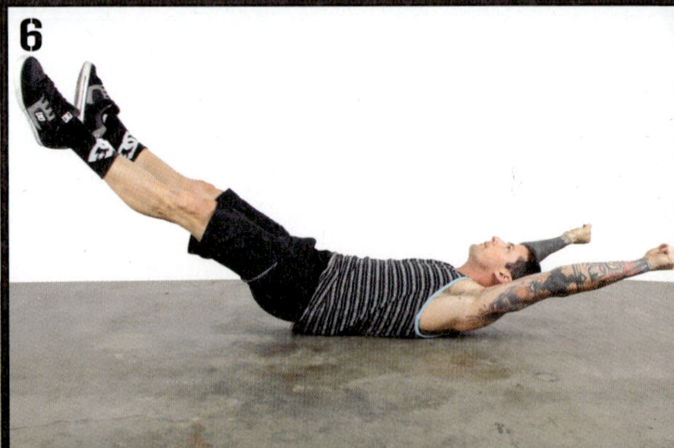

중심선이 탄탄하고 몸은 둥근 고정 자세이기 때문에, 이번엔 등 위쪽을 땅에 댄다.

플랭크

몸으로 팔다리의 무게를 지탱해야 하는 할로우락과는 달리, 플랭크는 팔과 발가락으로 몸을 지탱해서 코어의 스트렝스와 안정성을 향상시킨다. 이 운동의 핵심은 할로우-타이트 자세를 취하고 유지하는 것이다. 피로해지면 파이크 자세로 올라가거나 코브라 스트레치로 내려가서 복근에 휴식을 줄 수 있다. 반드시 명심할 것이 있다. 등이 평평한 상태가 아니라면 이 운동을 제대로 하고 있지 않는 것이다.

플랭크는 정해진 시간 동안 해야 할 또 하나의 운동이다. 전신 지구력을 길러주는 놀라운 방법이라는 의미다. 만약 당신이 이 운동을 처음 해본다면, 푸시업 플랭크(사진 A)로 시작해서 팔을 굽힌 버전(사진 B)으로 진전시킬 수 있다. 당신의 코어 스트렝스가 이미 탄탄하다면, 무게를 추가하거나 등에 샌드백을 달아서 강도를 높일 수도 있다(사진 C). 등에 무게를 추가해줄 사람이 없다면, 한쪽 다리를 바닥에서 들어올리거나 앞에서 팔을 뻗을 수도 있다.

사진 A: 푸시업 플랭크

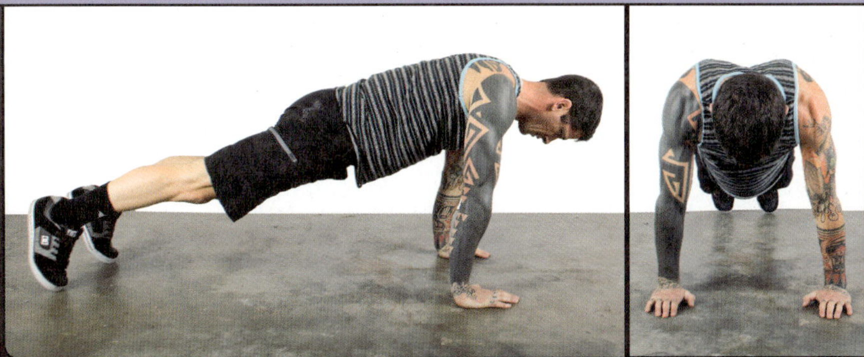

푸시업 플랭크 자세를 취한다. 타이트한 자세를 유지하기 위해 둔근, 기립근 및 코어에 힘을 준다. 등은 평평하고 팔은 잠근 상태이며 어깨는 바깥쪽으로 돌아 있다. 양손의 폭은 어깨폭 정도다.

사진 B: 벤트 암 플랭크

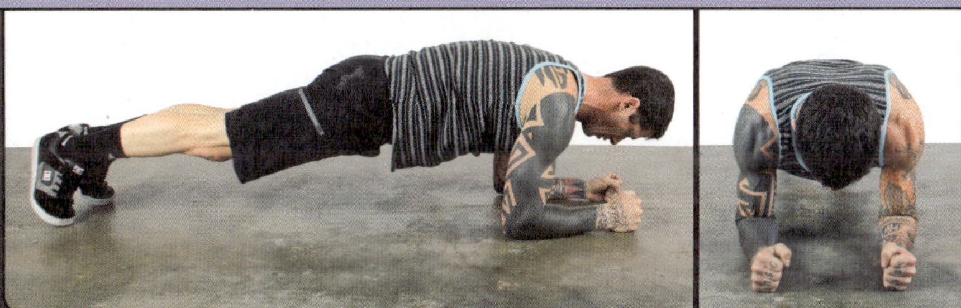

벤트 암 플랭크 자세를 취했다. 타이트한 자세를 유지하기 위해 둔근, 발기근 및 코어에 힘을 줬다. 등은 평평하고 팔은 잠근 상태이며 팔꿈치는 90도 각도로 굽혀져 있고, 어깨 바로 아래에 있다. 팔뚝은 서로 평행이고 팔은 곧은 상태다. 이것은 어깨에 안정적인 자세다. 여기서 손을 모으는 경우가 있는데, 그러면 어깨는 그 동작을 상쇄하려고 앞으로 기울게 된다.

사진 C: 웨이티드 플랭크

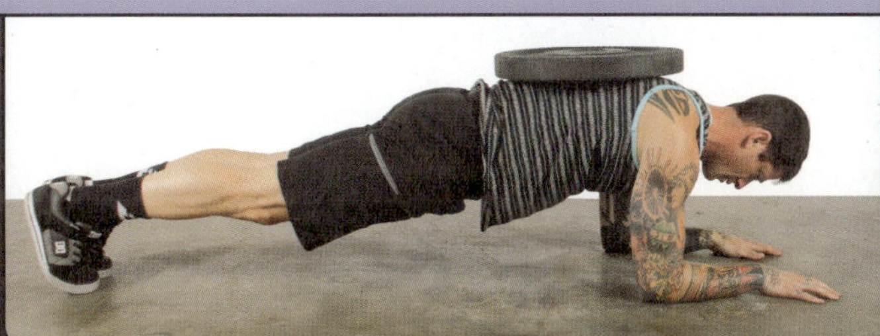

벤트 암 플랭크를 좀더 어렵게 만들기 위해 등 중앙에 무게를 추가했다.

플랭크 푸시업

플랭크 푸시업은 전통적인 플랭크 버티기에 난이도를 추가한 것으로, 동작과 정적인 버티기를 혼합시킨 운동이다. 코어를 강화하고 동작 중에 안정성을 찾도록 할 뿐 아니라, 어깨와 팔의 스트렝스를 길러준다. 몸을 들어 올리고 내릴 때 뱀처럼 몸을 앞뒤로 흔드는 것은 자주 있는 실수다. 몸을 곧게 유지하고 마치 목숨이 걸린 것처럼 코어에 강하게 힘을 줘야 한다.

1

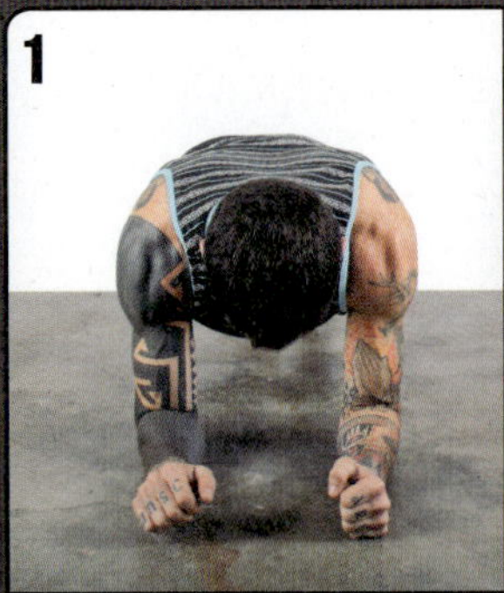

벤트 암 플랭크 자세를 취한다.

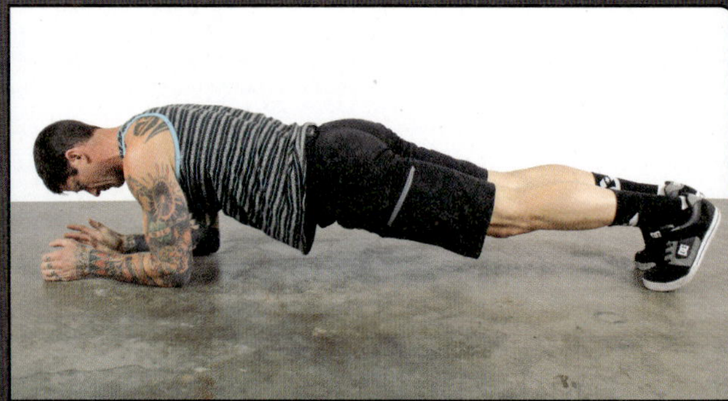

2

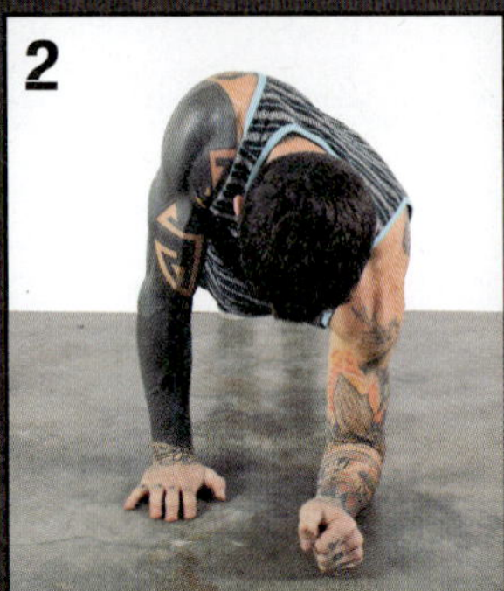

몸을 곧게 유지하면서 체중을 왼팔로 지탱하고, 오른쪽 손바닥을 밀면서 오른쪽 어깨를 내린다.

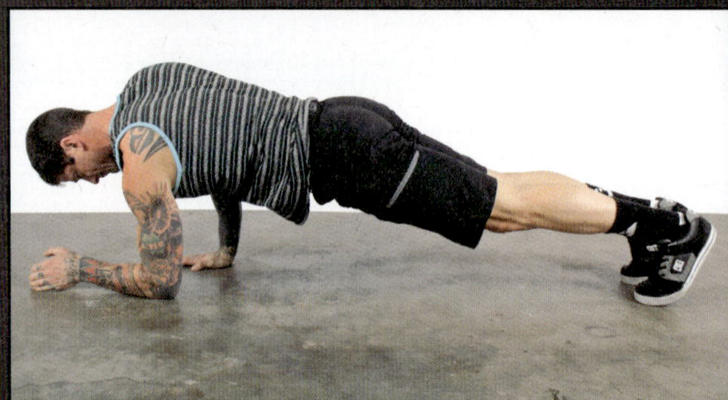

3

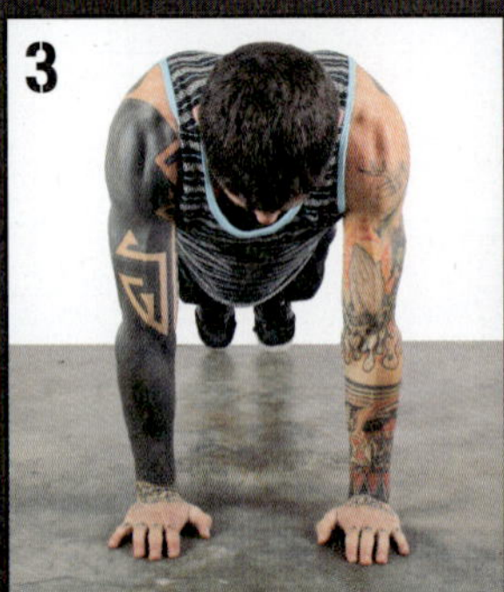

왼쪽 손바닥을 내리고 푸시업 플랭크 자세를 취한다.

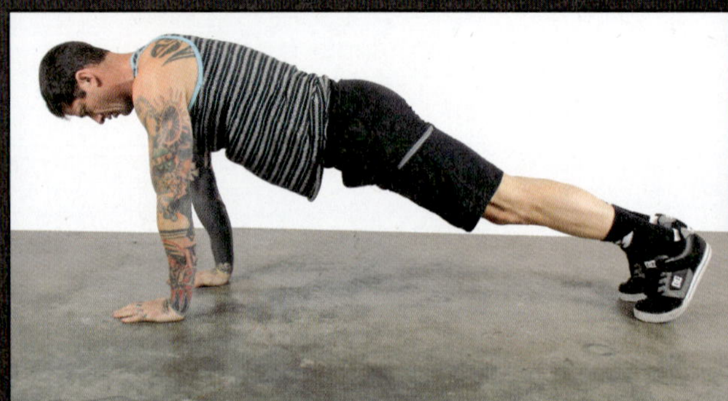

4

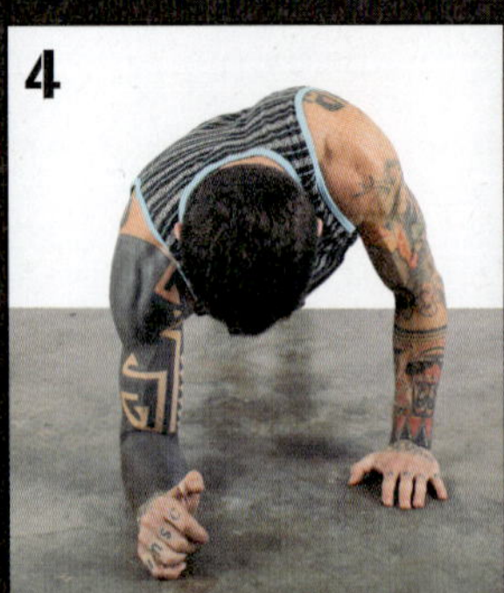

오른쪽 팔꿈치로 바닥을 딛고 내려와서 반대쪽 팔로 같은 푸시업 플랭크를 한다.

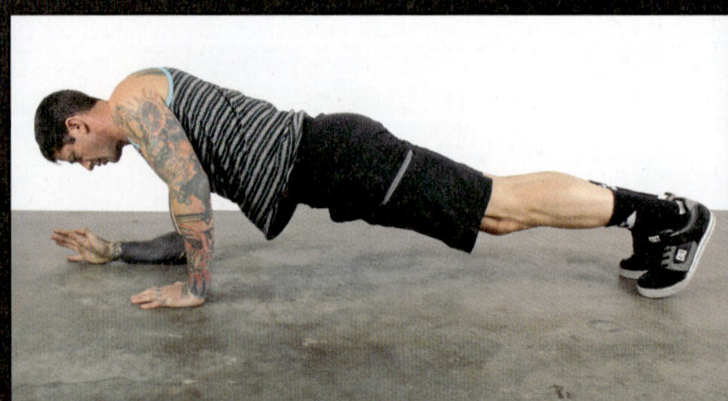

5

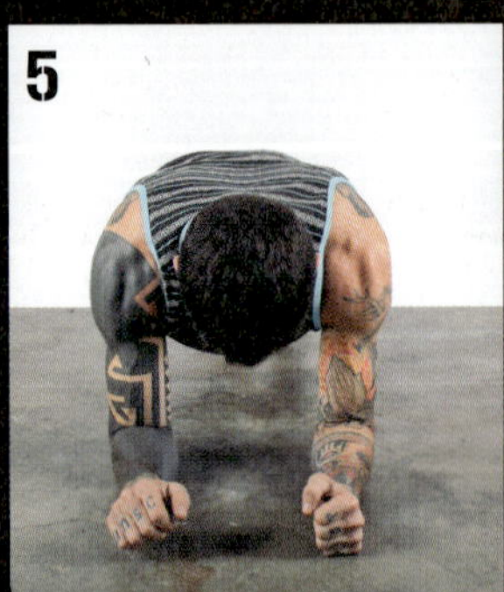

왼쪽 팔꿈치로 버티면서 내려와서 다시 벤트 암 플랭크 자세를 취한다. 여기서부터 반대쪽 팔을 이용해 다음 반복동작을 할 것이다.

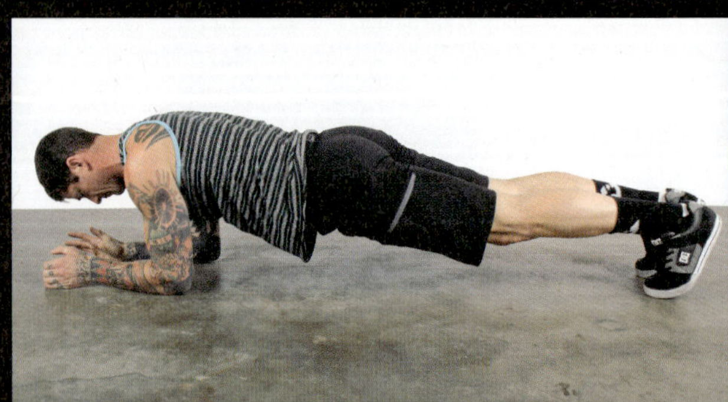

L자 버티기

L자 버티기는 코어 안정화 근육과 고관절굴곡근의 지구력을 강화시키고 증가시킨다. 바닥에서 하던지 아래 사진에 나온 것처럼 패럴릿을 사용하던지 간에, 손이 몸 측면에 오도록 하라. 패럴릿을 사용하는 경우에는 팔 아래쪽 길이를 재서 올바른 거리를 설정할 수 있다. 손을 제 위치에 배치시키고 나면 무릎을 가슴까지 가져와서 다리를 뻗는다. 다리를 곧게 뻗을 수 없다면, L자 버티기를 할 충분한 스트렝스를 기를 때까지 첫 단계를 보류해도 된다. 다른 안정화 운동과 마찬가지로, 이 운동은 특정 시간 동안 자세를 유지해야 한다.

1

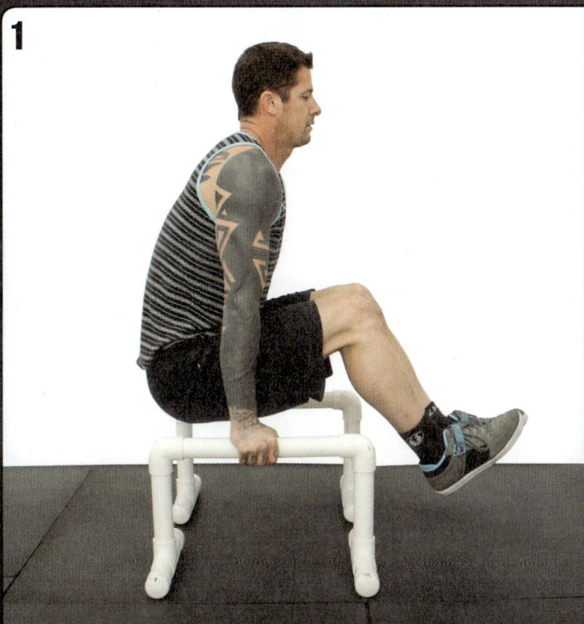

패럴릿의 너비를 대략 어깨너비만큼 설정했다. 패럴릿 중간에 자리를 잡고, 그립을 잡고서 무릎을 가슴까지 끌어 올린다. 무릎을 더 굽힐수록 자세를 유지하기가 쉽다. 처음에는 무릎을 90도 각도로 굽힌다. 하지만 단련이 되면 완전한 L자 버티기가 될 때까지 다리를 뻗을 수 있다.

2

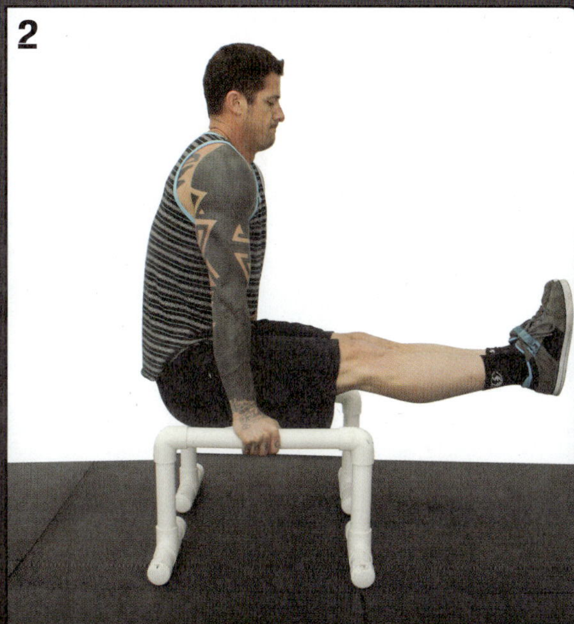

다리를 굽히고 L자 버티기를 하는 경우에는 다리를 뻗고 완전한 L자 자세를 취한다. 상체와 하체가 90도 각도를 만든 것을 보라. 목표는 정해진 시간 동안 이 각도를 유지하는 것이다. 다리를 공중에 높이 들고 상체와 하체 사이의 각도를 좁히면 운동의 강도가 높아진다. 이렇게 하면 코어에 더 큰 힘을 줘야 할 뿐 아니라 삼두근 및 어깨도 단련이 된다.

드래곤 플래그(Dragon flags)

드래곤 플래그는 코어를 안정시키는 운동으로, 엄청난 스트렝스가 필요하다. 이걸 하려면 벤치에 누워서 기립근이 공중에 뜨도록 하고 몸을 똑바로 유지하면서 천천히 내려온다. 이상적인 각도는 45도다(마지막 사진 참조). 이 운동은 고급 안정화 운동이라는 것을 명심하라. 자세를 잃지 않고 이 운동을 완벽하게 할 수 없다면, 플랭크, 할로우락 및 L자 버티기를 하면서 중심선 안정화를 먼저 시켜야 한다.

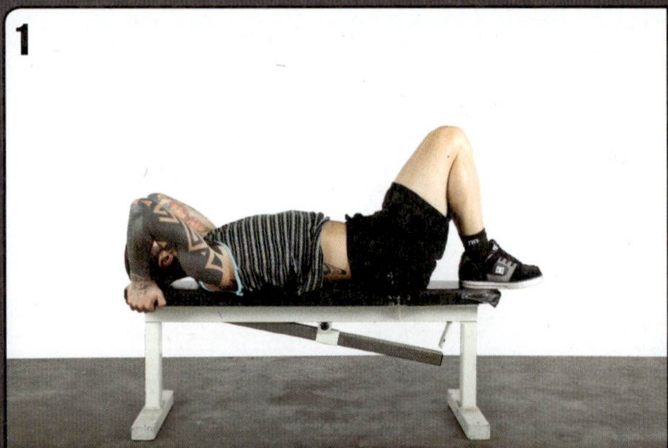

1. 벤치에 눕는다. 귀 근처의 벤치를 손으로 잡은 것을 보라. 이 그립을 발기근 및 복근과 함께 사용해서 체중을 지탱할 것이다.

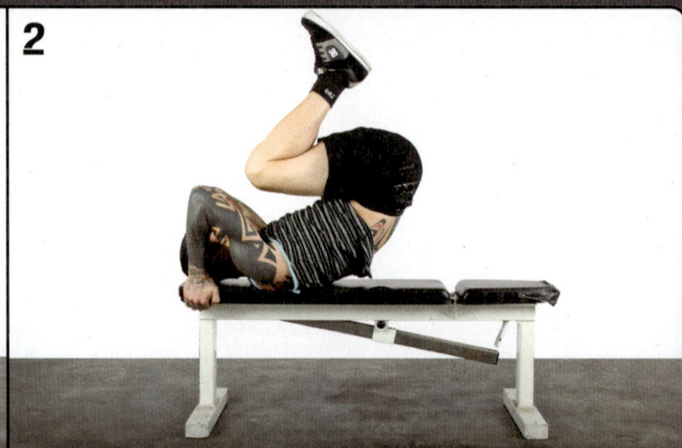

2. 그립의 힘으로 상체가 벤치에 붙어 있도록 하면서, 무릎을 가슴까지 끌어올리고 어깨로 몸을 지탱한다.

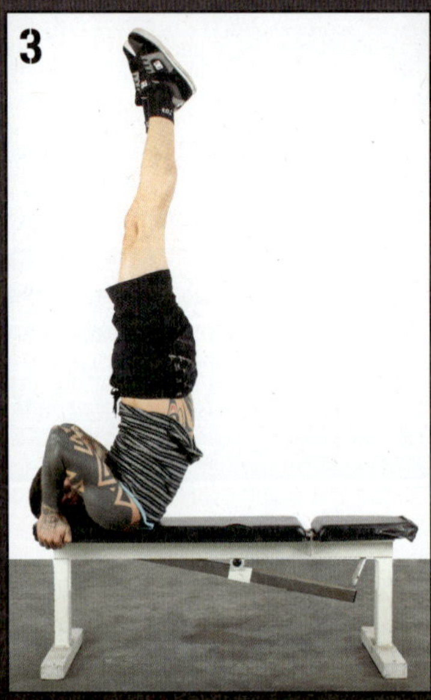

3. 천장을 향해 다리를 들어올린다. 몸을 곧게 유지하기 위해 둔근과 코어에 힘을 준다.

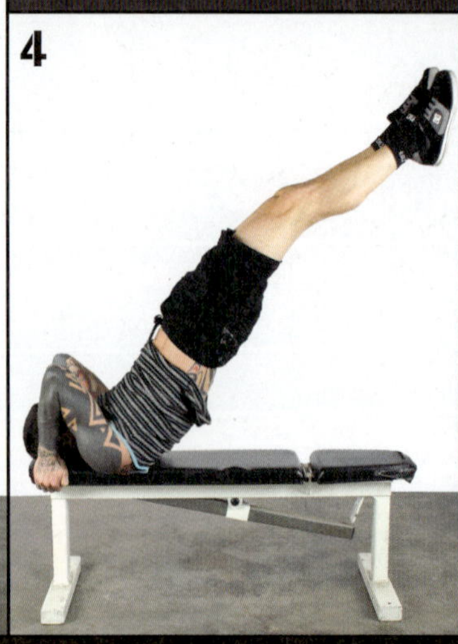

4. 몸을 곧게 유지하면서 다리를 천천히 내린다. 자세가 무너지지 않는 범위 내에서는 여기까지가 한계일 수도 있다. 만약 그렇다면 수직 자세로 다시 올라가서 반복하라. 자세가 무너지지 않을 정도로만 다리를 내리면서 정해진 반복횟수를 채운다. 단련이 되면 다음 사진에 나온 것처럼 다리를 점점 더 내리면서 45도 각도까지 만든다.

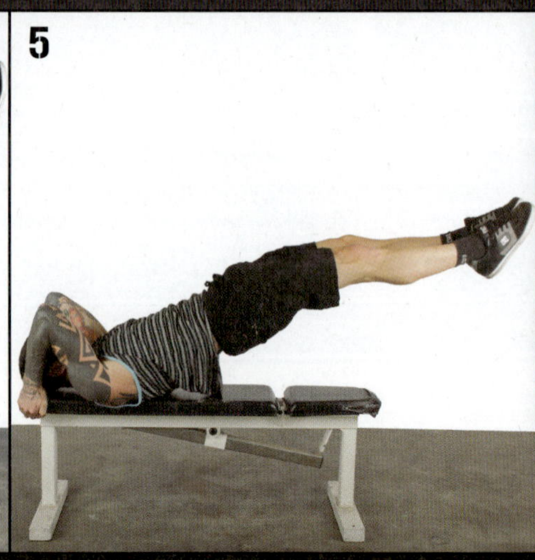

5. 다리를 45도 각도까지 내린다. 이것이 이상적인 각도이고 가장 어렵다. 여기서부터 완벽한 자세로 다리를 다시 수직 위치로 들면서 반복횟수를 채울 것이다.

싯업(Sit-up)

싯업은 기본적인 수준의 코어 스트렝스를 기르기 위한 고전적인 운동이다. 내가 보여주는 모든 운동과 마찬가지로, 마지막 동작 범위까지 해야 한다. 이 특정한 운동의 경우에는 완전히 똑바로 앉는다는 것을 의미한다. 최고의 결과를 위해서는 팔을 이용해서 등을 바닥으로부터 밀어올리고 탄도학적 동작으로 앉은 자세를 만든다. 다음 두 가지 버전 중에서 고를 수 있다. 하나는 고전적 싯업(시퀀스 A)이고 다른 하나는 버터플라이 싯업(시퀀스 B)이다. 전자는 고관절굴곡근을 사용하며, 똑바로 앉은 자세를 신속하게 만들기가 쉽다. 후자는 고관절굴곡근을 사용하지 않고 코어에 더 의존한다.

시퀀스 A: 고전적 싯업

1

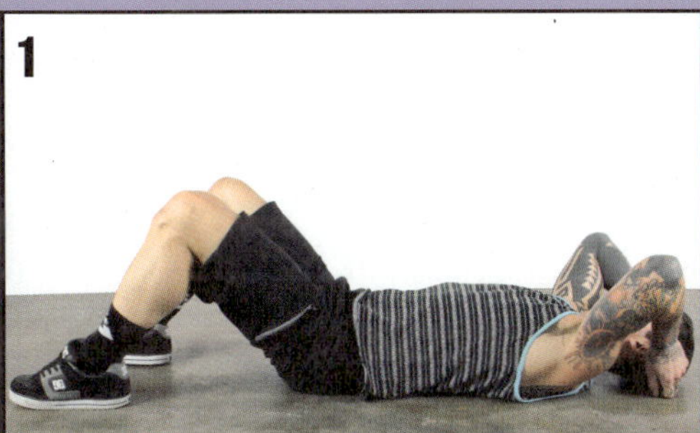

팔을 머리 위로 하고 바닥에 등을 대고 눕는다. 발바닥이 펴진 상태로 바닥에 붙어 있으며 무릎은 45도 각도로 구부린 것을 보라. 여러 반복횟수를 쉽게 하려면 누군가 당신의 다리를 잡게 하거나 무거운 물체로 발을 고정시키는 것도 좋다.

2

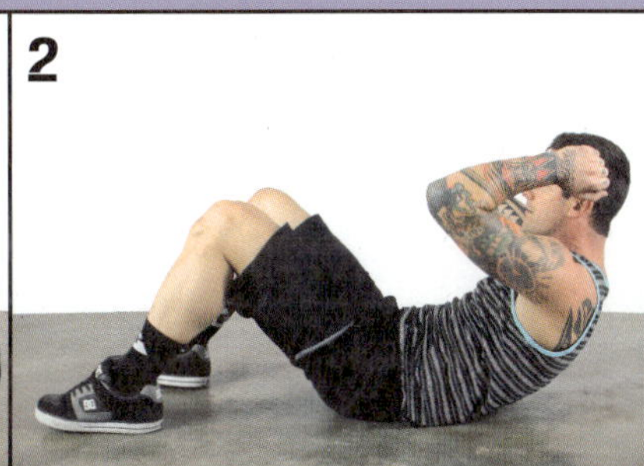

고관절굴곡근과 코어에 힘을 주고 무릎을 향해 팔꿈치를 움직인다. 그리고 크런치를 하듯이 흉곽을 들어올린다.

3

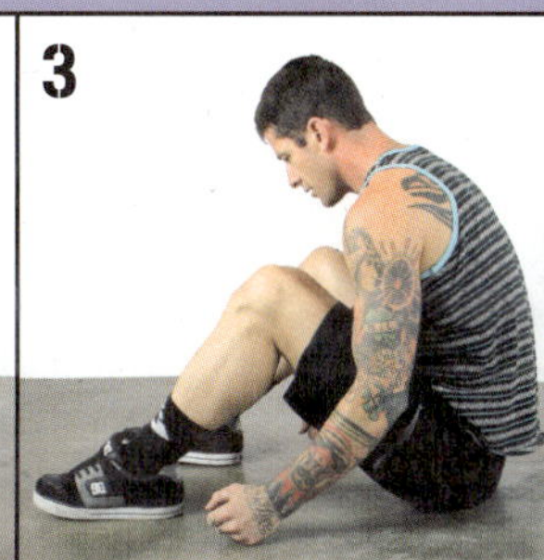

동작의 마무리를 위해서 팔을 내려 바닥을 밀면서 상체가 앉은 자세가 되도록 가속시킨다. 앉은 자세가 되었을 때 가슴이 허벅지와 거의 닿은 상태인 것을 보라.

시퀀스 B: 버터플라이 싯업

1

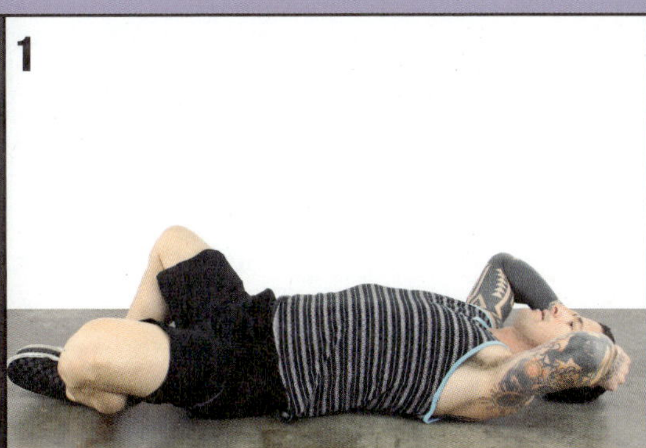

팔을 머리 위로 하고서 바닥에 등을 대고 눕는다. 양발이 모여 있으며 다리는 마치 버터플라이 스트레칭을 하듯이 양쪽 측면으로 기울어져 있다.

2

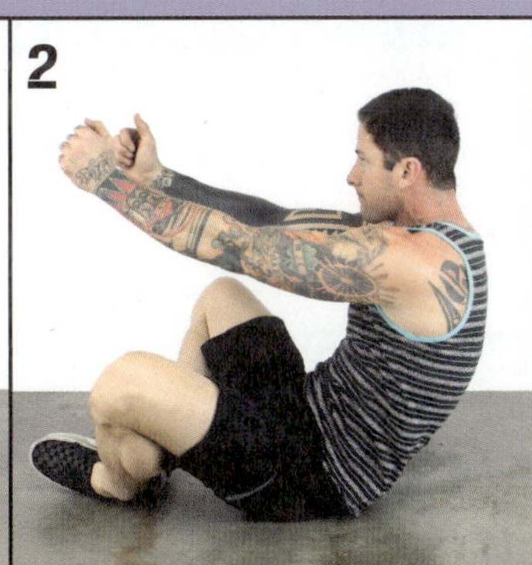

다리를 향해 팔을 던지고 코어의 힘으로 일어난다.

3

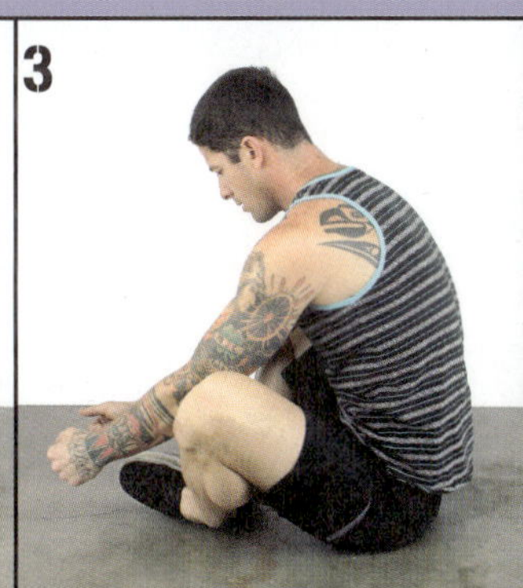

완전한 동작 범위를 달성하기 위해 앉은 자세를 취한다.

V업

V업 역시 코어와 고관절굴곡근을 강화시킨다. 순간적으로 복근에 힘을 빼는 고전적인 싯업과는 달리, V업은 할로우 타이트 자세를 계속 유지해야 한다. 만약 싯업 동작을 해서 손으로 발가락을 만질 수 없다면, 아래 사진처럼 이 운동 대신 할로우락이나 고전적인 싯업을 하라.

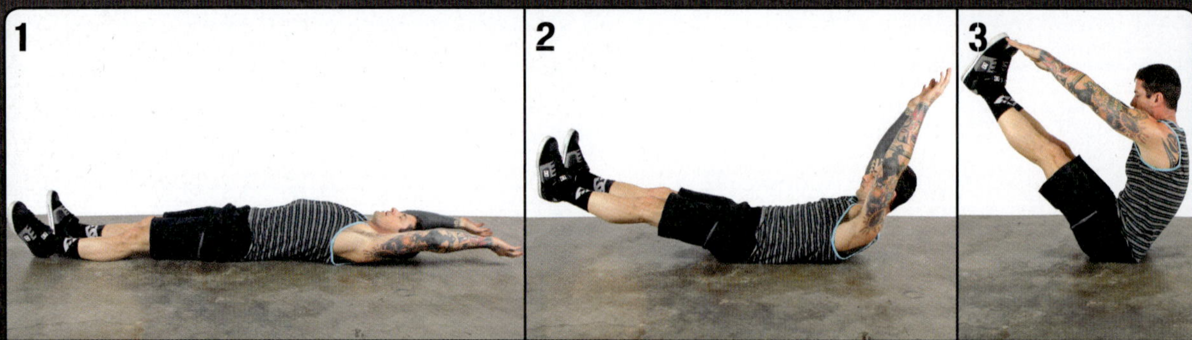

1. 팔을 머리 위로 하고 바닥에 등을 대고 눕는다.
2. 팔과 다리를 바닥에서 동시에 들고, 순간적으로 할로우락 자세를 취한다.
3. 다리를 계속 들면서 앉은 자세로 발가락에 손을 댄다. 여기서부터는 단계를 역으로 진행해서 반복할 것이다. 할로우 타이트 자세를 유지하면서 허리가 바닥에 닿아 있어야 한다는 것이 중요하며, 팔과 다리는 최대한 곧게 뻗은 상태여야 한다.

둔근-햄스트링 싯업

둔근-햄스트링 싯업이 코어에 엄청난 스트렝스와 폭발적인 파워를 길러주기는 하지만, 이 운동을 하려면 상당한 주의가 필요하다. 허리 부상의 위험이 있을 뿐 아니라 횡문근융해증(rhabdomyolysis)이 생길 수도 있다. 횡문근융해증이란 과도한 운동으로 인해 근육이 망가지는 것을 의미한다. 이런 불상사를 막기 위해서는 먼저 둔근-햄스트링 머신에서 셋업을 제대로 하고, 적당한 세트와 반복횟수로 천천히 강도를 높여야 한다. 허리에 통증이나 불편함을 느끼면 즉시 멈춘다. 이 운동을 처음 해본다면 너무 속도를 내지 말아야 한다.

이 운동은 사람을 속일 수 있다. 불편함을 느끼지 않은 채로 반복횟수 몇 회를 할 수 있는데, 코어에 얼마나 많은 부담이 갔는지는 끝나고 나서야 알 수 있다. 그렇기 때문에 처음에는 반복횟수 3~5회로 3세트 정도를 해야 한다. 실력이 향상되면서 천천히 반복횟수를 늘려가면 나중에는 15회까지 가능할 것이다.

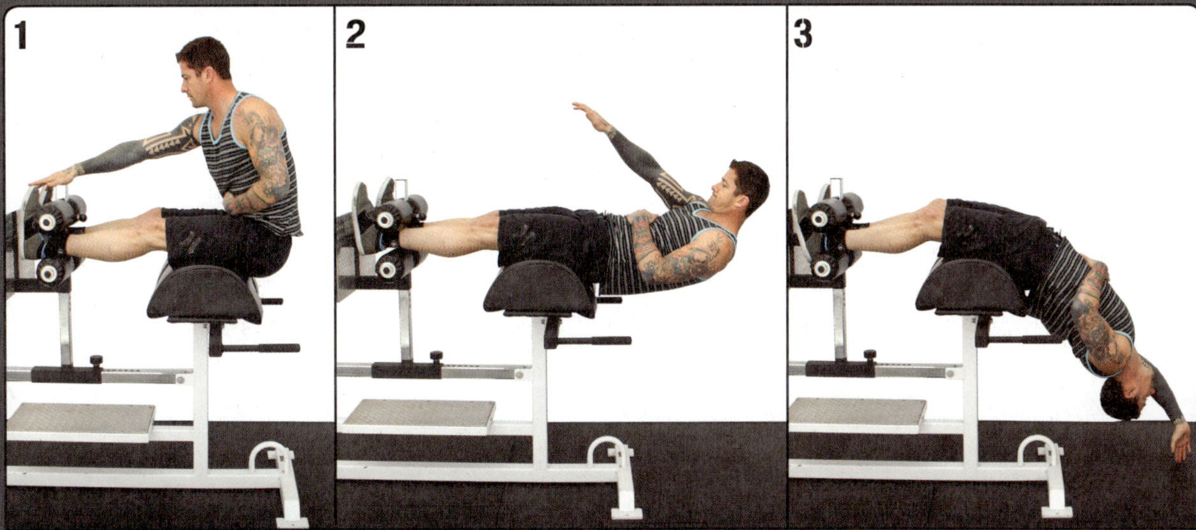

1. 둔근-햄스트링 싯업의 셋업을 위해, 머신을 조절해서 엉덩이가 패드에서 약간 밀려서 매달리도록 하고 무릎은 약간 구부린다. 일반적인 실수는 벤치에 엉덩이를 너무 낮게 설정하는 것이다. 이는 몸을 뒤로 젖힐 때 척추에 엄청난 부담을 줄 뿐 아니라, 다리를 전혀 사용하지 못하게 됨으로써 앉은 자세로 폭발적으로 일어날 능력이 제한된다. 팔의 위치를 확인하는 것도 중요하다. 왼팔을 배 위에 올린 동안 오른팔을 펴야 한다. 한 팔만 머리 위로 폄으로써 하강 동작을 제어할 수 있으며, 허리에 너무 많은 부담을 주지 않고도 팔을 이용해서 몸이 앉은 자세로 오도록 가속할 수 있다. 두 팔이 머리 위로 가면 동작을 제어하기가 더 어려울 뿐 아니라, 허리에 엄청난 스트레스를 가한다.
2. 하강 동작을 제어하기 위해 무릎을 약간 굽히고 코어에 힘을 주면서, 지면을 향해 상체를 천천히 낮춘다.
3. 마지막 동작 범위까지 몸을 젖히면서 오른팔을 머리 위로 올린다.

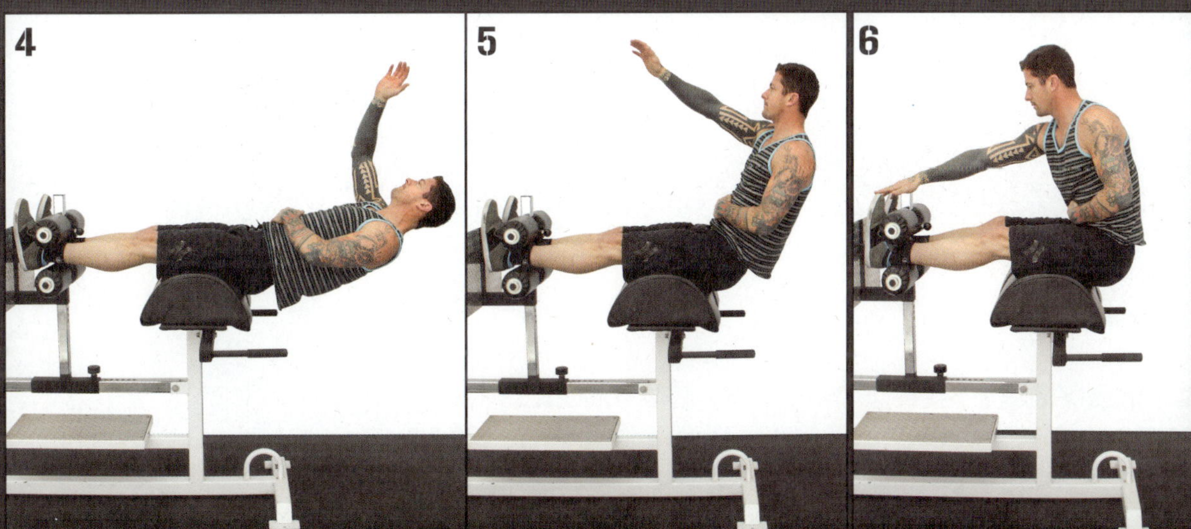

4. 하나의 유연한 동작으로, 오른팔을 앞으로 던져서 상체가 앉은 자세로 가속하는 것을 돕는다. 동시에 계속 무릎을 편다. 앉은 자세로 전환하면서 무릎을 펴는 것이 대단히 중요하다. 이는 싯업 동작을 도와줄 뿐 아니라 허리에 가는 부담을 줄인다.
5. 계속 앉은 자세로 일어선다.
6. 오른손으로 발이 묶인 부분을 건드리면서 운동을 마친다. 여기서부터 팔을 바꾸어 오른팔을 복부에 걸쳐 놓고, 왼팔을 벌리고서 이 시퀀스를 반복할 것이다.

백 익스텐션

허리의 굴곡근과 안정화 근육을 강화시키지 않은 채 코어만 단련시키는 것은 좋지 않다. 이 시퀀스에서는 이 목표에 가장 어울리는 운동 중 하나인 백 익스텐션을 보여주겠다. 아래 사진들을 유심히 보면 당신은 내가 동작의 끝 범위에 도달할 때 등을 오그렸다가 펴는 것을 확인할 것이다. 골반과 햄스트링을 당겨서 허리에 힘을 빼는 사람들이 있다. 곧 보겠지만, 이건 완전히 다른 운동이다. 백 익스텐션에서 최소의 결과를 얻으려면 각 반복횟수를 아래 사진처럼 수행해야 한다.

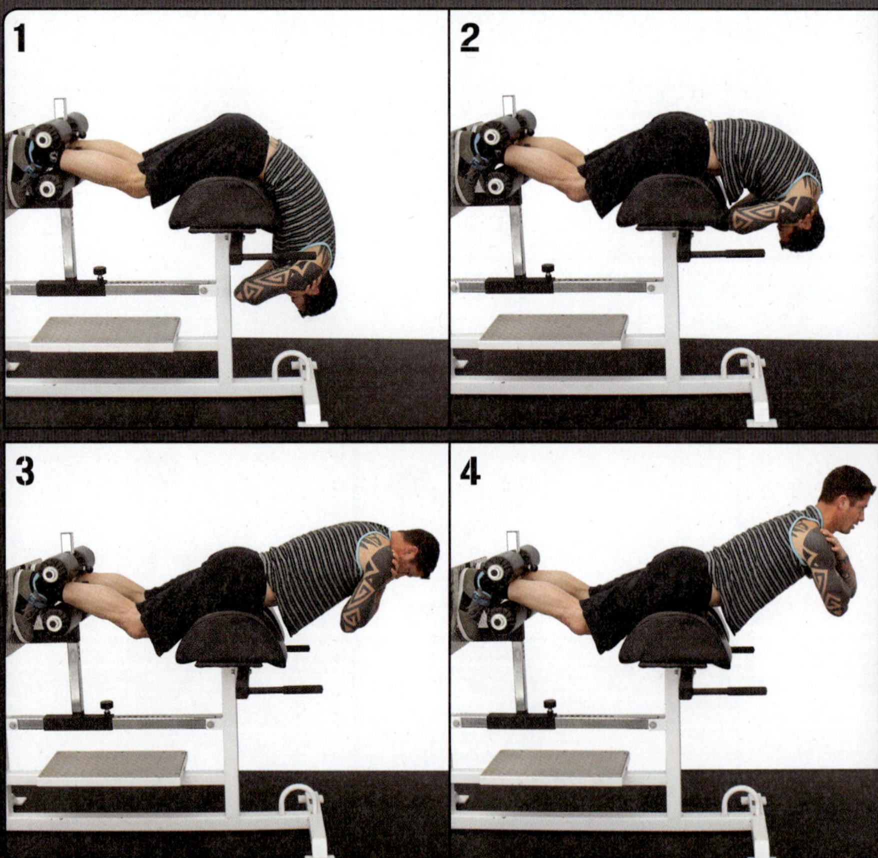

1. 백 익스텐션의 셋업을 위해 벤치에 엎드려 누워서 엉덩이가 패드 부위에 오도록 한다. 양팔은 가슴을 가로지르고 무릎은 약간 굽히며 등은 둥근 상태다.
2. 자세를 안정화시키기 위해 햄스트링에 힘을 주면서, 허리의 힘을 이용해 몸을 들어올린다.
3. 몸을 일으키면서 허리에 힘을 주어 잡고 허리 굴곡근의 힘을 이용해 몸을 더 높이 올린다.
4. 허리를 곧게 펴면서 동작을 끝낸다.

힙 익스텐션

힙 익스텐션은 백 익스텐션과 매우 유사하지만, 허리를 둥글게 했다가 위에 올라와서 펴는 것과는 달리, 동작 내내 허리를 곧게 편 상태로 유지한다. 이 운동은 허리 굴곡근을 계속 사용하게 하면서도 햄스트링과 둔근도 활용한다. 힙 익스텐션은 둔근-햄스트링 레이즈를 위한 훌륭한 단계임을 명심하라. 당신이 둔근-햄스트링 레이즈를 해본 적이 없다면, 후방사슬이 단련될 때까지 힙 익스텐션을 할 것을 권한다.

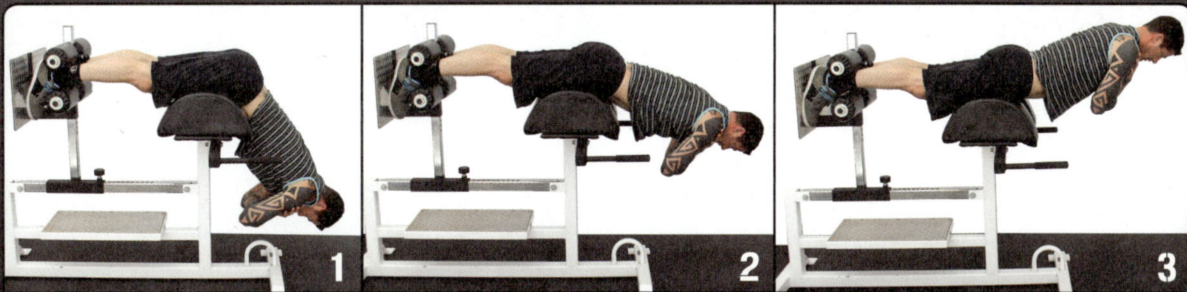

힙 익스텐션의 셋업을 위해서 벤치에 엎드려 눕는다. 엉덩이는 패드 부위에 오도록 한다. 양팔은 가슴을 가로지르고 무릎은 잠그며 등은 평평해야 한다.

등을 완전히 평평하게 유지하면서 엉덩이가 패드에 닿게 하고 햄스트링과 둔근 및 허리 굴곡근에 동시에 힘을 줘서 몸을 들어올린다.

엉덩이가 계속 벤치를 향하게 하면서 상체를 수평에서 약간 위로 끌어 올린다.

둔근-햄스트링 레이즈

둔근-햄스트링 레이즈는 후방사슬의 스트렝스와 지구력을 향상시키기 위한 최고의 운동 중 하나다. 사실 둔근-햄스트링 레이즈는 햄스트링을 전체 동작 범위에서 단련시키는 몇 안되는 운동 중 하나다. 사진을 보면 내가 몸을 똑바로 끌어 올리면서 골반을 굽히고 다음에는 무릎을 굽히는 것이 확인될 것이다. 앞에서 보여준 후방사슬 다리 단련 운동은 대부분 햄스트링의 아랫부분 또는 윗부분을 단련시킨다. 하지만 이 운동은 햄스트링의 전체 부위를 동등하게 사용한다. 만약 당신의 후방사슬이 덜 발달되었거나 이 운동을 처음 해본다면, 힙 익스텐션을 먼저 할 것을 권한다(앞의 운동 참조). 동작에 익숙해지고 후방사슬에 충분한 스트렝스를 기르면 둔근-햄스트링 레이스를 할 수 있을 것이다.

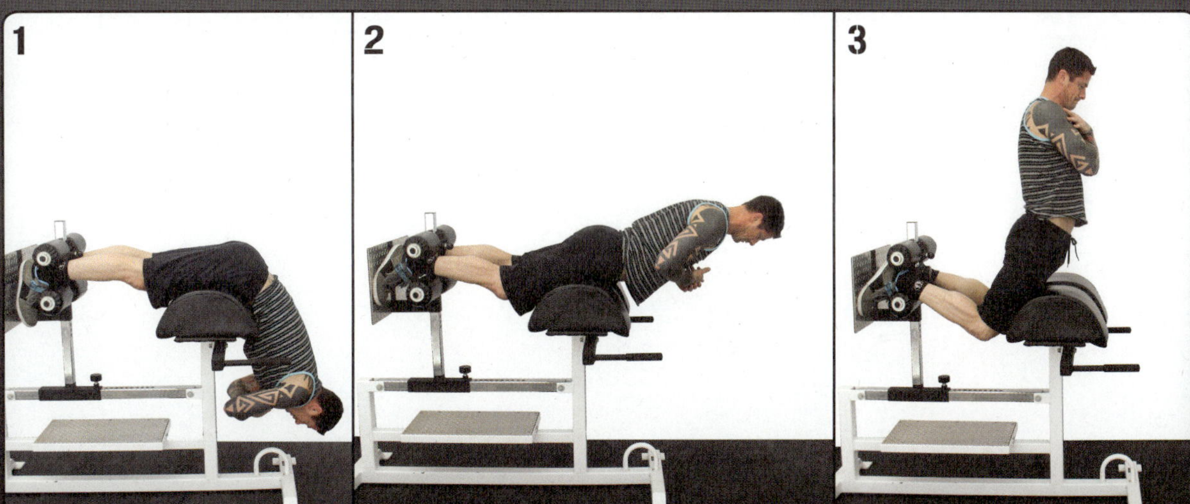

둔근-햄스트링 레이즈의 셋업을 위해서 벤치에 엎드려 누워서 엉덩이가 패드 부위에 오도록 한다. 양팔은 가슴을 가로지르게 하고 무릎은 잠그고 등은 평평해야 한다.

등을 완전히 평평하게 유지하면서 엉덩이가 패드에 닿게 하고 햄스트링과 둔근 및 허리 굴곡근에 동시에 힘을 줘서 몸을 들어올린다.

높이를 올리기 위해 무릎을 굽히고 햄스트링 아랫부분의 힘을 이용해서 똑바로 선 자세를 만든다.

기술적인 모빌리티

– 켈리 스타렛(Kelly starrett)

"더 나은 운동선수가 된 것 외에도, CFE는 나를 더 즐거운 라이프스타일을 가진 강하고 유능한 인간으로 만들었다. 나는 지구에 사는 동안 단지 몇 번의 시합 말고도 수많은 일들을 이뤄내고자 한다. 크로스핏 엔듀런스는 특정 스포츠의 한계를 넘어서는 스트렝스와 기술을 내게 제공했다. 나는 이기기 위해서도 강해지고 싶지만, 그보다는 삶을 위해서 강해지고 싶다. CFE는 내게 두 가지를 모두 선사했다."

세라 윌슨(Sarah Wilson)

ITU 2종경기 본선 참가자, 세계대회 출전

당신이 오랜 시간 동안 지구력 스포츠를 해왔다면, 어느 정도의 부상은 겪었을 것이다. 앞선 챕터에서 논의했듯이, 지구력 종목 선수들에게 일반적인 부상은 족저근막염, 햄스트링 부상, 장경인대증후군, 요추 통증 등이 있다. 이들은 훈련자의 동작에 문제가 있고 역학적으로 부실하거나 훈련자가 효율적인 동작을 위해 올바른 자세에 돌입할 동작 범위를 가지고 있지 않을 때 발생하는 경우가 많다.

전자는 운동 능력 제어와 관련된 문제고, 후자는 가동성의 문제다. 이를테면 만약 당신이 제대로 된 달리기 테크닉을 배운 적이 없고 항상 신발을 신고 달리다가 갑자기 맨발로 뛰기 시작하면 멀리 달릴 수 있는 스트렝스와 능력을 가지기 힘들다. 중력을 활용하는 방법도 모를 것이고, 중립적인 발의 위치를 유지하는 방법과 햄스트링의 힘을 사용해 다리를 끌어당기는 방법 및 앞꿈치 착지의 중요성도 모를 가능성이 높다. 기술적인 달리기 경험의 부족으로 인해 당신은 다음의 실수 중 하나 이상을 범할 것이다.

- 빈약한 자세 (등이 앞으로 굽고 허리는 과도하게 확장되어 있음)
- 몸 앞에서 발을 착지 (브레이킹)
- 뒤꿈치로 착지 (탄력 없음)
- 곧게 뻗은 다리로 착지 (무릎 관절에 스트레스)
- 뒤쪽 발을 밀어내면서 달림
- 땅에 발을 너무 오래 디디고 있음 (장기화된 수축)

이런 실수는 당신의 퍼포먼스를 저해하는 부상을 유발할 수 있다. 하지만 당신이 중력에 역행하지 않고 이용하는 방법을 배우고 올바른 메커니즘을 익힌다면, 달리기의 효율을 늘리고 이런 실수를 범할 가능성도 줄일 수 있다.

하지만 당신이 신체적인 한계로 인해 효율적인 동작에 필요한 올바른 자세를 취할 수 없다면 어떨까? 예를 들어 달릴 때 당신의 발목이 완전한 동작 범위를 취할 수 없다고 가정해보자. 그래서 발을 땅에 내딛을 때 중립적인 위치를 유지할 수 없는 경우다. 발바닥 전체로 땅을 디딜 때마다 발목에 큰 부담이 가서 한쪽 지지대에서 다른 지지대로 전환할 때의 안정성이 손상될 것이다. 시간이 지날수록 손상된 착지 위치로 인해 몸의 사슬에 파문이 일어나면서 발, 발목, 무릎, 골반 및 허리에 문제가 생긴다. 간단히 말하면 제한된 동작 범위로 인해 당신은 셋업과 전환을 제대로 할 수 없으며 이상적인 자세에서 동작을 마무리할 수도 없다. 결과적으로 당신의 몸은 무릎, 골반 등 다른 곳에서 안정성을 찾아야 한다. 그런데 그 부위는 원래 그 역할을 하도록 설계된 곳이 아니기 때문에, 결국은 부상이 발생하는 것이다.

이 쟁점을 설명하기 위해 다른 간단한 예를 들겠다. 하루 종일 책상에 앉아 있는 사람을 상상해보자. 그는 등을 굽힌 자세를 계속 취하고 있으며 오랫동안 앉아 있으면서도 가동성 회복 운동을 하지 않는다. 따라서 그가 스포츠에서 중립 위치를 취하려면 상당히 힘들 것이다.

명심하라. 당신이 오랫동안 취하는 자세와 하는 활동은 동작 범위에 영향을 미친다. 다시 말하면 당신이 닫힌 골반 자세를 오랫동안 감당해야 한다면 당신의 고관절굴곡근은 그에 적응해서 짧고 뻣뻣해질 것이다. 이것이 당신의 몸 전체에 어떻게 영향을 미치는지에 대한 이해를 돕기 위해서, 다음의 간단한 테스트를 권장한다.

스킨 핀치 테스트(Skin-Pinch Test)

몸을 앞으로 굽히고 골반 앞쪽에 있는 피부를 움켜쥔 후에 일어서보라. 어떻게 되는가? 아마 당신의 무릎은 계속 구부러져 있고 허리는 제한된 동작 범위를 상쇄시키기 위해 과도하게 확장될 것이다. 긴 시간 동안 앉아 있거나 자전거를 타면 이런 일이 생긴다. 고관절굴곡근은 당신의 습관을 반영하면서 짧아지고 뻣뻣해진다. 마치 그 조직을 모두 고정시킨 후에 완전한 확장 자세에서 중립 위치를 취하려고 하는 것과도 같다. 그건 성공할 수 없다. 당신의 몸은 과도한 확장과 무릎 굽힘을 통해서 문제를 완화시키려고 하는 것이다.

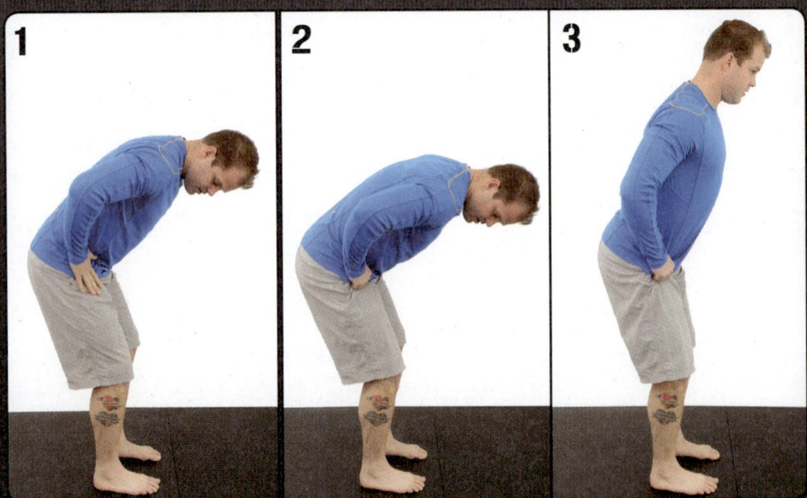

1. 골반을 앞으로 굽히고 손을 골반 앞쪽 살 위에 올린다.
2. 손을 접으면서 골반 앞쪽 살을 움켜쥔다.
3. 피부를 계속 당기면서 일어서려고 시도한다. 피부가 고정된 상태에서는 완전히 몸을 펼 수가 없다. 그것을 상쇄하기 위해서 나는 허리를 과도하게 확장시키고 무너진 자세가 된다. 스킨 핀치 테스트는 오랜 시간 동안 구부린 후에 짧아지는 기초 조직을 반영하는 것이다.

이제 당신이 몸을 완전하게 펼 수 없는 상황에서 전력달리기를 하거나 무거운 무게를 스쿼트로 들어올린다고 상상해보자. 안정화된 중심선으로 중립 자세를 취하는 방법을 모른다고 해도 상관없다(또는 그 동작을 제대로 할 줄 모른다고 해도 좋다!). 동작 범위를 다 취할 수 없다면(발목, 엉덩이, 또는 어깨 등), 효율적인 동작을 위한 이상적인 자세를 달성하는 것은 불가능하다. 그런데도 충분한 강도, 무게, 볼륨으로 그 동작을 한다면 부상을 피할 수 없다. 자세를 고치기 위해서는 근육의 뻣뻣함을 해결하고 정상적인 동작 범위를 회복해야 한다.

가동성 운동을 자세를 개선시키기 위한 도구라고 생각해야 한다. 많은 코치들과 선수들은 필요한 자세를 개선시키는 데 집중하기보다는 몸의 특정 부위를 치료해야 한다는 잘못된 생각을 한다. 이를테면 '어깨 부상'이라고 하면 일반적으로 회전근 손상을 생각할 것이다. 가장 유명한 프로토콜(부상 회복 및 예방을 위해)은 회전근 강화에 많은 시간을 투자하는 것이다. 이 논리는 회전근을 강화하면 손상을 예방하거나, 다시 재발하지 않도록 부상 부위를 재활할 수 있다는 것이다. 이것이 옳은 생각이기는 하지만, 문제의 일부분만을 겨냥하고 있다. 여기서 결여된 사실은 회전근을 감싸고 있는 견갑골이다. 견갑골이 좋은 위치에 있다면, 회전근을 약화시킬 수 있는 많은 문제들도 자연스럽게 치유될 것이다. 이유는 다음과 같다.

제한된 동작 범위로 인해 팔을 머리 위로 올릴 수 없다고 가정해보자. 그럼에도 불구하고 당신은 운동선수이기 때문에 계속 훈련을 한다. 몸의 약점에도 불구하고 무거운 무게를 머리 위로 들어올리고, 수영장에서 긴 거리를 헤엄친다. 처음에는 아무 문제가 없겠지만 시간이 지나면 어깨가 약간 아플 것이다. 그럼에도 당신은 동일한 훈련 프로토콜을 유지한다. 이유는 당신 스스로 '강인한' 사람이라고 생각하며, 진짜 선수들은 통증을 참고 훈련한다는 생각을 가지고 있기 때문이다.

심한 훈련을 한 어느 날, 당신의 어깨에 위험 신호가 느껴진다. 그리고 언제부터인지 당신은 팔을 들 수도 없게 된다. 의사를 찾아가니 좋지 않은 소식을 전해준다. "어깨회전근이 손상되었습니다." 이제 그 이유가 뭔지 생각해보자. 회전근이 약했기 때문에 손상된 것일까? 아니면 나쁜 자세로 셀 수도 없이 반복된 동작을 해서 관절에 스트레스를 가했기 때문일까? 후자일 가능성이 높을 것이다.

요약하자면, 당신의 몸은 당신이 몸에 가하는 자극에 적응한다. 당신이 해당 동작 또는 과제를 제대로 하는 방법을 배운 적이 없다면, 당신은 역학 법칙(mechanical law)을 위반하게 될 것이고 그것은 에너지 소모와 부상으로 이어질 것이다. 하지만 만약 당신이 잘못된 동작의 근본적 원인으로 운동 능력 제어를 지목한다면, 당신으로 하여금 올바른 자세를 취하지 못하도록 하는 가동성 문제를 해결해야 한다. 그뿐 아니라, 당신은 가동성 운동을 해서 몸을 관리함으로써 훈련과 앉아 있기 등 나쁜 습관으로 인해 근육이 짧아지는 것을 방지해야 한다.

명심하라. 가동성은 자세를 개선시킬 유일한 카드다. 자세가 좋을수록 당신은 더 효율적으로 움직일 수 있으며 부상을 당할 위험은 감소한다.

이 책의 앞부분에서 올바른 안정된 자세를 이미 설명했을 뿐 아니라 달리기, 수영, 자전거 및 기능성 운동의 올바른 메커니즘을 학습하기 위한 몇 가지 기술 기반 훈련을 요약했기 때문에, 이 챕터에서는 부상을 회복시키고 근육과 관절에 정상적인 동작 범위를 회복시킬 수 있는 가동성 강화 테크닉에 대해서만 집중하고자 한다. 전통적인 스트레칭 및 회복 프로토콜과는 달리, 이 챕터에서 소개하는 스타렛의 동작 및 모빌리티 방법은 기본적인 몸 관리를 위해 필요한 모든 도구를 제공할 것이다.

역학 법칙
부상을 유발하는 두 가지 방식

어떤 동작을 잘못 하는 경우, 부상을 당하는 방식에는 두 가지가 있다. 첫째는 동작을 멈추는 경우고, 둘째는 레버리지(leverage)를 만드는 경우다.

- 동작을 멈추는 것은 동작을 방해하는 결함을 의미하며, 과긴장 부상(overtension injury)라고도 한다. 이를테면 달리다가 발을 몸 앞에서 착지하는 행위가 이 범주에 포함된다. 스쿼트 또는 데드리프트를 하다가 갑자기 멈추는 경우도 여기 해당된다.
- 레버리지를 만드는 행위는 어느 관절 또는 근육 조직에 너무 많은 힘과 스트레스를 가할 때 발생하며, 이는 혹사(overuse)라고도 한다. 푸시 프레스를 머리 위에서 똑바로 하지 않고 몸 앞에서 한다고 생각해보라. 근육 조직에 생성된 레버리지는 관절에 스트레스를 추가하고 부상으로 이어진다. 여기에 볼륨, 강도 및 무게를 더하면 더 빨리 부상을 당할 것이다.

만약 당신이 어떤 동작을 제대로 하는 법을 모르거나 동작 범위가 부족해서 이상적인 자세를 취할 수 없다면, 결국 역학 법칙을 위반하고 '부상자'의 명단에 오르게 되는 것이다.

가동성 체크리스트

이 책의 개요에서 언급했듯이, 퍼포먼스와 연관된 당신의 행동에 목적을 부여할 수 없다면, 운동선수로서 실력이 개선되기는 매우 어렵다. 가동성도 다르지 않다. 부상 위험을 줄이고 안정된 자세를 개선하고 부상 이후의 회복을 가속하기 위해서는 워밍업, 쿨다운 및 일상적인 몸 관리에 대해 체계적인 접근을 해야 한다. 당연히 이 의식은 수행되는 동작과 운동을 중심으로 구성되어야 한다. 예를 들어 백 스쿼트를 할 예정이라면 스쿼트의 시작 자세와 마무리 자세를 향상시키는 가동성 운동을 하는 것이 좋다. 반대로 달리기를 하는 경우에는, 기술 기반 운동으로 워밍업을 하면 핵심 근육군을 활성화시켜서 동작을 위해 몸을 준비시킬 뿐 아니라 올바른 달리기 테크닉을 각인시키는 데에도 도움이 된다.

같은 선상에서, 당신은 트레이닝 세션 동안 지쳤거나 수축된 근육 조직을 늘리는 것으로 쿨오프를 하거나 워크아웃을 마무리해야 한다. 자전거를 힘들게 탔다면, 골반의 앞부분과 등 위쪽은 결승선을 통과하는 순간부터 관리가 필요하다. 마찬가지로 추가 관리가 필요한 부위가 있다면 그 문제 부위들의 가동성을 향상시키는 것이야말로 지속 가능한 변화를 유도하는 최고의 방법이다.

당신의 가동성 문제를 종합적으로 검토하기 위해서 다음의 가동성 체크리스트를 소개한다. 여기서는 앞으로 설명할 테크닉을 수행하는 데 필요한 보편적인 가이드라인을 설명할 것이다. 앞선 기술 관련 챕터들과 마찬가지로, 이것은 당신이 하는 동작의 전반적인 효율성을 개선시키기 위한 체계적인 접근법이다. 이 체크리스트를 통해 당신은 설명된 테크닉에서 최고의 효과를 얻을 수 있다.

가동성 체크리스트

- ☑ 동작을 가동하라
- ☑ 문제를 확인하라 (가동성이 제한된 곳은?)
- ☑ 문제의 상류/하류의 가동성을 보라
- ☑ 시험/재시험

동작을 가동하라

가동성의 개념을 접하면, 특정 가동성 테크닉이 당신의 자세를 어떻게 개선시킬 것인지를 항상 염두에 두고 생각해야 한다. 시간이 많지 않다면 한 세션에서 모든 가동성 문제를 다루는 건 불가능하다. 당신이 다음에 할 워크아웃의 자세를 개선시킬 부위를 공략하는 것이 훨씬 나은 접근법이다. 이를테면 만약 당신이 데드리프트를 할 예정이라면 데드리프트의 시작 및 마무리 자세를 개선시킬 가동성 테크닉에 집중하는 것이 최고의 선택이다.

다음은 가동성 운동의 샘플이다.

데드리프트를 위한 가동성 Rx

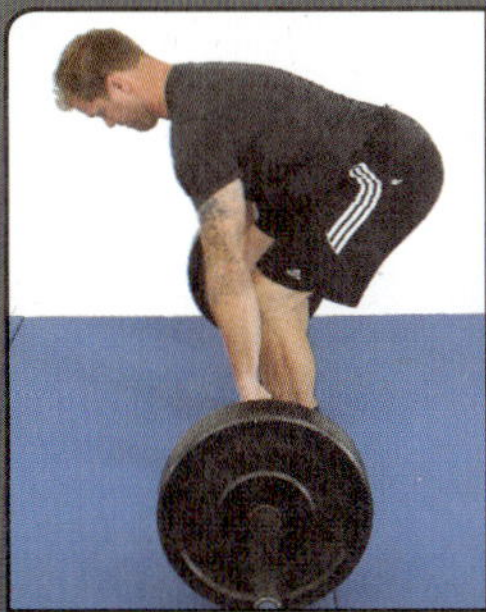

시작 자세

햄스트링 플로스(Hamstring floss): 뻣뻣한 근육을 풀어주고 후방사슬의 범위를 개선시켜서 셋업을 수월하게 만든다.

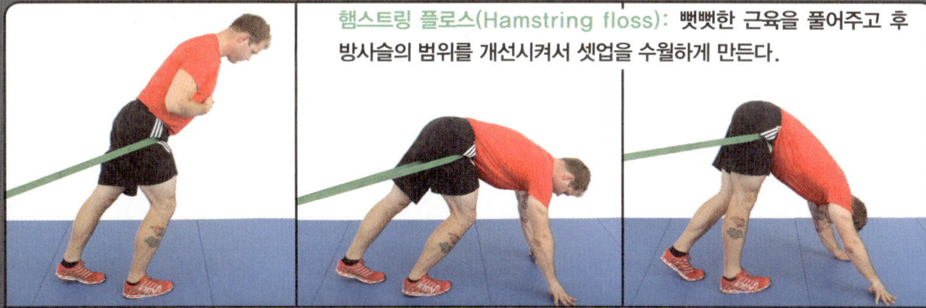

햄스트링 플로스

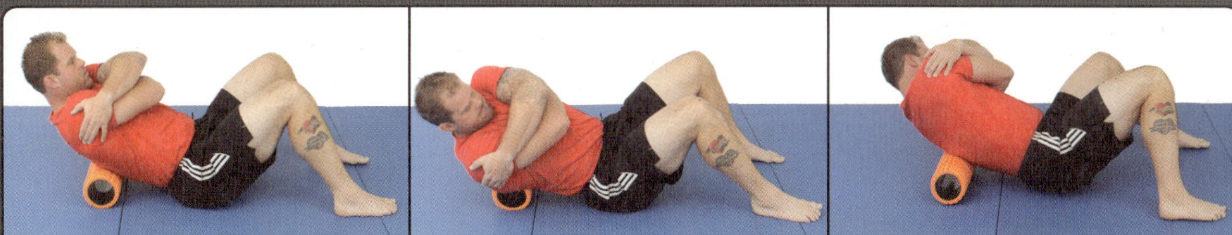

흉추 스매시

흉추 스매시: 어깨를 뒤로 당겨서 파워와 안정성에 필수적인 평평한 등을 만들어준다.

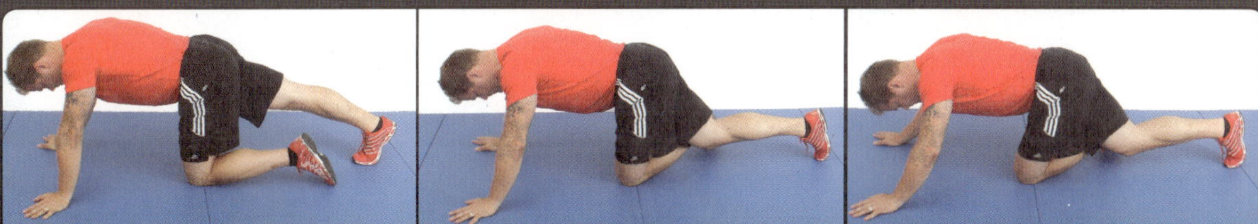

고관절 모빌리티

고관절 모빌리티: 엉덩이에서 외부 회전 토크를 증가시켜 당길 때 안정성과 파워를 향상시킨다.

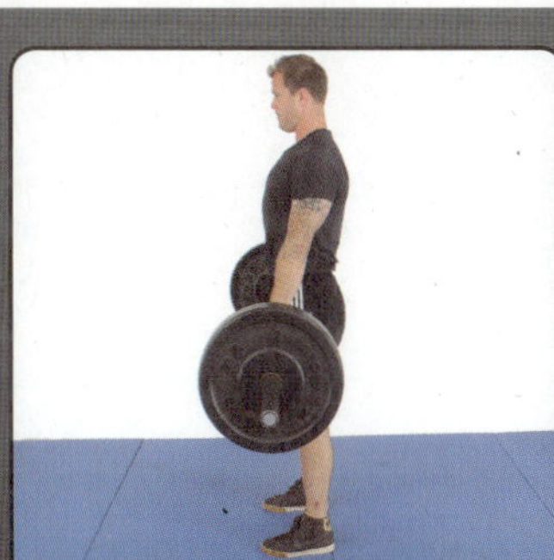

마무리 자세

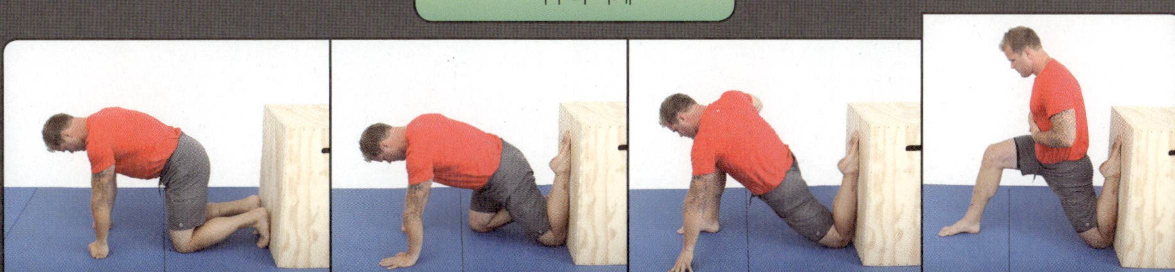

카우치 몹

카우치 몹(Couch mob): 리프트 동작을 할 때 완전한 확장에 도달하도록 도움을 준다.

문제를 확인하라(가동성이 제한된 곳은?)

일반적인 결함의 생체역학을 이해하는 것은 매우 복잡하고 이해하기 어려울 수 있지만, 문제를 해결하는 것은 복잡하지 않은 경우가 많다. 먼저 할 일은 문제가 무엇인지 확인하는 것이다. 둘째로는 제한 요인들을 좁힌다. 운동성 제어의 문제인가? 또는 자세를 달성하는 데 필요한 가동성 부족이 문제인가? 운동성 제어가 문제라면, 동작을 따로 떼어내서 메커니즘을 수정하기 위한 훈련을 해야 한다. 가동성이 부족하다면 해당 부위의 동작 범위를 회복시켜야 한다. 그래야 이상적인 자세를 취하고 해당 동작을 제대로 할 수 있다.

간단한 사례가 있다. 당신의 발이 걸을 때마다 옆으로 튀어나온다고 가정해보자. 다리를 펴서 바깥쪽으로 돌리는 것만으로도 당신은 열린 발 상태로 착지를 한다. 이는 보폭의 효율성을 손상시킬 뿐 아니라 부상의 위험을 높인다. 첫 단계는 당기는 메커니즘에 집중하는 간단한 훈련을 함으로써 그 동작을 따로 떼어내서 검토하고, 당신의 문제가 운동성 제어 문제인지 확인하는 것이다. 당신이 챕터 2에서 달리기 메커니즘에 대해 모두 읽었다면, 중립적인 발 위치를 유지하기 위해 다리를 당기는 동작과 착지하는 동작의 올바른 테크닉을 알고 있을 것이다. 여기서 중립적인 발 위치란 당신의 발, 무릎 및 엉덩이가 일직선을 이뤄야 한다는 것이다. 이 중립 위치를 만들 능력이 부족해서 동작의 문제를 수정할 수 없다면, 정상적인 동작 범위가 결여되었다는 것을 자동으로 알게 될 것이다. 그런 상황에서는 동작을 편향되게 만들어 해당 위치에서 내부 회전력을 복원해야 한다.

발, 무릎, 골반의 내부 회전을 위한 가동성 Rx

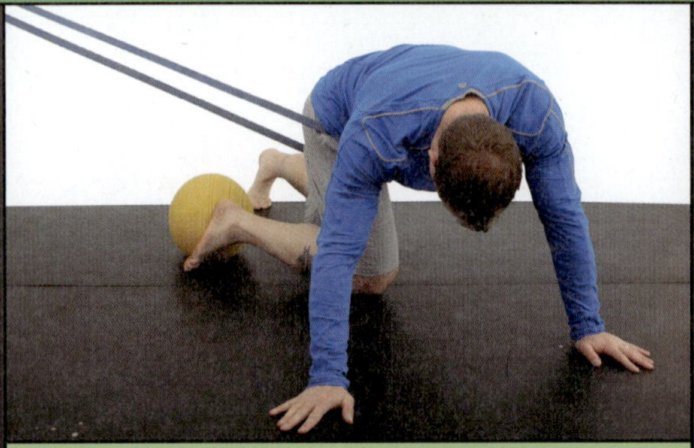

굴곡 성향으로 안쪽 회전

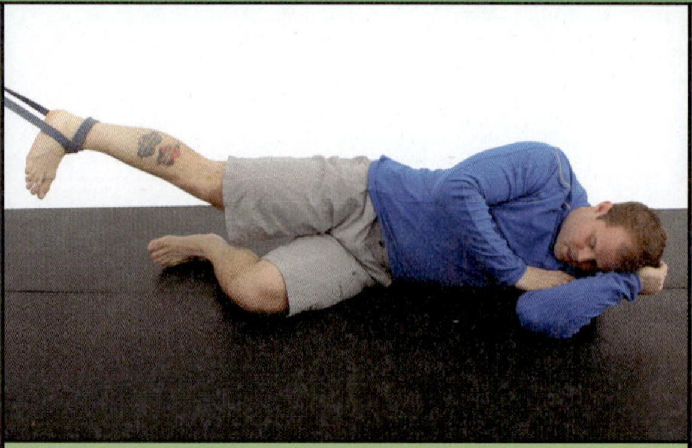

안쪽 회전을 이용한 발 교정

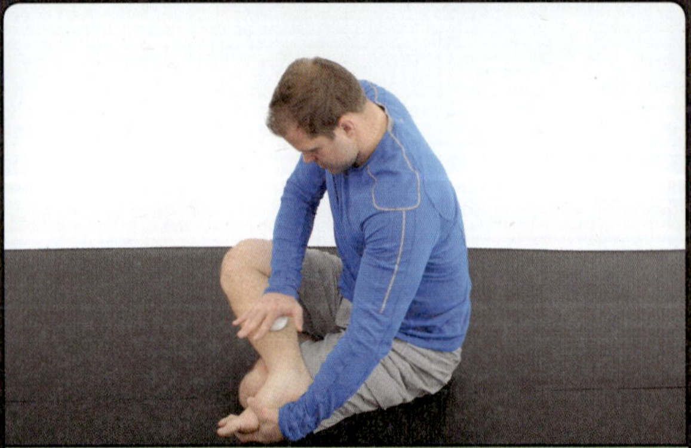

정강이 안쪽 고정 및 플로스

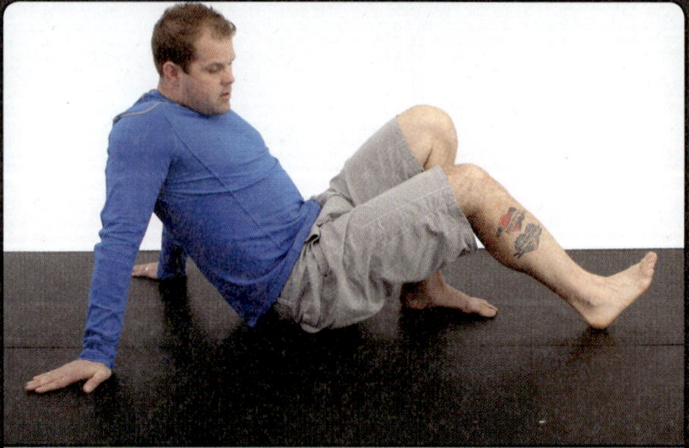

볼 인 벗(ball-in butt) 가동성 운동

문제의 상류/하류의 가동성을 보라

몸에서 저항이 느껴지는 부분을 밝혀내고 그 부위의 동작 범위를 회복시키고 개선하는 것은 당신이 좋은 자세를 갖추는 데 도움이 된다. 하지만 이것이 가동성에 접근할 유일한 방법은 아니다. 이를테면 당신이 무릎 통증을 가지고 있다고 하자. 힘든 달리기를 끝낼 때마다 무릎에 신호가 오고 며칠간 통증을 느낀다. 그러면 당신은 무릎 통증이 잘못된 동작 메커니즘으로 인한 결과일 가능성이 높음을 알 것이다. 추가적인 문제를 피하기 위해서는 당신 또는 당신의 코치가 문제를 진단하고 필요한 조치를 취해야 한다. 그동안에 당신은 무릎 통증에 대해 무엇을 해야 할지를 알아야 한다.

첫 단계는 스스로에게 간단한 질문을 하는 것이다. 무릎 위와 아래에 있는 어느 조직과 근육이 무릎 관절에 영향을 미치는가? 이걸 알아내기 위해 해부학 수업을 들을 필요는 없다. 핵심적인 요인들은 무엇인가? 무릎 아래에는 종아리(예: 장딴지 근육)가 있고 그 아래에는 아킬레스건이 있다. 무릎 위에는 허벅지(대퇴사두근 및 햄스트링)가 있고 그 위에는 골반과 엉덩이(둔근 등)가 있다. 이 근육/힘줄 중 하나라도 빳빳하다면 무릎 관절의 기능에 영향을 미치고, 통증과 부상으로 이어진다.

바로 이런 식이다. 당신은 거미줄처럼 연결된 근육 조직(근막)에 싸여 있다. 이 근막이 당신 신체의 동작을 만든다. 관절 위 또는 아래의 근육이 빳빳하면 인근에 도미노 효과를 발생시킨다. 따라서 무릎에 근접한 근육(예를 들어 대퇴사두근)이 빳빳하면 그것을 둘러싼 근막도 빳빳할 것이고, 이는 무릎 관절에 영향을 미치게 된다. 문제 부위인 무릎의 상류와 하류에 가동성을 선사하면(종아리 근육을 스트레칭하고 햄스트링을 플로스하고 대퇴사두근에 지면 슬라이딩 가동성 테크닉 수행 등) 무릎의 기능을 제한하고 있는 근육의 정상적인 기능을 회복시킬 수 있는 것이다.

구체적인 사례를 들겠다. 당신의 대퇴사두근과 고관절굴곡근이 부어올랐다고 가정하자. 근막이 당신의 무릎을 당기고 있는 상황에서는 달릴 때 엉덩이를 향해 발뒤꿈치를 끌어당기는 것이 어려울 수 있다. 지지대 다리를 바꿀 때마다 다리가 몸 뒤에서 끌려오지 않도록 하고 착지할 때 발이 몸 아래에 오도록 하기 위해서 당신의 고관절굴곡근(대퇴근막장근)은 무릎을 가슴까지 끌어올린다. 이는 다리를 끌어올리는 메커니즘을 바꾸고 동작의 효율성을 손상시키며, 무릎 통증으로 이어지는 경우가 많다. 당신이 문제의 상류(예: 무릎 통증)를 본다면, 대퇴사두근과 고관절굴곡근이 유력한 용의자라는 사실을 알 것이다. 이 챕터에 나온 가동성 테크닉 중 일부를 사용하면 이 문제를 완전히 해결할 수 있다. 아주 간단하다.

시험/재시험

가동성 훈련이 효과가 있는가? 이제 자세를 취할 수 있는가? 더 효율적인 상태가 됐는가? 더 빨라졌는가? 당신이 사용하는 모든 가동성 테크닉은 반드시 관찰 가능하고 반복 가능하며 측정 가능한 결과를 매번 내야 한다. 이것이 시험/재시험의 목적이다. 가동성이 제한된 부위에 훈련을 하던지, 또는 상류/하류 진단을 하던지 여부와는 관계가 없다. 이 시험/재시험을 통해 훈련으로 인한 변화를 수량화시킬 수 있다. 어떤 변화도 나타나지 않는다면, 해당 테크닉을 충분히 오랫동안 하지 않았거나 잘못된 부위를 겨냥한 것이다.

시험/재시험을 당신의 진전 상태를 측정하기 위한 진단 도구라고 생각하면 된다. 예를 들어 당신의 데드리프트를 개선시키려고 한다면 셋업을 하면서 가동성이 제한된 부위에 접근할 수 있다. 최적화된 자세를 취하는 데 있어서 방해가 되는 부위가 어디인지 확인하고 나면, 그 부위에 가동성 훈련을 하고 재시험을 본다. 당기는 동작에서 변화가 느껴지는가? 셋업 자세를 취하기가 쉬워졌는가? 당신이 가동성 프로토콜을 제대로 진행했다면, 이 두 질문에 대한 대답은 "Yes"일 것이다.

터널

이제 나쁜 자세로 동작을 시작하면 나쁜 자세로 끝난다는 사실은 말할 필요도 없다. 이 셋업은 내가 '터널 들어가기'라고 부르는 것이다.

목표는 항상 완벽한 형태의 자세로 터널에 들어가서 이어지는 동작의 효율성과 파워를 최대화할 수 있도록 하는 것이다. 하지만 좋은 자세로 터널에 들어갔다고 해서 반드시 좋은 자세로 터널을 빠져 나가는 것은 아니다. 이를테면 당신은 완벽한 달리기 스탠스를 취할 수 있지만 그렇다고 해서 낡은 패턴으로 돌아가지 않고 어깨의 가동성 부족을 보완하기 위해 어깨를 앞으로 돌리지 않는다는 의미는 아니다. 왜냐하면 당신은 충분한 내부 회전(몸 뒤로 팔을 당기는 것)이 없기 때문이다. 흠결 없는 테크닉이 몸에 완전히 배기 전까지는 당신의 자세에 항상 주의를 기울여야 한다.

수영 스트로크의 추진 단계에서 회복 단계로의 전환을 상상해보자. 이 특별한 단계에서, 앞쪽으로 펼쳐지는 손 위로 반대쪽 팔을 물로부터 끌어당기면서 측면을 회전시켜 힘을 이동시킨다. 여기서 어깨의 동작 범위가 제한적이라면 어깨를 앞으로 굴려서 내부 회전 부족을 보완해야 할 것이다. 당신은 이상적인 자세로 터널에 들어왔지만(동작을 시작함) 중간 지점에서 동작 범위가 완전하지 않기 때문에 나쁜 자세로 터널에서 빠져나온 것이다.

요약하자면, 시작 자세와 마무리 자세를 모두 검토하면서 당신이 해당 동작을 제대로 하는 데 필요한 동작 범위를 보유하고 있는지를 확인해야 한다.

가동성 도구

장비

- 저항/스트레칭 밴드
- 부두 밴드
- 롤러
- 라크로스 볼
- 바벨

테크닉

- 표면 슬라이딩(Sliding Surfaces): 표면 슬라이딩은 인간이 가진 메커니즘의 구성요소로, 운동성 제어, 관절낭 및 근육역학이 여기 포함된다. 간단히 말해서, '표면 슬라이딩'이라는 용어는 근육 조직이 서로 어떻게 겹쳐서 미끄러지는지를 나타낸다. 힘줄 위로 피부가 미끄러질 수도 있고, 근육간(intra-muscular) 표면 위로 근육 내(intramuscular) 표면이 미끄러질 수도 있으며, 근육이 근막 표면 아래로 미끄러질 수도 있다. 표면 슬라이딩은 대부분 라크로스 볼, 롤러, 스매싱, 압력파(pressure waving) 및 부두 플로싱(voodoo flossing)을 통해서 수행된다. 수화(hydration) 작용 및 기타 요인들도 중요한 역할을 한다.

표면 슬라이딩 시험

관절 및 근육에서 이상적인 동작 범위를 확보하기 위해서는 당신의 피부가 그 아래 있는 근막 위로 부드럽게 미끄러져야 한다. 이해를 돕기 위해, 왼손 집게손가락으로 오른발의 아킬레스건을 잡는다(오른발은 펼쳐져 있어야 한다). 그리고 손가락을 앞뒤로 움직인다. 피부가 무리 없이 앞뒤로 움직일 것이다. 표면 슬라이딩은 바로 이런 느낌이어야 한다. 이제 더 확실한 테스트를 해보겠다. 발을 구부리고 아킬레스건 뒤쪽에 있는 피부를 미끄러지게 하거나 집어보라. 움직이는가? 피부를 잡을 수 있는가? 그렇지 않다면, 달리기를 할 때 큰 문제가 생길 것이며 스트레칭으로 해결될 일이 아니다. 탄력을 회복하기 위해서는 표면 슬라이딩 가동성 테크닉(예: 볼 웩[ball whack], 바벨 스매시, 스매시, 플로스 등)을 이용해서 그 피부를 아래 있는 근막에서 떼어내야 한다.

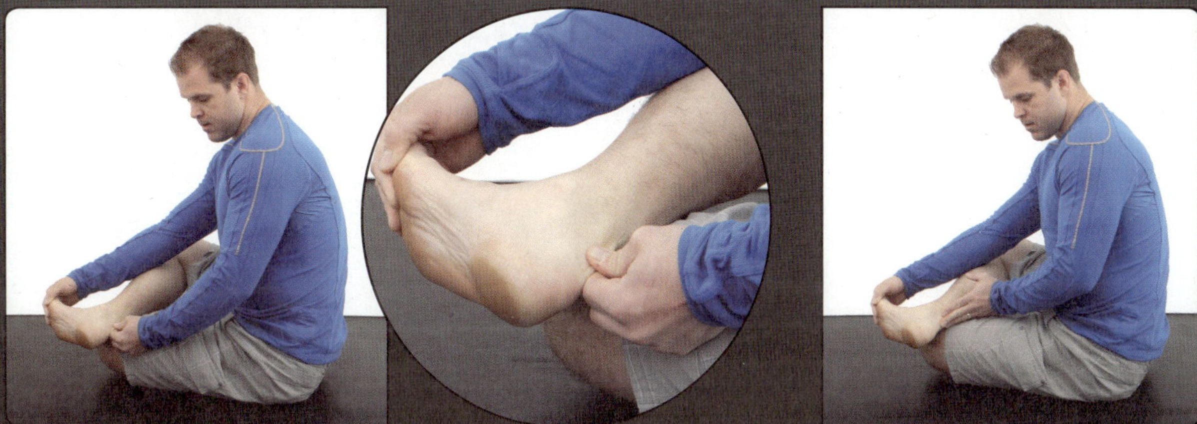

- **압력파:** 표면 슬라이딩을 더 깊게 하기 위해 사용하는 테크닉이다. 문제의 부위에 가능한 최대의 압력을 가하면서 완전히 힘을 빼고 있어야 한다. 일반적으로는 라크로스 볼 또는 롤러 위에 몸을 올려놓는다. 뻣뻣한 부위를 확인한 후에는 몸 전체 체중을 이용해 해당 근막을 볼 위로 굴리면서 압력파를 만든다. 이건 압력이 높으며, 급성자가 근막 표면 슬라이딩 치료다.
- **밴드 사용 가동성 훈련(Distracted Mobilization):** 밴드를 사용해서 정상적인 관절 내 동작을 회복시킨다. 관절낭은 가장 가동성이 제한된 구성요소인 경우가 많음에도 불구하고 지적은 상대적으로 적게 받는 편이다. 스트레칭 밴드를 이용해서 이상적인 관절 위치를 만들 수 있으며, 이로 인해 관절낭의 제한을 풀 수 있다. 대부분의 가동성 훈련에서는 밴드를 사용하지 않으면 효과가 거의 없다.
- **플로싱(Flossing):** 근육의 뻣뻣함을 다루는 테크닉이다. 스트레칭 밴드로 관절을 최적화된 위치에 두고 그 관절을 완전한 동작 범위 내에서 움직인다. 그렇게 해서 해당 조직을 새로운 범위 내에서 깨끗하게 '플로싱'하는 것이다. 이 테크닉은 해당 동작 범위 내에서 관절낭의 제한과 표면 슬라이딩 기능장애를 모두 교정한다.
- **스매시 및 플로스:** 근막을 바벨, 롤러 또는 맙볼(mob ball)로 찌르는 테크닉이다. 가동성의 저항이 있는 부위를 누르면, 팔다리는 최대한 많은 동작 범위를 움직여서 압박받고 있는 근막을 플로싱하게 된다.
- **수축-풀기(Contract-Relax):** 정상적인 근육역학을 회복시키기 위한 신경근육 가동성 테크닉이다(겹친 수축성 근육의 상태를 재설정). 스트레칭 중에 동작 범위를 늘이기 위해 사용될 수 있으며, 표면 슬라이딩 중에 더 깊은 압력을 가하기 위해서도 사용된다. 이 테크닉을 수행하려면, 가동성 문제가 있는 부위의 근육에 5초 이내로 힘을 주면서 강력한 수축 긴장을 형성한다. 원하는 동작을 5초 간 견딘 후에는 즉시 긴장을 풀고 새로운 동작 범위를 10초 간 유지한다. 이 긴장-풀기 시퀀스를 2분 이내에서 5~6 주기 진행하거나, 더 이상 나아지는 것을 느끼지 못할 때까지 한다. 이 테크닉은 근막이 아니라 자세에 초점을 둔 것이라는 사실을 명심하라.

퍼포먼스 관련 조언

워밍업! 쿨다운!

워밍업과 쿨다운은 훈련 및 시합에서 부상을 입지 않고 퍼포먼스 향상을 촉진하는 데 있어서 가장 중요하다. 선수들이 흔히 저지르는 실수는 워밍업을 서두르고 열심히 운동한 다음 쿨다운을 생략하는 것이다.

여기 공식이 있다. 워크아웃이 짧고 강도가 높을수록(예: 800미터 달리기), 워밍업 시간은 길어야 한다. 워크아웃이 길수록(예: 울트라마라톤), 워밍업 시간은 짧아야 한다.

단거리 고강도 달리기의 경우 워밍업을 어떻게 해야 하는지에 대한 사례를 제시하겠다. 강도에 따라서 당신의 워밍업과 쿨다운은 워크아웃의 40~50분을 차지해야 한다.

워밍업

5~10분: 페이스 증가

- 쉽게 시작해서 점진적으로 강도를 높인다. 가벼운 400미터 조깅일 수도 있고, 기술 기반 운동일 수도 있으며 역동적 스트레칭(레그 스윙, 암 서클) 등도 가능하다.

* 참고: 5km를 달리는 경우에는 5분, 800미터 반복 달리기인 경우에는 10분

5~10분: 가동성

- 앞서 언급했듯이, 당신은 수행하는 활동 또는 동작의 측면에서 가동성에 접근해야 한다. 이를테면 달리기를 하는 경우 당신은 발목, 무릎, 골반 등 가장 많은 운동을 하는 부위를 겨냥해야 한다. 이것은 모든 사람에 따라 다르다는 것을 명심하라. 그렇기에 문제 부위를 밝혀내기 위해서는 체크리스트를 사용해야 한다.

5~10분: 기술 및 페이스 증가

- 가동성 운동을 한 후에는 챕터 2에 나온 형태의 기술 훈련을 한다. 가동성 운동과 마찬가지로, 이 훈련은 당신의 약한 부위를 보강해야 한다.
- 추가로, 당신은 고강도 인터벌 훈련(100미터 스프린트 5~8회)을 50~70%의 강도로 해야 한다. 관건은 워밍업의 페이스를 끌어올리면서 가벼운 스프린트를 추가하는 동안 약간의 기술 훈련을 하는 것이다.
- 계속 뻣뻣한 부위를 풀어주기 위해 몇몇 역동적인 스트레칭을 하는 것도 좋다.

5분: 워크아웃 전 휴식

- 훈련을 강행하기 전에 회복할 시간을 준다.

쿨다운

5분: 기술 훈련

- 최대 5분의 기술 훈련을 해서 회복하는 동안 중추신경계를 자극하고 올바른 동작 패턴을 각인시킨다.

10~20분: 동작 및 가동성

- 쿨다운을 마무리하기 위해서는 느린 페이스로 움직여야 하며, 걷기나 맨몸 스쿼트 또는 런지를 해서 몸을 스트레칭 하는 것이 좋다. 추가로, 문제의 부위뿐 아니라 사용하는 근육을 겨냥해야 한다. 이를 위해서는 가동성 테크닉에 충분한 시간을 투자할 필요가 있다.

가동성의 경우에도 자세가 힘이다

나쁜 자세(앞으로 둥글게 굽은 등, 과다 확장 등)로는 가동성을 개선시킬 수 없다. 이 책에 적힌 모든 동작을 할 때 중립 자세를 무너뜨려서는 안 되며, 동작 범위를 늘리려고 자세를 손상시키지 말아야 한다.

훈련을 거르는 건 금물

가동성 운동을 위해서 항상 시간을 내야 한다. 15분이면 충분하다. 몸이 아프던지, 뻣뻣하던지, 동작 범위가 부족하던지 간에, 매일 가동성 훈련을 해서 변화를 축적해야 한다.

기술 트레이닝

이 챕터에 제시된 테크닉을 부상 치료뿐 아니라 저항이 느껴지는 부위에 효율적인 동작을 선사하기 위한 도구로 활용하라. 이 세션을 더 수월하게 습득하기 위해서 나는 테크닉을 세 가지 주요 세션으로 분류했다. 1) 발, 발목 및 종아리, 2) 다리 위쪽(대퇴사두근, 햄스트링, 내전근), 골반 및 몸통, 3) 흉추, 어깨, 목. 이 책에 나온 체크리스트를 가이드 삼아서 어떤 부위에 어떤 조치가 필요한지를 파악해야 한다. 명심하라. 부상을 피하고 효율성을 개선시키기 위해서는 가동성 운동을 매일 해야 하며, 근막 내의 문제들이 당신을 괴롭히기 전에 미리 해결해야 한다.

효과적인 최소 시간은 2분

변화를 촉진시키기 위해서는 당신이 선택한 가동성 운동을 적어도 2분은 해야 한다. 예를 들어 카우치 가동성 운동을 하는 경우에는 각 골반 부위에 적어도 2분은 투자해야 정상적인 동작을 회복할 수 있다. 이상적으로는 각 다리에 4~6분씩 투자해야 한다.

뭔가 잘못됐다는 느낌이 들면 정말 잘못된 것이다

아주 간단하다. 따끔하고 강한 통증이 느껴질 정도로는 가동성 운동을 하면 안 된다. 쾌감대를 넘어섰을 때 느끼는 멍함과 아린감은 몸에 손상이 생겼다는 신호다. 그런 상황을 만들지 말자.

충분한 수분 섭취

수분이 부족하면 퍼포먼스가 저해되고 가동성에 영향을 미치며 큰 부상에 대한 감수성이 커진다. 항상 충분한 수분을 섭취하라. 수분 섭취 프로토콜에 대한 추가 정보는 352페이지를 참조하라.

몸의 불균형 상태를 정리하라

대부분의 사람들은 몸 한쪽이 다른 쪽에 비해 뻣뻣하다. 효율적이고 균형 잡힌 운동선수가 되려면 몸의 양쪽이 동일한 동작 범위를 가져야 한다. 만약 당신의 왼쪽 골반이 오른쪽 골반에 비해 가동성이 약하다면, 당신의 동작 패턴을 손상시켜서 불균형을 상쇄시키기 위해 다른 부위를 과도하게 사용할 수도 있다. 이는 문제를 발생시킬 수 있다.

뻣뻣한 부위에 가동성 운동을 하라

당신의 근막과 근육 조직은 스스로 균형을 잡지 않는다. 이는 통증과 뻣뻣함이 몸 전반에 걸쳐서 동등하게 분포되지 않는다는 의미다. 어떤 부위는 아프면서도 다른 부위는 아프지 않을 수도 있다. 민감하고 아픈 부위를 진심으로 섬세하게 관리하고, 당신을 불편하게 만드는 일은 모두 피해야 한다.

당신의 상황을 탐구하라(정보에 근거한 프리스타일)

이 챕터의 운동들이 올바른 테크닉을 알려주고 있기는 하지만, 여기 나온 사진 그대로 똑같이 할 수는 없을 것이다. 개인마다 문제 부위가 다를 것이다. 좋은 자세를 유지한다는 전제 하에서, 몇몇 새로운 자세를 자유롭게 취하면서 뻣뻣한 부위를 탐구하고 당신의 상황을 파악해야 한다. 뻣뻣한 부위를 찾아낸다는 이 아이디어를 정보에 근거한 프리스타일(informed freestyle)이라고 한다.

가능하면 항상 밴드를 사용하라

저항밴드를 사용하면 관절을 좋은 위치로 당길 수 있고 이상적인 동작 범위로 가동할 수 있다. 명심하라. 당신의 자세는 당신이 가진 가동성의 현실을 반영한다. 이를테면 만약 골반을 90도 각도로 잠근 상태로 하루 종일 앉아서 지낸다면, 대퇴골의 윗부분이 고관절낭 앞으로 이동하면서 그 자세에 적응할 것이다. 골반이 완전한 동작 범위를 가지게 하려면 대퇴골 윗부분이 고관절낭(대퇴골 윗부분을 둘러싼 낭) 중앙에 오도록 해야 한다. 만약 그것이 고관절낭 앞으로 이동하면 동작 범위가 제한될 뿐 아니라 골반 앞쪽에 충돌을 야기시켜서 대퇴골이 고관절낭 속으로 들어가게 된다. 다리를 밴드에 연결해서 밴드가 팽팽해지도록 하면 대퇴골의 윗부분을 골반관절낭의 중앙으로 끌어당겨 안전하고 편안하게 이상적인 범위로 스트레칭할 수 있다. 그뿐이 아니다. 근육의 뻣뻣함 뿐 아니라 골반관절낭의 뻣뻣함도 교정할 수 있다. 일석이조의 가동성 운동이 되는 셈이다.

가동성의 기본 규칙 중 하나는, 확장(extension) 능력을 개선하고 싶다면 낭(socket) 앞으로 가동을 해야 한다는 것이다. 굴곡을 개선하고 싶다면, 낭의 뒤쪽으로 가동해야 한다. 이러면 관절의 최대 동작 범위에 도달할 수 있으며 이 위치로부터 가동성을 발휘할 수 있다. 이곳은 문제가 가장 많이 발생하는 부위로, 그렇기에 효과가 있는 것이다.

발, 발목 및 종아리 가동성

발, 발목 및 종아리의 가동성은 서플 레오파드(supple-leopard) 프로그램의 핵심이며, 지구력 종목 선수들이 일일 훈련 프로그램에 추가할 가장 중요한 요소 중 하나다. 요점은 아킬레스건이 엄청나게 많은 일을 하면서도 충분한 관리를 받지 못한다는 데 있다. 생각해보라. 사이클 선수는 매 경주마다 아킬레스건을 수천 수만 번씩 수축시킨다. 아킬레스건이 뻣뻣해지지 않고서도 그 방대한 일을 다 할 수 있을까? 당연히 아니다!

아킬레스건 또는 종아리가 뻣뻣하다면, 문제는 거기서만 끝나지 않을 것이다. 예를 들어 당신이 힘든 인터벌 주행이 포함된 CFE 프로그램을 어느 날 진행하고서 스쿼트가 포함된 스트렝스 세션을 그 다음에 한다고 가정해보자. 워크아웃 사이에 발, 발목 및 종아리 가동성 운동에 충분한 시간을 투자하지 않는다면 스쿼트가 제대로 되겠는가? 발목의 동작 범위가 부족한가? 스쿼트의 보텀 자세에서 무릎이 앞쪽으로 쏠려 있는가? 무릎 통증이 있는가? 모두 아킬레스건이 뻣뻣하고 발목과 종아리의 가동성이 빈약해서 나타나는 증상이다. 중요한 얘기를 하겠다. 당신이 지구력 종목 선수라면, 발, 발목 및 종아리의 동작 범위를 늘리는 데 몰두해야 한다. 다음에 설명할 가동성 운동에 최대한 많은 시간을 투자해야 한다.

배굴(Dorsiflexion)

이 시퀀스에서는 20~30도 각도로 배굴 상태인 발의 정상적인 동작 범위를 보여주겠다. 이 시험을 진행하려면 다리를 펴고 앉아서 발을 최대한 당긴다. 발을 90도 이상 당길 수 있는가? 아니라면 심각한 문제다. 동작 범위가 0인 발로 훈련을 한다면 당신은 과긴장 부상을 당할 위험이 있다. 이것이 바로 대부분의 지구력 종목 훈련자들이 겪는 부상이다. 그런 문제를 피하고 해결하기 위해서는, 뒤에 설명할 표면 슬라이딩 테크닉을 이용해서 뼈에 붙은 근막을 떼어내야 한다(하류 발 가동성, 바벨 종아리 스매시).

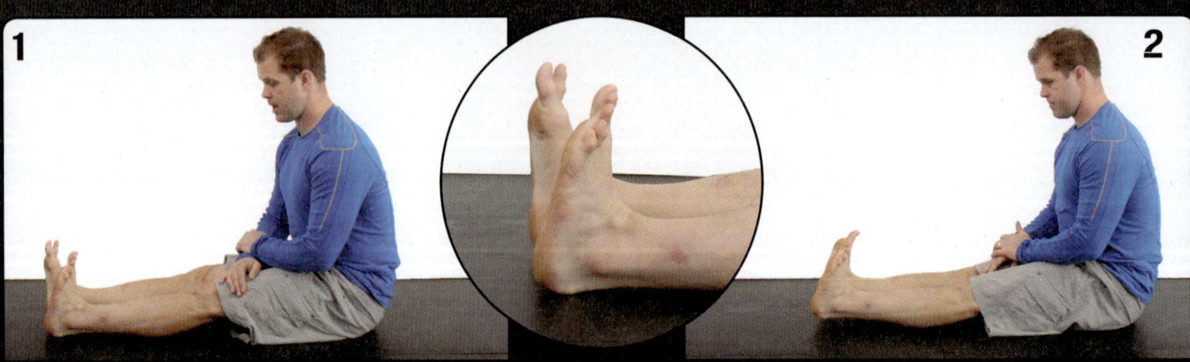

왼발로 20~30도의 정상적인 동작 범위를 보여주고 있다. 오른발의 동작 범위는 90도 정도로 빈약한 수준이다.

최대한 효율적으로 움직이고 부상을 피하기 위해서는 여기 사진처럼 양쪽 발이 90도 각도를 지나도록 굽힐 수 있어야 한다.

저굴(Plantarflexion)

아래 사진에서 나는 저굴 상태의 정상적인 동작 범위를 보여주고 있다. 그것은 발바닥에서부터 쟀을 경우 40도 정도다. 배굴 테스트와 마찬가지로, 이 테스트를 통해 다리 아랫부분의 뻣뻣함에 대한 정보를 얻을 수 있다. 정강이 앞부분(전경골근)이 뻣뻣하다면 당신의 동작 범위는 정상으로 간주되는 것에 비해 좁을 것이다. 달릴 때마다 정강이 통증을 겪는 이유가 여기 있다.

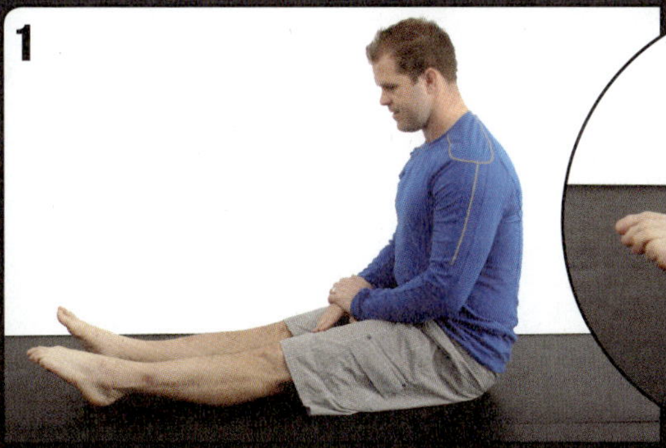

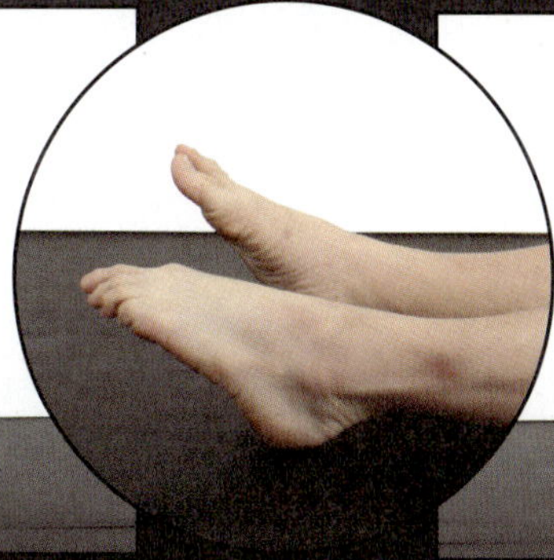

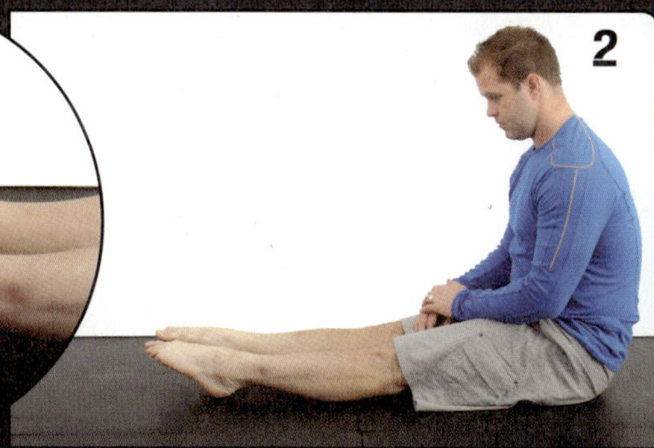

왼발로 정상적인 동작 범위인 40도 정도를 보여주고 있으며, 오른발로는 좁은 동작 범위를 나타내고 있다.

최대한 효율적으로 움직인다. 과긴장 부상을 피하기 위해서는 발가락을 적어도 40도까지는 펼 수 있어야 한다.

발 하류

달리기 선수들은 대부분 족저근막염이라는 말을 들어봤거나, 겪어보기도 했을 것이다. 족저근막염은 족저건막의 결합조직에 염증이 생겼을 때 발생하며, 잘못된 달리기 메커니즘 때문인 경우가 많다. 이 부상을 예방하고 치료하기 위해서는 달리기 메커니즘을 수정해야 할 뿐 아니라 다양한 가동성 훈련 도구를 사용해야 한다. 발목의 하류 부분을 보고 있다면, 우선은 피부가 그 아래 깔린 세포조직 위로 미끄러지고 있는 게 아닌지 확인해야 한다. 발바닥 밑부분을 발 아래의 아킬레스건이라고 생각하면 된다. 발이 원래 설계된 대로 기능을 하기 위해서는 길들여지고 유연하며 탄력이 있어야 한다.

발은 상당히 역동적이고 예민하다. 몸의 충격 흡수 시스템의 일부일 뿐 아니라, 발은 당신이 어떻게 움직이고 있는지에 대한 피드백을 많이 제공한다. 만약 피부가 대부분의 달리기 훈련자들처럼 그 아래의 조직과 붙어 있다면, 아킬레스건은 강철 케이블과 같은 느낌이 들 것이다. 그런 상황에서 당신의 우선순위는 발의 유연성을 회복하는 것이다. 그걸 달성하는 최고의 방법 중 하나는 다음에 설명한 표면 슬라이딩 가동성 테크닉이다(발바닥(Plantar Surface) 참조).

이 운동은 천천히 하는 게 중요하다. 많은 사람들은 목적이나 집중도 없이 볼을 발의 위아래로 빠르게 굴리곤 한다. 그러면 아무 효과가 없다. 목표는 우수한 조직을 가동시키는 것이다. 이를테면 만약 당신이 압력파 테크닉을 수행한다면 발 뒤쪽에서 앞쪽까지 횡단하는 데 최대 40초가 걸린다. 또 한 가지 중요한 사실은 단순히 볼을 올리고 내리는 것이 전부가 아니라는 것이다. 원을 그려도 좋고 볼을 좌우로 굴리면서 특별하게 불편한 부위를 자극해도 좋다. 특정 부위의 조직을 누르고 발가락을 움직이는 것도 괜찮다. 어떤 방법을 선택하던지 간에, 관건은 볼을 이용해서 충분한 시간을 보내는 것이다. 그래야 문제의 조직에 영향을 미칠 수 있다.

발바닥(Plantar Surface)

볼을 굴려야 할 족저건막 부위를 보여주겠다. 보다시피 내가 볼을 잡고 있는 근육의 삽입 지점뿐 아니라 발의 전체 구조를 공략할 수도 있다.

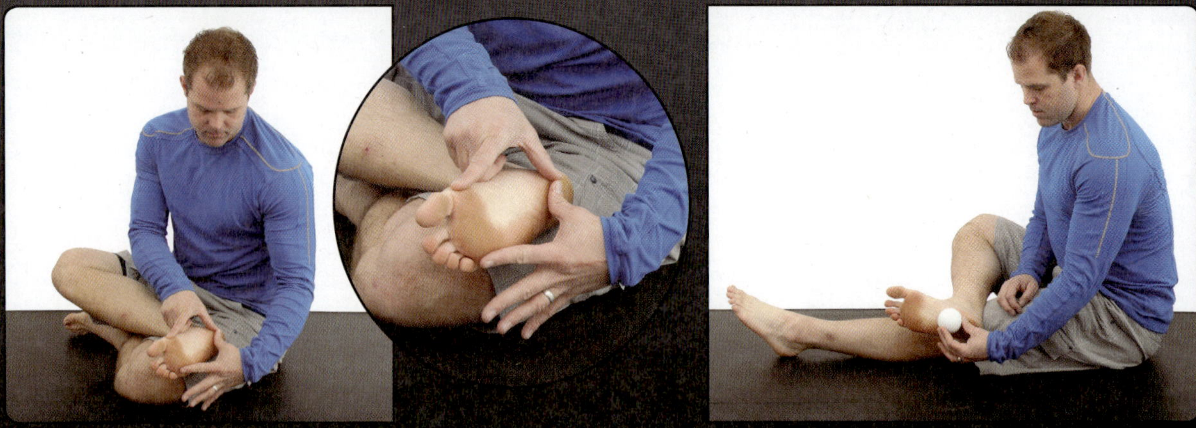

발 하류 가동

1. 볼을 발의 후경골근(posterior tibialis)의 삽입 지점 바로 아래에 놓았다. 후경골근은 발 아치(foot arch)를 지지하는 근육이다. 이것이 당신의 시작 지점이다. 이 부위는 불편한 경우가 많기에 시간을 충분히 투자해야 한다.
2. 천천히 움직이면서 발을 뒤로 이동시키고 볼이 발 아래에서 구르도록 하면서 조직에 압력파를 가한다.
3. 볼이 발의 길이를 전부 이동할 때까지 계속 발을 뒤로 천천히 움직인다.

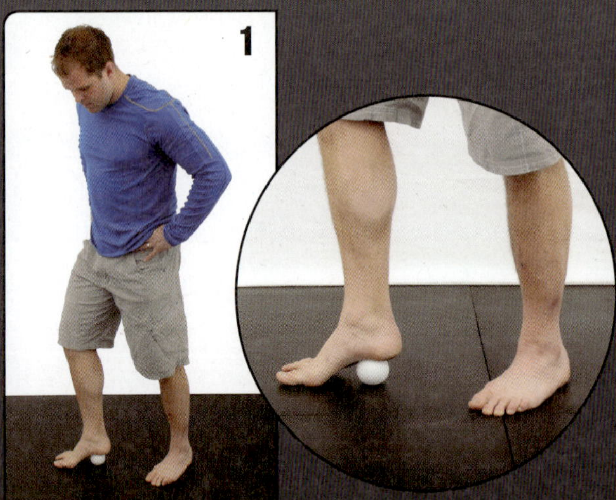

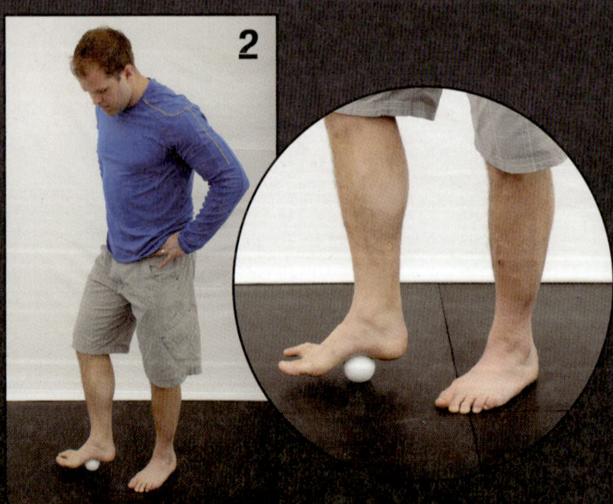

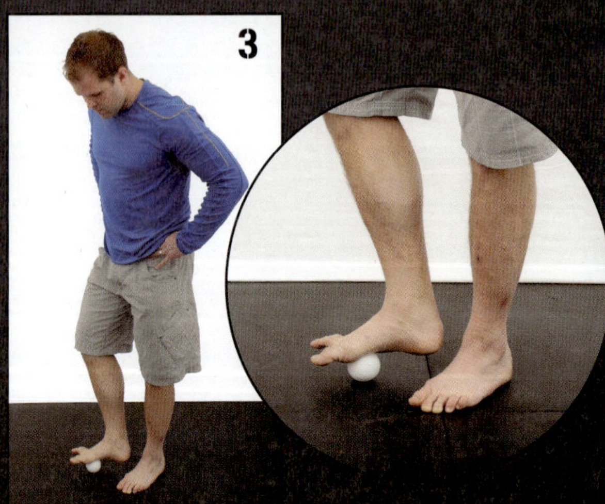

발 상류(발목 가동성 회복)

피부가 어떻게 미끄러지는지를 평가하려면, 발을 굽히고 아킬레스건 뒤의 피부를 손으로 잡는 표면 슬라이딩 테스트를 수행하라(301페이지 참조). 테스트에 실패한다면, 다음 테크닉을 사용해서 근막에 붙은 피부를 떼어내야 한다. 테스트를 수행할 때 아킬레스건, 발목 안쪽, 발목 바깥쪽의 세 가지 영역을 조사해야 한다. 각 부위를 치료하기 위해서는 한 손으로 라크로스 볼을 잡고서 피부에 대고, 최대한 강한 압력을 가해야 한다. 그리고 다른 손을 이용해서 피부를 누르고 있는 그 볼을 친다. 볼을 앞뒤로 움직여도 좋지만, 자세를 올바르게 하고 충분한 압력을 유지할 수 있다면 볼을 단호하게 치는 방식이 최고의 결과를 낼 것이다.

아킬레스건

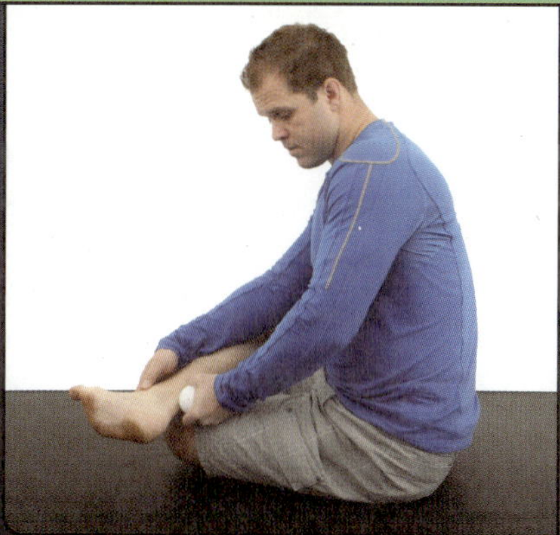

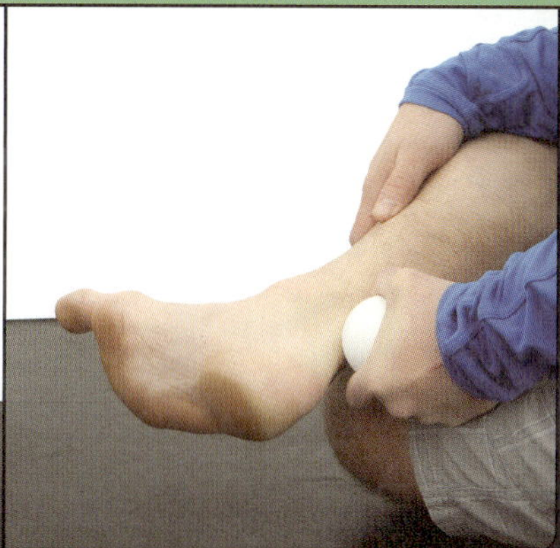

라크로스 볼을 아킬레스건 위에 놓았다. 최대한의 압력을 가하면서 이 볼을 위아래로 움직일 수 있고, 다른 손으로 볼을 치는 동안 그 볼을 한 자리에 고정시키고 있을 수도 있다.

발목 안쪽

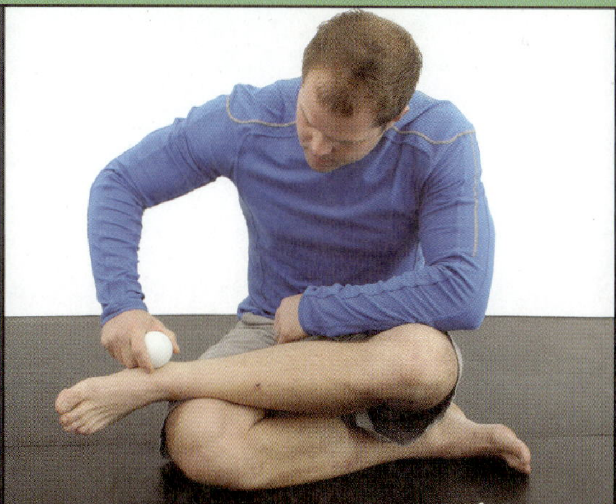

라크로스 볼을 발목 안쪽에 놓았다. 여기서부터 나는 최대한의 압력을 가하면서 이 볼을 위아래로 움직일 수 있고, 다른 손으로 볼을 치는 동안 그 볼을 한 자리에 고정시키고 있을 수도 있다.

발목 바깥쪽

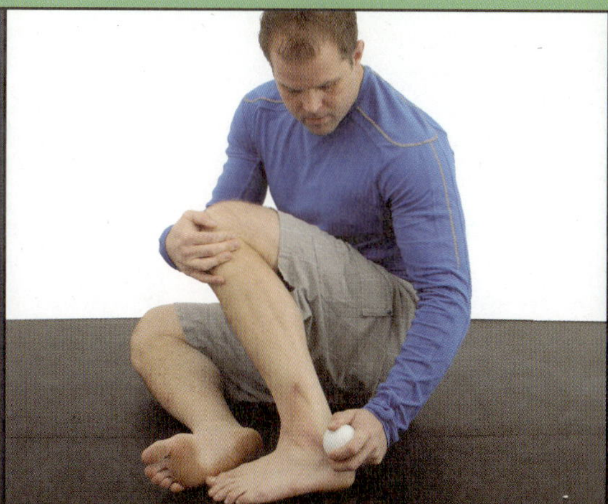

라크로스 볼을 발목 바깥쪽에 놓았다. 최대한의 압력을 가하면서 이 볼을 위아래로 움직일 수 있고, 다른 손으로 볼을 치는 동안 그 볼을 한 자리에 고정시키고 있을 수도 있다.

바벨 종아리 스매시

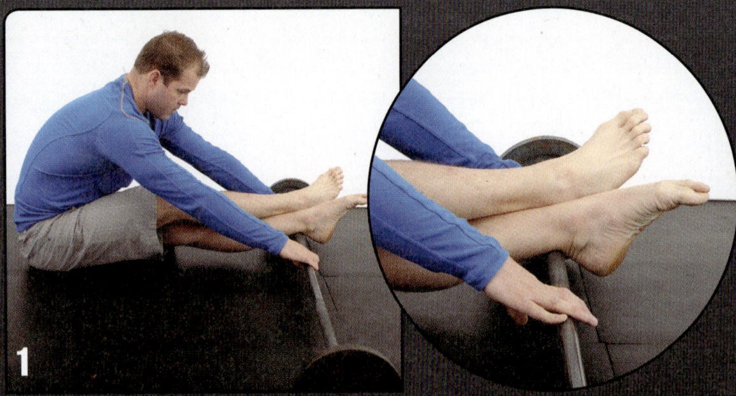

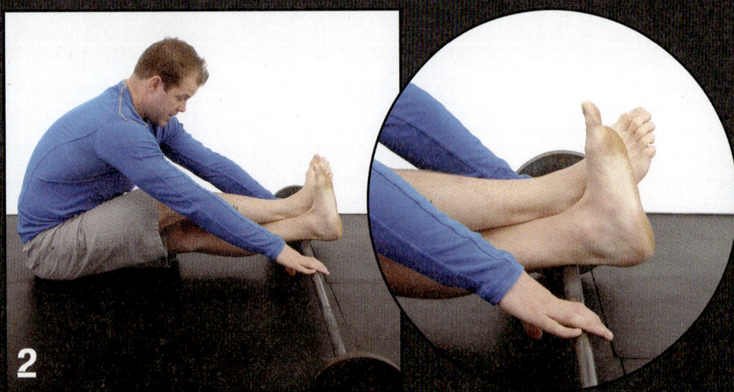

아킬레스건의 긴장을 풀어주고 표면 슬라이딩을 회복하고 뻣뻣한 종아리를 치료하기 위한 또 하나의 아주 효과적인 방법이다. 아킬레스건 부위를 바벨에 얹고서 발을 당기거나 밀거나 좌우로 돌리면서 스트레칭 및 누르기를 할 수 있다. 대퇴사두근 가동성 운동의 경우와 마찬가지로, 핵심은 뻣뻣하거나 조직과 피부가 붙은 부위를 찾을 때까지 바벨을 발목과 종아리 위아래로 굴려서 조직의 모든 부분을 확인하는 것이다. 이미 언급했듯이, 다양한 동작 범위를 따라 운동하기 시작하면 어떤 부위는 뻣뻣하지 않고 어떤 부위는 뻣뻣한 것을 발견할 수 있다. 뻣뻣한 부위에 집중하고 괜찮은 부위는 그냥 넘어가면 된다. 만약 바벨을 가지고 있지 않다면 롤링핀, 라크로스 볼 또는 아킬레스건을 올려놓을 만한 다른 도구를 사용하면 된다.

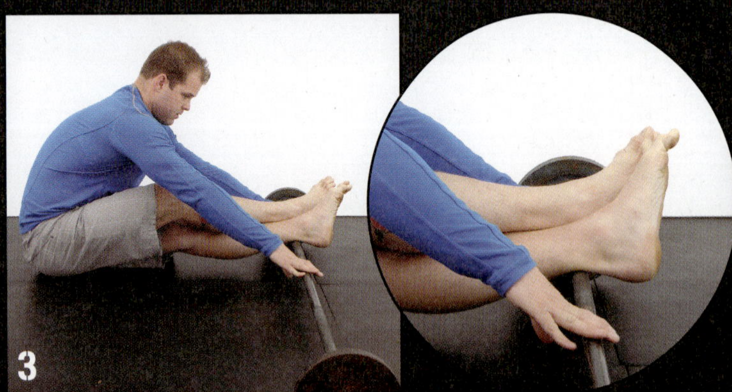

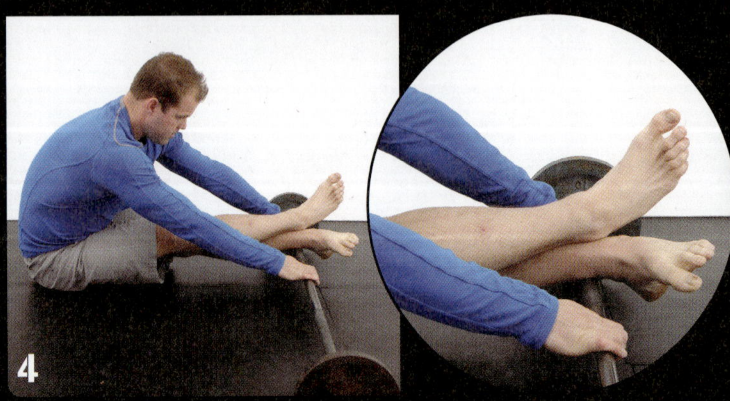

1. 오른발이 왼발을 가로지르게 하고 왼쪽 아킬레스건을 바벨 위에 고정시킨다. 조직을 누르면서 발끝을 뻗어 동작 범위를 확인한다. 압력이 너무 강하다면 한쪽 발로만 해도 된다. 이 방법을 이용해서 추가 압력을 가하는 것이 나의 달리기 비법이다.
2. 발을 굽힌다.
3. 문제가 있는 부위를 모두 찾기 위해 발을 왼쪽으로 돌린다.
4. 발을 왼쪽으로 돌린다. 여기서부터 바벨을 다리 위쪽으로 굴리고 발을 돌리는 동안 조직을 계속 스트레칭하고 누를 것이다.

장비 옵션

바벨을 사용하는 것이 이상적이기는 하지만 롤링핀이나 라크로스 볼 같은 다른 장비도 좋다.

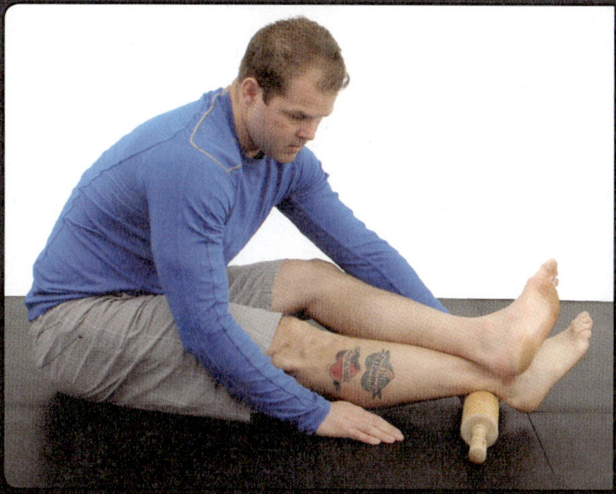

롤링핀

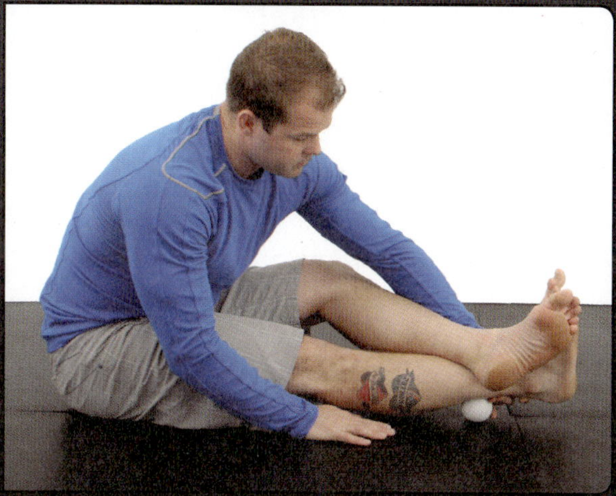

라크로스볼

친구와의 협력

절친한 친구가 있다면, 그 친구가 당신의 다리를 폼 롤러에 누르도록 하면 된다. 그동안 발을 밀고 당기고 좌우로 돌리는 것이다.

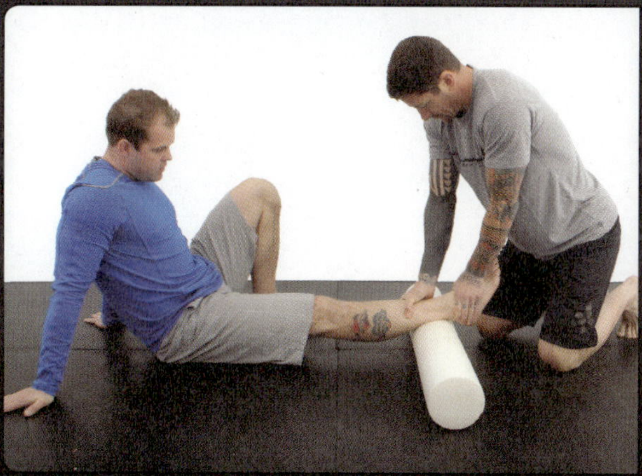

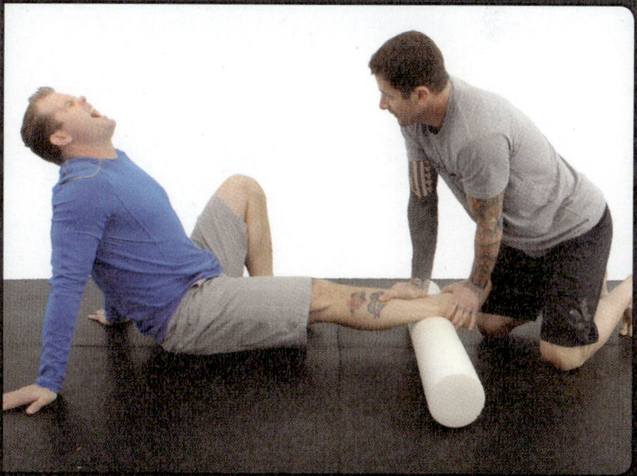

정강이 안쪽 누르기 및 플로스

잘못된 동작을 바꿀 때마다 당신은 통증을 느끼고 뻣뻣함을 느낄 것이다. 왜냐하면 오랫동안 사용하지 않은 근육을 사용하기 때문이다. 이를테면 달릴 때 보폭 끝에서 발의 각이 측면으로 나와 있다면, 당신의 발은 바닥에 디딜 때마다 무너지게 된다. 이 실수로 인해 발의 아치를 지탱하는 근육(후경골근)과 조직이 과도하게 잡아 당겨지게 된다. 발목을 올바른 위치에 놓고 중립적인 발 자세로 착지하는 순간, 그 근육이 작동하기 시작한다. 정강이가 너무 오랫동안 휴면 상태에 있었기 때문에 적절한 기술로 달리기 시작하면 상당히 약해질 것이다. 그 불편함을 완화시키기 위해서 라크로스 볼로 정강이뼈 안쪽을 누른다. 모든 표면 슬라이딩 가동성 운동과 마찬가지로, 근육 전체를 가로지르며 위에서 아래로 횡단해야 한다. 문제 부위를 발견하면 잠시 기다리고, 다른 곳으로 이동하기 전에 충분한 시간을 갖고 그 부위를 공략하라.

이 가동성 테크닉을 수행하는 방법은 몇 가지가 있다. 발이 원을 그리도록 돌리면서 양손을 사용해 볼로 다리를 누를 수도 있다(옵션 1). 또는 한 손으로 볼을 누르면서 다른 손으로는 발을 움직일 수도 있다(옵션 2). 전자는 뻣뻣한 부위에 더 많은 하방 압력을 가할 수 있고, 후자는 발이 이상적인 동작 범위에서 움직이도록 한다. 라크로스 볼이 없다면 의자에 앉아서 발이 무릎 위를 가로지르게 하고 팔꿈치로 정강이 안쪽을 누를 수도 있다. 좋은 자세로 가동성 운동을 하고 약한 부위를 공략한다면, 창의력을 발휘해서 옵션을 찾아낼 수 있을 것이다.

옵션 1

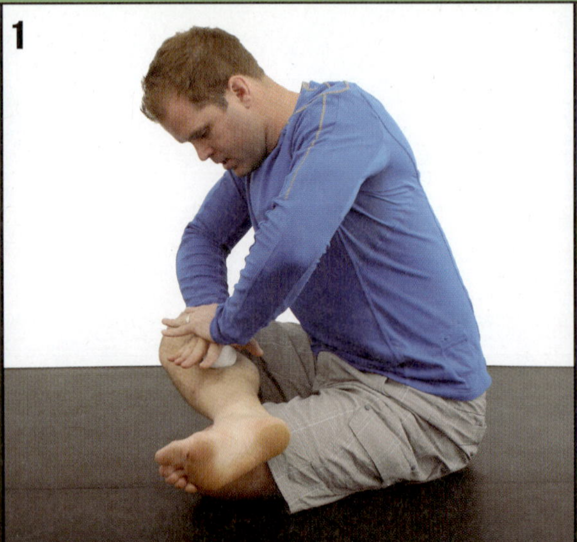

종아리를 높게 두고 라크로스 볼을 종아리뼈 안쪽에 올린 후 양손으로 볼을 누른다. 피부와 조직이 눌리는 상황에서 발을 원형으로 움직인다.

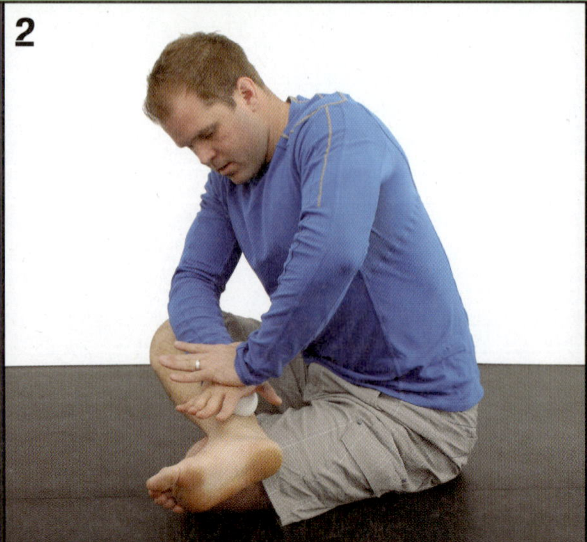

다리를 따라 볼이 다리에서 발목까지 내려오게 한다. 이 과정에서 스트레칭, 수축 및 이완 작용을 한다.

옵션 2

1

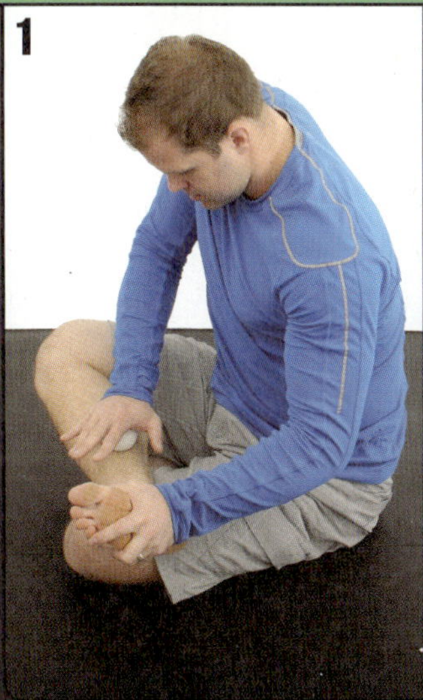

2

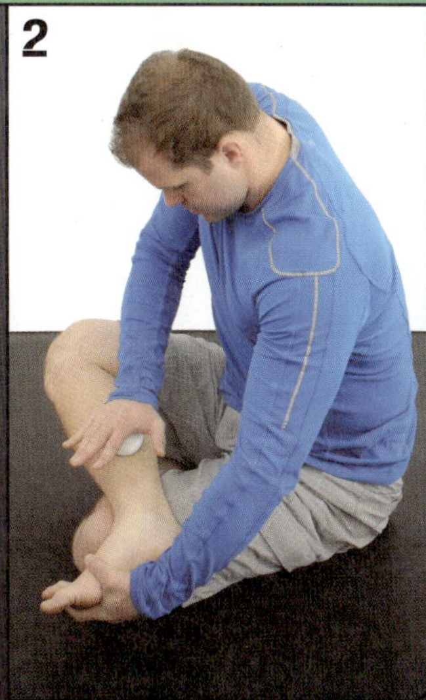

1. 오른손으로 우측 정강이뼈 중간 부분에 라크로스 볼을 위치시키고 왼손으로는 오른쪽 발바닥을 잡고 고정시킨다. 우선 라크로스 볼을 누르고, 다음에는 왼손을 이용해 발을 위로 끌어올린다. 여기서부터 자세를 유지할 수도 있고, 약한 부위를 찾기 위해 발을 회전시킬 수도 있다.
2. 라크로스 볼에 계속 하방 압력을 가하면서, 바닥을 향해 발을 민다. 발을 위로 당기고 아래로 미는 것에만 국한될 필요는 없다. 가로, 대각선 및 원으로 움직여도 좋다. 관건은 무릎에서 발목까지 뻣뻣하고 약한 부위에 많은 시간을 보내고 모든 이상적인 동작 범위를 시도하는 등 종아리 전체를 공략하는 것이다.

종아리 가동성 운동

벽 스트레칭에는 변형 동작이 두 가지가 있다. 한 가지는 곧게 뻗은 다리로 종아리 위쪽과 무릎 뒤쪽(비복근 윗부분)에 집중한다. 다른 동작은 무릎을 약간 굽히고 아킬레스건 부위에 집중하면서 비복근 관련 조직을 별도로 공략하는 것이다. 사진을 보면 앞꿈치가 수평 표면에 기대고 있는 것이 확인될 것이다. 앞꿈치를 지지해줄 수 있는 틀, 벽 또는 다른 수직 표면을 사용해도 좋다. 최고의 결과를 얻기 위해서는 앞꿈치가 벽에 단단히 기대도록 하고 발가락을 굽히지 말아야 한다. 이 가동성 운동은 신발을 신으면 도움이 되는데, 스트레칭을 시작하려고 체중을 앞으로 이동시킬 때 신발 덕분에 앞꿈치가 미끄러지지 않기 때문이다.

옵션 1: 곧은 다리

1

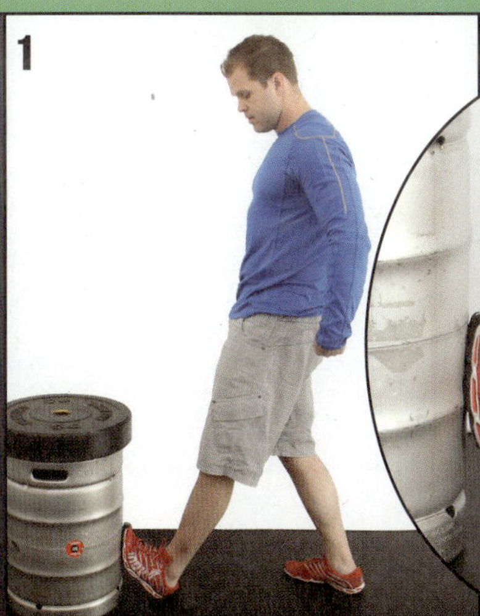

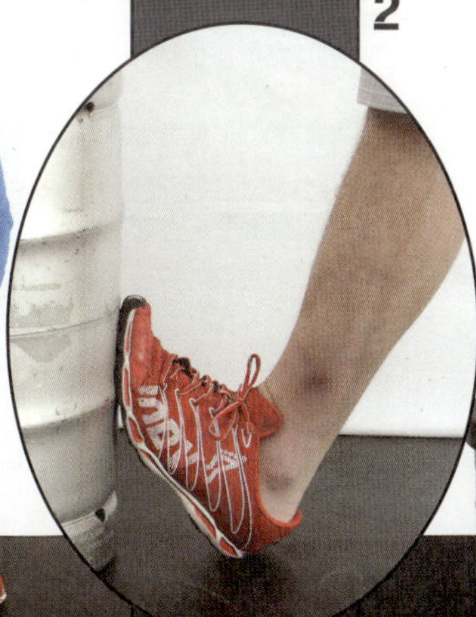

2

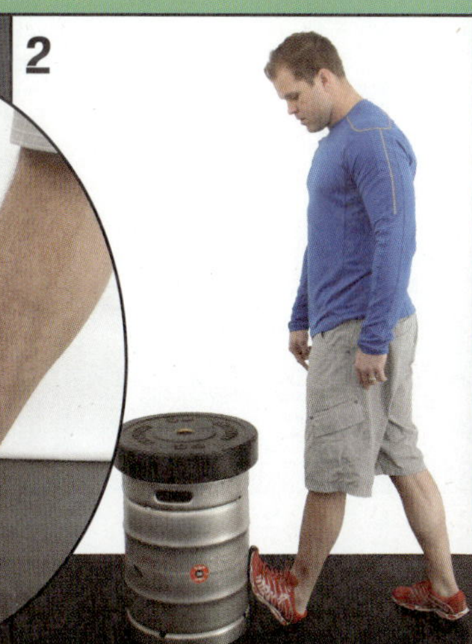

1. 왼발 앞꿈치를 통에 기대고 다리를 펴고 왼쪽 둔근을 조인다.
2. 왼쪽 다리를 곧게 유지하고 둔근에 힘을 준 상태에서, 체중을 앞으로 이동시키고 벽을 향해 골반을 민다.

옵션 2: 굽혀진 무릎

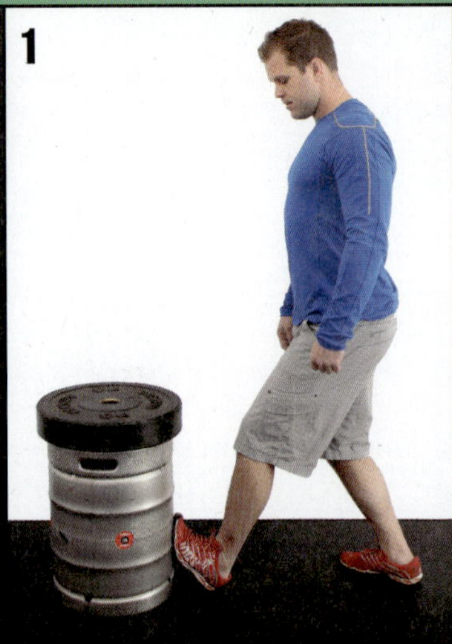

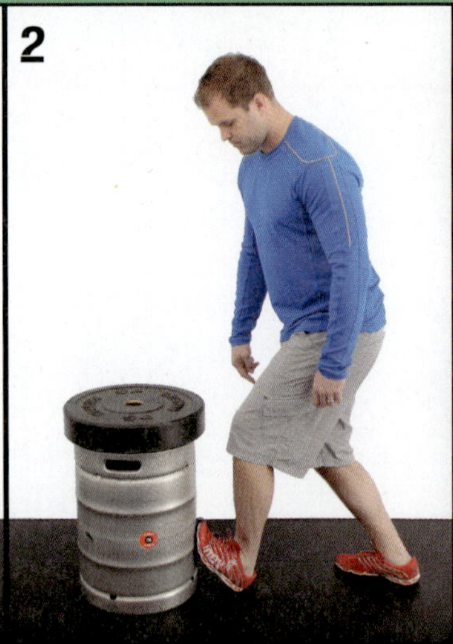

1. 앞선 자세로 시간을 보낸 후에(최소 2분), 무릎을 굽힌다. 무릎을 굽힘으로써 비장근에 준 힘을 빼고 아킬레스건에 집중할 수 있다.

2. 스트레칭의 강도를 높이기 위해서 체중을 앞으로 이동시키고 몸을 낮춰 몸통을 시계 반대 방향으로 돌린다.

밴드를 이용한 종아리 가동성 운동

이 챕터의 개요에서 언급했듯이, 관절낭이 뻣뻣하면 스트레칭으로 완전한 동작 범위를 달성하기가 어렵다. 이유는 손상된 자세에서 동작을 시작하기 때문이다. 이를테면 앞서 설명한 테크닉으로 발목 가동성 운동을 할 때 관절낭에 불편함을 느끼는 사람들이 많다. 그런 경우에는, 발등 주위를 밴드로 감싸고 팽팽하게 만들어서 관절의 위치를 우선 확보하면 좋다. 이는 관절을 이상적인 위치로 끌어줄 뿐 아니라, 관절을 둘러싼 조직에 초점을 맞춰서 당신의 완전한 동작 범위까지 스트레칭을 할 수 있다. 앞의 운동처럼 발을 수직 표면에 기대도록 하는 밴드를 사용하거나 아래 사진에 나온 폼롤러를 사용해도 좋다.

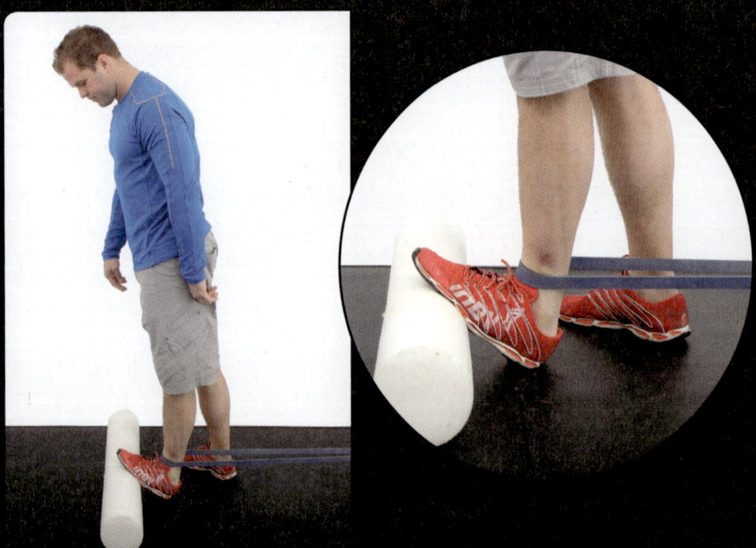

발목 관절을 좋은 위치에 고정시키기 위해서 저항 밴드로 발등을 감싸고 팽팽하게 만들었다. 그 다음 앞꿈치를 폼롤러에 기대도록 하고서 둔근에 힘을 주며 골반을 앞으로 움직인다.

발목 플로싱

이상적인 자세를 취하는 방법을 알지 못하면 문제의 관절이나 조직을 변화시킬 수 없다. 이 시퀀스에서는 당신의 후방사슬 하부를 열고 늘릴 수 있는 또 하나의 매우 효과적인 발목/종아리 가동성 훈련을 소개하겠다. 이 테크닉을 제대로 수행하기 위해서는 발을 펴서 바닥에 대고 시작한다. 그리고 체중의 대부분을 가동성 운동을 하려고 하는 발목에 싣고 무릎을 발 위로 움직인다. 관건은 체중을 앞으로 이동시킬 때 골반에서 바깥쪽으로 몸을 돌리면서 무릎을 바깥쪽으로 밀어내는 것이다. 이는 완전한 동작 범위에 도달하는 데 도움이 될 뿐 아니라, 발목이 안쪽으로 무너져서 관절의 무결성이 손상되는 것을 막는다. 앞의 테크닉과는 달리 동작 범위의 끝에서 시간을 보내서는 안 된다. 최고의 결과를 얻기 위해서는 마치 신용카드를 붙잡듯이 앞뒤로 흔들면서 이상적인 관절 위치 주변에 있는 조직들을 깨끗하게 만들어야 한다. 이는 그 조직들을 자유롭게 만들 것이며, 동작 범위의 끝에 도달할 수 있다.

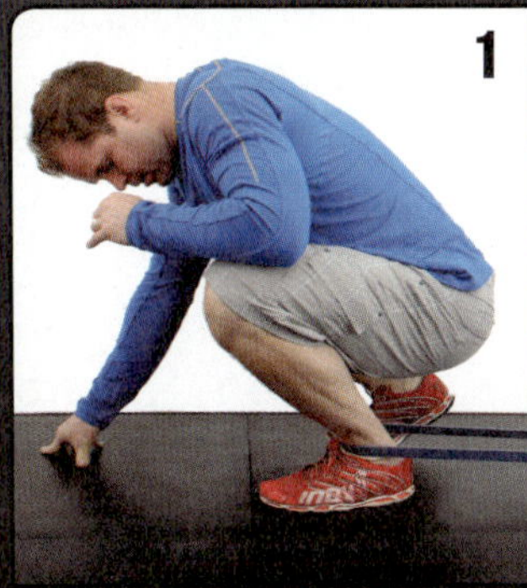

발목 관절이 좋은 위치에 있도록 하기 위해서 저항밴드를 발등에 감고 팽팽하게 만들었다. 스트레칭을 시작하기 위해서 체중을 왼발로 이동시킨 후에 앞으로 몸을 기울인다. 이때 왼쪽 발꿈치는 바닥에 고정되어 있어야 한다. 왼쪽 무릎을 앞으로 밀면서 바깥쪽으로 내미는 것이 중요하다. 이러면 발목이 무너지는 것을 막을 수 있고 완전한 동작 범위에 도달할 수 있다.

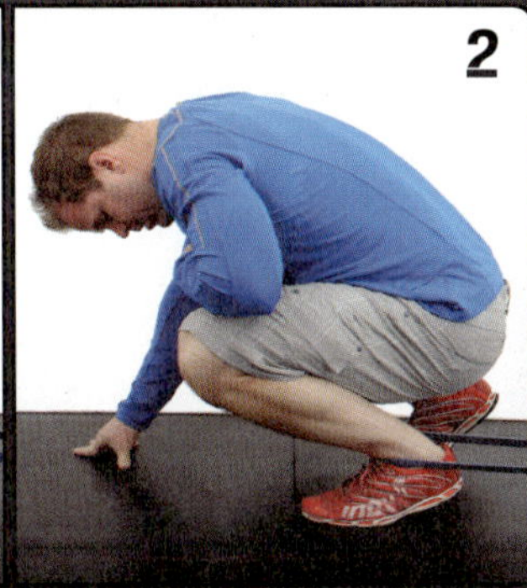

완전한 동작 범위에 도달할 때까지 계속 왼쪽 무릎을 바깥쪽과 발 위로 밀어낸다. 완전한 동작 범위에 도달한 이후에는 끝 범위로 돌아가기 전에 순간적으로 시작 위치로 돌아온다. 명심하라. 목표는 이상적인 관절 주변의 조직을 공략하기 위해 앞뒤로 씻어내는 것이다.

종아리 가동성 운동

인간이라는 기계를 움직이는 엔진은 세 가지다. 1차 엔진은 어깨와 골반이고, 2차 엔진은 무릎이다. 종아리와 발은 3차 엔진이다. 종아리와 발을 생리학적으로 분석해보면, 당신은 그들이 많은 힘을 생성하기 위해 설계된 게 아니라는 것을 알 것이다. 그들은 낮은 수준의 힘을 반복해서 오랜 시간 동안 생성하도록 설계됐다. 발을 편 상태로 계속 발차기를 하는 수영 선수를 생각해보라. 앞꿈치로 착지하며 달리는 육상 선수 또는 페달을 밟는 사이클 선수를 생각해보라. 이 경우 종아리와 발은 지속적인 저항을 받는다. 매 워크아웃 이후 당신의 종아리와 발이 뻣뻣해지는 것은 바로 이런 이유 때문이다. 뻣뻣한 증세를 완화하기 위해서 규칙적으로 종아리 가동성 운동을 하기는 하지만, 엄청난 무게를 감당하는 다른 대형 근육(정강이 앞쪽)에 대해서는 아무 조치를 하지 않는다. 솔직히 말해서, 지구력 종목 선수에게 마지막으로 정강이 앞쪽 근육을 스트레칭 했는지 물어보면 아마 대답을 못할 것이다.

명심하라. 전체 시스템을 보는 게 중요하다. 당신의 종아리가 뻣뻣하다면 발바닥, 아킬레스건 및 종아리의 가동성을 향상시켜야 할 뿐 아니라, 정강이 앞쪽 근육에도 조치가 필요하다. 생각해보라. 당신의 종아리는 발가락을 밀어내는 역할을 한다. 따라서 정강이 앞쪽이 뻣뻣하다면 종아리는 발가락을 당길 여유가 없다. 이유는 다리의 다른 면에 있는 근육이 뻣뻣하기 때문이다. 차량 운전에 비유하자면, 한 발로는 엑셀을 밟고 차량의 속도를 제어하면서 다른 발로는 브레이크를 잡는 셈이다. 다시 말하면 3차 엔진의 마모를 가속시키고 있는 것이다.

옵션 1: 양다리 가동성 운동

1

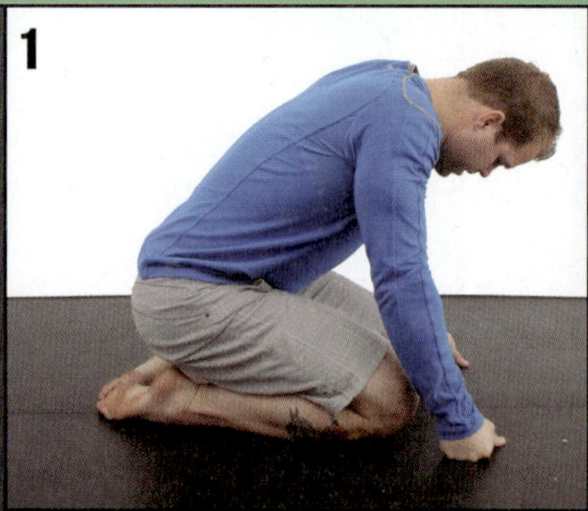

우선 무릎을 꿇고 무릎의 폭을 어깨너비 정도로 만든다. 그리고 오른발의 발가락이 왼발 엄지발가락 위로 가로지르도록 한다.

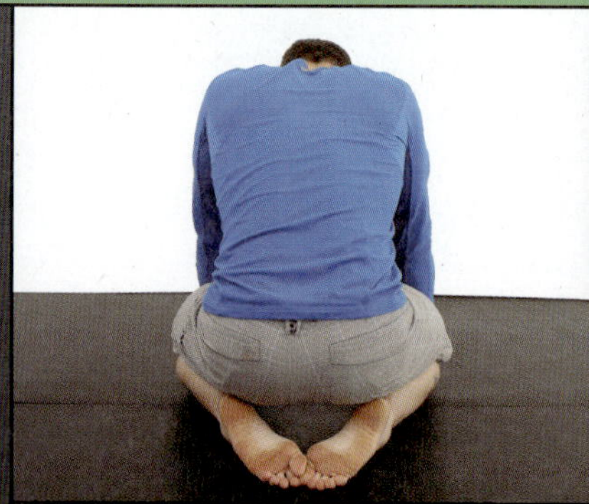

2

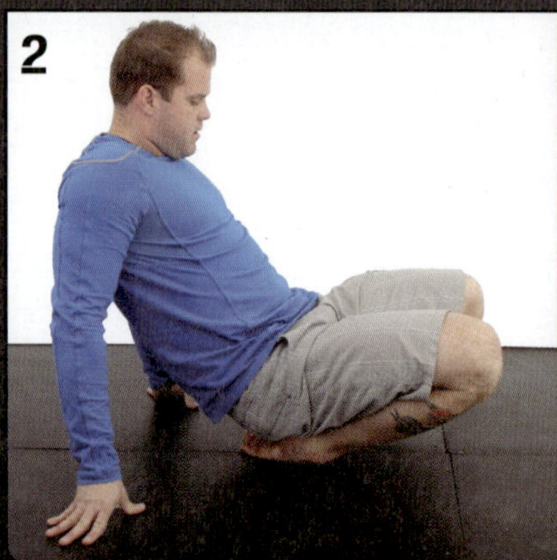

코어에 힘을 주면서 몸을 뒤로 기대고 손을 등 뒤에 대면서 몸을 지탱한다. 그리고 무릎을 바닥에서 들어올린다. 이 테크닉에서 좋은 부분은 두 다리를 동시에 공략할 수 있다는 점이다. 하지만 한 다리 가동성 운동만큼의 자유나 기동성은 없다.

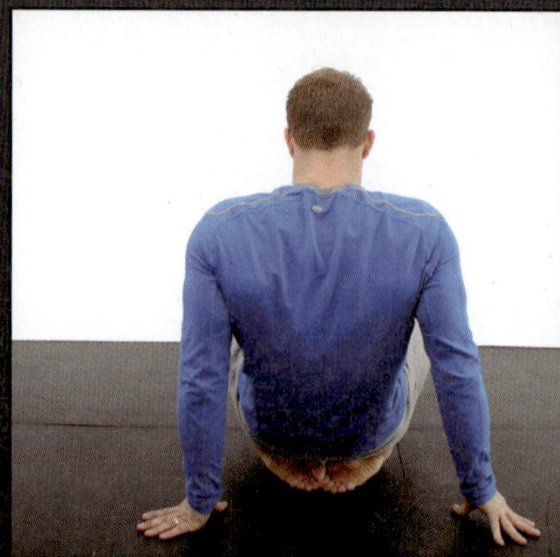

옵션 2: 한다리 가동성 운동

1

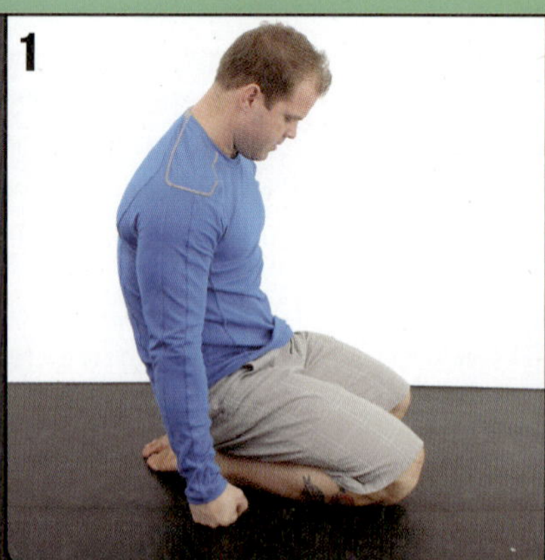

무릎을 꿇은 자세로 시작한다.

2

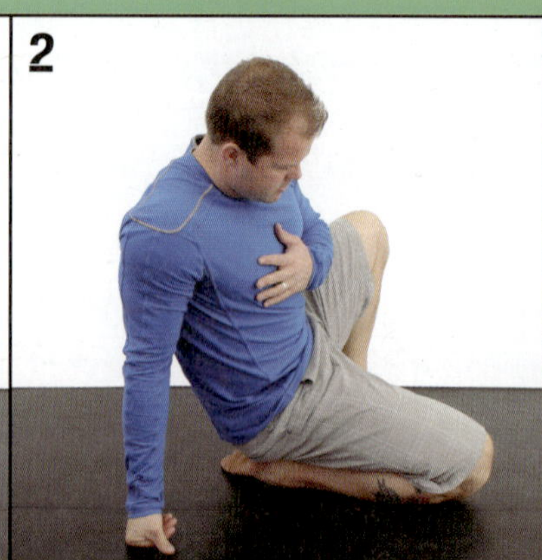

왼발을 세우고 체중을 오른쪽에 싣는다. 오른손을 이용해 체중을 지탱하는 것을 보라.

3

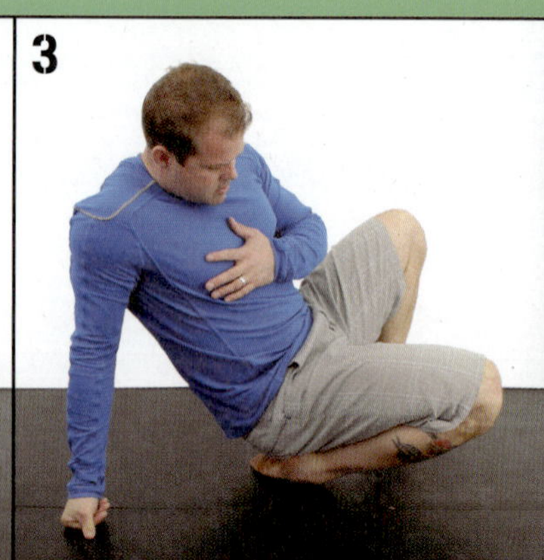

양다리 가동성 운동의 경우와 마찬가지로, 중립 자세를 유지하기 위해 중심선에 힘을 주고 상체를 뒤로 기대고 오른쪽 무릎을 바닥에서 끌어올린다. 이 동작과 양다리 가동성 운동을 구분하는 중요한 점이 있다. 그것은 추가로 뻣뻣한 부위를 치료하기 위해서 무릎을 좌우로 움직일 수 있다는 것이다.

다리 위쪽, 골반 및 상체 가동성 운동

현대사회의 인간은 앉아서 많은 시간을 보낸다. 운전, 식사, 근무를 할 때 앉는 경우가 많다. 거의 모든 것을 앉아서 한다. 결과적으로 운동 퍼포먼스에 힘을 주는 주요 엔진(골반)이 꺼진다. 후방사슬의 조직, 특히 둔근은 달라붙고 극단적으로 뻣뻣해진다. 우리는 장요근(psoas)에 의존하고, 그로 인해서 굴곡과 골반의 외부 회전에 기여하는 근육(파워와 안정성을 주는 요소)은 빈약해진다. 추가로, 골반이 닫힌 자세를 오래 유지하면 골반 앞쪽과 위쪽 다리에 있는 근육이 짧아지고, 확장력이 제한된다(294페이지 스킨 펀치 테스트 참조). 중립 자세를 취하고 코어에 힘을 주고서 앉는다고 해도, 의자에 하루 종일 앉아 있다면 이런 퇴행을 피할 수가 없다.

1차 엔진이 부드럽게 달리도록 하려면, 의자를 최대한 멀리해야 한다(가동성 운동 도구로 사용되는 경우는 예외). 그리고 골반 앞쪽, 다리 윗부분, 장요근 및 후방사슬에 대한 가동성 운동에 상당한 시간을 투자해야 한다. 불행하게도, 우리가 사는 세상에서는 앉는 것을 피할 수 없고, 지구력 운동을 하는 사람들조차도 제한된 범위 내에서 일을 해야 한다. 이는 운동 퍼포먼스를 천천히 무너뜨리게 된다. 하지만 당신이 통증을 느끼기 전에 이 세션에 나온 기동성 도구를 사용하고 문제를 해결할 시간을 가진다면, 인간이라는 기계의 파워에 직접적으로 영향을 주는 부위의 유연성을 회복할 수 있으며 퍼포먼스의 저하를 막을 수도 있다.

슬개골낭상(Patellar-pouch)과 말단 대퇴사두근 스매시 및 플로스

지구력 종목 선수들, 특히 육상 및 사이클 선수들은 혹사를 당하는 경우가 많다. 페달을 계속 밟는 사이클 선수를 생각해보자. 그의 다리와 골반은 매 스트로크마다 확장되지만 최종 범위까지는 확장되지 않는다. 이는 무릎 바로 위에 있는 대퇴사두근 하부를 뻣뻣하게 만들 수 있고, 결과적으로 무릎 관절에 큰 부담을 준다. 무릎 위 조직이 달라붙으면 여유가 사라지고 슬개골이 긴장한다. 그 조직에 여유를 복원시키기 위해서는 무릎 바로 위에 있는 슬개골낭상(suprapatellar pouch)을 열고 무릎 안쪽 위에 있는 내측광근의 뻣뻣한 부위를 공략해야 한다. 이것은 행동의 상류/하류 개념이다. 무릎 통증이 있다면 첫 번째로 할 일은 종아리, 대퇴삼두근, 햄스트링을 열어서 관절을 쉬게 하는 것이다.

목표 부위

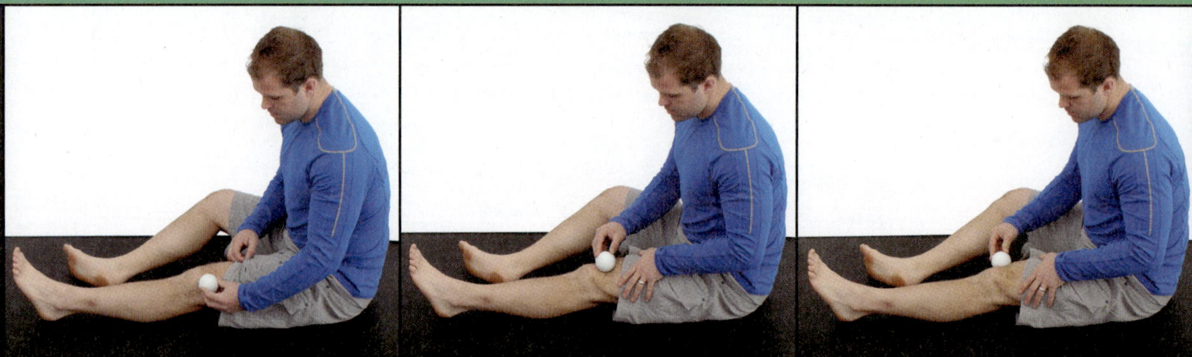

이 표면 슬라이딩 가동성 운동을 할 때는 무릎 바로 위에 있는 슬개골낭상에 집중해야 한다. 여기서는 당신이 다리를 회전시킬 때 볼을 어디에 놓아야 하는지 보여주겠다. 보다시피, 장경인대(IT band)의 삽입점인 무릎 바로 위 다리의 바깥쪽부터 시작해서 내측광근이 위치한 다리 안쪽을 향한다.

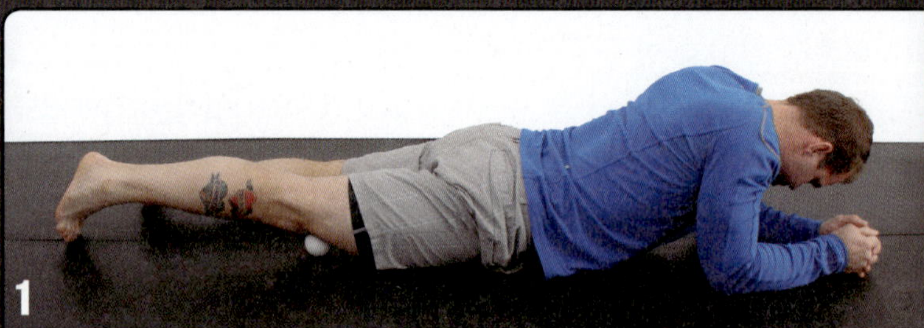

배를 바닥에 대고 눕는다. 라크로스 볼이 무릎 바로 위 다리 바깥쪽에 오도록 한다.

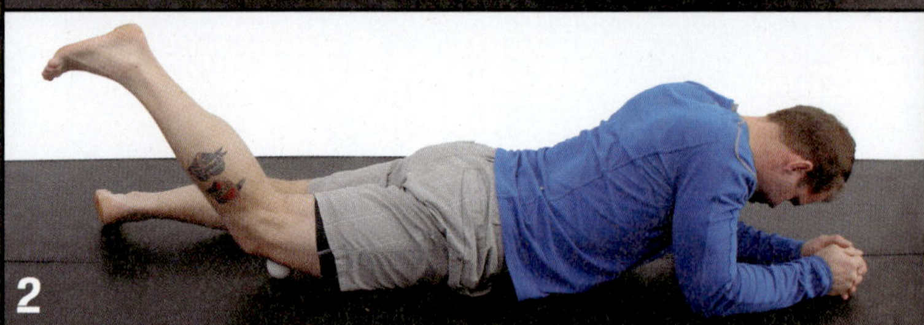

조직을 누르면서 오른쪽 다리를 오른쪽으로 회전시키고 엉덩이를 향해 오른쪽 뒤꿈치를 당긴다.

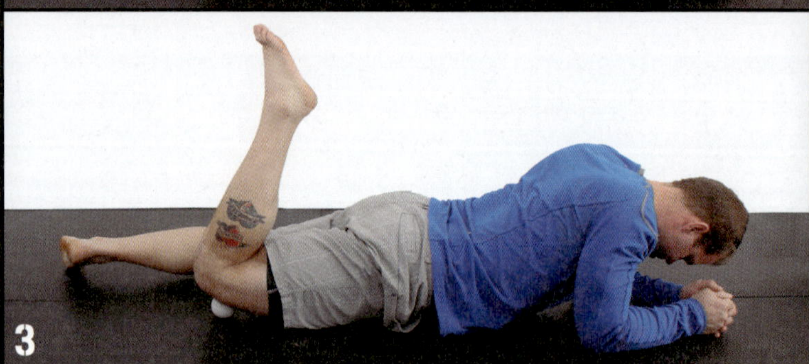

오른쪽 발뒤꿈치를 엉덩이를 향해서 계속 당기고 다리가 완전한 동작 범위에서 움직이도록 한다.

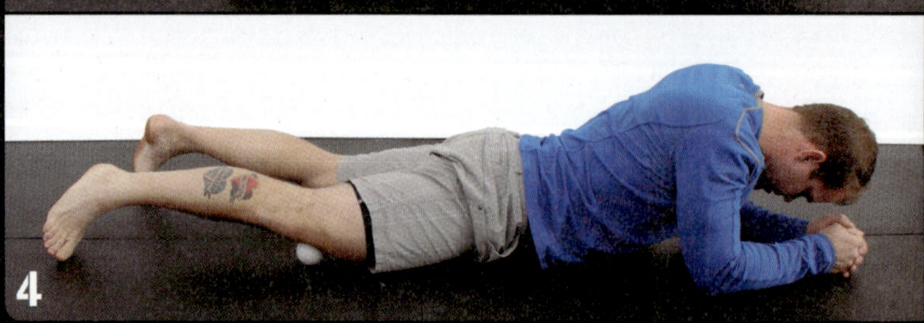

발을 매트로 내리고 오른쪽 다리를 시계 반대 방향으로 회전시킨다.

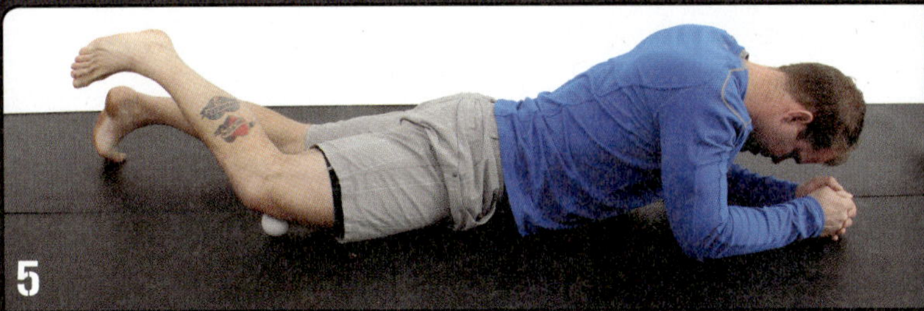

5

내측광근 주변의 조직을 누르고 엉덩이를 향해서 뒤꿈치를 끌어올린다. 조직이 움직이지 않도록 하기 위해 다리를 비스듬하게 유지해야 한다.

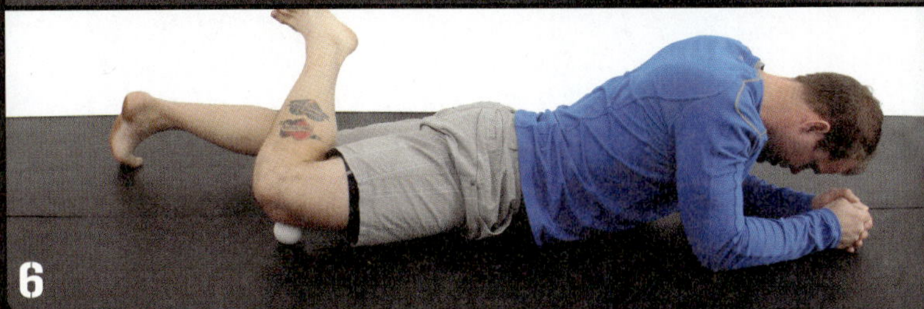

6

엉덩이를 향해서 뒤꿈치를 천천히 끌어당긴다. 예전에 했던 것처럼, 다리가 전체 동작 범위에서 움직이도록 한다.

대퇴사두근/골반 스매시

폼롤러를 사용할 때 사람들이 범하는 가장 일반적인 실수는 목적 없이 서두르면서 앞뒤로 폼롤러를 굴리는 것이다. 명심하라. 중요한 것은 양이 아니라 질이다. 가동성 운동을 서두르면서 하면 동작 범위와 유연성을 회복할 수 없다. 대퇴사두근을 굴릴 때 최고의 접근법은 앞에서 뒤로 굴리는 것이 아니라 옆에서 옆으로 압력파를 생성하는 것이다. 근섬유가 세로 방향이라는 것은 중요하지 않다. 중요한 것은 근육 뭉치와 그 주변 조직의 관계를 바꾸는 것이다. 사진을 보면, 내가 엉덩이 근처 골반 위쪽에 롤러를 놓고 측면부터 시작하는 것을 확인할 수 있다. 그러고는 마치 다리를 자르려고 하듯이 롤러를 복부까지 굴린다. 다리를 부위별로 분리해서 해당 부위에 롤러를 굴리면 추가 관리가 필요한 뻣뻣하고 아픈 부위를 바로 찾아낼 수 있다. 문제의 부위를 찾을 때까지 다리를 따라서 롤러를 굴린다. 변화를 경험할 때까지 멈추고, 누르고, 스트레칭하고, 압력파를 앞뒤로 가해야 한다.

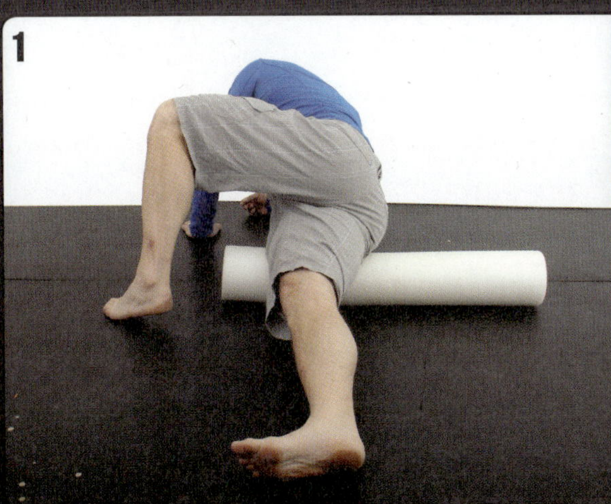

1

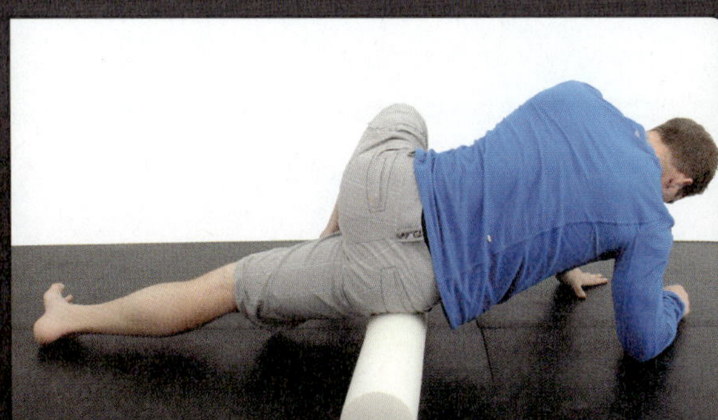

오른쪽 골반 바로 아래쪽에 폼롤러를 위치시켰다. 체중이 다리에 고르게 분포되도록 하기 위해서 왼발을 내렸고, 팔로 상체의 무게를 지탱하고 있다.

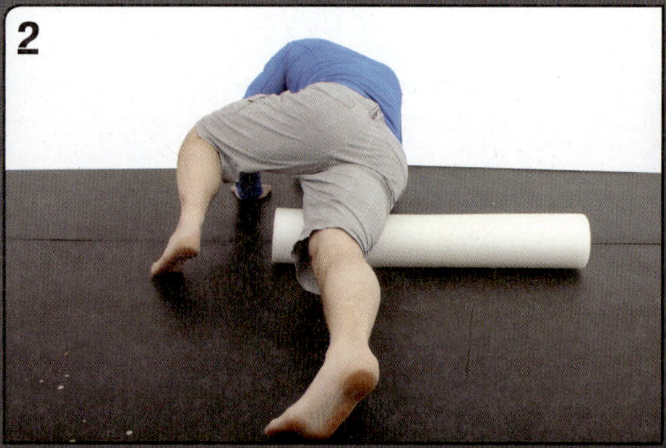

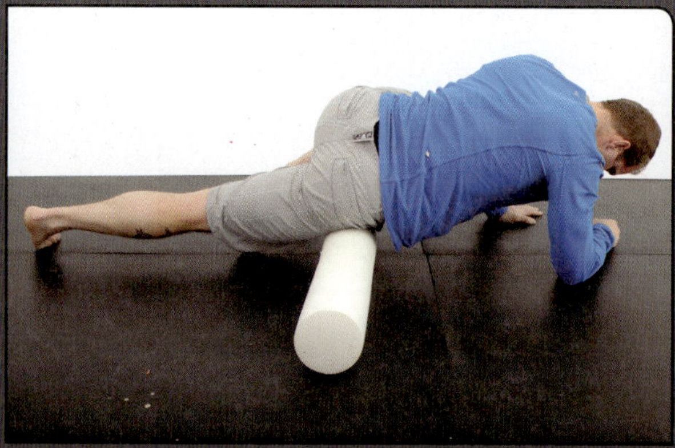

체중이 오른쪽 다리에 분포되도록 하면서 천천히 왼쪽으로 굴린다.

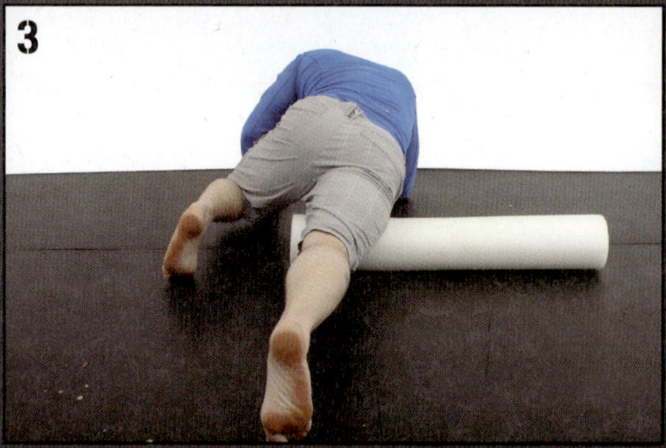

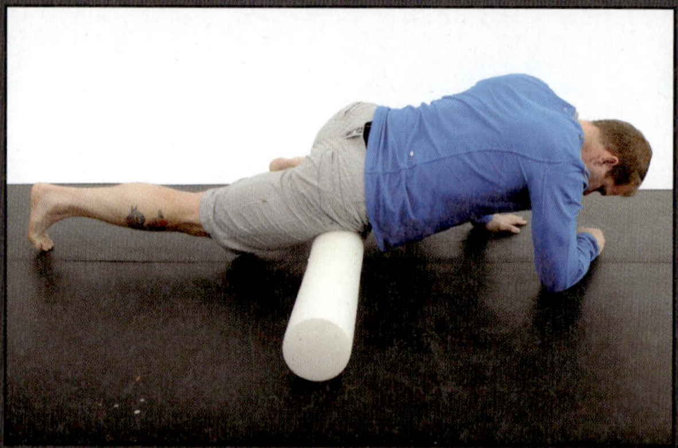

복부를 향해 계속 굴리면서 조직을 바깥쪽으로 짓이긴다.

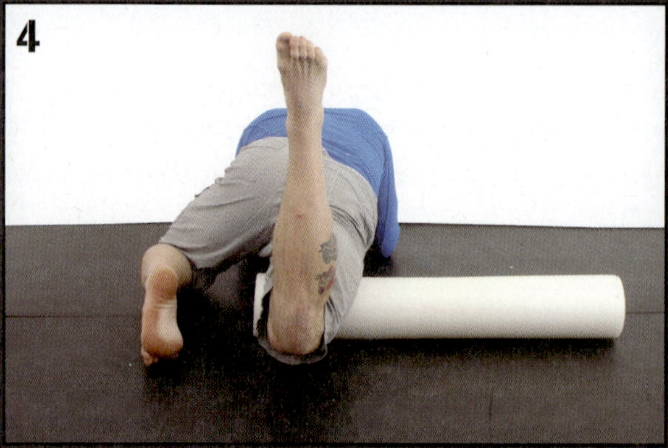

복부를 향해 굴리면서 아주 뻣뻣한 부위를 만난다. 그걸 지나쳐서 굴리기보다는 해당 부위의 조직을 누른다. 그리고 엉덩이를 향해 뒤꿈치를 끌어올린다. 한 번으로 끝낼 필요는 없다. 그 밑에 있는 조직이 시원해질 때까지 다리를 여러 번 움직여라.

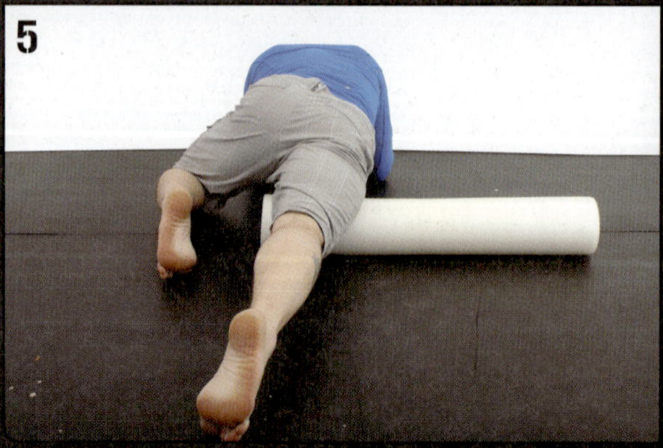

다리를 뻗는다.

6

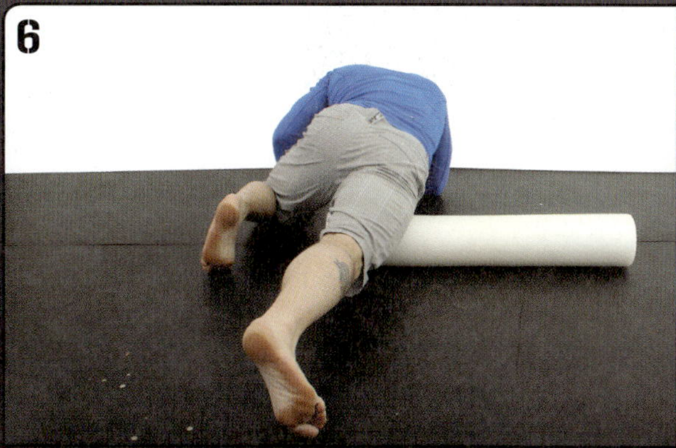

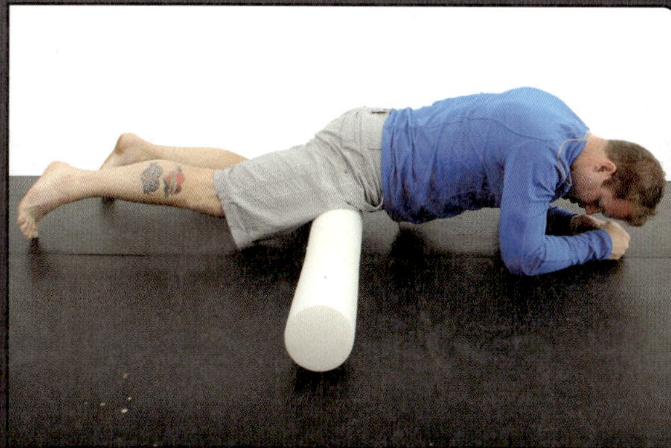

체중이 오른쪽 다리에 분포되도록 하면서, 다리를 열고 허벅지 안쪽을 친다. 여기서부터는 뻣뻣함의 정도에 따라서 다른 쪽으로 다시 구르거나 몸을 앞으로 당기고 롤러를 몇 인치 내려서 새로운 부위를 공략할 수 있다.

전방 및 골반 중앙 스매시

당신을 위한 가동성 프로그램을 구성하기 위해서는 일상생활을 하는 자세뿐 아니라 운동할 때의 자세도 검토할 필요가 있다. 이를테면 자전거를 열심히 타는 경우에는 오랜 시간 동안 등이 굽은 상태를 유지해야 한다. 가동성 운동 초보자들의 경우에는 자전거 위에서의 자세에 따라 골반 앞쪽이 뻣뻣해질 수 있다. 문제가 악화되고 몸의 다른 부위에 영향을 미치도록 기다리지 말고, 자전거를 탄 후에 즉시 피해를 복구하는 것이 좋다. 그런 상황에서 선택할 방법은 몇 가지가 있다. 카우치 스트레칭은 훌륭한 선택이지만, 만능치료제는 아니다. 유연성을 회복하고 골반 앞쪽을 열기 위해서는 비틀린 조직 속으로 볼을 눌러야 한다. 가동성 운동 프로그램을 처방받도록 몸이 크게 고장이 날 때까지 기다려서는 안 된다. 몸을 뻣뻣하게 만드는 활동을 한다면(현실을 직시하자. 운동선수라면 그 현실을 피할 수는 없다), 문제가 생기기 전에 그 부위를 공략해야 한다.

목표 부위

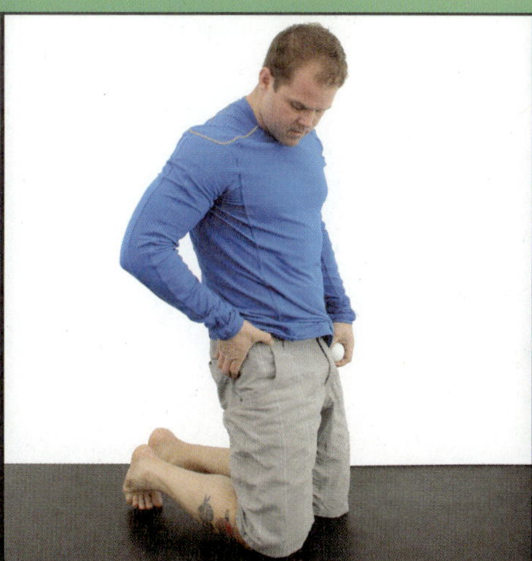

손으로 골반 바깥쪽을 움켜쥐면 엄청난 양의 근육이 느껴질 것이다. 그곳이 목표 부위다. 볼을 앞뒤로 굴려서 그곳의 근육을 내리치고 깨끗하게 만들 것이다. 딱 그곳만 겨냥하는 것이다. 몸의 한쪽 면에서 다른 쪽 면으로 굴리고 민감한 부위에서 멈춘 후에 질 좋은 가동성 운동을 위해 시간을 투자한다. 이런 점에서는 롤러를 가지고 대퇴사두근에 압력파를 가하는 것과도 같다.

1

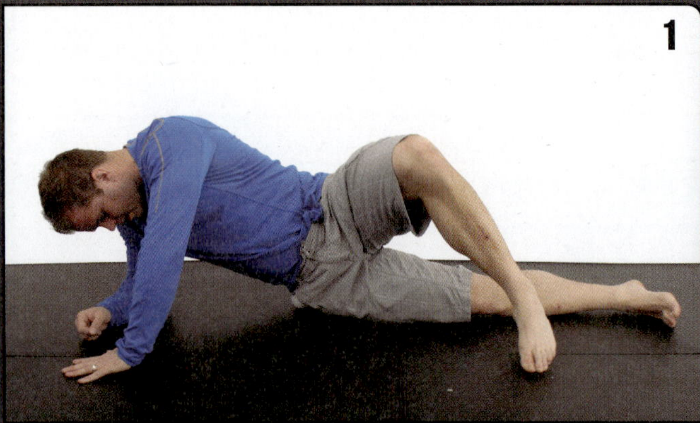

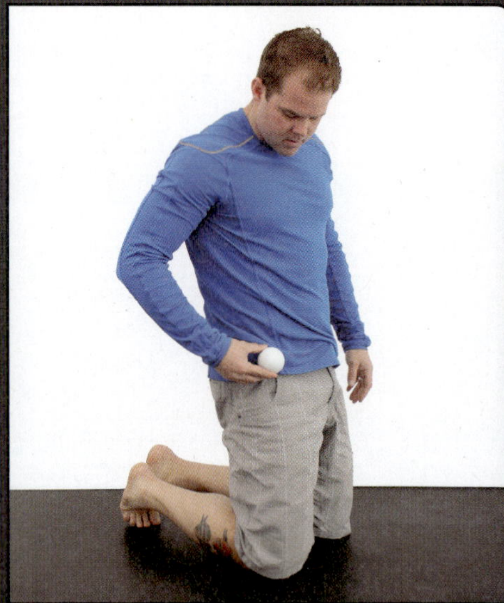

오른쪽 골반 바깥쪽에 라크로스 볼을 놓는다. 이 가동성 운동에서 최고의 결과를 얻으려면 체중 모두를 라크로스 볼 위에 얹어야 한다. 이걸 하기 위해서는 왼발을 오른쪽 다리 앞에 놓고 오른쪽 다리를 뒤로 뻗은 후에 오른쪽 팔꿈치와 왼손을 지지대로 사용해야 한다.

2

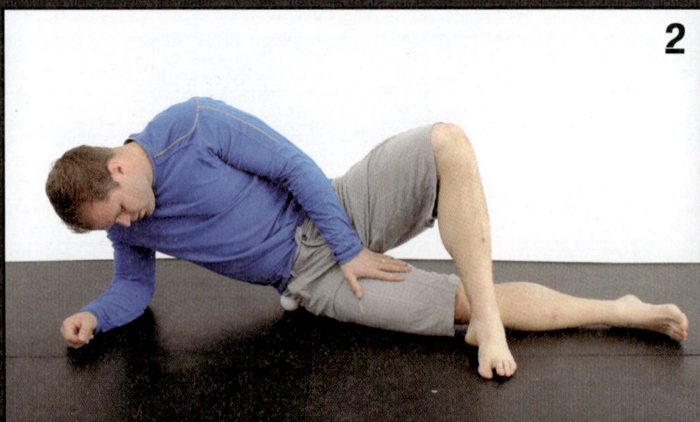

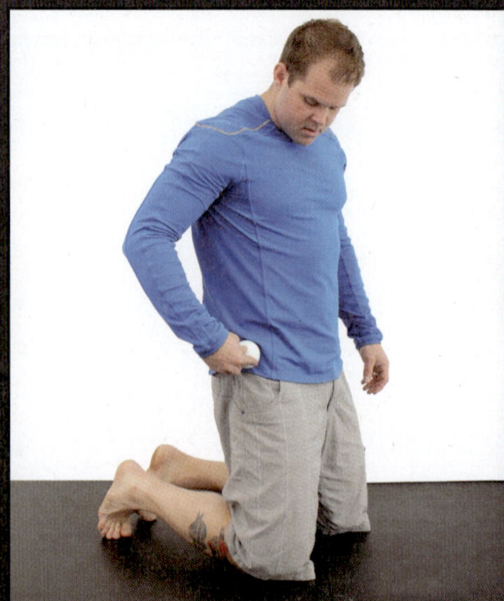

체중 전부를 라크로스 볼 위로 얹은 상태에서 묶인 조직을 짓이기면서 등을 향해 천천히 굴린다.

3

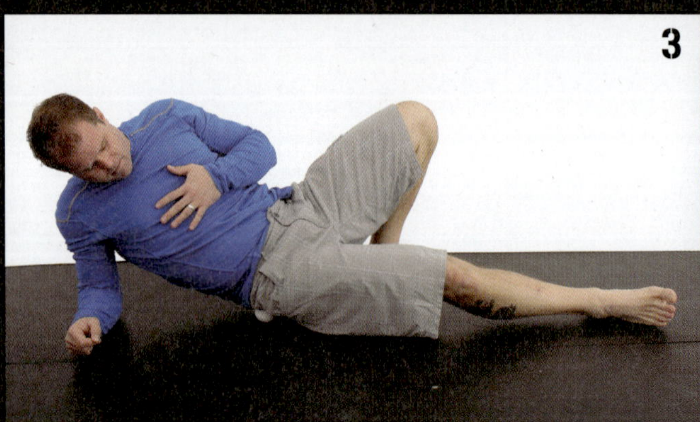

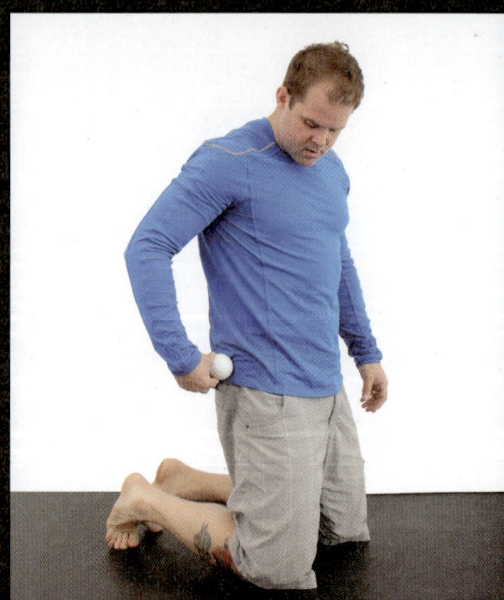

엉덩이까지 천천히 굴린다. 여기서부터는 시퀀스를 역으로 진행하면서 시작 지점까지 돌아갈 것이다.

골반에 볼을 사용한 가동성 운동

아래 시퀀스에서는 오랜 시간 앉은 후 달라붙는 부위에 정상적인 동작 범위를 회복시키는 간단한 슬라이딩 테크닉을 설명하겠다. 이건 가장 인기 있는 표면 슬라이딩 가동성 운동 중 하나인데, 그 이유는 상태를 즉시 개선시키고 자동적인 가동성을 제공하기 때문이다. 마치 강력한 힘을 무상으로 받는 것과도 같다. 불편함과 통증이 감소하고 부상에 대한 감수성이 줄어들며 동작의 효율성이 개선되고 파워가 증가한다. 그 중에서도 최고는, 아무데서나 할 수 있다는 사실이다. 직장에서 이메일 답장을 보내면서도 더 빠른 달리기 선수가 되기 위한 운동을 할 수 있는 것이다. 전혀 복잡하지 않다. 엉덩이 측면에 볼을 위치시키면 된다.

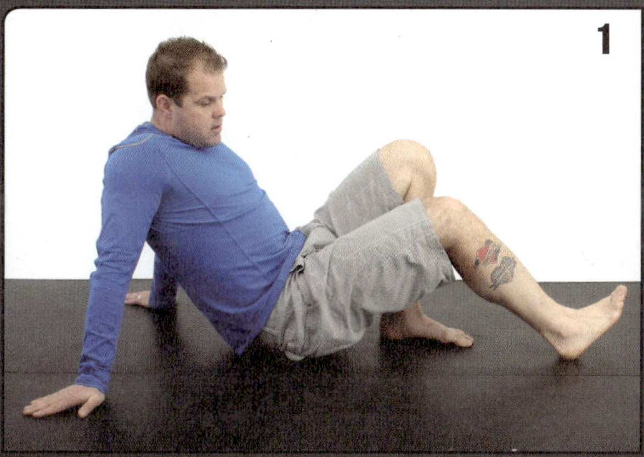

1

라크로스 볼을 엉덩이의 측면에 놓고서 위에 앉는다. 뒤로 약간 기대고 손으로 체중을 지탱하면서 다리를 굽힌 것을 보라. 이렇게 하면 체중의 대부분을 라크로스 볼 위에 실어서 압력을 최적화시킬 수 있다.

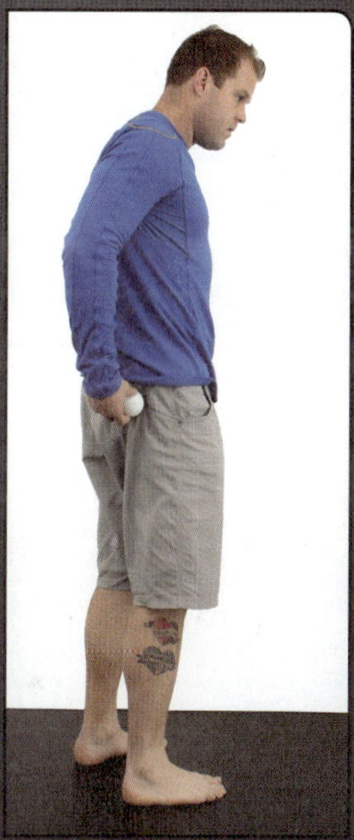

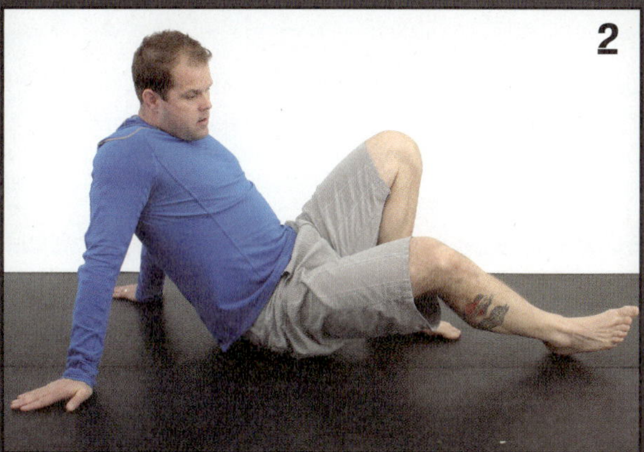

2

불편한 부위를 발견할 때까지 볼 위에서 몸을 움직인다.

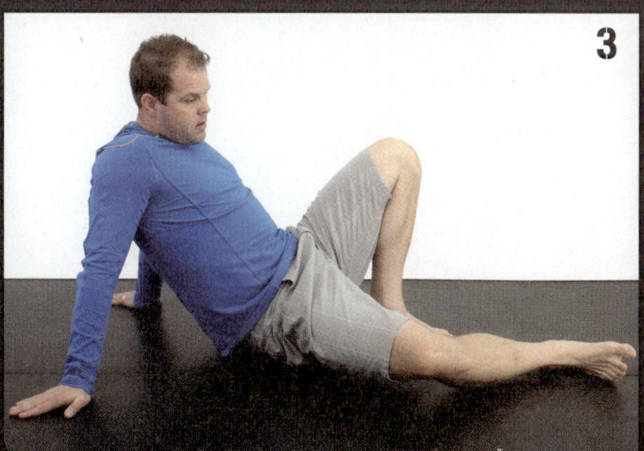

3

뻣뻣한 부위를 발견하면 거기서 멈추고 밑에 있는 조직을 누른 후에 다리를 옆으로 옮긴다. 아래 사진에 나온 동작이 전부가 아니라는 것을 명심하라. 예를 들어 오른쪽 다리를 왼쪽 다리 위에 가로지르게 하고서 움직일 수도 있다. 다리를 뻗고 조직을 짓눌러라. 의자에 앉아라. 변형 동작도 많이 있고, 그리 복잡하지 않다. 라크로스 볼을 엉덩이 측면에 놓고 민감한 부위를 찾아내면 된다.

고전적인 후방사슬 가동성 운동

햄스트링의 유연성을 증가시키기 위해 다음의 두 가지 가동성 운동을 할 수 있다. 하지만 이들은 많은 변형 동작 중 일부일 뿐이다. 등을 바닥에 대고 누워서 다리를 끌어올리던지(옵션 1), 발을 박스에 지탱하면서 골반에서부터 앞으로 몸을 기울이던지(옵션 2), 또는 양쪽 발을 바닥에 놓고 골반에서부터 앞으로 기울이던지(297페이지 참조), 항상 저항밴드를 골반 주름에 감고 팽팽하게 만든 후에 관절을 고관절낭 속으로 집어넣어야 한다. 가동성 스트레칭의 경우와 마찬가지로, 당신의 관절을 이상적인 위치로 보내지 않으면 효과가 없다. 주변 조직의 가동성을 개선할 수는 있겠지만 팔다리의 완전한 동작 범위를 확보할 수는 없다. 관절낭에 밴드를 감은 상황에서 당신은 다리가 이상적인 자세를 취하도록 노력할 것이며, 정상적인 동작 범위를 회복해서 다리를 완전한 동작 범위까지 당길 수 있다.

옵션 1

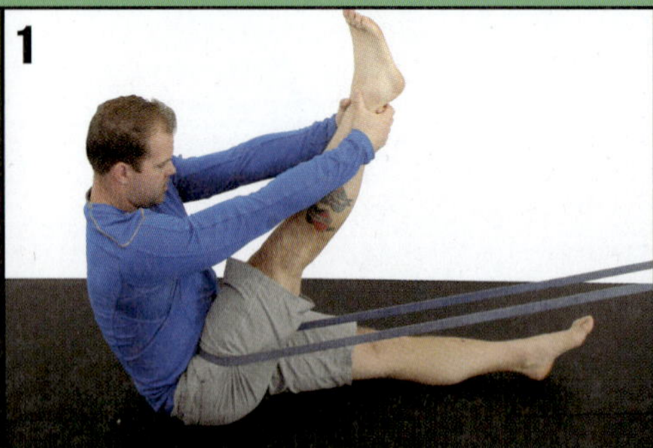

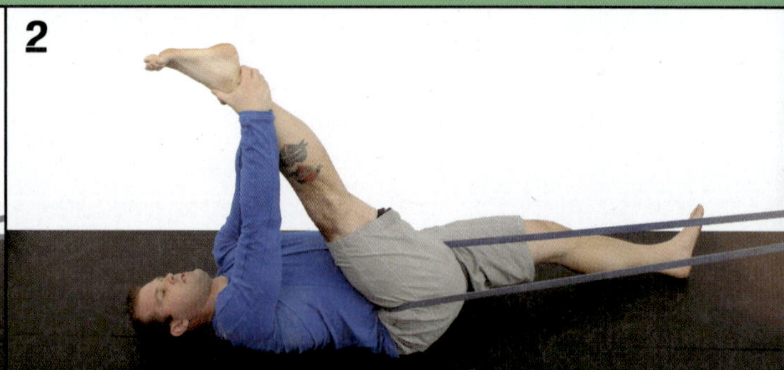

밴드를 이용해서 다리를 이상적인 위치에 놓고, 앉은 후에 발목을 잡는다.

다리를 잡고 팔을 곧게 편 상태에서 뒤로 드러눕는다. 주의: 등을 평평하게 하고 다리는 편 상태에서 누울 수 있어야 한다. 이것이 불가능하다면 손을 무릎 뒤쪽으로 가져가서 다리를 인위적으로 곧게 펼 수 있다. 이때 발목이나 다리 위쪽을 잡아서는 안 된다. 그렇게 하면 뒤로 누울 때 요추가 과도한 확장 상태가 된다. 명심하라. 항상 중립 위치를 유지하면서 좋은 자세로 가동하라.

옵션 2

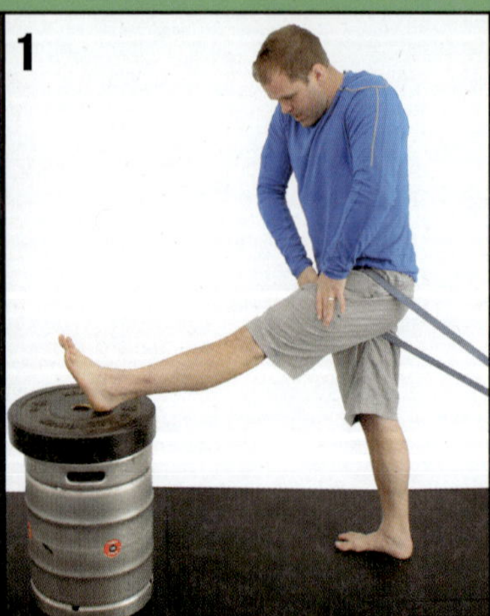

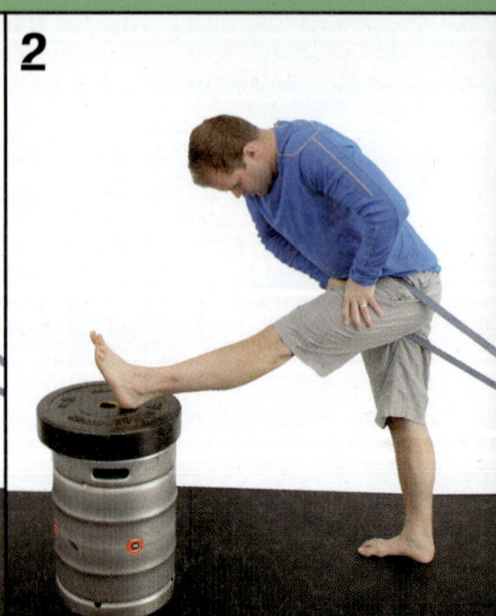

1. 골반 주름 부위에 밴드를 감고 팽팽하게 만든 후 나무통으로 발을 지탱한다. 무릎이 굽혀지지 않도록 하기 위해서 양손으로 허벅지를 누르고 있다.
2. 척추를 중립 위치로 유지하고 골반을 접으면서 앞으로 기울인다. 햄스트링이 최종 동작 범위까지 늘어나도록 하는 것이다.

일반적인 실수: 무너진 중심선

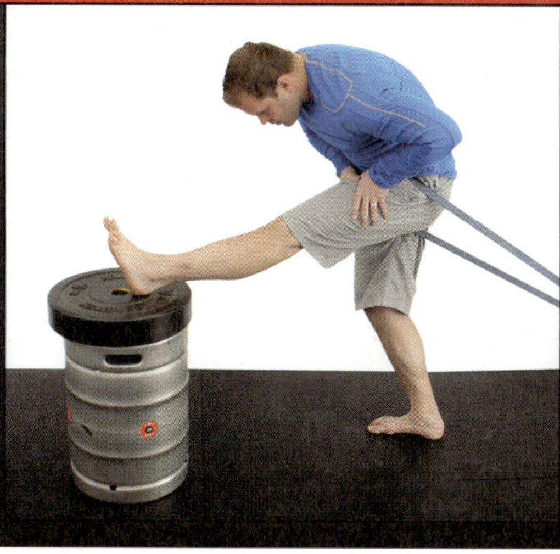

이 스트레칭에서 하기 쉬운 일반적인 실수 중 하나를 보여주고 있다. 이 테크닉의 핵심은 후방 다리와 골반을 스트레칭하기 위해 이상적인 척추 자세를 희생해서는 안 된다는 것이다. 햄스트링이 뻣뻣하면 척추를 둥글게 굽혀서 그걸 상쇄하려는 경향이 나타난다. 이는 잘못된 동작 패턴을 각인시킬 뿐 아니라 허리 조직에 스트레스를 준다. 척추를 중립 자세로 유지하고 코어를 안정시키고서 사진에 나온 것처럼 골반을 접어야 한다.

고관절낭 가동성 운동

당신이 쇠약한 몸으로 태어났거나 큰 사고를 당한 게 아니라면, 풀 스쿼트를 할 수 있을 것이다. 그건 인간의 기본 동작이다. 하지만 대부분의 지구력 종목 선수들은 허리를 굽히거나 과도하게 펴지 않고서 허벅지를 지면과 평행으로 만들 수가 없다. 대부분의 사람들은 이것이 뻣뻣한 햄스트링과 다른 후방사슬 관련 문제 때문이라고 하지만, 그건 일부만 진실이다. 자주 무시되는 또 하나의 요인은 고관절낭이다. 고관절낭과 둔근은 오래 달리거나 자전거를 많이 타면 상당히 뻣뻣해진다. 당신이 그 상황을 개선시키지 못한다면 골반의 유연성을 잃고 과긴장으로 인한 부상을 당하게 된다.

이 시퀀스에서 올바른 고관절 기능을 확보하기 위해 매일 해야 할 아주 중요한 가동성 운동을 보여주겠다. 당신은 대퇴골 위쪽을 원래 있어야 하는 고관절낭 뒤로 움직임으로써 대퇴골의 정상적인 위치를 회복할 수 있음을 확인할 것이다. 이는 관절낭의 동작 범위를 개선시키고, 고관절의 유연성을 증가시키며, 햄스트링을 늘리고, 외부 회전력을 개선한다. 결과적으로 당신은 보텀 스쿼트 자세에서 깊이와 파워를 더 확보하며 페달 스트로크에서 더 많은 파워를 생성하고 더 효율적으로 달리게 될 것이다.

저항밴드 없이도 고관절낭의 가동성을 개선시킬 수 있지만, 많은 사람들은 고관절 앞부분에서 충돌을 경험한다. 이는 대퇴골이 고관절낭 앞쪽에 위치해서 조직을 약간 꼬집기 때문이다. 그런 상황에서는 하던 운동을 멈추고 밴드를 이용해 재시작해야 한다. 관건은 고관절을 바깥쪽 또는 후방으로 교정시켜서 뻣뻣한 관절을 보강하고 동작 범위를 증가시키는 것이다. 충돌이 발생하는 고관절 상태로 계속 스트레칭을 하다가는 상태가 악화될 것이다.

1

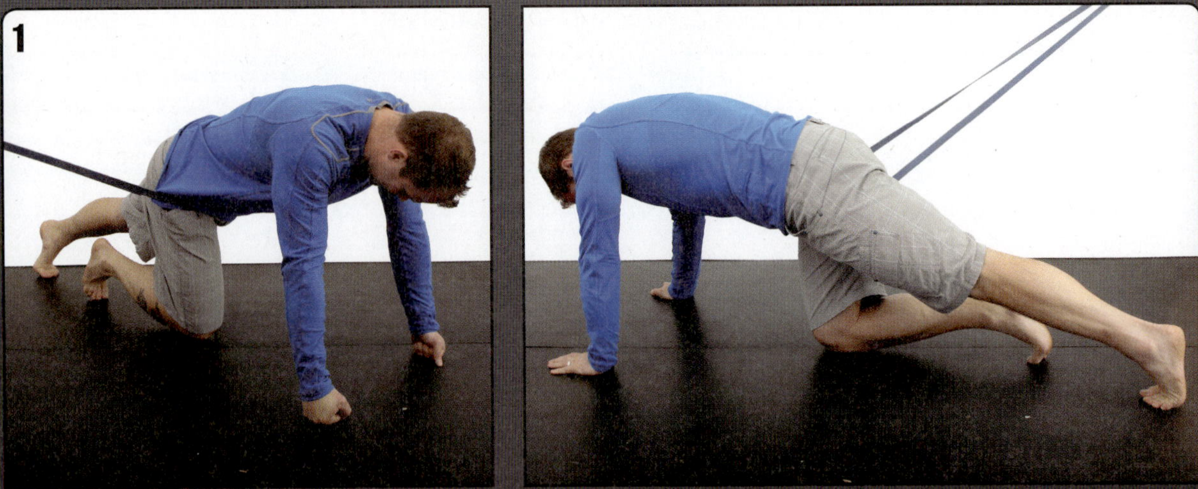

골반 주름에 저항밴드를 감고 바깥쪽으로 향하도록 한다. 고관절을 움직이기 위해 체중의 대부분을 오른쪽 무릎에 실었다. 최고의 결과를 얻기 위해서는 무릎을 바닥으로 움직이고, 대퇴골이 골반 측면으로 튀어나오려는 느낌이 들 때까지 몸을 내려야 한다.

2

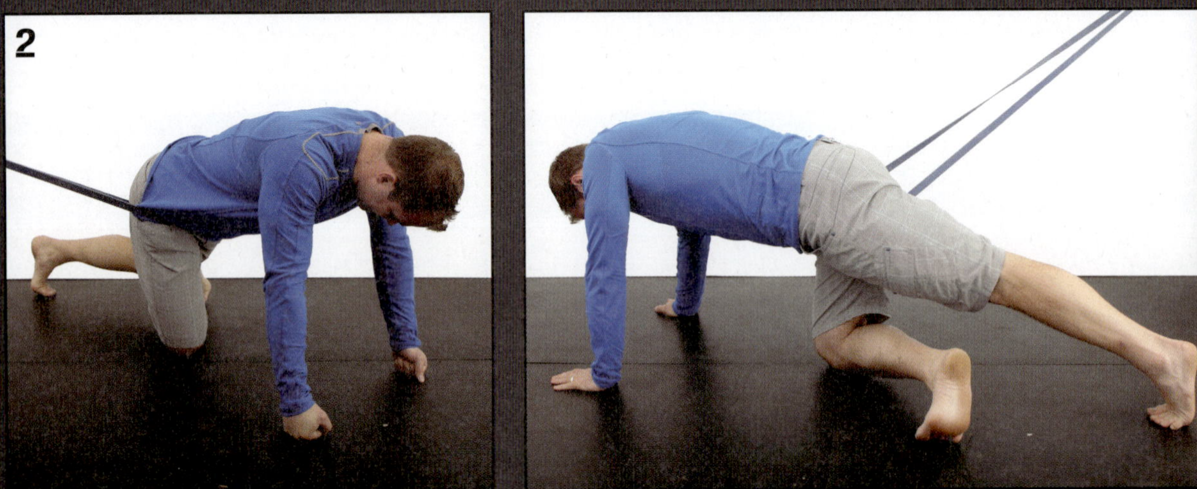

역선(line of force)이 우측 대퇴골 바로 위에 있도록 하고 몸을 가로질러서 발차기를 해 외부 회전을 하도록 한다.

3

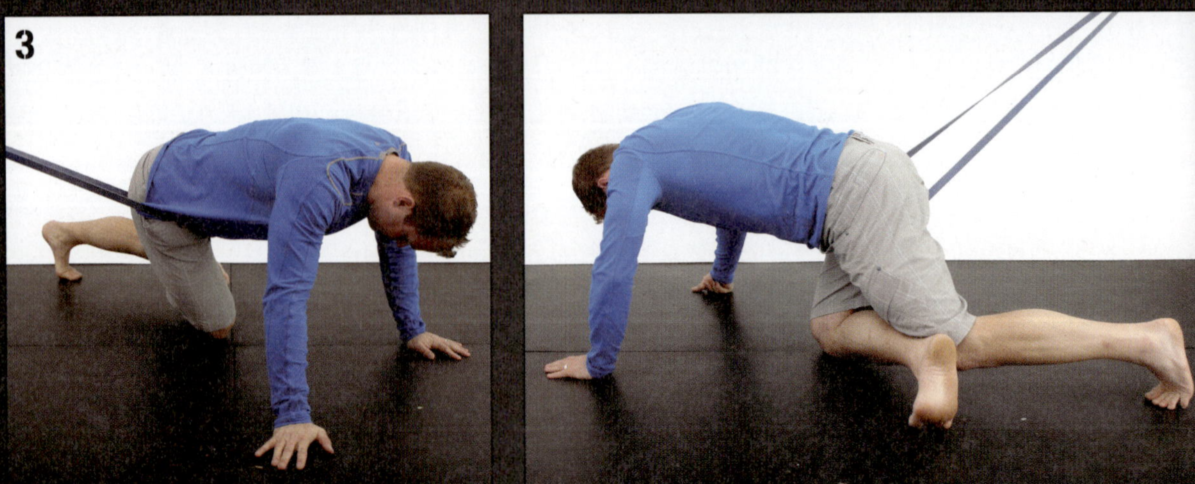

다리가 바깥쪽으로 돈 상황에서 밴드의 도움으로 왼쪽 무릎을 오른쪽 종아리까지 가져와서 다리를 제자리에 둔다. 여기에서 최소 2분 동안 최종 동작 범위의 긴장을 오르내릴 것이다. 확연한 개선을 느낄 때까지 저항이 있는 부위를 공략하고 후퇴했다가 다시 그 부위를 공략하면서 반복하는 것이 목표다.

고관절의 바깥쪽 회전과 관련된 유연성: 옵션 1

이 테크닉의 핵심은 발과 무릎을 막아서 안정된 자세로 상체를 앞으로 접을 수 있도록 하는 것이다. 상태를 다리 위로 굽힌 후에는 배꼽을 무릎 위로 회전시킨 후에 발 위로 회전시키면서 뻣뻣한 부위를 찾아내야 한다. 고관절이 너무 뻣뻣해서 이 자세를 취할 수 없거나 무릎 바깥쪽에 통증을 느낀다면, 다음 시퀀스에 나온 것처럼 다리를 박스, 의자 또는 테이블 위에 올린다.

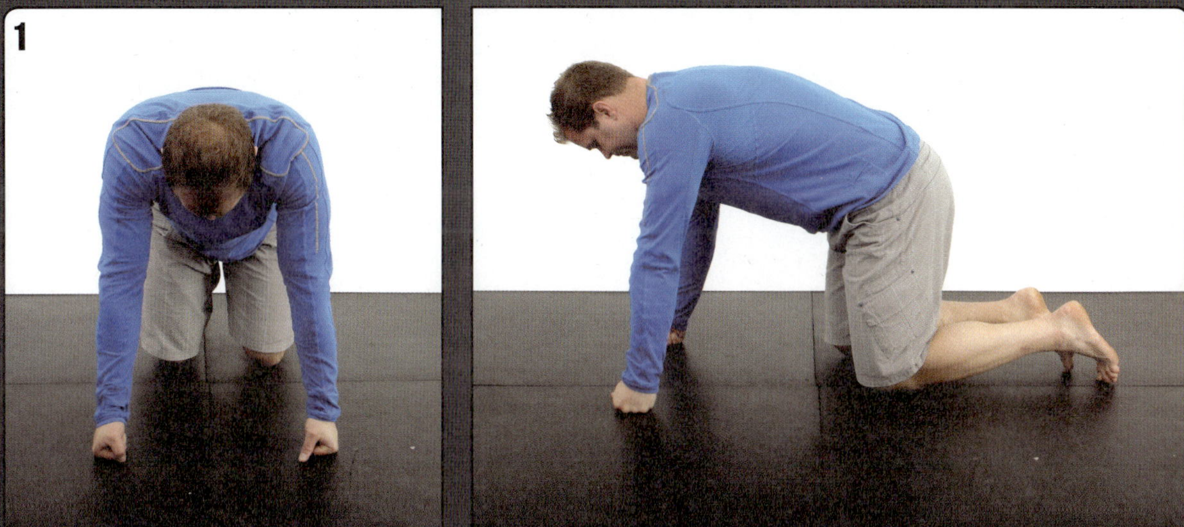

팔다리를 모두 사용해서 엎드려 있다.

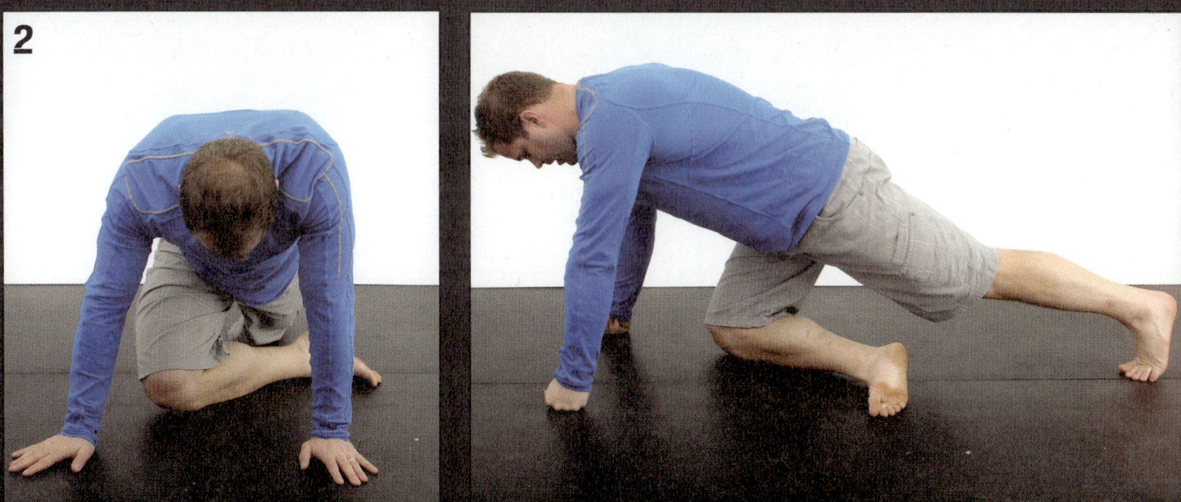

팔이 상체의 무게를 지탱하도록 하면서 왼쪽 다리를 뒤로 펴 왼발의 앞꿈치로 서고, 바깥쪽으로 돌아간 오른쪽 다리를 굽힌다.

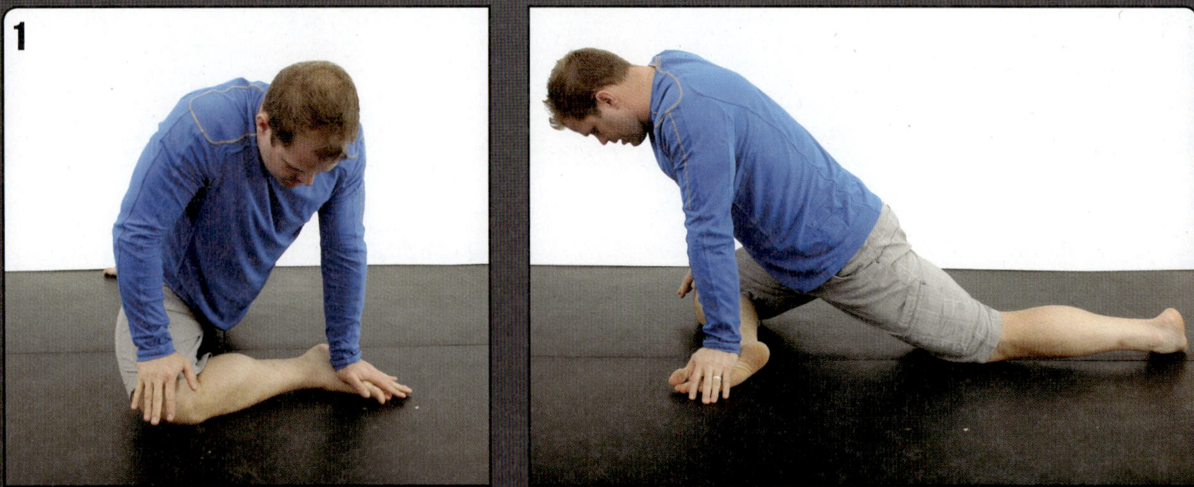

골반을 낮추면서, 왼발을 세워 왼발 위쪽이 매트 위에 있도록 한다, 그러고는 체중을 뒤로 약간 이동시킨다. 오른쪽 다리의 움직임을 막기 위해서 왼손을 발 위에 놓고 오른손은 오른쪽 무릎에 놓는다. 이제 몸을 앞으로 접어서 스트레칭을 시작한다.

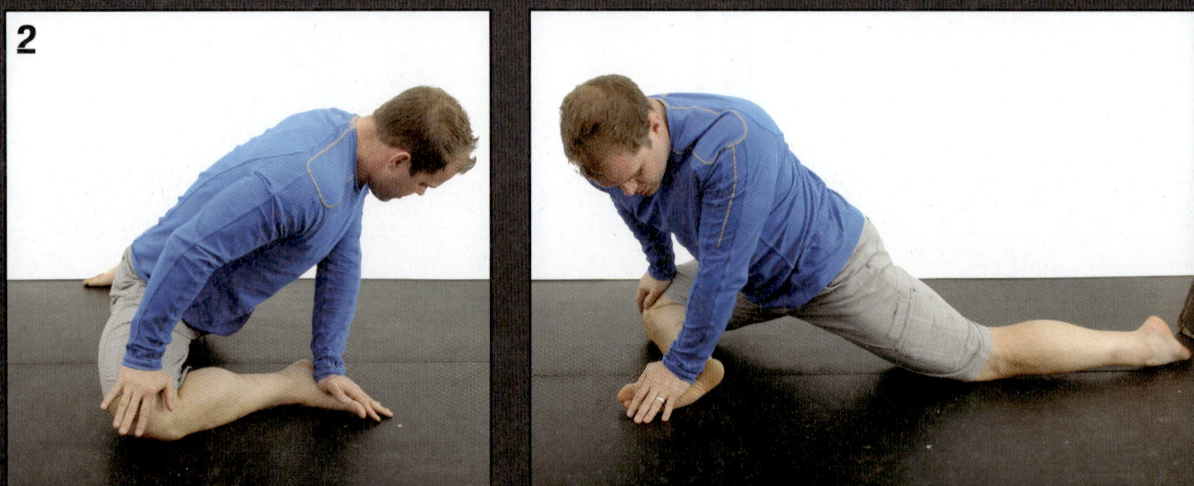

오른손으로 오른쪽 무릎을 누르면서, 몸을 왼쪽으로 비틀며 뻣뻣한 부분을 찾는다. 상체가 돌아 있기는 하지만, 척추는 중립 자세를 유지한다는 것을 명심하라.

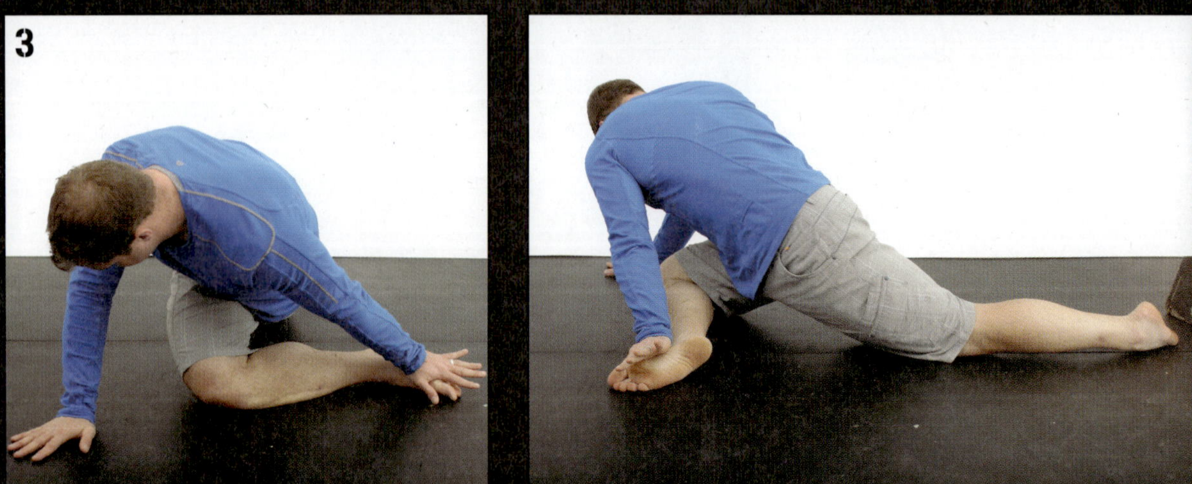

상체를 오른쪽으로 넘기고 배꼽을 무릎 위에 오도록 하면서 계속 뻣뻣한 부위를 찾는다.

골반의 바깥쪽 회전과 관련한 굴곡: 옵션 2 (의자/박스/테이블)

뻣뻣한 고관절굴곡근으로 인해 무릎과 고관절을 바닥에서 자유롭게 움직일 수 없다면, 다리를 박스, 의자 또는 테이블 위에 올리는 것도 훌륭한 선택이다. 고관절이 덜 긴장된 상태에서 다리를 중립 자세에 놓을 수 있고, 고관절에 더 많은 유연성을 확보할 수 있으며, 상체를 곧게 유지할 수 있다. 관건은 데드리프트 셋업을 할 때와 마찬가지로 먼저 엉덩이를 뒤로 빼면서 엉덩이를 들어올리는 것이다. 그러고 나서 고관절을 앞으로 접고 좌우로 움직이면서 뻣뻣한 부위를 찾아낼 수 있다. 고관절 후방과 전방이 상당히 뻣뻣하다면, 다리를 수직 자세로 들어올릴 때 무릎에 불편함을 느낄 수가 있다. 무릎에 가해진 압박을 완화하려면 발을 의자, 박스, 테이블 또는 발의 지지대로 사용하는 물체 위에 발을 내려놓는다. 이러면 훨씬 덜 격렬하지만, 그러면서도 고관절을 열어 유연하게 만들고 외부 회전을 할 수 있게 한다. 바로 이것이 이 가동성 운동의 목표다. 앞선 테크닉과 마찬가지로, 고관절을 앞으로 접고 상체를 좌우로 회전시키면서 뻣뻣한 부위를 찾아야 한다.

시퀀스 A

1

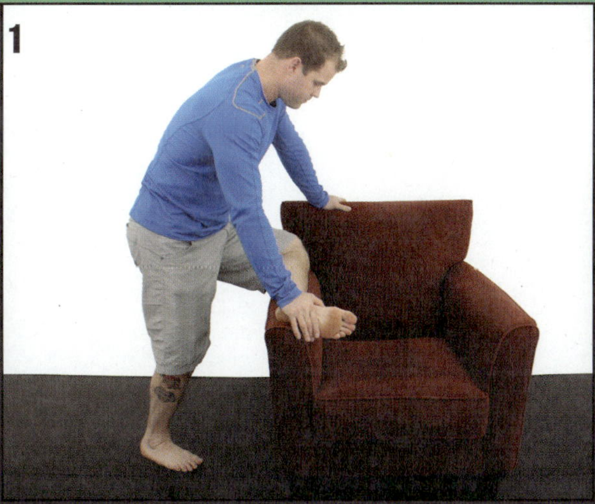

1. 안락의자의 측면에서 왼쪽 다리가 몸과 수직 상태다. 다리를 그 자세로 유지하기 위해 오른손을 왼발 위에 놓는다.

2. 엉덩이를 뒤로 빼면서 골반을 들어올린다.

2

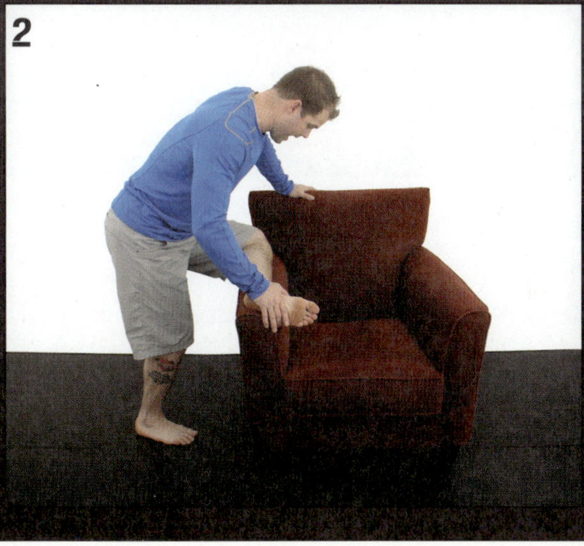

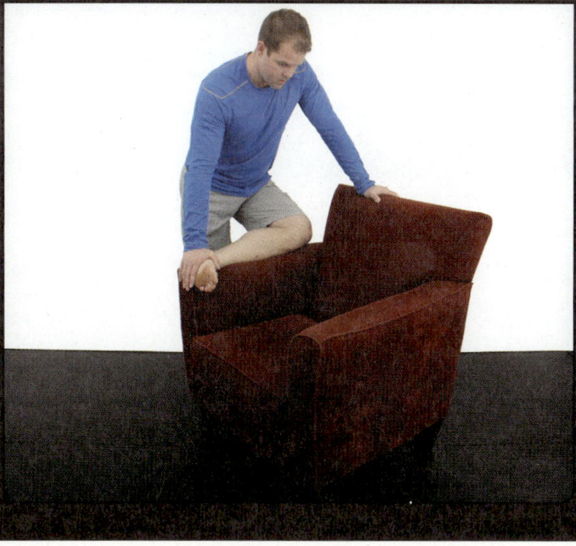

3

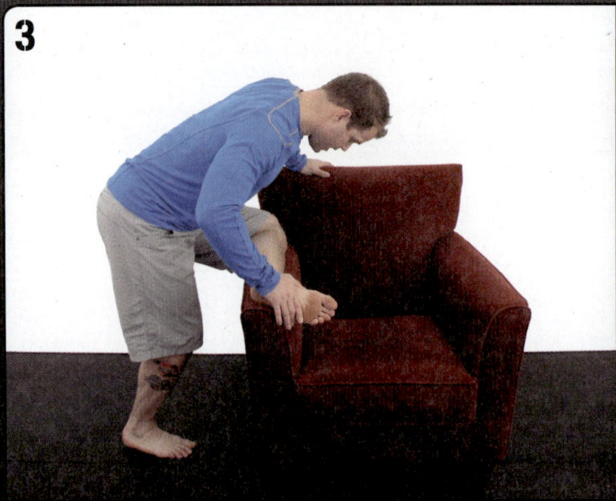

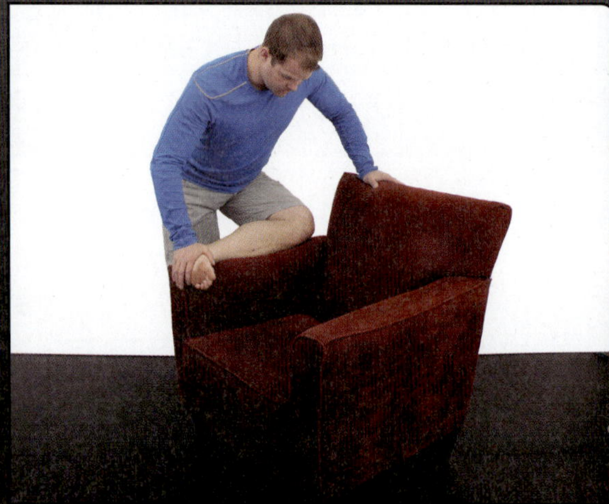

상체를 앞으로 접는다. 이 상태를 유지할 수도 있고, 상체를 좌우로 움직이면서 뻣뻣한 부위를 찾을 수도 있다.

시퀀스 B

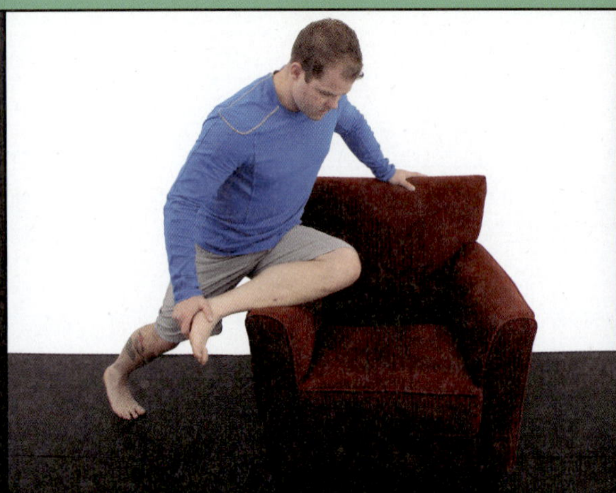

무릎에 가해진 압력 중 일부를 완화시키기 위해 왼발이 안락의자의 손받침대에서 내려오게 하고 몸을 앞으로 기울인다. 여전히 상체를 좌우로 움직이면서 문제 부위를 찾아낼 수 있다.

외부 회전 관련 굴곡: 옵션 1

앞선 가동성 운동에서 나는 외부 회전에 먼저 집중했다. 그러고는 팽팽함과 굴곡을 추가했다. 이 시퀀스에서는 정확히 반대로 한다. 발을 평평하게 해서 바닥을 밟고 다리를 굴곡 상태로 만든다. 그리고 외부 회전을 추가해서 스트레칭을 더한다. 두 변형동작 모두 중요한데, 이유는 굴곡과 외부 회전은 둘 다 중요하게 때문이다. 스쿼트 자세로 내리는 것을 생각해보라. 평균 아래로 내려가려면 굴곡이 필요하고, 파워를 생성하고 이상적인 자세를 유지하려면 외부 회전이 필요하다. 하지만 당신의 약한 부분과 현재 어떤 운동을 하고 있는지에 따라 둘 중 하나에 집중해야 할 수도 있다. 이를테면 사이클은 굴곡에 더 기반한 운동이며 외부 회전은 거의 필요하지 않다. 따라서 힘들게 사이클을 탄 후에는 가동성 운동을 반드시 해야 하는 것이다.

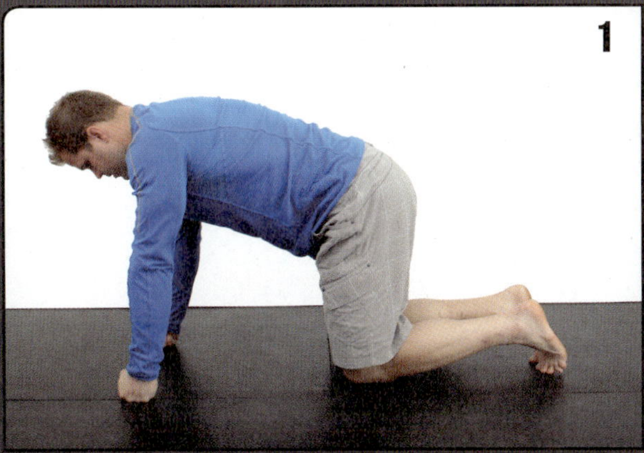

1 팔다리를 모두 사용해서 엎드린다.

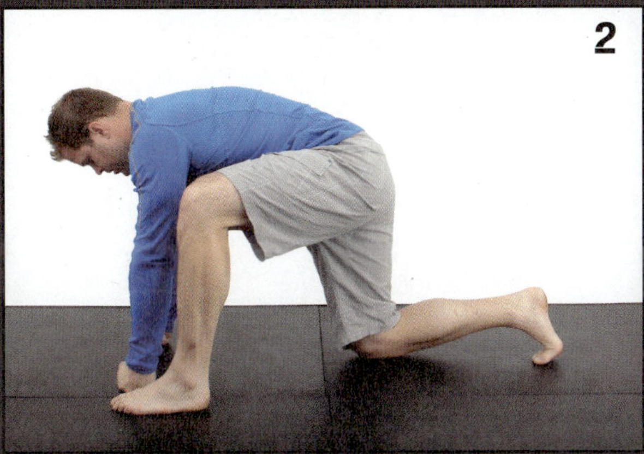

2 왼발을 바닥에 디딘다.

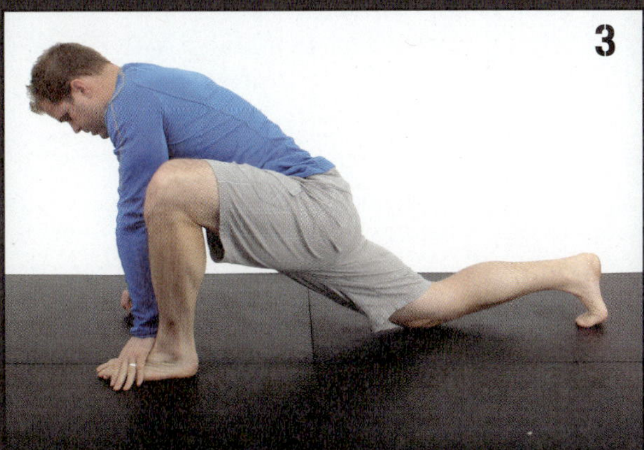

3 왼쪽 종아리가 지면과 수직이 되도록 유지하면서 오른쪽 다리를 뒤로 뻗고 깊은 굴곡 자세로 내려간다. 왼손이 왼발 위에 있다는 것을 주목하라. 이러면 그 다리를 바깥쪽으로 돌릴 때 엄지발가락이 바닥에서 떨어지는 것을 막을 수 있다.

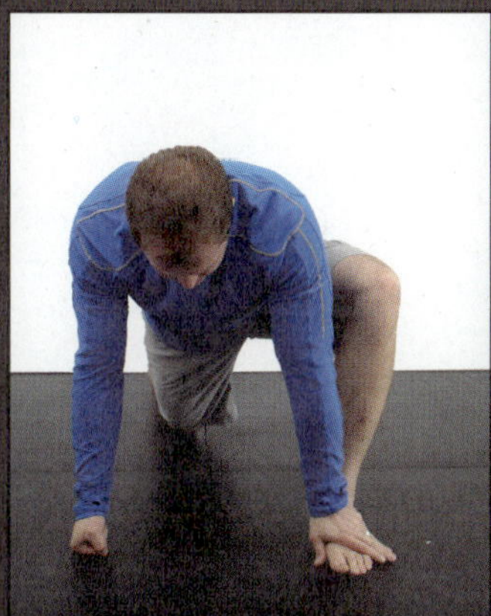

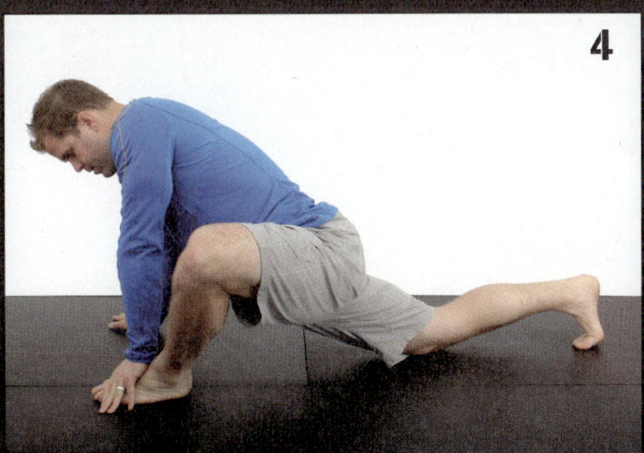

4 왼쪽 무릎을 바깥쪽으로 밀어내면서 외부 회전을 만든다.

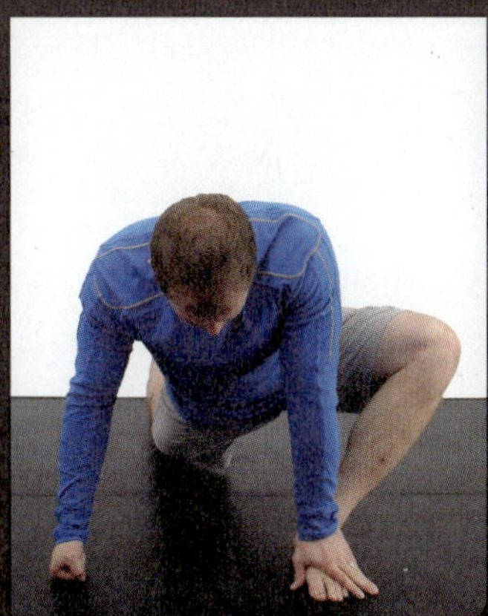

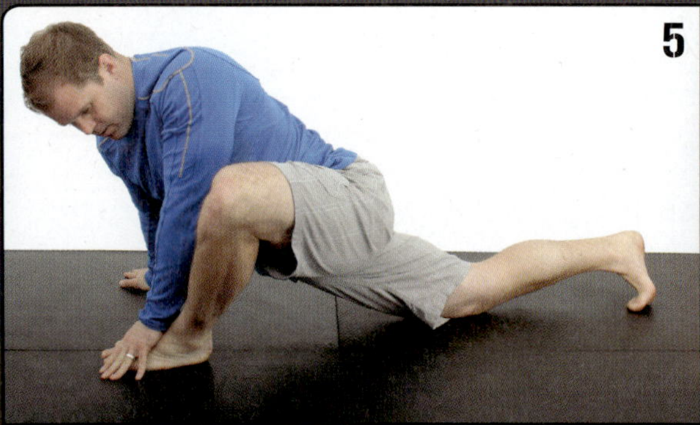

5 등을 평평하게 유지하고 상체를 시계 반대 방향으로 돌리며 뻣뻣한 부위를 찾기 시작한다.

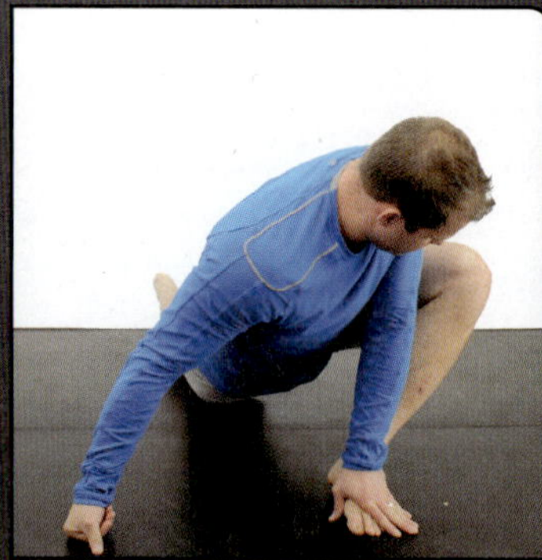

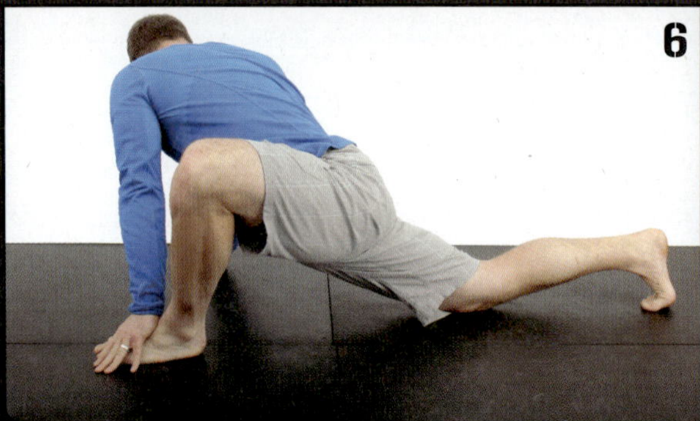

6 계속 뻣뻣한 부위를 찾으면서 상체를 우측으로 움직인다.

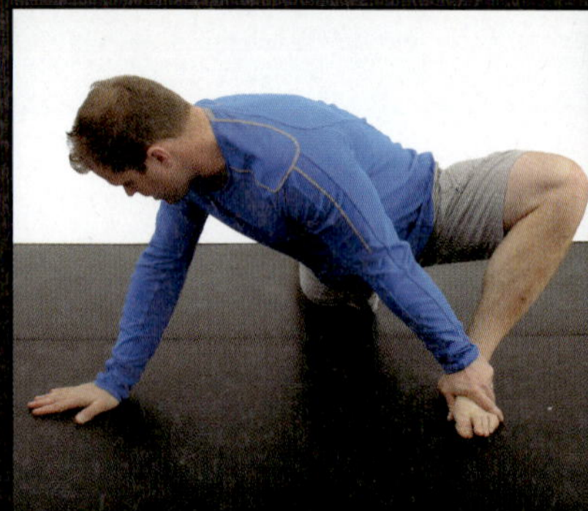

밴드 이용 옵션

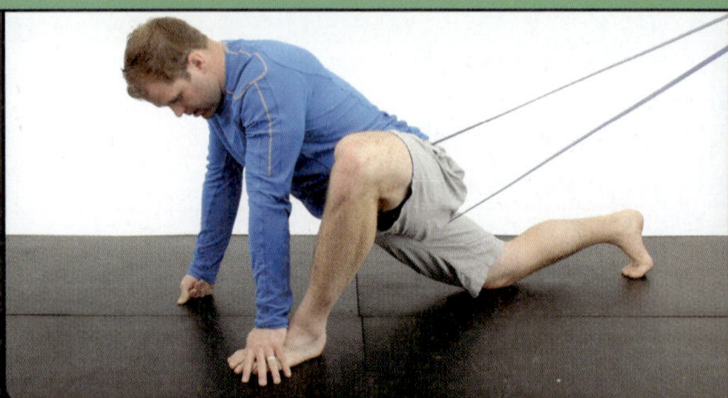

가능하다면 언제라도 저항밴드를 이용해서 가동성 운동을 해야 한다. 여기서는 같은 스트레칭이지만 밴드를 사용한 것만 다르다. 밴드가 골반 주름에 감겨 있으며 대퇴골 위쪽을 골반강 뒤쪽으로 당기고 있는 것을 보라. 이것이 관절의 이상적인 위치다.

외부 회전을 이용한 굴곡: 옵션 2

굴곡과 외부 회전을 결합시킨다는 점에서 앞의 가동성 운동과 꽤 비슷하다. 하지만 앞선 시퀀스에 나온 것처럼 바닥에서 하는 것이 아니라 박스, 의자 또는 테이블로 발을 지탱할 수 있다. 이것은 모든 지구력 종목 선수들이 해야 할 훌륭한 변형 동작이다. 무엇보다 바닥에서 무작위 동작 범위를 취하기 어려워할 정도로 몸이 뻣뻣한 선수들에게 특히 효과가 있다. 박스로 발을 지탱함으로써 다리를 깊은 굴곡 상태로 만들고 최종 동작 범위까지 취할 수 있다. 이 테크닉의 관건은 엉덩이를 뒤로 빼면서 조직을 감는 것이고, 몸을 앞으로 기울이고 무릎을 가슴까지 가져와서 추가 굴곡을 만드는 것이다.

1

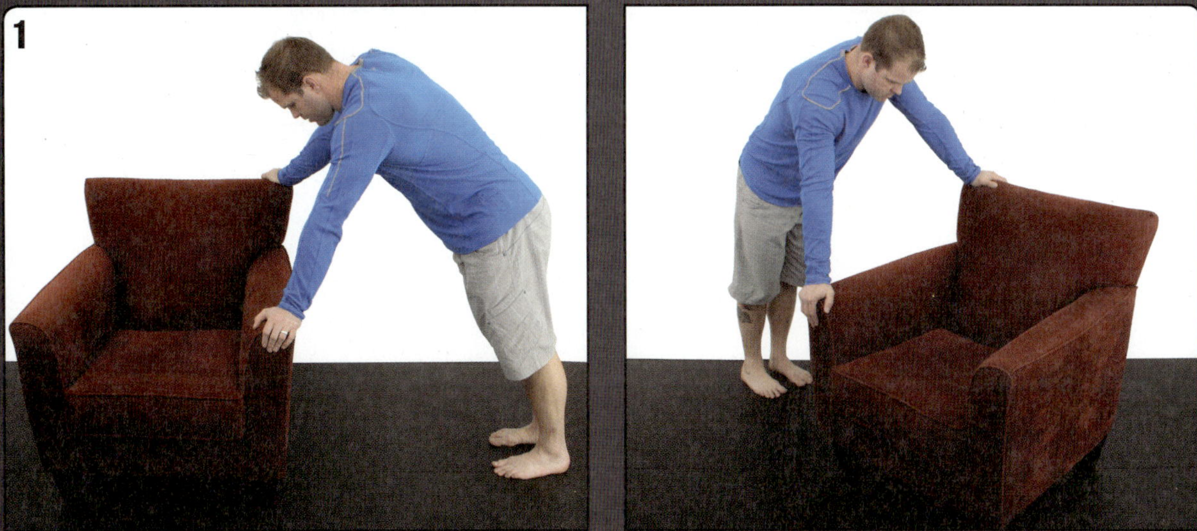

안락의자에서 몇 피트 떨어진 위치에 섰다.

2

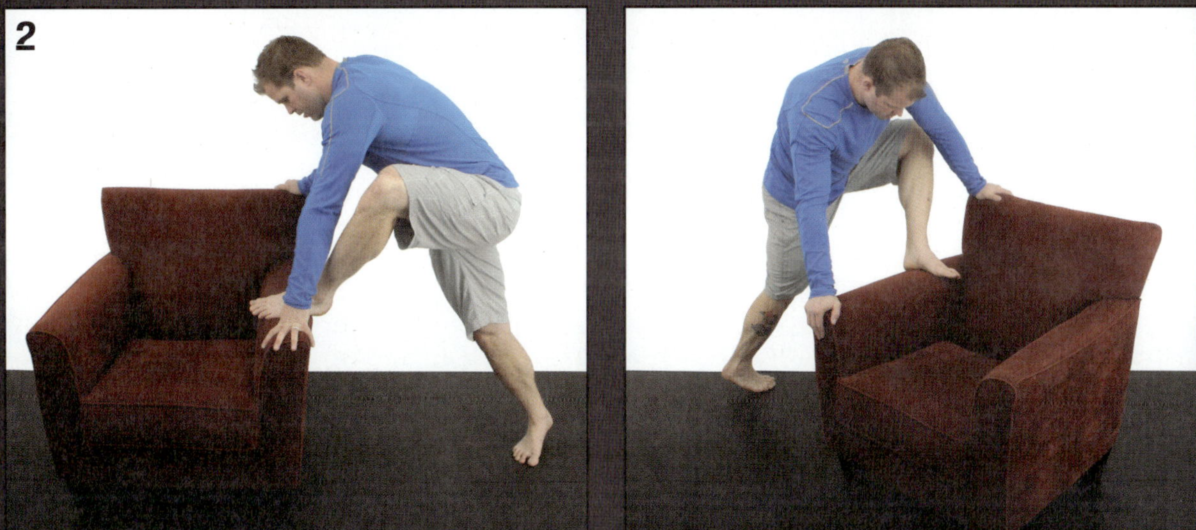

왼쪽 다리를 안락의자 손받침대에 놓고 엉덩이를 뒤로 빼면서 골반을 들어올린다.

3

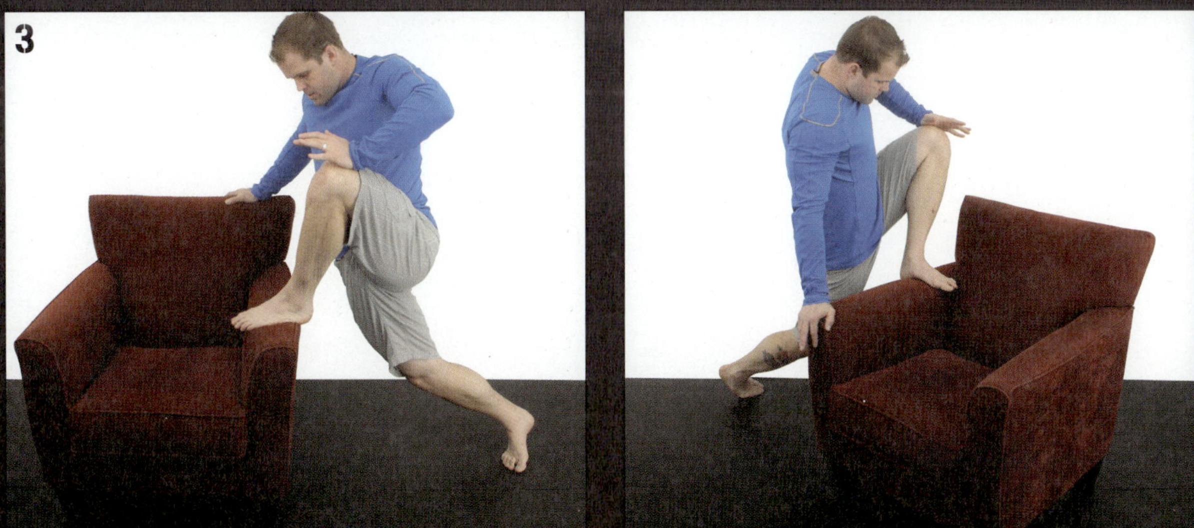

들어올린 다리를 향해 몸을 회전시키면서 외부 회전을 만든다. 그리고 엉덩이를 앞으로 빼면서 깊은 굴곡 자세로 내려간다.

굴곡을 만들면서 내부 회전

내부 회전과 관련해서 첫 번째로 생각해야 할 부분은 확장이다. 스플릿 저크, 달리기 보폭 또는 수영의 올바른 발차기 메커니즘을 생각해보라. 이들 동작을 할 때 당신의 다리는 확장되어 있다. 가장 안정되고 강력한 자세를 취하기 위해서는 다리를 안쪽으로 회전시켜야 한다는 뜻이다. 만약 당신이 정상적인 내부 회전 동작 범위를 가지고 있지 않다면, 이들 자세를 취할 때 바깥쪽으로 돌게 될 것이다. 추가로, 내부 회전이 결여되면 다리가 굴곡 상태에 있을 때(스쿼트) 무릎을 바깥쪽으로 밀어내는 능력도 제한된다. 이유를 설명하겠다.

이미 알겠지만, 골반이 제대로 기능을 하기 위해서는 다리를 가슴까지 쉽게 들어올릴 수 있어야 한다. 나는 앞에서 뻣뻣한 고관절굴곡근과 햄스트링 등 잠재적인 제한 요인들을 언급한 바 있다. 그러나 굴곡 상태에서 내부 회전이 어떤 역할을 하는지에 대해서는 거론하지 않았다. 당신에게 다른 어떤 제한 요인도 없고, 내부 회전만 결여되어 있다고 가정해보자. 그런 상황에서는 다리를 가슴까지 똑바로 들어올리는 것이 어렵다. 그렇기에 당신이 다리를 굴곡 상태로 잡아당길 때 내부 회전을 시도하지 않더라도, 어느 정도는 관절 내 자유가 있어야 한다. 그렇지 않으면 그 부족한 동작 범위를 상쇄하기 위해 다리를 바깥쪽으로 회전시키게 된다. 스쿼트를 할 때 발을 바깥쪽으로 돌리는 사람들이 많은 이유가 여기에 있다. 그렇게 하지 않으면 깊은 굴곡에 도달하고 평행 아래의 스쿼트 자세를 만들 수 없기 때문이다.

페달 스트로크의 회복 단계에 돌입할 때마다 다리를 측면으로 차는(무릎을 가슴까지 올림) 사이클 선수를 생각해보라. 그에게 관절 유연성이 없다면, 페달 스트로크에서 파워를 내고 리듬을 유지하는 데 필요한 무릎이 앞을 향하는 자세를 유지할 수 없다. 파워를 잃고 안정성이 손상될 뿐 아니라, 부상으로 이어진다.

내부 회전이 없을 때 나타나는 일 중 하나는 내부 회전 자세에 있는 동안 굴곡 자세를 취할 능력을 잃는다는 사실이다. 아래 시퀀스에서 나는 고관절낭 스트레칭과 유사한 가동성 테크닉을 보여주고 있다. 하지만 다리가 몸 아래에서 가로지르도록 하는 대신에, 다리를 밖으로 차내고 발을 메디슨볼, 케틀벨 또는 친구의 발 앞에 놓는다. 그래야 다리를 내부 회전 자세로 놓을 수 있기 때문이다. 고관절낭 스트레칭과 마찬가지로, 관건은 저항밴드를 이용해서 고관절을 바깥쪽으로 밀어내고 체중을 무릎에 싣고서 대퇴골을 골반의 측면을 통해 움직이는 것이다. 일단 성공하고 나면 고관절을 옆으로 밀어내고, 무릎을 몸에 대고, 약한 부위 주위에 플로싱을 함으로써 주변 조직을 공략할 수 있다. 관절낭에 신경을 쓰지 않으면 고관절 앞쪽에서 충돌을 느낄 것이고, 이는 스트레칭의 효과를 감소시킨다. 굴곡으로 내부 회전을 개선시키는 방법에 대해서는 홈페이지 mobilitywod.com을 참조하라.

1

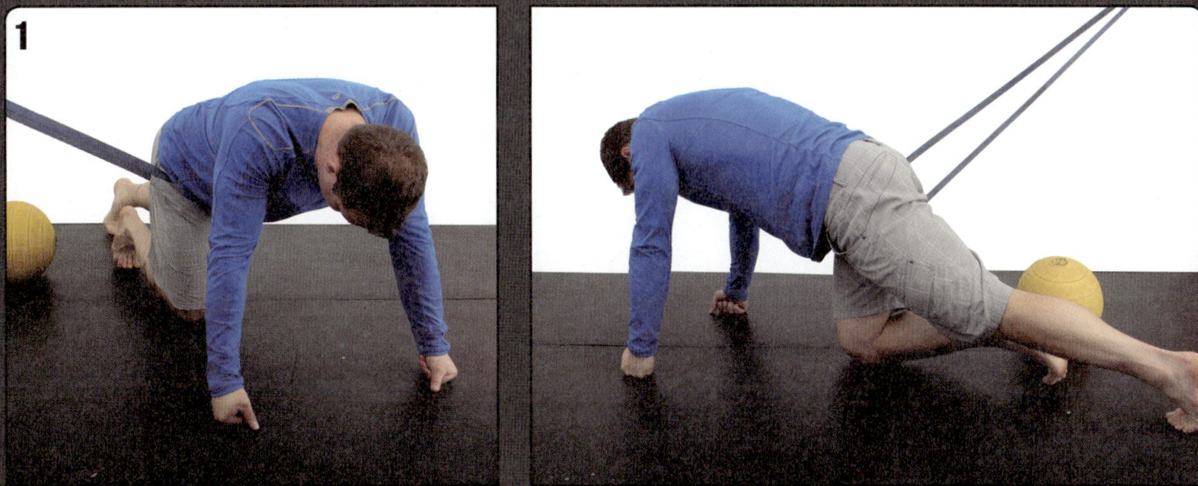

저항밴드로 고관절 주름을 감고 바깥쪽을 향해 당기면서 팽팽하게 만든다. 골반을 들어올리기 위해 체중의 대부분을 오른쪽 무릎에 싣는다.

2

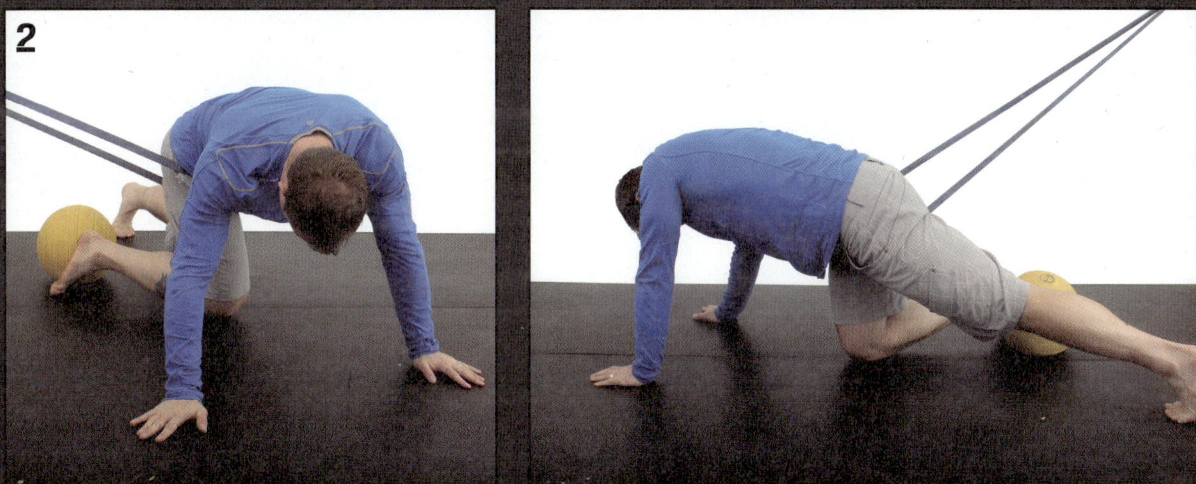

오른쪽 다리를 바깥쪽으로 차내고 발을 무거운 메디슨볼 뒤에 놓는다.

3

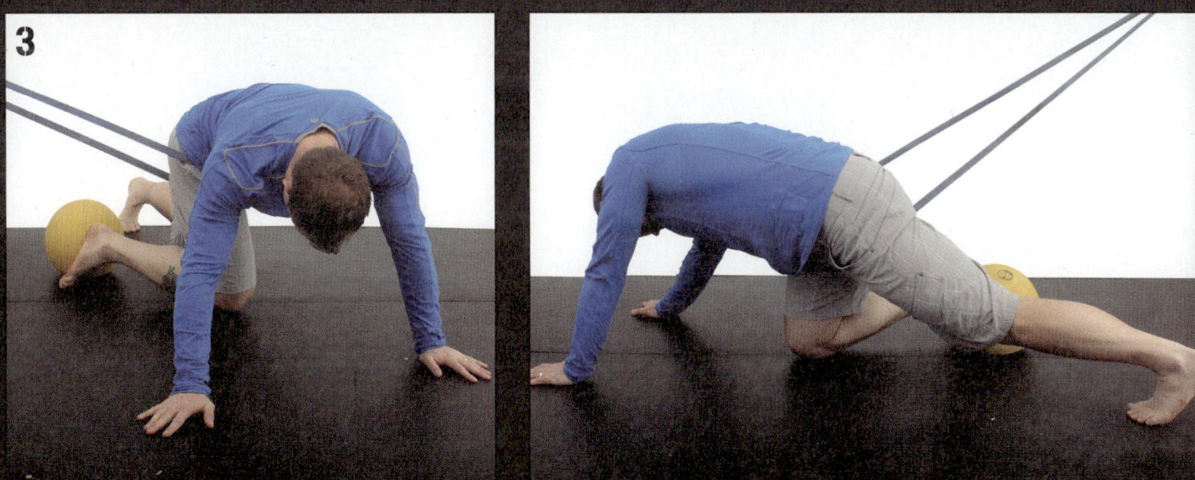

다리를 내부 회전 위치에 놓은 상황에서 골반 측면으로 대퇴골을 밀어낸다. 이건 고관절낭 가동성 운동의 경우와 동일하다. 여기서부터 나는 최종 동작 범위에서 팽팽한 상태로 적어도 2분씩을 보낼 것이다. 목표는 저항이 있는 부위를 찾아서 나아질 때까지 공략하는 과정을 반복하는 것이다.

발에 밴드 감고 내부 회전

확장 상태에서 다리를 안쪽으로 회전시킬 수 없는 달리기 선수들은 보폭의 종료 지점에서 다리가 바깥쪽으로 돌게 된다. 다시 말하면 발과 무릎과 고관절이 바깥쪽으로 돌아간 채로 오리처럼 뛰게 된다는 의미다. 보폭 막판에 다리를 바깥쪽으로 돌리면 발과 무릎은 무너지고 나쁜 자세로 달리기 시작한다. 이 동작 패턴이 누적되면 당신은 고치기 힘든 부상을 당하게 될 것이다. 이런 불상사를 피하려면 내부 회전을 복원시켜서 발, 발목, 무릎 및 고관절이 원래의 목적대로 작동하도록 해야 한다.

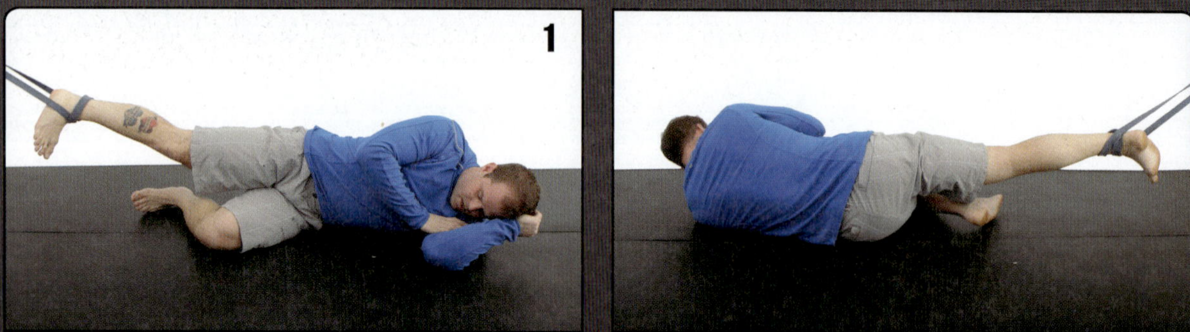

발을 밴드로 감고 팽팽하게 만들기 위해 뒤로 뺀다. 우선 왼쪽으로 눕고 오른쪽 둔근을 조이고서 오른쪽 다리를 안쪽으로 돌린다. 밴드의 도움을 받아서 다리를 확장시키고 고관절낭을 좋은 위치에 놓음으로써 고관절의 정상적인 동작을 회복할 수 있다.

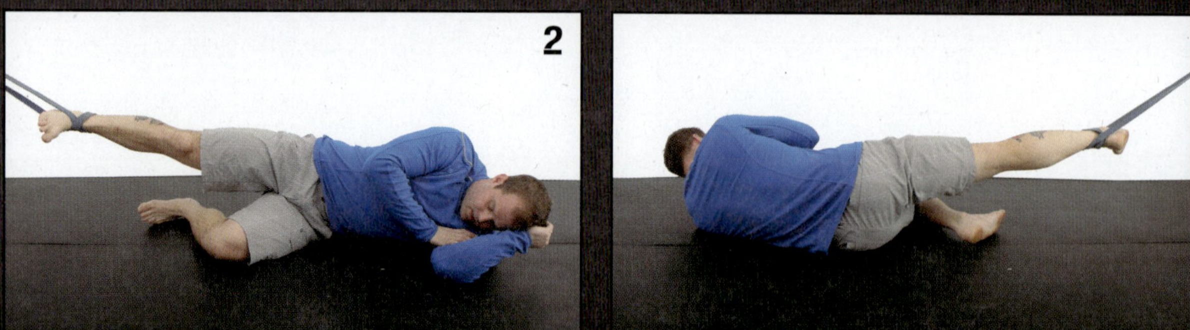

오른쪽 다리를 순간적으로 쉬게 한다.

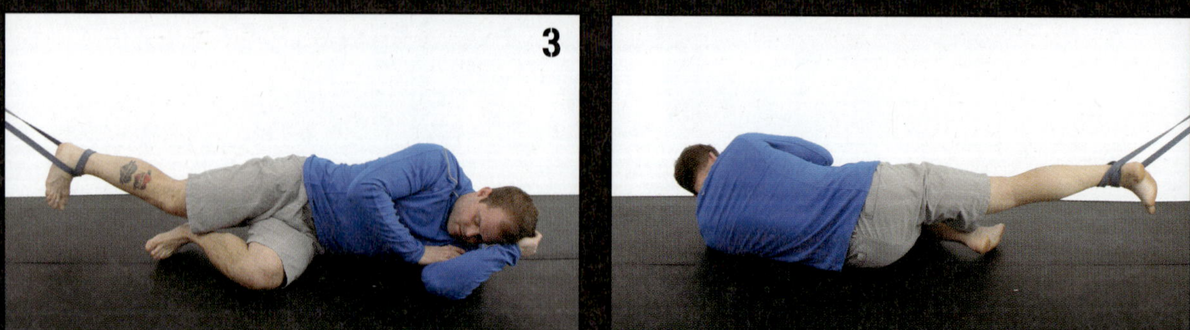

둔근을 조이면서 최종 동작 범위에 도달할 때까지 오른발을 안쪽으로 돌린다. 적어도 2분 동안은 효과를 내기 위해서 이 시퀀스를 반복할 것이다.

밴드를 이용한 고관절 운동

다시 강조하겠다. 당신이 앉아서 시간을 많이 보낸다면(의자, 자동차, 자전거 등), 골반 앞쪽의 가동성에 많은 시간을 투자해야 한다. 나는 항상 조직을 늘리기 위해 카우치 스트레칭을 선택하지만, 만약 당신이 밴드를 사용할 수 있다면 다른 효과적인 가동성 테크닉이 있다. 카우치 스트레칭과 마찬가지로, 관건은 골반을 앞으로 밀어내면서 중립 자세를 유지하는 것이다. 많은 이들이 중립 자세를 유지하는 것을 힘들어 한다. 그래서 골반을 열려고 시도하면서 자세를 잃고 과도한 확장 상태가 되곤 한다. 이런 일을 막기 위해서는 상체와 골반이 연결되어 움직이는 것처럼 느껴야 하고, 둔근에 최대한 많은 힘을 줘야 한다. 이 테크닉의 또 다른 중요한 측면은 스트레칭을 시작하려고 체중을 앞으로 보내기 전에 골반을 좋은 자세로 이동시키는 것이다. 사진을 보면 내가 몸을 뒤로 빼면서 시작하고 둔근을 조이고 나서 안정된 상체와 함께 천천히 몸을 앞으로 밀어내는 것이 확인될 것이다. 밴드가 대퇴골의 윗부분을 관절구의 앞으로 당기는 상황에서, 나는 팽팽한 상태를 조절할 수 있으며 골반을 완전한 확장 상태로 열 수도 있다. 그리고 다리 앞 제한된 조직을 모두 깨끗하게 만들 수 있다.

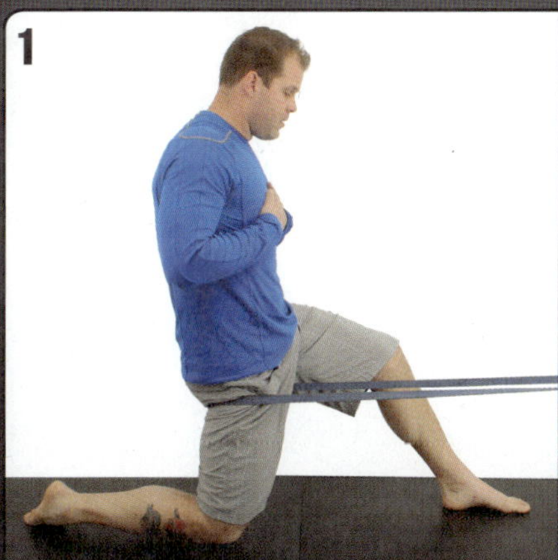

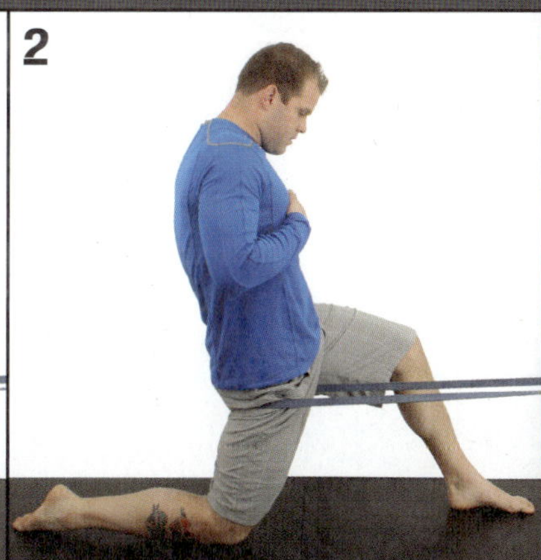

1. 오른쪽 다리 뒤쪽에 밴드를 감아서 골반을 팽팽한 상태로 만들었다. 골반을 좋은 위치에 놓은 상황에서 체중을 뒤로 옮기고 오른쪽 둔근에 힘을 줘서 올바른 척추 자세를 잡을 수 있다.

2. 중립 자세를 유지하기 위해 둔근과 코어에 계속 힘을 주면서, 체중을 앞으로 쏠리게 하고 골반을 연다.

일반적인 실수: 과도한 확장

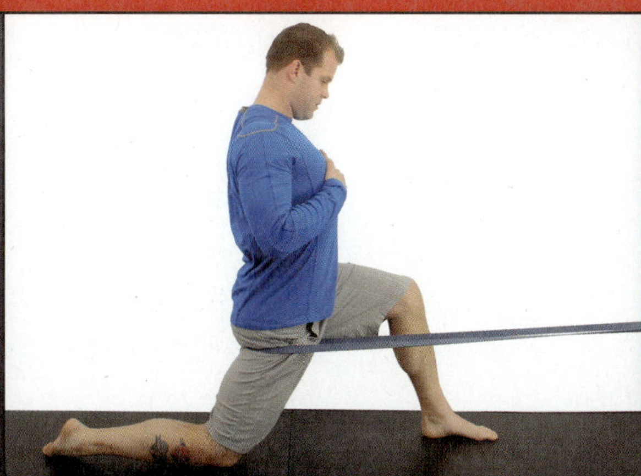

둔근에 힘을 줘서 요추를 안정시키지 않으면, 안정된 몸통으로 골반을 여는 것이 어렵다. 그런 상황에서는 과도한 확장을 해서 테크닉의 효과가 감소되는 경우가 많다. 이 스트레칭을 제대로 하려면 중립 자세를 유지하고 코어와 둔근에 힘을 주면서 안정된 몸통으로 고관절을 열어야 한다.

소파를 이용한 가동성 운동

동작과 가동성 메소드(Movement and Mobility Method)에서 핵심적인 테마 중 하나는 가장 약한 부위를 집어내서 매일 관리를 해주면서 유연성을 회복하는 것이다. 대부분의 지구력 종목 선수들을 비롯해 전반적인 운동선수들에게 있어서, 골반 뒤쪽은 가장 많은 관리를 받아야 하는 부위다. 지구력 종목 선수들은 약간 굴곡이 있는 자세로 많은 시간을 보내는데, 이로 인해 골반 앞쪽은 상당히 짧아진다. 손상된 부위의 유연성을 회복하려면 시간이 많이 필요하다. 그리고 그걸 해내려면 꾸준해야 한다. 이미 바쁜 훈련과 업무 일정에 일상적인 가동성을 맞춰야 한다. 가동성 운동이 그 일상에 스며들도록 해야 한다. TV를 보며 놀고, 공항에서 비행기를 기다리는 중이거나 모닝커피를 마시고 있더라도 시간을 낭비해서는 안 된다. 의자나 벽 뒤쪽으로 다리를 놓고 골반 앞쪽 가동성 운동을 시작하라. 소파를 이용한 가동성 운동은 이렇게 해서 시작됐다. 이건 가장 어렵고 격렬한 가동성 스트레칭 중 하나이며, 서플 레오파드 프로그램의 핵심이기도 하다. 하나만 선택해서 매일 해야 한다면 바로 이것이다.

사진에 나온 동작들로만 국한시킬 필요는 없지만, 중요한 핵심 자세 두 가지가 있다. 첫째, 무릎을 플러시(foot flush)와 함께 코너에 두고 벽(또는 소파의 뒤쪽)에 기대게 해서 셋업을 한다. 반대쪽 다리로 일어선다. 팔이 상체를 지탱하고 있도록 하면서 둔근에 힘을 주고 골반을 확장 자세로 밀어낸다. 이 시점에서는 대부분이 큰 가동성 스트레칭을 느낄 것이다. 여기서부터는 바깥쪽으로 움직이거나 일부 기괴한 자세를 취하면서 뻣뻣한 곳을 찾을 수 있다, 관건은 코어와 엉덩이에 힘을 강하게 주고서, 요추를 보호하고 중심선을 안정화시키는 것이다. 첫 자세에서 시간을 보낸 후에는 몸통을 똑바로 들어올린다. 이는 다리를 깊은 굴곡 상태로 만들면서 스트레칭의 팽팽함을 증가시킬 수 있다. 명심하라. 자세가 무너지지 않으려면 상태를 똑바로 들어올릴 때 엉덩이에 힘을 줘야 한다. 힘을 빼거나 통증을 느끼면 즉시 과도한 확장 상태가 될텐데, 그건 대단히 바람직하지 않다.

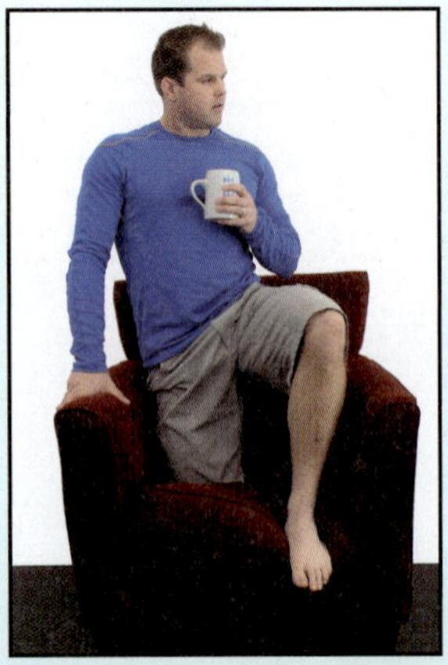

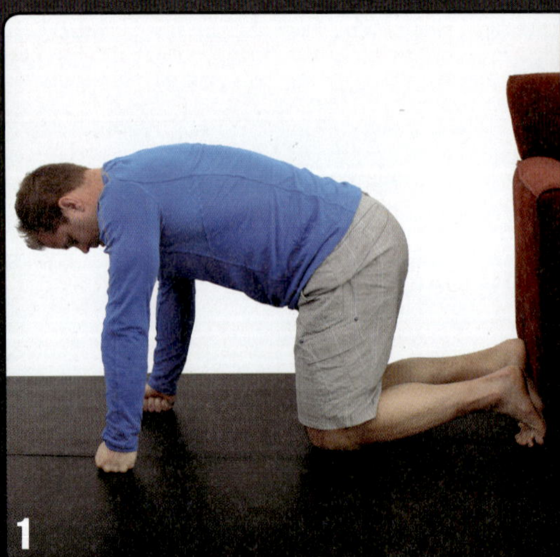

1

발을 의자 측면에 댄다.

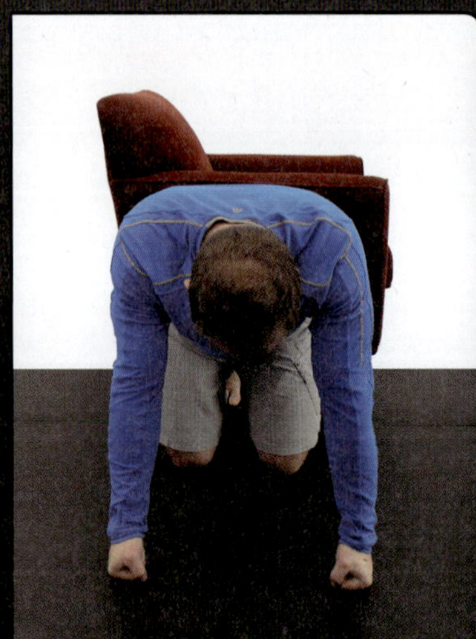

2

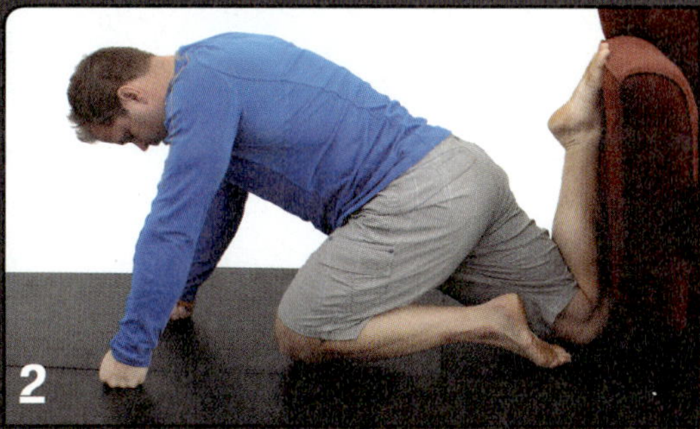

오른쪽 다리를 뒤로 빼고 오른쪽 정강이의 자세를 잡고서 정강이 전면이 의자의 측면에 붙도록 한다.

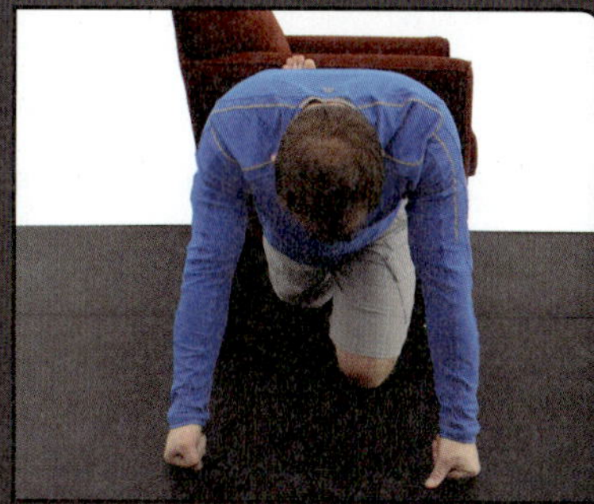

3

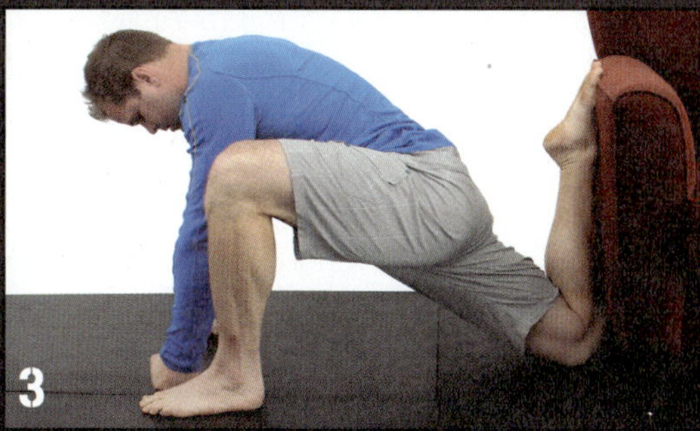

허리를 안정화시키기 위해 엉덩이를 조이면서, 왼발을 땅에 디딘다. 이때 종아리는 지면과 수직이 되고 골반은 앞쪽으로 향한다.

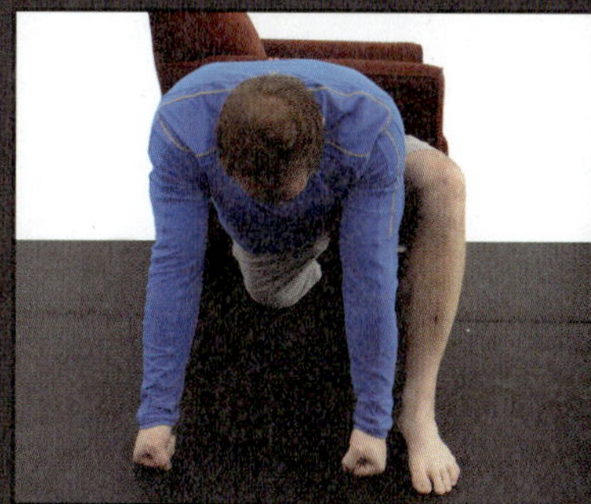

4

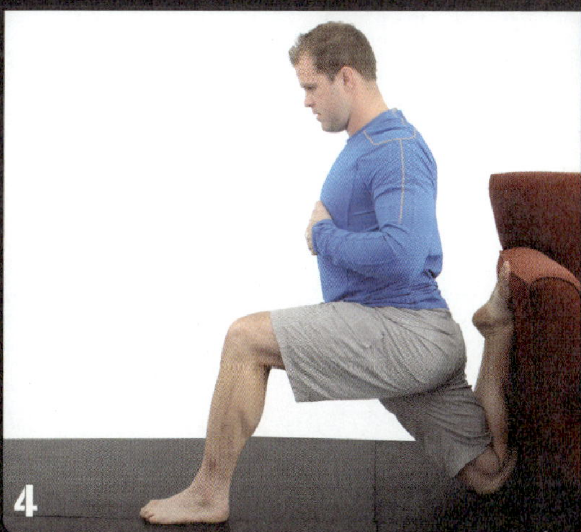

앞선 자세를 1~2분 정도 유지하면서, 상체를 똑바로 들어올린다. 똑바로 선 자세에서 상체의 체중을 지탱하기가 어려울 수도 있다. 그런 상황이라면, 몸 앞에 의자, 박스 또는 벤치를 두고 추가 안정성을 확보한다.

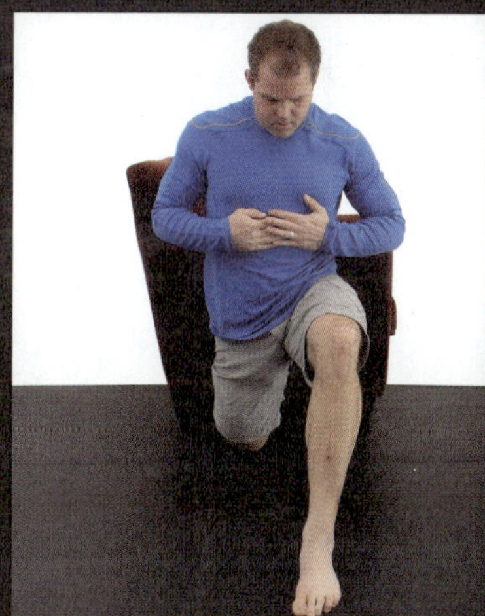

일반적인 실수: 과도한 확장

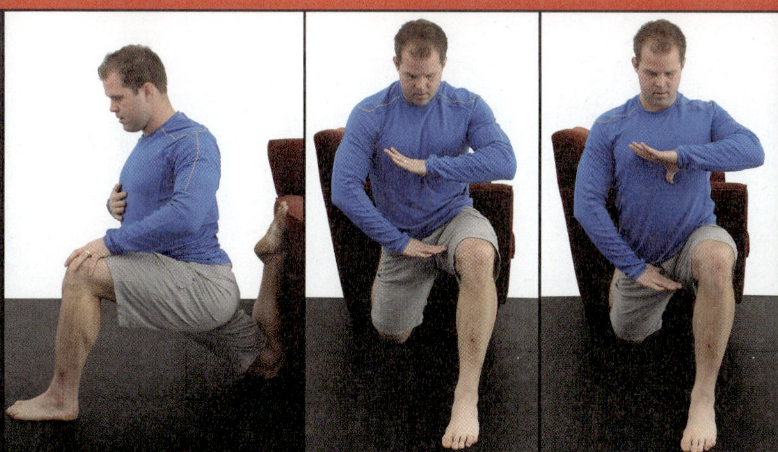

요추를 안정화시키기 위해 엉덩이를 조이지 않으면 자연스럽게 과도한 확장 상태가 된다. 스트레칭은 꽤 고통스러울 수 있기에, 때로는 과도한 확장이 된 것을 느끼기 어려울 수도 있다. 그런 상황에서는 중립 자세를 보장하기 위한 양손 테스트가 필요하다. 한손을 흉골 위에 놓고 다른 손은 골반 맨 위쪽에 둔다. 손바닥을 펴고 최대한 곧게 만든 상태에서 몸통을 두 번째 자세로 들어올린다. 손이 서로 평행을 이룬다면 중립 자세에 있는 것이다. 손이 따로 놀고 있고 열려 있다면 과도한 확장 상태다.

장요근 스매시 및 플로스

손상된 고관절 굴곡의 상류 반향에 대해 논의하기 전에, 고관절 굴곡은 고관절굴곡근이 장요근과 함께 작동하면서 보여주는 기능이라는 사실을 주목할 필요가 있다. 장요근은 척추의 기반을 안정시키고 굽히는 역할을 하며, 고관절을 돌리는 일도 한다. 자, 고관절 높이 이상으로 무릎을 들어올릴 수 없는 고관절을 가지고 자전거의 페달을 밟거나 스쿼트를 하거나 올림픽 역도의 셋업을 한다고 상상해보자. 동작 범위 부족을 벌충하기 위해서 당신은 다른 뭔가를 하게 된다. 이 경우에 당신이 깊은 굴곡 상태를 만들 수 있는 유일한 방법은 장요근을 잡아당기고 과도한 확장 상태를 만드는 것이다.

입증이 필요한가? 등을 바닥에 대고 누워서 무릎을 가슴까지 끌어올려보라. 동작 범위가 완전하지 않다면 최종 범위를 넘어서는 순간(대부분의 경우는 90도 근방일 것이다) 등을 굽히면서 과도한 확장 상태가 되는 것을 알 수 있다. 이는 고관절 굴곡의 부족으로 인해 장요근이 과도한 벌충을 하는 것이다. 반복적으로 과도한 확장을 하면 장요근이 만성적으로 뻣뻣해지고, 요통을 비롯한 다양한 문제가 생긴다. 이걸 교정하기 위해서는 고관절 앞쪽의 부착을 늘리고 느슨하게 해야 할 뿐 아니라, 장요근의 긴장을 풀어줘야 한다.

고관절 앞쪽의 유연성을 회복하는 몇 가지 방법을 이미 공개했기에, 이제 나는 뻣뻣한 장요근을 관리하는 방법을 알려주고자 한다. 첫 옵션은 라크로스 볼과 함께 얼굴을 바닥으로 내리고 엎드리는 것이다. 라크로스 볼은 배꼽 주위에 오도록 하고 그걸 앞뒤로 누르면서 복근 조직에 압력파를 가한다. 엉덩이를 향해 발뒤꿈치를 구부리고 발을 좌우로 움직이면서 뻣뻣한 부위를 공략하고 정화시킬 수도 있다. 추가 압력을 가하기 위해서는 뻣뻣한 부위를 라크로스 볼로 공략하면서 복식호흡으로 숨을 크게 들이마신다. 또 다른 옵션은 등을 바닥에 대고 누워서 케틀벨을 사용해 라크로스 볼을 장요근 깊은 곳으로 보내는 것이다. 그러면 조직을 강하게 누를 수 있고 다리를 다양한 방향으로 움직일 수 있다. 명심하라. 우리는 고관절굴곡근 및 장요근에 의지해서 살아간다. 그렇기에 그들은 뻣뻣해질 운명이다. 요통이 생길 때까지 기다리지 말자. 미리 준비하고 문제를 해결해야 한다.

목표 부위

목표 부위를 보여주겠다. 최고의 결과를 위해서는 흉곽 아래 흉골에서 2cm 정도 떨어진 부위에서 시작해서 골반까지 가는 것이 좋다.

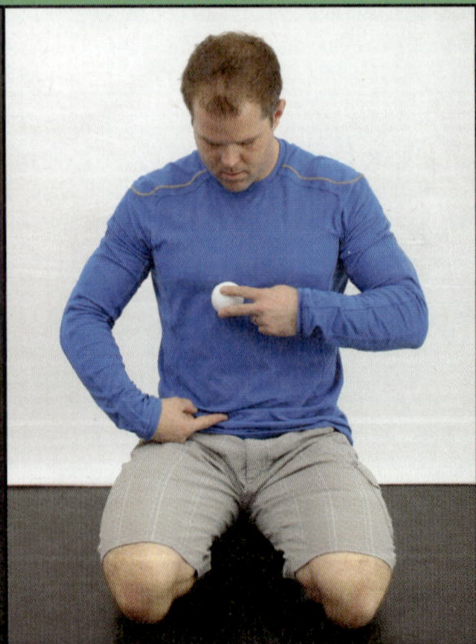

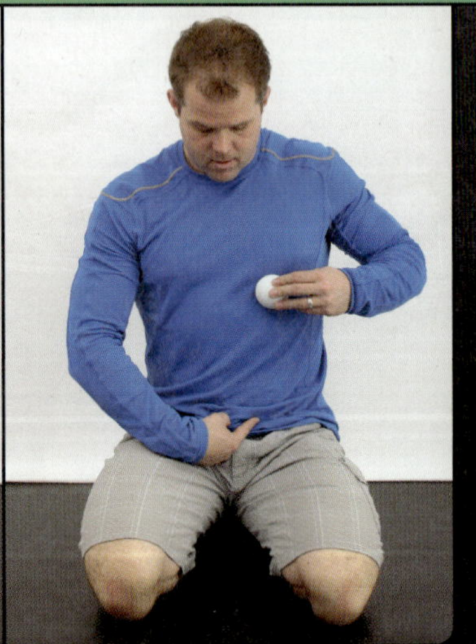

1

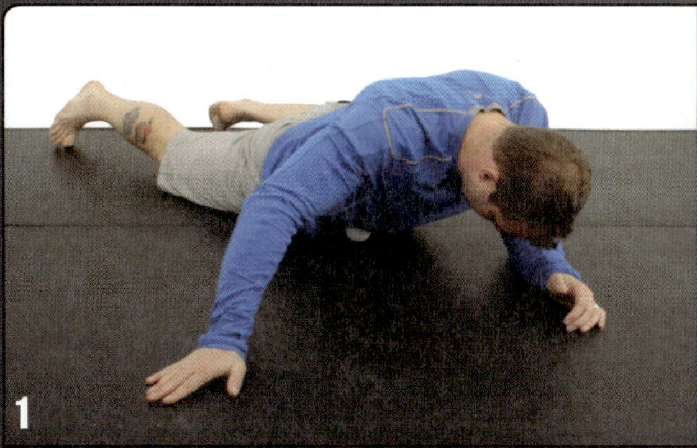

라크로스 볼이 배꼽 옆에 오도록 하고 엎드린다. 최고의 압력을 가하기 위해서 골반으로 바닥을 누르며, 팔을 이용해서 상체를 지탱한다.

2

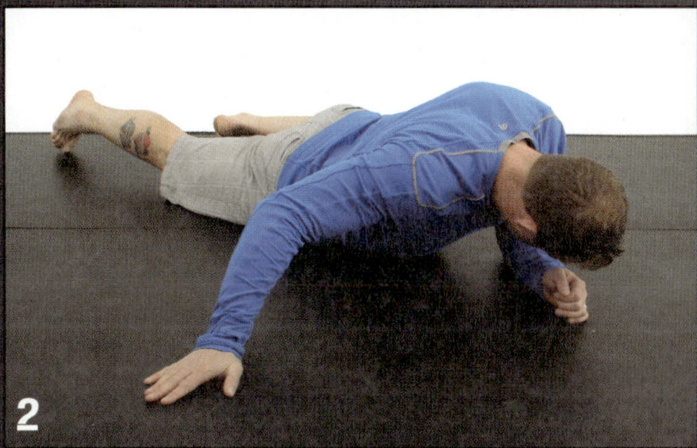

볼로 요근을 누르고 근육을 따라 앞뒤로 움직인다.

3

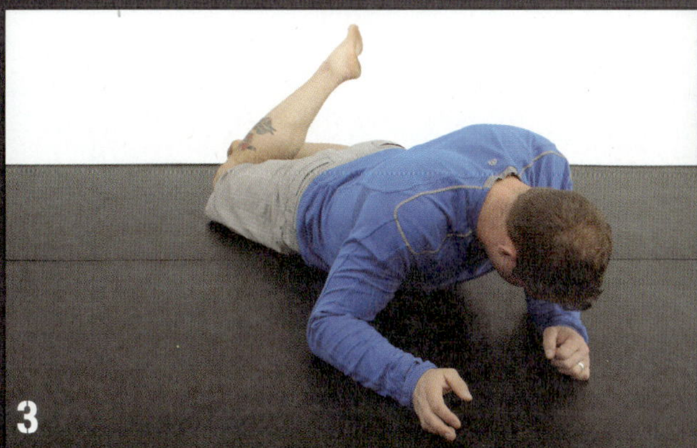

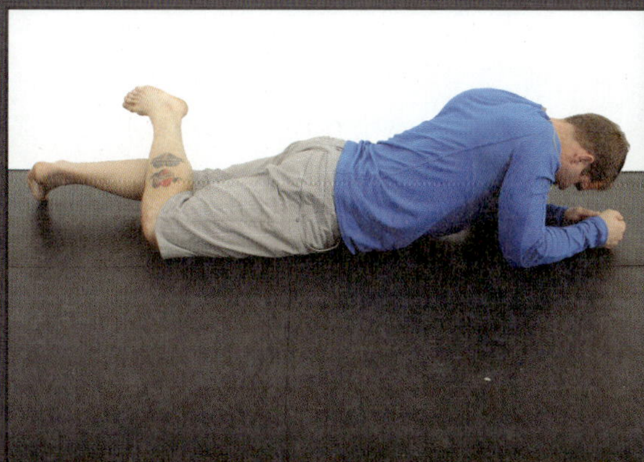

더 민감한 부위를 찾아서 요근 안쪽으로 볼을 굴린다. 뻣뻣한 부위를 찾아내면 볼을 그곳에 놓고서 엉덩이를 향해 오른쪽 뒤꿈치를 감는다. 그리고 왼쪽 측면을 향해 다리를 돌린다.

4

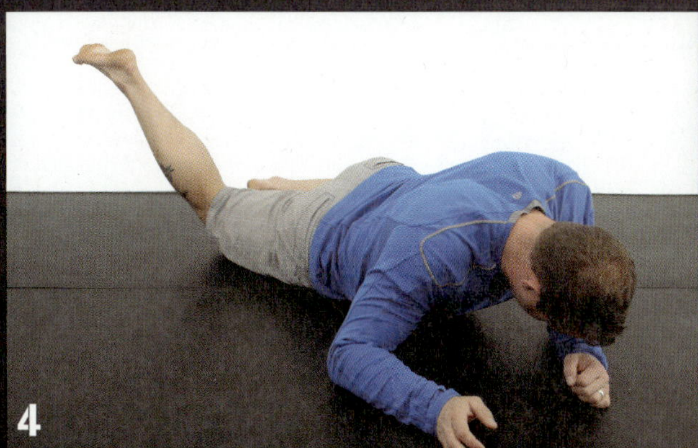

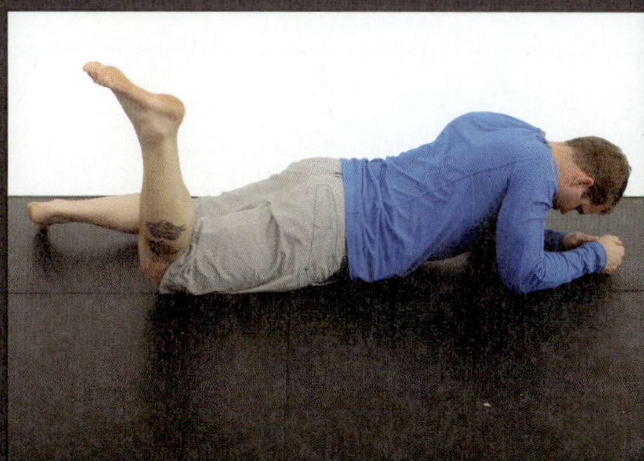

오른쪽 다리를 몸 우측으로 움직이면서 계속 볼을 누르고 스트레칭을 한다.

발, 발목 및 종아리 가동성

달리기, 자전거, 수영, 리프팅 중 무엇을 하던지 간에, 안전하고 효율적으로 움직이기 위해서는 중립 자세가 필수적이다. 그 목표를 달성하려면 복근과 둔근을 활성화시켜야 할 뿐 아니라 흉추를 관리해야 한다. 등 위쪽이 뻣뻣하다면 머리를 척추 위로 정렬하고 어깨를 강한 외부 회전 위치로 끌어당기는 것은 쉽지 않을 것이다. 결과적으로 당신의 자세는 손상되고 당신은 최적화된 자세를 취하고 최고의 효율을 발휘하지 못하게 된다.

흉추 스매시

고관절 메커니즘의 효율을 개선하고 어깨와 머리를 올바른 위치에 두기 위해서는 흉추에 신경을 써야 한다. 등 위쪽이 앞으로 굽어 있다면 위아래로 도미노 효과를 낼 것이다. 이를테면 뻣뻣한 흉추는 요추에 많은 스트레스를 줘서 요통을 야기시키고 제대로 된 고관절 기능을 감소시킨다. 위쪽을 보면, 등 위쪽이 뻣뻣한 경우 머리와 어깨의 동작 결함이 많이 발생할 수 있다. 예를 들어 심각한 목 통증으로 이어질 수도 있다. 또한 팔을 머리 위로 올리는 능력도 제한되며, 수영이나 프레스를 하는 능력에도 영향을 미친다.

다행스럽게도 그 조직들을 가동시키고 등의 정상적인 동작 범위를 복원시키는 쉬운 방법이 있다. 아래 그림처럼 라크로스 볼 두 개를 테이프로 붙이면 힘들이지 않고 저렴한 가동성 운동 도구를 사용해서 흉추의 정상적인 동작 범위를 회복시킬 수 있다. 하나의 라크로스 볼을 사용하는 경우에는 갈비뼈, 견갑골 및 등의 다른 부위에 효과적일 수 있지만 척추 가동성의 경우는 다르다. 흉추의 유연성을 회복하려면 라크로스 볼 2개를 사용해서 후관절(facet joint)을 막아야 한다. 후관절은 체중을 감당하고 안정시키는 조직으로, 인접한 추골(vertebrae) 뒤쪽 사이에 위치해 있다. 아래 시퀀스에서 나는 가동성 운동을 시작하고 끝날 때 볼의 올바른 위치를 보여주고자 한다. 여기서 중요한 것은, 목적 없이 볼을 위아래로 서두르며 굴리지 말아야 한다는 것이다. 대신에 당신은 두 개의 볼을 사용해 추골의 운동 분절(motion segment)을 막고 그 분절을 확장시켜야 한다. 그리고 조직이 다르게 느껴질 때까지 1~2분 정도 그 자세를 유지해야 한다. 그리고 나서 다음 분절로 넘어가는 것이다. 모든 가동성 운동과 마찬가지로, 불편한 부위에서 시간을 보내고 멀쩡한 부위는 그냥 넘어가면 된다.

피넛 LAX 볼

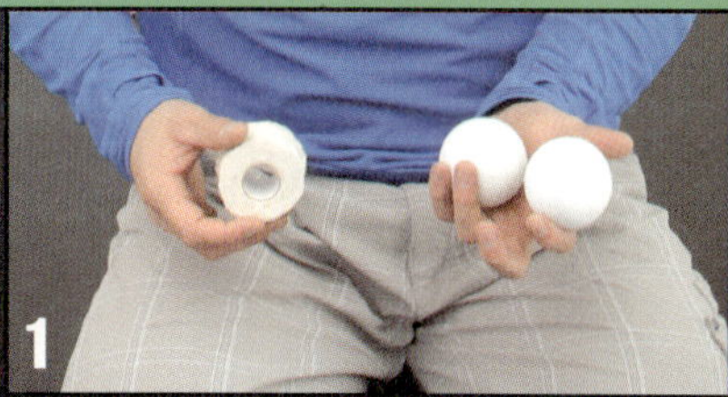

1 라크로스 볼 두 개와 테이프를 준비한다.

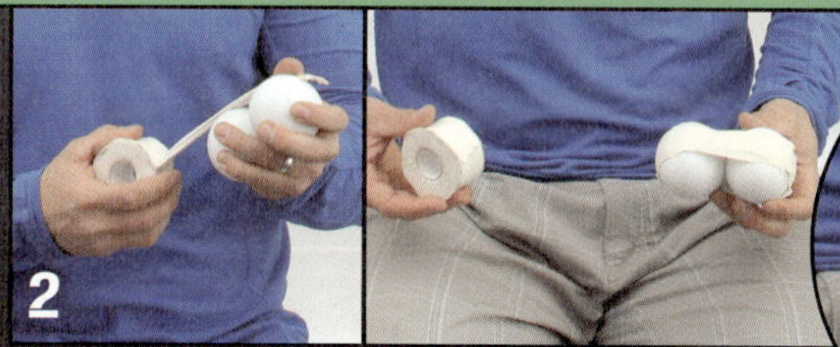

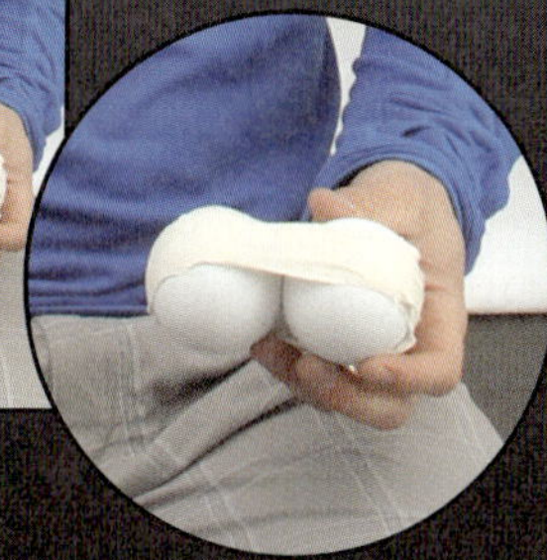

2 두 개의 볼 바깥쪽에 테이프를 몇 번 감아서 붙인다.

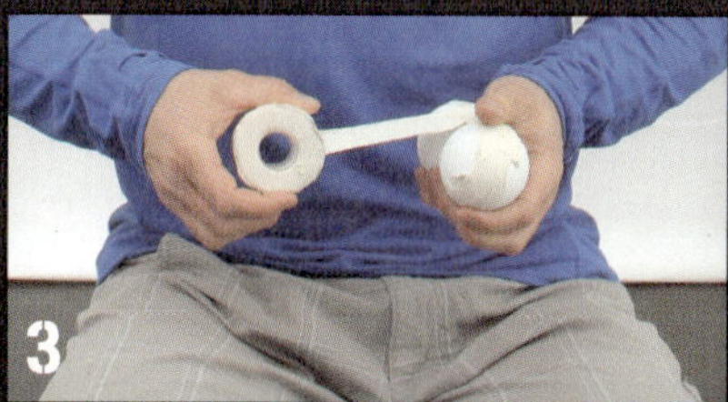

3 볼 중앙에도 테이프를 몇 겹으로 감는다.

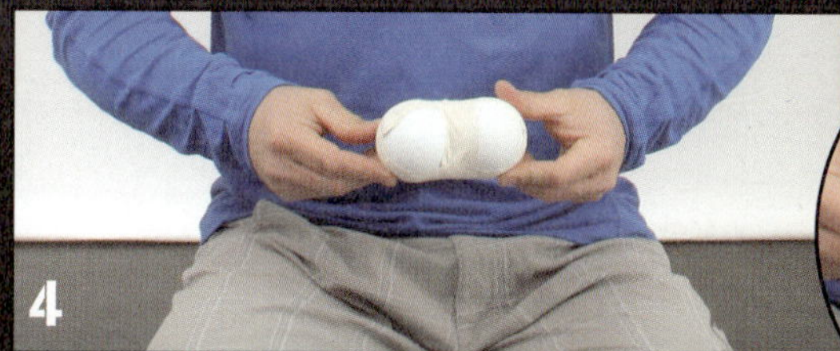

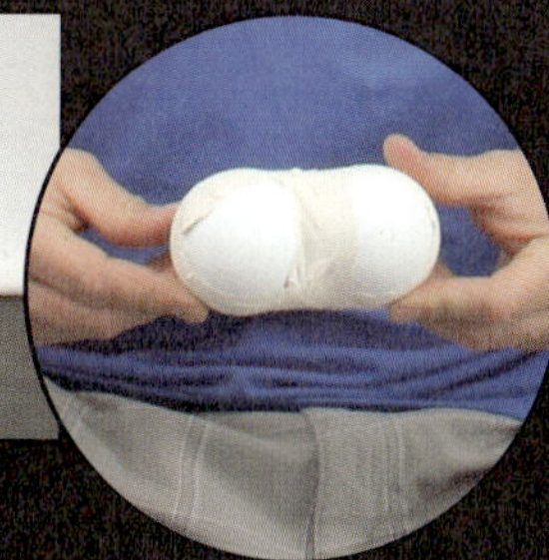

4 작업을 성공적으로 마쳤다.

목표 부위

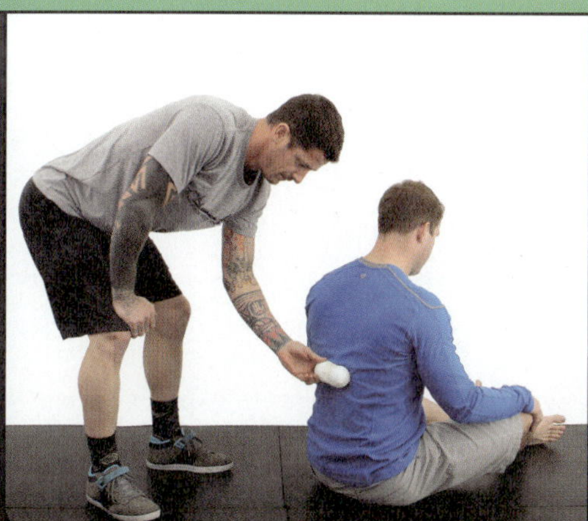

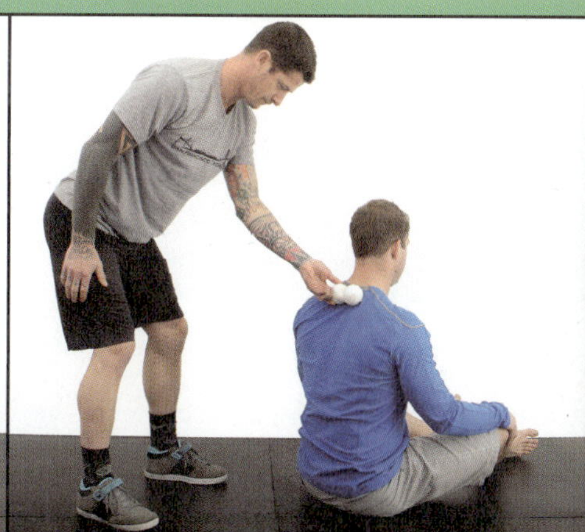

목표는 흉곽의 기저부에서 시작하여 목 밑으로 뻗은 흉추를 횡단하는 것이다.

옵션 1: 바디 허그(Body Hug)

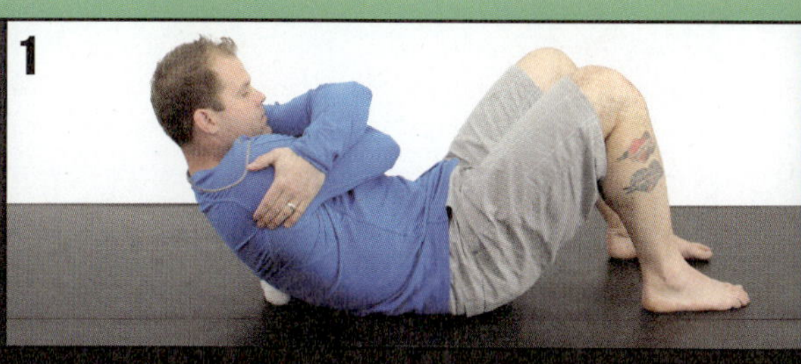

1 흉곽 밑부분에서 시작하면서, 흉추-척추 가동성 도구를 이용해 추골의 동작 구획을 차단하고 양손으로 몸을 감싼다.

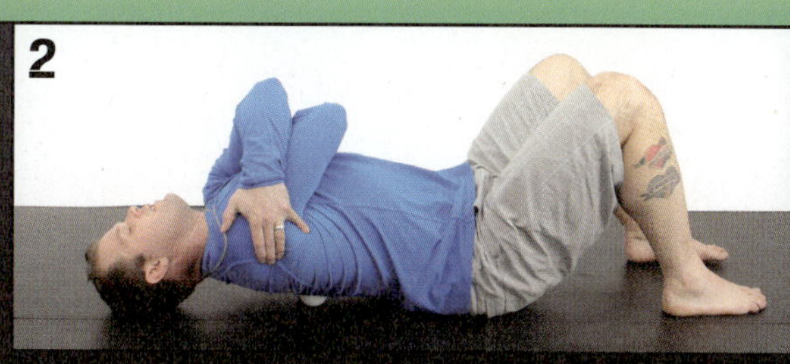

2 엉덩이를 바닥에 붙인 채로 뒤를 향해 몸을 편다. 이 자세를 1~2분 간 유지할 것이다.

머리 위 경추 가동성 운동

바디 허그에 추가할 수 있는 또 한 가지 운동은, 차단된 추골 부위 위로 등을 펴면서 팔을 머리 위로 들어올리는 것이다. 여기서는 두 가지가 진행된다. 등 위쪽의 가동성을 회복하려고 시도함과 동시에 팔을 좋은 위치에 두려고 한다. 내가 반복해서 언급했듯이, 당신은 항상 동작의 맥락 내에서 가동해야 한다. 팔을 단순히 가슴으로 끌어안는다고 해도 분명히 등의 가동성엔 도움이 된다. 하지만 동작의 맥락 내에서 모든 조직들을 가동하고 있지는 못할 것이다. 이를테면 등 위쪽이 뻣뻣한 상태에서 수영을 하거나 뭔가를 머리 위로 들어올린다면 과도한 확장에 이르고 자세가 망가질 가능성이 높다. 이상적인 자세를 취하기 위한 유일한 방법은 당신이 취할 수 있는 자세에서 가동을 하는 것이다. 최고의 결과를 위해서 나는 두 운동을 결합할 것을 추천한다. 첫째, 당신의 상체를 안고 차단된 부위 위에서 몸을 편다. 등이 풀리고 나면 시작 자세로 돌아와 팔을 머리 위로 천천히 올리면서 몸을 뒤로 편다. 다음 부위로 이동하기 전에 그 자세를 최대한 오래 유지해야 한다.

옵션 2: 팔 굴곡

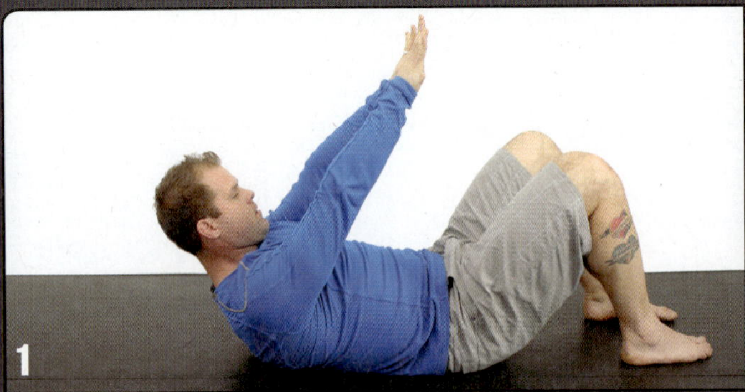

1

흉곽 밑부분에서 시작하면서 흉추 가동성 도구를 이용해 추골의 동작 구획을 차단하고 팔을 편다.

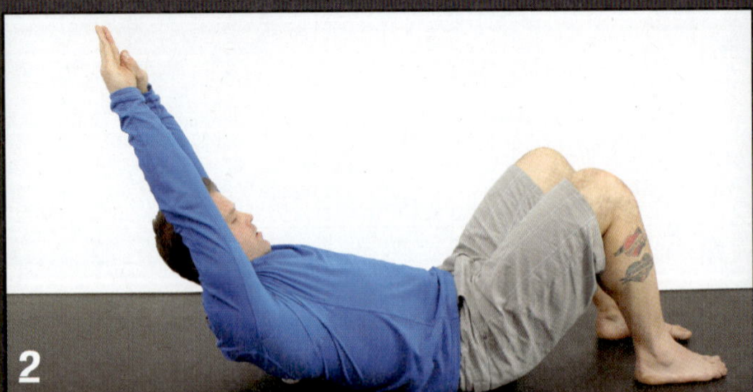

2

몸을 뒤로 펴면서 팔을 머리 위로 가져간다.

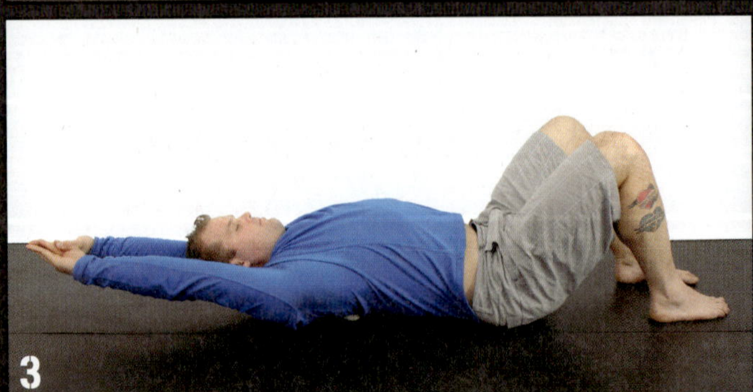

3

엉덩이를 바닥에 붙인 채 몸을 뒤로 뻗고 팔을 머리 위로 끌어올린다. 앞의 테크닉과 마찬가지로, 다음 구획으로 이동하기 전에 이 자세를 1~2분 간 유지할 것이다.

머리 위 늑골 가동성

어깨 견갑골이 뻣뻣하면 좋은 자세를 취할 수가 없다. 이 경우 머리를 위로 들어올리는 행위(수영과 스트렝스-컨디셔닝 운동에 필수적인 동작)를 하면 과긴장 부상의 위험이 생긴다. 그런 상황을 피하기 위해서는 아래 테크닉을 사용해서 당신이 사용하는 부위의 유연성을 회복해야 한다. 사진을 보면, 견갑골과 만나는 첫 번째 늑골에 볼을 위치시킨 것이 보일 것이다. 목표는 흉추와 견갑골 사이에 있는 늑골로 볼을 보내고 팔을 머리 위로 드는 것이다. 이렇게 하면 어깨를 열 수 있고 관절과 주변 조직의 유연성을 복원시킬 수 있다. 이 가동성 운동을 제대로 하면, 시험/재시험 결과가 놀랍게 나올 것이다. 정확한 비교를 위해서는 두 어깨 중 하나를 가동하고 일어서서 두 팔을 머리 위로 올린다. 아마 놀랄 것이다. 양 어깨의 동작 범위가 충격적일 정도로 다를 것이기 때문이다.

목표 부위

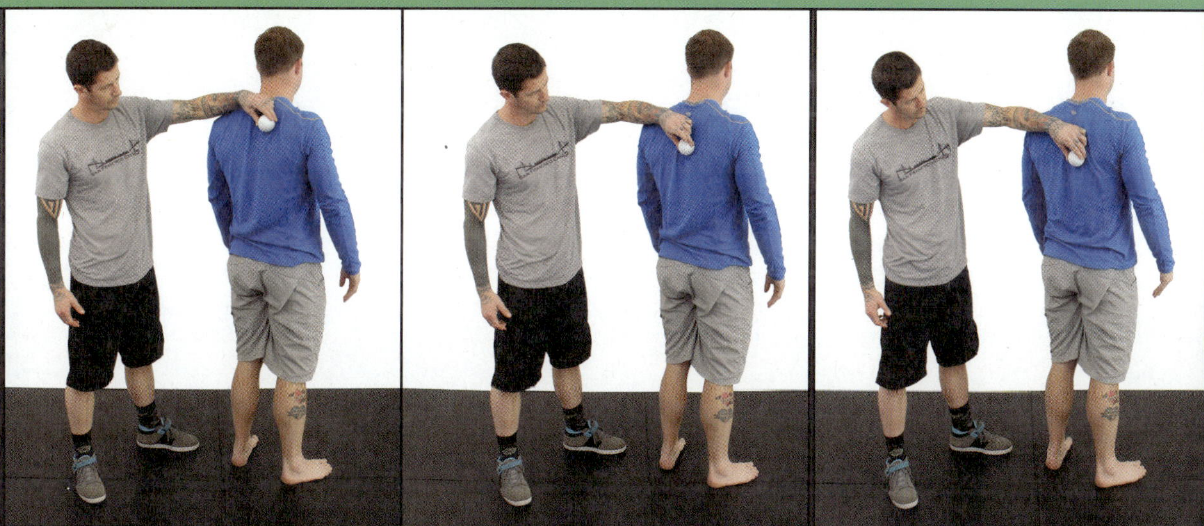

첫 번째 늑골에 위치한 볼부터 시작해서 견갑골 끝부분까지 계속 한다. 목표는 볼이 견갑골의 아랫부분에 도착할 때까지 각 늑골을 지나면서 천천히 내려오도록 하는 것이다.

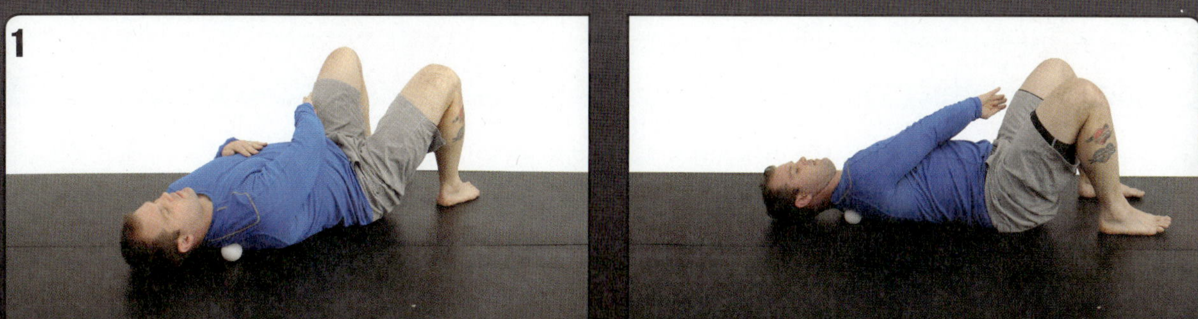

볼을 견갑골과 척추 사이에 있는 첫 번째 늑골에 둔다. 엉덩이를 바닥에 평평하게 대고 있으며 오른손은 왼쪽 엉덩이를 향해 손을 뻗고 있다.

2

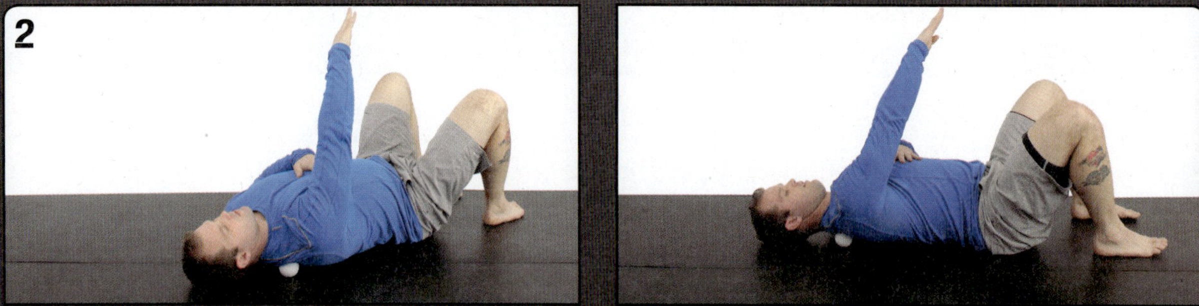

오른쪽 팔을 들어올린다.

3

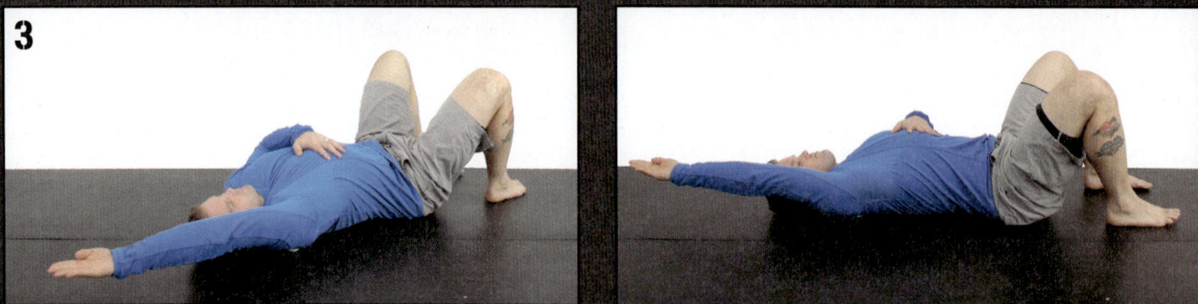

오른팔을 완전히 머리 위로 뻗는다.

4

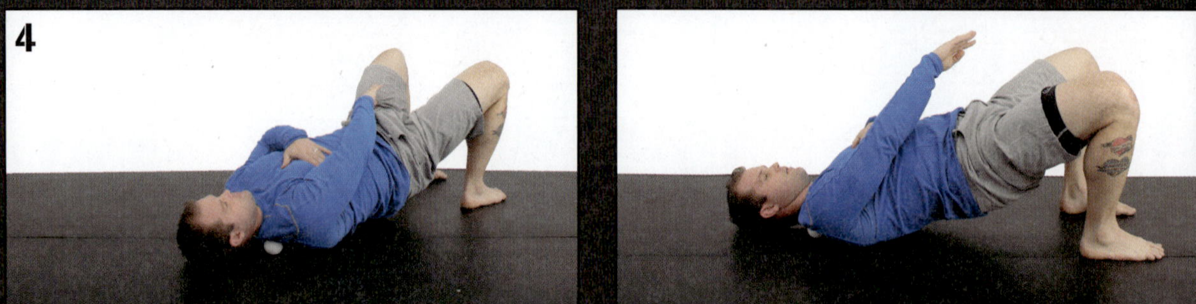

시작 자세로 돌아온다. 압력을 늘리기 위해서 둔근에 힘을 주고 바닥에서 엉덩이를 들어올린다.

5

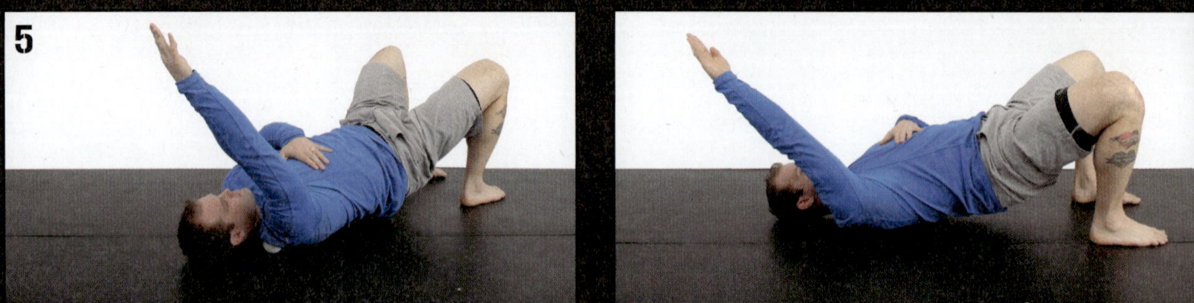

엉덩이를 든 상태에서 팔을 머리 위로 들기 시작한다.

6

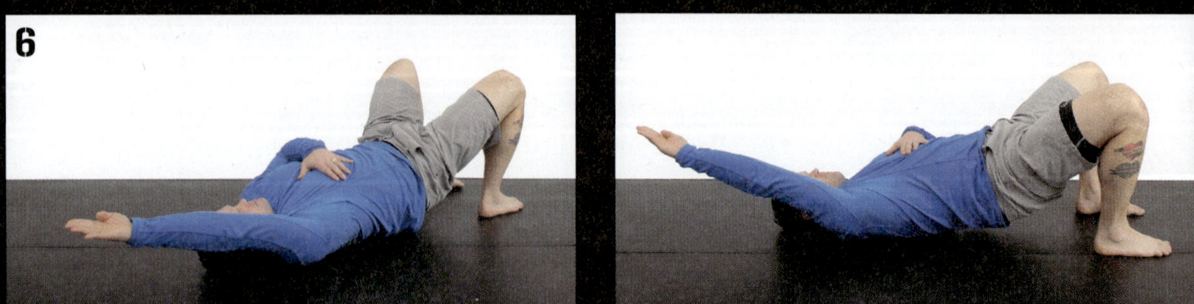

오른팔을 머리 위로 완전히 뻗는다.

머리 위 밴드 운동

이 시퀀스에서는 머리 위 밴드 운동을 보여주겠다. 이는 어깨의 외부 회전과 동작의 굴곡 범위를 회복시킬 것이다. 뭔가를 머리 위로 밀어올리는 것을 생각해보라. 수영 스트로크에서 팔이 물에 들어가는 동작이며, 이상적인 달리기 스탠스이기도 하다. 이 테크닉을 제대로 수행하려면 손목을 저항밴드에 끼우고 뒤로 물러나서 팽팽하게 만든 후에, 손바닥이 천장을 향하도록 하면서 손을 바깥쪽으로 돌려야 한다. 팔을 돌려서 이것을 할 수 없다면, 반대쪽 손을 이용해서 다른 팔을 수동으로 돌려도 된다. 관건은 당신의 겨드랑이가 앞쪽을 향하게 해서 래트와 어깨가 한쪽으로 치우치게 하는 것이다. 이 자세를 취하고 나서는 옆에서 옆으로 움직이고 몸의 높이를 낮추고 다리를 뒤로 차면서 민감한 부위를 찾아낼 수 있다. 조직을 늘리는 모든 가동성 운동과 마찬가지로, 당신은 뻣뻣한 부위를 자극하는 자세에서 몸을 수축시키고 긴장을 풀고 그 자세를 유지해야 한다.

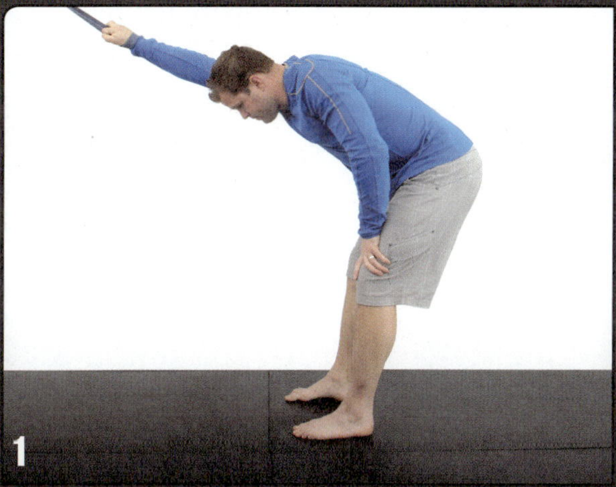

1

오른쪽 손목을 저항밴드에 걸고 엉덩이를 뒤로 내리면서 팽팽하게 든다.

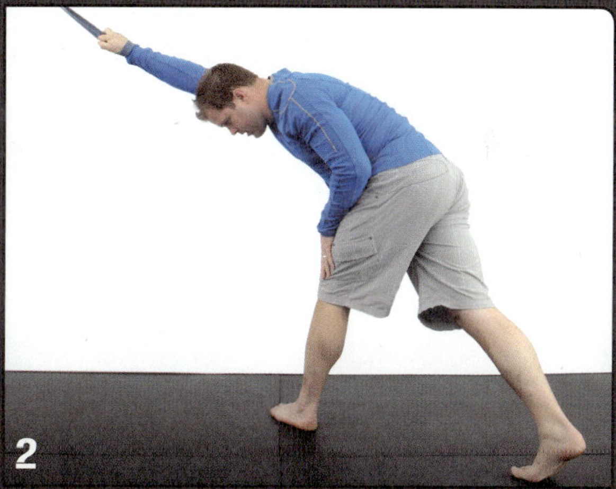

2

등을 평평하게 유지하면서 오른발이 왼쪽 뒤를 향하게 한다.

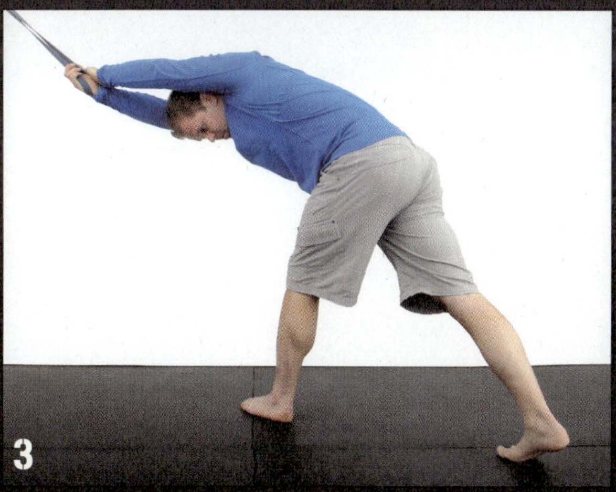

3

이상적인 자세를 취하기 위해 오른쪽 손바닥이 천장을 향하도록 하면서 오른팔을 바깥쪽으로 돌린다. 이걸 위해서 왼손으로 오른손 윗부분을 잡고 손을 바깥쪽으로 돌게 한다.

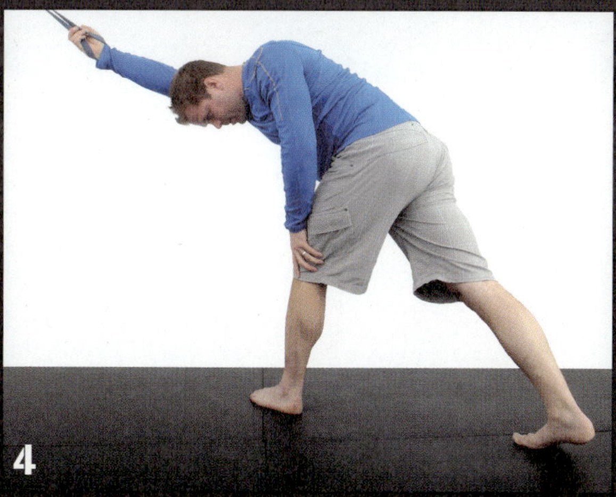

4

오른쪽 손바닥이 천장을 향하고 오른쪽 겨드랑이가 앞을 향하면, 무릎을 굽히고 몸을 좌우로 훑고 스탠스를 변경하는 등의 행동을 통해서 뻣뻣한 부위를 찾을 수 있다.

밴디드 불리(Banded bully)

다음 시퀀스에서는 어깨를 열고 내부 회전을 복원하는 데 아주 효과적인 테크닉을 소개하겠다. 관건은 밴드를 이용해서 어깨를 좋은 자세로 만드는 것이다. 많은 이들이 이 테크닉을 수행할 때 어깨를 앞쪽으로 굴리거나 내부 회전을 강제하는 비슷한 스트레칭을 하는 실수를 한다. 저항밴드를 어깨 앞쪽에 끼우고 앞으로 걸어가면서 팽팽한 상태를 만들면 이런 실수를 막을 수 있다.

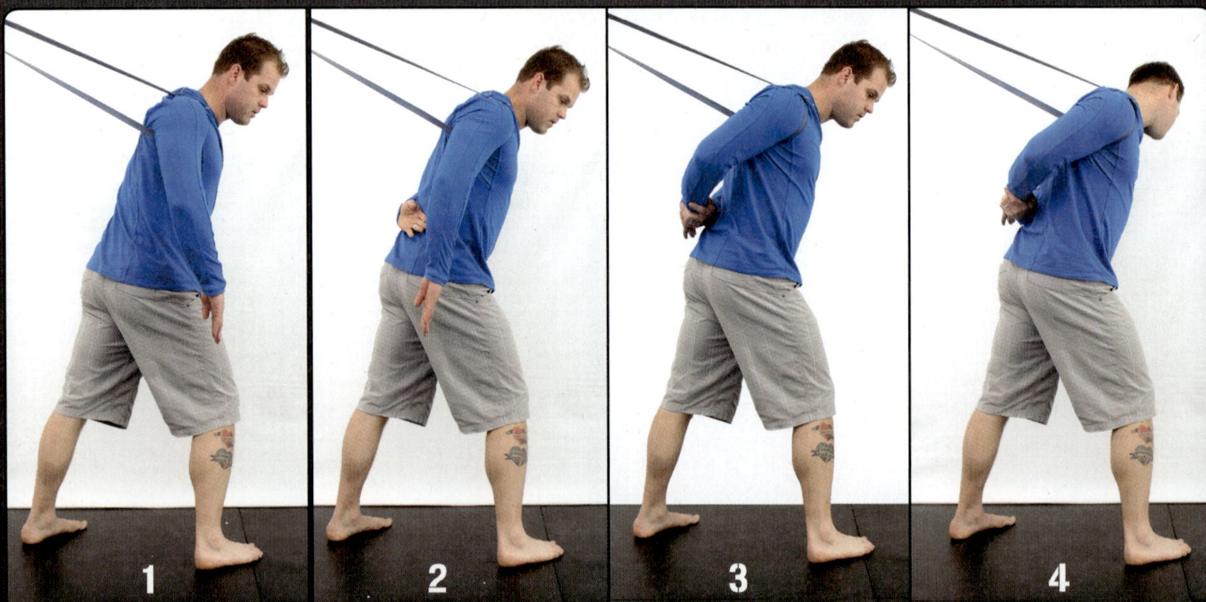

1 저항밴드로 어깨 앞쪽을 감고 오른발을 앞으로 움직이면서 팽팽한 상태를 만들었다. 이는 어깨를 좋은 자세로 만들며 스트레칭을 시작할 때 어깨를 굴리지 않도록 한다.

2 오른쪽 어깨를 좋은 자세로 잠근 상태에서, 왼팔이 등의 작은 부분을 감도록 한다. 이때 손바닥은 반대쪽을 향하고 있어야 한다. 그리고 오른팔은 몸 뒤로 당긴다.

3 왼손을 오른쪽 팔뚝에 걸고 뒤로 오른팔을 당긴다. 왼손을 사용하여 오른팔을 왼쪽 위로 끌어당긴다.

4 왼손을 이용해 오른팔을 몸 뒤로 당기면서, 머리를 왼쪽으로 기울여 스트레칭의 강도를 높인다.

친구와 함께하는 내부 회전 바이어스

가동성 부족으로 이상적인 자세를 취할 수 없을 때 범할 수 있는 가장 큰 실수는 잘못된 메커니즘을 이용해서 해당 동작을 '대충' 하는 것이다. 이 문제가 어깨에만 국한된 것은 아니지만, 부족한 동작 범위를 상쇄시키는 것은 어깨의 내부 회전력이 좋지 못한 선수들에게 있어서 꽤 일반적인 현상이다. 예를 들어 만약 당신의 어깨가 앞쪽으로 구른다면(달릴 때 팔을 뒤로 흔들거나 푸시업에서 어깨가 내려가거나 수영 스트로크에서 회복 단계로 전환할 때), 문제가 발생하고 해결하기 힘든 부상이 되기 전에 관절의 정상적인 동작 범위를 회복해야 한다.

다음에 설명한 가동성 테크닉을 수행하기 위해서는 좋은 친구가 필요하다. 그의 역할은 당신의 어깨를 바닥에 고정시켜서 당신이 최적화된 자세에서 가동성 운동을 할 수 있도록 하는 것이다. 만약 당신에게 좋은 친구가 없어서 이 테크닉을 혼자서 해야 한다면, 스트레칭을 시작하는 즉시 어깨가 앞으로 굴러서 효과가 감소하게 된다. 그런 상황에서는 앞에서 설명한 가동성 운동을 하는 것이 차선책이다. 친구가 필요하긴 하지만, 이 테크닉은 어깨의 내부 회전력을 회복시키는 쉬운 방법이다.

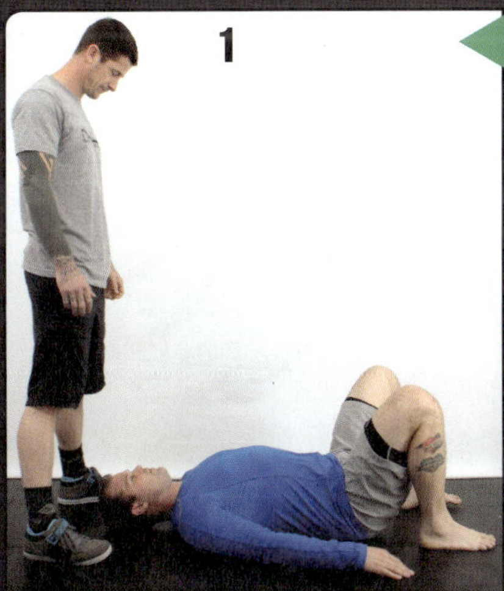

1. 브라이언이 위에 서 있다. 나는 그의 바지 속을 들여다보지 않으려고 노력 중이다.

2. 엉덩이를 바닥에서 들어올리고 등 아래에서 양손(손바닥이 아래로 향함) 모두를 다룬다.

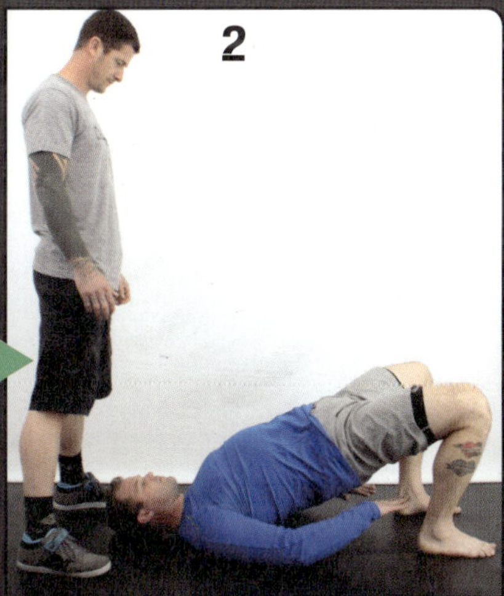

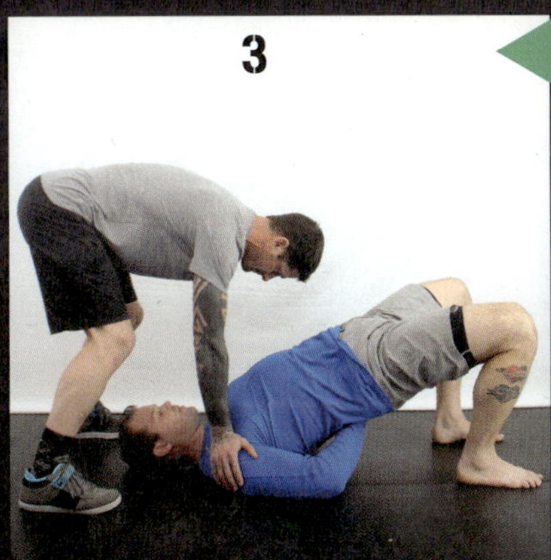

3. 브라이언이 어깨 앞부분을 눌러서 어깨가 바닥에 고정되도록 한다.

4. 어깨를 이상적인 위치로 잠근 상태에서 엉덩이를 바닥으로 낮춘다. 엉덩이를 낮출 때 엄청난 가동성의 기세를 느껴야 한다. 이 테크닉의 관건은 어깨가 바닥에서 올라오려는 느낌이 들 때 엉덩이를 내리는 동작을 멈추는 것이다.

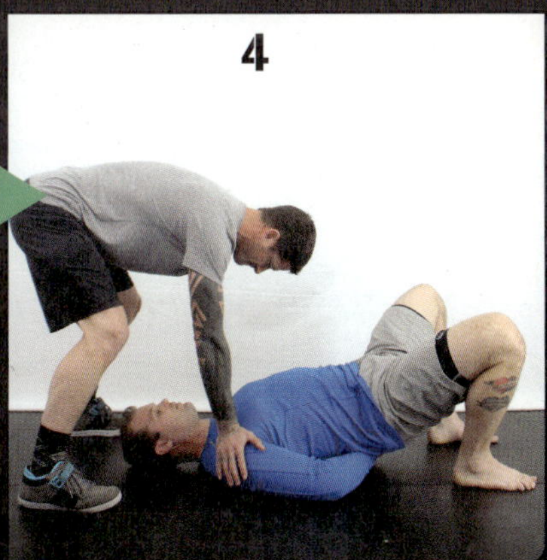

연료 공급 프로토콜

건조한 바람이 바다보다 낮은 사막을 가로지르며 울부짖는다. 지옥보다 더워 보인다. 배드워터(Badwater)에서 경쟁하는 울트라마라톤 선수의 경우에는 이것이 워낙 극단적인 경기이기 때문에 시합이라기보다는 시련에 가까울 수 있다. 승리보다는 완주를 하고 생존하는 것이 관건이다.

이 대회는 화씨 120도에 달하는 7월 중순의 폭염 속에서 열린다. 이는 사막에서도 그들이 녹아버리지 않는다는 의미다. 엄청난 양의 땀을 흘리지만, 그들의 땀은 뜨겁고 메마른 공기 속으로 순식간에 증발한다. 땀으로 수분을 잃으면서 그들의 피부도 말라가고, 수분을 유지하고 태양과 싸우면서 그들의 혀는 부풀어 오르며 메스꺼움과 어지러움이 찾아온다.

이것이 악명 높은 배드워터 울트라마라톤이다. 선수들은 캘리포니아 데스밸리국립공원을 가로지르면서 135마일을 달려야 한다. 선수들은 전설적인 스포츠 성과를 거두기 위한 수단으로 훈련, 심장, 기술 및 체격을 반복적으로 언급하지만, 똑똑한 코치는 어떤 신체적 선물도 데스밸리에서는 의미가 없다는 것을 알고 있다. 가장 중요하면서도 좀처럼 강조되지 않지만 당신의 목숨을 구할 수 있는 것은 바로 수분과 영양 섭취다.

음식물, 수분, 전해질 관리 및 영양 섭취는 데스밸리에서만 중요한 게 아니다. 한겨울에 높은 고도에서 달릴 때, 모하비(Mojave) 사막의 해발에서 달릴 때, 또는 해변에서 훈련을 하는 경우에도 모두 해당된다. 격렬한 훈련을 하면 영양결핍이 생긴다. 당신이 지구상에서 가장 기술적으로 탁월한 선수라고 하더라도, 영리한 레이스 계획을 세우고 지능적인 영양 섭취 프로토콜을 따르지 않는다면(훈련과 시합 모두에 해당) 당신의 잠재력을 끌어내는 것은 불가능하다.

이렇게 설명하겠다. 당신이 나쁜 자세로 달릴 경우 발생 가능한 최악의 상황은 빨리 지치고, 부상을 당하게 된다는 것이다. 하지만 음식을 제대로 섭취하지 않고 물을 충분히 마시지 않거나 전해질의 균형을 관리하지 못한다면, 말 그대로 죽을 수도 있다. 열 관련 질병은 고등학교 선수들 중에서 세 번째로 빈번한 죽음 원인이다. 배드워터 울트라마라톤을 달린다면, 단 한 시간 안에 열사병으로 죽을 수도 있다.

이 책에서 우리는 달리기, 수영 및 사이클 메커니즘의 포즈 메소드를 위한 청사진인 크로스핏과 스타렛의 동작 및 가동성 메소드를 설명했다. 이들 모두 당신을 더 효율적이고 부상을 덜 당하는 지구력 종목 선수로 만들기 위한 프로그램이다. 지금까지 우리는 몸을 밖에서 안으로 살펴봤다. 동작과 훈련 프로그램을 통해서 퍼포먼스를 개선시켰다는 의미다. 이 논의를 끝내기 위해 우리는 퍼포먼스라는 동전의 다른 면을 다뤄야 한다. 즉, 영양, 수분 및 전해질 균형에 대해 언급해야 한다.

당신의 몸에 들어가는 것이 당신이 보고, 느끼고, 수행하는 방식에 직접적인 영향을 미친다는 것은 놀랄 일이 아니다. 따라서 당신의 탱크에 가장 효율적인 연료를 넣어 세 가지의 피트니스 파라미터를 최적화시켜야 한다. 설명하자면 이렇다. 당신의 몸은 연료를 사용 가능한 에너지로 바꾸는 기계와 동일하게 작동한다. 연료가 떨어지면 기계는 작동을 멈춘다. 그리고 처리되지 않는 뭔가를 기계에 집어넣으면 기계가 최적화된 수준에서 작동할 능력이 손상되거나 고장이 날 수도 있다. 최적화된 기능을 위해서는 특정 수준의 좋은 연료가 필요하다는 점에서, 인간이라는 기계도 (기계보다 훨씬 더 복잡하기는 하지만) 상당히 동일한 방식으로 작동한다.

요약하자면 이렇다. 제대로 먹지 않고 수분을 섭취하지 않고 전해질 균형을 유지하지 않는다면, 당신이 아무리 기술적으로 숙련됐다고 하더라도 퍼포먼스는 좋지 못할 것이다.

영양 섭취에 대한 세부적인 내용을 탐구하기 전에, 내가 음식물과 수분에 대해 철저한 과학적 분석을 하려는 것이 아니라는 사실을 강조하고 싶다. 오히려 모든 크로스핏 엔듀런스 선수들을 위한 일반적 원칙을 설명하는 것이 내 목표다. 퍼포먼스는 중요한 요소다. 그러나 각 개인의 훈련 프로그램이 개별화되어 있는 것처럼 수분 및 영양 섭취 요구는 사람마다 다르다. 올바른 균형을 찾으려면 수많은 개인적인 실험과 인내가 필요하다. 우선은 이 가이드라인을 이용해서 시작할 것을 권장한다. 그리고 이 챕터를 읽은 후에 더 상세한 고급 설명이 필요하다면, 책 뒤쪽에 있는 참고문헌을 확인하라.

이 챕터를 더 쉽게 살펴보기 위해서, 다음과 같이 세 부분으로 나눴다.

1) 수분

2) 전해질 균형

3) 영양

수분

체중(파운드)의 절반을 산출해서 그만큼의 물을 온스로 마시는 것이 오랜 세월 동안 운동선수들에게 내려진 일반적인 처방이었다. 만약 당신의 몸무게가 150파운드라면 매일 75온스를 마셔야 한다. 수분 섭취와 관련해서 틀린 얘기는 아니지만, 총체적으로 포괄적이지는 않다. 선수의 에너지 요구량(소모한 칼로리)과 환경(온도)이 배제되어 있을 뿐 아니라 가장 중요한 선수 개인을 고려하지 않았기 때문이다. 예를 들어 당신이 동일한 몸무게를 가진 사람보다 두 배의 땀을 흘린다면 어떻게 될까? 당신이 아예 땀을 흘리지 않는다면? 그렇다면 체중의 절반을 계산해서 그걸 온스로 마시는 것을(하루 7~8컵 또는 매 트레이닝 시간마다 18온스씩) 모두에게 적용하기는 어렵다.

수분 섭취는 트레이닝의 많은 다른 측면과 마찬가지로 일부는 과학이며 일부는 자기실험(self-experimentation)이다. 당신의 개인적인 수분 섭취 프로토콜을 미세하게 조정하고 그것을 시합 전, 시합 도중 및 시합 후에 어떻게 적용시킬 것인지를 이해하려면 먼저 완전한 수분 섭취가 무엇인지를 알아야 한다.

물을 충분히 마시고 있는지 여부를 확실하게 확인하려면, 소변의 색깔을 확인해보라. 소변이 투명한 색깔이고 화장실에 가는 빈도가 정기적이라면(하루 3~5회), 당신은 완전한 수분 섭취 상태일 가능성이 높다. 반면 소변이 진한 황색이고 냄새가 나거나 화장실에 가는 빈도가 불규칙적이라면 당신은 완전한 수분 섭취 상태가 아닐 가능성이 높다. 비타민 보조식품으로 인해 소변의 색깔이 진해질 수 있으므로, 이런 경우에는 수분 섭취 상태를 확인하기 위해 빈번한 모니터링이 필요하다.

탈수 상태를 확인하는 것은 시간이 걸리기 때문에 좀 더 헷갈린다. 갈증은 당신이 수분을 섭취해야 한다는 첫 신호다. 하지만 훈련이나 시합 중에는 그 감각이 너무 늦게 찾아온다. 다시 말해 목마른 느낌이 들면 당신은 이미 탈수 상태라고 봐야 하는 것이다. 당신의 몸이 물을 처리하고 세포를 수화하려면 시간이 필요하다. 따라서 탈수 상태로 트레이닝 세션이나 시합을 시작한다면 당신의 퍼포먼스도 영향을 받을 가능성이 높다.

명심하라. 당신은 호흡, 소변 및 땀을 통해서 계속 수분을 잃는다. 그러므로 하루 종일 물을 꾸준히 마시는 것이 대단히 중요하다. 실제로 잠자리에 드는 시간부터 일어날 때까지 한 모금의 물을 잃는 것은 낯설지 않다. 퍼포먼스와 관련하여 탈수의 중요성을 이해하는 데 도움이 되기 위해서는 먼저 인체의 약 70%가 물이라는 사실을 이해해야 한다. 또한 근육 세포는 지방 세포보다 7배나 많은 물을 보유한다. 즉, 운동을 하지 않는 과체중 상태의 사람보다 탄탄한 근육질 몸매의 운동선수가 물을 더 많이 보관하고 있다는 의미다. 따라서 당신이 체지방이 적고 늘씬한 운동선수라면, 이 상황에서 탈수가 되었을 때 몸이 근육을 소모하기 시작할 것이다. 왜냐하면 당신의 근육에는 소모할 지방이 충분하지 않기 때문이다. 결국 탈수로 인해 근육의 힘과 지구력이 바닥나게 된다.

3%의 수분만 잃더라도 탈수는 큰 문제가 될 수 있다. 연구에 따르면 그 상황에서 퍼포먼스의 잠재력은 10% 감소하는 것으로 나타났다. 당신이 몸무게 150파운드의 운동선수이면서 시합 전에 4.5파운드의 물을 잃는다면, 당신의 잠재력에서 90%만 발휘할 수 있다. 볼주립대학(Ball State University)에서 실시한 연구에 따르면, 2~3% 정도의 수분을

잃은 육상 선수들의 경우 10km 이상에서 7%의 스피드 저하가 나타났다. 이걸 염두에 둔다면, 트레이닝 세션 또는 시합 직전에 수분을 섭취하는 것이 얼마나 중요한지 이해가 될 것이다. 하지만 시합 중의 수분 섭취는 어떨까? 스피드, 시간 및 거리는 트레이닝 또는 시합 중의 수분 섭취에 영향을 준다.

예를 들어보자. 당신이 10km 달리기를 하거나 60분 간 트레이닝 세션을 가진다고 하자. 그 60분 간 최고의 능력을 발휘한다면, 손실되는 땀을 보충할 만큼 충분한 양의 물을 마시는 건 어렵다. 그뿐이 아니라 그 상황에서 물을 마시면 속도가 느려지고 퍼포먼스에 부정적인 영향을 미칠 수 있다. 달리는 동안 물을 마시려는 시도를 한다고 생각해보라. 수분을 충분히 섭취한 상태로 시합이나 트레이닝 세션에 들어갔을 때 60분 이내에 끝나는 경우는 퍼포먼스에 큰 영향이 없을 것이다. 하지만 그런 상황에서는 수분을 얼마나 잃었는지를 알아야 한다. 그래야 시합 또는 워크아웃 직후에 수분을 보충하고 회복할 수 있다. 당신이 얼마나 많은 수분을 필요로 하는지를 확인하는 최고의 방법은 땀 분비량(sweat-rate) 테스트를 하는 것이다.

땀 분비량 테스트

1) **수분을 완전히 섭취한 상태여야 한다.**

2) **트레이닝이나 시합 직전에 몸무게를 잰다.**
   주의: 정확도를 위해서는 옷을 입지 않고 몸무게를 재는 것이 좋다.

3) **타임트라이얼 방식으로 트레이닝을 한다.**

4) **트레이닝 직후에 몸무게를 잰다. 여기서도 정확도를 위해 옷을 입지 않고 몸무게를 재는 것이 좋다.**

5) **당신이 잃은 1파운드마다 적어도 16온스의 물을 보충해야 한다. 만약 당신의 몸무게가 타임트라이얼 이전에 150파운드였고 이후에 145파운드로 줄어들었다면, 80온스의 물을 마셔야 하는 셈이다. 거기에다가 트레이닝을 하는 동안 마신 물의 양을 추가하라.**

주의: 잠자리에 들기 전과 일어나기 전에 체중을 재서 밤에 자는 동안 호흡과 땀으로 얼마나 많은 수분을 잃었는지를 확인해야 한다.

60분 이상의 트레이닝 또는 시합의 경우 수분 섭취 프로토콜은 더 어려우며, 개인에 따라 다르다. 하지만 일반적으로는 온도가 22~24℃일 경우 시간당 16~20온스의 물이 적당하다. 다시 강조하지만, 이는 개인에 따라 다르며 시합 전에 온도가 통제된 환경에서 테스트를 해야 한다. (더 높은 온도에서 달리는 경우에는 홈페이지 www.gssiweb.com/FluidLoss.aspx에 있는 계산기를 참조하라.)

요약하자면, 수분 섭취에 있어서 최고의 방법은 당신이 하루 종일 물을 충분히 마시고 있는지를 확인하고, 땀 분비량 테스트를 통해서 당신의 수분 레벨을 실험하고 테스트하는 것이다. 또한 소변의 색깔과 빈도에 신경을 써야 하고, 시합과 유사한 환경에서 트레이닝을 해야 한다.

수분 섭취 관련 요약

★ **하루 종일 물을 충분히 마시도록 하라. 어디에 가던지 물병을 들고 다니고 물을 자주 마셔라. 수분 섭취 상태를 유지하는 것은 퍼포먼스를 위해서도 중요할 뿐 아니라 비틀거림과 두통 및 사고를 방지해서 에너지와 생산성의 손상을 막을 수 있다.**

★ 목이 마를 때까지 기다려서는 안 된다. 목이 마르다면 당신은 이미 탈수 상태일 것이니 당장 물병을 들고 마셔라!

★ 트레이닝이나 시합 두 시간쯤 전에 충분한 양의 음료수를 마셔서 적절한 수분 섭취 상태를 만들어야 한다. 이때 음식이나 보충제의 형태로 전해질을 추가 섭취하는 것도 좋다.

★ 당신이 얼마나 많은 수분을 필요로 하는지를 확인하기 위해서 트레이닝 이전과 이후에 땀 분비량(sweat-rate) 테스트를 하라. 잠자리에 들기 전과 일어나기 전에도 체중을 확인해야 한다.

★ 트레이닝이나 경기 중의 물 섭취는 시간과 스피드에 따라 다르다. 1시간 이상의 트레이닝/시합을 하는 사람들에겐 최소 수분 섭취량이 일반적으로 시간당 16~20온스 이상이다. 극한 상황에서는 시간당 35~40온스가 될 수도 있다.

★ 한 번에 많은 양의 물을 마시기보다는 하루 종일 물을 꾸준히 마시는 것이 중요하다. 장거리 경주에서는 이것이 특히 중요하다. 시간당 20온스의 물이 목표라면, 20분마다 5온스씩 마셔야 한다.

★ 수분 섭취와 수분 손실(탈수)은 사람에 따라 다르다. 당신의 개인적인 수분 섭취 필요량을 찾아내야 한다. 앞에서 언급한 방법들을 사용해서 목록을 만들고 실험을 하라. 그리고 적절한 상태에서 테스트를 한다.

★ 아침에 일어나 16~20온스 이상의 물을 마셔서(모닝커피 이전에) 밤 사이에 잃은 물을 보충하라.

탈수 레벨

- 3% 미만: 관리 가능한 손실(퍼포먼스에 영향이 있음)
- 4~6%: 졸음, 두통, 메스꺼움, 팔 쑤심(퍼포먼스와 반응 시간에 영향이 있음)
- 10~15%: 근육 제어력 상실, 청각장애, 시각장애(중추신경 및 운동 능력에 영향이 있음)
- 15%: 죽음

카디악 드리프트 – 브라이언 오스틴 히케(Brian Austin-Hicke) 박사

카디악 드리프트(Cardiac drift)는 탈수와 함께 나타날 수 있는 생리적 현상이다. 이 상태에서는 탈수 상태가 되면서 심장박동이 빨라지는데, 이유는 혈액의 양이 감소하고 심장박동마다 펌프되는 혈액의 양이 줄어들기 때문이다. 혈액의 양은 순환 시스템에 있는 액체의 양이라고 정의된다. 혈액의 약 50%는 물로 구성되어 있다(Kraemer, Fleck, and Deschenes, 2012).

덥고 습한 환경에서는 중간 강도의 꾸준한 트레이닝을 20분만 하더라도 카디악 드리프트가 발생할 수 있다(Coyle and Gonzalez-Alonzo, 2001). 이는 꾸준한 페이스를 유지할 경우 탈수 상태가 되면서 심장박동이 빨라진다는 의미다. 연구진은 체중의 1%씩 수분이 사라질 때마다 시간당 심장박동이 7회씩 늘어난다는 것을 발견했다. 121℃에서 꾸준하고 일관적인 페이스로 1시간을 달리면 1.5~3파운드의 수분을 잃을 수 있다. 몸무게 150파운드 선수의 경우에는 체중의 1~2%에 해당하는 수분이 손실되는 것이다. 이는 결과적으로 심장박동을 분당 7~14회씩 늘린다. 이 선수가 8분에 1마일을 달리는 페이스를 1시간 동안 유지한다면, 그의 심장박동수는 시간당 150회로 시작했다가 경주를 끝마칠 때는 157~164회가 될 것이다.

요약하자면, 탈수는 이미 고생하고 있는 심혈관계에 더 부담을 주며, 퍼포먼스를 손상시키는 것이다.

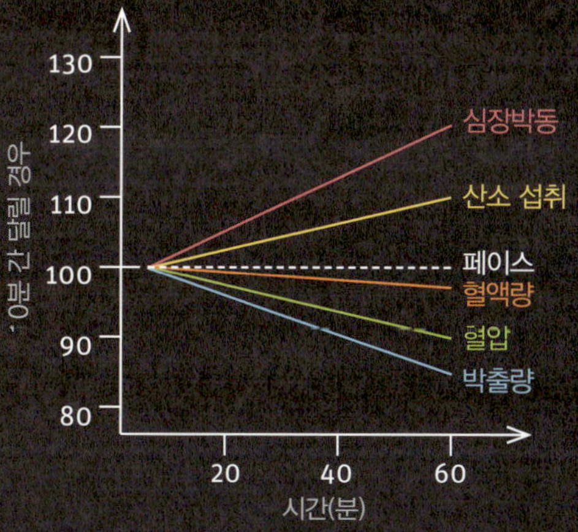

수분 섭취 상태에서 중요한 생리학적 측정에 대한 카디악 드리프트의 효과

Coyle & Gonzales-Alonso(2001)의 연구에서 발췌

탈수와 관련해 유산소 퍼포먼스를 감소시키는 데 기여하는 요인들

(Kraemer, Fleck, and Deschenes, 2012)

신진대사

- VO2의 정점 수치 감소
+혈중 젖산 농도 증가
- 젖산 역치 감소
+글리코겐 사용 증가

심혈관계

- 혈액량 감소
- 혈압 감소
+심장박동수 증가(HR)
- 박출량(SV) 감소
- 심박출량 감소(HR×SV)

체온 조절

+코어 온도 상승
- 땀 분비량 감소
- 피부혈류량 감소

참고문헌

Coyle, E.F., and Gonzalez-Alonzo, J. 2001. "Cardiovascular Drift During Prolonged Exercise: New Perspectives," *Exercise and Sports Sciences Review*, 29(2): 88-92.

Kraemer, W.J.; Fleck, S.J.; and Deschenes, M.R. 2012. *Exercise Physiology*. Philadelphia: Wolters Kluwer.

전해질

전해질(나트륨, 염화물, 칼륨, 마그네슘, 칼슘 등)은 수분을 붙잡아두는 역할을 할 뿐 아니라 신경 전달, 근육 수축, 근육 이완, 글리코겐 형성, ATP 생산, 뼈 건강 상태 유지 등의 역할을 한다. 간단히 말하자면, 전해질은 당신의 수분 섭취 전략에 있어서 풀(glue)과도 같다. 당신의 몸이 제대로 기능을 하고 당신이 마시는 액체를 흡수하려면, 당신은 식사 또는 보조식품을 통해 건강한 전해질 균형을 유지해야 한다. 하지만 과다섭취하거나 부족할 경우 위험할 수 있는 물과 마찬가지로, 훈련 강도, 땀 손실 및 물 섭취량에 근거하여 지구력 트레이닝에서 전해질을 관리하는 방법을 이해해야 한다. 전해질 수치가 너무 낮거나 높다면 당신의 퍼포먼스는 저하될 것이고, 고나트륨혈증이나 저나트륨혈증 등 더 심각한 상황을 겪을 수도 있다.

- **고나트륨혈증**은 혈중 나트륨 농도가 극단적으로 높아지는 경우에 발생한다. 나트륨의 과다섭취가 주요 원인이며, 주로 탈수와 연관되어 있다. 물이 몸에서 빠져나가면 나트륨 농도는 증가해서 탈수 상태가 된다. 고나트륨혈증은 염분이 상당히 높은 음식을 섭취하거나 전해질을 대량으로 섭취하는 경우에도 발생할 수 있다. 짠 음식을 먹고 나서 갈증이 나는 이유는 바로 여기에 있다. 당신의 몸이 본능적으로 균형을 찾으려고 하는 것이다.

- **저나트륨혈증**은 전해질의 섭취가 부족해서 혈중 나트륨 농도가 내려가는 경우이며, 주로 물을 너무 많이 마셔서 발생한다. 간단히 말하자면, 건강한 전해질 균형을 유지하지 않으면 몸은 물 흡수하기를 힘겨워할 것이다. 보통 이걸 '슬로쉬 것(slosh gut)'이라고 부르는데, 위장에 물이 가득하면서도 당신의 몸이 마시는 속도만큼 물을 흡수하지 못하는 경우를 의미한다. 나트륨이 없는 이 물은 뇌까지 가서 뇌세포에 침투하고 뇌가 팽창하도록 한다. 최악의 경우에는 죽음에 이를 수도 있다. 이런 상황은 드물고 초보 운동선수에게만 국한되지만, 조심해야 한다. 이런 일이 일어나지 않도록 하려면, 1시간 이상의 훈련이나 시합을 하는 경우에는 식사할 때 소금을 꼭 넣고 전해질/염분을 보충해야 한다.

혈액검사를 통해서 전해질 수치를 즉석에서 알아낼 수 있지만, 일상적인 관리에는 그다지 실용적이지 않다. 당신이 건강에 좋은 식사를 하고 있다면(살코기, 야채 및 과일을 섭취하고 있음을 의미함), 장시간의 훈련 동안 경련을 일으키지 않고 수분을 제대로 섭취한다면 전해질이 균형을 이룰 것이다. 반대로 만약 훈련 세션 또는 워크아웃 이후 밤에 경련을 일으키면 전해질이 부족하다는 신호일 수도 있다. 이는 컨디셔닝과 관련된 문제이기도 한데, 당신의 몸이 고강도 또는 스태미나 기반 트레이닝에 확실히 적응하지 못했다는 의미다. 그런 경우에는 훈련량을 줄이거나 전해질 섭취량을 늘려야 한다.

트레이닝 세션 또는 경주 이후 전해질을 보충하는 방법을 측정하려면, 이 챕터의 수분 섭취 세션에 나온 땀 분비량 테스트를 활용하라. 감량된 체중 전체를 확인한 후에, 손실된 무게(파운드)를 전해질 손실과 연관지을 수 있다. 다시 말하지만 이것은 일반적인 지침이며 사람에 따라 다르다.

- 나트륨 220mg
- 칼륨 63mg
- 마그네슘 8mg
- 칼슘 16mg

이러한 수준을 대체하는 가장 좋은 방법은 적정 수준의 영양소와 미네랄을 함유한 육식, 채소, 과일처럼 제대로 된 음식을 섭취하는 것이다. 그러나 훈련이 심화되거나 길어지는 경우에는 보충제를 사용해야 한다는 사실을 명심하라. 이 경우에는 설탕이나 글리세믹 지수가 높은 탄수화물이 함유된 전해질 보충제는 피해야 한다. 다양한 제품을 시도해보고 당신에게 가장 효과가 좋은 것을 고르면 된다.

전해질 관련 요약

★ 전해질 균형은 퍼포먼스와 올바른 몸의 기능을 위해 필수적이다. 전해질은 당신의 몸에 수분을 잡아두는 역할을 하며, 근육도 마찬가지다.

★ 전해질 관리는 개인에 따라 크게 다를 수 있다. 하지만 일반적인 지침을 말하면 트레이닝 또는 경주 시작 후 한 시간 동안에는 물만 마셔도 괜찮다. 그 이후에는 전해질을 보충해야 한다. 그래야 저나트륨혈증, 메스꺼움 및 경련을 방지할 수 있다.

★ 전해질 필요량을 확인하는 최고의 방법은 땀 분비량 테스트다.

★ 전해질은 음식, 음료수 또는 보충제를 통해 섭취할 수 있다. 식사에 소금을 포함시키도록 하고, 특히 트레이닝이나 훈련 직전에는 그걸 명심해야 한다. 보충제의 경우에는 솔트스틱(SaltStick)이 아주 효과가 좋은 것으로 나타났다. 크로스핏 엔듀런스 온라인숍(http://www.crossfitendurance.com) 또는 솔트스틱 홈페이지(http://www.saltstick.com/)에서 구입 가능하다. 그곳에 방문하면 전해질 보충제에 관한 엄청난 양의 정보를 얻을 수 있다.

일반적인 영양 섭취 프로토콜

활동 시간: 1~2시간

- 1차 연료는 글리코겐이다(개개인의 시합 강도에 따라 다름).
- 27℃도 이하의 온도에서는 시간당 16~20온스의 수분을 섭취해야 한다.

활동 시간: 2~4시간

- 글리코겐 고갈(이런 이유로 인해 이 시점에 오기 한참 전에 영양 섭취 계획을 세워야 한다)
- 연료는 글리코겐에서 포도당과 지방으로 바뀐다.
- 전해질의 역할이 더 커지며, 음식에 소금을 추가하지 않는 경우에는 보충제의 형태로 전해질을 섭취해야 한다.
- 당신에게 효과가 있는 특정 연료를 찾아내고 그걸 계속 섭취하라.
  1. 지방: 좋은 지방 vs 나쁜 지방, 중쇄 트리글리세라이드(medium-chain triglycerides)?
  2. 단백질: 당신에게 어떤 음식이 이상적인가? 닭가슴살? 유청 단백질? 카세인?
  3. 솔트스틱, 젤 등.

활동 시간: 4시간 이상

- 강도는 낮아진다.
- 지방이 주요 연료가 된다.
- 탄수화물을 계속 섭취해야 한다.
- 전해질을 시간당 500~2,000mg씩 섭취해야 한다.

활동 시간: 12~18시간 이상

- 탄수화물 연소는 낮고 강렬한 수준에서 덜 기여한다.
- 단백질이 필수적이다.
- 지방이 에너지의 대부분을 생산한다.
- 전해질 및 수분 섭취 지침은 4~12시간 동안 마커와 동일하게 유지되며 전해질 관리는 일반적으로 이 기간 동안 변하지 않는다.

음식물

내가 언급했듯이, 음식물은 당신의 운동 잠재력의 기반이 된다. 다시 말하면 당신의 모습, 느낌 및 퍼포먼스는 지능적으로 구축된 트레이닝 프로그램에 좌우될 뿐 아니라, 지능적인 식사, 음료수 및 보충제의 영향도 크게 받는다. 하지만 건강을 전반적으로 개선시키면서 퍼포먼스까지 가속시키는 프로그램을 찾는 것은 쉽지 않다. 특히 음식물 섭취는 복잡하고 논란이 많은 주제이며, 사람들마다 서로 필요한 것이 다르기 때문이다. 다행스럽게도 내 권장사항은 꽤 단순하다. 아마도 일부 사람들에겐 따라하기 어려울 수도 있지만, 간단하다.

이 음식을 먹어라.

- ☐ 풀을 먹여 키운 붉은 고기
- ☐ 자유롭게 풀어놓고 키운 닭
- ☐ 직접 잡은 물고기
- ☐ 계절/현지 및 유기농 채소
- ☐ 계절/현지 및 유기농 과일
- ☐ 계절/현지 및 유기농 씨앗과 견과류
- ☐ 계절/현지 및 유기농 뿌리식물(고구마)
- ☐ 중간사슬지방(코코넛오일, 올리브오일, 아보카도)

다음은 피해야 하는 음식이다.

- X 공장식으로 사육된 고기(곡류 섭취)
- X 가공, 정제, 유전자 변형 제품(보통 상자 또는 자루에 포장된 식품)
- X 곡류(밀, 귀리, 보리, 옥수수, 쌀, 호밀)
- X 유제품(우유, 치즈, 요거트)
- X 콩류(완두콩, 대두, 렌틸콩)
- X 식물성 오일
- X 설탕 및 설탕 대용식품

핵심은 이렇다. 가장 자연스러운 상태에 있는 제대로 된 음식을 먹고 제조, 가공 또는 정제된 음식은 피하라. '진짜 음식' 섭취를 중심으로 한 여러 다이어트가 있지만, 퍼포먼스와 건강을 최적화하고자 하는 지구력 종목 선수들에게는 팔레오(Paleo) 다이어트를 추천한다. 팔레오 다이어트는 로렌 코르다인(Loren Cordain) 박사가 창안했으며《뉴욕타임즈》의 베스트셀러 작가인 랍 울프(Robb Wol)에 의해 유명해진 바 있다. 특히 팔레오 다이어트는 자연의 법칙에 따른다는 내 전반적인 철학과도 잘 맞는다. 그것은 생체역학적으로 효율적인 위치에서 움직이며 우리 몸이 소화하도록 진화론적으로 설계된 음식을 먹는다는 것이다.

대부분의 사람들은 깨끗한 유기농 자연식품을 먹는 것이 건강 증진과 장수에 도움이 될 뿐 아니라 퍼포먼스 및 회복력 개선에도 좋다는 사실을 알고 있다. 하지만 곡류, 유제품 및 콩류까지 끊어야 하는 이유는 잘 모를 것이다.

글루텐: 밀 및 기타 곡류에 있는 단백질이다. 글루텐은 소화됐을 때 작은창자의 내벽에 피해를 입혀서 중요한 영양소를 흡수할 능력을 손상시킨다. 또한 글루텐은 산성 소화불량증, 복부 통증, 피로, 설사 등 다양한 문제를 발생시키는 것으로 확인됐다. 자기면역질환인 셀리악병 환자들은 글루텐에 상당히 민감하며, 글루텐을 섭취할 경우 심각하게 반응한다.

렉틴: 곡류와 콩류에서 가장 일반적으로 발견되는 단백질로, 글루텐과 마찬가지로 소화관의 내벽에 피해를 입히면서 다양한 문제의 원인이 된다. 렉틴은 먹히지 않고자 하는 식물의 방어 메커니즘이다. 불행하게도 인간이라고 해서 봐주지는 않는다. 렉틴은 우리 소화관의 치유를 방해하며, 중요한 영양소를 흡수하지 못하도록 한다.

유제품: 역시 많은 문제를 일으킬 수 있는데, 특히 유당소화결핍인 사람들에겐 더욱 그렇다. 유제품이 일부 유익한 점이 있기는 하지만, 글루텐과 마찬가지로 일부 사람들의 경우에는 염증성 반응을 일으킬 수 있다. 팔레오 다이어트의 달인인 랍 울프에 따르면, 유제품이 당신에게 맞는지 확인하는 최고의 방법은 유제품을 30일 간 완전히 끊고서 소화기관이 치유될 시간을 주는 것이다. 그러고 나서 다시 조금씩 섭취를 시작한 후에 몸이 어떻게 반응하는지를 보면 된다. 부정적인 반응이 있다면, 당신은 유제품을 먹으면 안 된다는 뜻이다.

콩류: 글루텐 및 유제품과 같은 작용을 하는 것으로 나타났다. 소화기관의 내벽을 훼손시켜서 염증이 생기게 한다. 유제품과 마찬가지로 팔레오 다이어트에서는 금지되는 식품이다.

그렇다면, 이런 음식을 효과적으로 소화시킬 수 없다는 점을 제외하고서 내가 이걸 끊으라고 권장하는 이유는 무엇일까? 그것은 내장의 건강과 염증 때문이다. 글루텐, 유제품 또는 콩류의 형태로 소화기관에 큰 타격을 입히는 음식을 먹으면 영양분을 흡수하고 음식을 처리하는 능력이 심각하게 손상된다. 따라서 신체가 최적의 수준에서 기능을 하는 데 필요한 모든 영양분을 얻지 못하는 것 외에도, 손상된 내장은 염증 반응을 일으키며 설사, 산성 소화불량증, 관절 통증 및 피로감 등의 문제를 일으킨다. 훈련이나 시합에는 결코 바람직하지 않은 것이다.

이 염증 반응은 사람마다 다르다. 예를 들어 셀리악병 환자가 글루텐에 노출되면 극도로 아프겠지만, 다른 사람은 아무것도 느끼지 못할 수도 있다. 만약 당신이 후자에 포함되고 현재 당신의 모습, 느낌 및 퍼포먼스에 만족한다면, 당신은 식습관에 변화를 줄 필요가 없을 수도 있다. 하지만 몸의 기능 방법을 개선시킬 수 있다고 생각한다면 제대로 된 음식만 섭취하면서 곡류, 유제품 및 콩류는 피할 것을 강하게 권장한다.

핵심은 이렇다. 우리의 몸이 최적화된 수준에서 작동하려면 단백질, 지방 및 탄수화물이 필요하다는 건 논란의 여지가 없다. 그런데 만약 일상적으로 가공식품을 섭취한다면 당신의 몸이 그런 음식에 대해 부정적인 반응을 가지고 있는지조차도 알아낼 수가 없다. 그걸 확실하게 확인하는 유일한 길은 모든 가공식품을 끊고 팔레오 다이어트를 시도해보는 것이다.

랍 울프는 30일 간 곡류, 콩류, 유제품을 전혀 먹지 말고 제대로 된 음식만 먹을 것을 권장한다. 그러고 나서 당신의 모습, 느낌 및 퍼포먼스를 평가해보자. 더 과학적인 분석을 원한다면 다이어트를 시작하기 전에 혈액 패널을 확보

염증과 퍼포먼스

인체의 염증은 면역시스템의 놀라운 측면으로, 미생물, 화학 물질, 알레르기 항원 및 신체적 충격으로부터 우리를 보호하기 위해 고안된 것이다. 염증은 발열과 같은 조건으로 인해 몸이 혈액 흐름을 증가시키고 분화한 면역 세포를 보내 손상된 조직을 제거하고 치료하려고 할 때 면역 반응의 최고점에서 발생한다.

간단히 말해서 염증은 몸이 스트레스를 다루는 방식으로, 훈련, 시합, 취침 부족, 감정적 문제 또는 영양 섭취로 인해 발생할 수 있다. 이유와 무관하게, 조직이 공격을 받으면 중추신경에는 부하가 걸리고 몸은 위험에 처한 신체 부위에 신호(예: 염증)를 보내서 반응한다. 따라서 염증은 좋을 수도 있고 나쁠 수도 있다. 상황에 따라서는 당신을 살릴 수도 죽일 수도 있다는 의미다. 후자를 피하기 위해서는 잠을 관리하고 오버트레이닝을 피하고 스트레스를 줄이고 나쁜 음식을 피함으로써 균형을 찾고 부정적인 요인들을 제한해야 한다.

하고 진단 워크아웃을 할 수 있다. 2~3개월 후에 다른 혈액 패널을 얻고 결과를 측정하기 위해 동일한 진단 운동을 하면 된다. 결과가 마음에 들지 않는다면, 어떻게 해서라도 기존의 식습관으로 돌아가라. 하지만 내 경험에 따르면, 운동선수들은 일반적으로 이 프로그램에서 좋은 결과를 얻으며 이대로 유지하는 경우가 많다. 이 글을 읽는 것으로만 끝낼 것이 아니라 직접 시도해보고서 당신에게 효과가 있는지 확인해보라.

팔레오 다이어트 요약

팔레오 다이어트의 전제는 동물을 사냥하고 식물과 계절 과일을 섭취하던 구석기 시대(Paleolithic) 사람처럼 먹는 것이다. 왜일까? 연구 결과에 따르면, 농업이 시작되기 전에(대략 8000년 전) 살던 호모 사피엔스가 농업의 출현 이후 산 사람들에 비해 훨씬 건강했기 때문이다. 음식을 경작하는 방법을 알게 된 이후로 인간은 사냥에 덜 의존하게 됐고 곡물(밀, 귀리, 보리, 옥수수, 쌀, 호밀), 유제품(우유, 치즈, 요거트) 및 콩류(완두콩, 대두, 렌틸콩)를 많이 먹기 시작했다. 이를 통해 우리는 많은 사람들에게 음식을 먹이고 한 곳에서 살 수 있었다. 이것이 바로 공동체가 형성된 방식이다. 이러한 에너지의 통합으로 인해 인류는 진화하는 데 있어서 궁극적으로 도움이 되는 것들에 집중할 수 있었다.

그렇다면 농업이 그렇게 나쁜 것이었을까? 결국 인간은 더 강해지고 커지고 빨라지고 건강해지는 대신에 육체적으로 쇠퇴했다. 농사한 음식을 먹기 시작한 이후로 우리의 건강은 더 나 빠졌다. 전문가들은 이러한 재배 식품이 편리하고 풍부하기는 하지만, 인간이 그런 음식을 먹도록 설계되지 않았다는 이론을 내세운다. 우리의 식단은 바뀌었지만, 우리의 유전자는 구석기 시대 이후로 변하지 않았다. 그리고 우리는 곡물, 유제품, 콩을 소화하도록 유전적으로 설계되지 않았다. 건강 악화의 요인으로는 스트레스, 잠, 운동 등의 일상적 요인들이 있다. 그러나 우리가 더 뚱뚱해지고 있고 질병에 더 민감해졌다는 사실을 감안하면 현대 식단이 서양 문화에 만성적이고 퇴화적인 질병이 급격히 증가한다는 현실과 관계가 있다는 것을 알 수 있다.

구석기인들이 뭘 먹었는지를 확실히 알아낼 수는 없다. 하지만 뭘 먹지 않았는지는 분명하다. 바로 곡물과 가공식품이다.

음식물 관련 요약

★ 가장 자연적인 상태의 제대로 된 음식을 먹고, 제조, 가공, 정제된 음식은 식단에서 제거하라.

★ 곡류, 콩류 및 유제품은 소화기관의 내벽을 자극해서 소화 기능과 영양소 분해 및 흡수 능력을 훼손시킨다. 결과적으로는 당신이 알고 있는 것보다 더 많은 문제를 발생시킨다. 비록 당신이 셀리악병(글루텐 알레르기)이나 유당소화 결핍을 가지고 있지 않더라도, 이런 물질이 함유된 음식을 섭취하면 가벼운 알레르기 반응을 일으킬 수 있으며 이는 염증 반응으로 이어진다. 결과적으로 퍼포먼스가 저하되고, 취침과 에너지 같은 일상생활의 요인들도 영향을 받는다.

★ 소화기관의 내벽을 치유하고 새로운 생활습관에 적응하기 위해서는 팔레오 다이어트를 30일 간 철저하게 해보라. 그 이후에 유제품처럼 수상한 식품을 다시 섭취해 염증 반응이 있는지 재확인할 수 있다. 하지만 글루텐은 영원히 섭취하지 않는 것이 좋다. 글루텐은 영양소 흡수를 방해하며 단백질이 함유된 모든 음식의 소화를 방해하기 때문이다. 이 30일 계획에 대한 추가 정보와 전략에 대해서는 랍 울프의 블로그 robbwolf.com를 방문해서 'The Paleo Solution by Robb Wolf'를 참조하라.

★ 내가 보충제보다는 실제 음식을 권장하는 편이지만, 경기중에는 단백질을 섭취하는 것이 쉽지 않다. 그런 상황에서는 유청단백질 보충제 또는 계란처럼 소화시키기 쉬운 식품을 권장한다. 그리고 반드시 시합 전에 여러 식품으로 실험을 해서, 혹시라도 예상치 못한 효과를 일으키는 식품이 있는지 확인해야 한다(우선적으로는 글루텐이 함유되지 않은 제품을 선택해야 한다).

크로스핏 엔듀런스 프로그램

이 책의 서두에서 나는 크로스핏 엔듀런스 시스템을 소개한 바 있다. 크로스핏 엔듀런스 시스템에 대한 전반적인 분석을 통해 끊임없이 변화하는 크로스핏 모델의 효능을 밝혀냈을 뿐 아니라, 모든 에너지 경로의 활용을 통해서 지구력 종목 선수의 능력을 향상시키는 방법을 설명했다. 추가로 나는 기술/테크닉, 강도 및 볼륨을 통해 진행되는 CFE의 체계에 대해 설명했다. 다시 말해 이 프로그램의 목적은 훈련의 최전선에 기술과 테크닉을 배치하고 정상적인 지구력 훈련 중 일부를 기능적 운동 및 스포츠에 특화된 고강도 훈련으로 대체하는 것이다. 이 모델은 크로스핏 훈련자의 광범위한 운동 능력과 지구력 종목 선수의 능력을 향상시키는 두 가지 기본 기능을 제공한다.

이미 크로스핏 엔듀런스 모델의 기초를 다졌으므로, 이제 프로그램의 실제 적용에 초점을 맞추고자 한다. 단일 스포츠 및 멀티 스포츠 훈련자들 모두 샘플 템플릿을 사용하면 크로스핏 프로그램의 기본 개념뿐 아니라 특정 목표를 기반으로 한 맞춤형 프로그램을 효과적으로 구축할 수 있다. 또한 당신의 프로그램이 운동선수로서 당신의 한계에 맞게 설계되었다는 점을 분명히 하기 위해서(퍼포먼스 향상을 위해서는 필수적이다), 목표 기반 프로그램 접근법을 제공하겠다. 이 접근법은 가장 많은 관심을 필요로 하는 트레이닝 영역을 우선시하기 위한 것이다.

당신이 크로스핏 엔듀런스 프로그램에 익숙하다면 이 챕터의 목표 기반 프로그램을 건너뛰어도 된다. 이 세션에서는 샘플 템플릿을 사용하여 당신만의 프로그램을 구성하거나 12주 샘플 프로그램을 개인의 적합성 수준 또는 목표에 맞게 조정하는 도구를 제공한다. 반면 당신이 크로스핏 엔듀런스를 처음 해보는 경우에는 6주 간의 입문 프로그램을 통해 교육을 시작하고 샘플 템플릿을 익히는 것이 좋다.

CFE 핵심 개념 재검토

상수 분산(Constant variance)

대부분의 지구력 종목 선수들은 트레이닝을 하지 않을 때에도 자신들이 하는 스포츠의 특성과 패턴을 구현한다. 이것은 해당 스포츠의 논리적인 연장선으로 보일 수도 있지만, 인생의 현실과는 거리가 멀다. 이를테면 전형적인 지구력 종목 선수의 경우 낮은 강도로 먼 거리를 달리는 데는 능숙하다. 하지만 몸통을 곧게 세우고 정강이가 지면과 수직을 이루게 하고서 허벅지가 지면과 평행이 되도록 스쿼트를 시켜보라. 팔을 잠근 채로 무거운 것을 머리 위로 들어올리게 하거나 허리를 굽히지 않고 바닥에서 뭔가를 들어올리게 해보라. 또는 신호를 주고서 빨리 움직이라고 해보라. 이 동작들 모두 일상생활에서 필요한 것들이지만, 지구력 종목 선수는 자세를 손상시키지 않고서는 이걸 하기가 어려울 것이다.

요점은, 당신이 선택한 스포츠에 숙달되기 위한 훈련을 하면서도 일상생활에서의 동작이 어려워져서는 안 된다. 운동, 강도 및 워크아웃의 지속 시간을 바꾸는 것만으로도 당신의 몸이 가진 자연적인 적응 시스템은 새로운 도전을 맞이하게 된다. 이는 당신의 일상생활에 필요한 것들을 대비해줄 뿐 아니라, 당신의 스포츠 내에서의 질적 성장을 가능하게 해줄 것이다.

알다시피 이 상수 변수의 법칙이 크로스핏 엔듀런스 프로그램의 핵심이다. 이것은 트레이닝의 스트렝스-컨디셔닝 측면 뿐 아니라 지속적으로 변하는 인터벌, 템포 및 타임트라이얼 훈련을 통해 나타나는 스포츠 특화의 측면에서도 확인될 것이다.

CFE 체계(기술, 강도, 볼륨)

스포츠에서의 능력을 계속 개선시키려면, CFE 체계를 따라야 한다. 이것은 기술, 고강도 트레이닝 및 볼륨을 장거리 훈련의 형태로 통합시킨 향상 프로그램이다. 이 프로그램의 관건은 당신의 스포츠 뿐 아니라 크로스핏에서 활용되는 모든 기능적 운동을 위한 적절한 운동 메커니즘에 대한 역량 및 기본적인 이해를 습득하는 것이다. 또한 정확한 큐를 통해 운동 장애를 식별하고 성공적으로 교정할 뿐 아니라 운동을 올바르게 수행하지 못하는 모든 부위에 가동성 처방을 제공하는 것이 이 프로그램의 성공에 있어서 중요하다. 당신이 기술 기반 동작들에 계속 익숙해지면, 스태미나 향상을 위한 장시간 훈련을 천천히 추가하면서 고강도 훈련도 덧붙일 수 있다.

약점을 우선시하라

자신의 약한 부위를 공략하고 싶어 하는 사람은 없다. 그건 좌절감이 드는 일이고 시간이 많이 소모되고 부끄러울 수도 있다. 하지만 운동선수로서의 최종 목표인 실력 향상을 위해서는 가장 많은 운동이 필요한 부위를 공략해야 한다. 대부분의 지구력 종목 선수들에 있어서 이것은 스포츠 특화 기술 훈련과 완전한 동작 범위 회복, 스트렝스 및 무산소 능력을 기르는 것을 의미한다. 크로스핏 훈련자들에게 있어서는 인터벌의 형태로 템포 및 타임트라이얼 스태미나 운동과 함께 신진대사 컨디셔닝을 하는 것을 의미한다.

확장성의 보편적 법칙

이 챕터 또는 크로스핏 엔듀런스 홈페이지에 요약된 샘플 프로그램을 진행하거나 CFE 코치와 함께 훈련하는 경우, 운동, 동작 범위 및 스포츠 특화 훈련은 개인의 체력에 따라 조절될 수 있다는 것을 항상 명심하라. 만약 당신이 풀업을 하기로 정한 날 풀업을 할 수 없다면, 저항밴드를 이용해서 풀업을 하거나 수파인 로우를 대신 해도 좋다. 마찬가지로 400미터 전력달리기 워크아웃을 해야 하는 날에는 세트 수 또는 거리를 줄일 수 있다. 또한 가동성 부족으로 인해 최종 동작 범위까지 동작을 할 수가 없다면 해당 동작을 안전하고 정확하게 하기 위해 운동을 조절할 수도 있다(예: 스쿼트의 경우 바닥까지 몸을 내리는 것이 아니라 박스를 이용). 확장성의 보편적 법칙에 따르면 나이, 체형, 체력에 무관하게 모든 사람이 크로스핏과 스포츠 특화 지구력 워크아웃을 할 수 있다.

회복, 적응 및 진전

오버트레이닝과 부상을 피하고 지속적인 결과를 내기 위해서는 당신의 몸이 주는 피드백에 매일 신경을 써야 한다. 이는 상당한 자기 실험과 견고한 코칭을 수반한다. 최고의 결과를 위해서는 적절한 회복 시간을 확보해야 하고 당신의 몸이 새로운 훈련의 자극에 적응할 기회를 줘야 한다. 그리고 당신의 느낌과 퍼포먼스에 맞게 실력을 향상시켜야 한다. 다시 말하면 몸의 신호에 귀를 기울이고 단순화시키는 것이 성공의 열쇠다. 당신이 탈진 상태이고 기록이 떨어지고 있다면, 휴식을 취하라. 기분이 좋으면서 더 강해지고 빨라졌다면, 프로그램을 계속 진전시키면 된다.

전통적 크로스핏 템플릿

싱글 및 멀티 스포츠 프로그램을 탐구하기 전에 기존의 크로스핏 템플릿을 이해해야 한다. 앞서 논의한 것처럼, 전형적인 지구력 종목 선수는 엄청난 누적 거리, 기능적 스트렝스-컨디셔닝 프로토콜 부족 및 스포츠 특화 기술의 결여로 인해 어느 시점에서 좌절하게 된다. 결과적으로 이 카테고리에 포함되는 사람들은 보통 동작 범위가 제한되어 있고 여러 부상을 가지고 있으며, 기본적인 스트렝스 동작(자기 몸무게만큼 데드리프트)을 할 수 없다.

크로스핏 템플릿을 스포츠 특화 지구력 워크아웃과 함께하면 퍼포먼스를 저하시킬 수 있는 약점이 부각될 뿐 아니라, 스트렝스, 스피드, 파워 및 선수 생명을 연장하고 전반적인 삶의 질을 향상시키는 것으로 나타났다.

일반적인 크로스핏 프로그램은 3일 훈련, 1일 휴식 모델이다. 이 일반적인 훈련-휴식 비율은 대다수의 운동선수들에게 있어서 가장 효과적인 운동주기인 것으로 나타났다. 하지만 크로스핏 엔듀런스 프로그램이 이 처방을 이용해서 크로스핏 워크아웃을 짜는 경우, 지구력 종목 시합에 참가하면서는 이 주기를 유지하는 것이 쉽지 않다. 조만간 알게 되겠지만, CFE 템플릿은 시합 시즌 중에 이 스케줄을 유지하는 것이 어렵다는 사실을 감안하고 있으며, 주로 주말에 열리는 시합에 맞춰서 프로그램을 구성했다.

크로스핏 프로그램은 세 가지 일반적인 양식으로 구분되는 넓은 범위의 동작들로 구성되어 있다. 바로 체조, 역도 및 모노스트렉쳐 동작이다.

체조(G)

푸시업, 풀업, 에어 스쿼트, 런지 등 맨몸 동작을 의미한다.

역도(W)

외부 물체를 가지고 하는 동작이다. 파워리프팅(스쿼트, 데드리프트, 벤치프레스 등), 올림픽 역도(스내치, 클린, 저크), 덤벨 변형 동작, 케틀벨 변형 동작 등이 여기에 포함된다.

모노스트렉처(M)

달리기, 자전거, 조정 등 신진대사 컨디셔닝 동작을 의미한다.

다음 페이지에서는 각 카테고리에 포함되는 운동의 명단을 확인할 수 있다. 이 명단과 이 책 후반에 나온 샘플 템플릿을 이용해서 당신만의 워크아웃을 구성하면 된다. CrossFit.com 또는 CrossFitEndurance.com에서 각 카테고리에 해당하는 추가 운동들에 대한 정보를 접할 수도 있다.

다음은 세 가지 크로스핏 동작 카테고리에 포함되는 운동 명단이다.

W 역도	G 체조	M 모노스트럭쳐
넓은 스탠스로 백 스쿼트 p214	푸시업 p240	달리기 p22
좁은 스탠스로 백 스쿼트 p215	인클라인 푸시업 p241	자전거 p70
박스 스쿼트 p217	클래핑 푸시업 p242	수영 p150
굿모닝 p218	링 푸시업 p243	로잉 p277
프론트 스쿼트 p219	딥 p245	
데드리프트 p221	물구나무 푸시업(HSPU) p246	
스모 데드리프트 p223	데드 행 풀업 p248	
벤치프레스 p225	수파인 로우(바디 로우) p249	
플로어프레스 p225	키핑 풀업 p251	
스트릭트 프레스(숄더프레스) p226	친업 p251	
푸시프레스 p228	L자 풀업 p252	
파워클린 p230	밧줄오르기 p252	
파워 행 클린 p232	머슬 업 p254	
클린 p233	에어 스쿼트 p257	
푸시 저크 p234	점프 스쿼트 p258	
스플릿 저크 p235	피스톨 p259	
파워스내치 p236	런지 p260	
오버헤드 스쿼트 p238	박스 스텝업 p261	
스내치 p239	박스 점프 p261	
D볼 슬램 p264	버피 p263	
케틀벨 스윙 p265	할로우락 p281	
쓰러스터 p267	플랭크 p282	
덤벨 파워 클린 p270	플랭크 푸시업 p283	
한 손 덤벨 스내치 p271	L자 버티기 p285	
스모 데드리프트 하이 풀 p272	드래곤 플래그 p286	
스톤 클린 p274	싯업 p287	
타이어 뒤집기 p276	V업 p288	
썰매끌기 p279	둔근-햄스트링 싯업 p288	
	백 익스텐션 p290	
	힙 익스텐션 p290	
	둔근-햄스트링 레이즈 p291	

다음과 같이 진행된다.

크로스핏 워크아웃은 일반적으로 다음 네 가지 중 하나의 방식으로 진행된다.

시간당 라운드:	시간당 최대한 많은 라운드:	시간당 반복횟수/시간당 거리	최대 무게 시도
예: 시간당 3라운드 400미터 달리기 케틀벨 스윙 21회 풀업 9회	예: 20분 간 최대한 많은 라운드 풀업 5회 푸시업 10회 스쿼트 15회	예: 시간당 반복횟수 버피 100회 또는 5km 달리기	예: 최대 무게 시도 1회: 데드리프트 또는 최대 반복횟수: 풀업
정해진 수의 라운드를 최대한 빨리 진행	주어진 시간 동안 최대한 많은 라운드를 진행	정해진 반복횟수를 최대한 빨리 진행. 또는 정해진 거리를 최대한 빨리 달림	최대 무게 시도 1회: 단 1번만 들어올릴 수 있는 무게를 시도 최대 반복횟수: 실패할 때까지 동작을 실시

프로그램을 살펴보면, 2주 일정의 템플릿이 지속적으로 변화하는 원칙을 준수한다는 것을 확인할 것이다. 실제로 워크아웃들은 분리된 양상(G) 또는 여러 양상의 조합(WG, MGW)으로 구성되어 있다.

크로스핏의 일반적인 주간 프로그램

- 크로스핏 워크아웃 5~6회

2주 일정 템플릿 샘플

1주차

요일	월	화	수	목	금	토	일
크로스핏	M	GW	MGW	OFF	G	WM	GWM

2주차

요일	월	화	수	목	금	토	일
크로스핏	OFF	W	MG	G	OFF	M	GW

워크아웃에서 최고의 성과를 얻기 위해서는 매일 하는 운동의 종류를 바꿔야 할 뿐 아니라 같은 운동의 경우에도 하는 방식을 바꿔야 한다(시간당 반복횟수, 시간당 최대로 많은 라운드, 최대 반복횟수).

당신만의 워크아웃을 구성할 수 있도록 세 카테고리에 해당되는 운동의 명단을 만들었다. 하지만 CrossFit.com과 CrossFitEndurance.com에서는 매일 워크아웃을 업데이트한다. 거기서 정보를 얻어도 좋다. 크로스핏 홈페이지를 방문하면 크로스핏걸(프란, 헬렌)이라고 불리는 많은 워크아웃 이름을 발견할 것이다. 아래에 나열된 것들을 살펴보면 체조, 역도 및 모노스트렉쳐 동작이 혼합된 것뿐 아니라 시간, 시간당 최대한 많이 등의 다양한 워크아웃 구조를 종종 혼합한다는 것을 알 수 있다. 이 기준 워크아웃(체조, 역도 및 모노스트렉쳐 동작의 혼합)은 일반적으로 진전 상황을 모니터링 하는 진단 도구로 사용된다. 예를 들어 월초에 프란(아래 표 참조)을 시도하고 나서 월말에 다시 한다고 가정해보자. 워크아웃을 더 짧은 소요시간 내에 끝내면, 당신은 더 강해지고 빨라지며 탄탄해지고 동작의 기술도 더 숙달했다는 의미가 된다.

WG: 역도+체조

예: '프란(Fran)'

정해진 시간 동안 반복횟수 21-15-9

(W) 쓰러스터 (여성은 65파운드, 남성은 95파운드)

(G) 풀업

설명: 쓰러스터 21회, 풀업 21회, 쓰러스터 15회, 풀업 15회 후 쓰러스터 9회와 풀업 9회로 마무리. 최대한 짧은 시간 내에 워크아웃을 끝낼 것. 마지막 풀업을 끝낸 후에 시간을 잰다.

MWG: 모노스트렉쳐+역도+체조

예: '헬렌(Helen)'

시간당 3라운드:

(M) 400미터 달리기

(W) 케틀벨 스윙 21회

(G) 풀업 9회

설명: 400미터 달리기, 케틀벨 스윙 21회 후 풀업 9회. 라운드 3회를 마친 후 시간을 잰다.

MG: 모노스트렉쳐+역도

예: '니콜(Nicole)'

20분 간 최대한 많은 라운드.

(M) 400미터 달리기

(G) 풀업을 최대 반복횟수로

설명: 400미터 달리기 이후 철봉에서 내려오지 않고 풀업을 최대한 많이 실시. 각 라운드마다 풀업의 수를 기록

M: 모노스트렉쳐

예: 5km 달리기

설명: 5km를 최대한 빨리 달린다.

주의: 다음 템플릿에서 확인 가능하겠지만, 크로스핏 워크아웃일에 M이 적혀 있으면 '지구력을 보라'는 의미다. 즉, 스포츠 특화 워크아웃과 5km 달리기를 모두 하지 말고 스포츠 특화 워크아웃만 하면 된다.

단일 스포츠 크로스핏 엔듀런스 프로그램

단일 종목 선수를 위한 목표는 매주 4~6회의 크로스핏 워크아웃을 하면서 매주 2~3회의 스포츠 특화 지구력 워크아웃으로 보충을 하는 것이다. 템플릿을 살펴보면 스포츠 특화 워크아웃이 인터벌과 스태미나라는 두 카테고리로 구분된 것을 확인할 수 있다.

- **인터벌:** 인터벌 워크아웃은 짧은 인터벌(SI) 또는 긴 인터벌(LI)의 형태를 가진다. 짧은 인터벌은 50~400미터 전력질주의 형태이며, 짧은 범위의 에너지 시스템과 스피드 및 무산소 능력을 향상시키는 데 도움이 된다. 긴 인터벌은 800미터 이상의 달리기로, 젖산 및 유산소 시스템 향상에 도움이 되며 무산소성 역치 개발에도 중요한 역할을 한다.
- **스태미나:** 스태미나 워크아웃은 템포(T) 또는 타임트라이얼의 형태를 가진다. 템포는 달리기, 수영 또는 자전거를 정해진 시간 또는 거리에서 정해진 페이스로 하는 것이다. 타임트라이얼은 달리기, 수영 또는 자전거로 정해진 시간 또는 거리를 최대한 빨리 하는 것이다.

이 템플릿에서 보듯이, 인터벌 워크아웃은 보통 크로스핏 워크아웃과 같은 날 실시된다. 하지만 개인적인 능력에 따른 실력 향상이 가장 좋다는 것을 명심하라. 스포츠 특화 워크아웃으로 시작하고 지구력 세션에서 회복한 후에 크로스핏을 추가하는 것일 수도 있고, 그 반대도 좋다. 전통적인 지구력 프로그램에 비해 전반적인 트레이닝 시간이 절반으로 줄었지만, 고강도 워크아웃을 하루 두 번 할 역량을 키우려면 시간이 필요하다. 관건은 당신의 몸이 새로운 자극에 적응하도록 하고 그에 따라 앞으로 나아가는 것이다.

인터벌 세션과 달리, 스태미나 워크아웃은 항상 크로스핏 휴식일에 한다. 이는 당신이 할 수 있는 것과 할 수 없는 것을 확인할 뿐 아니라, 다음 훈련일을 앞두고 충분한 휴식을 취하기 위함이다. 스태미나의 날에 잘 쉬는 것은 매우 중요한데, 이유는 타임트라이얼과 템포는 매주 진행하는 스포츠 특화 훈련의 진전 상황을 확인하는 진단 도구이기 때문이다.

스태미나 훈련일에 얼마나 열심히 훈련해야 하는지는 당신이 설정한 목표에 따라 결정된다. 예를 들어 워크아웃이 10km 템포의 페이스를 필요로 한다면, 일반적인 지구력 프로그램은 대체로 50%에서 85%의 노력을 권장한다. 만약 목표가 단순히 마라톤을 완주하는 것이라면, 낮은 강도(또는 시합 페이스)로 달려도 충분히 목표를 달성할 수 있다. 하지만 입상을 노리거나 3시간 30분 이내에 결승선에 들어오는 것이 목표라면, 스태미나 훈련일에 80% 이상의 힘으로 달려야 한다. 이렇게 해서 당신의 몸은 실제 시합의 페이스보다 더 빠르고 열심히 달리는 것에 대해 알 수 있다.

이 템플릿은 단일 종목 지구력 선수가 짧은 범위의 에너지 경로에서 스트렝스를 키우고 역량을 기르도록 설계되었으며, 크로스핏 선수에겐 스포츠 특화 신진대사 컨디셔닝을 추가로 제공하도록 고안됐다. 일반적인 프로그램과 마찬가지로, 크로스핏은 넓은 범위의 능력을 기르기 위한 스포츠 특화 트레이닝을 크게 강조한다. 당신이 모든 신진대사 경로에서 기본적인 수준의 스트렝스와 능력 및 스포츠 특화 기술(예: 포즈 러닝)을 확보하고 나면, 스포츠에 특화된 크로스핏 엔듀런스 워크아웃의 양을 늘리면서 프로그램에 스트렝스 바이어스를 추가해도 된다.

주의: 크로스핏 모노스트렉쳐 워크아웃은 스포츠 특화 지구력 인터벌과 교대로 진행된다. 따라서 당신이 달리기 선수라면, 모노스트렉쳐 워크아웃을 해야 하는 날에는 짧거나 긴 인터벌 스프린트를 해야 한다.

크로스핏 엔듀런스식 일반적인 단일 스포츠 주간 프로그램

- 크로스핏 워크아웃 4~6회
- 인터벌 2회
- 스태미나 1회

2주 간 전통 크로스핏 엔듀런스 프로그램 3:1 CF

1주차

요일	월	화	수	목	금	토	일
크로스핏	M (엔듀런스 참조)	GW	MGW		G	WM	GWM
엔듀런스 SS	SI			T/TT		LI	

2주차

요일	월	화	수	목	금	토	일
크로스핏		W	MG	WMG		M (엔듀런스 참조)	GW
엔듀런스 SS	SI		LI			T/TT	

- G 체조(Gymnastics)
- M 모노스트렉쳐 (Monostructural)
- W 역도(Weightlifiting)
- SI 짧은 인터벌(Short Interval)
- LI 긴 인터벌(Long Interval)
- T/TT 템포 또는 타임트라이얼
- S 수영
- B 자전거
- R 달리기
- SS 단일 스포츠(Single Sport)
- 3S 스포츠 3개(3 Sports)

다종목 크로스핏 엔듀런스 프로그램

다종목 크로스핏 엔듀런스 프로그램은 매주 크로스핏 워크아웃을 4~6번 한다는 점에서 단일 종목 프로그램과 꽤 유사하다. 하지만 스포츠 특화 워크아웃을 매주 2~3회 하는 대신에, 각 스포츠 종목마다 특화 워크아웃을 2회씩 하게 된다. 만약 당신이 트라이애슬론 선수라면, 육상 기반 워크아웃을 2회, 사이클 기반 워크아웃 2회, 수영 기반 워크아웃 2회를 한다. 일반적인 권장사항은 크로스핏 워크아웃 4회와 인터벌 기반 워크아웃 2~3회를 주초 4~5일 간 하는 것이다. 그러면 나머지 주에는 인터벌 기반 워크아웃을 1회 더 하고 스태미나 기반 워크아웃을 2회 더 할 수 있다. 대부분의 다종목 훈련자들을 위한 일반적인 주간 권장사항은 크로스핏 워크아웃 4회, 각 종목당 인터벌 워크아웃 1회씩, 그리고 각 종목당 스태미나 워크아웃을 1회씩 하는 것이다.

템플릿에서 보듯이, 스태미나 기반 워크아웃은 주말에 심도 있게 기획한다. 이는 다음 주 크로스핏과 인터벌 기반 훈련을 앞두고 회복을 촉진시킬 뿐 아니라 보통 토요일이나 일요일에 열리는 지구력 종목 시합에 대한 시뮬레이션도 된다. 다종목 훈련자들 중 대다수는 주당 1~2회의 스태미나 세션만 하면 된다. 엘리트 레벨에서도 3~4회의 스태미나 세션만이 주 단위로 가능할 정도다. 스태미나 세션을 끊임없이 정기적으로 하다가는 몸이 버티지 못한다.

이 템플릿을 언뜻 보고 "볼륨이 너무 막대하네!"라고 말할 수도 있다. 그러나 당신이 코치하는 개인의 한계점이나 선수의 한계를 이해하는 것은 매우 중요하다. 지속적인 결과를 보장하고 오버트레이닝을 피하려면 매일 할 수 있는 것과 할 수 없는 것을 알아야 한다. 뿐만 아니라 스케줄을 영리하게 유지하고 강도와 회복을 관리해야 한다. 예를 들어 다른 훈련일 또는 워크아웃 세션이 시작될 때 체력이 바닥나면, 하루 쉬면서 회복 또는 훈련 강도를 복원할 기회를 얻어야 한다. 명심하라. 훈련을 더 많이 한다고 해서 강해지거나 빨라지거나 스태미나를 기를 수는 없다. 몸을 한계 이상으로 밀어붙이는 것은 이 프로그램에서 많은 사람들이 저지르는 가장 큰 실수 중 하나다. 이건 아무 준비도 하지 않은 상황에서 밖으로 나가 100마일을 달리는 것과 다르지 않다. 훈련량에 적응할 시간을 얻고서 충분한 회복을 해야 한다.

다종목 훈련자에게 중요한 또 한 가지 핵심 개념은 스포츠 특화 약점을 우선시하는 것이다. 훈련해야 할 기술이 많은 상황에서 훈련자는 자신이 가장 잘하는 것에 집중하고, 가장 많은 개선이 필요한 부분은 등한시하는 경우가 많다. 이는 성장과 전반적 퍼포먼스를 제한시킨다. 이를테면 당신이 좋은 자세를 가지고 달리기는 아주 잘하지만, 수영은 별로 못한다면, 매 훈련 주기마다 달리기 훈련을 하는 건 불필요하다. 대신에 달리기 인터벌이나 스태미나 세션을 수영으로 교체하는 것이 좋다. 또는 차라리 쉬면서 회복을 하는 것도 좋다. 다음의 예를 보자.

스태미나 프로그램 샘플: **매주 스태미나 워크아웃 1회**

표준 주기		수정한 주기	
1주	달리기	1주	수영
2주	자전거	2주	자전거
3주	수영	3주	수영
4주	달리기(반복 주기)	4주	달리기

다종목 크로스핏 엔듀런스의 일반적인 주간 프로그램

- 크로스핏 워크아웃 4~6회 (4회가 일반적)
- 각 종목별로 인터벌 워크아웃 1~2회(1회가 일반적)
- 스태미나 워크아웃 1~2회 (1회가 일반적)

2주 일정 전통적 크로스핏 엔듀런스 프로그램: 트라이애슬론/3종목

1주차

요일	월	화	수	목	금	토	일
크로스핏	M (엔듀런스 참조)	GW	MGW	G			
엔듀런스 SS	SIS	SIR		LIB	LIS	T/TT B	T/TT R

2주차

요일	월	화	수	목	금	토	일
크로스핏	WM	GWM	W	MG			
엔듀런스 SS	SIB	LIR	LIS		SIS	T/TT R	T/TT B

브릭 트레이닝(Brick training)

브릭 트레이닝은 다종목 지구력 훈련자들이 속도를 늦추지 않으면서 한 요소에서 다음 요소로 전환할 수 있도록 하는 모델이다(예: 자전거에서 달리기로). 이를테면 자전거에서 내려 달리기로 전환하는 경우, 다리가 벽돌(brick)처럼 느껴질 수도 있다. 크로스핏을 하면 지속적인 변화 동작을 통해서 이 전환을 잘 해낼 수 있지만, 시합 2개월 전에는 스포츠 특화 목적을 위해 브릭 트레이닝을 당신의 프로그램에 추가할 것을 권한다. 예를 들자면 이렇다. 시합 페이스 또는 그 이상의 페이스로 5km를 달리고, 90%의 힘으로 20마일을 자전거로 달린다. 더 복잡한 프로그램을 제시하자면 이렇다. 수영을 400미터씩 3라운드를 한 후에 자전거 5마일을 타고 1.5마일을 달린다.

선형 스트렝스 위주 크로스핏 엔듀런스 프로그램

선형 스트렝스 위주 프로그램은 전통적인 크로스핏 엔듀런스 프로그램에 스트렝스 요소를 추가한 것이다. 이 템플릿은 스트렝스 향상을 우선시하는 훈련자들이 일반적으로 선택한다. 명심하라. 당신은 크로스핏 워크아웃을 하기 전에 탄탄한 스트렝스 기반을 가지고 있어야 한다. 당신의 체력 수준에 따라서 크로스핏 워크아웃을 스트렝스 위주 요소로 교체하거나, 스트렝스 서킷을 마친 후 10분 이내의 짧은 크로스핏 워크아웃을 해도 된다. 여기서도 당신이 할 수 있는 것과 할 수 없는 것에 대해 잘 알고 있어야 한다.

템플릿에서 볼 수 있듯이, 선형 프로그램은 반복횟수 5회의 5세트로 이뤄진 간단한 형식을 따르면서 스쿼트, 데드리프트 및 프레스에 집중한다. 목표는 더 이상 무게를 늘릴 수 없을 때까지 매주 5~10파운드씩 추가하는 것이다. 더 이상 무게를 추가할 수 없게 되면 주기를 반복하거나 세트 및 반복횟수를 조절하면 된다. 이를테면 당신은 반복횟수를 줄이고 세트를 유지할 수 있으며, 세트를 줄이고 반복횟수를 늘릴 수도 있다. 전자는 무게를 추가해야 하며, 후자의 경우에는 5-5 모델과 동일한 무게로도 가능하다. 어떤 방법을 선택하던지 간에, 각 주기의 막판에 도달했던 벽을 깨는 것이 목표다.

일반적인 단일 종목 선형 스트렝스 위주 프로그램

- 스트렝스 워크아웃 3회 (스쿼트 1회, 데드리프트 1회, 프레스 1회)
- 크로스핏 워크아웃 3~4회 (보통 10분 이하의 짧은 워크아웃)
- 인터벌 워크아웃 2회
- 스태미나 워크아웃 1회

일반적인 다종목 선형 스트렝스 위주 프로그램

- 스트렝스 워크아웃 3회 (스쿼트 1회, 데드리프트 1회, 프레스 1회)
- 크로스핏 워크아웃 3~4회 (보통 10분 이하의 짧은 워크아웃)
- 각 스포츠마다 인터벌 워크아웃 3~4회
- 스태미나 워크아웃 1~2회

선형 스트렝스 위주 크로스핏 엔듀런스 프로그램

1주차(단일 종목)

요일	월	화	수	목	금	토	일
스트렝스	스쿼트 5×5		데드리프트 5×5		프레스 5×5	휴식	
크로스핏		MG	MGW	GW	M (엔듀런스 참조)	휴식	
엔듀런스 SS		SI			LI	휴식	T/TT

2주차(단일 종목)

요일	월	화	수	목	금	토	일
스트렝스	스쿼트 5×5 (5파운드 추가)		데드리프트 5×5 (5파운드 추가)		프레스 5×5 (5파운드 추가)	휴식	
크로스핏	G	GW	GWM	WM		휴식	
엔듀런스 SS		SI		LI		휴식	T/TT

1주차(종목 3개)

요일	월	화	수	목	금	토	일
스트렝스	스쿼트 5×5		데드리프트 5×5		프레스 5×5		
크로스핏		MG	MGW	GW	M		
엔듀런스 SS	SIS	SIR		LIB	LIS	T/TT B	T/TT R

2주차(종목 3개)

요일	월	화	수	목	금	토	일
스트렝스	스쿼트 5×5 (5파운드 추가)		데드리프트 5×5 (5파운드 추가)		프레스 5×5 (5파운드 추가)		
크로스핏	G	GW	GWM	WM			
엔듀런스 SS	SIB	LIR	SIS		LIS	T/TT R	T/TT B

접합 스트렝스 위주 크로스핏 엔듀런스 프로그램

접합 시스템은 러시아에서 개발했고, 세계적인 파워리프팅 코치이며 웨스트사이드 바벨(Westside Barbell)의 설립자인 루이 시몬스(Louie Simmons)에 의해 실행되고 유명해졌다. 이것은 지속적으로 변하는 스트렝스 위주 모델로, 스트렝스, 파워 및 스피드를 증가시킨다. 접합 스트렝스 위주 프로그램은 스트렝스를 강조하는 크로스핏 워크아웃의 보조재 또는 대체재로 사용된다는 점에서 선형 스트렝스 위주 프로그램과 동일한 파라미터를 따른다. 하지만 주기 내내 동일한 세트와 반복횟수를 따르는 선형 프로그램과는 달리, 접합 프로그램은 지속적으로 변하는 템플릿으로 맥스 에포트(ME)와 다이내믹 에포트(DE) 두 가지에 중점을 둔다. 일반적으로는 ME를 이틀 진행하고 DE를 뒤이어 이틀 진행한다.

맥스 에포트(ME)

맥시멈 에포트(Maximum effort)란 각 세트마다 최대한 많은 반복횟수를 실시하는 것이다. 목표는 주어진 리프트에서 당신의 1RM(1번 들어올리는 경우 들 수 있는 최대 무게)의 90~95%를 드는 것이다. 만약 당신의 1RM을 모른다면, 반복횟수 2회로 무겁게 들어 보고서 그날은 그 무게를 계속 유지한다. 최고의 결과를 위해서는 각 리프트마다 4세트씩 시도하고 세트가 끝날 때까지 좋은 자세를 유지한다. 자세가 무너지는 즉시 멈추거나 무게를 줄인다.

다이내믹 에포트(DE)

다이내믹 에포트(Dynamic effort)는 최대한 빠른 속도로 바벨을 움직이는 것이다. 목표는 매 30~90초마다 반복횟수 2회씩을 진행하며, 8~12세트를 한다. 주어진 동작의 수축 단계에서 속도가 느려지거나(보통 0.75초 또는 그 이상으로) 자세가 손상된다면, 무게를 줄인다.

ME	맥스 에포트, 4~5세트 동안 2RM을 시도
DE	다이내믹 에포트, 1RM의 50~60% 힘으로 시도. 보통 30~90초마다 반복횟수 2회씩을 진행

단일 종목 접합 스트렝스 위주 크로스핏 엔듀런스 프로그램의 주간 프로그램

- 스트렝스 워크아웃 3회 (스쿼트 1회, 데드리프트 1회, 프레스 1회)
- 크로스핏 워크아웃 3~4회 (보통 10분 이하의 짧은 워크아웃)
- 인터벌 워크아웃 2회
- 스태미나 워크아웃 1회

다종목 접합 스트렝스 위주 크로스핏 엔듀런스 프로그램의 주간 프로그램

- 스트렝스 워크아웃 3회 (스쿼트 1회, 데드리프트 1회, 프레스 1회)
- 크로스핏 워크아웃 3~4회 (보통 10분 이하의 짧은 워크아웃)
- 각 스포츠마다 인터벌 워크아웃 3~4회
- 스태미나 워크아웃 1~2회

접합 스트렝스 위주 크로스핏 엔듀런스 프로그램

1주차(단일 종목)

요일	월	화	수	목	금	토	일
스트렝스	ME 스쿼트		ME 프레스		DE 데드리프트	휴식	
크로스핏		MG	MGW	GW	M (엔듀런스 참조)	휴식	
엔듀런스 SS		SI		LI	LI	휴식	T/TT

2주차(단일 종목)

요일	월	화	수	목	금	토	일
스트렝스	ME 스쿼트		ME 프레스		ME 데드리프트	휴식	
크로스핏	G	GW	GWM	WM		휴식	
엔듀런스 SS		SI		LI		휴식	T/TT

1주차(종목 3개)

요일	월	화	수	목	금	토	일
스트렝스	ME 스쿼트		ME 프레스		DE 데드리프트		
크로스핏		MG	MGW	GW	M		
엔듀런스 SS	SIS	SIR		LIB	LIS	T/TT B	T/TT R

2주차(종목 3개)

요일	월	화	수	목	금	토	일
스트렝스	ME 스쿼트		ME 프레스		ME 데드리프트		
크로스핏	G	GW	GWM	WM			
엔듀런스 SS	SIB	LIR	SIS			T/TT R	T/TT B

시합 후 회복 서킷

일반적으로 긴 지구력 경주 이후에는 간단한 기능적 동작 서킷을 해야 한다. 명심하라. 당신이 경주 후에 무엇을 하는지에 따라서 당신의 회복 속도가 결정된다. 이렇게 생각하면 된다. 당신은 제한된 동작 범위로 페달을 수천 번 밟았다. 이로 인해 당신의 조직은 극도로 뻣뻣해지고 짧아지고 혹사를 당했다. 동작을 회복하고 독소를 씻어내고 회복을 촉진시키는 최고의 방법 중 하나는 최대한 빨리 헬스장으로 가서(경주 직후에) 자신의 체중 무게 또는 그보다 가볍거나 중간 무게로 스트렝스-컨디셔닝 서킷을 하는 것이다. 이는 회복 과정의 일부분일 뿐이며, 올바른 음식 섭취, 수분 섭취, 가동성 운동, 아이싱 등도 함께 이뤄져야 한다.

시합 후 스트렝스-컨디셔닝 서킷 샘플

- 3라운드
- 각 운동마다 반복횟수 5~15회. 각 운동 사이에 적절한 휴식 필요

1. 둔근-햄스트링 강화 싯업
2. 둔근-햄스트링 강화 힙 익스텐션 및/또는 백 익스텐션
3. 케틀벨 또는 덤벨 스윙
4. 벤치프레스 또는 푸시업
5. 풀업 또는 스쿼트

타깃 중심 프로그램 접근법

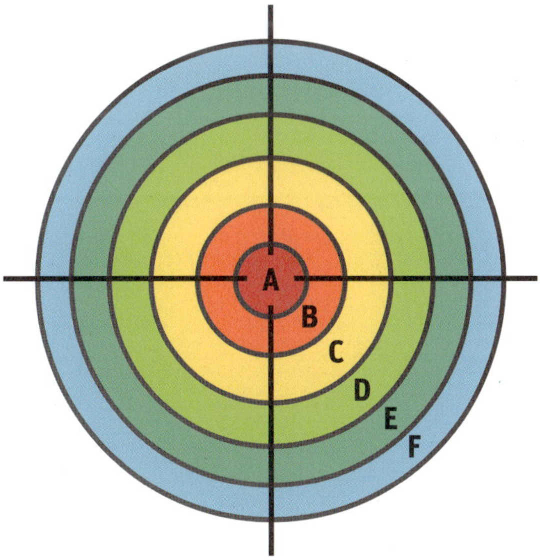

A) 포즈 러닝 테크닉
B) 스트렝스 개발
C) 크로스핏 등
D) 포즈 러닝 테크닉
E) 스트렝스 개발
F) 크로스핏 등

반복해서 언급했듯이, 지능적으로 설계된 트레이닝 프로그램은 항상 훈련자의 최대 약점을 공략해야 한다. 쉬운 길을 선택하려는 것이 인간의 본성이기에, 당신은 가장 개선이 필요한 속성에 집중하기 위해서는 계속 주의를 기울여야 한다. 타깃 중심 프로그램 접근법의 목적은 당신의 트레이닝에서 우선순위를 어떻게 둘 것인지에 대한 선명한 아이디어를 얻는 것이다. 그래야 크로스핏 엔듀런스 템플릿을 이용한 맞춤형 프로그램을 만들 수 있다. 또는 당신의 개인적 목표와 한계를 해결할 샘플 프로그램에 적용할 수도 있다.

설명하자면 이렇다. 타깃 중앙에는 불스아이(bull's-eye)가 있다. 이는 가장 많은 개선이 필요한 몸의 부위(또는 트레이닝의 양상)를 나타낸다. 바깥쪽으로 확장된 각각의 동심원은 당신의 운동 프로필에서 다른 카테고리를 나타낸다. 멀리 나갈수록 그 부위에서 소비해야 할 시간과 관심이 감소한다. 이 프로그래밍 방식은 당신의 전체 운동 프로필을 포함하여 매우 광범위한 의미로 사용되거나 트레이닝의 특정 측면에 특히 유용할 수 있다. 예를 들어 켈리 스타렛은 훈련자들에게 가장 큰 가동성 문제를 불스아이에 놓도록 함으로써 타깃 중심 접근법을 사용한다. 그러고는 지속적으로 외곽으로 움직이면서 관심이 덜 필요한 부위를 정밀하게 공략한다.

맞춤형 CFE 프로그램 설계에 이 접근법을 어떻게 사용하는지에 대한 이해를 돕기 위해서, 가상의 훈련자를 생각해보자. 그의 강점과 약점을 분석한 후 그 정보를 이용해서 그의 타깃 기반 프로그램 템플릿을 만드는 것이다.

그의 프로필을 연구할 때, 다음 내용을 염두에 둬야 한다.

- 크로스핏 엔듀런스 향상: 기술/테크닉에 우선순위를 두고 강도를 추가한 후에 당신 또는 당신이 훈련시키는 사람이 얼마나 많은 볼륨을 감당할 수 있는지 보라. 이 모델을 사용해서, 당신은 3개의 타깃이 이 3가지 카테고리를 모두 포함하는 상상의 타임라인에 따라 확장되도록 할 수 있다. 이 타임라인은 사람마다 다르다는 것을 명심해야 한다.

- 가동성 운동은 매일 해야 하기에(스타렛의 '휴일 없음' 규칙을 기억하라), 가동성 타깃은 크로스핏 엔듀런스의 타깃과 구분된다. 그 이유로 인해서, 우리가 만든 가상의 훈련자를 위해 만든 별도의 가동성 타깃이 있다. 하지만 이 타깃은 동작을 위한 훈련자의 퍼포먼스 및 능력에 영향을 미치는 문제들을 다룬다는 점에서 다른 주요 타깃과 연동해서 작동한다. 기술에 이어서 볼륨을 향상시키면, 우리는 결여된 동작 범위와 근육의 뻣뻣함 및 통증을 다루기 위해 계속 가동성 타깃을 이용할 것이다. 훈련자가 크로스핏 엔듀런스의 3가지 타깃을 통해 향상됨에 따라 이 타깃도 변할 수 있다는 것을 명심하라.

이 가상의 선수가 가진 강점과 약점은 그 특정 패러다임 내의 일반적인 문제들을 강조한다. 다시 말하면 요약된 강점과 약점은 전형적인 지구력 종목 선수와 관련된 가장 공통적이고 일반적인 속성이다. 물론 다른 요인이나 스트렝스 등이 존재할 수도 있지만, 간단히 설명하기 위해서 우리는 주요 특성들만 다루고자 한다.

지구력 종목 달리기

설명: 이 가상의 훈련자는 전통적인 장거리 느린 달리기 프로그램을 따르는 지구력 종목 달리기 훈련자다. 그는 제대로 된 달리기 메커니즘을 배워본 적이 없고 가동성 프로토콜을 진지하게 받아들이지 않는다. 결과적으로, 그는 어깨와 등이 앞으로 굽은 상태로 달리며 발뒤꿈치로 착지를 한다. 또한 중심선을 안정시키지도 않는다. 햄스트링, 전방 골반, 발목, 종아리의 동작 범위가 제한되어 있기에, 그는 무릎이 안쪽으로 모이지 않은 채로 평행 아래 자세까지 스쿼트를 할 수 없다. 또한 요추 부위와 무릎에는 통증이 계속 발생한다. 맨몸 운동에는 숙달되어 있는데, 이는 동작을 실행할 스트렝스가 충분하다는 의미다. 하지만 가동성 부족과 테크닉의 문제로 인해서 그는 운동을 제대로 할 수 없고 완전한 동작 범위까지 해낼 수가 없다.

그는 장거리 달리기를 할 수 있지만, 100미터, 200미터 또는 400미터의 경우에는 장거리 달리기의 페이스보다 더 빨리 달릴 수 없다. 올림픽 역도와 같은 복합 동작은 해본 적이 없으며, 플라이오메트릭(plyometric) 트레이닝을 하지 않기 때문에 바닥에서 12인치 이상 점프할 수 없다. 또한 무릎과 요추의 통증을 자주 호소한다.

데이터 포인트

- 남성
- 나이: 36
- 하프마라톤 기록: 1분 33초
- 10km: 42분
- 5km: 20분
- 1km: 6분 5초
- 800m: 2분 55초
- 400m: 1분 26초
- 200m: 41초
- 백 스쿼트: 135파운드
- 데드리프트: 200파운드
- 프레스: 95파운드

주요 약점

- 달리기 및 맨몸 운동 기술과 테크닉이 부족함
- 동작 범위가 제한적
- 고강도 운동을 할 능력이 없으며 고강도 운동으로부터의 회복 능력도 결여됨

주요 강점

- 유산소/산화 상태와 장시간의 무산소 활동에서 놀라운 능력을 보임
- 맨몸 동작에 숙달되어 있음

데이터 포인트

이 훈련자가 달리기 메커니즘을 보강하고 기능성 동작을 제대로 하는 방법을 배워야 한다는 것이 당연한 결론이다. 추가로 가동성 운동에 중점을 두면서 뻣뻣한 부위를 공략해야 한다. 이 경우에 우리는 기능적 맨몸 운동과 관련하여 그의 테크닉이 부족하다는 것이 다음 두 가지의 결함이라고 가정할 수 있다. 1) 동작을 제대로 하는 방법을 배운 적이 없고 2) 올바른 동작을 취하기 위한 동작 범위를 가지고 있지 않다.

이 훈련자가 올바른 방향으로 가도록 하기 위해서는 크로스핏 엔듀런스 향상의 기술, 강도, 볼륨이라는 3가지 타깃을 겨냥해 실력을 향상시켜야 한다. 동시에 그는 가동성 타깃도 만들어야 한다. 그래야 동작 범위를 늘리고 뻣뻣한 부위를 고칠 수 있다. 이 타깃은 매 단계마다 사용될 것이며, 가장 많은 개선이 필요한 부위에 맞게 조절돼야 한다.

타깃 1: 기술

이 단계에서 우리는 그의 최대 약점을 불스아이에 놓는다. 그가 달리기 훈련자이기 때문에, 우리는 올바른 메커니즘을 이용해서 달리는 방법을 그에게 가르쳐야 한다. 또한 우리는 기본적인 체조/맨몸 운동을 제대로 하는 방법도 가르쳐야 한다. 추가로 그의 조직에 정상적인 동작 범위를 복원시키고 현재 그가 겪고 있는 통증과 불편함을 완화시키기 위해서 진지한 가동성 운동을 실시할 필요가 있다.

A 달리기 메커니즘	B 체조/맨몸 메커니즘	C 역도
a) 발뒤꿈치 착지 b) 어깨/자세 c) 기타 잘못된 메커니즘	a) 스쿼트 b) 푸시업 c) 풀업	a) 스쿼트 b) 프레스 c) 클린

가동성 타깃

A 등 위쪽(자세)	B 골반	C 다리 아래쪽	D 다리 위쪽
a) 흉추 b) 어깨	a) 전방 골반 (힙 익스텐션/자세) b) 둔근 (허리 통증, 외부/내부 회전)	a) 발 (표면 슬라이딩 회복) b) 발목 (동작 범위 회복) c) 종아리 (뻣뻣함/무릎 통증 완화)	a) 햄스트링 (허리 통증, 무릎 통증, 동작 범위 회복) b) 대퇴사두근 (힙 익스텐션, 무릎 통증)

타깃 2: 스트렝스/강도

기술 및 테크닉 분야에서 향상된 후에는(제대로 움직이는 방법을 알게 되고 뻣뻣한 근육의 동작 범위를 복원시켰으며 더 이상 심각한 통증을 느끼지 않는다는 의미), 이 훈련자에게 있어서 거대한 제한 요인인 스트렝스를 공략하자. 더불어 우리는 그의 프로그램에 고강도 워크아웃을 추가해서 무산소 능력을 기를 것이다.

A 스트렝스(3일 스플릿) 5×3에서 5×5로 향상	B 크로스 핏	C 달리기 (훈련자가 경쟁력을 보여주면 다음 단계로)
a) 스쿼트 b) 프레스 c) 데드리프트	a) 크로스핏에서 사용되는 기능적 동작과 관련된 운동 이외의 다른 모든 문제(스포츠 제외)를 결합	a) 100m 훈련 b) 400m 훈련 c) 1마일 타임트라이얼

D 올림픽 역도	E 점프(줄넘기/박스 점프 등)

타깃 3: 볼륨

그의 기술을 고강도 트레이닝으로 테스트했기에, 이제 우리는 그의 한계를 테스트하고 어느 정도의 볼륨을 감당할 수 있는지 확인할 수 있다. 그의 느낌과 퍼포먼스에 걸맞는 프로그램을 조절할 수 있다.

A 스트렝스	B 크로스핏	C 달리기
a) 스쿼트(반복횟수 3~5회로 5~7세트) b) 프레스(스쿼트와 동일) c) 데드리프트(스쿼트와 동일)	a) 스트렝스의 날 워크아웃 이후 10~15분 미만의 WODS, 또는 스트렝스 워크아웃을 생략하고 크로스핏을 '3일 운동 1일 휴식' 모델로 사용 b) CFE 템플릿을 따르는 경우에는 크로스핏을 1~2일 추가.	a) 100m 달리기 10~20회. 인터벌 사이에 3~5분의 회복 시간 b) 400m 달리기 2~4회. 인터벌 사이에 3분의 회복 시간 c) 1마일 달리기 1회

워크아웃 레전드(Wortout legend)

엔듀런스(Endurance) WODS

SS = 단일 종목

3S = 3종목/트라이애슬론/다종목

m = 미터

M = 마일

y = 야드

m/y = 미터 또는 야드

10" = 10초 휴식

90" = 90초 휴식

C2 = 컨셉 2 조정 선수

TT = 타임트라이얼: 정해진 시간 또는 거리에서 최대 운동 능력 또는 최대 파워 출력을 측정하는 것이다. 타임트라이얼은 '진실의 경주'라고 불리기도 한다. 혼자서 달리며, 선수 모두가 유사한 조건 및 동일한 거리/시간 하에서 경기를 해야 한다.

템포 = 주어진 시간 또는 거리에서 감소되면서도 꾸준한 페이스. 100%가 최대 노력이며, 템포는 85%에서 95%까지를 의미한다.

타바타 = 8라운드를 하면서 라운드마다 20초씩, 10초 휴식, ME

온 더 미닛(On the Minute) = 새로운 분이 시작될 때 각 세트를 시작

매 45초(On: 45초onds) = 해당 거리를 45초 내에 달리고 휴식을 취한다. 각 세트를 45초 인터벌로 시작한다.

AMRAP = 주어진 시간 동안 최대한 많은 라운드를 진행

AFAP = 최대한 빠르게

Rx = 프로그램에 적힌 대로

언브로큰(Unbroken) = 바벨을 놓으면 그 운동을 다시 시작. 완수할 때까지 계속

스트렝스-컨디셔닝 WODS

푸드(Pood) = 러시아의 무게 단위로, 16.4kg에 해당됨. 1 푸드, 1.5 푸드 및 2 푸드가 일반적.

편의성 저항(Accommodating Resistance) = 밴드 및/또는 체인 사용

OHS = 오버헤드 스쿼트

리프트는 세트와 반복횟수의 수로 명시된다. 3×5는 반복횟수 5회씩 3세트를 의미한다.

1RM = 최대 힘으로 반복횟수 1회

% = 개별적-개인적 스트렝스 프로그램에 따라 무게의 %가 명시된다.

ME = 맥스 에포트: 일반적으로 2RM으로 5세트를 실시하나 꼭 그렇게 한정되지는 않는다. 1RM으로 개인 기록 갱신이 가능하다면 시도해도 좋다.

DE = 다이내믹 에포트: 보통 1RM의 50~70%를 한 후 제어된 최대 스피드로 진행. 일반적으로는 90초~30초 인터벌에서 반복횟수 2~3회

그라운드 투 오버헤드(Ground to Overhead) = 바닥에 있는 무게를 머리 위로 들어올린다. 스내치, 클린, 푸시 프레스 또는 클랜 앤 저크가 될 수도 있다.

샘플 프로그램

6주 간 단계별 향상

크로스핏 엔듀런스를 처음 해보거나 스트렝스-컨디셔닝 챕터에 요약된 운동들을 해본 경험이 없다면, 아래 요약된 6주 간 단계별 향상 프로그램으로 시작할 것을 권한다. 이 준비 주기를 통해 CFE 프로그램에서 핵심적인 역할을 하는 기능적 동작들을 익히고 챕터 막판에 소개된 난이도 높은 12주 주기 프로그램을 위한 기반을 다질 수 있다.

이 챕터에 소개된 모든 프로그램과 마찬가지로, 당신의 페이스대로 단계를 밟으면 된다. 일부 훈련자들에겐 6주 프로그램을 한 후 바로 12주 주기(또는 맞춤형 프로그램)에 돌입하는 것일 수도 있다. 다른 이들에겐 동작과 능력의 경쟁력을 갖출 때까지 6주 주기(또는 다른 기간 동안)를 반복하는 것일 수도 있다. 이것은 지침일 뿐이며, 무조건 준수해야 하는 프로그램이 아니라는 것을 명심하라.

크로스핏 가입 헬스장의 대부분은 유사한 프로그램을 가지고 있다. 그 프로그램은 훈련자에게 크로스핏 프로그램에서 사용되는 기능적 동작들을 알려주며, 스트렝스-컨디셔닝의 기본 수준을 길러준다. 앞에서 언급했듯이, 코치가 당신의 동작을 평가하고 수정하도록 하는 것이 크로스핏 엔듀런스 프로그램을 단계별로 진전시킬 수 있는 가장 빠르고 효율적인 방법이다.

6주 간 단계별 향상 프로그램

1주차

	1일차	2일차	3일차
CFE 준비	3라운드(시간제한 없음): 풀업/수파인 로우 5회, 푸시업 10회, 스쿼트 15회, 싯업 20회, 할로우락 홀드 1분	3라운드(시간제한 없음): 풀업/수파인 로우 5회, 푸시업 10회, 런지 15회, 싯업 20회, 할로우락 홀드 1분	5라운드(시간제한 없음): 풀업/수파인 로우 5회, 푸시업 10회, 스쿼트 15회, 싯업 20회, 할로우락 홀드 1분
달리기 준비	10×50m 50m 걷기 반복	해당사항 없음	10×100m 100m 걷기 반복

2주차

	1일차	2일차	3일차
CFE 준비	주어진 시간 동안 4라운드: 풀업/수파인 로우 5회, 푸시업 10회, 런지 15회, 싯업 20회, 할로우락 홀드 90초	주어진 시간 동안 4라운드: 풀업/수파인 로우 5회, 푸시업 10회, 스쿼트 15회, 싯업 20회, 할로우락 홀드 90초	주어진 시간 동안 5라운드: 풀업/수파인 로우 5회, 푸시업 10회, 런지 15회, 싯업 20회, 할로우락 홀드 90초
달리기 준비	10×50m 50m 걷기 반복	해당사항 없음	15×100m 100m 걷기 반복

3주차

	1일차	2일차	3일차
CFE 준비	10분 간 AMRAP: 풀업/수파인 로우 5회, 푸시업 10회, 스쿼트 15회, 싯업 20회, 할로우락 홀드 2분	풀업/수파인 로우 25회, 푸시업 50회, 런지 75회, 싯업 100회, 할로우락 홀드 2분	풀업/수파인 로우 5회, 푸시업 10회, 스쿼트 15회, 싯업 20회, 할로우락 홀드 2분
달리기 준비	10×50m 50m 걷기 반복	해당사항 없음	20×100m 100m 걷기 반복

6주 간 단계별 향상 프로그램

4주차

	1일차	2일차	3일차
CFE 준비	주어진 시간 내에 풀업/수파인 로우 25회, 푸시업 50회, 런지 75회, 싯업 100회, 할로우락 홀드 2분	10라운드(시간제한 없음): 풀업/수파인 로우 5회, 푸시업 10회, 스쿼트 15회, 싯업 20회, 할로우락 홀드 2분 30초	10분 간 '신디'를 AMRAP: 풀업 5회, 푸시업 10회, 스쿼트 15회
달리기 준비	10×100m 매 달리기마다 1분씩	해당사항 없음	20×50m 매 걷기마다 30초씩

5주차

	1일차	2일차	3일차
CFE 준비	풀업/수파인 로우 35회, 푸시업 65회, 런지 90회, 싯업 115회, 할로우락 홀드 2분	15분 간 AMRAP: 풀업/수파인 로우 5회, 푸시업 10회, 스쿼트 15회, 싯업 20회, 할로우락 홀드 2분	5라운드 최대 10파운드짜리 웨이티드 베스트 또는 백팩을 사용(시간제한 없음): 풀업/수파인 로우 5회, 푸시업 10회, 런지 15회, 싯업 20회, 할로우락 홀드 2분 30초
달리기 준비	8분 간 100m 달리기 매 달리기마다 45초씩	10분 간 50m 달리기 매 달리기마다 20~30초씩	4×200m 매 달리기마다 2분씩

6주차

	1일차	2일차	3일차
CFE 준비	풀업/수파인 로우 50회, 푸시업 75회, 스쿼트 100회, 싯업 125회, 할로우락 홀드 3분	3~4라운드(시간제한 없음): 풀업/수파인 로우 25회, 푸시업 25회, 런지 25회, 싯업 25회	20분 간 '신디'를 AMRAP: 풀업 5회/수파인 로우 10회, 푸시업 10회, 스쿼트 15회
달리기 준비	8분 간 100m 달리기 4분째에 45초 휴식 4분 간 100m 달리기 매 달리기마다 45초씩	5분 간 50m 달리기 매 달리기마다 10~15초씩	6×200m 매 달리기마다 2분씩

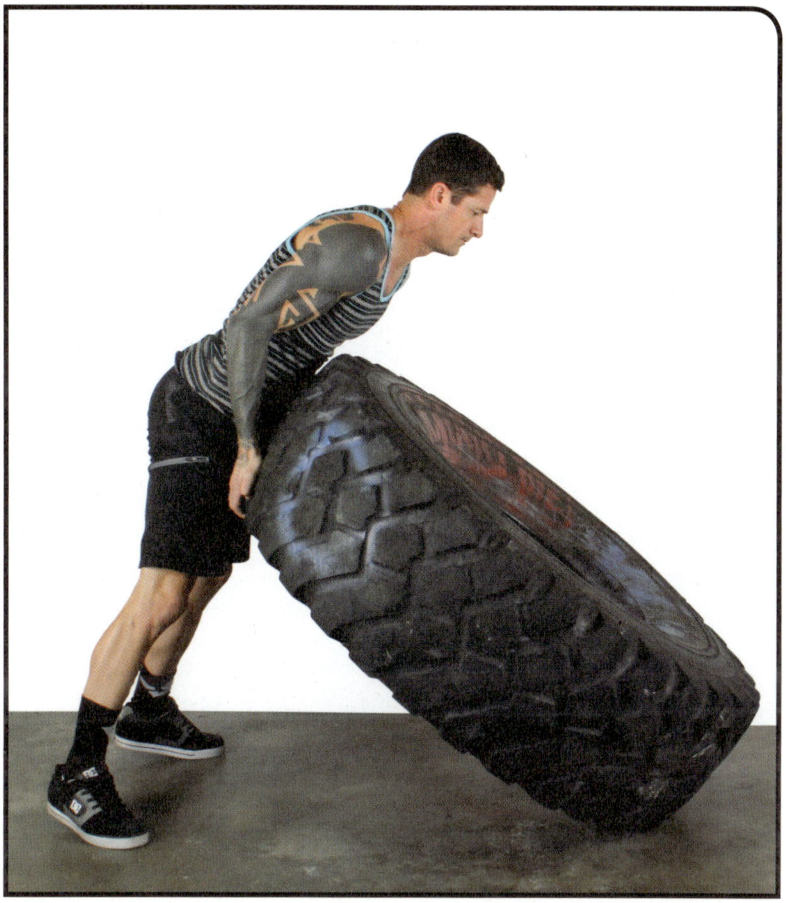

12주 샘플 템플릿

6주 간 단계별 향상 프로그램을 마친 후에는 온라인 프로그램(CrossFitEndurance.com)으로 넘어가거나 당신의 목표 및 피트니스 수준에 기반한 샘플 템플릿에 워크아웃을 추가할 수도 있다. 또는 이 12주 샘플 프로그램을 해도 된다. 알게 되겠지만, 12주 간 샘플 프로그램은 선형 스트렝스 위주 프로그램을 소개하며 더 난이도가 높은 크로스핏 워크아웃을 추가한다. 6주 프로그램과 마찬가지로, 당신의 기술과 체력 기반에 맞는 동작과 무게를 선택해야 한다. CFE 모델을 처음 하는 경우 대부분의 사람들은 주간 3~4일 이상의 트레이닝을 하기가 어렵다. 그런 이유로 인해서 12주 프로그램은 3일로 나뉘어 있다. 실력 향상을 저해하지 않는 방법으로 이 워크아웃들을 하기 바란다.

내 권장사항은 다음과 같다. 스트렝스에 우선순위를 두고 일주일 동안 크로스핏 WOD를 완수하려고 노력해보라. 주의: 훈련자들은 일반적으로 스트렝스 워크아웃을 먼저 하고 그 직후에 크로스핏 워크아웃을 끝낸다. 당신이 그 날 바로 회복이 가능하다면, 프로그램에 있는 스포츠 특화 워크아웃 중에서 하나를 더 실시한다. 지쳤다면 그날은 쉬고 다른 날에 달리기, 자전거 또는 수영 훈련을 한다.

샘플 프로그램을 보면, 스트렝스 운동의 경우에는 스쿼트, 데드리프트, 프레스 등 기본 동작들만 나열한 것이 확인될 것이다. 예를 들어 만약 프로그램에서 스쿼트를 시킨다면 당신은 백 스쿼트, 박스 스쿼트, 프론트 스쿼트 또는 오버헤드 스쿼트를 할 수 있다. 마찬가지로 프로그램에서 프레스를 시킨다면 오버헤드 프레스(숄더 프레스, 푸시 프레스, 푸시 저크) 또는 중간 범위의 프레스(벤치 프레스, 플로어 프레스)를 하면 된다. 크로스핏의 방법론을 유지하면서도 동작을 계속 바꾸는 것이 가능하다. 동시에 당신의 개인적인 필요와 능력에 맞는 운동을 할 수 있는 것이다.

12주 간 스트렝스 위주 단계별 향상 프로그램

1주차		1일차	2일차	3일차
강화 훈련		스쿼트 5×5	프레스 5×5	데드리프트 5×5
크로스핏		정해진 시간 동안 3라운드씩: 파워 클린 5회, 박스 점프 10회, 수파인 링 로우 15회	정해진 시간 동안 12-15-21-15-12회씩: 박스 점프, 푸시업 (물구나무 푸시업, 링 푸시업)	최대 반복횟수: 30초 풀업, 15초 휴식, 30초 버피, 15초 휴식, 30초 케틀벨 스윙, 1분 휴식, 7라운드 실시
지구력	수영	1분에 10×50m/y	4×200m/y, 90초 휴식	500m/y TT
	자전거	1분에 10×1/4마일/400m	4×2M/워크아웃 사이에 2분 휴식	10M TT
	달리기	2분에 8×200m, 2분 휴식	3분에 2×800m, 3분 휴식	5k TT

2주차		1일차	2일차	3일차
강화 훈련		스쿼트 5×5	프레스 5×5	데드리프트 5×5
크로스핏		10분 간 AMRAP: 푸시프레스 7회, 푸시저크 7회, 풀업 5회	정해진 시간 동안 5,4,3,2,1: 행 파워 클린, 밧줄오르기	정해진 시간 동안 4라운드: 수파인 링 로우 15회, 니 투 엘보 15회, 프론트 스쿼트 5회
지구력	수영	1분에 15×50m/y	전주와 같은 시간으로 5×200m/y	500m 페이스의 90%로 800m/y
	자전거	1분에 10×1/4마일/400m	4×2M/워크아웃 사이에 2분 휴식	10M TT
	달리기	2분에 8×200m, 2분 휴식	3분에 2×800m, 3분 휴식	5K TT 페이스의 85%로 5K

3주차		1일차	2일차	3일차
강화 훈련		스쿼트 5×5	프레스 5×5	데드리프트 5×5
크로스핏		정해진 시간 동안 5라운드씩: 풀업 10회, 케틀벨 스윙 15회, 푸시업 20회	정해진 시간 동안 4라운드씩: 니 투 엘보 15회, 박스 점프 15회, 로우 500m	12분 간 AMRAP: 딥 12회, 오버헤드 스쿼트 9회, 버피 12회
지구력	수영	1분 30초에 10×75m/y	2분 간 10×100m/y	800m/y TT
	자전거	6×1M 반복/워크아웃 사이에 2분 휴식	4×4분 TT/워크아웃 사이에 4분 휴식	12M TT
	달리기	10~12×200m/90 초 휴식	4~5×800m/2분 30초 휴식	전주 5K 페이스로 5M

12주 간 스트렝스 위주 단계별 향상 프로그램

4주차		1일차	2일차	3일차
강화 훈련		스쿼트 5×5	프레스 5×5	데드리프트 5×5
크로스핏		정해진 시간 동안 9-6-3: 푸시 저크, 데드 행 풀업	몸무게의 50%를 들고 파머스 워크 400m. 무게를 내려놓을 때마다 버피 10회씩	8분 간 AMRAP: 밧줄오르기 3회, 케틀벨 스윙 10회
지구력	수영	6×1M/90초 휴식	3×400m/y TT, 3분 휴식	800 TT 페이스의 85%로 1000m/y
	자전거	6×1M/90초 휴식	4×4분/워크아웃 사이에 4분 휴식. 전주 TT의 와트 또는 거리를 유지하거나 그 이상으로	12M TT 페이스의 85%로 20M
	달리기	4×400m/2분 휴식	3×1000m, 3분 휴식	10K TT

5주차		1일차	2일차	3일차
강화 훈련		스쿼트 5×5	프레스 5×5	데드리프트 5×5
크로스핏		'애니' 정해진 시간 동안 50-40-30-20-10: 더블 언더스 싯업	정해진 시간 동안 4라운드: 쓰러스터 10회, 워킹 런지 50m (필요한 경우 덤벨 사용)	정해진 시간 동안 3라운드: 300m 로우, 볼 슬램 15회, 풀업 5회
지구력	수영	1분에 20×25m/y TT	3분에 6×200m	500m 페이스의 90%로 800m/y
	자전거	2분 간 8×1k, 중간에 스핀	3×5분/워크아웃 사이에 4분 휴식. 전주보다 평균 5% 약하게	20M TT
	달리기	6×400m, 2분 휴식	3×800m, 중간에 5분씩 휴식	10K TT 페이스로 5K

6주차		1일차	2일차	3일차
강화 훈련		스쿼트 5×5	프레스 5×5	데드리프트 5×5
크로스핏		'신디' 20분 간 AMRAP: 풀업 5회, 푸시업 10회, 스쿼트 15회	정해진 시간 동안 5-4-3-2-1: 행 파워 클린, 멀리뛰기	10분 간 AMRAP: 한 손 덤벨 스내치, 풀업 10회, 더블 언더스 20회
지구력	수영	45초에 15×50m/y	500 TT의 95%로 2×500m	전주 1000m/y와 같은 1000m/y
	자전거	전주 1k의 90%로 5×1k/워크아웃 사이에 2분 휴식, 그리고 1k TT	4×4분/워크아웃 사이에 4분 휴식	10M TT
	달리기	6×400m/90초 휴식	2×200m/90초 휴식, 2×400m/2분 휴식, 2×1000m/3분 휴식	10k 페이스의 95%로 7M

12주 간 스트렝스 위주 단계별 향상 프로그램

7주차		1일차	2일차	3일차
강화 훈련		스쿼트 5×5	프레스 5×5	데드리프트 5×5
크로스핏		정해진 시간 동안 1라운드씩: 로우 500m, 에어스쿼트 50회, 푸시업 40회, 케틀벨 스윙 30회, 버피 20회, 풀업 10회, 로우 500m	12분 간 AMRAP: 점프스쿼트 15회, 박스점프 15회, 니 투 엘보 15회	'프란' 정해진 시간 동안 21-15-9: 쓰러스터 95/65, 풀업
지구력	수영	45초~1분에 20×50m/y	5×200m TT, 2~3분 휴식	800 TT의 95%로 1000
	자전거	3×1k/90초 휴식, 3×2k/2분 휴식	5×2M/워크아웃 사이에 3분 휴식	10M TT 페이스의 85%로 20M
	달리기	6×400m, 90초 휴식	4×1000m, 2~3분 휴식	10M TT

8주차		1일차	2일차	3일차
강화 훈련		스쿼트 5×5	프레스 5×5	데드리프트 5×5
크로스핏		정해진 시간 동안 3라운드: 썰매끌기 100m, 수파인 로우 15회, 딥스 10회	정해진 시간 동안: 박스 점프 30회, 워킹 런지 40회, 풀업 50회, 푸시업 60회, 싯업 70회, 에어스쿼트 80회	정해진 시간 동안 10!(10,9,8...2,1): 한 손 덤벨 스내치, 버피
지구력	수영	1분 30초 또는 그 이내에 4×(3×75)를 80%, 90%, 100%의 힘으로	7분 또는 그 이내에 3×400m	500M TT
	자전거	5×2k/2분 휴식	3×5k/5분 휴식	25M TT
	달리기	4×200m/60초 휴식 4×400m/90초 휴식	4×4분/3분 휴식	전주 10M TT 페이스로 5k

9주차		1일차	2일차	3일차
강화 훈련		스쿼트 5×5	프레스 5×5	데드리프트 5×5
크로스핏		정해진 시간 동안 3라운드씩: 행 파워 클린 9회, 박스 점프 12회, 케틀벨 스윙 15회	10분 간 AMRAP: 밧줄오르기 1회, 데드리프트 3회, 풀업 5회	정해진 시간 동안 3라운드씩, 각 라운드마다 2분 휴식: GHD 싯업 15회, GHD 둔근-햄스트링 레이즈 15회, 썰매끌기 50m
지구력	수영	20×50(25초 휴식, 20초 휴식, 15초 휴식, 10초 휴식, 5초 휴식)	1분 45초에 10×100 또는 15초 덜 쉬기	800m/y TT
	자전거	5×2k 반복/중간에 90초 휴식	4×5분/중간에 3~4분 휴식	85%로 15M
	달리기	6×400m TT/3~4분 휴식	5×4분/중간에 3분 휴식	5k TT 시간의 90%로 2×5k 중간에 5~10분 휴식

12주 간 스트렝스 위주 단계별 향상 프로그램

10주차		1일차	2일차	3일차
강화 훈련		스쿼트 5×5	프레스 5×5	데드리프트 5×5
크로스핏		정해진 시간 동안 4라운드씩: 딥스 10회, 웨이티드 워킹 런지 20회, 500m 로우	10분 간 1분마다 1RM의 75%로 행 파워 클린 2회	8분 간 AMRAP: 백 스쿼트 7회, 풀업 7회
지구력	수영	10×75 올아웃/25 쉽게	2분 45초에 5×200 또는 15초 덜 쉬기	800 TT 페이스의 85%로 1000m/y
	자전거	8×1M/60초 휴식	5×5분/중간에 3~4분 휴식	12M TT 페이스로 2×10M, 중간에 5~10분 휴식
	달리기	8×300m, 60초 휴식	3×1200m, 2~3분 휴식	10k TT

11주차		1일차	2일차	3일차
강화 훈련		스쿼트 5×5	프레스 5×5	데드리프트 5×5
크로스핏		1분 간 최대 반복횟수: 케틀벨 스윙, 풀업, 박스 점프, 볼 슬램, 2분 휴식, 3라운드	워킹 런지 100m, 싯업 60회, 수파인 로우 50회, 스텝업 40회(각 다리마다 20회씩), 점프 스쿼트 30회, 니 투 엘보 20회, 멀리뛰기 10회	정해진 시간 동안 7라운드: 오버헤드 스쿼트 7회, 버피 7회
지구력	수영	20×25 TT/중간에 쉽게 50	2분 45초에 6×200 또는 15초 덜 쉬기	500m/y TT
	자전거	20×25 TT/중간에 쉽게 50	5×5분/3~4분 휴식	전주 페이스로 3×10M/5~10분 휴식
	달리기	5×400m/60초 휴식	2×1M/5분 휴식	10k TT 페이스로 3×5k/5~10분 휴식

12주차		1일차	2일차	3일차
강화 훈련		스쿼트 5×5	프레스 5×5	데드리프트 5×5
크로스핏		10분 간 매분 푸시 저크 2회씩	100m 로우 스프린트, 볼 슬램 12회, 1분 휴식, 5라운드 완수, 매 라운드마다 시간 정할 것	20분 내에 진행: 친업 5회, 딥스 10회, 피스톨 10회(각 다리마다 5회씩)
지구력	수영	45초 내에 20×50	2분 45초에 6×200 또는 15초 덜 쉬기	500 TT 페이스보다 100m당 5초씩 느리게 800m
	자전거	6×1k TT/2M 중간에 휴식	3×5k/1M 중간에 휴식	10~30M TT
	달리기	6×400m/60초 휴식	3×1M/중간에 5분 휴식	5k~15k TT

샘플 WODS

이름 있는 엔듀런스 WODS

샌프란시스코 크리플러 (San Francisco Crippler)

- 맨몸 백 스쿼트 30회
- 1,000m 로우

옵션 2:

- 백 스쿼트 30회 135/225
- 1,000m 로우

뉴포트 크리플러 (Newport Crippler)

- 맨몸 백 스쿼트 30회
- 1마일 달리기

옵션 2:

- 백 스쿼트 30회 135/225
- 1마일 달리기

피터슨의 유령 (Peterson's Ghost)

달리기 WOD 한정

- 2×1마일, 3분 휴식
- 2×800m, 2분 휴식
- 2×400m, 90초 휴식
- 3~5분 간 회복
- 1마일 TT, 3분 간 회복
- 2×800m, 1마일 TT 페이스보다 5초 빠르게. 2분 간 회복
- 2×400m 홀딩, 1마일 TT 페이스보다 5초 빠르게. 90초 간 회복

토쉬(Tosh)

다음 종목 중에서 선택하라.

- 수영: 3×(50m/y+100m/y+200m/y)
- 자전거: 3×(1/2마일+1마일+2마일)
- 달리기: 3×(20m+400m+600m)
- 로잉: 3×(250m+500m+750m)

각 세트의 인터벌을 하기 위해 필요한 시간 동안 휴식을 취한다.

예: 200m를 35초에 달릴 경우 35초 휴식. 400m 또는 600m를 달릴 경우 그 거리를 달리는 데 걸린 시간만큼 휴식. 200m도 동일. 라운드 사이에 추가 휴식은 없다.

짧은 토쉬

다음 종목 중에서 선택하라.

- 수영: 3라운드 (25m/y+50m/y+100m/y)
- 자전거: 3라운드 (1/4마일+1/2마일+1마일)
- 달리기: 3라운드 (100m+200m+400m)
- 로잉: 3라운드(125m+250m+500m)

각 세트의 인터벌을 하기 위해 필요한 시간 동안 휴식을 취한다.

예: 200m를 35초에 달릴 경우 35초 휴식. 400m 또는 600m를 달릴 경우 그 거리를 달리는 데 걸린 시간만큼 휴식. 200m도 동일. 라운드 사이에 추가 휴식은 없다.

힘든 토쉬

다음 종목 중에서 선택하라.
웨이티드 베스트 또는 럭(ruck)을 이용

- 수영: 견인력을 위해 10파운드 무게 베스트 또는 컷 티셔츠를 입는다. 3라운드(50m/y+100m/y+200m/y)
- 자전거: 3라운드 동안 30파운드 무게 베스트 (1/2마일+1마일+2마일)
- 달리기: 3라운드 동안 20파운드 (200m+400m+600m)
- 로잉: 3라운드 동안 20파운드 (250m+500m+750m)

각 세트의 인터벌을 하기 위해 필요한 시간 동안 휴식을 취한다.

예: 200m를 35초에 달릴 경우 35초 휴식. 400m 또는 600m를 달릴 경우 그 거리를 달리는 데 걸린 시간만큼 휴식. 200m도 동일. 라운드 사이에 추가 휴식은 없다.

이름 있는 엔듀런스 WODS

맥의 20:10

다음 종목 중에서 선택하라.
20:10(타바타)로 정해진 거리만큼 완료할 때까지 한다. 20초 운동, 10초 회복 시간을 가진다.

- ☐ 수영: 800m
- ☐ 자전거: 5마일
- ☐ 달리기: 2마일
- ☐ 로잉: 3K

젖산 셔틀

다음 종목 중에서 선택하라.

- ☐ 수영
- ☐ 자전거
- ☐ 달리기
- ☐ 로잉

5분 간 진행, 2분 30초 회복
6분 간 진행, 3분 회복
7분 간 진행, 끝
모두 맥스 에포트로!

24분 피라미드

다음 종목 중에서 선택하라.

- ☐ 수영
- ☐ 자전거
- ☐ 달리기
- ☐ 로잉

4분 간 진행, 2분 회복
5분 간 진행, 2분 회복
6분 간 진행, 2분 회복
5분 간 진행, 2분 회복
4분 간 진행, 끝!

20분 간 AMRAP

다음 종목 중에서 선택하라.
20분 간 AMRAP '최대한 많은 라운드를 진행'

- ☐ 수영: 50m
  30초 회복
- ☐ 자전거: 1/4마일
  30초 회복
- ☐ 달리기: 200m
  30초 회복
- ☐ 로잉: 200m
  30초 회복

20분 간 최대한 많은 라운드를 진행. 그 20분에 휴식도 포함

제리

단일 종목:

- ☐ 달리기: 4×5k TT

훈련과 훈련 사이에 5~15분 휴식. 가장 빠른 5k 기록에서 2분 이상 이탈하지 말아야 한다.

전력으로 10회

다음 종목 중에서 선택하라. 자전거와 로잉만 가능!
달리기와 수영을 정상적으로 할 수 있다면, 로잉을 선택한다.

- ☐ 자전거: 10라운드

1분 간 맨몸으로 달린다. 1분이 지나면 안장에서 일어서서 10초 간 최대 전력에 도달하도록 스퍼트를 한다. 라운드와 라운드 사이에 2분 간 회복 시간을 가진다. 정확한 판독값 측정을 위해서는 컴퓨트레이너(Computrainer) 또는 파워탭(Power Tap)을 이용한다.

- ☐ 로잉: 10라운드

1분 간 맨몸으로 노를 젓는다. 1분이 지나면 최대 전력에 도달하도록 스토로크 8회를 한다. 라운드와 라운드 사이에 2분 간 회복 시간을 가진다. 정확한 판독값 측정을 위해서는 ERG를 사용한다.

톰(THOM)

다음 종목 중에서 선택하라.

- ☐ 수영
- ☐ 자전거
- ☐ 달리기
- ☐ 로잉

18라운드: 60초 진행, 20초 회복
18라운드를 끝낸 후에 버피 50회

최대한 빠른 페이스로!
거리 측정 기능이 있는 ERG 고정자전거를 사용해도 좋다. 또는 주행거리계(odometer)와 큰 체인링이 있는 자전거도 좋다.

달리기 WODS/2세트

2×10분+2×2분

2×10분
각 인터벌 간
회복 시간 5분

다음 인터벌은 5분 회복 후 시작

2×2분
각 인터벌 간
회복 시간 1분

매 인터벌마다 최대 거리/스피드 시도. 꾸준한 페이스를 유지하면서 기존의 기록과 스피드를 갱신하려고 할 것

5×2분 +4×1분

5×2분
각 인터벌 간
회복 시간 3분

다음 인터벌은 2분 회복 후 시작

4×1분
각 인터벌 간
회복 시간 1분

매 인터벌마다 최대 거리/스피드 시도. 꾸준한 페이스를 유지하면서 기존의 기록과 스피드를 갱신하려고 할 것

2×5/5×1

2×5분
회복 시간 2분

매 인터벌마다 최대 거리/스피드 시도. 꾸준한 페이스를 유지하면서 기존의 기록과 스피드를 갱신하려고 할 것

다음 인터벌은 2분 회복 후 시작

5×1분
회복 시간 30초

매 인터벌마다 최대 거리/스피드 시도. 꾸준한 페이스를 유지하면서 기존의 기록과 스피드를 갱신하려고 할 것.

반복횟수 5회씩 2라운드×1분, 2분 휴식

2라운드씩:

5×1분
회복 시간 2분

반복횟수 5회의 세트가 끝날 때마다 5분 휴식

달리기 WODS/분 단위로 반복

3×8분

3×8분 인터벌
각 인터벌 간
회복 시간 4분

매 인터벌마다 최대 거리/스피드 시도. 꾸준한 페이스를 유지하면서 기존의 기록과 스피드를 갱신하려고 할 것

3×7분

3×7분 인터벌
각 인터벌 간
회복 시간 3분

매 인터벌마다 최대 거리/스피드 시도. 꾸준한 페이스를 유지하면서 기존의 기록과 스피드를 갱신하려고 할 것

4×5분

4×5분 인터벌
각 인터벌 간
회복 시간 3분

매 인터벌마다 최대 거리/스피드 시도. 꾸준한 페이스를 유지하면서 기존의 기록과 스피드를 갱신하려고 할 것

5×3분

5×3분 인터벌
각 인터벌 간
회복 시간 3분

매 인터벌마다 최대 거리/스피드 시도. 꾸준한 페이스를 유지하면서 기존의 기록과 스피드를 갱신하려고 할 것

달리기 WODS/분 단위로 반복

3×3분

3×3분
각 인터벌 간
회복 시간 3분

매 인터벌마다 최대 거리/스피드 시도. 꾸준한 페이스를 유지하면서 기존의 기록과 스피드를 갱신하려고 할 것

6×2분

6×2분
각 인터벌 간
회복 시간 1분

매 인터벌마다 최대 거리/스피드 시도. 꾸준한 페이스를 유지하면서 기존의 기록과 스피드를 갱신하려고 할 것

12×1분

12×1분
각 인터벌 간
회복 시간 30초

매 인터벌마다 최대 거리/스피드 시도. 꾸준한 페이스를 유지하면서 기존의 기록과 스피드를 갱신하려고 할 것

5×1분

5×1분
각 인터벌 간
회복 시간 3분

매 인터벌마다 최대 거리/스피드 시도. 꾸준한 페이스를 유지하면서 기존의 기록과 스피드를 갱신하려고 할 것

4.2.1 인터벌

4분 운동, 3분 회복

2분 운동, 30초 회복

1분 운동, 3분 회복

2분 운동, 30초 회복

4분 운동, 끝!

매 인터벌마다 최대 거리/스피드 시도. 꾸준한 페이스를 유지하면서 기존의 기록과 스피드를 갱신하려고 할 것

정해진 시간에서 인터벌

종목의 길이에 따라서 소요시간을 선택한다.

SC:

1×8분, 회복 시간 3분

1×3분, 회복 시간 2분

2×1분, 회복 시간 1분

3×30초, 회복 시간 15초

매 인터벌마다 최대 거리/스피드 시도. 꾸준한 페이스를 유지하면서 기존의 기록과 스피드를 갱신하려고 할 것

LC:

1×10분, 회복 시간 6분

1×8분, 회복 시간 3분

1×3분, 회복 시간 2분

2×1분, 회복 시간 1분

매 인터벌마다 최대 거리/스피드 시도

고급:

1×15분, 회복 시간 8분

1×8분, 회복 시간 3분

1×3분, 회복 시간 2분

2×1분, 회복 시간 1분

매 인터벌마다 최대 거리/스피드 시도. 꾸준한 페이스를 유지하면서 기존의 기록과 스피드를 갱신하려고 할 것

달리기 WODS/사다리 방식

1분 간 사다리

최대 운동

1분 운동, 1분 회복

1분 운동, 50초 회복

1분 운동, 40초 회복

1분 운동, 30초 회복

1분 운동, 20초 회복

1분 운동, 10초 회복

이후 사다리를 다시 올라가면서 1분 운동, 50초 회복과 1분 운동으로 마무리한다.

90초 사다리

최대 운동

90초 운동, 1분 회복

90초 운동, 45초 회복

90초 운동, 30초 회복

90초 운동, 15초 회복

90초 운동, 30초 회복

90초 운동, 45초 회복

90초 운동, 끝!

10×인터벌 5회×휴식

최대 운동

10×200m

달리는 데 걸린 시간보다 5배 휴식(만약 200m를 달리는 데 40초가 걸렸다면, 3분 20초 간 휴식)

10×스프린트

10×100m

전력질주, 90초 회복

10×1:1

10×400m

인터벌에 걸린 그 시간만큼 휴식. 1:1 비율로

6×인터벌

6×400m

2분 간 회복

5×인터벌

5×800m

최대한 빠른 페이스를 유지하면서 800m 최고 기록보다 5초 이상 느려지지 말 것

90초 회복

2×인터벌

2×12분

각 인터벌 사이에 2분 간 회복 시간

매 인터벌마다 최대 거리/스피드 시도. 꾸준한 페이스를 유지하면서 기존의 기록과 스피드를 갱신하려고 할 것

타바타

20:10×8라운드

20초 진행, 10초 회복

최대 운동

트레드밀을 사용하고, 12% 각도로 설정하고 최고 속도의 5k 페이스에 비해 0~30초 느린 속도로 달릴 것. 속도를 줄이면 안 됨

120:60×6

2분 진행, 1분 회복×6

매 인터벌마다 최대 거리/스피드 시도. 꾸준한 페이스를 유지하면서 기존의 기록과 스피드를 갱신하려고 할 것

30:60×10

30:60×10라운드

10라운드 동안 30초 진행, 1분 회복

최대 운동

트레드밀을 사용, 12% 각도로 설정하고 최고 속도의 5k 페이스보다 0~30초 느린 속도로 달릴 것. 속도를 줄이면 안 됨

30:20×12

30:20×12라운드

30초 진행, 20초 회복

최대 운동

트레드밀을 사용, 12% 각도로 설정하고 최고 속도의 5k 페이스보다 0~30초 느린 속도로 달릴 것. 속도를 줄이면 안 됨

30:20×8

30:20×8라운드

30초 진행, 20초 회복

최대 운동

트레드밀을 사용, 12% 각도로 설정하고 최고 속도의 5k 페이스보다 0~30초 느린 속도로 달릴 것. 속도를 줄이면 안 됨

달리기 WODS/사다리 방식

긴 인터벌

SC: 3×1마일

1~3분 간 회복
5~10초 간 유지

LC: 2×5k

5~10분 간 회복
1~2분 간 유지

고급: 3×5k

5~15분 간 회복
2~3분 간 회복

긴 인터벌

SC: 3×1마일

2분 간 회복
1마일 최고 페이스의 10초 동안 유지

LC: 3×2k

4분 간 회복
2마일 최고 페이스의 20초 동안 유지

고급: 3×5k

5~10분 간 회복
5k 최고 페이스의 2분 간 유지

30초

최대 운동

3라운드, 라운드 사이에 2분 간 휴식

30초 진행, 30초 회복

30초 진행, 25초 회복

30초 진행, 20초 회복

30초 진행, 15초 회복

30초 진행, 10초 회복

30초 진행, 5초 회복

30초 진행, 휴식!

20초 스프린트

스프린트/회복:

3라운드 진행:

20초/60초

20초/50초

20초/40초

20초/30초

20초/20초

20초/10초

10초 휴식 이후 다음 라운드 시작

달리기 WODS/오르막길 운동

10×30초 오르막길 스프린트

10×30초 오르막길 스프린트

최대 운동

내려오기 전에 30초 휴식. 필요하면 걸어도 됨. 다음 스프린트 시작 전에 오르막길 아래쪽에서 1분 간 휴식

7~10% 각도로 트레드밀 사용

스프린트와 스프린트 사이에 2분 간 회복 시간

오르막길 반복

10×30초 오르막길 스프린트

내려오기 전에 30초 휴식

다음 반복 스프린트 이전에 오르막길 아래쪽에서 1분 간 휴식

7% 각도로 트레드밀 사용

스프린트와 스프린트 사이에 2분 간 회복 시간

오르막길 타임트라이얼

1마일 오르막길 달리기

각도 6~15%

템포 80~85% RPE 15~17

25분 간 오르막길 달리기

평균 4~8%도

오르막길 웨이티드 타임트라이얼

1마일 오르막길 달리기

각도 6~12%

10~20파운드 웨이티드 베스트 추가

달리기 WODS/거리를 정한 타임트라이얼

타임트라이얼 D1
1.5마일 TT

타임트라이얼 D7
5k

타임트라이얼 D9
SC: 5k
LC: 10k 또는 10마일 TT(선택)
고급: 13.1마일 TT

타임트라이얼 D10
SC: 10마일
LC: 18마일
고급: 25마일

타임트라이얼 D13
SC: 2마일 TT
LC: 10k TT
고급: 13.1M TT

타임트라이얼 D15
SC: 5k TT
LC: 10k
고급: 10k TT

달리기 WODS/정해진 시간 동안 타임트라이얼

타임트라이얼 T1
9분 최대 운동

타임트라이얼 T10
35분 TT

타임트라이얼 T15
60분 TT

타임트라이얼 T16
90분 TT

타임트라이얼 T17
20분 TT

달리기 WODS/정해진 거리에서 템포

템포 85~95%
총 10k:
첫 5k 동안은 85%
나머지 5k는 95%로

템포 80~90%
첫 절반은 80%,
나머지 절반은 90%
종목에 따라서 거리를 선택할 것
SC: 1.5마일
LC: 5마일
고급: 10마일

달리기 WODS/정해진 시간에서 템포

템포 80~90%
SC: 20분
LC: 60분
고급: 90분

템포 80~85%
SC: 25분
LC: 60분
고급: 75분

템포 80~85% RPE 15~16
SC: 20분
LC: 30분
고급: 60분

템포 80~85%
SC: 35분
LC: 1시간
고급: 2시간

템포 85% RPE 16
SC: 20분
LC: 30분
고급: 1시간

템포 80~85% RPE 15~17
오르막길 25분
평균 각도 4~8%

자전거 WODS/2세트 WODS

2×10분+2×2분

2×10분	2×2분
각 인터벌 간 5분 간 회복	1분 간 회복
5분 간 회복 후에 다음 인터벌 시작	매 인터벌마다 최대 거리를 시도. 꾸준한 페이스를 유지하면서 기존의 거리를 갱신하려고 할 것

5×2분+4×1분

5×2분	4×1분
각 인터벌 간 3분 간 회복	각 인터벌 간 1분 간 회복
3분 간 회복 후에 다음 인터벌 시작	매 인터벌마다 최대 거리와 속도를 시도. 꾸준한 페이스를 유지하면서 기존의 거리를 갱신하려고 할 것

2×5/5×1

2×5분	5×1분
각 인터벌 간 2분 간 회복	각 인터벌 간 30초 간 회복
2분 간 회복 후에 다음 인터벌 시작	매 인터벌마다 최대 거리를 시도. 꾸준한 페이스를 유지하면서 기존의 거리를 갱신하려고 할 것

2라운드: 5×1분 진행, 2분 휴식

5×1분 진행

각 인터벌 간 2분 간 회복

인터벌 5회로 구성된 각 세트 사이에 5분 간 느린 진행

매 인터벌마다 최대 거리와 속도를 시도. 꾸준한 페이스를 유지하면서 기존의 거리를 갱신하려고 할 것

자전거 WODS/분 단위로 반복

3×8분	3×7분	4×5분	5×3분
3×8분 인터벌	3×7분 인터벌	4×5분 인터벌	5×3분 인터벌
각 인터벌 간 4분 간 회복	각 인터벌 간 3분 간 회복	각 인터벌 간 3분 간 회복	각 인터벌 간 3분 간 회복
8분으로 이뤄진 각 라운드마다 최대 거리와 속도를 시도. 꾸준한 페이스를 유지하면서 기존의 거리를 갱신하려고 할 것	7분으로 이뤄진 각 라운드마다 최대 거리와 속도를 시도. 꾸준한 페이스를 유지하면서 기존의 거리를 갱신하려고 할 것	5분으로 이뤄진 각 라운드마다 최대 거리와 속도를 시도. 꾸준한 페이스를 유지하면서 기존의 거리를 갱신하려고 할 것	3분으로 이뤄진 각 라운드마다 최대 거리와 속도를 시도. 꾸준한 페이스를 유지하면서 기존의 거리를 갱신하려고 할 것

자전거 WODS/분 단위로 반복

3×3분

3×3분

각 인터벌 간
3분 간 회복

3분으로 이뤄진 각 라운드마다 최대 거리와 속도를 시도. 꾸준한 페이스를 유지하면서 기존의 거리를 갱신하려고 할 것

6×2분

6×2분

각 인터벌 간
3분 간 회복

3분으로 이뤄진 각 라운드마다 최대 거리와 속도를 시도. 꾸준한 페이스를 유지하면서 기존의 거리를 갱신하려고 할 것

12×1분

12×1분

각 인터벌 간
30초 간 회복

가능한 한 최대 거리와 속도를 유지

5×1분

5×1분

각 인터벌 간
3분 간 회복

1분으로 이뤄진 각 라운드마다 최대 거리와 속도를 시도. 꾸준한 페이스를 유지하면서 기존의 거리를 갱신하려고 할 것

4.2.1 인터벌

4분 진행, 3분 회복

2분 진행, 30초 회복

1분 진행, 3분 회복

2분 진행, 30초 회복

4분 진행, 끝!

정해진 시간 동안 인터벌

종목의 길이에 기반해서 소요시간을 선택

SC:	LC:	고급:
1×8분 진행, 3분 회복	1×10분 진행, 6분 회복	1×15분 진행, 8분 회복
1×3분 진행, 2분 회복	1×8분 진행, 3분 회복	1×8분 진행, 3분 회복
2×1분 진행, 1분 회복	1×3분 진행, 2분 회복	1×3분 진행, 2분 회복
3×30초 진행, 15초 회복	2×1분 진행, 1분 회복	2×1분 진행, 1분 회복

자전거 WODS/사다리

1분 사다리

최대 운동

1분 진행, 1분 회복

1분 진행, 50초 회복

1분 진행, 40초 회복

1분 진행, 30초 회복

1분 진행, 20초 회복

1분 진행, 10초 회복

밑으로 내려오면 다시 올라가서 1분 진행, 50초 회복, 1분 진행까지 끝낸다.

각 인터벌마다 최대 거리와 속도를 시도. 꾸준한 페이스를 유지하면서 기존의 거리를 갱신하려고 할 것

90초 사다리

최대 운동

90초 진행, 1분 회복

90초 진행, 45초 회복

90초 진행, 30초 회복

90초 진행, 15초 회복

90초 진행, 30초 회복

90초 진행, 45초 회복

90초 진행, 끝!

각 인터벌마다 최대 거리와 속도를 시도. 꾸준한 페이스를 유지하면서 기존의 거리를 갱신하려고 할 것

자전거 WODS/사다리

인터벌×10, 휴식×5

최대 운동.

10×1/4마일

1/4마일에 소요된 시간의 5배를 휴식

자전거로 1/4마일을 달리는 데 30초가 걸렸다면, 2분 30초 간 휴식

각 인터벌마다 최대 거리와 속도를 시도. 꾸준한 페이스를 유지하면서 기존의 거리를 갱신하려고 할 것

8×스프린트

착실한 워밍업 후에

8×1K

각 인터벌 간 2분 간 회복

전력질주

각 인터벌마다 최대 거리와 속도를 시도. 꾸준한 페이스를 유지하면서 기존의 거리를 갱신하려고 할 것

10×1:1

10×1마일

1마일을 끝내는 데 소요된 시간만큼 휴식

운동:휴식을 1:1 비율로

각 인터벌마다 최대 거리와 속도를 시도. 꾸준한 페이스를 유지하면서 기존의 거리를 갱신하려고 할 것

4×인터벌

4×2마일

각 마일을 달린 후에 2분 간 회복

각 인터벌마다 최대 거리와 속도를 시도. 꾸준한 페이스를 유지하면서 기존의 거리를 갱신하려고 할 것. 2마일 최고 기록보다 5초 이상 늦어지지 말 것

5×인터벌

5×2k

각 마일을 달린 후 90초씩 회복

각 인터벌마다 최대 거리와 속도를 시도. 꾸준한 페이스를 유지하면서 기존의 거리를 갱신하려고 할 것. 2k 최고 기록보다 5초 이상 늦어지지 말 것

2×인터벌

2×15분

2분 간 회복

각 인터벌마다 최대 거리와 속도를 시도. 꾸준한 페이스를 유지하면서 기존의 거리를 갱신하려고 할 것

타바타

20:10×8라운드

20초 진행, 10초 회복

최대 운동

Wattage 도구 또는 200와트 이상 유지 가능한 유사 도구가 있는 모나크 ERG 고정자전거 사용

120:60×6

6×2분 진행

1분 간 회복

각 인터벌마다 최대 거리와 속도를 시도. 꾸준한 페이스를 유지하면서 기존의 거리를 갱신하려고 할 것

30:60×10

30:60×10라운드

10라운드 동안 30초 진행, 60초 회복

최대 운동

Wattage 도구 또는 200와트 이상 유지 가능한 유사 도구가 있는 ERG 고정자전거 사용

30:20×12

30:20×12라운드

30초 진행, 20 초 회복

최대 운동

Wattage 도구 또는 200와트 이상 유지 가능한 유사 도구가 있는 모나크 ERG 고정자전거 사용

30:20×8

30:20×8라운드

30초 진행, 20초 회복

최대 운동

Wattage 도구 또는 200와트 이상 유지 가능한 유사 도구가 있는 모나크 ERG 고정자전거 사용

자전거 WODS/사다리

긴 인터벌

SC: 3×5마일	LC: 2×10마일	고급: 3×10마일
30~60초 간 회복 30~60초 간 유지	2~3분 간 회복 1~2분 간 유지	4~8분 간 회복 1~2분 간 유지

긴 인터벌

SC: 3×4마일	LC: 3×6마일	고급: 3×10마일
1분 간 회복	2분 간 회복	5분 간 회복

20초 스프린트

스프린트/회복, 다음과 같은 3라운드로

20초/60초 20초/50초	20초/40초 20초/30초	20초/20초 20초/10초	10초 휴식 후에 다음 라운드 시작

The 30s

최대 운동

3라운드, 라운드와 라운드 사이에 2분 간 휴식

30초 진행, 30초 회복

30초 진행, 25초 회복

30초 진행, 20초 회복

30초 진행, 15초 회복

30초 진행, 10초 회복

30초 진행, 5초 회복

30초 진행, 끝!

각 인터벌마다 최대 거리와 속도를 시도. 꾸준한 페이스를 유지하면서 기존의 거리를 갱신하려고 할 것

자전거 WODS/오르막길 주행

10×30초 오르막길 스프린트

10×30초 오르막길 스프린트

2분 휴식. 최대 운동

30초 스프린트의 최대 속도로 오르막길을 오른다. 오르막길이 없다면 트레이너 또는 에르고미터에 텐션을 사용한다. 꾸준하고 무거운 텐션이어야 한다.

오르막길 반복

4×1마일 오르막길 반복

매 1마일마다 최소의 페이스와 속도 유지

오르막길에서 내려오는데 소요된 시간만큼 휴식을 취해야 한다. 오르막길이 없다면 트레이너 또는 에르고미터에 텐션을 사용한다. 꾸준하고 무거운 텐션이어야 한다.

자전거 WODS/오르막길 템포

템포 80~85%

25분 오르막길

30분 오르막길
평균 각도 4~8%

오르막길 타임트라이얼

2마일 오르막길 주행

경사 6~15%
최대 힘으로

웨이티드 오르막길 타임트라이얼

2마일 오르막길 주행

안장에 계속 앉아 있으면서 가능한 높은 단수의 기어를 사용한다.

박자는 60 RPM 이상
경사 6~115%

자전거 WODS/타임트라이얼

타임트라이얼 D1	타임트라이얼 D2
8마일 TT	12마일 TT

타임트라이얼 D9	타임트라이얼 D10	타임트라이얼 D13	타임트라이얼 D15
SC: 12마일 TT	SC: 10마일	SC: 12마일 TT	SC: 12마일 TT
LC: 25마일 TT	LC: 18마일	LC: 20마일 TT	LC: 18마일 TT
고급: 30마일 TT	고급: 25마일	고급: 30마일 TT	고급: 22마일 TT

자전거 WODS/정해진 시간으로 타임트라이얼

타임트라이얼 T1	타임트라이얼 T10	타임트라이얼 T15	타임트라이얼 T16	타임트라이얼 T17
9분 최대 운동	35분 TT	20분 TT	90분 TT	24분 TT

자전거 WODS/정해진 거리로 템포

템포 85~95%

총 20마일:
첫 10마일 동안은 85%로 주행한 후 마지막 10마일은 95%의 힘으로

템포 80~90%

첫 10마일 동안은 80%로 주행한 후 마지막 10마일은 90%의 힘으로
종목에 따라 거리 선택
SC: 10마일
LC: 18마일
고급: 25마일

자전거 WODS/정해진 시간으로 템포

템포 80~90%	템포 80~85%	템포 80~85%
SC: 20분	SC: 60분	SC: 60분
LC: 60분	LC: 75분	LC: 60분
고급: 90분	고급: 90분	고급: 80분

템포 80~85%	템포 85% RPE 16	템포 80~85% RPE 15~17
SC: 35분	SC: 60분	30분 오르막길 주행 평균 경사 4~8%
LC: 1시간	LC: 60분	
고급: 2시간	고급: 80분	

수영 WODS/2세트 WODS

2×10분+2×2분

2×10분

각 인터벌 사이
5분 간 휴식

5분 휴식 후에 다음 라운드 시작

2×2분

각 인터벌 사이
1분 간 휴식

각 인터벌마다 최대 거리와 속도를 시도. 꾸준한 페이스를 유지하면서 기존의 거리를 갱신하려고 할 것

5×2분+4×1분

5×2분

각 인터벌 사이
3분 간 휴식

그리고

4×1분

각 인터벌 사이
1분 간 휴식

각 인터벌마다 최대 거리와 속도를 시도. 꾸준한 페이스를 유지하면서 기존의 거리를 갱신하려고 할 것

2×5/5×1

2×5분

각 인터벌 사이
2분 간 휴식

2분 휴식 후에 다음 라운드 시작

5×1분

각 인터벌 사이
30초 휴식

각 인터벌마다 최대 거리와 속도를 시도. 꾸준한 페이스를 유지하면서 기존의 거리를 갱신하려고 할 것

2라운드씩 5×1분 운동, 2분 휴식

2라운드씩:

5×1분 운동

2분 휴식

각 세트를 5분 간 하면서, 세트 사이엔 쉬운 5분을 배치

수영 WODS/분 단위로 반복

3×8분

3×8분 인터벌

각 인터벌 사이에 4분 간 휴식

각 인터벌마다 최대 거리와 속도를 시도. 꾸준한 페이스를 유지하면서 기존의 거리를 갱신하려고 할 것

3×7분

3×7분 인터벌

각 인터벌 사이에 3분 간 휴식

각 인터벌마다 최대 거리와 속도를 시도. 꾸준한 페이스를 유지하면서 기존의 거리를 갱신하려고 할 것

4×5분

4×5분 인터벌

각 인터벌 사이에 3분 간 휴식

각 인터벌마다 최대 거리와 속도를 시도. 꾸준한 페이스를 유지하면서 기존의 거리를 갱신하려고 할 것

5×3분

5×3분 인터벌

각 인터벌 사이에 3분 간 휴식

최고 평균 페이스를 유지한다.

수영 WODS/분 단위로 반복

3×3분

3×3분

각 인터벌 사이
3분 간 휴식

최고 평균 페이스를 유지

6×2분

2분 운동,
1분 휴식×6

매 2라운드마다 최대한 긴 거리를 커버할 것

12×1분

12×1분

각 인터벌 사이
3분 간 휴식

각 인터벌마다 최대 거리와 속도를 시도. 꾸준한 페이스를 유지하면서 기존의 거리를 갱신하려고 할 것

5×1분

5×1분

각 인터벌 사이
3분 간 휴식

각 인터벌마다 최대 거리와 속도를 시도. 꾸준한 페이스를 유지하면서 기존의 거리를 갱신하려고 할 것

4.2.1 인터벌

4분 운동, 3분 회복

2분 운동, 30초 회복

1분 운동, 3분 회복

2분 운동, 30초 회복

2분 운동, 끝!

정해진 시간에 따른 인터벌

종목의 길이에 따라서 소요시간을 선택한다.

SC:	LC:	고급:
1×8분, 3분 간 회복	1×10분, 6분 간 회복	1×15분, 8분 간 회복
1×3분, 2분 간 회복	1×8분, 3분 간 회복	1×8분, 3분 간 회복
2×1분, 1분 간 회복	1×3분, 2분 간 회복	1×3분, 2분 간 회복
3×30초, 15초 간 회복	2×1분, 1분 간 회복	2×1분, 1분 간 회복

각 인터벌마다 최대 거리와 속도를 시도. 꾸준한 페이스를 유지하면서 기존의 거리를 갱신하려고 할 것

수영 WODS/사다리

1분 사다리

최대 운동.

1분 운동, 1분 회복

1분 운동, 50초 회복

1분 운동, 40초 회복

1분 운동, 30초 회복

1분 운동, 20초 회복

1분 운동, 10초 회복

이후 사다리를 다시 올라가면서 1분 운동, 50초 회복과 1분 운동으로 마무리한다.

각 인터벌마다 최대 거리와 속도를 시도. 꾸준한 페이스를 유지하면서 기존의 거리를 갱신하려고 할 것

90초 사다리

최대 운동.

90초 운동, 1분 회복

90초 운동, 45초 회복

90초 운동, 30초 회복

90초 운동, 15초 회복

90초 운동, 30초 회복

90초 운동, 45초 회복

90초 운동, 끝!

각 인터벌마다 최대 거리와 속도를 시도. 꾸준한 페이스를 유지하면서 기존의 거리를 갱신하려고 할 것

수영 WODS/사다리

10×인터벌 5×휴식

최대 운동

10×50m/y

운동 시간의 5배를 휴식(50m/y를 수영하는 데 30초가 걸렸다면 2분 30초 간 휴식)

20×스프린트

착실한 워밍업 후에, 수영장 중간에서 **20×25m/y**를 시작해서 끝낸다. 벽에서 시작하지 않는다.

1분 간 휴식
전력질주

10×1:1

10×75m/y

인터벌을 끝내는데 소용된 시간만큼 휴식. 1:1 비율이다.

2×인터벌

2×8분

2분 간 회복

각 인터벌마다 최대 거리와 속도를 시도. 꾸준한 페이스를 유지하면서 기존의 거리를 갱신하려고 할 것

4×인터벌

4×100m/y

30초 간 회복

최고 평균 페이스를 유지한다.

5×인터벌

5×200m

30초 간 회복

최고 평균 페이스를 유지한다.

타바타

20:10×8라운드

20초 운동, 10초 회복

최대 운동
수영장 또는 오픈 워터에서 할 것

120:60×6

2분 운동, 1분 회복×6

각 2분 간의 라운드마다 최대 거리와 속도를 시도. 꾸준한 페이스를 유지하면서 기존의 거리를 갱신하려고 할 것

30:60×10

30:60×10라운드

30초 운동, 60초 회복 (10라운드)

최대 운동
수영장 또는 오픈 워터에서 할 것

30:20×12

30:20×12라운드

30초 운동, 20초 회복

최대 운동
수영장 또는 오픈 워터에서 할 것

30:20×10

30:20×10라운드

30초 운동, 20초 회복

최대 운동
수영장 또는 오픈 워터에서 할 것

긴 인터벌

SC: 3×300m
45~60초 간 회복

LC: 2×700m
60초 간 회복

고급: 3×700m
1~2분 간 회복

30초

최대 운동

3라운드:

30초 운동, 30초 회복

30초 운동, 25초 회복

30초 운동, 20초 회복

30초 운동, 15초 회복

30초 운동, 10초 회복

30초 운동, 5초 회복

30초 운동, 끝!

라운드와 라운드 사이에 2분 간 휴식

20초 스프린트

스프린트/회복:

3라운드씩:

20초/60초

20초/50초

20초/40초

20초/30초

20초/20초

20초/10초

10초 휴식 후에 다음 라운드 시작

30:20×8

30:20×8라운드

30초 운동, 20초 회복

최대 운동
수영장 또는 오픈 워터에서 할 것

긴 인터벌

SC: 3×300m
1분 간 휴식

수영 WODS/당기기 WODS(패들 및 부이 사용)

10×30초 스프린트
10×30초 스프린트
2분 간 휴식
패들과 부이를 사용해서 최대 운동

10×반복
10×100m/y
패들과 부이를 사용
15초 간 휴식

템포 80~85%
20분
컷 티셔츠 또는 드래그 쇼츠 착용

웨이티드 타임트라이얼
500m
컷 티셔츠, 드래그 쇼츠 또는 낙하산을 이용해서 견인력 발생

수영 WODS/거리에 따른 타임트라이얼

타임트라이얼 D1
400m TT

타임트라이얼 D7
600m TT

타임트라이얼 D9
SC: 500m TT
LC: 500m TT
고급: 500m TT

타임트라이얼 D10
SC: 400m TT
LC: 600m TT
고급: 800m TT

타임트라이얼 D13
SC: 800m TT
LC: 1000m TT
고급: 1200m TT

타임트라이얼 D15
1000m TT

수영 WODS/정해진 시간으로 타임트라이얼

타임트라이얼 T1
9분
최대 운동
최대한 긴 거리 커버

타임트라이얼 T10
15분 TT

타임트라이얼 T15
20분 TT

타임트라이얼 T16
30분 TT

타임트라이얼 T17
12분 TT

수영 WODS/정해진 거리에서 템포

템포 85~95%
총 1000m/y:
첫 500m/y는 85%,
이후 나머지 500m/y는 95%로

템포 80~90%
첫 500m/y는 80%, 이후 나머지 500m/y는 90%로,
종목에 따라 거리를 선택할 것
SC: 10마일 LC: 18마일 고급: 25마일

수영 WODS/정해진 시간으로 템포

템포 80~90%	템포 80~85%	템포 80~85%	템포 80~85%	템포 85%	템포 80~85%
SC: 20분 **LC:** 60분 **고급:** 90분	**SC:** 10분 **LC:** 15분 **고급:** 20분	**SC:** 12분 **LC:** 15분 **고급:** 35분	**SC:** 35분 **LC:** 1시간 **고급:** 2시간	**SC:** 12분 **LC:** 15분 **고급:** 35분	**20분** 컷 티셔츠 또는 드래그 쇼츠 착용

로잉 WODS/2세트 WODS

2×10분+2×2분

2×10분	2×2분
각 인터벌 간 5분 간 회복 5분 간 휴식 후에 다음 인터벌 시작	1분 간 휴식 풍력계수(drag factor)를 120~140 사이로 설정. 각 인터벌마다 최대 거리와 속도를 시도. 꾸준한 페이스를 유지하면서 기존의 거리를 갱신하려고 할 것

5×2분+4×1분

5×2분	4×1분
각 인터벌 간 3분 간 회복 3분 간 휴식 후에 다음 인터벌 시작	각 인터벌 간 4분 간 회복 풍력계수를 120~140 사이로 설정. 각 인터벌마다 최대 거리와 속도를 시도. 꾸준한 페이스를 유지하면서 기존의 거리를 갱신하려고 할 것

2×5/5×1

2×5분	5×1분
각 인터벌 간 2분 간 회복 2분 간 휴식 후에 다음 인터벌 시작	각 인터벌 간 30초 간 회복 풍력계수를 120~140 사이로 설정. 각 인터벌마다 최대 거리와 속도를 시도. 꾸준한 페이스를 유지하면서 기존의 거리를 갱신하려고 할 것

2라운드: 5×1분 운동, 2분 휴식

2라운드:

5×1분 운동

각 인터벌 간 2분 간 회복

인터벌 5회로 구성된 각 세트 사이에 5분 간 느린 진행

풍력계수를 120~140 사이로 설정. 각 인터벌마다 최대 거리와 속도를 시도. 꾸준한 페이스를 유지하면서 기존의 거리를 갱신하려고 할 것

로잉 WODS/분 기준으로 반복

3×8분

3×8분 인터벌

각 인터벌 간
4분 간 회복

풍력계수를 120~140 사이로 설정. 각 인터벌마다 최대 거리와 속도를 시도. 꾸준한 페이스를 유지하면서 기존의 거리를 갱신하려고 할 것

3×7분

3×7분

각 인터벌 간
3분 간 회복

풍력계수를 120~140 사이로 설정. 각 인터벌마다 최대 거리와 속도를 시도. 꾸준한 페이스를 유지하면서 기존의 거리를 갱신하려고 할 것

4×5분

4×5분

각 인터벌 간
3분 간 회복

풍력계수를 120~140 사이로 설정. 각 인터벌마다 최대 거리와 속도를 시도. 꾸준한 페이스를 유지하면서 기존의 거리를 갱신하려고 할 것

5×3분

5×3분

각 인터벌 간
3분 간 회복

풍력계수를 120~140 사이로 설정. 각 인터벌마다 최대 거리와 속도를 시도. 꾸준한 페이스를 유지하면서 기존의 거리를 갱신하려고 할 것

3×3분

3×3분

각 인터벌 간
3분 간 회복

풍력계수를 120~140 사이로 설정. 각 인터벌마다 최대 거리와 속도를 시도. 꾸준한 페이스를 유지하면서 기존의 거리를 갱신하려고 할 것

6×2분

6×2분

각 인터벌 간
1분 간 회복

풍력계수를 120~140 사이로 설정. 각 인터벌마다 최대 거리와 속도를 시도. 꾸준한 페이스를 유지하면서 기존의 거리를 갱신하려고 할 것

12×1분

12×1분

각 인터벌 간
30초 간 회복

풍력계수를 120~140 사이로 설정. 각 인터벌마다 최대 거리와 속도를 시도. 꾸준한 페이스를 유지하면서 기존의 거리를 갱신하려고 할 것

5×1분

5×1분

각 인터벌 간
3분 간 회복

풍력계수를 120~140 사이로 설정. 각 인터벌마다 최대 거리와 속도를 시도. 꾸준한 페이스를 유지하면서 기존의 거리를 갱신하려고 할 것

4.2.1 인터벌

4분 운동, 3분 회복

2분 운동, 30초 회복

1분 운동, 3분 회복

2분 운동, 30초 회복

4분 운동, 끝!

풍력계수를 120에서 140 사이로 설정. 각 인터벌마다 최대 거리와 속도를 시도. 꾸준한 페이스를 유지하면서 기존의 거리를 갱신하려고 할 것

시간에 따른 인터벌

종목의 길이에 따라서 소요시간을 정할 것.

SC:	LC:	고급:
1×8분, 3분 간 회복	1×10분, 6분 간 회복	1×15분, 8분 간 회복
1×3분, 2분 간 회복	1×8분, 3분 간 회복	1×8분, 3분 간 회복
2×1분, 1분 간 회복	1×3분, 2분 간 회복	1×3분, 2분 간 회복
3×30초, 15초 간 회복	2×1분, 1분 간 회복	2×1분, 1분 간 회복

풍력계수를 120~140 사이로 설정

로잉 WODS/사다리

1분 사다리

최대 운동.

1분 운동, 1분 회복

1분 운동, 50초 회복

1분 운동, 40초 회복

1분 운동, 30초 회복

1분 운동, 20초 회복

1분 운동, 10초 회복

이후 사다리를 다시 올라가면서 1분 운동, 50초 회복과 1분 운동으로 마무리한다.

풍력계수를 120에서 140 사이로 설정. 각 인터벌마다 최대 거리와 속도를 시도. 꾸준한 페이스를 유지하면서 기존의 거리를 갱신하려고 할 것

90초 사다리

최대 운동.

90초 운동, 1분 회복

90초 운동, 45초 회복

90초 운동, 30초 회복

90초 운동, 15초 회복

90초 운동, 30초 회복

90초 운동, 45초 회복

90초 운동, 끝!

풍력계수를 120에서 140 사이로 설정. 각 인터벌마다 최대 거리와 속도를 시도. 꾸준한 페이스를 유지하면서 기존의 거리를 갱신하려고 할 것

10×인터벌 5×휴식

최대 운동.

10×250m를 진행하면서, 250m에 걸린 시간의 5배만큼 휴식(만약 250m에 45초가 걸렸다면 3분 45초 간 휴식).

풍력계수를 120에서 140 사이로 설정. 각 인터벌마다 최대 거리와 속도를 시도.

10×스프린트

10×125m

전력질주, 1분 간 휴식

풍력계수를 120~140 사이로 설정. 각 인터벌마다 최대 거리와 속도를 시도

10×1:1

10×40 cals

인터벌을 끝내는데 소요된 그 시간만큼 휴식을 취한다. 1:1 비율이다.

풍력계수를 120~140 사이로 설정. 각 인터벌마다 최대 거리와 속도를 시도

6×인터벌

6×500m

각 인터벌간 2분 간 회복

풍력계수를 120~140 사이로 설정. 각 인터벌마다 최대 거리와 속도를 시도. 꾸준한 페이스를 유지하면서 기존의 거리를 갱신하려고 할 것

5×인터벌

5×1000m

각 인터벌간 90초 간 회복

풍력계수를 120~140 사이로 설정. 각 인터벌마다 최대 거리와 속도를 시도. 꾸준한 페이스를 유지하면서 기존의 거리를 갱신하려고 할 것

2×인터벌

2×8분

각 인터벌간 2분 간 회복

풍력계수를 120~140 사이로 설정. 각 인터벌마다 최대 거리와 속도를 시도. 꾸준한 페이스를 유지하면서 기존의 거리를 갱신하려고 할 것

타바타

20:10×8라운드

20초 운동, 10초 회복

최대 운동

120:60×6

2분 운동, 1분 회복×6

풍력계수를 120~140 사이로 설정. 각 인터벌마다 최대 거리와 속도를 시도. 꾸준한 페이스를 유지하면서 기존의 거리를 갱신하려고 할 것

30:60×10

30:60×10라운드

10라운드 동안 30초 운동, 60초 회복

최대 운동

풍력계수를 120~140 사이로 설정

30:20×12

30:20×12라운드

30초 운동, 20초 회복

최대 운동

풍력계수를 120~140 사이로 설정

로잉 WODS/사다리

30:20×8

30:20×8라운드

30초 운동, 20초 회복

최대 운동

풍력계수를 120~140 사이로 설정

긴 인터벌

SC: 3×1000m	LC: 2×1800m	고급: 3×1800m
최고 기록의 3~5초 내에서 유지, 20~40초 회복	최고 기록의 5~10초 내에서 유지, 30~60초 회복	최고 기록의 10~15초 내에서 유지, 1~2분 휴식

풍력계수를 120~140 사이로 설정.

20초 스프린트

스프린트/회복:

3라운드씩:

20초/60초

20초/50초

20초/40초

20초/30초

20초/20초

20초/10초

10초 휴식 후에 다음 라운드 시작

풍력계수를 120~140 사이로 설정. 각 인터벌마다 최대 거리와 속도를 시도. 꾸준한 페이스를 유지하면서 기존의 거리를 갱신하려고 할 것

긴 인터벌

SC: 3×600m	LC: 3×1000m	고급: 4×1250m
600m 최고 속도에서 5초 이상 느려지지 않도록 한다. 1분 간 휴식	1000m 최고 속도에서 10초 이상 느려지지 않도록 한다. 2분 간 휴식	1000m 최고 속도에서 20초 이상 느려지지 않도록 한다. 3분 간 휴식

풍력계수를 120~140 사이로 설정

30초

최대 운동. **3라운드:**

30초 운동, 30초 회복

30초 운동, 25초 회복

30초 운동, 20초 회복

30초 운동, 15초 회복

30초 운동, 10초 회복

30초 운동, 5초 회복

30초 운동, 끝!

각 라운드 사이에 2분 간 휴식.
풍력계수를 120~140 사이로 설정. 각 인터벌마다 최대 거리와 속도를 시도. 꾸준한 페이스를 유지하면서 기존의 거리를 갱신하려고 할 것

10×30초 스프린트

10×30초 스프린트

최대 운동.

각 스프린트 사이에 2분 간 휴식.

풍력계수를 120~140 사이로 설정. 각 인터벌마다 최대 거리와 속도를 시도. 꾸준한 페이스를 유지하면서 기존의 거리를 갱신하려고 할 것

3×반복

3×1k 반복

2분 간 회복

풍력계수를 120~140 사이로 설정

템포 80~85% RPE 15~17

20분

풍력계수를 110~130 사이로 설정

로잉 WODS/정해진 거리로 타임트라이얼

타임트라이얼

1500m

풍력계수를 110~130 사이로 설정

타임트라이얼

2000m

풍력계수를 110~130 사이로 설정

타임트라이얼 D1

2k TT

풍력계수를 110~130 사이로 설정

타임트라이얼 D7

4000m

풍력계수를 110~130 사이로 설정

로잉 WODS/정해진 거리로 타임트라이얼

타임트라이얼 D9	타임트라이얼 D10	타임트라이얼 D13	타임트라이얼 D15
8k TT 풍력계수를 110~130 사이로 설정	**SC:** 2k **LC:** 5k **고급:** 8k 풍력계수를 110~130 사이로 설정	**SC:** 2k TT **LC:** 3k TT **고급:** 6k TT 풍력계수를 110~130 사이로 설정	**5k TT** 풍력계수를 110~130 사이로 설정

로잉 WODS/정해진 시간으로 타임트라이얼

타임트라이얼 T1	타임트라이얼 T7	타임트라이얼 T10	타임트라이얼 T 15	타임트라이얼 T 16
9분 최대 운동 풍력계수를 110~130 사이로 설정	**12분** 풍력계수를 110~130 사이로 설정	**15분** 풍력계수를 110~130 사이로 설정	**20분** 풍력계수를 110~130 사이로 설정	**30분** 풍력계수를 110~130 사이로 설정

로잉 WODS/정해진 거리로 템포

템포 85~95%	템포 80~90%
총 3000m: 첫 1500m는 85%로, 이후 1분 휴식 그리고 나머지 1500m는 95%의 힘으로 풍력계수를 110~130 사이로 설정	첫 절반은 80%로, 나머지 절반은 90%의 힘으로 종목에 따라 거리를 선택할 것 **SC:** 2k **LC:** 5k **고급:** 8k 풍력계수를 110~130 사이로 설정

로잉 WODS/정해진 시간에 따라 템포

템포 80~90%	템포 80~85% RPE 15~17	템포 80~85% RPE 15~16	템포 80~85%	템포 85%	템포 80~85%
SC: 20분 **LC:** 60분 **고급:** 90분 풍력계수를 110~130 사이로 설정	**SC:** 15분 **LC:** 20분 **고급:** 25분 풍력계수를 110~130 사이로 설정	**25분** 풍력계수를 110~130 사이로 설정	**SC:** 35분 **LC:** 1시간 **고급:** 2시간 풍력계수를 110~130 사이로 설정	**25분** 풍력계수를 110~130 사이로 설정	**20분** 풍력계수를 110~130 사이로 설정

자료 출처

권장 도서

4-Hour Body: An Uncommon Guide to Rapid Fat-Loss, Incredible Sex, and Becoming a Superhuman by Tim Ferriss

Dr. Nicholas Romanov's Pose Method of Running by Dr. Nicolas Romanov

Pose Method of Triathlon Techniques by Dr. Nicolas Romanov

Sport and Exercise Biomechanics, Paul Grimshaw, Adrian Lees, Neil Fowler, Adrian Burden

Andy Pruitt's Complete Medical Guide for Cyclists by Dr. Andy L. Pruitt Ed.C., Chris Carmichael, and Fred Matheny

Bicycling Science by David Gordon Wilson

Fit by Lon Kilgore

Paleo Diet for Athletes: A Nutritional Formula for Peak Athletic Performance by Dr. Loren Cordain and Joe Friel

The Paleo Solution: The Original Human Diet by Robb Wolf

권장 홈페이지

Crossfitendurance.com
Crossfit.com
Endurancewod.com
Mobilitywod.com
Zone5endurance.com
Posetech.com
BikeCalculator.com
Robbwolf.com

저자 및 기고자 소개

브라이언 맥켄지(Brian MacKenzie)

브라이언 맥켄지는 세계적으로 유명한 스트렝스-컨디셔닝 코치이며, 크로스핏 엔듀런스(www.crossfitendurance.com)의 창시자다. 크로스핏 엔듀런스는 달리기, 자전거 및 수영 메커니즘에 중점을 둔 동작에 특화되어 있다. 맥켄지의 그의 프로그램은 《Competitor Magazine》, 《Runners World》, 《Triathlete Magazine》, 《Men's Journal》, ESPN Rise》, 《The Economist》, 팀 페리스의 《뉴욕 타임즈》 베스트셀러인 『The 4-Hour Body』, 『Men's Running UK』, 『LA Sport & Fitness』, 『Rivera Magazinee』 등에 소개된 바 있다. 그는 2012년 서부컨퍼런스대회 챔피언인 산호세 여자 수영대표팀을 포함해서 여러 팀에게 컨설팅을 한 바 있다.

글렌 코르도자(Glen Cordoza)

글렌 코르도자는 MMA, 브라질리언 주짓수, 무에타이 킥복싱 및 피트니스과 관련해서 가장 많은 출판물을 낸 저자 중 한 명이다. 그는 17권 이상의 책을 썼다. 그와 공동 저자로 이름을 올린 이들 중에는 랜디 커투어(Randy Coutur), BJ 펜(Penn), 앤더슨 실바(Anderson Silva), 에밀리아넨코 표도르(Fedor Emelianenko), 료토 마치다(Lyoto Machida), 에디 브라보(Eddie Bravo), 쿵 리(Cung Le), 안토니오 노게이라(Antonio Nogueira), 마르셀로 가르시아(Marcelo Garcia) 등이 있다. 또한 그는 켈리 스타렛과 함께 『비커밍 어 서플 레오파드(Becoming a Supple Leopard)』를 공동 집필하기도 했다. 저자로서의 성과 외에도 그는 스트렝스-컨디셔닝 코치이며, MMA 및 무에타이 선수로도 활약한 바 있다.

더그 카토나(Doug Katona)

더그 카토나는 크로스핏 엔듀런스의 전무이사(managing partner)이자 감독이다. 그는 국제적으로 알려진 유명한 발표자이자 교육자이며, 지구력 종목과 크로스핏의 스트렝스-컨디셔닝 코치로서 명성이 높다. 그는 사이클 선수이며 2종경기 선수이기도 하다. 동시에 마스터 레벨의 포즈(POSE) 인스트럭터다.

크리스 미첼모어(Chris Michelmore)

크리스 미첼모어는 Cupertino, CA에 위치한 De Anza Cupertino Aquatics 팀의 감독이다. 그는 주니어 국가대표, 성인 국가대표, 세계대회 및 올림픽 출전자들을 여럿 키워냈다. 어린이들부터 대학 선수들까지 키워본 그는 여러 연령대 및 능력치를 가진 사람들을 어떻게 가르치고 훈련시켜야 하는지에 대한 탁월한 감각이 있다.

켈리 스타렛(Kelly Starrett)

켈리 스타렛 박사는 '동작 및 가동성 메소드(Movement and Mobility Method)'를 도입시킨 사람이다. 이 메소드는 통증을 완화시키고 부상을 방지하고 운동 능력을 최적화하기 위한 매우 효과적인 시스템이다. 스타렛 박사의 혁명적인 인간 퍼포먼스 모델에서는 퍼포먼스 저하와 부상으로 이어지는 동작의 비효율성을 예측하고 최우선적으로 해결할 수 있는 스트렝스-컨디셔닝 동작들로 구성되어 있다. 켈리는 각광받는 사이트인 MobilityWod.com의 창시자이며, 『비커밍 어 서플 레오파드』의 저자일 뿐 아니라 샌프란시스코 크로스핏의 공동 창립자다. 샌프란시스코 크로스핏은 바로 그가 세계 최고의 선수들과 함께 훈련하는 곳이다.

파워, 스피드 그리고 지구력
Power Speed Endurance

1판 1쇄 펴냄: 2018년 3월 26일

지은이: 브라이언 맥켄지, 글렌 코르도자
옮긴이: 김성균
펴낸이: 권오현
펴낸곳: 대성의학사

출판등록 2009년 6월 22일(제301-2013-095호)
서울특별시 중구 을지로 126-1 (을지로3가, 3층)
전화 02)2279-3444 / 팩스 02)2285-0108
Homepage www.medibook.co.kr

값 60,000원

ISBN 978-89-97436-75-0(13690)